# 2005年中国学生体质与健康研究报告

# REPORTS ON THE PHYSICAL FITNESS AND HEALTH RESEARCH OF CHINESE SCHOOL STUDENTS

中国学生体质与健康调研组　编

高等教育出版社

**图书在版编目(CIP)数据**

2005年中国学生体质与健康研究报告/中国学生体质与健康调研组编. —北京:高等教育出版社,2008.11
ISBN 978-7-04-025423-5

Ⅰ.2… Ⅱ.中… Ⅲ.①学生-人体测量-研究报告-中国-2005②学生-体格检查-研究报告-中国-2005
Ⅳ.R194.3 G804.49

中国版本图书馆CIP数据核字(2008)第151985号

**策划编辑** 傅雪林 **责任编辑** 王 玲 **封面设计** 杨立新 **责任绘图** 黄建英
**版式设计** 余 杨 **责任校对** 姜国萍 **责任印制** 毛斯璐

---

**出版发行** 高等教育出版社
**社 址** 北京市西城区德外大街4号
**邮政编码** 100120
**总 机** 010-58581000

**经 销** 蓝色畅想图书发行有限公司
**印 刷** 国防工业出版社印刷厂

**开 本** 787×1092 1/16
**印 张** 33.25
**字 数** 810 000

**购书热线** 010-58581118
**免费咨询** 800-810-0598
**网 址** http://www.hep.edu.cn
http://www.hep.com.cn
**网上订购** http://www.landraco.com
http://www.landraco.com.cn
**畅想教育** http://www.widedu.com

**版 次** 2008年11月第1版
**印 次** 2008年11月第1次印刷
**定 价** 65.80元

---

本书如有缺页、倒页、脱页等质量问题,请到所购图书销售部门联系调换。

**物料号 25423-00**

# 前　言

2005年中国学生体质与健康调研是自1985年以来，由教育部、国家体育总局、卫生部、国家民委、科技部等中央5部委共同组织开展的第5次全国范围的大样本学生体质与健康调研。本次调研覆盖31个省、自治区、直辖市，25个民族、1 320余所学校，调研人数为383 216人，其中汉族6～22岁大、中、小学生303 363人，回族、藏族、蒙古族、朝鲜族、壮族、维吾尔族、瑶族、土家族、黎族、羌族、布依族、侗族、水族、苗族、傣族、哈尼族、傈僳族、佤族、纳西族、白族、土族、撒拉族、柯尔克孜族、哈萨克族等24个少数民族7～18岁中、小学生79 853人。

调研检测项目涵盖身体形态、生理机能、身体素质、健康状况4个方面的24项指标，包括身高、体重、胸围、上臂部皮褶厚度、肩胛部皮褶厚度、脉搏、血压、肺活量、50米跑、立定跳远、引体向上、斜身引体、仰卧起坐、握力、50米×8往返跑、800米跑、1 000米跑、坐位体前屈、视力、龋齿、血红蛋白、粪蛔虫卵、月经初潮、首次遗精等。

为准确把握学生体质健康状况变化情况，为学校体育卫生方面宏观决策及针对性开展学校体育卫生工作提供科学依据，全国及各省级学生体质与健康调研组在对2005年学生体质与健康调研资料进行了多视角、多层次深入分析的基础上，撰写出一大批研究论文。2007年4月全国学生体质健康调研协调小组组织开展了2005年学生体质健康调研论文评选工作，经专家评审，共评选获奖论文107篇。在此，我们将部分获奖论文编辑成《2005年中国学生体质与健康研究报告》(以下简称《研究报告》)，供广大教育、体育、卫生工作者及科研人员参考。《研究报告》既有全国学生体质与健康调研组专家撰写的论文，也有各地的获奖论文。《研究报告》共分3个部分：第一部分为全国学生体质与健康调研组撰写的研究论文；第二部分为各省、自治区、直辖市学生体质与健康调研组撰写的研究论文；第三部分为2005年学生体质与健康调研其他获奖论文题录名单。

参加本次调研工作的人员有：

中国学生体质与健康调研协调小组

组　长：赵沁平

副组长：杨贵仁

成　员：廖文科　齐小秋　刘国永　孙　洪　王　居

中国学生体质与健康调研组：

组　长：邢文华

副组长：廖文科　季成叶

成　员：于道中　张　芯　贾志勇　马　军　江崇民　张一民　柴海鹰

中国学生体质健康调研协调小组办公室：

主　任：张　芯

成　员：孔灵芝　徐　俊　丁　鹏　王　居　柴海鹰

全国学生体质健康监测信息中心：

主　任:廖文科

副主任:季成叶　张　芯

成　员:马　军　宋　逸　胡佩瑾　赵德才　张　冰　斯　颀

北京等31个省、自治区、直辖市教育厅体育卫生与艺术教育处

为完成本次调研工作,各省、自治区、直辖市均建立了由教育行政部门牵头,卫生、体育、民委、科委等有关部门领导和专家参加的学生体质与健康调研领导小组(或协调小组)、调研组,并组建了检测队伍,具体实施学生体质健康的检测工作。各调研点校所在的地(市)、县(区)教育、卫生、体育、民委、科委等有关部门和学校的领导及有关人员也为完成此次调研任务做了大量的工作,对此,我们表示衷心的感谢。

《2005年中国学生体质与健康研究报告》撰写和编辑过程中,难免存在错误之处,敬请大家批评指正。

中国学生体质与健康调研组<br>2008年7月

# 目录

## 一、全国学生数据分析报告



## 二、各省、自治区、直辖市学生体质与健康调研组研究论文

## 三、2005年学生体质与健康调研其他获奖论文题录名单

# 一、全国学生数据分析报告

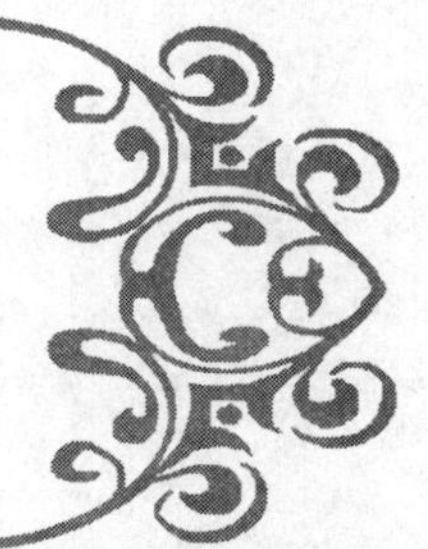

# 2005年全国学生体质与健康调研结果综述

中国学生体质与健康调研组

廖文科　张　芯　执笔

2005年全国学生体质与健康调研是由教育部、国家体育总局、卫生部、国家民族事务委员会、科学技术部共同组织的。本次调研历时近一年，经过各省、自治区、直辖市各级教育、体育、卫生等相关部门和学校的共同努力，按照统一的调研方案，顺利完成了现场检测、调研数据录入及统计分析等工作。

## 一、基本情况

本次调研覆盖31个省(自治区、直辖市)、25个民族、1 320余所学校，调研人数为383 216人，其中汉族6～22岁大、中、小学生303 363人，回族等24个少数民族7～18岁中、小学生79 853人。检测项目涵盖身体形态、生理机能、身体素质、健康状况4个方面的24项指标。

## 二、全国学生体质与健康状况

### (一) 学生形态发育水平继续提高，营养状况继续改善，低血红蛋白等常见病检出率继续下降

#### 1. 形态发育水平继续提高

本次调研结果显示，我国汉族城乡学生的身高、体重和胸围的生长水平继续呈现增长趋势。如：与2000年相比，7～18岁城男、城女、乡男、乡女身高分别平均增长0.70厘米、0.31厘米、1.00厘米和0.69厘米，体重分别平均增长1.52千克、0.82千克、1.32千克、0.92千克，胸围分别平均增长0.24厘米、0.14厘米、0.26厘米和0.16厘米。19～22岁城男、城女、乡男、乡女身高分别平均增长1.05厘米、0.76厘米、1.31厘米和0.88厘米，体重分别平均增长1.51千克、0.47千克、1.42千克、0.16千克，胸围无明显变化。

#### 2. 学生营养状况继续改善

本次调研结果显示，我国城乡学生中低体重及营养不良检出率进一步下降，营养状况继续得到改善，重度营养不良基本消灭。如：7～22岁汉族城男、城女、乡男、乡女低体重及营养不良检出率分别为21.61％、32.74％、25.79％、34.15％，比2000年分别下降了2.1个百分点、1.5个百分点、1.3个百分点、1.3个百分点。

#### 3. 学生握力水平提高

本次调研结果显示，我国城乡学生的握力进一步提高，2005年与2000年相比，7～18岁汉族城男、城女、乡男、乡女分别平均提高2.61千克、2.11千克、2.60千克、1.95千克；19～22岁汉族城男、城女、乡男、乡女分别平均提高1.26千克、0.82千克、1.41千克、0.93千克。

4. 学生几种常见疾病的患病率继续下降

（1） 低血红蛋白检出率持续下降

本次调研结果显示，2005 年与 2000 年相比，我国城乡学生中的低血红蛋白检出率继续下降。例如，汉族 7 岁年龄组城男、城女、乡男、乡女的低血红蛋白检出率分别为 12.92%、13.66%、20.04%、24.36%，比 2000 年分别下降 7.8、9.7、5.8 和 3.4 个百分点。12 岁年龄组城男、城女、乡男、乡女的低血红蛋白检出率分别为 6.94%、10.41%、12.61%和 13.92%，比 2000 年分别下降 6.3、7.1、5.3 和 6.4 个百分点。

（2） 蛔虫感染率降低

本次调研结果显示，我国学生人群中蛔虫感染率继续下降，如：2005 年 7 岁、9 岁汉族乡男、乡女粪便蛔虫卵检出率分别为 8.14%、8.38%、6.57%和 7.29%，比 2000 年分别下降了 2.6、1.3、2.3 和 1.3 个百分点。

（3） 龋齿患病率继续下降

本次调研结果显示，2005 年与 2000 年相比，大多数年龄组的汉族学生中乳牙龋齿患病率及乳牙龋均都呈现继续下降趋势，如 7 岁城男、城女乳牙龋齿患病率分别为 47.8%、48.7%，比 2000 年分别下降 5.9 个百分点、7.1 个百分点；7 岁城男、城女乳牙龋均分别从 2000 年的 1.92%、1.96%下降为 2005 年的 1.56%、1.59%。

（二） 在形态发育水平继续提高、营养状况继续改善、常见病检出率继续下降的同时，学生体质与健康状况还存在一些突出问题

1. 肺活量水平继续呈下降趋势

本次调研结果显示，我国大、中、小学生各年龄组肺活量水平继续下降。2005 年与 2000 年相比，7～18 岁汉族城男、城女、乡男、乡女的肺活量水平分别平均下降 285 毫升、303 毫升、237 毫升、259 毫升，19～22 岁汉族城男、城女、乡男、乡女肺活量水平分别平均下降 160 毫升、238 毫升、161 毫升、225 毫升。

2. 速度、爆发力、力量耐力、耐力素质水平进一步下降，不同指标下降幅度呈现不同特点

（1） 速度素质(50 米跑)

本次调研结果显示，2005 年与 2000 年相比，汉族学生 50 米跑成绩除少数年龄组无变化以外，有约 87%的年龄组出现下降，如：7～18 岁城市男、女生分别平均下降 0.1 秒、0.1 秒，乡村男、女生分别平均下降 0.1 秒、0.2 秒；19～22 岁城市男、女生分别平均下降 0.1 秒、0.3 秒，乡村男、女生分别平均下降 0.1 秒、0.3 秒。

（2） 爆发力素质(立定跳远)

本次调研结果显示，2005 年与 2000 年相比，我国大、中、小学学生的立定跳远成绩呈现全面下降，7～18 岁城男、城女、乡男、乡女立定跳远成绩分别平均下降了 3.7 厘米、3.9 厘米、3.2 厘米、4.1 厘米。19～22 岁城男、城女、乡男、乡女立定跳远成绩分别平均下降了 3.6 厘米、3.7 厘米、4.0 厘米、5.2 厘米。

（3） 力量耐力素质

力量耐力素质的测试指标视不同年龄一性别组而定，7～12 岁小学男生测试斜身引体，13～22 岁大、中学男生测试引体向上，7～22 岁女生测试一分钟仰卧起坐。

本次调研结果显示，2005 年与 2000 年相比，除小学男生外，大学、中学男生引体向上成绩有

所下降，其中13～18岁中学城乡男生分别平均下降了1.2次/分、1.4次/分，19～22岁城乡男生分别平均下降了1.5次/分、1.3次/分。

本次调研结果显示，2005年与2000年相比，7～22岁女生仰卧起坐成绩也有所下降。7～18岁城乡女生一分钟仰卧起坐成绩分别平均下降了3.7次/分、3.1次/分；19～22岁城乡女生分别平均下降了1.5次/分、2.1次/分。

(4) 耐力素质

耐力素质的测试指标视不同年龄一性别组而定。7～12岁男女生为50米×8往返跑，13～22岁大中学男生为1 000米跑、女生为800米跑。

本次调研结果显示：2005年与2000年相比，7～12岁男女生的50米×8往返跑、13～22岁大中学男生的1 000米跑、女生的800米跑成绩均出现下降。

其中，7～12岁城市男女生的50米×8往返跑成绩，分别平均下降2.3秒、1.3秒；乡村男女生分别平均下降2.7秒、2.9秒。

13～18岁、19～22岁城乡男生1 000米跑成绩平均下降12.4秒、13.8秒与11.9秒、9.7秒；

13～18岁、19～22岁城乡女生800米跑成绩分别平均下降10.3秒、12.6秒与9.2秒、9.8秒。

3. 肥胖检出率继续上升

本次调研结果显示，7～22岁汉族学生中超重与肥胖检出率继续增加，成为影响学生营养健康状况的另一大因素。其中：7～22岁城市男生，2005年超重和肥胖的检出率分别为13.25%和11.39%，比2000年分别上升了1.4和2.7个百分点；7～22岁城市女生，2005年超重和肥胖的检出率分别为8.72%和5.01%，比2000年分别上升了0.7和0.9个百分点；7～22岁乡村男生，2005年超重、肥胖检出率分别为8.20%和5.07%，比2000年分别上升了1.8和1.6个百分点；7～22岁乡村女生，2005年超重、肥胖检出率分别为4.61%和2.63%，比2000年分别上升了1.2和0.4个百分点。

4. 视力不良检出率仍然居高不下

本次调研结果显示，大、中、小学学生视力不良检出率仍然居高不下。与2000年相比，各年龄组的视力不良检出率均有所上升，且有随年龄增加视力不良检出率明显升高，城市学生视力不良率高于农村学生，女生高于男生的特点。

2005年各学段城乡学生视力不良检出率分别为：小学生为31.67%（其中城市为39.72%，农村为23.44%），比2000年增加8.5个百分点；初中生为58.07%（其中城市为68.08%、农村为47.90%），比2000年增加8.7个百分点；高中生为76.02%（其中城市为80.98%、农村为71.08%），比2000年增加3.5个百分点；大学生为82.68%（其中城市为82.43%、农村为82.95%），比2000年增加1.1个百分点。

本次调研结果还显示，少数民族学生体质与健康状况变化情况同汉族学生基本一致，即：少数民族学生生长发育水平、营养状况与汉族学生同步增长、同步改善。2005年与2000年相比，大多数少数民族学生的身高、体重、胸围等形态指标呈持续增长趋势，7～18岁学生中的营养不良和较低体重检出率明显下降。汉族学生在体质健康方面存在的问题，少数民族学生仍然存在。另外，少数民族学生生长发育的增长虽然与汉族学生同步，但部分少数民族学生生长发育的绝对水平仍然较低，与汉族学生相比，仍然有较大的差距。

综上所述，我国学生形态发育水平继续提高，身高、体重等形态指标继续呈增长趋势，各群体中普遍保持势头强劲的生长长期趋势。学生营养状况明显改善，龋齿、贫血等常见疾病有所下降，学生保健水平有所提高。这些成绩充分显示出随着我国社会、经济的进步与发展，国民生活水平显著提高，教育事业不断发展，公共卫生水平不断提高，儿童青少年学生的教育及预防保健、营养水平也得到了普遍提高，少数民族学生体质健康状况与汉族学生同步改善，充分表明党和国家对少数民族地区各项政策性倾斜措施取得明显实效，也是我国各少数民族社会、经济、教育、文化发展水平全面提高的具体体现。同时，也显示出我国学校工作者在全面贯彻教育方针、推进素质教育，加强和改进学校体育卫生工作、促进学生体质健康水平提高方面所取得的成效。

但是，我们也应该清醒地认识到，我国学生体质健康状况还存在许多不容忽视的问题，特别是耐力、速度、爆发力、力量素质呈进一步下降趋势，学生超重与肥胖检出率不断增加，视力不良检出率居高不下等问题令人担忧，必须引起我们高度重视。

## 三、存在问题的原因分析

为全面、客观分析影响学生体质健康状况的原因所在，在本次调研中，我们同期对参加调研的 102 131 名学生以及调研学校的 5 354 名体育教师进行了有关体育锻炼情况、学习负担、睡眠情况等相关问题的问卷调查。通过调查发现，造成我国学生体质健康方面存在问题的原因是多方面的，不同地区存在的问题也不尽相同，既有学校场地不足、体育锻炼时间与内容安排的问题，也有学生、家长缺乏体育锻炼意识和习惯以及学生自身缺乏刻苦锻炼意志的问题，还有社会生活节奏加快、生活方式改变所带来的睡眠不足、精神紧张以及升学压力等问题。

（一）学生身体素质、肺活量下降的直接原因是学生体育锻炼不足（本次问卷调查显示，有 66.0%的学生每天锻炼时间不足 1 小时，其中有 24.8%的学生每天基本不锻炼）。造成学生体育锻炼不足的原因则主要包括：

一是，受现阶段社会发展的客观制约（即随着现代化进程的加快，人们出行坐汽车、上楼乘电梯、工作自动化、家务社会化、生活电器化等诸如此类情况），使身体活动机会大大减少。

二是，家长缺乏体育锻炼意识和习惯，没有从小培养孩子体育锻炼的习惯。问卷调查显示，60.4%学生自认为“从小没有养成锻炼的习惯”，26.9%的学生认为是“家长不支持”体育锻炼，69.7%体育教师也认为学生不愿意参加体育锻炼是因为没有养成锻炼习惯。这与家长对健康认知局限有一定的关系，很多家长认为，孩子没病就是健康，看到的只是孩子眼前的健康，对如何从小培训孩子体育锻炼意识和习惯，为孩子未来健康“买单”则没有认真地思考和行动。

三是，学校、家庭对孩子的呵护往往多于对他们的意志品德、吃苦耐劳精神的培养，致使学生中怕苦、怕累的思想较为普遍。本次问卷调查显示：57.5%的学生是因为“怕累”、24.0%的学生是因为“怕受伤”而不愿参加体育锻炼，另外，有 68.9%的体育教师也认为“怕累”是学生不积极参加体育锻炼的另一主要原因。

四是，一些地方和学校在引导学生积极参加体育锻炼中还存在许多不足，包括没有把学校体育工作作为素质教育的重要内容认真对待和统筹安排，对学校体育投入严重不足，致使学校场地器材短缺，不能满足体育教学和课外体育活动的需要，加之因体育安全问题的制约，以及在学校体育教学内容和方法的改革中存在一些误区，即过分强调重视学生在参加体育锻炼过程中（包括体育课和课外活动)的情感体验,而忽略了对学生吃苦耐劳意志品质的培养,致使一些学生感觉比较枯燥、对促进学生耐力、心肺功能发展有着积极作用的体育锻炼项目被取消,甚至出现了学生不愿意参加的项目及危险性大的体育项目在体育课中不安排等现象。问卷调查显示:41.7%的学生因为“没有喜欢的项目”、23.7%的学生因为“没有场地和器材”而不参加体育锻炼,有43.1%的被调查教师认为学校场地器材的短缺是影响学生体育锻炼效果的直接原因之一。长跑锻炼本是一项既能提高心肺功能,又能培养意志品质的锻炼项目,但是调查显示只有34.1%的学生“愿意参加长跑锻炼”,且“愿意”的比例随年级增加而降低,中学阶段只有20%的学生“愿意”。而明确表示“不愿意参加长跑锻炼”的达23.2%。在“不愿意参加长跑锻炼的原因”中,认为“太累”的高达78.4%。另外,由于学生不愿意、不喜欢长跑,因此,有36.9%的被调查学校基本不组织“长跑”、46.7%的学校“偶尔组织”,只有16.4%的学校“经常组织开展长跑活动”(即每个星期一次)。

五是,学生课业负担仍然过重、学习时间过长,体育课和课外体育锻炼时间得不到保障。问卷调查显示:有34%的中学生和19.64%的小学生感觉到课业负担“很重”,有12.48%中学生每日家庭作业时间超过3小时、有15.3%的小学生每日家庭作业时间超过2小时(其中4.5%的超过3小时),有28.9%的学生“没有时间锻炼”。

(二) 因社会生活节奏加快、生活方式改变所带来的睡眠不足、精神紧张以及升学压力加大等也是影响学生体质与健康状况不可忽视的原因。本次问卷调查显示:学生自述导致身体不好的主要原因为体育锻炼不够(74.6%)、睡眠不足(59.4%)、精神紧张(36.2%)。根据中小学生身心特点,小学生每天睡眠时间应不低于10小时、中学生不低于9小时,但本次调查发现:大多数小学生每日睡眠不足9小时,其中30.33%的小学生不足8小时、11.45%的小学生不足7小时;绝大多数中学生睡眠不足8小时,其中31.85%的中学生不足7小时。睡眠不足的问题随年级增加而加重,近43%的高中生每天睡眠时间不足7小时。

(三) 校外体育锻炼场所和学生喜欢的体育项目缺乏也是影响学生积极参加体育锻炼的重要因素之一。本次调查显示,因为“没有场地和器材”、“没有喜欢的项目”而在业余时间里不参加体育锻炼的学生分别占23.7%和41.7%。

(四) 超重与肥胖人数的增加,与全社会营养科学知识的宣传和普及相对滞后、人们普遍缺乏营养科学知识以及生活水平提高后对热量、脂肪等摄入过多、食物结构的不尽合理有直接关系。另外,伴随生活现代化而产生的“肥胖易感环境”(以膳食制度不合理、体力活动不足、“以静代动”的生活方式为先导),更加促进了肥胖的产生。

(五) 学生近视率居高不下的最主要、最直接的原因还是学生近距离用眼时间过长,其中学生的课业负担过重、长时间玩游戏机、上网、看电视等是最主要的因素。调查显示:有11.13%的中小学生每天看电视或用电脑时间超过2小时(近20%的中小学生在1~2小时)。

## 四、关于进一步加强学校体育卫生工作的建议

青少年学生是祖国的未来,是21世纪我国现代化建设的接班人和建设者。青少年的健康素质是国民健康素质的基础,他们体质健康状况的好坏事关我国全民族的健康素质,也关系到千家万户,是构建和谐社会、和谐家庭的基础。健康体魄也是青少年为我国现代化建设服务的基本前提,因此,促进青少年学生健康素质提高既有非常重要的现实意义,也有深远的历史意义。

影响青少年健康的原因是多方面的，既有社会的因素、也有学校因素，还有学生自身的因素，因此，促进学生体质健康水平的提高，需要全社会共同参与。

首先，各级教育行政部门和学校要全面贯彻国家的教育方针，全面推进素质教育，真正树立学校教育要树立健康第一的指导思想，并将其作为促进全民族素质提高的一项重要基础性工作，作为落实以人为本，全面、协调、可持续发展的科学发展观的具体体现，来加大其工作力度。

其次，要进一步探索实现体育教学目标的科学方法和多种途径，针对学生体质健康存在的问题改革学校体育的教学内容、手段、方法，建立激励学生积极参加体育锻炼的科学评价体系，调动学生主动进行体育锻炼的积极性，养成终身参加体育锻炼的意识和习惯。

第三，要进一步加大学校体育经费投入力度，使学校体育基础设施和条件的改善与学校整体办学条件的改善相适应，以确保学生开展体育活动所必需的场所与设施。

第四，要采取切实措施，减轻学生过重的课业负担，通过科学安排教学计划和作息制度，确保学生每天一小时体育锻炼时间。

第五，要进一步加强学校健康教育，有针对性地普及营养科学与视力保护等健康知识，培养学生营养健康与视力保护意识，建立科学的饮食习惯与用眼卫生习惯。

第六、要加大对地方教育行政部门和学校贯彻落实《学校体育工作条例》、《学校卫生工作条例》工作情况的督促检查力度，定期组织学校体育卫生检查，促使两个《条例》在学校真正得到贯彻落实。

另外，提高学生的体质健康水平，需要有关部门和社会各界齐抓共管。包括政府的各部门、各社会团体、社会各界都要合作，如体育场馆、电影院、文化馆、博物馆、青少年活动中心、科技馆等都应对学生开放，尤其是在双休日要免费或以优惠价格向学生开放。这样不仅可以使学生学到知识，而且对他们开展户外活动、增强体质都会有好处。只有这样才能形成全社会都来关心学生体质健康，共同促进学生体质健康的良好氛围和气候。

# 1985—2005 年我国汉族学生身体形态特征的动态变化

**中国学生体质与健康调研组**
**邢文华　张一民　执笔**

## 1　前言

2007 年 4 月 23 日，中共中央总书记胡锦涛主持召开政治局会议，专题研究"加强青少年体育工作"，会议强调，广大青少年身心健康、体魄强健、意志坚强、充满活力，是一个民族旺盛生命力的体现，是社会文明进步的标志。儿童青少年（学生）是国家的未来和希望，他们的体质与健康水平不仅是国家的财富，而且也是每一个人健康成长和实现幸福生活的根基。

起步于 20 世纪 70 年代末期的中国学生体质与健康调研工作，从 1979 年"中国儿童青少年身体形态、机能和素质的研究"开始，在党和政府的大力支持下，先后于 1985 年、1991 年、1995 年、2000 年和 2005 年进行了 5 次大规模学生体质与健康调研工作，为动态观察和研究学生体质与健康特征和变化规律，以及为政府有关部门的决策提供了重要的理论和实践依据。

1985 年，由原国家教委、国家体委、卫生部、国家民委共同领导和组织了"中国学生体质与健康调研"，调研的范围包括北京、天津、河北、山西、内蒙古、辽宁、吉林、黑龙江、上海、江苏、浙江、安徽、福建、江西、山东、河南、湖北、湖南、广东、广西、四川、贵州、云南、西藏、陕西、甘肃、青海、宁夏、新疆共 29 个省、自治区和直辖市（未包括台湾地区），调研对象为 7～22 岁城乡男女大、中、小学生，调研指标包括 6 项形态指标、3 项机能指标，9 项素质指标和 8 个健康检查指标。本次调研共检测了 2 188 所大、中、小学校，全国共获取 984 872 个样本（含少数民族）。之后，又于 1995 年和 2005 年以同样的调研范围，采用相同的指标，对我国 7～22 岁的大、中、小汉族学生进行了大规模的调研。

在过去的 20 年间，关于学生体质研究较多集中在对不同调研年各地区学生体质现状的描述和比较研究，而针对学生体质水平（如身体形态、生理机能、身体素质等）发展规律或动态变化的研究相对较少。2000 年以后，有部分学者针对 20 年来我国学生体质水平的发展和变迁，将研究重点转移到生长发育规律（如长期趋势、突增期和高峰年龄等）、影响因素（社会学、营养、生活方式和体育锻炼）和对策（政策、法规和健身指导）等方面。

自 2000 年开始，中国学生体质与健康调研工作已经被正式纳入到国民体质监测工作中，从此，中国学生体质与健康调研将伴随国家推行全民健身计划得到更大的发展。其中，1985 年、1995 年和 2005 年三次学生体质与健康调研均为全国范围的大规模调查，其抽样方式、抽样点、样本构成、测试指标和方法等内容均保持一致，这就为开展 1985—2005 年 20 年间学生体质动态研究提供了可能性。为此，本研究以 1985 年全国学生体质调研数据为基础，重点选择1985年、1995年和2005年7～18岁中、小学生为研究对象，以身体形态指标为研究内容，在重点比较20年间中国学生身体形态生长发育水平和速度的变化的基础上，揭示中国学生身体形态生长发育长期趋势，为进一步改善我国学生体质状况和学校体育卫生工作提供理论依据。

## 2 研究对象与方法

### 2.1 研究对象

#### 2.1.1 样本来源和构成

本研究选择在体检样本中筛选的“正常”汉族男女学生为研究对象，年龄范围为7～18岁。“正常”学生：是指能从事各项体育锻炼活动，发育健全，身体健康的学生。凡心、肝、脾、肾等主要脏器有病者，身体残疾、畸形者，急性病患者或一个月内患过高烧、腹泻等急性病，体力尚未恢复者以及正处在月经期间的女生均不得参加素质项目的测试。

样本构成采取分层随机整群抽样，即在确定测试点校的基础上，按照年级分层，以班为单位整群随机抽样。测试点确定的原则见表1（注②），受试者依据学段区分为中、小学生。城乡学生的界定以户口为标准。其中，城市学生是指生活在好、中、差3个城市片中的具有城镇居民户口的学生，而乡村学生是指生活在好、中、差3个乡村片中郊区、县和县级以下具有农村户口的学生。

**表1 样本来源和构成的基本情况**

| 基本特征 | 1985年 | 1995年 | 2005年 |
|---|---|---|---|
| 调查范围 | 29个省市区① | 29个省市区① | 29个省市区好、中、差3片① |
| 民族 | 汉族 | 汉族 | 汉族 |
| 年龄范围/岁 | 7～18 | 7～18 | 7～18 |
| 样本来源 | 好、中、差3片② | 好、中、差3片② | 好、中、差3片② |
| 分组 | 每1岁为一组，共计16个年龄组 | 每1岁为一组，共计16个年龄组 | 每1岁为一组，共计16个年龄组 |
| 类别 | 城、乡、男、女4类 | 城、乡、男、女4类 | 城、乡、男、女4类 |
| 样本构成/人·类 | 300 | 150 | 150 |
| 样本量/人·省 | 14 000 | 7 200 | 7 200 |

注：①北京、天津、河北、山西、内蒙古、辽宁、吉林、黑龙江、上海、江苏、浙江、安徽、福建、江西、山东、河南、湖北、湖南、广东、广西、四川、贵州、云南、西藏、陕西、甘肃、青海、宁夏、新疆，共29个省、自治区和直辖市（未包括海南、重庆、台湾；1995年数据还未包括青海）。

②各参测省市区要根据不同经济条件、地理条件选择能代表本地区学生体质状况的3个城市片和3个乡村片（其中必须包括省会城市所在地的城乡各一片）。每片随机抽取生活水平与体育锻炼为中等水平的中、小学各3个点。

受试者年龄的确定以公历年为准，按照测试日当天计算实足年龄，具体计算方法如下：

如测试当天受试者已过当年生日者，则实足年龄(岁)＝测试年份－出生年；

如测试当天受试者未过当年生日者，则实足年龄(岁)＝测试年份－出生年－1；

研究对象基本情况见表1，各年代、各人群全国7～18岁学生调研样本量见表2。

### 2.1.2 样本量

本研究获得的有效样本量见表2。

**表2 1985—2005年全国7～18岁汉族学生样本量**

| 年代 | 城市男生 | 城市女生 | 乡村男生 | 乡村女生 | 全国合计 |
|---|---|---|---|---|---|
| 1985 | 102 443 | 102 284 | 102 657 | 102 562 | 409 946 |
| 1995 | 52 653 | 52 756 | 52 118 | 51 874 | 209 401 |
| 2005 | 59 233 | 58 764 | 58 447 | 57 977 | 234 421 |

## 2.2 研究方法

为了保证本研究内容的一致性和连续性，选择身高、体重和胸围反映我国汉族学生生长发育规律的指标。在3次调研中，为保证测试数据的质量，均对测试人员和受试者进行了培训，以保证测试方法的一致性，测试数据的检查验收方案也做了严格规定，确保数据质量。

## 2.3 数据处理

原始数据的录入由各参测省市完成，全国样本的统计由教育部统一完成，计算方法为常规统计，由SPSS11.5统计软件包完成。具体方法如下：

计算各类别、各年龄组指标平均数的年代差值，以反映学生累计生长水平的变化；

计算各类别、各年龄组指标年增长值和增长率的年代差值，以反映学生生长发育速度和青春期发育突增期的变化。

# 3 结果与分析

## 3.1 生长水平的变化特征

生长水平是指儿童出生后至生长发育结束，身体形态每年所测得的实际数值，可用于评定儿童少年出生以来的累计生长状况。所以，儿童少年生长发育水平是评价该人群体质与健康状况的重要依据之一。

一般而言，身体形态生长水平随年龄增长而增长，身高、体重和胸围常被作为反映生长水平的典型指标。

#### 3.1.1 生长长期趋势特点

##### 3.1.1.1 身高

1985—2005年的20年间，全国汉族学生身高动态变化见表3和表4。

1985—2005年的20年间，随着年代的变迁，7～18岁各年龄组城市男生身高均呈明显增长趋势。20年间，各年龄组平均增幅范围为2.2～7.5厘米，平均增幅为4.9厘米；其中，前10年(1985—1995年)平均增幅为3.0厘米，后10年(1995—2005年)平均增幅为1.9厘米。增幅最大的年龄组为12岁(增长了7.5厘米)，前10年增长了5.1厘米，后10年增长了2.4厘米(表3)。

表3 1985—2005年全国汉族男生身高增长 (单位:cm)

| 年龄/岁 | 城市男生 | | | 乡村男生 | | |
|---|---|---|---|---|---|---|
| | 2005—1985 | 1995—1985 | 2005—1995 | 2005—1985 | 1995—1985 | 2005—1995 |
| 7 | 4.4*** | 2.5*** | 1.8*** | 4.9*** | 3.0*** | 1.9*** |
| 8 | 5.4*** | 2.7*** | 2.6*** | 5.7*** | 3.0*** | 2.7*** |
| 9 | 5.2*** | 2.9*** | 2.3*** | 5.9*** | 3.2*** | 2.7*** |
| 10 | 5.6*** | 3.3*** | 2.3*** | 6.1*** | 3.4*** | 2.7*** |
| 11 | 6.1*** | 4.0*** | 2.2*** | 6.7*** | 4.1*** | 2.6*** |
| 12 | 7.5*** | 5.1*** | 2.4*** | 7.8*** | 5.5*** | 2.3*** |
| 13 | 6.4*** | 5.0*** | 1.4*** | 7.3*** | 5.4*** | 1.9*** |
| 14 | 5.8*** | 4.2*** | 1.6*** | 7.2*** | 5.1*** | 2.0*** |
| 15 | 4.6*** | 2.8*** | 1.9*** | 6.2*** | 3.9*** | 2.3*** |
| 16 | 3.4*** | 1.8*** | 1.6*** | 4.5*** | 2.6*** | 2.0*** |
| 17 | 2.6*** | 1.0*** | 1.6*** | 3.9*** | 1.8*** | 2.1*** |
| 18 | 2.2*** | 0.6*** | 1.6*** | 3.4*** | 1.5*** | 1.8*** |
| 7～18 | 4.9*** | 3.0*** | 1.9*** | 5.8*** | 3.5*** | 2.3*** |

注:表中数据为不同年代同年龄组均值差;“2005—1985”表示20年间差值,“1995—1985”表示前10年间的差值,2005—1995年表示后10年间的差值。

7～18岁乡村男生各年龄组身高增幅随年代的变化特征与城市男生相似。20年间，各年龄组身高平均增幅范围为3.4～7.8厘米，平均增长了5.8厘米；其中，前10年平均增长了3.5厘米(占60.3%)，后10年增长了2.3厘米(占39.7%)，即前10年乡村男生身高平均增长幅度明显大于后10年(表3)。

7～18岁各年龄组城市女生身高在20年间的增长趋势与男生相似。20年间，各年龄组平均增幅范围为1.6～5.5厘米，平均增幅为3.5厘米；其中，前10年间平均增长了2.2厘米(占62.9%)，后10年间平均增长了1.3厘米(占37.1%)，依然是前10年平均增幅明显大于后10年。增幅最大的年龄组为11岁(增长了5.5厘米)，前10年增长了3.6厘米，后10年增长了1.8厘米(表4)。

7～18岁乡村女生身高生长水平随年代的变化特征与城市女生相似，20年间各年龄组增幅范围为2.0～7.2厘米，平均增长了4.5厘米。其中，前10年平均增长了2.9厘米(占64.0%)，后10年增长了1.6厘米(占36.0%)。增幅最大的年龄组依然为11岁(增长了7.2厘米)，前10年增长了4.7厘米，后10年仅增长了2.5厘米(表4)。

**表 4　1985—2005 年全国汉族女生身高增长**　　(单位:cm)

| 年龄/岁 | 城市女生 | | | 乡村女生 | | |
|---|---|---|---|---|---|---|
| | 2005—1985 | 1995—1985 | 2005—1995 | 2005—1985 | 1995—1985 | 2005—1995 |
| 7 | 3.8*** | 2.5*** | 1.4*** | 4.5*** | 3.1*** | 1.4*** |
| 8 | 4.8*** | 2.7*** | 2.0*** | 5.5*** | 3.4*** | 2.1*** |
| 9 | 4.8*** | 2.9*** | 1.9*** | 6.1*** | 3.5*** | 2.6*** |
| 10 | 5.2*** | 3.3*** | 2.0*** | 6.8*** | 4.2*** | 2.6*** |
| 11 | 5.5*** | 3.6*** | 1.8*** | 7.2*** | 4.7*** | 2.5*** |
| 12 | 4.9*** | 4.0*** | 0.9*** | 6.6*** | 5.0*** | 1.6*** |
| 13 | 2.9*** | 2.3*** | 0.6*** | 4.0*** | 3.0*** | 1.0*** |
| 14 | 2.4*** | 1.5*** | 0.9*** | 3.5*** | 2.3*** | 1.2*** |
| 15 | 2.3*** | 1.5*** | 0.8*** | 2.7*** | 1.6*** | 1.2*** |
| 16 | 1.7*** | 0.9*** | 0.8*** | 2.5*** | 1.4*** | 1.1*** |
| 17 | 1.7*** | 0.7*** | 1.0*** | 2.3*** | 1.0*** | 1.2*** |
| 18 | 1.6*** | 0.5*** | 1.1*** | 2.0*** | 1.0*** | 1.0*** |
| 7～18 | 3.5*** | 2.2*** | 1.3*** | 4.5*** | 2.9*** | 1.6*** |

注:同表 3。

#### 3.1.1.2　体重

1985—2005 年的 20 年间,全国汉族学生体重动态变化见表 5 和表 6。

1985—2005 年的 20 年间,7～18 岁各年龄组城市男生体重生长水平呈继续增长趋势。20 年间各年龄组平均增幅范围为 4.2～10.1 千克,平均增长了 7.4 千克。其中,前 10 年平均增长了 3.8 千克(占 51.4%),后 10 年间平均增长了 3.6 千克(占 48.7%),前、后 10 年间体重平均增幅基本持平。增幅最大的 12 岁(增长了 10.1 千克),前 10 年增长了 5.6 千克,后 10 年增长了 4.6 千克(表 5)。

7～18 岁乡村男生体重增长与城市男生相似。20 年间,各年龄组增幅范围为 2.9～7.1 千克,平均增长了 4.8 千克。其中,前、后 10 年体重平均增幅基本持平;增幅最大的年龄组为 12 岁,20 年间增长了 7.1 千克(表 5)。

**表 5　1985—2005 年全国汉族男生体重增长情况**　　(单位:kg)

| 年龄/岁 | 城市男生 | | | 乡村男生 | | |
|---|---|---|---|---|---|---|
| | 2005—1985 | 1995—1985 | 2005—1995 | 2005—1985 | 1995—1985 | 2005—1995 |
| 7 | 4.2*** | 1.8*** | 2.4*** | 3.0*** | 1.2*** | 1.8*** |
| 8 | 5.7*** | 2.4*** | 3.3*** | 3.8*** | 1.4*** | 2.5*** |
| 9 | 6.4*** | 2.9*** | 3.5*** | 4.4*** | 1.7*** | 2.7*** |
| 10 | 7.7*** | 3.7*** | 4.1*** | 5.2*** | 1.9*** | 3.3*** |
| 11 | 8.9*** | 4.6*** | 4.3*** | 5.9*** | 2.7*** | 3.2*** |
| 12 | 10.1*** | 5.6*** | 4.6*** | 7.1*** | 3.6*** | 3.5*** |
| 13 | 9.1*** | 5.7*** | 3.4*** | 6.6*** | 4.1*** | 2.5*** |

续表

| 年龄/岁 | 城市男生 | | | 乡村男生 | | |
|---|---|---|---|---|---|---|
| | 2005—1985 | 1995—1985 | 2005—1995 | 2005—1985 | 1995—1985 | 2005—1995 |
| 14 | 9.0*** | 5.4*** | 3.6*** | 6.4*** | 3.9*** | 2.5*** |
| 15 | 8.2*** | 4.3*** | 3.9*** | 5.2*** | 3.0*** | 2.2*** |
| 16 | 7.1*** | 3.6*** | 3.5*** | 4.0*** | 2.0*** | 2.0*** |
| 17 | 6.3*** | 2.9*** | 3.4*** | 3.2*** | 1.2*** | 2.0*** |
| 18 | 5.5*** | 2.3*** | 3.3*** | 2.9*** | 1.0*** | 1.9*** |
| 7～18 | 7.4*** | 3.8*** | 3.6*** | 4.8*** | 2.3*** | 2.5*** |

7～18 岁城市女生体重生长水平的变化与男生相似。20 年间，各年龄组增幅范围为 2.5～6.9 千克，平均增长了 4.5 千克。其中，前 10 年间增幅范围为 1.0～4.4 千克，平均增长了 2.5 千克(占 55.6%)，后 10 年间增幅为 1.5～3.1 千克，平均增长了 2.0 千克(占 44.4%)，前、后 10 年平均增幅基本持平。增幅最大的年龄段为 11～12 岁，增长了 6.9 千克，前 10 年增长了 3.8 千克，后 10 年增长了 3.1 千克(表 6)。

7～18 岁乡村女生体重增长与城市女生相似。20 年间，各年龄组增幅范围为 0.3～5.5 千克，平均增长了 3.0 千克。其中，前、后 10 年体重平均增幅基本持平，增幅最大的年龄组为 11～12 岁，增长了 5.5 千克(表 6)。

**表 6　1985—2005 年全国汉族女生体重增长情况**　(单位:kg)

| 年龄/岁 | 城市女生 | | | 乡村女生 | | |
|---|---|---|---|---|---|---|
| | 2005—1985 | 1995—1985 | 2005—1995 | 2005—1985 | 1995—1985 | 2005—1995 |
| 7 | 3.3*** | 1.7*** | 1.5*** | 2.5*** | 1.2*** | 1.4*** |
| 8 | 4.2*** | 2.0*** | 2.2*** | 3.2*** | 1.4*** | 1.8*** |
| 9 | 4.8*** | 2.3*** | 2.4*** | 3.9*** | 1.6*** | 2.3*** |
| 10 | 5.9*** | 3.1*** | 2.8*** | 4.8*** | 2.2*** | 2.6*** |
| 11 | 6.9*** | 3.8*** | 3.1*** | 5.5*** | 2.9*** | 2.7*** |
| 12 | 6.6*** | 4.4*** | 2.2*** | 5.5*** | 3.4*** | 2.1*** |
| 13 | 4.8*** | 3.3*** | 1.6*** | 3.5*** | 2.1*** | 1.4*** |
| 14 | 4.5*** | 2.4*** | 2.1*** | 2.9*** | 1.8*** | 1.1*** |
| 15 | 4.1*** | 2.2*** | 1.9*** | 1.9*** | 1.0*** | 0.9*** |
| 16 | 3.2*** | 1.8*** | 1.3*** | 1.3*** | 0.6*** | 0.7*** |
| 17 | 2.8*** | 1.3*** | 1.5*** | 0.8*** | 0.2 | 0.6*** |
| 18 | 2.5*** | 1.0*** | 1.5*** | 0.3*** | −0.1 | 0.4*** |
| 7～18 | 4.5*** | 2.4*** | 2.0*** | 3.0*** | 1.5*** | 1.5*** |

#### 3.1.1.3　胸围

1985—2005 年的 20 年间，全国汉族学生胸围动态变化见表 7 和表 8。

1985—2005 年的 20 年间，7～18 岁各年龄组城市男生胸围平均增幅范围为 0.4～5.8 厘米，平均增长了 3.3 厘米；其中，前 10 年间平均增长了 1.7 厘米(占 51.5%)，后 10 年间平均增长了

1.6 厘米(占 48.5%),前、后 10 年平均增长幅度基本持平。增幅最大的年龄组为 12 岁(增长了 5.8 厘米),前 10 年增长了 3.1 厘米,后 10 年增长了 2.7 厘米(表 7)。

7～18 岁乡村男生 20 年间胸围随年代变化的增长趋势不明显,平均增幅范围为－1.3～2.7 厘米,仅增长了 0.9 厘米,其中,前 10 年增幅保持不变,后 10 年才逐渐体现出增长趋势(平均增长了 0.8 厘米,占 81.8%)。增长最明显的年龄组为 12 岁,增长了 2.7 厘米,前 10 年增长了 1.0 厘米,后 10 年增长了 1.8 厘米(表 7)。

**表 7 1985—2005 年全国汉族男生胸围增长情况** (单位:cm)

| 年龄/岁 | 城市男生 | | | 乡村男生 | | |
|---|---|---|---|---|---|---|
| | 2005—1985 | 1995—1985 | 2005—1995 | 2005—1985 | 1995—1985 | 2005—1995 |
| 7 | 2.6*** | 0.9*** | 1.7*** | 0.8*** | 0.0 | 0.8*** |
| 8 | 3.5*** | 1.2*** | 2.3*** | 1.3*** | −0.1 | 1.4*** |
| 9 | 4.0*** | 1.6*** | 2.5*** | 1.4*** | −0.1 | 1.5*** |
| 10 | 4.8*** | 2.0*** | 2.8*** | 1.9*** | 0.0 | 1.9*** |
| 11 | 5.3*** | 2.6*** | 2.6*** | 2.3*** | 0.5*** | 1.9*** |
| 12 | 5.8*** | 3.1*** | 2.7*** | 2.7*** | 1.0*** | 1.8*** |
| 13 | 4.2*** | 3.0*** | 1.2*** | 1.8*** | 1.1*** | 0.7*** |
| 14 | 3.6*** | 2.6*** | 1.1*** | 1.5*** | 0.9*** | 0.5*** |
| 15 | 2.8*** | 1.8*** | 1.0*** | 0.5*** | 0.5*** | −0.1 |
| 16 | 1.7*** | 1.1*** | 0.6*** | −0.4*** | −0.1 | −0.3* |
| 17 | 1.0*** | 0.7*** | 0.3* | −1.2*** | −0.7*** | −0.4*** |
| 18 | 0.4** | 0.4*** | 0.0 | −1.3*** | −0.9*** | −0.4*** |
| 7～18 | 3.3*** | 1.7*** | 1.6*** | 0.9*** | 0.2*** | 0.8*** |

7～18 岁各年龄组城市女生在 20 年间胸围的增长趋势与男生相似。20 年间增长范围为 1.7～4.7 厘米,平均增长了 2.9 厘米。其中,前 10 年平均增长了 1.6 厘米,后 10 年增长了 1.3 厘米,前后 10 年平均增幅水平基本持平。增幅最大的年龄组为 11 岁,增长了 4.7 厘米,前 10 年增长了 2.7 厘米,后 10 年增长了 2.0 厘米(表 8)。

7～18 岁乡村女生各年龄组胸围增长与城市女生不一致,20 年间平均增幅范围为－0.5～2.9 厘米,平均增长了 1.0 厘米;其中,前 10 年胸围生长水平保持稳定,后 10 年表现出小幅增长的趋势(平均增长值为 0.8 厘米,占 84.5%)。增长幅度最大的年龄组为 11 岁,增长了 2.9 厘米,前 10 年增长了 1.1 厘米,后 10 年为增长了 1.8 厘米(表 8)。

**表 8 1985—2005 年全国汉族女生胸围增长情况** (单位:cm)

| 年龄/岁 | 城市女生 | | | 乡村女生 | | |
|---|---|---|---|---|---|---|
| | 2005—1985 | 1995—1985 | 2005—1995 | 2005—1985 | 1995—1985 | 2005—1995 |
| 7 | 2.1*** | 1.0*** | 1.0*** | 0.5*** | −0.1 | 0.6*** |
| 8 | 2.7*** | 1.1*** | 1.6*** | 1.1*** | −0.1 | 1.1*** |
| 9 | 3.0*** | 1.3*** | 1.7*** | 1.4*** | 0.0 | 1.4*** |
| 10 | 3.9*** | 2.0*** | 1.9*** | 2.1*** | 0.4*** | 1.6*** |

续表

| 年龄/岁 | 城市女生 | | | 乡村女生 | | |
|---|---|---|---|---|---|---|
| | 2005—1985 | 1995—1985 | 2005—1995 | 2005—1985 | 1995—1985 | 2005—1995 |
| 11 | 4.7*** | 2.7*** | 2.0*** | 2.9*** | 1.1*** | 1.8*** |
| 12 | 4.2*** | 2.9*** | 1.3*** | 2.8*** | 1.5*** | 1.3*** |
| 13 | 2.9*** | 2.1*** | 0.8*** | 1.2*** | 0.4*** | 0.8*** |
| 14 | 2.7*** | 1.6*** | 1.1*** | 0.8*** | 0.3*** | 0.5*** |
| 15 | 2.6*** | 1.5*** | 1.1*** | 0.4*** | −0.1 | 0.4*** |
| 16 | 2.3*** | 1.2*** | 1.1*** | 0.0 | −0.3*** | 0.3** |
| 17 | 2.0*** | 1.0*** | 0.9*** | −0.3** | −0.6*** | 0.3** |
| 18 | 1.7*** | 0.7*** | 1.1*** | −0.5*** | −0.8*** | 0.3** |
| 7～18 | 2.9*** | 1.6*** | 1.3*** | 1.0*** | 0.2*** | 0.9*** |

### 3.1.2 长期趋势存在明显的年龄和年代特征

为了了解20年来，我国城乡男女学生生长水平长期趋势的变化特征，本文比较了前10年(1985—1995年)和后10年(1995—2005年)身高、体重和胸围生长水平变化幅度之间的差异。

#### 3.1.2.1 身高

20年间，城市男生身高平均增幅还表现出明显的年龄特征。其中，7～15岁增长幅度最大，平均增幅为5.7厘米，前10年间增长了3.6厘米(占63.2%)，后10年间平均增幅为2.1厘米(占36.8%)；16岁时，20年间增幅明显下降，为3.4厘米，且前、后10年间的增幅基本持平；17岁以后，增幅持续下降，17～18岁，20年间的增幅为2.4厘米，但是前10年仅增长了0.8厘米，而后10年却增长了1.6厘米。这一结果表明，在过去20年间，我国城市男生20年间身高生长不仅表现出明显的长期趋势，而且还存在明显的年龄特征，儿童期、青春前期和中期(10～15岁)身高增幅表现出明显的“前快后慢”的特点，即中国城市男生身高在20年内的增幅呈现出前10年间明显大于后10年的特征，这也表明自1995年以后，我国城市男生身高的生长速度正在逐渐减缓。值得注意的是，在青春后期(17～18岁)身高的增幅却表现出“前慢后快”的特点，后10年明显大于前10年。由此可见，我国城市男生身高伴随年代推移生长水平变化的总体趋势为：在继续表现出明显长期趋势的基础上，处在儿童期、青春前期和中期的我国儿童少年身高增长的幅度将伴随年龄增长速度逐渐减缓，但是17岁以后，后10年表现出的增长潜力，将会明显促进我国成年男性身高(最终身高)的增长(图1)。

20年间，乡村男生身高各年龄组平均增幅也表现出明显的年龄特征，与城市男生相似。7～15岁增幅最大，平均增长了6.4厘米，前10年增长了4.1厘米(占64.0%)，后10年平均增幅为2.3厘米(占36.0%)。16岁时，20年间增幅明显下降(4.5厘米)，前、后10年增幅基本持平。17～18岁20年增幅持续下降，平均增长了3.6厘米，前10年的增幅略低于后10年。这一结果表明我国乡村男生在过去20年间身高生长水平依然保持持续增长的势头，加速趋势明显，且该趋势表现出的年龄特征与城市男生相似，但程度存在一定的差异。即在儿童期、青春前期和中期身高增长表现出“前快后慢”的特征，16岁以后，长期趋势有逐渐降低的趋势，17～18岁(青春后

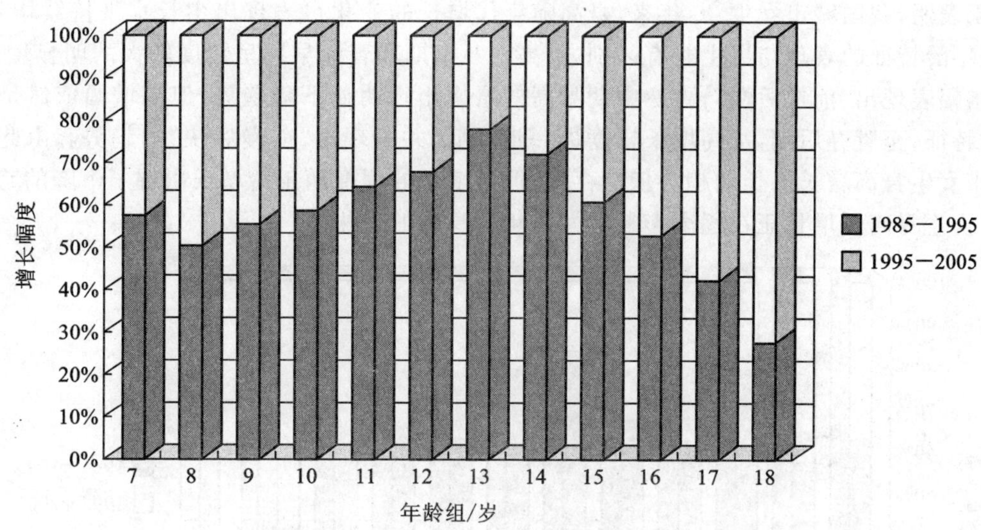


**图 1　20 年全国城市男生身高生长水平前、后 10 年增长幅度的比较**

期)也呈现出“前慢后快”的趋势,但是前后 10 年增幅的差异不明显。由此可见,我国乡村男生身高的生长水平在青春中期前的加速趋势依然存在,但是青春后期的增长才会真正影响成年身高的增长(图 2)。

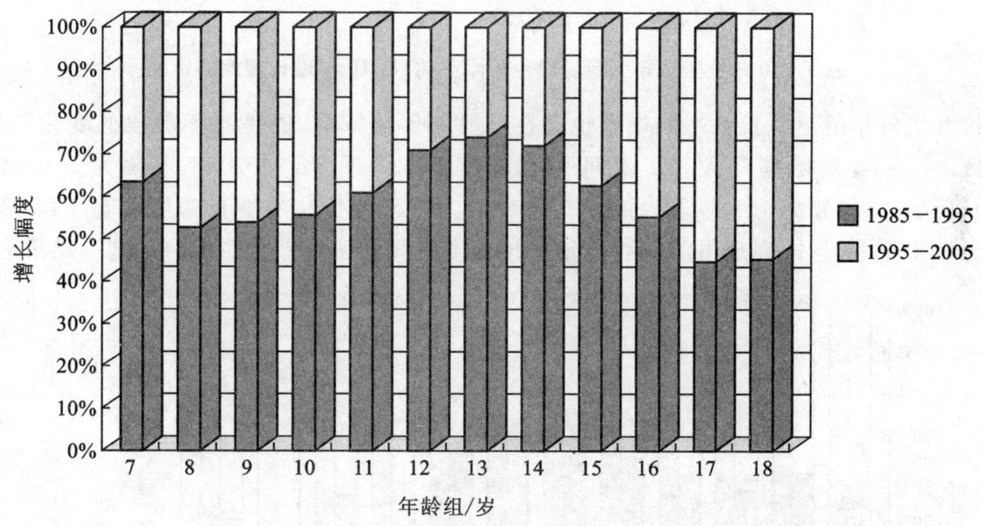


**图 2　20 年全国乡村男生身高生长水平前、后 10 年增长幅度的比较**

20 年间,城市女生身高生长长期趋势的变化同样存在年龄特征,与城市男生的变化趋势基本相似,但是年龄段特征不一致。7～12 岁增幅最大,20 年内平均增长了 4.8 厘米,其中前 10 年增长了 66.7%(增幅为 3.2 厘米),而后 10 年仅增长了 35.4%(增幅为 1.7 厘米)。13～15 岁,生长水平的增幅明显降低,20 年仅增长了 2.5 厘米,但是,依然存在前 10 年(增长了 72.0%)明显大于后 10 年的增幅。16 岁以后,20 年增幅仅为 1.7 厘米,16 岁时,前、后 10 年的增幅基本持平,但是 17～18 岁却表现出前 10 年增幅(0.6 厘米)明显低于后 10 年(1.1 厘米)的现象(图 3)。

这一结果表明，我国城市女生20年来，身高随年代增长的变化也表现出生长水平持续增长的趋势，但是年龄特征的表现与男生略有区别，身高在儿童期和青春早期呈幅度较大的明显增长，20年间的增幅表现出“前快后慢”；青春中期身高的增幅出现明显下降趋势，但是增幅依然是“前快后慢”的特征；至青春后期，身高增长幅度进一步降低，并表现出“前慢后快”的趋势。由此可见，我国城市女生身高增长的长期趋势依然存在，但是增长的程度随年龄增长出现了下降的趋势，同时，城市女生身高的增长正在逐渐影响女性成年后身高的变化。

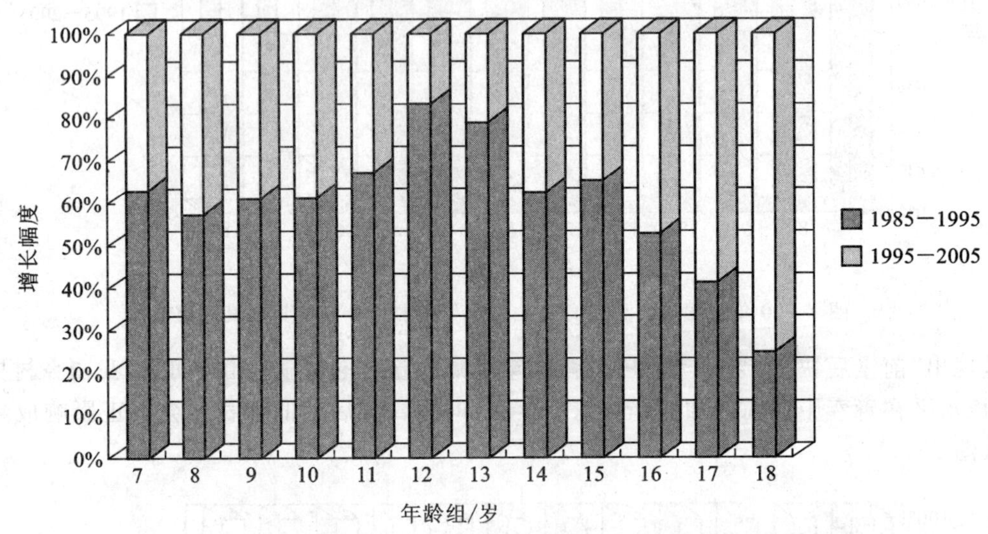


**图3　20年全国城市女生身高生长水平前、后10年增长幅度的比较**

乡村女生各年龄组生长水平的增幅也存在明显的年龄特征，但是各年龄段的变化与城市女生不一致。7～14岁增幅最大，20年间平均增长了5.5厘米，前10年增幅为3.6厘米（占65.0%），后10年增幅为1.9厘米（占35.0%）。15岁以后，身高的增长幅度明显下降，20年间增幅仅为2.4厘米，且未表现出前、后10年增长幅度之间的明显差异（图4）。这一结果表明，自

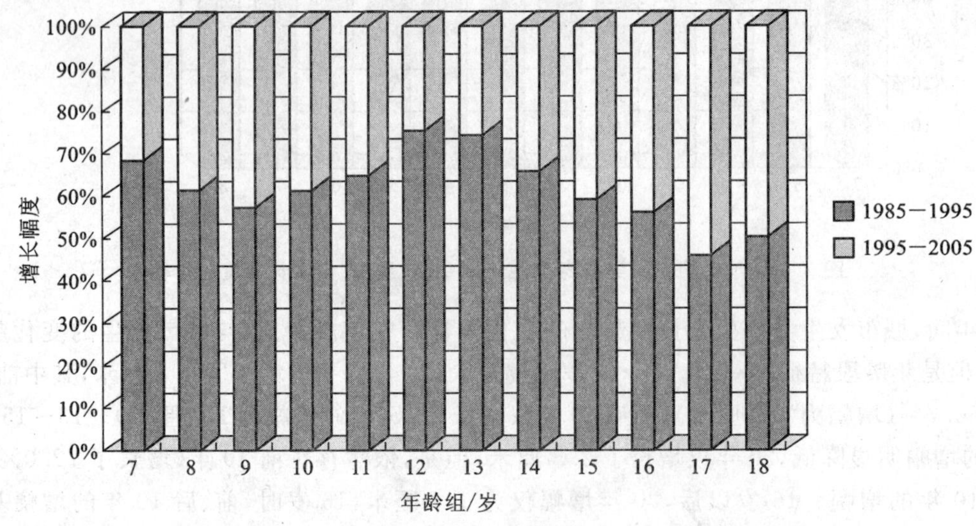


**图4　20年全国乡村女生身高生长水平前、后10年增长幅度的比较**

1985 年以后，我国乡村女生身高生长水平的长期趋势依然明显。但是，乡村女生身高增幅的年龄特征与城市女生存在明显的差异，仅在 14 岁以前表现出“前快后慢”的特征，以后增幅出现明显下降的趋势。

**3.1.2.2 体重**

20 年间，城市男生体重增幅表现出明显的年龄特征，但是表现形式与身高不一致。其中，12～14 岁平均增幅最大(为 9.4 千克)，增幅呈现出“前快后慢”的特征，前 10 年平均增长了 5.6 千克(占 59.0%)，后 10 年增长了 3.9 千克(占 41.0%)。而 7～10 岁和 17～18 岁的增幅却表现出“前慢后快”的特征，两个年龄段平均增幅约为 6.0 千克，后 10 年平均增长了 56%，明显大于前 10 年的增幅。11、15～16 岁前后 10 年增幅基本持平，11 岁增长了 8.9 千克，15～16 岁增长了 7.6 千克(图 5)。由此可见，中国城市男生体重生长水平在 20 年内的变化在继续保持长期增长趋势的基础上，其增幅还表现出明显的年龄变化特点；尤其是在儿童期(7～10 岁)和青春后期(17～18 岁)体重表现出自 1995 年以后增长幅度明显高于前 10 年的趋势，它表明 20 世纪 80 年代在青少年学生中普遍存在的“豆芽菜”体型的改变及有可能造成儿童和成年肥胖人群的增加，应引起高度重视。

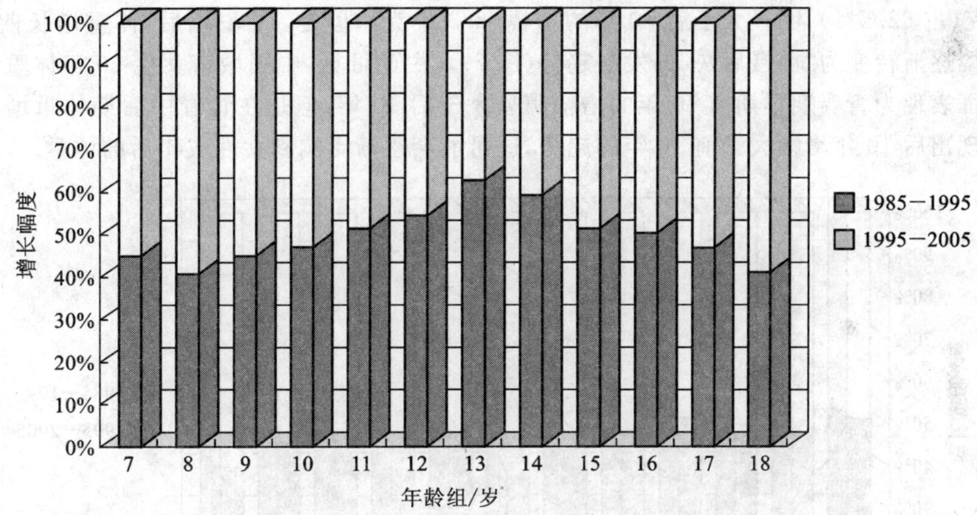


**图 5 20 年全国城市男生体重生长水平前、后 10 年增长幅度的比较**

20 年间乡村男生体重的增长依然存在明显的年龄特征，其变化与城市男生相似。其中，7～11 岁和 17～18 岁年龄段体重的增幅分别为 4.5 千克、3.0 千克，增幅表现出“前慢后快”的特征，后 10 年增长幅度占 20 年平均增幅的 60%以上。13～14 岁增幅较大，平均增长了 6.3 千克，增幅呈现明显的“前快后慢”的特征，前 10 年平均增长了 3.9 千克，增幅达到 20 年增幅的 57.5%。12 岁和 15～16 岁之间，前后 10 年的增幅基本持平(图 6)。由此可见，乡村男生体重生长水平的增长依然存在明显的长期增长趋势，但是增幅表现出的年龄特征与城市男生略有差异；尤其是 1995 年以后，儿童期和青春期后期体重增幅明显超过前 10 年，应该引起高度重视。

20 年间，城市女生体重生长长期趋势的变化也存在明显的年龄特征，但是表现形式与身高变化不一致。其中，7～10 岁和 14～15 岁之间，体重增长前、后 10 年的增幅基本持平，两个年龄段平均增长了 4.4 千克。11～13 岁增长较明显，增幅表现出“前快后慢”的特征，前 10 年增长了

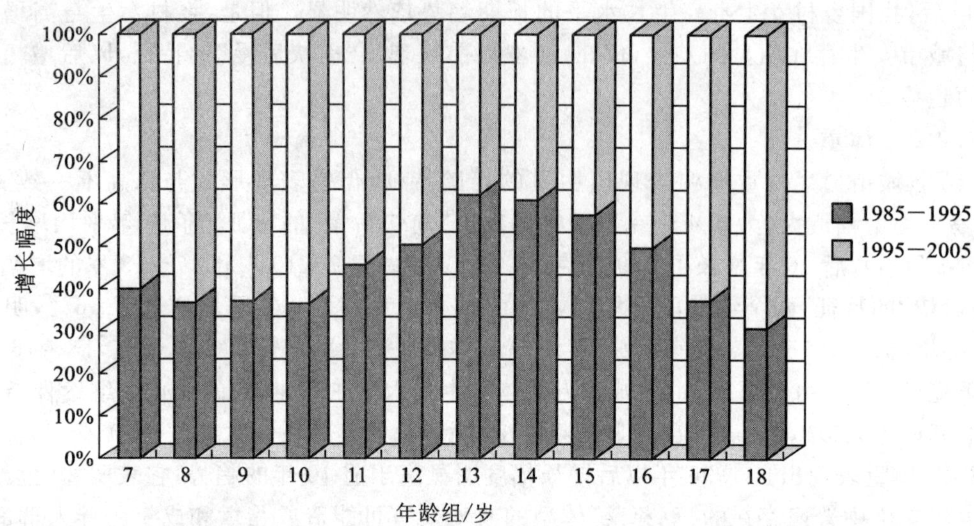


**图 6　20 年全国乡村男生体重生长水平前、后 10 年增长幅度的比较**

3.8 千克(占 62.5%)，明显大于后 10 年的增幅(2.3 千克)；但是，16 岁以后，体重增长前、后 10 年的增幅逐渐转变为"前慢后快"的发展趋势(图 7)。由此可见，中国城市女生 20 年体重增长的年龄特征表现为青春期早期前 10 年的增幅明显大于后 10 年，但是在青春中后期体重增长已经开始呈现出后 10 年增幅大于前 10 年的趋势，这可能会逐渐影响到女性成年后的体重。

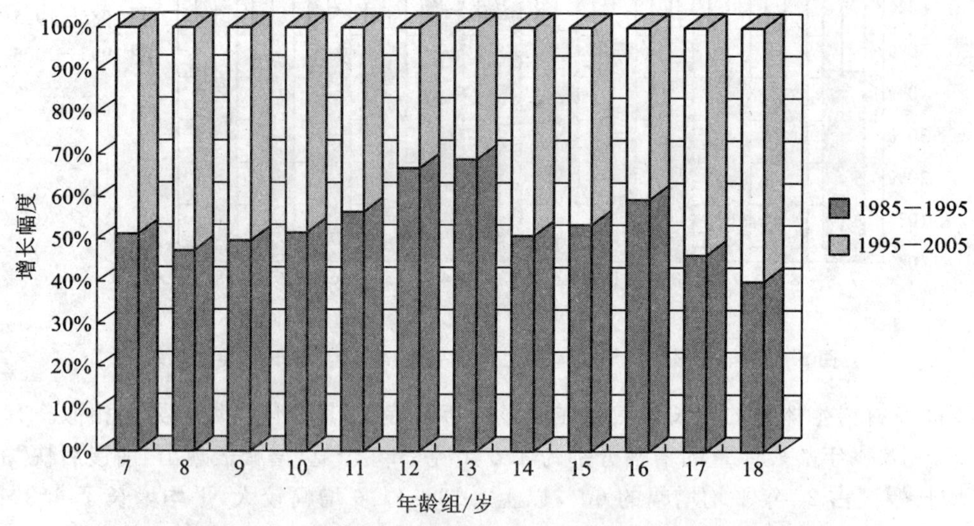


**图 7　20 年全国城市女生体重生长水平前、后 10 年增长幅度的比较**

20 年间，乡村女生体重的增长依然存在明显的年龄特征(17～18 岁除外)。其中，7～10 岁体重增长了 4.4 千克，增幅表现出"前慢后快"的特征，后 10 年增长幅度(2.5 千克)占 20 年平均增幅的 56.6%。12～14 岁平均增长了 3.2 千克，增幅呈现明显的"前快后慢"的特征，前 10 年增幅达到 20 年增幅的 60.6%。11 岁和 15～16 岁之间，前后 10 年的增幅基本持平(图 8)。由此可见，乡村女生体重生长水平的增长依然表现出长期增长趋势的特征，但是增长幅度明显低于同年

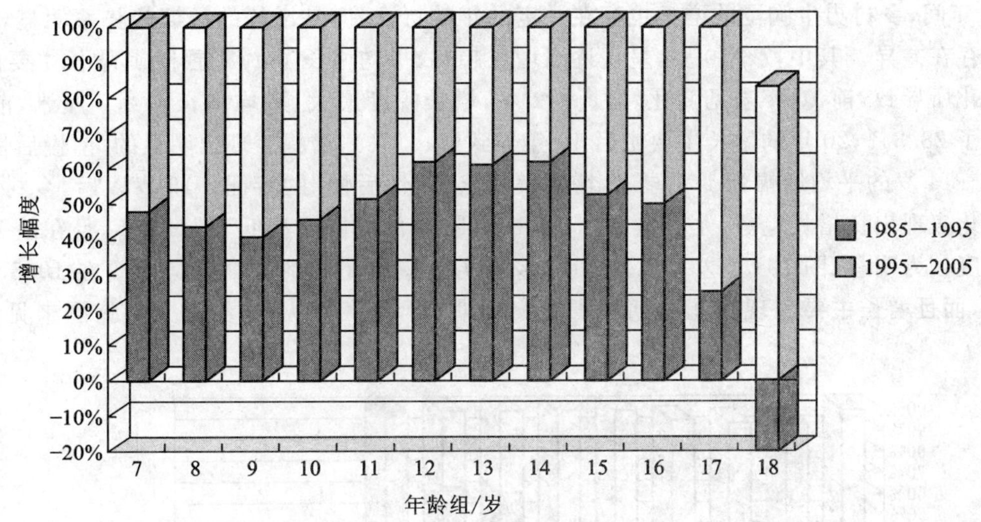


**图8　20年全国乡村女生体重生长水平前、后10年增长幅度的比较**

龄组的城市女生，且增幅表现出的年龄特征也存在一定的差异。

### 3.1.2.3　胸围

20年间，城市男生胸围各年龄组增幅也表现出明显的年龄特征。其中，7～10岁增幅随年龄逐渐增长，平均增长了3.7厘米，前10年间平均增长了1.4厘米(占38.0%)，后10年间增长了2.3厘米(62.0%)，增幅呈现出"前慢后快"的变化趋势。11～12岁增长幅度最大(增长了5.5厘米)，但是前、后10年的增幅基本持平。13岁以后，增幅随年龄增长呈现逐渐下降趋势，13～18岁间仅增长了1.5厘米，而且增长幅度主要表现为前10年的增长，后10年增长幅度不明显；尤其是18岁时，城市男生20年间胸围未见明显的增长(图9)。这一结果表明，我国城市男生胸围的增长主要表现在儿童期和青春突增期，随后增长幅度逐渐下降，而且在青春期中期以后，后10年的增长幅度变化不明显。

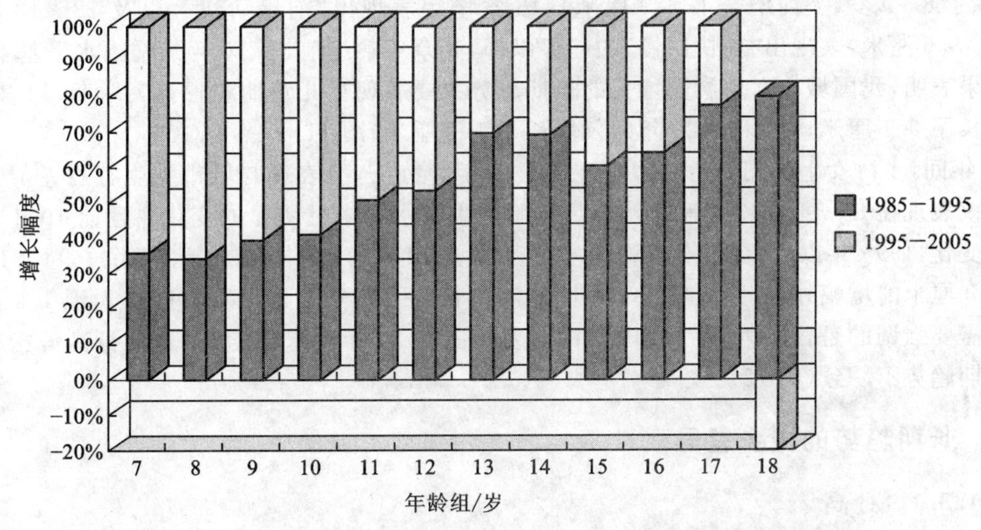


**图9　20年全国城市男生胸围生长水平前、后10年增长幅度的比较**

20年间，乡村男生胸围的增长也存在一定的年龄特征，但是增长的长期趋势不明显，且与城市男生存在差异。其中，7～10岁，呈现逐渐增长趋势，平均增长了1.3厘米，其增长主要由后10年的变化所导致，前10年未见变化。11～12岁，增长幅度最大，平均增长了2.5厘米，前10年仅增长了28.3%，20年的增长主要由后10年导致(71.7%)，增幅表现出明显的“前慢后快”的特点。13～14岁的平均增幅为1.6厘米，增幅表现出“前快后慢”的特征。15岁以后，乡村男生胸围的变化表现出负增长趋势，尤其是2005年17～18岁的胸围明显低于1985年，且在前10年内下降幅度较为明显(图10)。这一结果表明，乡村男生胸围增长的长期趋势主要在1995年以后才表现，而且增长主要表现在儿童期和青春突增期，青春中期以后，乡村男生胸围未见明显的增长。

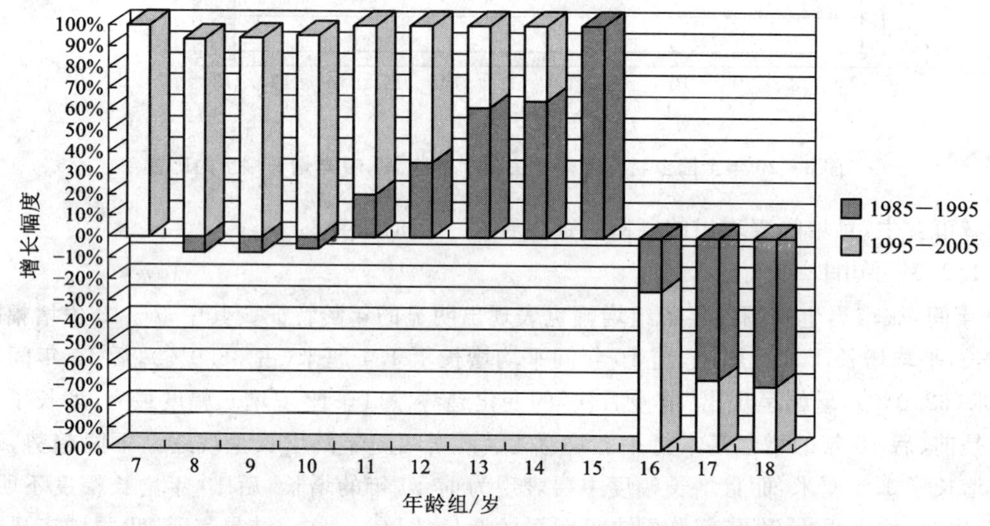


**图10　20年全国乡村男生胸围生长水平前、后10年增长幅度的比较**

20年间，城市女生胸围增长水平依然存在明显的年龄特征，但是表现与城市男生不一致。其中，除了8～9岁(平均增长了2.9厘米)、18岁增幅表现出“前慢后快”，以及12～13岁增幅(增长了3.6厘米)表现出“前快后慢”的趋势以外，其余年龄组前、后10年的增幅水平基本持平。这一结果表明，我国城市女生胸围增长的长期趋势主要表现在儿童期和青春突增期，14岁以后，增幅增长了2.4厘米，18岁时，20年间仅增长了1.7厘米(图11)。

20年间，乡村女生胸围的增幅也存在明显的年龄特征，但表现与城市女生存在差异。胸围的增长仅表现在8～14岁，7岁和15岁以后，胸围生长水平未见明显的变化。且前10年胸围增幅未见变化，1995年以后，乡村女生胸围才表现出增长趋势。其中，前10年间除了11～12岁表现出1.3厘米的增幅外，其余年龄组未见明显的增长；后10年在8～12岁间才表现1.5厘米的增幅。需要强调的是，15岁以后，我国乡村女生胸围在20年间未见增长，这与身高等指标表现出的长期趋势不一致(图12)。

## 3.1.3　长期趋势的城乡差异

### 3.1.3.1　身高

城乡男生相比，在过去的20年间，乡村男生各年龄组身高增幅明显大于同年龄组城市男生，

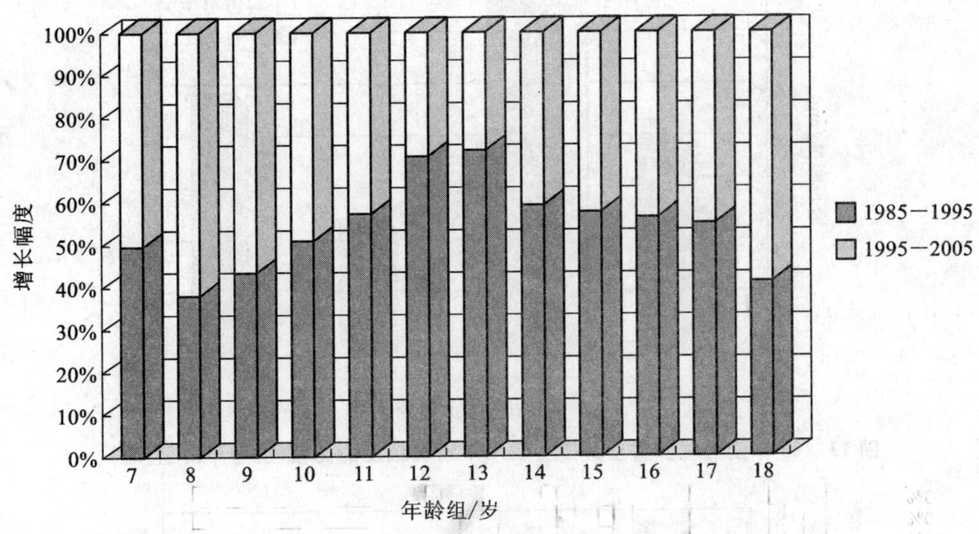


**图 11　20 年全国城市女生胸围生长水平前、后 10 年增长幅度的比较**

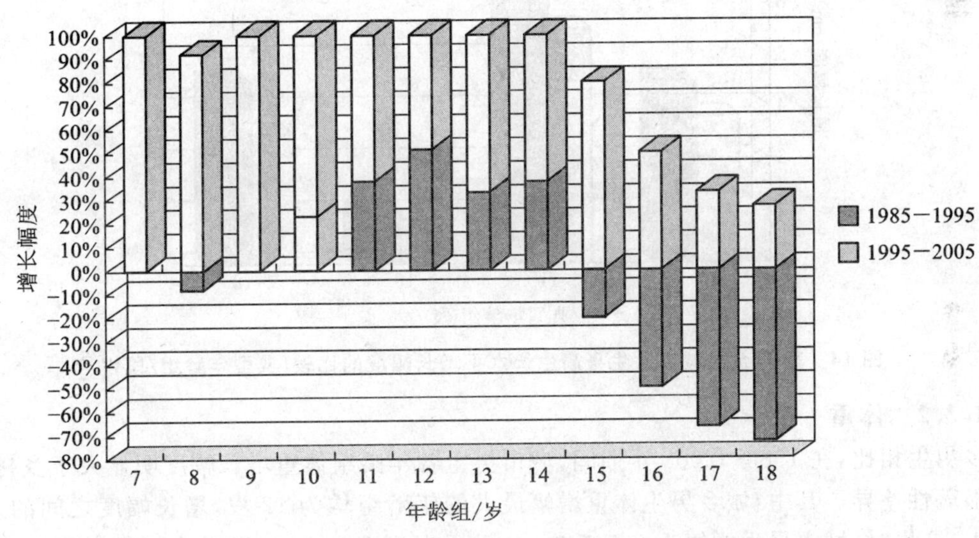


**图 12　20 年全国乡村女生胸围生长水平前、后 10 年增长幅度的比较**

且存在显著性差异。其中，城乡男生 20 年间增长值最大年龄为 12 岁，分别增长了 7.5 厘米和 7.8 厘米；城市男生 18 岁时身高平均增幅为 2.2 厘米，而乡村男生为 3.4 厘米，明显大于城市男生，其结果将导致城乡男生最终身高（18 岁）之间的差距缩小（表 3，图 13）。

城乡女生相比，在过去的 20 年间，我国乡村女生各年龄组身高增幅明显大于同年龄组城市女生，突出表现在增幅最大的年龄（11 岁），乡村女生 20 年增长值（7.2 厘米）明显高于城市女生 5.5 厘米。18 岁时，城市女生平均身高由 158.2 厘米（1985 年）增长到 159.8 厘米（2005 年），增加了 1.6 厘米，乡村女生则由 156.1 厘米增长到 158.1 厘米，增长了 2.0 厘米，也明显高于城市女生（表 4，图 14）。

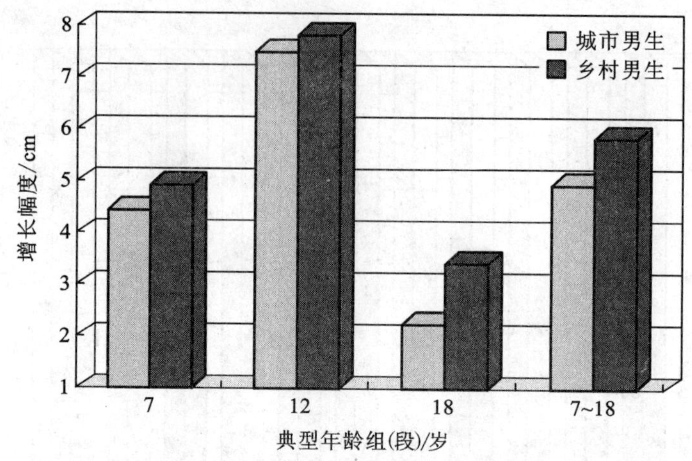


**图 13　20 年全国城乡男生身高生长水平增长幅度的比较(典型年龄组/段)**

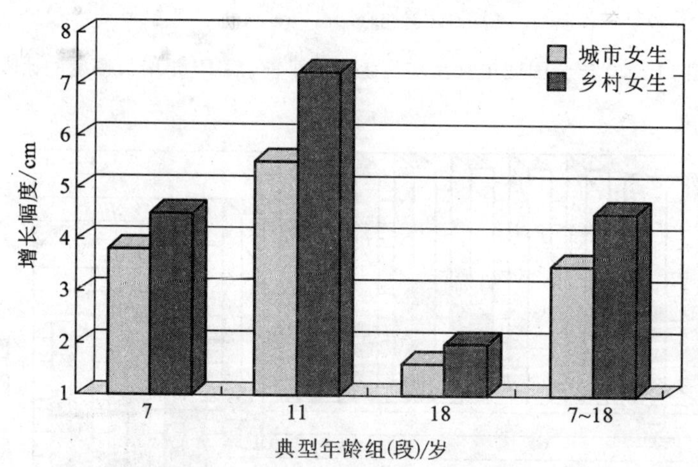


**图 14　20 年全国城乡女生身高生长水平增长幅度的比较(典型年龄组/段)**

### 3.1.3.2　体重

城乡男生相比，在 1985—2005 年期间，城市男生各年龄组体重增长幅度明显大于乡村男生，且具有显著性差异。其中，城乡男生体重增幅最大的年龄组均为 12 岁，增长幅度之间的差异为 3.0 千克；18 岁时，城市男生增幅为 5.5 千克，乡村男生为 2.9 千克，明显小于城市男生，表明伴随时代的发展，中国 7～18 岁成年城乡男性体重之间的差异将进一步扩大(表 5，图 15)。

城乡女生相比，在 1985—2005 年期间，城市女生各年龄组体重增长幅度明显大于乡村女生，且具有显著性差异。其中，城市女生体重增幅最大的年龄组为 11 岁(6.9 千克)，乡村女生增幅最大的年龄组为 11 岁和 12 岁(5.5 千克)，两者差异为 1.4 千克。18 岁时，城市女生增幅为 2.5 千克，乡村女生为 0.3 千克，明显小于城市女生，表明伴随年代的发展，中国 7～18 岁城乡成年女性体重之间的差异将进一步扩大(表 6，图 16)。

### 3.1.3.3　胸围

城乡男生相比，20 年间，城市男生各年龄组胸围增长幅度明显大于乡村男生，且具有显著性差异。其中，城乡男生增长值最大的年龄均为 12 岁，分别增长了 5.8 厘米和 2.7 厘米。18 岁

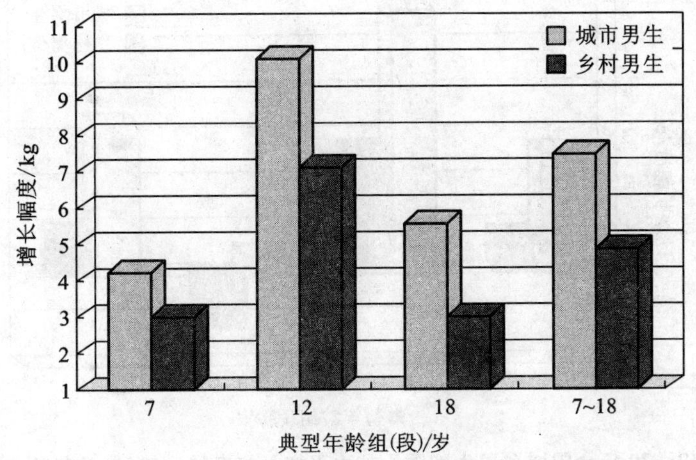


**图 15　20 年全国城乡男生体重生长水平增长幅度的比较(典型年龄组/段)**

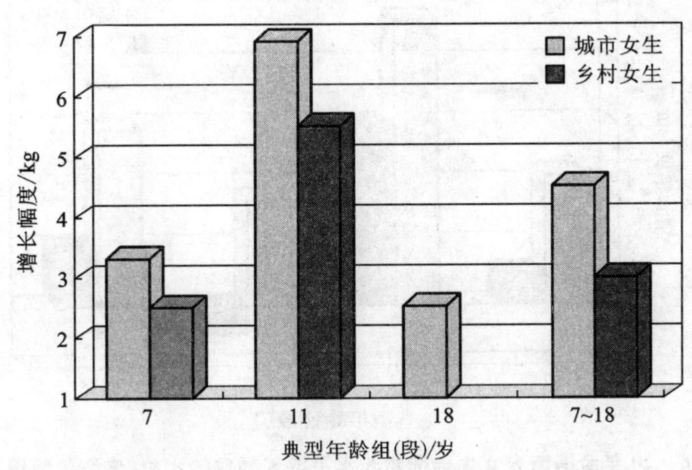


**图 16　20 年全国城乡女生体重生长水平增长幅度的比较(典型年龄组/段)**

时,城市男生未见明显的增长,但是乡村男生却出现了明显下降的趋势(降幅为 1.3 厘米),其结果将导致城乡男生胸围生长水平间的差异进一步加大(表 7,图 17)。

城乡女生相比,20 年间城市女生各年龄组胸围增长幅度明显大于乡村女生,且具有显著性差异。其中,城乡女生胸围增长值最大的年龄组为 11 岁,分别增长了 4.7 厘米和 2.9 厘米;城市女生 18 岁时胸围增长了 1.7 厘米,乡村女生却出现负增长(降幅为 0.5 厘米),明显低于城市女生,表明我国城乡女生胸围间的差异将进一步加大(表 8,图 18)。

综上所述,我国城乡男女学生身体形态生长水平继续表现出明显增长的趋势,但是,该趋势伴随时间的延伸,表现出前、后 10 年增幅差异;生长水平依然存在明显的城乡差异。

## 3.2　生长速度的变化

生长速度是指儿童少年身体各部位指标(如身高)在一定时间内增长的数量和快慢,一般用

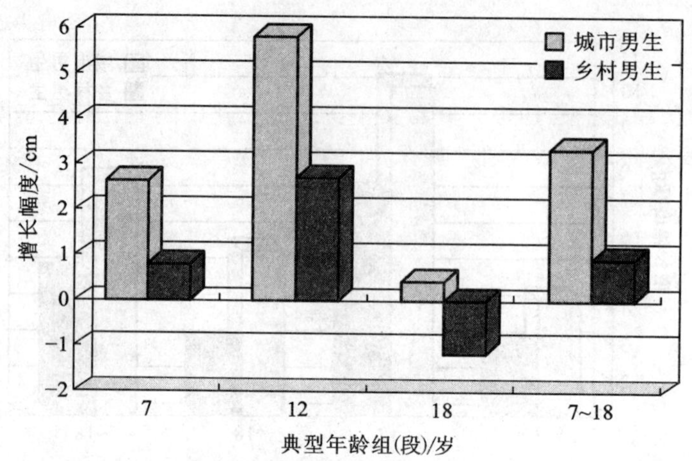


**图 17　20 年全国城乡男生胸围生长水平增长幅度的比较(典型年龄组/段)**

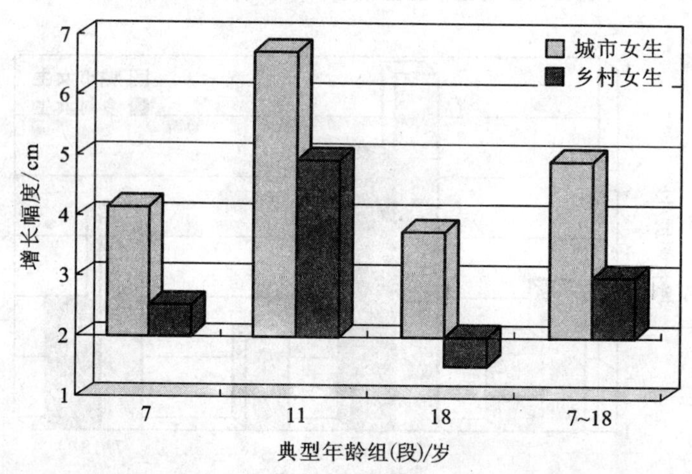


**图 18　20 年全国城乡女生胸围生长水平增长幅度的比较(典型年龄组/段)**

年增长值和年增长率表示,可以比较客观的反映儿童青少年生长发育速度的变化。

### 3.2.1　生长速度整体加速的现象

对 1985 年、1995 年和 2005 年 3 次全国学生大规模体质调研的身高、体重和胸围 3 项主要形态指标的年增长值统计分析结果表明:经过 20 年的变化,处在生长发育期的我国城乡中小学生的生长速度有逐渐加速、持续增长期延长和整体发育过程提前的特点。

#### 3.2.1.1　身高

为了解我国学生在 20 年间身高生长速度变化的整体趋势,本文结合 3 次大规模学生体质调研身高平均年增长值的变化范围,选取 5 厘米/年为标准,分析和比较 1985 年以后,我国城乡男女学生身高生长速度的整体变化趋势和城乡差异特点。

统计结果表明,1985 年、1995 年和 2005 年城乡男女学生身高年增长值在相同年龄段间的横向比较,发现 1985 年城市男生在 9 岁,11 岁和 13～14 岁 4 个年龄段中以 5 厘米/年的速度增长;1995 年在 9～14 岁 6 个年龄段以 5 厘米/年的速度增长,而 2005 年提前到 8 岁和 10～14 岁,表现出身高持续增长期明显提前和延长的趋势。乡村男生以 5 厘米/年速度递增的年龄段也有变化，1985 年为 13～15 岁，1995 年为 9 岁和 11～14 岁，2005 年为 8～9 岁和 11～14 岁，同样具有身高持续增长期延长和提前的趋势。城乡女生身高生长速度的变化趋势基本与男生一致，其中，城市女生 1985 年身高年增长值大于 5 厘米/年的年龄为 9～13 岁，1995 年为 8～12 岁，2005 年为 8～11 岁，表现出随年代增长，身高持续增长期逐渐缩短的趋势。但是乡村女生的变化与城市女生不同（与城乡男生变化一致），1985 年为 10～13 岁，1995 年提前到 9～13 岁，2005 年又提前到 8～12 岁（图 19，图 20）。

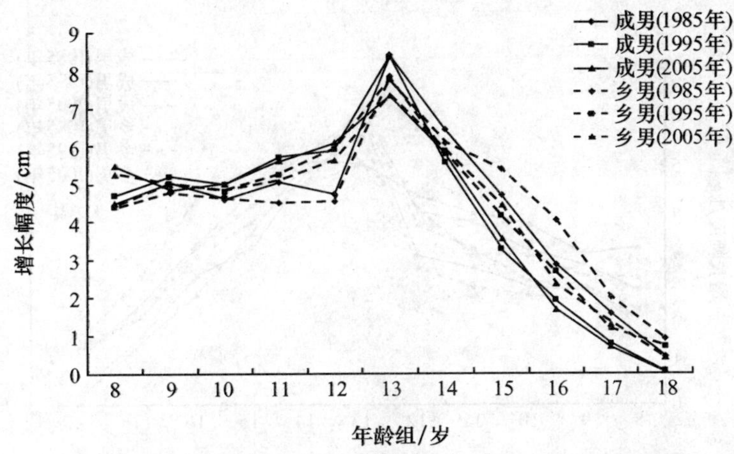


**图 19　20 年间我国城乡男生身高生长速度的变化趋势**

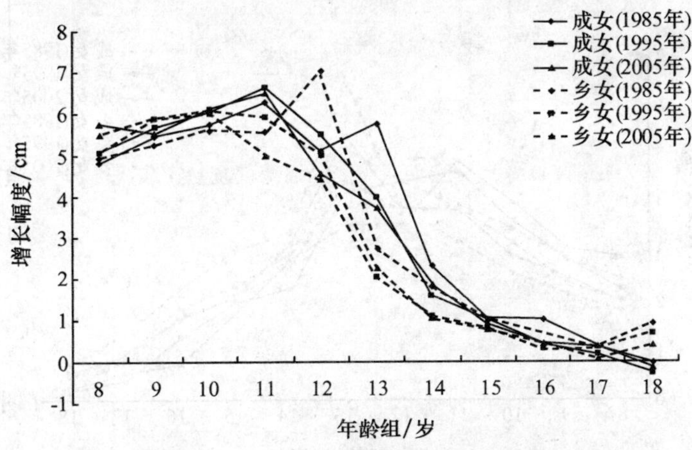


**图 20　20 年间我国城乡女生身高生长速度的变化趋势**

#### 3.2.1.2　体重

本文结合体重平均年增长值的变化范围，选取 3 千克/年的增长速度为标准，分析和比较 20 年间我国城乡男女学生体重生长速度的整体变化趋势和城乡差异。

统计结果表明：1985 年与 1995 年和 2005 年城乡男女学生体重年增长值在相同年龄段间横向比较，发现城市男生 1985 年以 3 千克/年速度增长的年龄范围为 12～16 岁，到了 1995 年却提前和延长到 10～15 岁，2005 年为 8～15 岁，这同样表明经过 20 年的变化，体重持续增长期同样具有提前和延长的特点。乡村男生体重持续增长的年龄范围也有类似的特点，1985 年持续增长期为 13～16 岁，1995 年为 11～16 岁，2005 年为 10～16 岁。而且，城乡男生 1995 年和 2005 年体重持续增长期比较，发现提前了 1 岁。城市女生体重持续增长期的变化比较突出，除了 1995 年(10～13 岁)和 2005 年(9～13 岁)体重持续递增的年龄范围明显比 1985 年(11～14 岁)提前和延长外，2005 年也比 1995 年提前了 1 岁，即从 9 岁开始进入持续增长期。乡村女生的变化与城市女生基本一致，体重持续增长期的年龄范围依次为：1985 年为 11～15 岁，1995 年为 10～14 岁，2005 年缩短了 1 年，提前到 10～13 岁，即乡村女生体重递增的年龄范围出现了缩短的趋势(图 21，图 22)。

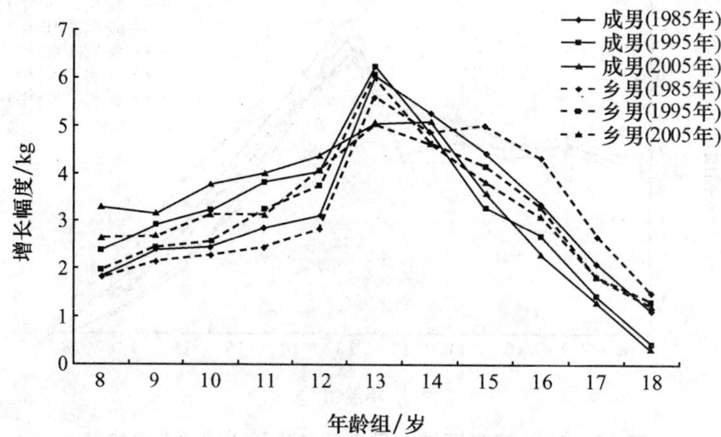


**图 21　20 年间我国城乡男生体重生长速度的变化趋势**

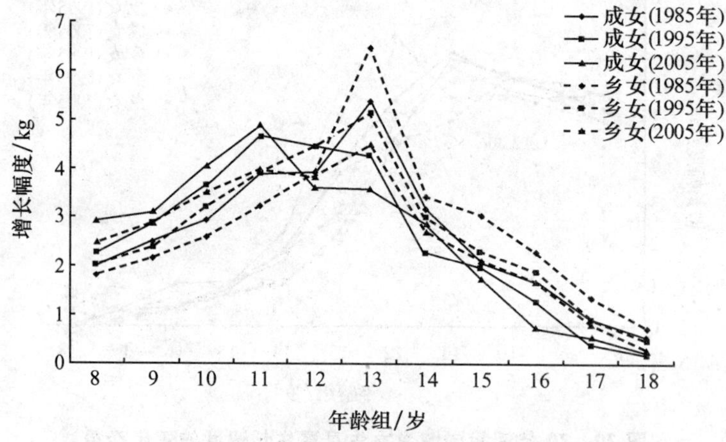


**图 22　20 年间我国城乡女生体重生长速度的变化趋势**

#### 3.2.1.3　胸围

本文结合胸围平均年增长值的变化范围，选取 2 厘米/年的增长速度为标准，分析和比较 20 年间我国城乡男女学生胸围生长速度的整体变化趋势和城乡差异。

统计结果表明：1985 年与 1995 年和 2005 年城乡男女学生胸围年增长值在相同年龄段间横向比较，发现城市男生 1985 年以 2 厘米/年速度增长的年龄范围为 10～16 岁，到了 1995 年却提前和延长到 9～16 岁，2005 年为 8～15 岁，这同样表明经过 20 年的变化，城市男生胸围持续增长期同样具有提前和延长的特点。尤其要注意的是，城市男生后 10 年胸围持续增长期比前 10 年整体前移 1～2 年。乡村男生胸围持续递增的年龄范围也有类似的特点，1985 年持续增长期为 12～17 岁，1995 年为 11～16 岁，2005 年为 8～16 岁。而且，乡村男生前后 10 年均有前移的现象，2005 比 1995 年提前了 3 年。城乡女生胸围持续增长期的变化特点与男生相似，其中，城市女生从 9～14 岁(1985 年)，提前和延长到 9～13 岁(1995 年)和 8～13 岁(2005 年)；1995 年与 2005 年比较结果也发现胸围持续增长期存在明显的提前和延长。乡村女生的变化与城市女生基本一致，胸围持续增长期在 1985 年(10～15 岁)和 1995 年(10～14 岁)之间有缩短的趋势，但是，2005 年(8～14 岁)却比 1995 年提前和延长了 2 年(图 23，图 24)。

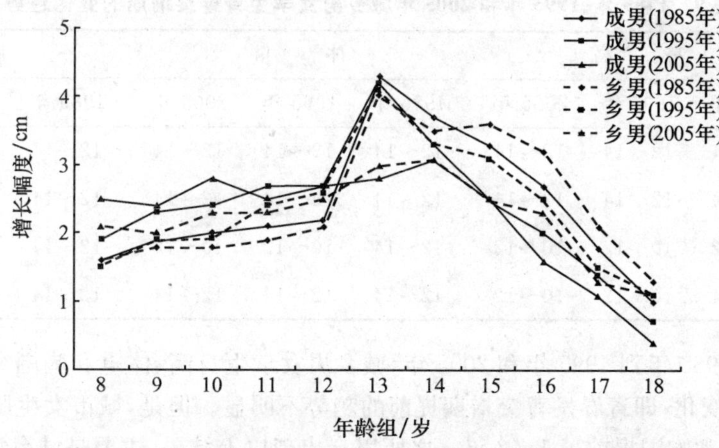


**图 23　20 年间我国城乡男生胸围生长速度的变化趋势**

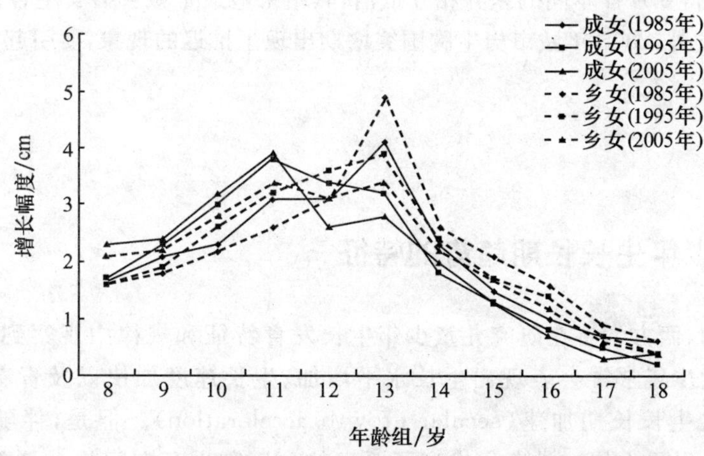


**图 24　20 年间我国城乡女生胸围生长速度的变化趋势**

总之，在身高、体重和胸围生长速度的变化特征看，1985—2005 年，我国城乡男女学生身体形态生长速度表现为整体加速的趋势，男生表现为快速增长期提前和持续时间延长的趋势，而女生表现出快速增长期提前，但是持续时间缩短的现象。

### 3.2.2 青春突增期的变化

青春突增期在整个青春发育期中占据十分重要的地位，它的出现不仅预示着青春期发育的开始，同时也表明在该时期内，身体形态和机能将会发生激烈的变化。所以，了解该时期内身体形态指标的变化，将有助于认识我国城乡男女学生青春期生长发育的变化规律。据文献报道，以身高增长速度最高的 3 个相邻年龄组确定为快速生长期（突增期）。在快速生长期内各指标的增长速度比较快，以后随着年龄的递增，身体各指标的增长速度逐渐变慢。

1985 年、1995 年和 2005 年我国城乡男女学生 7～18 岁身高、体重和胸围突增期年龄范围见表 9。

**表 9　1985 年、1995 年和 2005 年城乡男女学生青春突增期的变化趋势**　（单位：岁）

| 类　别 | 身　高 | | | 体　重 | | | 胸　围 | | |
|---|---|---|---|---|---|---|---|---|---|
| | 1985 年 | 1995 年 | 2005 年 | 1985 年 | 1995 年 | 2005 年 | 1985 年 | 1995 年 | 2005 年 |
| 城市男生 | 12～14 | 12～14 | 12～14 | 12～14 | 12～14 | 12～14 | 12～14 | 12～14 | 13～15 |
| 乡村男生 | 12～14 | 12～14 | 12～14 | 12～14 | 12～14 | 12～14 | 12～14 | 12～14 | 13～15 |
| 城市女生 | 10～12 | 10～12 | 10～12 | 12～14 | 10～12 | 10～12 | 12～14 | 10～12 | 10～12 |
| 乡村女生 | 12～14 | 10～12 | 10～12 | 12～14 | 12～14 | 12～14 | 12～14 | 11～13 | 11～13 |

结果提示，从 1985 年到 1995 年和 2005 年，城乡男女学生身高、体重和胸围突增期的年龄范围总体上没有明显的变化，即青春发育突增期提前的趋势不明显。但是，城市女生胸围突增期提前了 2 年，乡村女生身高和胸围提前了 1～2 年。之所以会出现以上结果，主要是城乡学生在生长发育的整体速度上存在一定的差异，而且，1985 年、1995 年和 2000 年调研样本来源于每个省市区好、中、差 3 片地区，可能使得 3 片样本间的差异相互抵消，其结果造成了城乡男女生各自突增期没有发生明显的提前趋势。此外，2005 年城市男生胸围突增期出现了推迟的现象，要引起重视。

## 4　讨论

### 4.1　中国儿童少年生长长期趋势的特征

早在 19 世纪初，西方学者在研究儿童少年生长发育特征和规律中观察到，伴随时间的延续或年代的变迁，儿童少年常常会表现出生长水平增加、生长速度加快以及青春期发育提前等现象，学者们将其称为生长长期加速（secular growth acceleration）。但是，伴随世界格局的变化（如第一次和第二次世界大战），学者们发现了恶劣的环境和生存空间将会严重地阻碍儿童少年生长发育水平的提高，随后，学者们将这一现象归纳为“生长的长期变化”（secular growth change），包含“正”或“负”两个方面的变化，并强调该现象是指出生后身体各类生物特征发生变化的综合性结果。如达到某一个特定身高、体重的年龄提前或滞后，成熟度达到某一个特定指证的年龄提前或延迟，等等。中国自 1978 年实施“改革开放”政策以后，社会、经济等方面取得了长足的进步，国家综合实力极大提高，人民安居乐业，生存环境和生活水平明显改善，促使中国广大的儿童少年生长发育的潜力得到了充分的体现，从而在长度、围度和重量等指标表现出明显的“长期趋势”。

早在 1904 年，Vines 就报道了男童身高随年代变化出现递增的现象。随后在近百年的发展过程中，欧洲许多国家(如瑞典、芬兰、法国和英国等)学者报道了人类身高存在逐渐增长的趋势。Hauspire 在分析了许多国家人群在儿童期和青春期身高变化的基础上发现，儿童少年各年龄组平均身高存在长期趋势往往与社会和经济的发展密切相关，但是同样会表现出伴随社会的进一步发展，长期趋势的程度减缓或降低的现象。据日本在 20 世纪中叶报道资料知，日本在 1950—1960 年期间，男生平均身高增长较快，增幅也较大(14 岁达到 8 厘米/年)；但是，到 1980 年以后，男生身高的长期趋势明显减缓，增幅明显降低，各年龄组增幅也仅达到每 10 年增加 1.0 厘米的水平。由此可见，世界各国儿童少年身高出现长期趋势是时代发展的必然，但是，各国学者也发现了平均身高增加趋势在青春期存在明显差异的基础上，增长总体水平也在伴随时代的进步表现出逐渐减缓的现象。

分析过去 20 年来我国城乡男女生身高、体重和胸围生长水平的变化趋势发现，中国儿童少年身体形态生长水平表现出明显的“加速”现象，长期趋势依然存在；20 年间身高、体重和胸围平均增长值已远远超过“每 10 年增长 1.0 厘米”，尤其是身高和体重的变化表明其生长水平仍处在持续快速增长阶段。但是 3 项形态指标的长期趋势的发展变化不一致，而且部分人群已经表现出长期趋势在逐渐减弱的趋势。

身高：城乡男女学生 20 年间身高平均增幅排序为乡村男生＞城市男生＞乡村女生＞城市女生，身高增幅在儿童期和青春早、中期间，表现出前 10 年(1985—1995)增长幅度占 20 年增幅的 60.0%以上，表明前 10 年生长水平明显高于后 10 年，这也预示着我国城乡男女学生身高总体生长水平的增幅在缓慢降低，长期趋势在逐渐减缓，而且在青春期后期已经表现出后 10 年增幅明显大于前 10 年的趋势。此外，乡村男女生身高在 20 年间的生长水平明显超过同年龄组城市男女生，表明生活在我国广大乡村的学生身高比 1985 年有了长足的进步，这也预示着中国乡村学生身高的长期趋势将会逐渐加强。18 岁城市男生身高依然略高于乡村 0.8 厘米，女生高 1.7 厘米，表明乡村学生身高长期趋势变化的程度依然没有“完全赶上”城市学生，生长水平长期趋势的城乡差异依然存在。

体重：城乡男女学生 20 年间体重平均增幅排序为城市男生＞乡村男生＞城市女生＞乡村女生，体重增长幅度前、后 10 年增幅基本持平，表明我国城乡学生体重总体增长水平基本保持一致。但是，城乡男生体重增幅在儿童期和青春后期表现出的 1995 年后增长高于前 10 年，以及城市男生 20 年间体重平均增幅达到 7.4 千克(明显高于乡村男生和城乡女生)的现象，提示我国城市儿童少年群体将伴随时代的发展，可能面临着肥胖的威胁，这将加重学校和社会的负担，需要有关部门早做准备。18 岁城市男生体重依然高于乡村 3.3 千克，城市女生高于乡村 1.5 千克的结果提示，体重生长水平的长期趋势也存在明显的城乡差异。

胸围：城乡男女生胸围平均增幅排序为城市男生＞城市女生＞乡村男女生，城市学生胸围生长的长期趋势依然存在，男女生分别增长了 3.3 厘米和 2.9 厘米，但是乡村男女生胸围生长水平的长期趋势不明显，20 年仅增长了约 1 厘米，且前、后 10 年的增幅差别不大，表明我国城市男女生胸围生长水平依然处在“加速期”，而乡村男女学生仅在部分年龄组表现出快速增长趋势。需要注意的是，我国乡村男女生胸围20年间增幅不明显，这可能预示着在未来的时间内，我国乡村男女生胸围快速增长期即将到来。此外，18岁城市男生胸围依然略高于乡村1.7厘米，但是城乡女生间差异不明显，表明胸围生长水平在男生中还存在一定的城乡差异。

## 4.2 影响生长长期趋势的主要因素

依据生长发育基本规律，影响机体生长水平和发育速度的两大因素是遗传和后天环境，其中，前者是决定生长发育水平和速度的可能范围或未来的发展方向，后者则是影响遗传潜力发挥的主因素。由此可见，生长长期趋势的出现往往与遗传、自然环境和社会人文环境有关系，而且伴随社会、经济的发展，社会人文环境对长期趋势的影响日趋突出。

### 4.2.1 自然环境的差异

生活在自然界的个体，其个体生物特征的表现和个人行为的形成，常常与自然环境发生密切的关系。早在1959年，叶恭绍教授指出：我国北方儿童的身高、体重明显大于南方儿童这一特点。以后，有学者指出以行政区域（省、区、市）为单位比较儿童少年生长水平时发现，各行政区域间的差异很大。依据1979年、1985年全国学生体质调研数据绘制的身高和体重分布状况图清晰地揭示了生活在北方地区城市的儿童少年身高较高，体重较大，而南方则相对较矮。这些结果均表明我国地域辽阔，各地区自然环境差异较大。研究发现，生长水平与地球纬度、年日照时数及气温呈中度相关的关系。但需要指出的是，上述结果表述的是在某一个年代或时序中，群体生长发育水平的现实状况，而生长长期趋势强调的是某一个生物特征伴随年代变化的发展趋势。显然，后天自然环境因素对于解释或影响生活在同一地区儿童少年之所以表现出生长长期趋势，显得证据相对不足。由此可见，可以从理论上推断，儿童少年生长长期趋势的表现主要是由于后天人文环境（如营养、社会和经济等）的改善以及与自然环境之间的交互作用的结果。

### 4.2.2 营养改善

维持生长发育的基础是细胞的新陈代谢，人类的成长就是体细胞不断地增值、分化和死亡的过程，食物的吸收和消化为体细胞生命周期的延续提供了必要的条件，所以，营养是儿童少年成长的基础。在机体生物特征遗传潜力的展示和发展过程中，营养起到了决定性作用。Takahashi(1966)的研究表明，20世纪50～60年代中期日本儿童身高曲线与牛奶、鸡蛋等消费增长曲线一致，即食物中蛋白质摄入量的增加是促进生长发育水平提高的重要因素。Malina(1979)的研究表明，在美国儿童发生生长长期趋势的同时，美国人摄入的动物性蛋白和植物性蛋白发生了相反的变化，动物性蛋白从1909年的51.7%上升到1965年的68.0%，而植物性蛋白却由48.3%下降到31.9%。我国幅员辽阔，各地区形成了独特的“饮食文化”，如北方地区喜好以面食或杂粮为主（南方以大米为主），一般情况下，面食中蛋白质的含量普遍高于大米，且其生理价值已接近或达到完全蛋白质的功效，因此，导致了北方在主食中蛋白质的摄入量普遍高于南方。20世纪90年代中期的一项调查结果提示，1985—1995年上海市城市儿童少年身高的增长与牛奶消费水平呈现正相关关系。

据“中国居民营养调查”的数据，1959 年，我国正处在“三年困难时期”，自然灾害和外部压力共同作用下，居民饮食常常以“五谷杂粮”、“植物性蛋白”为主，其结果造成了我国广大地区存在严重的营养不良。1982 年，国家正处在改革开放之初，全国平均每人每天热量的摄入刚刚达到 2 500千卡 10 450 千焦，刚刚能够满足人们日常生活的需要。那时，中国 12 个城市的调查数据表明，1950—1985 年，儿童身高每 10 年增幅为 2.56 厘米(男)和 2.29 厘米(女)，体重增长了 1.62 千克(男)和 1.07 千克(女)。10 年以后，1992 年全国 12 个省市居民营养调查结果显示，全国城乡人均谷类和薯类等消耗与 1982 年相比，分别减少了 10.9%和 49.4%，而肉、蛋、奶和水产品的消耗量分别增加了 81.1%、200.0%、323.0%和 97.4%，其结果导致了我国城乡居民膳食结构发生了根本性的转变，而且城市居民每人每天消耗蛋白质 68 克，高于乡村 11 克。其结果导致了我国城乡男女学生身高、体重和胸围(乡村除外)生长水平表现出明显的长期趋势，1985—1995 年，城男、乡男、城女、乡女学生身高分别增长了 3.0 厘米、3.5 厘米、0.7 厘米、1.0 厘米；体重增长了 3.8 千克、2.3 千克、2.5 千克、2.4 千克、1.5 千克；胸围增长了 1.7 厘米、0.2 厘米、1.6 厘米、0.2 厘米。

进入 21 世纪以后，我国经济的飞速发展，极大地改善了居民生活水平，“2002 年全国居民膳食调查”结果表明，全国平均每人每天能量已经呈现出下降趋势，城乡居民优质蛋白质消耗量明显增加，动物性食物消耗和蛋白质的摄入分别由 1992 年的每天 210 克和 69 克，上升到 248 克和 126 克。与 1992 年相比，农村居民膳食结构中优质蛋白质占蛋白质质量的比例从 17%增加到了 31%。由此可见，1995 年以后，我国城乡男女学生身高、体重和胸围的长期趋势能够继续维持就显得合情合理，尤其是乡村男女生胸围已开始呈现出增长的势头。此外，教育部从本世纪初推行的“学生牛奶计划”、“豆奶计划”，对进一步促进学生生长发育水平的提高功不可没。

需要强调的是，伴随我国城市居民生活水平的继续提高，优质蛋白越来越多地进入人们的日常生活，加之脂肪摄入量的增加(脂肪供能比例由 1992 年的 19%增加到 2002 年的 28%)，将会进一步促进城市学生体重的增长(1995 年以后城市男生依然保持 3.6 千克/年的增幅)，从而引发肥胖人群的增加，给社会、学校和家庭带来一定的困难。

### 4.2.3 社会经济水平的提高

社会经济发展水平的高低是一个国家发达程度的重要标志之一，经济发展水平的持续增长不仅是国家稳定的重要标志，而且还将极大提升综合国力，为改善人类的物质文明和生存条件奠定坚实的基础。改革开放以来，中国以世界最大的人口规模，在长达近 30 年的时间内实现了年均 9.6%的高速增长，使中国经济从解决温饱型向基本实现小康型转化。特别是进入 21 世纪以后，在经济总量大幅增加的前提下，仍然继续保持了年均 9.76%的增长速度，使得我国经济发展的质量提高，效益增强。与此同时，持续的经济增长促进了人民生活水平的显著提高。我国 GDP(gross domestic product，国内生产总值)总量从 1978 年 2 165 亿美元，持续增长到 2006 年的 2.63 万亿美元(世界第四)，人均 GDP 接近 2 000 美元；截止到 2005 年，中国城镇居民人均可支配收入 10 493 元，比 2000 年(6 280 元)增长了约 60%，农民也由 2 253 元增长到 3 255 元(增长了约 69%)；而且从 2000—2005 年 5 年间，城镇和农村恩格尔系数出现小幅持续下降趋势，表明我国国民人均可支配收入由温饱型向富裕型和小康型转变，人们的消费观念也由“吃”向穿、用和其他消费(如运动健身等)进行转移。

意大利学者 Ulizzi(1982)报道 1987—1960 年,应征士兵的身高与人均年收入呈现平行的线性增长,士兵身高增长了 10 厘米,年收入增长了 3 500 里拉,表明社会经济条件的改善对生长长期趋势具有很强的作用。上海市青少年儿童体质调研组的研究表明,从 20 世纪 50 年代至 1985 年,上海市儿童身高、体重值与工业总产值指数的相关系数高达 0.91(男)、0.96(女),且身高与体重发育指数与人均国民收入指数及副食品零售指数曲线的增长趋势一致。所以,社会经济条件改善促进了儿童少年生长发育水平表现出“长期趋势”。

## 4.3 生长长期趋势的发展

综合前人和本文的研究结果,不难发现,尽管我国城乡男女学生身体形态生长水平表现出明显增长的趋势,而且从 1985 年一直延续到 2005 年,但我国儿童少年不同群体间生长长期趋势仍然存在一定的差异。1995 年以后,城市男生 7～15 岁身高生长长期趋势有逐渐减弱的趋势,但在青春后期身高生长继续保持 1.6 厘米/10 年的增长势头,克服了前 10 年(1985—1995 年)18 岁未见明显增长的弱点,“成年身高增长潜力明显不足”的问题得到部分解决。乡村男生身高生长长期趋势的发展与城市男生相似,也是 16 岁以后,后 10 年(1995—2005 年)的平均增幅超过了前 10 年。城市女生 1995 年以后身高生长长期趋势出现了明显减弱的趋势,从 12 岁以后,后 10 年的增幅基本维持在 1.0 厘米左右,“成年身高增长潜力不足”的问题还未得到解决。7～14 岁乡村女生 1995 年以后的增长势头有减弱的趋势,但是 15 岁以后的增长幅度与前 10 年基本持平。

体重的变化与身高明显不同,1995 年以后,城乡男生体重生长长期趋势依然保持前 10 年的水平,长期趋势将延续下去。城市女生体重后 10 年的增幅变化与前 10 年基本持平,但是乡村女生 1995 年以后的增幅未见明显的改善。1995 年以后胸围的变化与身高和体重不一致,城市男生 13 岁以后增幅逐渐减弱,16 岁后未表现出增长的势头。乡村男生在 13 岁以后胸围未见增长,且还表现出负增长的趋势。城市女生各年龄组后 10 年胸围生长长期趋势有逐渐减缓的趋势,乡村女生在 13 岁以后,胸围未见增长。

中国儿童少年身体形态生长长期趋势之所以表现出上述发展趋势,究其原因可能是身高遗传潜力的发挥已经基本上到了尽头,身高生长长期趋势将会伴随年代的发展而呈现逐渐减缓的趋势。而体重和胸围比身高更容易受后天环境因素的影响。所以,2005 年以后,我国城乡男女学生体重和胸围将进一步表现出增长的势头。

# 5 结论

(1) 我国中小学生 1985—2005 年的 20 年间,身高、体重和胸围均有不同程度的增长,生长水平表现出明显的长期趋势。但前 10 年(1985—1995 年)和后 10 年(1995—2005 年)相比,身高、体重和胸围增长值和增长速度呈现不同的特点,具体表现为身高“前快后慢”和体重“前慢后快”、胸围保持不变的特点,我国学生身高生长速度正在放缓,体重和胸围快速生长将会继续。

(2) 1985—2005 年,我国城乡学生身体形态的生长速度具有快速增长期提前和持续增长期延长的基本特点。

(3) 身高、体重和胸围的突增期在20年间没有明显改变。但是,城市和乡村男生胸围突增期延迟的问题要引起重视。

## 参考文献:


[1] 中国学生体质与健康研究组. 中国学生体质与健康研究[M]. 北京:人民教育出版社,1987.

[2] 季成叶,胡佩谨,何忠虎. 中国儿童青少年生长长期趋势及其公共卫生意义[J]. 北京大学学报(医学版),2007,39(2):126-131.

[3] 杨磊,迟荣国. 1995—2005年山东省城市儿童少年身高生长发育突增期变化趋势的研究[J]. 山东体育学院学报,2007,23(4):83-87.

[4] 任弘,徐刚,祁国鹰,等. 对青春期生长发育高峰年龄的研究[J]. 北京体育大学学报,2003,26(6):761-763.

[5] 科学技术成果报告. 中国青少年儿童身体形态、机能与素质的研究[J]. 北京:科学技术文献出版社,1982.

[6] 叶广俊. 现代儿童少年卫生学[M]. 北京:人民卫生出版社,1999.

[7] Hauspire RC etc. Secular change in growth[J]. Horm Res,1996,45(2):8-17.

[8] 叶恭绍. 中国医学百科全书[M]. 上海:上海科学技术出版社,1984.

[9] 谢伏瞻. 中国经济发展的现状动力和前景[J]. 中国经济报告,2007,8:20-24.

[10] 国家统计局. 2007年统计年鉴[R]. 国家统计局,2007.

[11] 国家统计局. 中华人民共和国2005年国民经济和社会发展统计公报[R]. 2006年2月28日.

[12] 上海市青少年儿童体质研究组. 上海市学生四十八年来生长发育动态分析[G].//中国科学技术情报研究所编. 中国青少年儿童身体形态、机能与素质的研究. 北京:科学技术文献出版社. 1982.

# 1985—2005年我国汉族学生身体机能、素质的动态分析

中国学生体质与健康调研组
江崇民　于道中　执笔

## 1　前言

儿童青少年时期是一个人身心健康和各项身体素质发展的关键时期。身体素质是指人体活动的一种能力，是人体在运动、劳动与生活中所表现出来的力量、速度、耐力、灵敏以及柔韧等机能能力。身体素质的好坏直接反映出人们在日常生活中承受能力的强弱。人体各器官、系统的承受力，除受先天遗传的影响外，后天的体育锻炼、生活环境、营养水平、学习工作的负荷等对其均有影响。儿童青少年正处于生长发育的旺盛时期，随着生长发育的进程，各器官、系统日臻完善，各项身体素质也相应得到发展，但在此期间，如果干预措施得当，则身体素质的发展就会充分发挥其遗传优势并有所提高，相反，则不仅不能反映其遗传优势，并会出现下降趋势。

我国政府历来高度重视儿童青少年的体质与健康状况。1985年，由原国家教委、国家体委、卫生部、国家科委和国家民委共同领导和组织了"中国学生体质与健康调研"，调研的范围包括北京、天津、河北、山西、内蒙古、辽宁、吉林、黑龙江、上海、江苏、浙江、安徽、福建、江西、山东、河南、湖北、湖南、广东、广西、四川、贵州、云南、陕西、甘肃、青海、宁夏、新疆等28个省(区、市)；调研对象为7～22岁的大中小学生；调研指标包括6项形态指标、5项机能指标，9项素质指标和8个体检项目。经过严格的数据筛查后，共获取有效样本47万余个。此后，于1995年、2000年和2005年又进行相同规模和内容的调研。

本文利用1985—2005年的4次中国学生体质与健康调研资料，对我国汉族7～22岁儿童青少年的身体机能和素质指标的变化进行动态分析，以揭示我国汉族儿童青少年身体机能与素质水平的变化特征和规律，进而采取有效措施改善学校体育卫生工作，增强我国学生的体质与健康水平。

## 2　研究对象与方法

### 2.1　研究对象

研究对象的基本情况见表1。

**表 1　1985—2005 年各年度调研全国 7～22 岁学生样本量**

| 年份/年 | 城市男生 | 城市女生 | 乡村男生 | 乡村女生 | 全国合计 |
|---|---|---|---|---|---|
| 1985 | 123 476 | 122 212 | 114 000 | 111 427 | 471 115 |
| 1995 | 64 083 | 64 115 | 63 357 | 62 687 | 254 242 |
| 2000 | 66 845 | 66 714 | 66 900 | 65 808 | 266 267 |
| 2005 | 73 840 | 72 391 | 73 749 | 71 642 | 291 622 |

4 次调研样本都采用分层随机整群抽样，即在确定调研点校的基础上，按照年级分层，以班为单位整群随机抽样。参加检测的样本由“正常学生”群体组成，“正常学生”是指能从事各项体育锻炼活动，发育健全，身体健康的学生。凡心、肝、脾、肾等主要脏器有病者，身体残疾、畸形者，急性病患者或一个月内患过高烧、腹泻等急性病，体力尚未恢复者以及正处在月经期间的女生均不得参加素质项目的测试。城乡学生的界定以户口为标准。其中，城市学生为生活在好、中、差 3 个城市片中的城市户口学生，而乡村学生是指生活在好、中、差 3 个乡村中的郊区、县和县级以下农村户口学生。

调研对象年龄的确定以公历年为准，按照测试日当天计算实足年龄，具体计算方法如下：

如检测当天受检者已过当年生日者，则实足年龄(岁)＝测试年份－出生年；

如检测当天受检者未过当年生日者，则实足年龄(岁)＝测试年份－出生年－1

在历次调研中，为保证检测质量，均对检测人员、受检者、组织工作和数据检查、验收方面做了严格规定。

## 2.2　研究内容

为了保证研究内容的可比较性，采用 4 次调研中都有的测试指标，具体研究指标如下(表 2)：

**表 2　研究指标**

| 研究指标 |
|---|
| 肺活量 |
| 50 m 跑、立定跳远、立位体前屈 |
| 斜身引体(7～12 岁，男)、引体向上(13～22 岁，男) |
| 仰卧起坐(7～22 岁，女) |
| 50 m×8 往返跑(7～12 岁) |
| 800 m 跑(13～22 岁，女)、1 000 m 跑(13～22 岁，男) |

## 2.3　数据统计

原始数据的录入由各抽样城市调研组完成，数据检验与统计由教育部学生体质监测中心统一完成，计算方法为常规统计，统计工具采用 SPSS for Window 11.5(Statistical Package for Social Science)统计软件包。

## 3 结果与分析

### 3.1 肺活量

反映学生肺功能的指标肺活量，1985—2005 年的 20 年间，7～22 岁城乡男女学生的肺活量均呈下降趋势，城市男生、城市女生、乡村男生、乡村女生分别平均下降 316 毫升、399 毫升、326 毫升和 421 毫升。乡村学生的肺活量水平下降的幅度大于城市学生；女生下降的幅度大于男生。

将时间分成 1985—1995 年，1995—2000 年，2000—2005 年 3 个阶段分析看出：

1985—1995 年 10 年间，16～22 岁男生肺活量水平下降较大，其中，城市男生 18 岁组下降幅度达到 290 毫升；乡村男生 19～22 岁组下降幅度达到 272 毫升。女生在 14～22 岁阶段下降幅度较大，其中，城市女生 17 岁组下降幅度达到 195 毫升；乡村女生 17 岁组下降幅度达到 246 毫升。7～15 岁的男生和 7～13 岁的女生变化较小，下降幅度较小。

1995—2000 年的 5 年间，除 15～18 岁男生、17～18 岁的城市女生水平略有提高外，其他年龄均呈小幅降低。

2000—2005 年的 5 年间，各年龄组的肺活量水平均呈现较大幅度下降，城市男生、城市女生、乡村男生、乡村女生水平分别平均下降 241 毫升、272 毫升、211 毫升和 239 毫升，仍然是女生下降幅度大于男生，城市学生大于乡村学生(表 3、表 4)。

**表 3 不同年度男生肺活量差值一览表** (单位:ml)

| 年龄/岁 | 城市男生 | | | | 乡村男生 | | | |
|---|---|---|---|---|---|---|---|---|
| | 1985—2005 | 1985—1995 | 1995—2000 | 2000—2005 | 1985—2005 | 1985—1995 | 1995—2000 | 2000—2005 |
| 7 | −309 | −78 | −40 | −190 | −289 | −73 | −45 | −171 |
| 8 | −278 | −84 | 16 | −211 | −263 | −64 | −28 | −170 |
| 9 | −286 | −60 | −14 | −213 | −271 | −51 | −33 | −187 |
| 10 | −268 | −37 | −16 | −215 | −259 | −51 | −20 | −188 |
| 11 | −241 | 12 | −32 | −221 | −220 | −13 | −34 | −173 |
| 12 | −194 | 61 | −23 | −232 | −194 | 32 | −47 | −179 |
| 13 | −183 | 90 | −17 | −256 | −230 | 23 | −46 | −208 |
| 14 | −260 | 49 | −28 | −281 | −267 | −2 | −31 | −235 |
| 15 | −317 | −52 | 43 | −308 | −320 | −81 | 27 | −267 |
| 16 | −354 | −154 | 45 | −245 | −381 | −165 | 13 | −229 |
| 17 | −476 | −240 | 60 | −295 | −493 | −241 | 18 | −269 |
| 18 | −483 | −290 | 118 | −312 | −555 | −258 | 4 | −300 |
| 19～22 | −461 | −254 | −46 | −161 | −502 | −272 | −68 | −161 |

注：表中数据为不同年代同年龄组均值差。

表 4　不同年度女生肺活量差值一览表　（单位:ml）

| 年龄/岁 | 城市女生 | | | | 乡村女生 | | | |
|---|---|---|---|---|---|---|---|---|
| | 1985—2005 | 1985—1995 | 1995—2000 | 2000—2005 | 1985—2005 | 1985—1995 | 1995—2000 | 2000—2005 |
| 7 | −283 | −74 | −24 | −185 | −274 | −50 | −74 | −150 |
| 8 | −275 | −77 | −6 | −193 | −253 | −68 | −22 | −163 |
| 9 | −281 | −76 | −6 | −199 | −272 | −68 | −23 | −181 |
| 10 | −288 | −47 | −16 | −225 | −277 | −42 | −32 | −204 |
| 11 | −302 | −32 | −33 | −238 | −272 | −27 | −50 | −195 |
| 12 | −371 | 2 | −75 | −298 | −326 | 1 | −81 | −246 |
| 13 | −442 | −61 | −68 | −314 | −465 | −118 | −81 | −266 |
| 14 | −500 | −114 | −31 | −355 | −530 | −183 | −47 | −300 |
| 15 | −486 | −129 | −28 | −329 | −560 | −214 | −48 | −298 |
| 16 | −475 | −152 | −15 | −308 | −541 | −230 | −26 | −285 |
| 17 | −518 | −195 | 2 | −326 | −584 | −246 | −54 | −285 |
| 18 | −496 | −181 | 16 | −330 | −600 | −226 | −62 | −313 |
| 19～22 | −467 | −194 | −35 | −238 | −520 | −207 | −88 | −225 |

注:表中数据为不同年代同年龄组均值差。

## 3.2　50米跑

反映学生速度素质的50米跑，在1985—2005年的20年间，乡村男生7～22岁学生各年龄组的水平均有所提高，城市女生7～22岁学生各年龄组的水平均有所下降，城市男生7～12岁各年龄组水平略有下降，13～16岁各年龄组的水平有所提高，17～22岁各年龄组水平又有下降。乡村女生则相反，7～12岁各年龄组水平有所提高，而13～22岁各年龄组的水平均有所下降。

1985—1995年的10年间，除个别年龄组，城市男生、城市女生和乡村男生、女生，速度素质均有明显提高。从1995年开始，城、乡、男、女各年龄组在两个五年间速度素质呈现连续下降，其中：女生的速度素质下降幅度大于男生，特别在2000—2005年期间，13～22岁女生下降幅度最大(表5，表6)。

表 5　不同年度男生50米跑差值一览表　（单位:s）

| 年龄/岁 | 城市男生 | | | | 乡村男生 | | | |
|---|---|---|---|---|---|---|---|---|
| | 1985—2005 | 1985—1995 | 1995—2000 | 2000—2005 | 1985—2005 | 1985—1995 | 1995—2000 | 2000—2005 |
| 7 | 0.22 | 0.01 | 0.19 | 0.02 | −0.10 | −0.41 | 0.18 | 0.13 |
| 8 | 0.15 | −0.01 | 0.14 | 0.02 | −0.26 | −0.37 | 0.11 | 0.00 |
| 9 | 0.06 | −0.01 | 0.12 | −0.05 | −0.24 | −0.29 | 0.07 | −0.02 |
| 10 | 0.12 | 0.01 | 0.12 | −0.01 | −0.19 | −0.27 | 0.07 | 0.01 |
| 11 | 0.13 | −0.01 | 0.15 | −0.01 | −0.17 | −0.26 | 0.05 | 0.04 |
| 12 | 0.07 | −0.08 | 0.08 | 0.07 | −0.18 | −0.34 | 0.09 | 0.07 |

续表

| 年龄/岁 | 城市男生 | | | | 乡村男生 | | | |
|---|---|---|---|---|---|---|---|---|
| | 1985—2005 | 1985—1995 | 1995—2000 | 2000—2005 | 1985—2005 | 1985—1995 | 1995—2000 | 2000—2005 |
| 13 | −0.13 | −0.26 | 0.09 | 0.04 | −0.21 | −0.36 | 0.08 | 0.07 |
| 14 | −0.17 | −0.27 | 0.08 | 0.02 | −0.28 | −0.36 | 0.03 | 0.05 |
| 15 | −0.15 | −0.23 | 0.04 | 0.04 | −0.31 | −0.37 | 0.02 | 0.04 |
| 16 | −0.07 | −0.16 | 0.00 | 0.09 | −0.23 | −0.32 | −0.04 | 0.13 |
| 17 | 0.00 | −0.11 | 0.04 | 0.07 | −0.16 | −0.24 | −0.07 | 0.15 |
| 18 | 0.07 | −0.1 | 0.07 | 0.10 | −0.15 | −0.22 | −0.01 | 0.08 |
| 19～22 | 0.15 | −0.06 | 0.09 | 0.12 | 0.07 | −0.12 | 0.10 | 0.09 |

注:表中数据为不同年代同年龄组均值差。“—”号值为水平提高值。

**表6　不同年度女生50米跑差值一览表**　(单位:s)

| 年龄/岁 | 城市女生 | | | | 乡村女生 | | | |
|---|---|---|---|---|---|---|---|---|
| | 1985—2005 | 1985—1995 | 1995—2000 | 2000—2005 | 1985—2005 | 1985—1995 | 1995—2000 | 2000—2005 |
| 7 | 0.14 | −0.05 | 0.25 | −0.06 | −0.06 | −0.43 | 0.26 | 0.11 |
| 8 | 0.09 | −0.08 | 0.21 | −0.04 | −0.24 | −0.38 | 0.19 | −0.05 |
| 9 | 0.03 | −0.05 | 0.19 | −0.11 | −0.13 | −0.30 | 0.13 | 0.04 |
| 10 | 0.12 | −0.06 | 0.21 | −0.03 | −0.12 | −0.31 | 0.08 | 0.11 |
| 11 | 0.17 | −0.03 | 0.20 | 0.00 | −0.01 | −0.27 | 0.08 | 0.18 |
| 12 | 0.21 | −0.03 | 0.19 | 0.05 | −0.03 | −0.29 | 0.15 | 0.11 |
| 13 | 0.22 | −0.14 | 0.22 | 0.14 | 0.13 | −0.24 | 0.17 | 0.20 |
| 14 | 0.28 | −0.16 | 0.21 | 0.23 | 0.15 | −0.18 | 0.09 | 0.24 |
| 15 | 0.21 | −0.21 | 0.18 | 0.24 | 0.21 | −0.29 | 0.20 | 0.30 |
| 16 | 0.22 | −0.16 | 0.12 | 0.26 | 0.16 | −0.28 | 0.20 | 0.24 |
| 17 | 0.27 | −0.16 | 0.12 | 0.31 | 0.24 | −0.21 | 0.03 | 0.42 |
| 18 | 0.23 | −0.18 | 0.19 | 0.22 | 0.22 | −0.22 | 0.14 | 0.30 |
| 19～22 | 0.33 | −0.13 | 0.17 | 0.29 | 0.29 | −0.16 | 0.20 | 0.25 |

注:表中数据为不同年代同年龄组均值差。“—”号值为水平提高值。

## 3.3　立定跳远

反映学生爆发力的立定跳远,在1985—2005年的20年间,总体来看,乡村男生、乡村女生的水平呈提高趋势,7～12岁的城市男、女学生的水平略有下降,13～18岁的学生水平略有提高。

1985—1995年的10年间,城乡男女各年龄组的水平均呈提高趋势。城市男生、城市女生、乡村男生、乡村女生分别平均提高8.1厘米、6.6厘米、13.9厘米和9.9厘米。乡村男生、乡村女生水平提高的幅度大于城市男生、城市女生;中学生水平提高的幅度大于小学生。1995—2000年和2000—2005年两个5年间,城市男生、城市女生、乡村男生、乡村女生的水平呈现出小幅度连续下降的趋势(表7,表8)。

表 7　不同年度男生立定跳远差值一览表　　(单位:cm)

| 年龄/岁 | 城市男生 | | | | 乡村男生 | | | |
|---|---|---|---|---|---|---|---|---|
| | 1985—2005 | 1985—1995 | 1995—2000 | 2000—2005 | 1985—2005 | 1985—1995 | 1995—2000 | 2000—2005 |
| 7 | −1.7 | 2.6 | −2.9 | −1.4 | 4.1 | 9.2 | −2.5 | −2.6 |
| 8 | −0.4 | 3.3 | −1.2 | −2.4 | 7.5 | 11.3 | −0.7 | −3.1 |
| 9 | −0.4 | 3.6 | −1.1 | −2.9 | 9.1 | 11.7 | −0.7 | −2.0 |
| 10 | −1.5 | 4.1 | −1.6 | −3.9 | 9.5 | 11.9 | 0.8 | −3.2 |
| 11 | −0.8 | 4.5 | −1.8 | −3.5 | 10.2 | 12.9 | 0.0 | −2.7 |
| 12 | 1.9 | 8.0 | −2.1 | −4.0 | 12.1 | 15.9 | −0.6 | −3.2 |
| 13 | 6.4 | 12.3 | −3.5 | −2.4 | 12.3 | 17.3 | −1.6 | −3.4 |
| 14 | 7.3 | 13.3 | −3.1 | −2.9 | 14.4 | 17.6 | −1.6 | −1.7 |
| 15 | 6.9 | 13.9 | −3.0 | −3.9 | 13.5 | 17.1 | 0.2 | −3.7 |
| 16 | 6.3 | 11.5 | −0.8 | −4.4 | 13.5 | 15.8 | 1.7 | −4.0 |
| 17 | 5.8 | 10.0 | −0.4 | −3.9 | 11.5 | 14.1 | −0.1 | −2.4 |
| 18 | 3.3 | 8.1 | −0.3 | −4.6 | 11.1 | 12.8 | 0.3 | −2.0 |
| 19～22 | 2.1 | 9.9 | −1.2 | −6.6 | 7.4 | 13.0 | −1.6 | −4.0 |

注:表中数据为不同年代同年龄组均值差。

表 8　不同年度女生立定跳远差值一览表　　(单位:cm)

| 年龄/岁 | 城市女生 | | | | 乡村女生 | | | |
|---|---|---|---|---|---|---|---|---|
| | 1985—2005 | 1985—1995 | 1995—2000 | 2000—2005 | 1985—2005 | 1985—1995 | 1995—2000 | 2000—2005 |
| 7 | −2.8 | 1.0 | −2.8 | −1.0 | −1.0 | 6.6 | −4.0 | −3.6 |
| 8 | −1.2 | 1.0 | −1.5 | −0.7 | 3.4 | 7.4 | −1.3 | −2.7 |
| 9 | −0.9 | 2.5 | −1.9 | −1.5 | 4.5 | 8.8 | −1.4 | −2.9 |
| 10 | −2.2 | 3.6 | −2.0 | −3.7 | 5.8 | 10.6 | −2.1 | −2.7 |
| 11 | −1.8 | 3.6 | −3.1 | −2.3 | 5.8 | 10.7 | −0.9 | −4.0 |
| 12 | −2.7 | 5.1 | −3.8 | −4.0 | 5.5 | 11.6 | −1.7 | −4.4 |
| 13 | −0.6 | 7.3 | −5.1 | −2.8 | 3.4 | 10.5 | −2.3 | −4.8 |
| 14 | −1.2 | 7.2 | −3.3 | −5.1 | 3.2 | 10.2 | −2.3 | −4.6 |
| 15 | 1.9 | 12.5 | −4.4 | −6.2 | 3.3 | 11.2 | −3.2 | −4.8 |
| 16 | 5.1 | 11.5 | −2.3 | −4.0 | 4.9 | 11.0 | −1.3 | −4.8 |
| 17 | 4.2 | 10.5 | −1.2 | −5.1 | 4.4 | 9.9 | −0.5 | −4.9 |
| 18 | 3.9 | 10.1 | −0.8 | −5.4 | 4.9 | 9.6 | −1.2 | −3.5 |
| 19～22 | 3.2 | 10.3 | −3.3 | −3.7 | 4.3 | 10.7 | −1.1 | −5.2 |

注:表中数据为不同年代同年龄组均值差。

## 3.4　力量素质

力量素质的测试指标,7～12 岁男生用的是斜身引体,13～22 岁男生用的是引体向上,7～22

岁女生统一采用的是1分钟仰卧起坐。在1985—2005年的20年间13～22岁的学生水平有所下降，城市男生、乡村男生分别平均下降2.0次和0.7次。城市男生下降幅度大于乡村男生。7～12岁男生和7～22岁女生均有所提高，城市男生和乡村男生分别平均提高了9.7次和14.4次，乡村男生提高的幅度大于城市男生。城市女生和乡村女生分别平均提高了4.1次和6.0次。

1985—1995年10年间，城市男生、城市女生、乡村男生、乡村女生的力量素质均有不同程度的提高，1995—2000年和2000—2005年，两个5年间，除乡村小学男生2000—2005年水平有所提高外，其他年龄组学生的力量素质均连续下降(表9，表10)。

**表9 不同年度男生力量素质差值一览表** (单位:次/min)

| 年龄/岁 | 城市男生 | | | | 乡村男生 | | | |
|---|---|---|---|---|---|---|---|---|
| | 1985—2005 | 1985—1995 | 1995—2000 | 2000—2005 | 1985—2005 | 1985—1995 | 1995—2000 | 2000—2005 |
| 7 | 10.6 | 9.8 | −0.6 | 1.4 | 12.3 | 12.6 | −2.0 | 1.7 |
| 8 | 10.6 | 10.9 | −1.0 | 0.7 | 13.6 | 12.9 | −1.9 | 2.6 |
| 9 | 8.6 | 11.4 | −1.3 | −1.4 | 13.9 | 13.0 | −1.5 | 2.3 |
| 10 | 10.4 | 10.7 | −1.1 | 0.8 | 15.5 | 13.2 | −1.2 | 3.5 |
| 11 | 10.5 | 10.2 | −1.7 | 2.0 | 15.0 | 13.2 | −1.4 | 3.1 |
| 12 | 7.4 | 9.9 | −4.1 | 1.6 | 16.0 | 12.7 | −3.9 | 7.2 |
| 13 | 0.2 | 1.4 | −1.0 | −0.2 | 0.3 | 1.8 | −0.5 | −0.9 |
| 14 | −0.9 | 1.0 | −1.1 | −0.8 | 0.2 | 1.5 | −0.3 | −1.1 |
| 15 | −2.0 | 0.9 | −1.4 | −1.6 | −0.1 | 1.6 | −0.8 | −1.0 |
| 16 | −2.8 | 0.2 | −1.5 | −1.6 | −0.8 | 1.6 | −1.1 | −1.3 |
| 17 | −3.4 | 0.2 | −1.5 | −2.1 | −1.4 | 1.5 | −1.0 | −1.8 |
| 18 | −3.4 | 0.2 | −2.0 | −1.6 | −1.6 | 1.3 | −1.0 | −2.0 |
| 19～22 | −1.7 | 1.8 | −1.6 | −1.9 | −1.2 | 2.3 | −1.6 | −1.8 |

注:7～12岁男生指标为斜身引体;13～22岁男生指标为引体向上。

**表10 不同年度女生力量素质差值(仰卧起坐)一览表** (单位:次/min)

| 年龄/岁 | 城市女生 | | | | 乡村女生 | | | |
|---|---|---|---|---|---|---|---|---|
| | 1985—2005 | 1985—1995 | 1995—2000 | 2000—2005 | 1985—2005 | 1985—1995 | 1995—2000 | 2000—2005 |
| 7 | 3.0 | 6.3 | −1.3 | −1.9 | 5.5 | 9.6 | −2.8 | −1.3 |
| 8 | 2.3 | 6.0 | −1.7 | −2.0 | 5.4 | 8.9 | −1.8 | −1.8 |
| 9 | 1.4 | 6.0 | −1.9 | −2.6 | 4.9 | 8.9 | −2.0 | −2.1 |
| 10 | 0.7 | 5.9 | −1.3 | −3.9 | 4.3 | 8.8 | −1.1 | −3.5 |
| 11 | 0.9 | 5.8 | −1.8 | −3.1 | 5.0 | 9.3 | −1.0 | −3.3 |
| 12 | 0.9 | 6.7 | −2.0 | −3.8 | 5.0 | 9.2 | −1.4 | −2.8 |
| 13 | 2.9 | 8.5 | −1.4 | −4.2 | 4.4 | 9.0 | −1.1 | −3.5 |
| 14 | 4.5 | 9.0 | −0.2 | −4.2 | 5.7 | 9.4 | −0.7 | −3.0 |

续表

| 年龄/岁 | 城市女生 | | | | 乡村女生 | | | |
|---|---|---|---|---|---|---|---|---|
| | 1985—2005 | 1985—1995 | 1995—2000 | 2000—2005 | 1985—2005 | 1985—1995 | 1995—2000 | 2000—2005 |
| 15 | 6.3 | 10.6 | −0.2 | −4.1 | 6.8 | 9.6 | 0.0 | −2.9 |
| 16 | 7.4 | 10.4 | 0.8 | −3.8 | 7.8 | 10.9 | 0.3 | −3.4 |
| 17 | 8.0 | 10.6 | 1.7 | −4.3 | 8.1 | 10.8 | 1.0 | −3.8 |
| 18 | 8.5 | 10.5 | 1.1 | −3.1 | 8.3 | 11.3 | 0.4 | −3.4 |
| 19～22 | 6.7 | 9.0 | −0.8 | −1.5 | 6.9 | 9.3 | −0.3 | −2.1 |

## 3.5 耐力跑

耐力素质的测试指标，7～12 岁的小学生采用 50 米×8 往返跑，13～22 岁的大中学校学生，男生采用 1 000 米跑，女生采用 800 米跑。在 1985—2005 年的 20 年间，所有类别和年龄组学生的耐力素质水平全面下降。

除了乡村男生、乡村女生在 1985—1995 年 10 年间耐力水平有小幅度提高外，其他年龄组学生在 1985—1995 年，1995—2000 年，2000—2005 年各年度阶段中，耐力水平均呈连续下降趋势，特别是 1995 年以来下降的幅度增大(表 11，表 12)。

**表 11　不同年度男生耐力跑差值一览表**　(单位：s)

| 年龄/岁 | 城市男生 | | | | 乡村男生 | | | |
|---|---|---|---|---|---|---|---|---|
| | 1985—2005 | 1985—1995 | 1995—2000 | 2000—2005 | 1985—2005 | 1985—1995 | 1995—2000 | 2000—2005 |
| 7 | 12.4 | 2.6 | 7.7 | 2.1 | 7.9 | −1.9 | 7.8 | 2.0 |
| 8 | 12.1 | 3.2 | 6.9 | 2.0 | 7.3 | −1.5 | 7.3 | 1.4 |
| 9 | 13.0 | 3.4 | 5.9 | 3.7 | 8.8 | −0.8 | 6.1 | 3.6 |
| 10 | 11.9 | 4.2 | 4.6 | 3.2 | 7.4 | 0.0 | 4.3 | 3.1 |
| 11 | 11.7 | 3.3 | 5.6 | 2.8 | 8.3 | 0.0 | 12.8 | −4.6 |
| 12 | 61.6 | 2.8 | 8.4 | 50.5 | 6.0 | −0.2 | 3.9 | 2.3 |
| 13 | 34.0 | 6.8 | 11.0 | 16.1 | 32.9 | 1.0 | 14.6 | 17.3 |
| 14 | 29.1 | 4.3 | 12.0 | 12.7 | 28.2 | 2.9 | 10.7 | 14.6 |
| 15 | 26.2 | 3.7 | 8.9 | 13.7 | 23.1 | 1.7 | 8.3 | 13.2 |
| 16 | 25.4 | 5.4 | 7.4 | 12.6 | 22.9 | 2.5 | 6.5 | 13.8 |
| 17 | 26.3 | 4.6 | 9.1 | 12.6 | 24.4 | 5.4 | 6.0 | 13.0 |
| 18 | 22.1 | 4.4 | 9.0 | 8.6 | 22.2 | 4.7 | 7.2 | 10.3 |
| 19～22 | 22.2 | −0.7 | 11.0 | 12.0 | 25.6 | 3.4 | 12.5 | 9.7 |

注：1. “−”号值为水平提高，“＋”号值为水平下降，表 10 同。

2. 7～12 岁为 50 米×8 往返跑，13～22 岁为 1 000 米跑。

表 12　不同年度女生耐力跑差值一览表　（单位：s）

| 年龄/岁 | 城市女生 | | | | 乡村女生 | | | |
|---|---|---|---|---|---|---|---|---|
| | 1985—2005 | 1985—1995 | 1995—2000 | 2000—2005 | 1985—2005 | 1985—1995 | 1995—2000 | 2000—2005 |
| 7 | 9.6 | 1.2 | 7.5 | 0.9 | 8.0 | −3.1 | 8.6 | 2.4 |
| 8 | 8.8 | 1.5 | 7.1 | 0.1 | 6.9 | −2.7 | 7.8 | 1.8 |
| 9 | 9.9 | 1.2 | 6.8 | 1.8 | 8.3 | −2.5 | 7.1 | 3.6 |
| 10 | 8.8 | 1.2 | 5.9 | 1.7 | 6.9 | −1.7 | 5.2 | 3.4 |
| 11 | 9.8 | 1.6 | 5.8 | 2.3 | 6.9 | −1.9 | 5.3 | 3.4 |
| 12 | 12.8 | 1.8 | 9.8 | 1.2 | 7.3 | −0.8 | 5.4 | 2.6 |
| 13 | 34.4 | 4.7 | 16.5 | 13.2 | 31.8 | 3.0 | 13.9 | 14.9 |
| 14 | 31.7 | 4.6 | 13.7 | 13.4 | 30.0 | 3.7 | 12.7 | 13.7 |
| 15 | 24.9 | 0.0 | 12.7 | 12.3 | 26.4 | 2.6 | 11.2 | 12.7 |
| 16 | 23.2 | 2.3 | 10.1 | 10.8 | 23.1 | 1.4 | 10.6 | 11.1 |
| 17 | 20.8 | 0.6 | 11.4 | 8.8 | 26.0 | 2.6 | 10.4 | 13.0 |
| 18 | 16.7 | 0.1 | 11.3 | 5.3 | 23.6 | 2.7 | 10.9 | 10.0 |
| 19～22 | 18.3 | −1.9 | 11.0 | 9.2 | 23.4 | 3.2 | 10.5 | 9.8 |

注：7～12 岁女生为 50 米×8 往返跑，13～22 岁女生为 800 米跑。

# 4　讨论

身体素质与后天的生活环境有很大的关系，其中主要涉及两个方面的问题，第一是营养，第二是体育锻炼。当温饱问题不能得到很好的解决时，人们是无暇顾及体育锻炼的，即使从事一些体育锻炼，由于营养得不到保证，也很难获得良好的效果。1985 年的学生体质调研报告中，通过对我国学生与加拿大和日本学生的比较发现，我国学生的速度、力量素质弱于这两个国家的同龄学生，当时，我国无论在社会发展还是在人们的生活水平、营养状况方面都与这两个国家相差较大，也就说明了这个问题。

## 4.1　我国学生身体机能、素质的变化与社会经济发展的关系

自 1978 年改革开放以来，我国经济有了飞快的发展，城乡居民的收入发生了翻天覆地的变化。1985—2004 年我国农村居民人均纯收入由 397.6 元增加到 2 936.4 元（表 13），恩格尔系数由 57.8%降至 47.2%。按照联合国确定的标准，我国农村居民的生活水平正在向全面小康转变（恩格尔系数在 40%～49%为小康水平的消费）。1985—2004 年我国城镇居民人均纯收入由 739.1 元增加到 9 421.6 元，恩格尔系数由 53.3%降至 37.7%。我国城镇居民的生活水平已达到小康，并迈入了富裕行列（恩格尔系数在 30%～39%为富裕状态的消费）。

**表 13　1978—2004 年我国城乡居民家庭人均可支配收入和恩格尔系数①**

| 年份/年 | 农村居民家庭人均纯收入 | 城镇居民家庭人均可支配收入 | 农村居民家庭 | 城镇居民家庭 |
|---|---|---|---|---|
| | 绝对数/元 | 绝对数/元 | 恩格尔系数/% | 恩格尔系数/% |
| 1978 | 133.6 | 343.4 | 67.7 | 57.5 |
| 1980 | 191.3 | 477.6 | 61.8 | 56.9 |
| 1985 | 397.6 | 739.1 | 57.8 | 53.3 |
| 1989 | 601.5 | 1 373.9 | 54.8 | 54.5 |
| 1990 | 686.3 | 1 510.2 | 58.8 | 54.2 |
| 1991 | 708.6 | 1 700.6 | 57.6 | 53.8 |
| 1992 | 784.0 | 2 026.6 | 57.6 | 53.0 |
| 1993 | 921.6 | 2 577.4 | 58.1 | 50.3 |
| 1994 | 1 221.0 | 3 496.2 | 58.9 | 50.0 |
| 1995 | 1 577.7 | 4 283.0 | 58.6 | 50.1 |
| 1996 | 1 926.1 | 4 838.9 | 56.3 | 48.8 |
| 1997 | 2 090.1 | 5 160.3 | 55.1 | 46.6 |
| 1998 | 2 162.0 | 5 425.1 | 53.4 | 44.7 |
| 1999 | 2 210.3 | 5 854.0 | 52.6 | 42.1 |
| 2000 | 2 253.4 | 6 280.0 | 49.1 | 39.4 |
| 2001 | 2 366.4 | 6 859.6 | 47.7 | 38.2 |
| 2002 | 2 475.6 | 7 702.8 | 46.2 | 37.7 |
| 2003 | 2 622.2 | 8 472.2 | 45.6 | 37.1 |
| 2004 | 2 936.4 | 9 421.6 | 47.2 | 37.7 |

经济和社会的发展提高了人们的生活水平，同时也改变着人们的生活方式。社会学的相关研究表明，只有在经济发展达到较高阶段以后，公共投资和重点才会转向社会服务方面，公民才会享受到较高水平的社会性服务。1985—1995 年期间我国农村居民的人均收入提高了近 3 倍，城镇居民提高了 4.8 倍。1995—2004 年，我国农村和城镇居民的人均收入分别提高了 0.9 倍和 1.2 倍。由此可见从 1995—2004 年我国的经济发展处于一个相对成熟和稳定的发展过程，因此，良好的经济发展环境使我国城乡居民的膳食营养、文化娱乐的广泛性增加。人们的餐桌由单调的食品，逐步地增加了较多的鸡、鸭、鱼、肉。捉迷藏、跳皮筋、跳房子等以院坝为活动场地、运动身体为效果的传统游戏已经不为现在学生业余时间的主要活动内容，取而代之的是各种电脑和网络游戏。大部分学生都会玩"魔兽"、"传奇"、"CS"之类的电脑游戏，电视、上网成为多数孩子放学回家后的重要业余娱乐活动。

我国 2002 年营养状况调查表明，我国 6 类地区居民的能量摄入均呈现随收入水平增加而上升的趋势；我国居民谷类食物提供的能量占总能量的 58%，城市为 49%，农村为 62%，城市居民

① 2005 年中国统计年鉴. 北京：中国统计出版社，2005.

明显低于55%～65%的合理范围；能量来源于动物性食物的比例为13%，城市为18%，农村为11%。其中城市居民脂肪供能比已经超过了世界卫生组织建议的30%的上限。特别是大城市居民，脂肪的供能比已经高达38%。这样的偏离平衡膳食原则的食物消费模式“西化”以及城市生活静态化，造成我国城市居民体重不断增加。如现在的中小学生都喜欢吃麦当劳、肯德基，有的儿童连喝白开水的习惯都没养成，而是喝高糖高热量的各种饮料，这些“西式快餐”含有高糖、高脂和高热量，都是容易引起肥胖的。它们在迅速“催大”儿童身体形态的同时却降低了他们的身体机能和素质。许多学生和家长对营养常识缺乏正确的理解，认为高热量、高脂肪、高蛋白的食品摄入越多，越有营养，越有利于生长发育。因此，学生饮食没有节制，膳食不合理，营养过剩，导致脂肪细胞增生、肥大，从而身体臃肿肥胖。1995年的全国学生体质与健康调研中就发现我国部分地区学生的肥胖率有所提高，2000年的体质调研证实了这一现象，并且发现一些生活比较富裕的地区学生的肥胖率有进一步提高的趋势。就全国而言，2000年与1995年相比，7～18岁学生的肥胖检出率，城市男生有5.9%上升为10.1%；城市女生由3.0%上升为4.9%；乡村男生由1.6%上升为3.7%；乡村女生有1.2%上升为2.4%。肥胖不仅导致人们在行动上的不便，而且从心理上降低了人们参加体育锻炼的热情。我们知道降低肥胖的主要运动方式是有氧运动，反之，有氧运动的降低，加之营养状况的大幅度提高也是体重增加，或者称为“肥胖”增加的主要原因。肥胖了人们就不愿意运动，不愿意运动就容易导致肥胖，这种恶性循环，如不加以制止，就会愈发展愈严重。从数据结果来看，2000—2005年学生耐力水平的下降幅度与1995—2000年的下降幅度基本相同，但远远大于1985年与1995年的下降幅度。如城市男生1 000米跑，1995年的平均水平比1985年慢4.1秒，2000年比1995年又慢了9.8秒，2005年比2000年又慢了12.6秒。在前10年慢了4.1秒，而后10年慢了22.4秒，与上述的体育锻炼减少和营养过剩不无关系。

此外，比较1985年和1995年的学生体质调研数据可知，我国学生的身体素质有较大提高，尤其是速度、力量素质有大幅度提高，提高幅度之大，以至于在后10年间，连续下降的幅度均低于增长幅度，因此，表现出20年来我国学生的速度、力量素质有小幅度的提高这一现象。这表明生活水平的提高(前述城乡人均收入提高分别是3倍和4倍)，人们营养状况的改善对身体素质提高具有一定的重要性，同时也说明了另外一个问题，即人们的身体素质水平不是随着生活水平的提高而无限的增长。它通常是在基本满足人们的生活水平后，有一个快速增长阶段。当达到一定水平后处于平缓阶段，当营养过剩还会导致身体素质下降。

## 4.2 我国学生身体机能、素质的变化与体育锻炼的关系

随着我国社会的发展，新兴行业、新兴技术不断增加，对人才需求的广泛性也在增加，同时人们对获取高质量教育的需求的增加，使“应试教育”有加剧的趋势。家长、学校更关心的是学生的“初中毕业上重点高中，高中毕业考上名牌大学”的问题，对学生的“应试”能力的提高注入了更多的热情，造成了学生课业负担过重。许多学生在补习班、辅导班疲于奔命，一些学校片面追求升学率，随便挤占学生体育课和课外体育锻炼时间。学校和社会还普遍存在重智育、轻体育，重营养、轻锻炼，重技能、轻体能的不正确倾向。所以尽管这一代学生的物质生活水平是丰富的、比以往要优越得多。但他们所受“应试教育”带来的升学压力也是前所未有的。在这场升学竞争无硝

烟的战争中，家庭对孩子的培养注重于智力开发，注重于营养的补给，竭尽所能地严抓子女文化成绩，却忽视了子女的体育锻炼。在2005年的调查中，针对学生体育锻炼情况进行了问卷调查。调查中发现，28.9%的学生由于“没有时间”而不参加体育锻炼。近70%的学生每天参加体育锻炼的时间少于1小时，其中近50%的学生少于0.5小时。但有30%的学生每天用在家庭作业的时间在2小时以上，其中30%的学生在3小时以上。47.8%的学生在周末“以学习为主”。这些情况导致学生没有足够时间参加体育锻炼，即使参加体育锻炼，也因为时间和运动负荷不够，而不能起到应有的作用，这种现象在为准备参加高考的高中生中尤为严重。本研究中的高中学生的身体素质的全面下降，尤其耐力素质下降幅度较大的结果，也说明了这一问题。

自从体育课新课改后，“体质健康标准”测试代替了参加体育达标考核，这本是改革者美好的愿望，希望消除学生为达标而达标的体育锻炼方式，提高学生的体育锻炼的广泛性。但也产生一些问题，《体质健康测试》的合格等级水平较低，部分学生无需进行艰苦的体育锻炼就能够达到合格标准。例如，三年前体育达标时高中女生的800米是3分50秒才及格，而现在只要跑完，即使5分钟一样是合格过关。新课改前的体育达标，使学生不得不在田径场上积极地练习，大部分学生养成了体育锻炼的意识。而如今实施新课程新标准后，测试难度减小，标准降低了，有些学生认为只要能通过就行，不用去运动受累，浪费时间。这在一定程度上减弱了学生主动参与体育锻炼的意识。同时，在学校体育教学与学生课外体育活动中的“快乐体育”思想的引入，过分强调学生在参加体育锻炼过程中（包括体育课和课外活动）的快乐情感体验，而对如何有效地采用合理运动负荷来提高学生身体素质重视不够。调查中发现，有24%的学生以“怕受伤”为由而不积极参加体育锻炼。因为“太累”的原因，有78.4%的人不愿参加长跑锻炼、67.6%的人不愿参加力量型项目练习。这给学校和教师的体育教学和比赛的安排造成困难，导致学校及体育教师在组织体育课教学、课外体育锻炼、体育比赛时顾虑重重，害怕出现意外伤害事故，使学校和体育教师难以应付因伤害造成的纠纷，因而，一些地方甚至出现了学生不愿意练的项目不安排，难度较大的体育项目在体育课中被取消的现象。这也是学生实际参加的体育锻炼无论是时间还是强度都不足的原因之一。从另一个角度来讲，体育教学必须安排适宜的运动负荷，才能够使学生掌握运动技术技能，增强身体的机能和素质，这是体育教学区别于其他学科教学的理论与方法问题。运动负荷过小，学生就会达不到体育锻炼的效果。因此要进一步深化体育课程的改革，要改变身体素质练习太枯燥，不必课课练的教学指导思想。在体育教学和体育活动中，要适当加大学生的运动负荷，这样既可有效地增强学生体质，又能培养他们坚强的意志品质。

## 5　小结

（1）20年来我国学生的生理机能和身体素质的总体状况是速度素质和爆发力有所提高，但幅度不大。速度和爆发力这两个指标的相关程度较高，一般来讲，爆发力的提高有助于速度素质的提高。速度和爆发力的提高反映出人体在肌肉力量得到提高后又能有效的发挥而形成运动能力。除13～18岁男生外，其他学生的力量耐力也有不同程度的提高。但耐力素质却有较大幅度的下降，不仅表现在学生的持续跑动的能力上，而且在心肺功能上也表现出了较大幅度的下降。

（2）将历次监测数据分析比较可见，在1985—1995年的10年间，除城镇男女学生的耐力素质有所下降外，我国学生的其他身体素质都有不同程度的提高，其中男女爆发力和速度素质提高幅度较大。而耐力素质下降最大的则是处于高中阶段(16～18岁)的学生。

(3) 在1995—2005年的10年间,我国学生的身体机能和素质呈全面下降,下降幅度最大的是耐力素质。城镇学生下降幅度大于乡村学生,女生下降幅度大于男生,中学生下降幅度大于小学生。进一步分析这10年的变化情况发现,在2000—2005年这5年间,我国学生身体素质下降的幅度,比1995—2000年的5年间下降的幅度大。

(4) 我国学生身体素质的下降与体育锻炼不足有较大关系,主要表现在参加的时间不足和参加的程度不够。原因可能是对优质教育资源的竞争,使学生家长和学校对学生的应试教育的关注远远大于对参加体育锻炼的关注。此外,营养过剩也是降低学生参加体育锻炼热情的一个原因。

(5)我国现阶段的体育教学的课程改革还处于"泛化"过程中,无论是教学内容还是教学评估体系尚不能很好地围绕提高学生的身体机能、素质形成合力。

## 6 建议

(1) 学校和全社会应加强学生的"社会责任心"的培养和教育,消除功利心,正确引导学生的价值观。

(2) 学校要重视体育课的教学,全面规划教学大纲,使体育课既是学生学习体育技能,强身健体的实践课,又是学生磨炼意志品质和吃苦耐劳的环境。

(3) 加强学校体育教师队伍的建设,着重提高教师的责任心和危机意识。

(4) 改进教学内容和教学技巧,提高学生的对体育课和参加课外体育活动的兴趣。

**参考文献:**

[1] 中国学生体质与健康调研组. 中国学生体质与健康研究[M]. 北京:人民教育出版社,1987.

[2] 中国学生体质与健康调研组. 1995年学生体质与健康调研报告[R]. 北京:人民教育出版社,1987.

[3] 中国学生体质与健康调研组. 2000年学生体质与健康调研报告[R]. 北京:高等教育出版社,2002.

[4] 中国学生体质与健康调研组. 2005年学生体质与健康调研报告[R]. 北京:高等教育出版社,2007.

[5] 体育院校成人教育协作组. 身体素质训练法[M]. 北京:人民体育出版社,1995.

[6] 国家统计局. 2005年中国统计年鉴[M]. 北京:中国统计出版社,2005.

# 我国中小学生营养不良流行现状及20年动态变化

中国学生体质与健康调研组
季成叶　执笔

## 1　前言

营养不良指蛋白质-热量营养不良(protein-energy malnutrition,PEM),是对发展中国家儿童少年健康和生存的重大威胁之一。我国曾是世界上儿童营养不良发生率最高的国家;20世纪50年代初学龄儿童中有近半数营养不良,其中约1/3属重度、极重度营养不良。我国政府历来高度重视儿童少年的营养改善工作。1992年卫生部、教育部、全国爱卫会颁布的《全国学生常见病综合防治方案》,将营养不良列为需重点防治的6大学生常见病之首。1997年12月5日国务院颁布的《中国营养改善计划》是我国有史以来第一个有关营养工作的国家级文件,制定了一系列行动目标、方针和政策,有力推动了儿童少年营养改善工作的发展。

改革开放以来,伴随社会经济的迅猛发展,生活水平提高,膳食营养改善,加之强有力的政策支持,我国儿童少年的营养状况显著提高,营养不良患病率一直在下降。这些进步得到大量的调查研究报告证实,不过多数报道来自5岁以下小儿,或属局部性研究,而来自中小学生(学龄儿童青少年)群体的客观证据相对不足。主要原因有两个:①缺乏具有全国代表性的宏观动态性分析;②迄今为止我国依然缺乏公认、统一的学龄儿童青少年营养不良筛查标准。

为弥补这方面的不足,本研究拟采取我国学校卫生专家经过长期努力、反复论证建立的,目前已基本成熟的中国学生营养不良筛查标准,使用1985—2005年期间历次全国学生体质健康调研资料,实现以下分析目标:①以2005年资料为主,分析我国中小学生营养不良流行现状,即城乡、男女4群体7～18岁各年龄的消瘦、生长迟滞检出率。②分析城乡男女群体及其省会片资料在1985—2005年的营养不良检出率动态变化。③根据不同群体、不同年龄在该变化中的表现及存在问题,向各级政府提出进一步的改善建议。

## 2　研究对象和方法

### 2.1　研究对象

对象按分层、随机、整群原则自各省、自治区、直辖市抽样,全部为汉族。来自全国除西藏(无汉族资料)、台湾地区外的30个省区市。各省级单位分别由城男、乡男、城女、乡女四群体组成,群体内各年龄组118～136人,均等抽样自社会经济状况“好”(省会市)、“中”、“差”3个片。测试人员事先经严格培训，专人、专项在相同时段，按《全国学生体质健康调研测试细则》所规定的步骤、方法统一进行测试。历次调研的现场质量控制都符合要求。所有受检学生事先经严格体检，筛除重要脏器慢性疾病和身体残障患者。有效样本人数详见历次调研报告。

## 2.2 研究方法和评价标准

根据个体的身高、体重值计算 BMI(body mass index，体重(kg)/身高($m^2$)，又称体重指数)，然后依据"BMI 营养不良筛查标准"(表 1，图 1)筛查出轻度或中重度"消瘦"。再依据年龄别身高(表 2，图 2)筛查出"生长迟滞"(矮小)；无论消瘦与否，其中都存在"生长迟滞"者；理论上讲，同时兼有消瘦和生长迟滞者的营养不良状况最严重。制定该两项标准的参照人群来自 1995 年体质调研资料，制定依据、过程详见"中国学生营养不良筛查标准研制报告"。表 1 中的"轻度消瘦"界值点与 1997 年(在 1985 年身高标准体重基础上)依据 1995 年全国学生体质健康调研资料重新修订的"身高别体重标准"中的"轻度营养不良"相匹配；而"中重度消瘦"相当于该标准的"中度"和"重度"营养不良。表 2 中的年龄别身高界值点则相当于 1997 年体质调研中的各年龄的身高。

**表 1　中国 7～18 岁儿童青少年 BMI 营养不良筛查分类标准界值点**　　(单位：kg/$m^2$)

| 年龄/岁 | 男生 | | 女生 | |
|---|---|---|---|---|
| | 轻度消瘦 | 中重度消瘦 | 轻度消瘦 | 中重度消瘦 |
| 7 | 13.4 | 13.1 | 13.3 | 12.7 |
| 8 | 13.6 | 13.2 | 13.4 | 12.8 |
| 9 | 13.8 | 13.3 | 13.5 | 13.0 |
| 10 | 14.1 | 13.5 | 13.8 | 13.2 |
| 11 | 14.4 | 13.7 | 14.2 | 13.5 |
| 12 | 14.8 | 14.0 | 14.7 | 13.9 |
| 13 | 15.4 | 14.6 | 15.6 | 14.7 |
| 14 | 16.1 | 15.2 | 16.3 | 15.4 |
| 15 | 16.7 | 15.8 | 16.9 | 16.1 |
| 16 | 17.2 | 16.5 | 17.4 | 16.7 |
| 17 | 17.6 | 16.9 | 17.6 | 17.0 |
| 18 | 18.0 | 17.3 | 17.8 | 17.3 |

注：以 1995 年全国学生体质健康调研资料为参照人群；界值点和 1997 年修订的"身高别体重标准"相匹配："轻度消瘦"相当于后者的"轻度营养不良"，而"中重度消瘦"相当于"中度"和"重度"营养不良。

根据筛查结果，结合实际分析需要，分别计算不同群体各年龄的"消瘦"和"生长迟滞"检出率，或在将全体受试者区分为"正常及其他"(包括正常体重、超重和肥胖)和"营养不良"的基础上，计算后者中"消瘦"、"生长迟滞"和"消瘦＋生长迟滞"三者的构成比。利用 $\chi^2$ 检验、双尾 T 检验、方差分析等作不同群体相应年龄组/段差异的显著性检验。

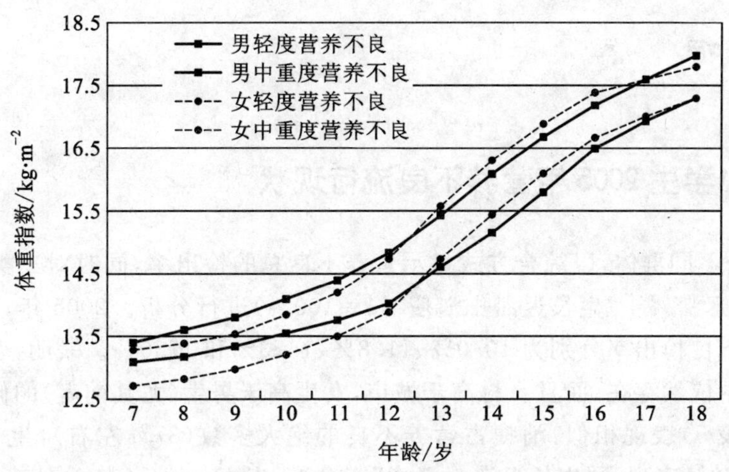


**图 1　中国 7～18 岁儿童青少年 BMI 营养不良筛查分类标准(试行)界值点**

**表 2　中国儿童青少年年龄别身高筛查生长迟滞标准(试行)界值点**　(单位:cm)

| 年龄/岁 | 男生 | 女生 | 年龄/岁 | 男生 | 女生 |
|---|---|---|---|---|---|
| 7 | 112.5 | 111.2 | 13 | 140.8 | 143.0 |
| 8 | 116.8 | 115.6 | 14 | 147.1 | 146.3 |
| 9 | 121.2 | 120.4 | 15 | 152.7 | 147.9 |
| 10 | 125.4 | 125.0 | 16 | 157.2 | 148.1 |
| 11 | 130.0 | 130.3 | 17 | 159.0 | 148.9 |
| 12 | 134.0 | 135.7 | 18 | 160.0 | 149.1 |

注:以 1995 年全国学生体质健康调研为参照人群制定(试行)。

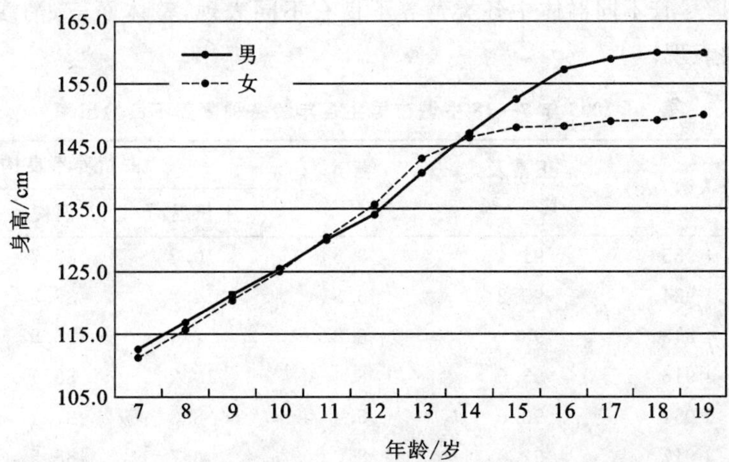


**图 2　中国 7～18 岁儿童青少年年龄别身高生长迟滞筛查标准(试行)**

## 3 结果与分析

### 3.1 我国中小学生2005年营养不良流行现状

表3～表6分不同群体，以综合方式显示营养不良总的检出率，同时对三类营养不良的构成比(消瘦%+生长迟滞%+"生长迟滞+消瘦"%=100%)进行分析。2005年，城男、城女、乡男、乡女整体的营养不良检出率分别为10.0%、11.8%、15.3%和17.0%。表明：营养不良在我国所有中小学生群体中依然存在，而且乡村高于城市，女生高于男生(尤其前者)的倾向非常明显。城男(表3)、城女(表5)表现相似：消瘦占营养不良的绝大多数(87%左右)，生长迟滞次之(约占10%)，只有2%～3%表现为"生长迟滞+消瘦"。乡男(表4)、乡女(表6)的表现有很大差异：前者消瘦仅占75%，后者占73%；相反，生长迟滞的构成比却很高，分别占18.9%和22.4%。"生长迟滞+消瘦"意味着患者同时兼有长期性和即时性营养不良，属营养不良中最严重的一类；乡男、乡女群体中分别占6.4%和4.7%，成倍高于城市群体。

城市群体(无论男女生)中不同类营养不良检出率随年龄的变化趋势都比较规律而稳定。相反，乡男、乡女都以生长迟滞为主，表现出以下两大特征：①低年龄小学生(见表4和表6中的7～9岁)出现第一个高峰；其中7岁乡男、乡女的检出率甚至分别高达27.8%和28%。②青春期(表4中的14岁和表6中的13岁)出现第二个高峰，同时伴随明显较高的"生长迟滞+消瘦"检出率。该两现象分别反映出乡村学生在学龄前期(通常可早到婴幼儿阶段)和青春期的快速生长阶段(相对于城市群体)的身高生长落后状况。此外，乡女群体还突出表现为，15岁后的身高迟滞现象(见表6，15～18岁生长迟滞检出率均在22%～27%)越来越明显，成为该群体营养不良的主要表现。不过，尽管不同群体中各类营养不良有不同表现，整体而言，消瘦仍是我国中小学生营养不良的主要表现。

**表3 2005年7～18岁城市男生各年龄各种营养不良检出率**

| 年龄/岁 | 总人数/人 | 正常及其他/% | 营养不良/% | 占营养不良构成比/% | | |
|---|---|---|---|---|---|---|
| | | | | 生长迟滞 | 消瘦 | 生长迟滞+消瘦 |
| 7 | 4 935 | 91.4 | 8.6 | 10.2 | 87.7 | 2.1 |
| 8 | 4 934 | 93.2 | 6.8 | 10.8 | 88.3 | 0.9 |
| 9 | 4 945 | 93.2 | 6.8 | 7.4 | 90.2 | 2.4 |
| 10 | 4 916 | 93.6 | 6.4 | 10.2 | 89.1 | 0.6 |
| 11 | 5 051 | 93.6 | 6.4 | 8.3 | 87.1 | 4.6 |
| 12 | 4 917 | 92.0 | 8.0 | 9.7 | 88.5 | 1.8 |
| 13 | 4 914 | 90.3 | 9.7 | 12.0 | 82.6 | 5.5 |
| 14 | 4 852 | 89.6 | 10.4 | 8.1 | 85.7 | 6.2 |
| 15 | 4 979 | 88.0 | 12.0 | 4.7 | 93.5 | 1.8 |
| 16 | 4 892 | 86.5 | 13.5 | 8.2 | 89.4 | 2.4 |

续表

| 年龄/岁 | 总人数/人 | 正常及其他/% | 营养不良/% | 占营养不良构成比/% | | |
|---|---|---|---|---|---|---|
| | | | | 生长迟滞 | 消瘦 | 生长迟滞+消瘦 |
| 17 | 4 919 | 85.2 | 14.8 | 12.8 | 84.7 | 2.5 |
| 18 | 4 979 | 82.8 | 17.2 | 11.7 | 83.9 | 4.4 |
| 合计 | 59 233 | 90.0 | 10.0 | 9.7 | 87.2 | 3.1 |

注:"正常及其他"包括正常体重+超重+肥胖;"营养不良"="生长迟滞"+"消瘦"+"生长迟滞+消瘦"。

**表4　2005年7～18岁乡村男生各年龄各种营养不良检出率**

| 年龄/岁 | 总人数/人 | 正常及其他/% | 营养不良/% | 占营养不良构成比/% | | |
|---|---|---|---|---|---|---|
| | | | | 生长迟滞 | 消瘦 | 生长迟滞+消瘦 |
| 7 | 4 817 | 85.8 | 14.2 | 27.8 | 67.3 | 5.0 |
| 8 | 4 791 | 87.5 | 12.5 | 22.8 | 71.2 | 6.0 |
| 9 | 4 814 | 86.5 | 13.5 | 20.2 | 73.8 | 6.0 |
| 10 | 4 958 | 89.2 | 10.8 | 19.6 | 76.0 | 4.5 |
| 11 | 4 818 | 86.4 | 13.6 | 18.1 | 76.0 | 5.9 |
| 12 | 4 800 | 87.6 | 12.4 | 18.0 | 77.1 | 4.9 |
| 13 | 4 763 | 83.9 | 16.1 | 17.8 | 71.3 | 11.0 |
| 14 | 4 814 | 83.7 | 16.3 | 21.2 | 66.7 | 12.0 |
| 15 | 4 951 | 82.9 | 17.1 | 13.3 | 77.6 | 9.1 |
| 16 | 4 912 | 81.0 | 19.0 | 15.6 | 78.5 | 5.9 |
| 17 | 4 871 | 82.1 | 17.9 | 16.8 | 80.4 | 2.7 |
| 18 | 5 138 | 80.5 | 19.5 | 18.7 | 77.8 | 3.5 |
| 合计 | 58 447 | 84.7 | 15.3 | 19.1 | 74.5 | 6.4 |

注:同表7。

**表5　2005年7～18岁城市女生各年龄各种营养不良检出率**

| 年龄/岁 | 总人数/人 | 正常及其他/% | 营养不良/% | 占营养不良构成比/% | | |
|---|---|---|---|---|---|---|
| | | | | 生长迟滞 | 消瘦 | 生长迟滞+消瘦 |
| 7 | 4 860 | 90.3 | 9.7 | 11.3 | 87.7 | 1.1 |
| 8 | 4 862 | 90.7 | 9.3 | 5.3 | 92.9 | 1.8 |
| 9 | 4 892 | 90.9 | 9.1 | 7.7 | 90.7 | 1.6 |
| 10 | 4 932 | 91.7 | 8.3 | 7.1 | 81.2 | 1.7 |
| 11 | 4 894 | 92.2 | 7.8 | 9.2 | 89.2 | 1.6 |
| 12 | 4 785 | 91.3 | 8.7 | 8.6 | 86.1 | 5.3 |
| 13 | 4 925 | 88.1 | 11.9 | 11.3 | 85.1 | 3.6 |
| 14 | 4 859 | 87.5 | 12.5 | 11.7 | 84.7 | 3.6 |
| 15 | 4 935 | 85.8 | 14.2 | 13.1 | 85.2 | 1.7 |
| 16 | 4 916 | 85.4 | 14.6 | 11.4 | 87.2 | 1.3 |

续表

| 年龄/岁 | 总人数/人 | 正常及其他/% | 营养不良/% | 占营养不良构成比/% | | |
|---|---|---|---|---|---|---|
| | | | | 生长迟滞 | 消瘦 | 生长迟滞+消瘦 |
| 17 | 4 857 | 82.7 | 17.3 | 10.5 | 88.0 | 1.5 |
| 18 | 5 047 | 81.8 | 18.2 | 12.2 | 86.8 | 1.0 |
| 合计 | 58 764 | 88.2 | 11.8 | 10.4 | 87.6 | 2.0 |

注:同表7。

**表6 2005年7～18岁乡村女生各年龄各种营养不良检出率**

| 年龄/岁 | 总人数/人 | 正常及其他/% | 营养不良/% | 占营养不良构成比/% | | |
|---|---|---|---|---|---|---|
| | | | | 生长迟滞 | 消瘦 | 生长迟滞+消瘦 |
| 7 | 4 764 | 83.3 | 16.7 | 28.0 | 68.2 | 3.8 |
| 8 | 4 746 | 86.3 | 13.7 | 20.8 | 75.8 | 3.4 |
| 9 | 4 751 | 86.4 | 13.6 | 19.9 | 76.4 | 3.7 |
| 10 | 4 836 | 86.6 | 13.4 | 18.6 | 76.0 | 5.4 |
| 11 | 4 819 | 86.6 | 13.4 | 18.5 | 75.5 | 6.0 |
| 12 | 4 752 | 86.1 | 13.9 | 20.8 | 72.1 | 7.1 |
| 13 | 4 824 | 84.5 | 15.5 | 24.1 | 65.8 | 10.1 |
| 14 | 4 763 | 82.7 | 17.3 | 20.1 | 72.7 | 7.2 |
| 15 | 4 887 | 81.1 | 18.9 | 23.1 | 73.3 | 3.7 |
| 16 | 4 830 | 83.9 | 16.1 | 23.7 | 73.4 | 3.0 |
| 17 | 4 862 | 83.3 | 16.7 | 26.2 | 72.0 | 1.8 |
| 18 | 5 143 | 83.0 | 17.0 | 22.9 | 74.0 | 2.3 |
| 合计 | 57 977 | 84.5 | 15.5 | 22.2 | 72.9 | 4.8 |

注:同表7。

## 3.2 1985—2005年期间我国中小学生营养不良流行状况变化

图3显示城乡男女四群体在1985—2005年的20年间生长迟滞检出率的动态变化。1985年时,尤其乡村男女生,检出率很高,而在前10年表现出全方位的迅猛下降。城男、城女、乡男、乡女分别从1985年的4.5%、3.8%、15.6%和13.8%下降至1995年的2.0%、2.0%、6.8%和6.3%;其中,乡男、乡女降幅分别高达130%和120%。1995—2005年,四群体生长迟滞率分别降至2005年的1.6%、1.7%、5.3%和5.4%;尽管降幅相对减缓,而且受不同基数的影响,但都具有显著性。与此同时,20年存在的生长迟滞检出率城男>城女,乡男>乡女现象不复存在;换言之,城乡差异逐步缩小,而性别差异消失。

图4和图5分别显示男、女中小学生1985—2005年的20年间轻度、中重度消瘦检出率的动态变化。四群体表现各不相同。城男的轻度消瘦率从11.3%逐步降至5.4%,中重度消瘦从6.1%逐步降至3.6%,降幅都持续而稳定。城女的中重度消瘦也从6.7%逐步降至

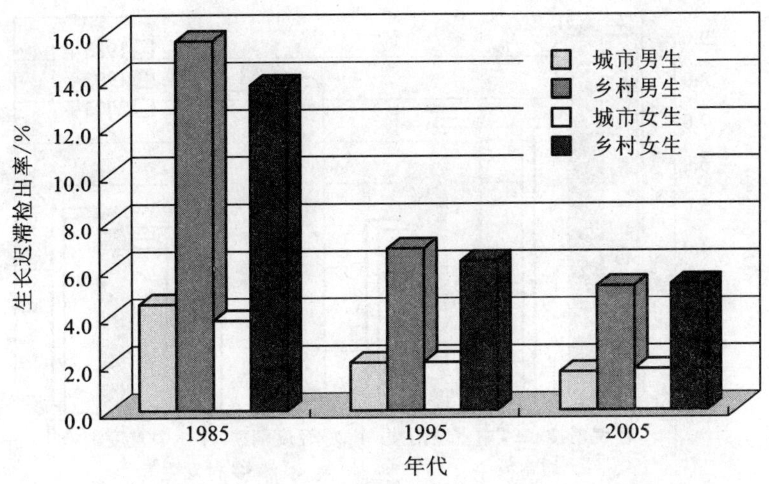


**图 3　1985—2005 年期间 7～18 岁城乡男女群体生长迟滞检出率变化**

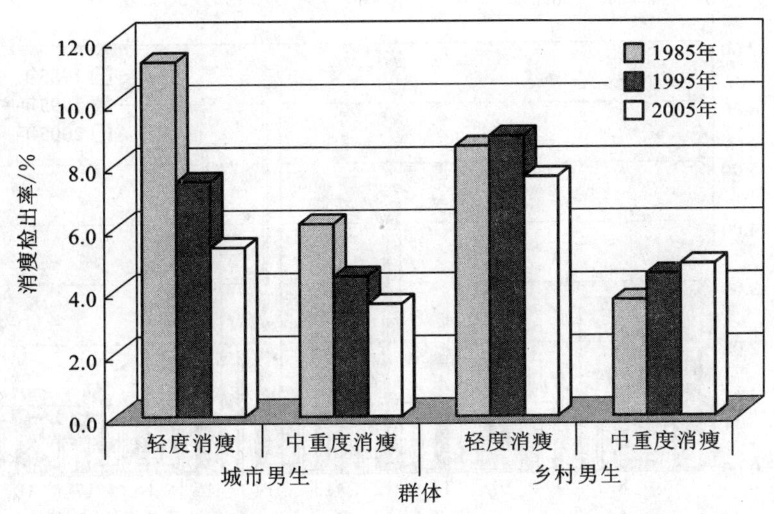


**图 4　1985—2005 年城乡 7～18 岁男生消瘦性营养不良检出率**

4.3%，但轻度消瘦率前 10 年维持不变，后 10 年才从 8.5%降至 6.3%。乡男、乡女近 20 年来，轻度消瘦率仅轻微下降，而中重度消瘦率反略有上升(除乡女 1985—1995 年外，多数差异未见显著性)。

如果从上述图示中得出"除城男外其余群体的营养不良现象未见明显改善"的结论，显然是错误的，因为消瘦的筛查界值点的 BMI 近 20 年来处于动态变化中。例如，城女的身体充实度在提高，但程度没有城男明显，故主要表现为中重度消瘦率下降。乡男、乡女的表现则主要起因于 20 年来迅猛的生长长期趋势，且身高增幅相对超过体重；而他/她们平均体重的明显增长主要出现在后 10 年。

图 6 和图 7 分别以乡男、乡女为例，显示各年龄中"生长迟滞＋消瘦"检出率的 20 年动态变化。乡村群体历来是这类营养不良的高发群体，而且均以青春期(男 12～15 岁、女 11～14 岁)最多见。如前述，这类患儿不仅体型消瘦，而且身高发育迟滞，故属各种营养不良中表现

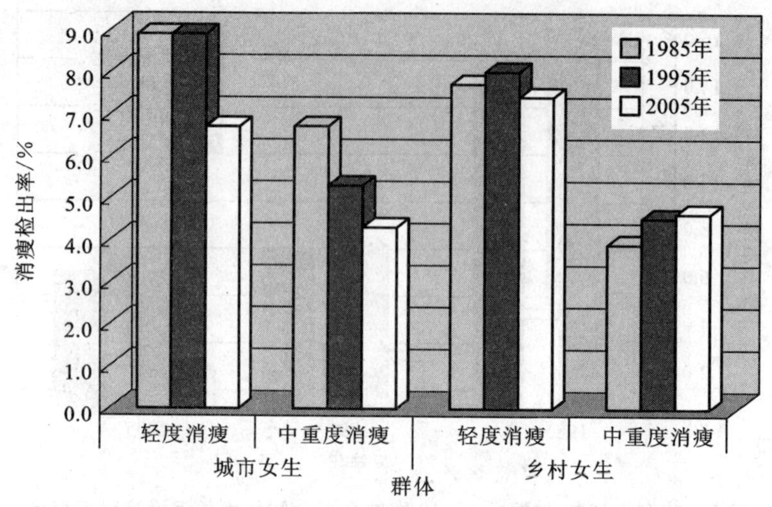


**图 5　1985—2005 年城乡 7～18 岁女生消瘦性营养不良检出率**

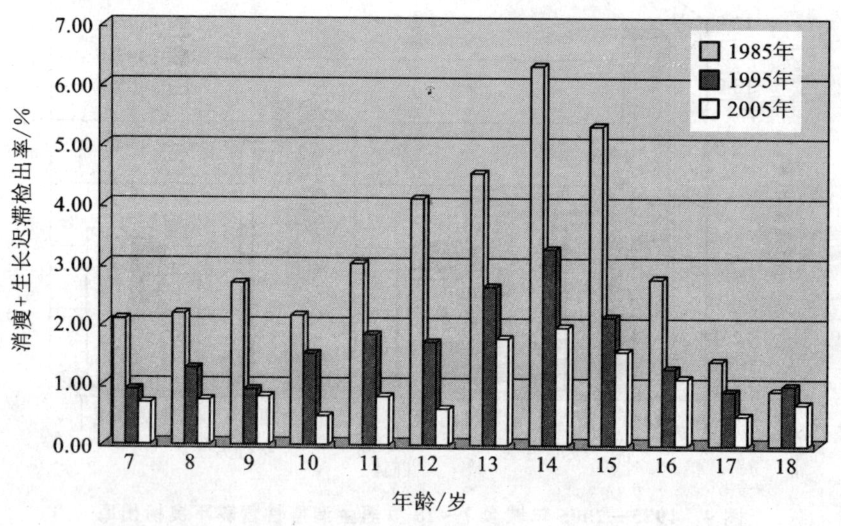


**图 6　1985—2005 年乡村男生"消瘦＋生长迟滞"流行率变化**

最严重者，而且通常不受生长长期变化等生物现象的直接影响。图中可见，其下降趋势从低年龄即开始，青春期进入高峰；前 10 年基数较高，故降幅更显著。以 14 岁乡男为例，1985 年"生长迟滞＋消瘦"率高达 6.30％，其后逐步下降至 1995 年的 3.24％和 2005 年的 1.96％，总降幅超过 2 倍；又如 12 岁乡女，该检出率也从 1985 年的 4.56％降至 1995 年的 2.09％和 2005 年的 0.99％，总降幅达 3.5 倍以上。总之，该类营养不良的 20 年变化趋势不仅迅猛而持续，且覆盖所有学龄、青春期等生长阶段（男 18 岁、女 17 岁前），加之其本身所代表的营养不良含义，从而成为反映 20 年来我国中小学生营养状况显著、全面改善的最具说服力的证据之一。

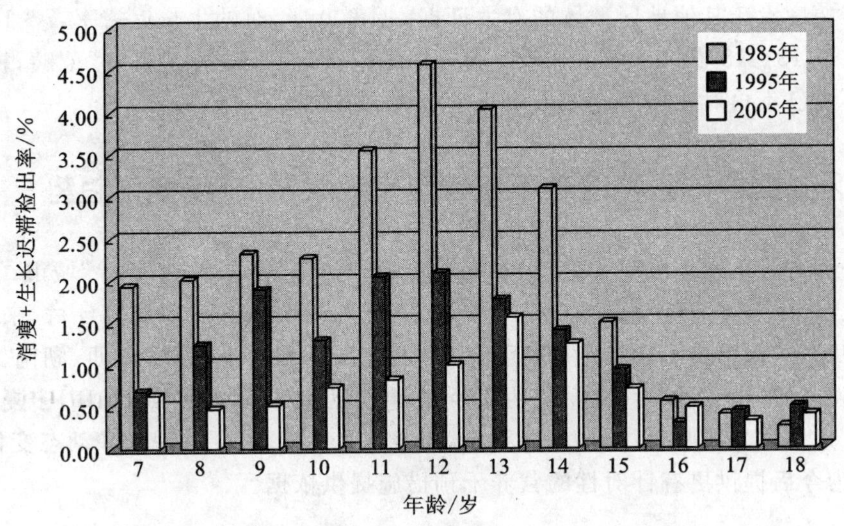


**图 7　1985—2005 年乡村女生“消瘦＋生长迟滞”流行率变化**

## 3.3　1985—2005 年省会片群体营养不良流行状况变化

省会片群体由省会大城市城、郊区(以下简称“城”和“乡”)组成,社会经济背景属各地最高水平;加之还有 1991 年和 2000 年数据;所以对该城乡男女四群体 1985—2005 年消瘦性营养不良变化进行动态分析,对反映我国青少年的营养不良变化趋势有代表意义。

省会片城市群体的表现完全是正向的。其中轻度消瘦率在 1985、1991、1995、2000 和 2005 年的变化,城男表现为 11.5%→9.5%→7.0%→5.9 %→5.1%,而城女表现为 11.6%→10.0%→7.9 %→7.4%→6.1%;中重度消瘦率则城男表现为 6.5%→ 6.0%→4.2%→4.5%→3.7%,而城女为 7.3%→6.8%→5.2%→4.8%→4.5%;下降趋势都十分迅猛、持续而稳定。

乡村群体则不然。乡男中的轻度消瘦率从 1985 年的 10.1%逐步下降到 2005 年的 7.8%,其间不断出现波动;同期中重度消瘦率却从 4.2%上升至 5.3%。不过,由于轻度消瘦占多数,故消瘦检出率总体上仍明显下降。乡女轻度消瘦率在 1985—2005 年一直波动于 8%左右;1995 年后有持续、小幅上升趋势,其中重度检出率更是从 1985 年的 3.5%上升至 5.2%左右。可见,就消瘦性营养不良而言,近 20 年来省会片乡村女生并没有出现明显改善。原因和图 4、图 5 相似,主要与生长长期变化有关。省会片乡女在长期趋势中的变化(身高的增幅超过体重)比一般“中”、“下”片地区更明显,故在消瘦率的动态变化方面表现更强烈。

省会片城乡男女四群体 1985—2005 年生长迟滞检出率的变化趋势主要表现如下:①1985 年城男、城女、乡男、乡女生长迟滞率分别为 3.1%、2.7%、15.1%和 14.5%,存在巨大城乡差异;经过 20 年,该差异继续存在但显著缩小。②所有群体的所有年龄段都出现显著、持续的下降;且该下降过程中乡村群体的变化相对更稳定,比非省会片群体降幅更大。③在城市群体,年龄越小,生长迟滞检出率的降幅越明显。然而,乡村群体在该 20 年的动态变化中,13 岁后各年龄组也出现持续下降;这是省会片青少儿群体 1985 年以来体格发育水平显著提高(以身高为主要标志)，营养改善幅度大于其他地区群体的有力证据。④2005年时的生长迟滞率，7～12岁城男、城女已低于0.5%，13～18岁仅1.5%～2%。按国际通行惯例，已进入“良好”范畴；换言之，生长迟滞性营养不良已不再对我国省会城市中小学生构成威胁。

## 3.4 分地区男女群体各种营养不良检出率现状及20年变化趋势

将地区分类方式更换为以下6类：①省会城市，全部来自各省市区“好片”城市；②中小城市，来自各省市区“中片”和“差片”城市；③省会郊区，来自“好片”乡村；④其他乡村，来自各省市区“中片”和“差片”乡村，除外下述特定的“西南”和“西北”；⑤西南乡村，指广西、湖南、海南、四川、贵州、云南等省区的“中”“差”片乡村；⑥西北乡村，指陕西、内蒙古、甘肃、青海、宁夏和新疆等省区的“中”“差”片乡村。在此，乡村群体为重点，而城市为参照，以便从现状和动态变化分析中，发现存在问题，为今后提供更有针对性的营养干预措施提供依据。

**表7 2005年分地区7～18岁城乡男生各种营养不良检出率比较**

| 群　体 | 正常及其他/% | 生长迟滞/% | 消瘦/% | (生长迟滞＋消瘦)/% |
|---|---|---|---|---|
| 省会城市男生 | 90.5 | 0.6 | 8.6 | 0.3 |
| 中小城市男生 | 89.6 | 1.2 | 8.9 | 0.3 |
| 省会乡村男生 | 84.9 | 2.0 | 12.1 | 1.1 |
| 一般乡村男生 | 88.3 | 2.5 | 8.8 | 0.5 |
| 西南乡村男生 | 74.4 | 5.8 | 17.5 | 2.3 |
| 西北乡村男生 | 85.3 | 3.1 | 10.7 | 0.9 |

注：“正常及其他”包括正常体重、超重和肥胖；“消瘦”包括“轻度”和“中重度”消瘦；“生长迟滞＋消瘦”指既生长迟滞又兼消瘦者。

**表8 2005年分地区7～18岁城乡女生各种营养不良检出率比较**

| 群　体 | 正常及其他/% | 生长迟滞/% | 消瘦/% | (生长迟滞＋消瘦)/% |
|---|---|---|---|---|
| 省会城市女生 | 88.5 | 0.9 | 10.5 | 0.1 |
| 中小城市女生 | 88.0 | 1.4 | 10.3 | 0.3 |
| 省会乡村女生 | 83.9 | 2.9 | 12.4 | 0.9 |
| 一般乡村女生 | 87.2 | 2.7 | 9.7 | 0.4 |
| 西南乡村女生 | 76.3 | 7.4 | 14.8 | 1.5 |
| 西北乡村女生 | 86.7 | 3.3 | 9.4 | 0.6 |

注：同表7。

表7和表8显示，各类乡村群体的营养不良检出率整体上都高于城市，但表现各不相同。例如，西南乡村无论男女，生长迟滞(男5.8%、女7.4%)、消瘦(男17.5%、女14.8%)和“生长迟滞＋消瘦”(男2.3%、女1.5%)都最高；其中涉及身高发育严重迟滞者占8%～9%。其次是西北地区群体，主要以消瘦为主，生长迟滞检出率也相对较高，年龄越小越明显。理论上，省会郊区群体的营养水平应高于“其他乡村”，实际不然，前者中尤其消瘦检出率比后者更高。原因是该两群体的混杂性都较明显，那些居住在内陆、南方等(包括西部)生长发育水平较低的省会郊区群

体，对其营养水平起“拖累”作用。可见，我国乡村学生的营养水平仍需努力改善，而改善的重点应放在西部（尤其西南）乡村地区。

## 4 讨论

本研究表明，我国不同学生群体的营养状况在从1985—2005年的20年中，都在原先薄弱的基础上显著改善，表现在以下方面：

(1) 1985年时，我国学生的营养状况尚很低下，和多数发展中国家处于相同水平。例如：①乡男、乡女消瘦率分别为8.6%和7.7%（图4和图5），生长迟滞率则分别高达15.6%和13.8%（图3）；换言之，差不多每4个乡村学生中即有1个明显的营养不良。②城市群体的主要问题是消瘦，男、女检出率都超过15%。其中，社会经济居最高水平的省会片城男、城女，消瘦率分别高达18.1%和18.9%，居各群体之首。不过需注意：这类“消瘦”和非洲、南亚等大量存在的营养不良儿童有本质区别。两者最大的区别是：我国儿童青少年自20世纪80年代开始，进入生长长期趋势的旺盛发展阶段，而在非洲、南亚等发展中国家，迄今尚无任何的长期趋势迹象。该长期趋势通常出现在膳食摄入刚进入温饱的阶段：不再饥饿，但摄入的热量-蛋白质尚无法充分满足旺盛的生长发育需要。大量人类生物学研究证实，此时居优先地位的是身高增长，而体重的增长处于相应的滞后状态，导致“绿豆芽”体型青少年大量增加。③此时的乡村群体，整体上尚未出现长期趋势，故“生长迟滞＋消瘦”现象十分普遍；其中那些处于青春发育高峰阶段的10～13岁青少年，检出率一般都在4%～5%甚至更高；换言之，其营养不良的普遍性和严重程度，远比城市群体严重。

(2) 20年来取得的主要进展主要表现为：①城市（尤其省会片）群体的消瘦检出率从1985年的高位开始，持续、稳定、迅猛下降。例如，省会市城男、城女的轻度消瘦率分别从1985年的11.5%和11.6%逐步降至2005年的5.1%和6.1%；中重度消瘦率则分别从6.5%和7.3%降至3.7%和4.5%。其显著标志是，城市群体中的“绿豆芽”体型青少年显著减少。②城乡男女所有群体都出现生长迟滞率的显著下降。城男、城女群体的生长迟滞率都已下降至1.5%以下；省会城市群体，从2000年开始已基本消除生长迟滞的威胁。另一方面，乡村群体下降速度快于城市，20年内降幅达2～3倍，城乡差距显著缩小。③在“生长迟滞＋消瘦”现象较普遍的乡村群体，检出率围绕青春期高峰年龄（10～14岁）而检出率大幅下降，成为当代中国青少年体质发育水平提高的重要标志。

但是，营养不良问题在我国尚未得到根本解决，有些问题还相当严重，不同群体、不同指标的表现形式也各不相同，表现在以下三方面：

第一，现状：根据2005年数据显示：①在单独计算的营养问题检出率方面，“生长迟滞率”城男、城女、乡男、乡女分别为1.6%、5.3%、1.7%和5.1%；轻度和中重度消瘦率，城男分别为5.1%和3.7%，城女分别为6.1%和4.5%，乡男为7.6%和4.8%，乡女为7.5%和4.6%。②在综合计算的营养问题方面（表3～6），城男10.0%，城女11.8%，乡男15.3%，乡女15.5%，这两点都提示，乡村群体的营养不良普遍性和严重程度，乡村都显著高于城市。③营养不良构成比方面，城男、城女群体中“消瘦”均占87%以上；“生长迟滞”约占10%，“生长迟滞＋消瘦”仅占2%～3%；很明显，今后城市群体（包括省会城市）营养改善的重点是消瘦，主要目标人群是青春期少年。④在乡村群体的营养不良构成比中，消瘦占75%左右，生长迟滞高达20%，另有5%～6%的“生长迟滞＋消瘦”。因此，改善生长迟滞应是今后乡村群体的营养改善工作重点，而减少“生长迟滞＋消瘦”这一程度相对最严重的营养不良问题是重中之重。后者是长期膳食热量－蛋白质缺乏的后果，发展过程受综合因素影响，故改善措施应从婴幼儿时期开始，贯穿整个发育进程。

第二，动态分析发现，“消瘦”不仅是一种营养不良表现，而且是群体营养改善过程中的一个阶段变量。例如，①从1985—2005年，乡男、乡女一方面“生长迟滞”、“生长迟滞＋消瘦”检出率大幅度下降，另一方面消瘦率却逆向上升；尤其“中重度消瘦”率，分别从3.7%和3.5%上升为4.8%和4.6%。②省会片城乡群体间，近20年来的“消瘦率”变化呈相反趋势，前者持续、稳定下降，后者则波动性上升。③本研究还依据地区及其社会经济背景分片进行分析，侧重于乡村。结果表明：多数乡村群体生长迟滞率大幅度下降；与此同时，消瘦率（尤其“轻度消瘦”）反呈上升趋势。其中，西南乡村群体消瘦率更从1985年的6.8%和5.8%逐步上升为17.5%和11.8%。因此，对群体中出现的消瘦率上升现象仍应重视，反映出膳食热量－蛋白质不能满足旺盛的生长发育需要。该现象在膳食水平相对最低的西南乡村群体中最普遍，而在膳食营养已大幅改善的城市群体中已不复存在。就是说，“绿豆芽”体型在我国仍然存在，只是其主体已从城市转移到乡村。改善我国学生营养水平，依然需要付出艰苦努力。

第三，分地区分析表明，在我国营养状况较薄弱的乡村群体中，还有更薄弱的群体；除西南乡村外，还有西北乡村、省会郊区等。这些群体中不仅消瘦率高，而且生长迟滞、“生长迟滞＋消瘦”率仍很普遍，与城市及其他乡村群体的明显改善趋势，形成鲜明对比。可见，今后采取的营养改善策略措施应更具地区针对性；除社会经济水平外，还应考虑长期历史原因导致的生长发育水平。如上述，“省会郊区”群体包含大量来自内地、南方的样本和同属该群体的北方沿海大城市郊区样本，生长水平上存在巨大差异。应分别对待，使制定的改善目标更加符合实际。

根据对上述存在问题的分析，提出以下三点策略：

第一，切实将学校营养工作的重点放在乡村，尤其应向乡村群体中那些最薄弱的亚群倾斜。例如，西南乡村群体应着重纠正生长迟滞，力争在今后10～15年内，基本消除那些危害相对最严重的营养不良——“生长迟滞＋消瘦”的威胁。西北乡村群体，应重点纠正消瘦。又如；“省会郊区”群体中那些位居南方、内陆省会城市周围的乡村群体营养水平较低，明显拖了本群体后腿。依靠地方政府的努力，利用省会城市强大的社会经济辐射作用，可望在较短时间内使其郊区群体的营养水平获得显著提高。

第二，防治结合。国家应在营养改善的政策、资金、专业指导等方面，进一步增加对乡村群体的投入；各地教育、卫生行政部门应通过组织专家小组、加强基层人员培训等措施，提高营养改善工作的科技含量。那些泛化的、一般性的营养干预方式已经过时。正确的方法是通过对本地区学生不同营养不良类型的流行特点，分析病因，提出有针对性的、具有个性化特点的治疗方案；通过定期监测，对干预效果进行评估，不断修订和改善本地的营养干预规划、策略和措施。

第三，强调干预措施的综合化，重点是建立良好膳食制度，改变不良饮食生活方式、加强全民营养教育。

围绕上述策略，建议采取以下6条综合改善措施：

① 加强全民营养教育，重点是家长（如举办“家长学校”）、学生（将营养教育纳入学校健康教育课程）和校医（如学校营养教育师资培训）。

② 切实纠正不良饮食习惯，如偏食、挑食、吃零食、不喝牛奶、不吃早餐、频繁进出西式快餐店、盲目减肥和采取错误方式减肥等健康危险行为。

③ 调整生活作息制度，减轻学习负担，积极参加体育锻炼，增加体力活动。

④ 指导家长为学生建立科学膳食制度，实现热量和各种营养素的均衡摄入。

⑤ 积极治疗营养不良，直至痊愈。对不同营养不良类型及其病因，提出针对性治疗方案。对慢性消耗性疾病（肺结核、风湿热、肝炎、慢性消化不良）等，须首先治愈疾病，同时帮助消除影响因素，实现标本兼治。增加患儿的营养素供给，应根据由少至多、由简到繁，采取蛋白质食物为主、给足热量、控制脂肪方式进行，不可贪多求快。治疗营养不良期间，应密切观察食欲和消化情况。对患有神经性厌食症的少女，首先要解决精神障碍，消除错误体象观。

⑥ 加强对本地区、人群的营养监测是确保针对学生营养不良所制定的规划、措施有针对性、行之有效的关键。原则上，全国汉族学生应使用统一的标准，以便在统一的基础上进行动态分析，并便于和全国水平，其他地区和人群的比较。研究证明，本研究采用的两类筛查标准设置有科学依据，参照人群符合国情特点，能客观、灵敏地反映人群差异和动态变化，特推荐使用。

**参考文献：**


[1] Abou-Zeid AH, Abdel-Fattah MM, Al-Shehri AS, Hifnawy TM, Al-Hassan SA. Anemia and nutritional status of school children living at Saudi high altitude area. Saudi Med J. 2006,27(6):862-869.

[2] Heath DL, Panaretto KS. Nutrition status of primary school children in Townsville. Aust J Rural Health. 2005,13(5):282-289.

[3] Taras H. Nutrition and student performance at school. J Sch Health. 2005,75(6): 199-213.

[4] Castledine G. Study raises concerns about school children's health. Br J Nurs. 2004,8-21; 13(13): 819.

[5] Zarocostas J. Community care could prevent deaths of thousands of severely malnourished children. BMJ. 2007 Jun 16;334(7606):1239.

[6] Allen D. Malnutrition in low income countries: lessons from the field. Paediatr Nurs. 2007,19(4):20-21.

[7] Chatterjee P. Child malnutrition rises in India despite economic boom. Lancet. 2007,369 (9571):1417-1418.

[8] Khan NC, Tuyen le D, Ngoc TX, Duong PH, Khoi HH. Reduction in childhood malnutrition in Vietnam from 1990 to 2004. Asia Pac J Clin Nutr. 2007,16 (2):274-278.

[9] Kohn M, Madden S. Re: critical appraisal of the management of severe malnutrition. J Paediatr Child Health. 2007,43(4):320.

[10] Srihari G, Eilander A, Muthayya S, Kurpad AV, Seshadri S. Nutritional status of affluent Indian school children: what and how much do we know? Indian Pediatr. 2007 44(3): 204-213.

[11] Malhotra A, Passi SJ. Diet quality and nutritional status of rural adolescent girl beneficiaries of ICDS in north India. Asia Pac J Clin Nutr. 2007,16 Suppl 1:8-16.

[12] De Souza RG. Body size and growth: the significance of chronic malnutrition among the Casiguran Agta. Ann Hum Biol. 2006 Sep-Dec,33(5-6):604-619.

[13] Oyelami OA,Ogunlesi TA. Kwashiorkor—is it a dying disease? S Afr Med J. 2007,97 (1): 65-68.

[14] Oruamabo RS. Guidelines for severe malnutrition: back to basics. Arch Dis Child. 2007, 92(3):193-194.

[15] Kolsteren P,Roberfroid D,Huybregts L,Lachat C. Management of severe acute malnutrition in children. Lancet. 2007 Mar 3,369(9563):740; author reply 741.

[16] Heikens GT. How can we improve the care of severely malnourished children in Africa? PLo S Med. 2007,4(2):e45. Review.

[17] Seal A, Kerac M. Operational implications of using 2006 World Health Organization growth standards in nutrition programmes: secondary data analysis. BMJ. 2007, 334 (7596):733.

[18] Gerasimidis K,Drongitis P,Murray L,Young D,McKee RF. A local nutritional screening tool compared to malnutrition universal screening tool. Eur J Clin Nutr. 2007, 61 (7):916-921.

[19] Engle PL,Black MM,Behrman JR,Cabral de Mello M,Gertler PJ,Kapiriri L,Martorell R,Young ME; International Child Development Steering Group. Strategies to avoid the loss of developmental potential in more than 200 million children in the developing world. Lancet. 2007,369 (9557):229-242. Review.

[20] McLachlan M. Tackling the child malnutrition problem: from what and why to how much and how. J Pediatr Gastroenterol Nutr. 2006,Suppl 3:S38-46.

# 我国中小学生超重肥胖流行现状、群体特征和动态发展趋势

中国学生体质健康调研组
季成叶　执笔

## 1　前言

儿童和成人肥胖都正在全球范围内迅速蔓延，不仅发达国家泛滥成灾，且已殃及许多发展中国家，尤其像我国这样正经历迅猛经济增长、巨大社会变革、都市化进程加速的“经济转型期”国家。2004 年，美国已有将近一半的人（包括青少儿）肥胖或超重，仅由此造成的生命损失就可使全人群的期望寿命减少 5 岁。儿童肥胖不仅导致大量的生理机能障碍、身心疾患、严重影响学习和工作能力，而且患儿中有很大一部分将把肥胖带入成年，导致各种成年期疾病（如高血压、2 型糖尿病、高脂血症、心脑血管疾病、肿瘤等）的提前发生和病情加剧；肥胖出现越早，持续时间越长、程度越重，所引发的患病率、死亡率越高。近年来，大量研究证实，肥胖是在青少儿阶段即可出现高胰岛素血症、糖耐量损伤、各种代谢综合征（metabolic syndrome，简称 MS）症状等健康危险因素。有专家预期，肥胖将成为 21 世纪全球范围最大的公共卫生问题。本文重点分析我国 2005 年 7～18 岁中小学生各群体超重、肥胖的流行现状、地区群体流行特征，并且分析各年龄儿童青少年超重、肥胖检出率在 1985—2005 年 20 年间的增长变化趋势，以便为各级政府部门制定相应防治规划、策略，各疾病控制、学校保健机构采取有针对性的肥胖防治干预措施，提供科学依据。

## 2　研究对象和方法

### 2.1　研究对象

采用分层随机整群抽样方法，选自全国除台湾、西藏（汉族未做调查）外的 30 个省、自治区和直辖市，均为汉族，年龄 7～22 岁，分别来自 4 000 余个大、中、小学监测点校。以省为单位，分城男、城女、乡男、乡女四群体，每组人数 117～174 人，均等抽样自社会经济居“好”（省会片）、“中”、“差”的 3 个片（1991 年仅有省会片）。经严格体检，筛除重要脏器慢性病和发育残障者。合计受检者 1985 年 291 584 人，1991 年 184 765 人，1995 年 204 313 人，2000 年 287 446 人，2005 年 290 870 人。是迄今为止我国规模最大、代表性最强的学龄青少儿生长发育资料；本调研在自 1985 年以来的 20 年间，85％以上的现场检测点始终保持稳定，故样本具有良好的队列（cohort）特征，有利于进行趋势分析。

## 2.2 检测和筛查标准

利用身高、体重数据计算体重指数(body mass index,简称 BMI,体重(kg)/身高($m^2$)。利用中国肥胖工作组制定的 WGOC 标准(表 1)筛查不同年代群体的超重(overweight)和肥胖(obesity)。该标准由我国学者根据中国儿童少年特有的生长发育规律制定,和目前国际通行的 NCHS 标准,(尤其自青春期开始后)界值点有很大不同,不能混淆(图 1、图 2)。对不同群体、不同年龄组/段,使用"超重"率、"肥胖"率、"超重+肥胖"率(检出率或称"流行"率)等指标来反映。

**表 1 中国学龄儿童青少年 BMI 筛查超重、肥胖分类标准(WGOC)** (单位:$kg/m^2$)

| 年龄/岁 | 男生 | | | 女生 | | |
|---|---|---|---|---|---|---|
| | 正常体重 | 超重 | 肥胖 | 正常体重 | 超重 | 肥胖 |
| 7 | 13.5～17.3 | 17.4～19.1 | ≥19.2 | 13.4～17.1 | 17.2～18.8 | ≥18.9 |
| 8 | 13.7～18.0 | 18.1～20.2 | ≥20.3 | 13.5～18.0 | 18.1～19.8 | ≥19.9 |
| 9 | 13.9～18.8 | 18.9～21.3 | ≥21.4 | 13.6～18.9 | 19.0～20.9 | ≥21.0 |
| 10 | 14.2～19.5 | 19.6～22.4 | ≥22.5 | 13.9～19.9 | 20.0～22.0 | ≥22.1 |
| 11 | 14.5～20.2 | 20.3～23.5 | ≥23.6 | 14.3～21.0 | 21.1～23.2 | ≥23.3 |
| 12 | 14.9～20.9 | 21.0～24.6 | ≥24.7 | 14.8～21.8 | 21.9～24.4 | ≥24.5 |
| 13 | 15.5～21.8 | 21.9～25.6 | ≥25.7 | 15.7～22.5 | 22.6～25.5 | ≥25.6 |
| 14 | 16.2～22.5 | 22.6～26.3 | ≥26.4 | 16.4～22.9 | 23.0～26.2 | ≥26.3 |
| 15 | 16.8～23.0 | 23.1～26.8 | ≥26.9 | 17.0～23.3 | 23.4～26.9 | ≥26.9 |
| 16 | 17.3～23.4 | 23.5～27.3 | ≥27.4 | 17.5～23.6 | 23.7～27.3 | ≥27.4 |
| 17 | 17.7～23.7 | 23.8～27.7 | ≥27.8 | 17.7～23.7 | 23.8～27.6 | ≥27.7 |
| 18 | 18.1～23.9 | 24.0～27.9 | ≥28.0 | 17.9～23.9 | 24.0～27.9 | ≥28.0 |

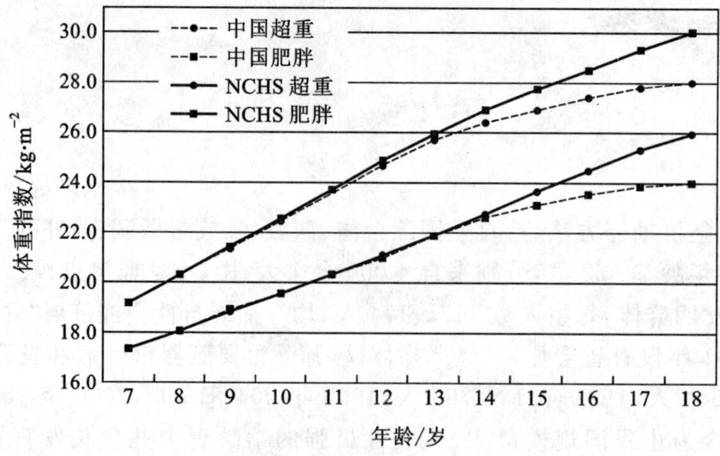


**图 1 中国 WGOC 儿童肥胖筛查标准及与 NCHS 国际标准比较(男生)**

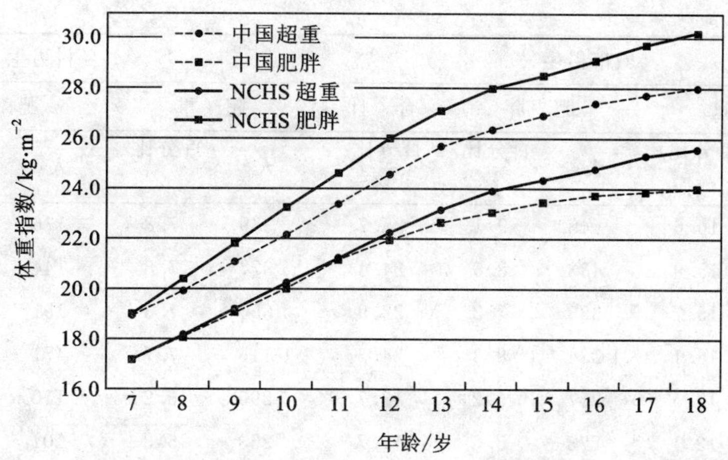


图 2　中国 WGOC 儿童肥胖筛查标准及与 NCHS 国际标准比较(女生)

## 3　结果与分析

### 3.1　2005 年城乡男女四群体超重、肥胖流行现状

表 2、表 3 显示，2005 年时城乡男女四群体的超重、肥胖检出率，城男分别为 13.1%和 7.1%，城女分别为 7.4%和 3.6%，乡男分别为 6.2%和 2.8%，乡女分别为 4.7%和 1.7%。很明显，若把 7～18 岁儿童青少年视为一整体，也不考虑群体的地区特点，则除城男外，其他群体超重、肥胖检出率都不高，我国整体上仍处于儿童肥胖的流行早期。

所有群体中，不同年龄段超重、肥胖流行状况都不同。城男 7～9 岁和 10～12 岁是两大最高发群体，超重、肥胖流行率分别达 12.6%和 10.6%，16.1%和 8.3%。相对而言，城女各年龄段检出率低得多，且随年龄增高而“超重＋肥胖”率从 7～9 岁的 13.3%逐步下降到 10～12 岁的 11.5%，13～15 岁的 10.5%及 16～18 岁的 8.9%。城乡差异非常明显，男生各年龄段的超重＋肥胖检出率，城男一般都两倍于乡男。女生若合并考虑“超重＋肥胖”率，则城乡差异没有男生那样明显；但若单独考虑肥胖率，则各年龄段检出率也都在乡女的两倍以上。

表 2　2005 年 7～18 岁城乡男生各年龄组超重、肥胖检出率

| 年龄/岁 | 城市男生 | | | | | 乡村男生 | | | | |
|---|---|---|---|---|---|---|---|---|---|---|
| | 超　重 | | 肥　胖 | | 合　计 | 超　重 | | 肥　胖 | | 合　计 |
| | 人 | 百分比/% | 人 | 百分比/% | 百分比/% | 人 | 百分比/% | 人 | 百分比/% | 百分比/% |
| 7 | 561 | 11.4 | 540 | 10.9 | 22.3 | 288 | 6.0 | 218 | 4.5 | 10.5 |
| 8 | 614 | 12.4 | 543 | 11.0 | 23.4 | 301 | 6.3 | 216 | 4.5 | 10.8 |
| 9 | 688 | 13.9 | 486 | 9.8 | 23.7 | 325 | 6.8 | 203 | 4.2 | 11.0 |
| 7～9 | 1 863 | 12.6 | 1 569 | 10.6 | 23.1 | 914 | 6.3 | 637 | 4.4 | 10.8 |

续表

| 年龄/岁 | 城市男生 | | | | | 乡村男生 | | | | |
|---|---|---|---|---|---|---|---|---|---|---|
| | 超重 | | 肥胖 | | 合计 | 超重 | | 肥胖 | | 合计 |
| | 人 | 百分比/% | 人 | 百分比/% | 百分比/% | 人 | 百分比/% | 人 | 百分比/% | 百分比/% |
| 10 | 817 | 16.6 | 448 | 9.1 | 25.7 | 389 | 7.8 | 176 | 3.5 | 11.4 |
| 11 | 801 | 15.9 | 433 | 8.6 | 24.4 | 377 | 7.8 | 144 | 3.0 | 10.8 |
| 12 | 774 | 15.7 | 353 | 7.2 | 22.9 | 350 | 7.3 | 151 | 3.1 | 10.4 |
| 10～12 | 2 392 | 16.1 | 1 234 | 8.3 | 24.3 | 1 116 | 7.7 | 471 | 3.2 | 10.9 |
| 13 | 612 | 12.5 | 257 | 5.2 | 17.7 | 295 | 6.2 | 110 | 2.3 | 8.5 |
| 14 | 588 | 12.1 | 273 | 5.6 | 17.7 | 253 | 5.3 | 101 | 2.1 | 7.4 |
| 15 | 611 | 12.3 | 246 | 4.9 | 17.2 | 242 | 4.9 | 101 | 2 | 6.9 |
| 13～15 | 1 811 | 12.3 | 776 | 5.3 | 17.5 | 790 | 5.4 | 312 | 2.1 | 7.6 |
| 16 | 556 | 11.4 | 248 | 5.1 | 16.4 | 249 | 5.1 | 80 | 1.6 | 6.7 |
| 17 | 570 | 11.6 | 202 | 4.1 | 15.7 | 257 | 5.3 | 68 | 1.4 | 6.7 |
| 18 | 550 | 11 | 188 | 3.8 | 14.8 | 299 | 5.8 | 80 | 1.6 | 7.4 |
| 16～18 | 1 676 | 11.3 | 638 | 4.3 | 15.6 | 805 | 5.4 | 228 | 1.5 | 6.9 |
| 合计 | 7 742 | 13.1 | 4 217 | 7.1 | 20.2 | 3 625 | 6.2 | 1 648 | 2.8 | 9.0 |

**表3　2005年7～18岁城乡女生各年龄组超重、肥胖检出率**

| 年龄/岁 | 城市女生 | | | | | 乡村女生 | | | | |
|---|---|---|---|---|---|---|---|---|---|---|
| | 超重 | | 肥胖 | | 合计 | 超重 | | 肥胖 | | 合计 |
| | 人 | 百分比/% | 人 | 百分比/% | 百分比/% | 人 | 百分比/% | 人 | 百分比/% | 百分比/% |
| 7 | 432 | 8.9 | 288 | 5.9 | 14.8 | 281 | 5.9 | 155 | 3.3 | 9.2 |
| 8 | 395 | 8.1 | 250 | 5.1 | 13.3 | 215 | 4.5 | 125 | 2.6 | 7.2 |
| 9 | 345 | 7.1 | 238 | 4.9 | 11.9 | 188 | 4.0 | 118 | 2.5 | 6.4 |
| 7～9 | 1 172 | 8.0 | 776 | 5.3 | 13.3 | 684 | 4.8 | 398 | 2.8 | 7.6 |
| 10 | 370 | 7.5 | 225 | 4.6 | 12.1 | 171 | 3.5 | 126 | 2.6 | 6.1 |
| 11 | 340 | 6.9 | 251 | 5.1 | 12.1 | 180 | 3.7 | 87 | 1.8 | 5.5 |
| 12 | 321 | 6.7 | 174 | 3.6 | 10.3 | 171 | 3.6 | 86 | 1.8 | 5.4 |
| 10～12 | 1 031 | 7.1 | 650 | 4.4 | 11.5 | 522 | 3.6 | 299 | 2.1 | 5.7 |
| 13 | 327 | 6.6 | 149 | 3.0 | 9.7 | 208 | 4.3 | 80 | 1.7 | 6.0 |
| 14 | 364 | 7.5 | 158 | 3.3 | 10.7 | 245 | 5.1 | 48 | 1.0 | 6.2 |
| 15 | 419 | 8.5 | 130 | 2.6 | 11.1 | 241 | 4.9 | 57 | 1.2 | 6.1 |
| 13～15 | 1 110 | 7.5 | 437 | 3.0 | 10.5 | 694 | 4.8 | 185 | 1.3 | 6.1 |
| 16 | 390 | 7.9 | 70 | 1.4 | 9.4 | 254 | 5.3 | 32 | 0.7 | 5.9 |

续表

| 年龄/岁 | 城市女生 | | | | | 乡村女生 | | | | |
|---|---|---|---|---|---|---|---|---|---|---|
| | 超重 | | 肥胖 | | 合计 | 超重 | | 肥胖 | | 合计 |
| | 人 | 百分比/% | 人 | 百分比/% | 百分比/% | 人 | 百分比/% | 人 | 百分比/% | 百分比/% |
| 17 | 335 | 6.9 | 93 | 1.9 | 8.8 | 296 | 6.1 | 29 | 0.6 | 6.7 |
| 18 | 339 | 6.7 | 89 | 1.8 | 8.5 | 272 | 5.3 | 29 | 0.6 | 5.9 |
| 16～18 | 1 064 | 7.2 | 252 | 1.7 | 8.9 | 822 | 5.5 | 90 | 0.6 | 6.2 |
| 合计 | 4 377 | 7.4 | 2 115 | 3.6 | 11.0 | 2 722 | 4.7 | 972 | 1.7 | 6.4 |

## 3.2 不同地区群体超重、肥胖检出率的阶梯式分布

上述以简单、笼统方式表现的流行率，由于掩盖了不同地区群体间的差异（除社会经济状况外，还有地理生态、生长发育差异等长期影响），不能真正反映出我国青少儿群体的超重、肥胖真实流行状况。因此，我们将群体样本分成以下 10 个群体（城乡各 5 个）：Ⅰ，北京上海城区；Ⅱ，（北方）沿海大城市；Ⅲ，内陆南方大城市（前者如太原、西安，后者如南昌、福州、广州、南宁等，均为省会市）；Ⅳ，沿海中小城市；Ⅴ，内陆南方中小城市；Ⅵ，北京上海郊区；Ⅶ，沿海富裕乡村；Ⅷ，中南富裕乡村（和Ⅶ一样，抽样自Ⅱ、Ⅲ地区的“省会片”乡村）；Ⅸ，中下水平乡村（内陆、南方第 2、3 片乡村）；Ⅹ，西部乡村（除西南、西北各省区市外，还包括内蒙古、广西等）。通过对这些群体的比较、分析，可将 2005 年我国中小学生群体的超重、肥胖流行现状，以及在流行程度上巨大的群体差异勾画如下（图 3、图 4）。

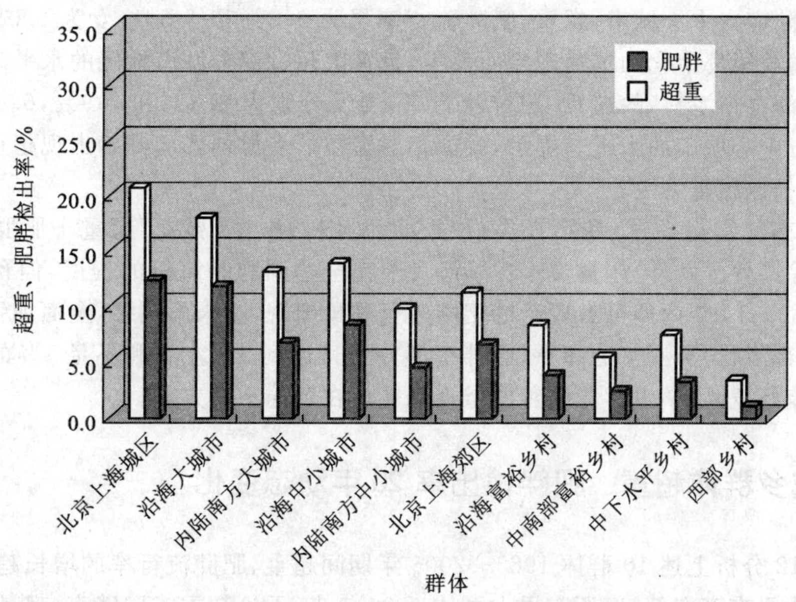


**图 3　2005 年不同地区群体 7～18 岁男生超重、肥胖检出率的阶梯式分布**

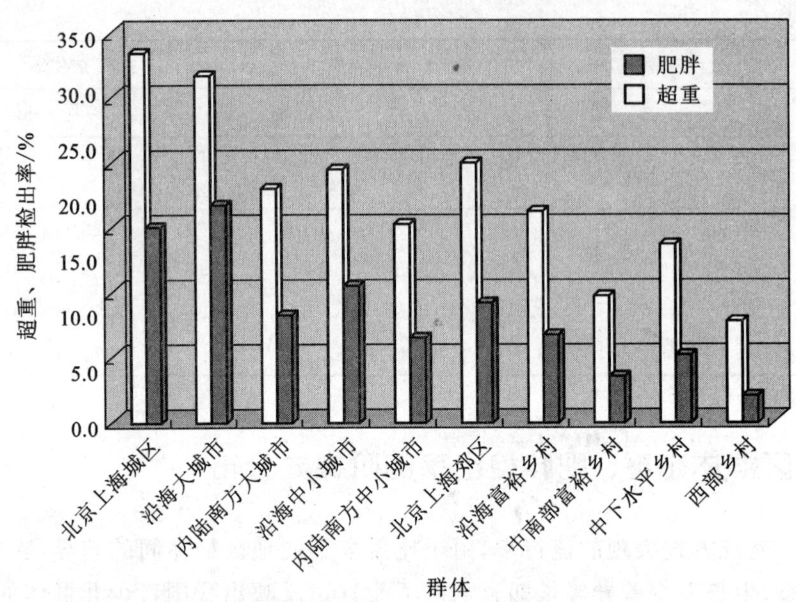


**图 4　2005 年不同地区群体 7～18 岁女生超重、肥胖检出率的阶梯式分布**

第Ⅰ类(北京上海城区)超重、肥胖流行率,男为 20.8%和 12.3%,女为 11.3%和 5.9%;第Ⅱ类(沿海大城市)男为 18.0%和 11.8%,女为 10.6%和 6.6%。该两类群体都已经呈现出超重、肥胖的广泛流行;流行率接近多数西欧国家、加拿大、澳大利亚等目前的平均水平。

第Ⅳ类(沿海中小城市)的超重、肥胖流行率,男为 13.9 和 8.3%,女为 7.7%和 4.1%;比Ⅲ类(内陆南方大城市,男为 13.1%和 6.8%,女为 7.1%和 3.2%)更高。

第Ⅵ类(北京上海郊区)的超重、肥胖流行率,男为 11.2%和 6.7%,女为 7.9%和 3.6%,已超过第Ⅴ类(内陆南方中小城市,超重、肥胖流行率男为 9.8%和 4.5%,女为 6.0%和 2.5%)水平。该现象伴随我国都市化的加速现象而发生,且首次超过部分城市地区的水平。

第Ⅶ类(沿海富裕乡村)的超重、肥胖流行率,男女分别为 8.3%和 3.9%,6.4%和 2.6%也已逼近内陆南方中小城市的水平。提示,我国相对富裕的乡村地区已开始出现超重、肥胖的广泛流行,但检出率仍以超重为主。

第Ⅷ类(中南部富裕乡村)和第Ⅸ类(中下水平乡村)群体,男女"超重＋肥胖"率都已超过 10%,肥胖率(除第Ⅷ类女外)超过 2%。尽管尚未完全达到肥胖流行的程度,但预示:伴随该趋势的进展,今后 5～10 年内即可有广泛的肥胖流行现象出现,应未雨绸缪,全面加强监测。

第Ⅹ类(西部乡村)男女生的超重、肥胖率都分别只达到 3%左右和不足 1%的水平,目前尚不存在肥胖的流行危险;学生营养改善的重点仍应放在营养不良方面。

## 3.3　不同城乡群体超重、肥胖检出率 20 年动态变化

图 5 至图 12 分析上述 10 群体 1985—2005 年期间超重、肥胖流行率的增长趋势。

尽管基线水平有高有低,但所有男女群体近 20 年来,无论超重或肥胖率,都呈现极其迅猛的增长趋势。

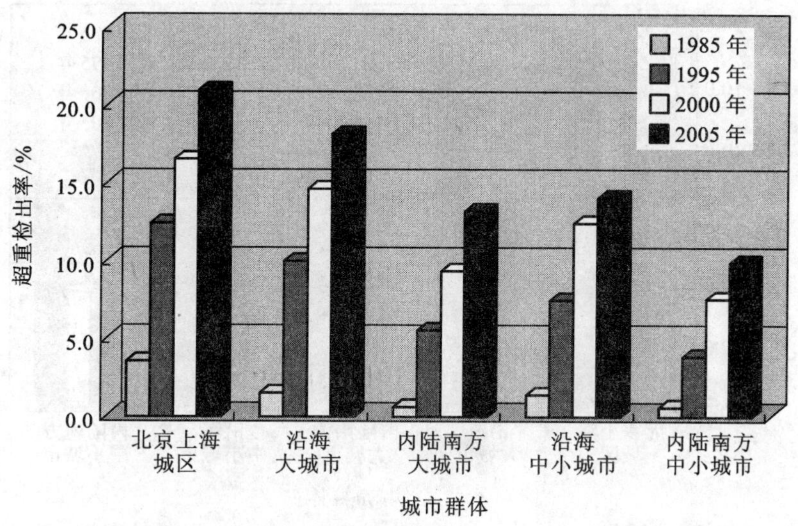


**图 5　1985—2005 年不同城市群体男生(7～18 岁)超重检出率变化**

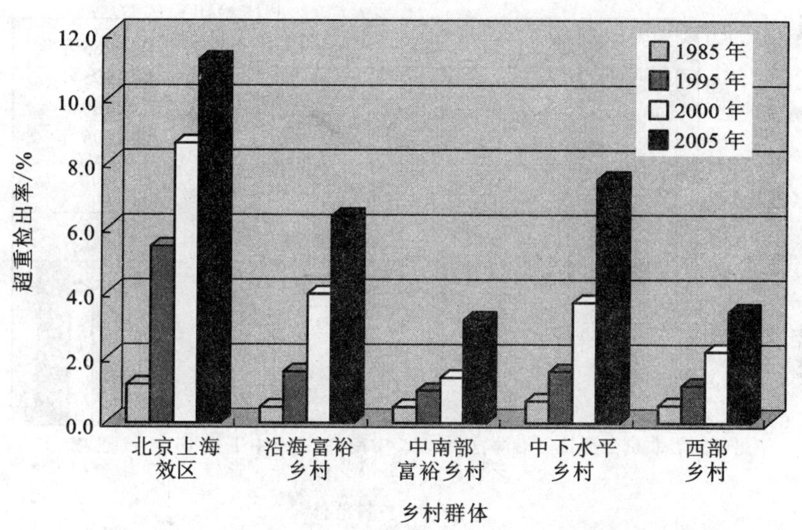


**图 6　1985—2005 年不同乡村群体男生(7～18 岁)超重检出率变化**

北京、上海最早即出现超重流行；1985 年超重、肥胖流行率已达到男 3.5%和 1.0%，女 2.8%和 0.1%；而采用目前的标准来衡量，当时全国中小学生的超重、肥胖流行率仅分别为 1%和 0.2%。该两群体在短短 10 年内(1985—1995 年)即增长到男 12.3%和 5.7%，女 7.7%和 3.1%的水平。其后持续、成倍上升，直至目前的高水平。其中尤其是北京群体，2005 年和 1985 年相比，男女“超重＋肥胖”率分别增长 4.1 倍和 2.5 倍，肥胖率分别增长 7.3 倍和 4.2 倍。

沿海大城市的超重、肥胖流行自 20 世纪 90 年代初才起步，但整个 90 年代增长迅速，2005 年时已接近北京、上海城区的水平。沿海中小城市起步更晚，而进展同样迅猛，在 1991—2000 年男女“超重＋肥胖”率即分别增长了 3.4 倍和 1.9 倍，肥胖率分别增长 5.1 倍和 4.3 倍，2000—2005 年超重、肥胖率显著超过内陆南方大城市的平均水平。

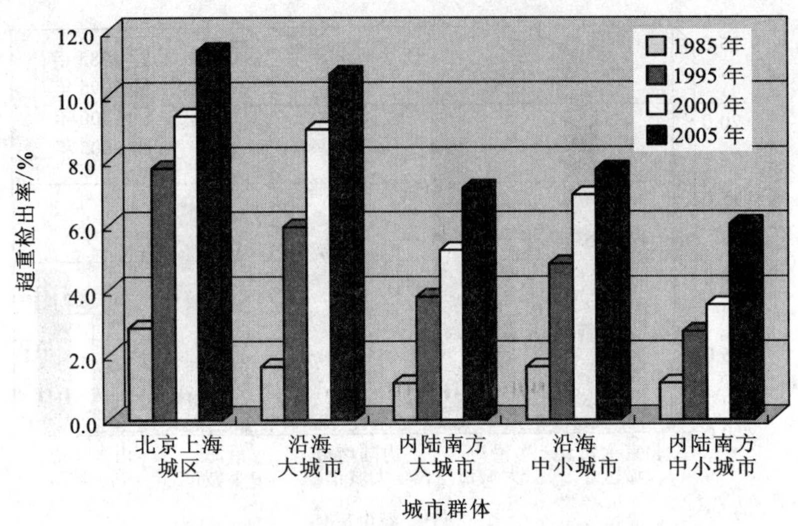


**图7　1985—2005年不同城市群体女生(7～18岁)超重检出率变化**

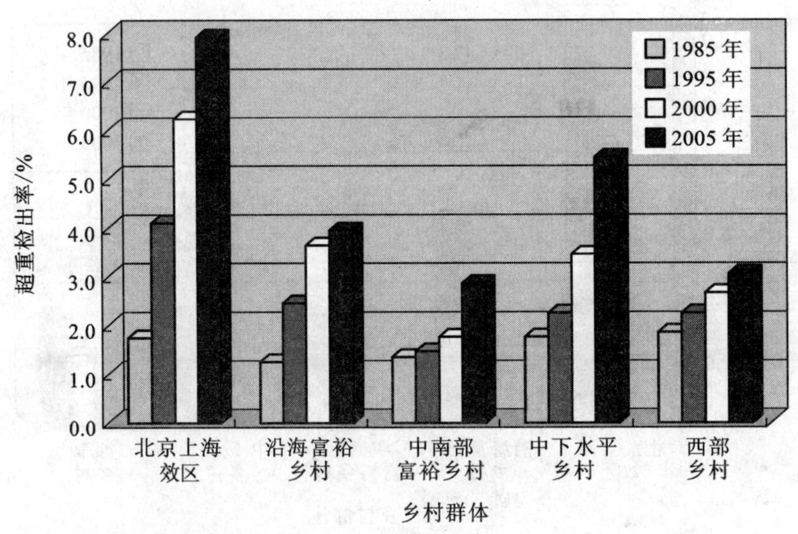


**图8　1985—2005年不同乡村群体女生(7～18岁)超重检出率变化**

内地南方大城市和沿海大城市几乎同时出现超重、肥胖的流行趋势,但增长速度低于沿海,甚至沿海中小城市,不过其近年来的增长幅度不容低估。在1995—2005年的10年间,超重流行率男女分别从5.5%和3.8%增长到13.1%和7.1%,而肥胖流行率男女分别从1.6%和0.9%增长至6.8%和3.2%,清晰提示,我国中小学生的肥胖流行趋势不仅仅局限于某些特定的人群,而是呈全方位迅猛增长。

尽管北京上海郊区相对于其他相对富裕的乡村地区(包括沿海富裕乡村、中南部富裕乡村)直到2000年才开始肥胖流行,不仅基线低,而且现状水平远不及沿海城市,但其增长趋势都非常迅猛,表明如果现在还不及早采取防治措施,这些地区群体在不久的将来就将形成我国学生(尤其小学生)超重、肥胖的新主体。

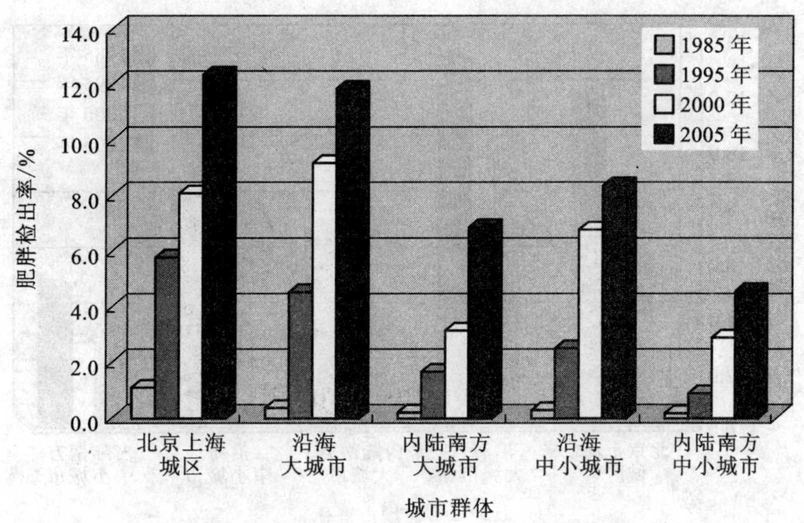


**图 9　1985—2005 年不同城市群体男生(7～18 岁)肥胖检出率变化**

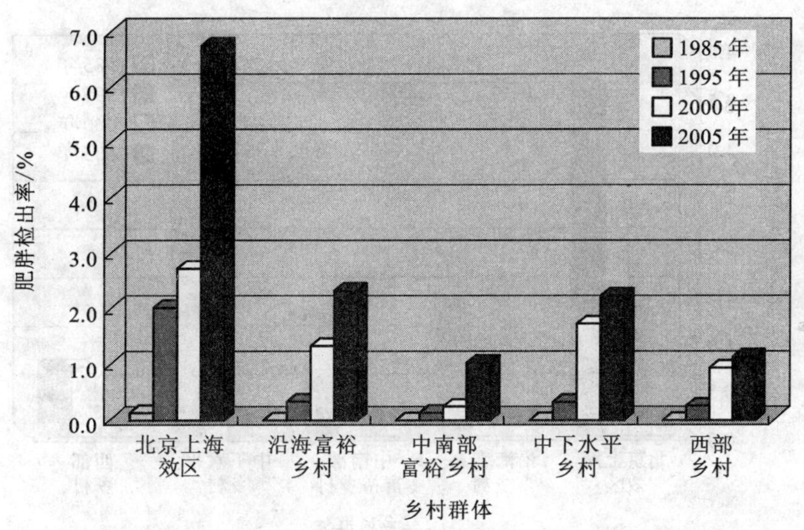


**图 10　1985—2005 年不同乡村群体男生(7～18 岁)肥胖检出率变化**

即使在迄今尚未形成流行的中下水平乡村、西部乡村地区，近 20 年来以超重为主的流行也呈成倍上升态势。1985 年时该两群体男生超重检出率都只有 0.4%，两群体女生分别为 1.7% 和 1.8%，而 2005 年时两群体男生超重率分别达到 7.4% 和 3.3%，两群体女生分别达到 5.4% 和 3.0%。

可见，尽管我国整体上尚处于儿童肥胖的早期阶段，而且不同学生群体间存在明显的不平衡现象，但超重、肥胖的迅猛蔓延趋势已不容置疑。换言之，比目前的超重/肥胖流行水平更令人担忧的是所有群体(包括乡村)中都表现出的超重、肥胖检出率的持续、迅猛上升趋势。

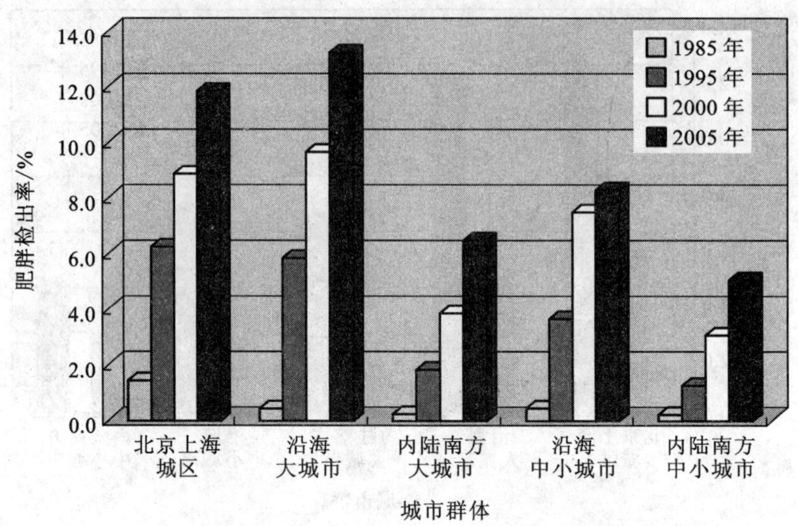


**图 11　1985—2005 年不同城市群体女生(7～18 岁)肥胖检出率变化**

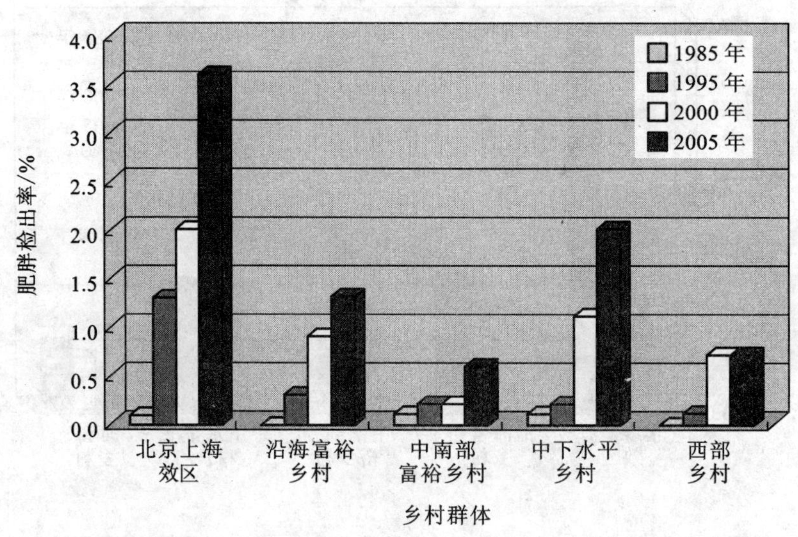


**图 12　1985—2005 年不同乡村群体女生(7～18 岁)肥胖检出率变化**

## 3.4　各省市区城市群体（7～18 岁）超重、肥胖流行状况分布图

图 13、图 14 分别以 2005 年城男、城女超重、肥胖检出率为依据，描绘 30 个省、自治区和直辖市的流行状况分布。图中以“超重＋肥胖”检出率为纵轴，大体反映不同省份的肥胖流行水平；以肥胖检出率为横轴，大体反映流行的严重程度，因为从超重、肥胖的定义来看，超重只是肥胖的早期表现，或称其为“警戒线”，并不真正进入肥胖状态，除应采取积极、综合的预防措施外，尚未到真正需要治疗(科学减肥)的程度。但针对我国这样总体上尚处于肥胖流行早期的国家来说，超重流行率又是进行早期监测的重要指征；如果坐等超重继续发展为肥胖，防治难度将大大增

分布图

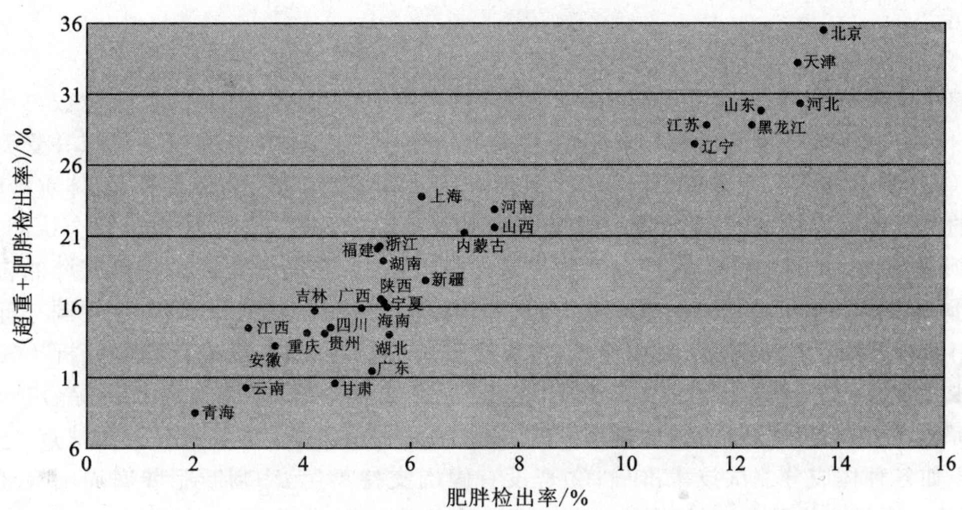


**图 13　2005 年 30 个省区市城男(7～18 岁)超重肥胖**

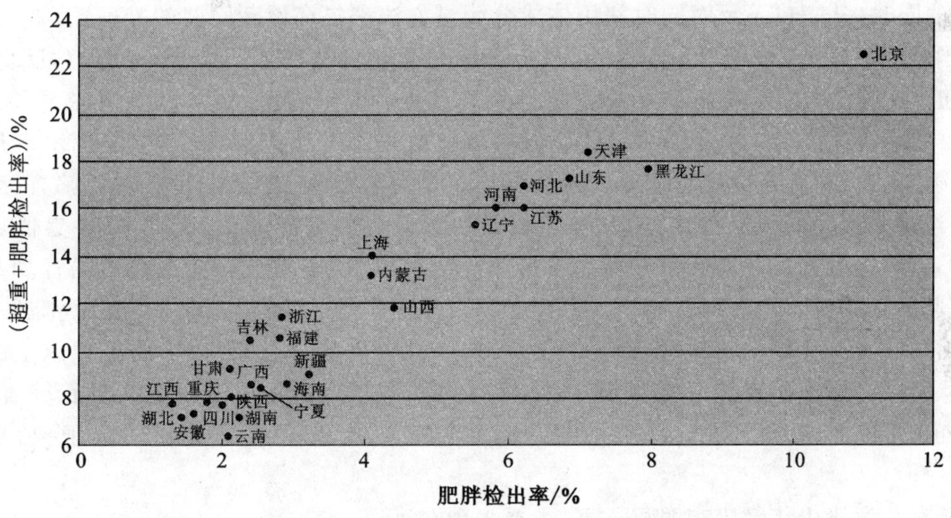


**图 14　2005 年 30 个省区市城女(7～18 岁)超重肥胖分布图**

加。不难发现,根据上述两指标的综合表现,位居分布图右上的群体(如"北京"),肥胖流行及其严重程度都最高,而位居左下的群体则无论流行及其严重程度都相对最低。

对各地学校卫生行政主管和专业人员来说,这些监测图对及时分析本地学生的肥胖流行现状及其变化趋势,有十分重要的意义。监测图可根据需要制作。例如,可将本省不同城乡群体(甚至小到一个区县的所有同质学校)的流行状况,或者将同一群体在不同年代的检出率标注在图上,以直观反映不同群体、同一群体在不同时间的流向现状和发展趋势,据此制定有针对性的干预策略和措施,有效开展对学生肥胖的积极防治。

## 4 讨论

目前在全球范围,利用身高、体重计算 BMI,并利用 BMI 的性别-年龄百分位数界值点为标准,已取代"身高标准体重",成为筛查超重、肥胖的主要方法。BMI 具有以下优点并受到各国专家公认:①其测量、筛查、计算都明确指向"过多体脂"目标。②BMI 值来自身高、体重等临床、保健机构的常规体检指标,能在基层单位准确测定和评价。③BMI、身高、体重的社会认同度高,病历、保健卡中能随时查到记录,人们对这些记录常脱口而出,有助民众提高防治肥胖的自我保健意识。④BMI 在不同年龄、性别、成熟度、身材、种族等方面有良好的分辨度;使用同一标准能方便地进行跨国/地区、跨人群、跨时段比较,不仅能反映流行现状,且可进行趋势分析。⑤BMI 超标在青少儿阶段即可导致肥胖相关疾病后果;轻者称疾病危险,重者指向代谢综合征(MS,下同);超标越严重,疾患/危险的发生概率越高。但 BMI 并非万能,它至少有三大缺点:①反映体脂含量不如各种体成分测试技术准确;②若没有腹围支持,将无法判断肥胖属周围性或中心性(后者导致心血管疾患的危险性更高);③一些身高发育不足的青少年(我国乡女群体中尤其多见)常可因所谓的身材"粗壮"(BMI 值相对高)而被误判为"超重"。因此,国内外学者在推荐使用 BMI 的同时,从来也不反对同时利用体成分测量方法来提高诊断肥胖的准确性。

中国肥胖工作组(Working Group of Obesity in China,WGOC)通过长期努力,反复验证,于 2004 年正式推出"中国学龄儿童青少年 BMI 筛查超重、肥胖分类标准"(以下简称 WGOC 标准,见表 1)。该标准以 2000 年全国学生体质健康调研数据为参照人群,以其中发育水平最高群体的 BMI 第 85 和 95 百分位数为基础,以和 WGOC 先前颁布的"中国成年人 BMI 筛查标准"接轨为目标;经过多项次曲线平滑化处理、修匀获得。它最终确定的超重、肥胖 BMI 界值点分别为 24 和 28,低于国际标准。其后多方面的大量论证结果表明,使用该标准在对中国青少儿人群进行超重、肥胖筛查时,具有很高的灵敏性(经专家目测确定的超重者的 95.4%和肥胖者的 97.5%能被筛出),同时有良好的特异性(筛出的男、女青少儿肥胖者,96.8%以上有一项以上的代谢综合征症状)。因此,本研究统一使用 WGOC 标准对不同年代的体质调研资料进行筛查,这对于准确筛查出不同年龄城乡男女青少儿中的超重和肥胖者,以便及早提供防治干预,是十分有利的。

肥胖对儿童青少年健康有明显危害,主要表现在:

(1) 即时性生理危害:①不良体态。大量脂肪层堆积在身体各部分,使青少年失去他们最珍惜的生活目标——苗条的身躯和健美体型。②行动不便,稍动即引起疲劳;重度肥胖者常引发骨骼病变、关节炎、扁平足、下肢静脉曲张等。③影响体温调节,不利于体表热蒸发,导致怕热,多汗,易中暑和热虚脱。④脂肪在胸廓下堆积,抬高膈肌,使胸部活动受限,影响肺容量,出现呼吸浅速,肺泡换气不足,进而引起低氧血症。⑤影响血液循环,可在低氧血症基础上继发红细胞增多症,严重时出现充血性心力衰竭。⑥肌力和耐力差,易发生创伤、车祸、扭伤等意外事故。

(2) 影响学习能力:肥胖越严重,对感知、观察、注意、记忆、思维等认知一学习能力损害效应越大。①因体胖而懒于活动,时空局限性大,显著削弱对信息的吸收。②脂肪多,氧耗量增大,经常昏昏欲睡。③自我形象扭曲,自卑心理加重,创造欲和进取心下降。动物实验发现肥胖大鼠因血脂浓度高,脂肪进入大脑,在皮质沟回处堆积,形成所谓的"脂肪脑",导致苯丙氨酸代谢产物堆积，不能及时排泄，对思维敏捷性和长时记忆能力尤其不利。肥胖造成的认知能力下降，易被良好的家庭环境因素所掩盖。例如，肥胖儿在我国高收入家庭中多见。尽管他们已有阅读、数学能力进步慢等现象出现，但其家庭关爱程度高，学习物质条件好，父母的精神动力支持，加之生长快，智力启蒙早，故肥胖出现初期的认知缺陷表现不明显，但随着年龄的增大，肥胖程度的加重，其认知缺陷将逐步加重和表面化。

(3) 肥胖导致的心理-行为障碍：青少年处于人生观、世界观的形成阶段。因体型臃肿，常受各种有意无意地伤害，对自尊、自信、社会交往的发展都造成不利影响。青春早期出现的肥胖，对青少年自我意识形成的阻遏现象（如自我意象扭曲）最严重。不良外环境（伙伴歧视、学业受挫）和自身易感因素（如自惭形秽感）的联合作用，常导致肥胖少年出现心理-情绪问题，重者可引致精神障碍，如青春期抑郁症和人格发育障碍，且持续影响到他们成年后的社会适应、经济收入、婚姻状况等。肥胖青少年的下列健康危险行为也较常见：①强烈的自暴自弃感，引发暴饮-暴食性饮食行为紊乱，最严重的是神经性贪食症，更多的则采用滥服减肥药、长时间不进食、服泻药等错误减肥方式。②因不良体象观而引发吸烟、酗酒等不良行为；有些肥胖女孩甚至冀图利用吸烟作为控制体重的手段。③肥胖儿因臃肿的外表，迟缓的动作，常成为欺负、排斥、孤立、辱骂、起外号甚至拳打脚踢等校园暴力行为的受害者。反过来，他们或出于自卫，或因暴力行为在神经中枢形成的错误定格，常反过来成为校园暴力行为的实施者，以过度反应应对欺负，或以同样的方式去欺负比他们更弱的伙伴。正因为肥胖导致的心理损伤通常在程度上超过身体损伤，故儿童肥胖问题已引起发达国家学校卫生界的高度重视。例如，日本学校保健学会(2002)修订的"学校保健条例"，专门建议学校护士每年必须将提供心理咨询时间的1/3以上，用于肥胖学生。

(4) 肥胖相关代谢综合征(MS)危险因素：近年来的大量研究表明，肥胖不仅导致成人期心脑血管疾病发生率、死亡率的上升，在青少儿时期即可对健康构成威胁；代谢综合征疾病危险的出现和集聚是其集中体现。常见代谢综合征有：①原发性高血压。伴随肥胖率上升，儿童高血压的发生率显著增加。美国一项以学校人群为基础的研究发现，肥胖青少年患高血压的危险是非肥胖者的3倍；94%肥胖儿的收缩压（成人心血管病患病率、死亡率的决定因素）位于正常值的$P_{95}$以上；舒张压也有类似表现。②2型糖尿病。伴随肥胖持续的时间延长、程度加重，糖耐量下降，胰岛素水平上升；开始仅餐后血糖高，其后空腹血糖也增高，逐步发展为2型糖尿病。③血脂代谢紊乱。我国2002年全国营养调查发现，利用WGOC标准筛出的超重儿，其高胆固醇，低HDL和血脂紊乱的检出率是正常体重者的1.9、1.4和1.5倍；肥胖儿则为3.3、1.5和1.8倍。④动脉粥样硬化。

和世界各国相比，我国儿童青少年的肥胖流行，具有以下6方面的特征：

(1) 不同群体间流行率呈阶梯式分布，与社会经济发展水平呈正相关。无论从流行的起始，城乡差异、流行率及其增速、增幅（经济发达、生活水平提高快的沿海城市，包括沿海中小城市，已高于内陆大城市；京沪郊区远高于一般乡村，甚至高于内陆南方中小城市）等，均可为该特征提供充足依据。该阶梯式分布特征，对那些尚未出现流行的地区、群体起到有力的警示作用，应抓住有利时机，未雨绸缪，加快部署积极的预防措施，延缓和阻遏儿童肥胖的大规模流行。

(2) 我国整体上处于肥胖早期流行，儿童期超重、肥胖流行率（尤其后者）显著高于青少年，是其重要的表现之一。欧美各国不同，儿童、青少年两阶段"超重＋肥胖"检出率相近，肥胖检出率则青少年更高。

(3) 所有群体的超重、肥胖流行率，男生都显著高于女生。发达国家则不然，女生(尤其青少年)的肥胖率一般都高于同龄男生；美国的白人、黑人和拉丁裔人群表现均如此。导致该差别的原因不在于使用什么标准，而与中国女性特有的青春期体成分发育规律有关。但是，这不等于说在罹患肥胖及其相关代谢性疾病方面，女生比男生更"安全"，因为大量研究早已证实，东亚女性在同等体重水平下，体脂的累积程度比欧美人群更高；换言之，她们出现心血管危险因素的阈值不仅低于欧美人群，而且低于中国男性。

(4) 除宏观社会经济因素外，南北差异也是导致我国青少儿肥胖流行差异的重要原因。例如，上海的国民GDP水平、膳食消费比北京还高，两地青少儿身高水平无显著差异，几乎同时出现肥胖流行，但该市7～18岁"超重＋肥胖"率、肥胖率(尤其女生)不仅低于北京，且低于其他沿海大城市，原因恐主要与居民饮食文化、习惯有关。

(5) 青少儿的肥胖流行，还与历史条件下形成的体格发育水平有关，气候、气温、气湿等地理-生态因素居中发挥重要作用。例如，华南各经济发达省会市(如广州、福州等)生活水平居全国前列，但"超重＋肥胖"率、肥胖率等，都和内地大城市处于同一水平。

(6) 青少儿的肥胖流行，与社会人口学因素也有相关，作用方向则和发达国家相反。后者中，越属贫困阶层，收入、父母文化程度越低者，肥胖发生率越高。我国则相反，肥胖青少儿较多来自母亲文化较高，社会经济水平较高的家庭，主要原因是：①我国家庭日常膳食开支和经济水平的挂钩程度，远比发达国家密切；②受"胖是健康"等陈旧观念的影响，我国越是高知识、高收入家庭父母越倾向于在热量、甜食、西式快餐等方面增多投入，而肥胖对孩子身心发育的危害常遭忽视。

针对儿童青少年肥胖流行，应采取以下主动干预策略：

(1) 充分利用公共卫生的普遍性特点，所有的治疗、预防、心理支持措施都应既针对超重/肥胖高危儿，也兼顾正常体重者。

(2) 摆脱单纯治疗观点，将关键措施建立在通过传授知识/技能，提高自我保健意识的基础上。

(3) 预防措施应扩大到人群。针对导致儿童肥胖蔓延的趋势及其社会、文化背景和自然环境，建立家庭-学校-社区三联屏障。

根据上述策略，建议采取11类具体干预措施：

(1) 合理控制饮食，调整膳食结构。

(2) 实施有氧锻炼。每周5天，从事诸如步行、慢跑、游泳、跳绳、骑车、爬楼梯、有氧体操和有氧舞蹈等运动。

(3) 实现生活方式由"静"到"动"的转变。

(4) 改变不良饮食习惯。

(5) 从小向青少儿宣传正确的体型知识，引导他们抵制和拒绝各种盲目的和不健康的减肥行为。

(6) 充分利用学校午餐制度，向学生提供安全、卫生和符合营养标准的色、香、味俱佳的午餐。

(7) 开展预防肥胖，健康促进学校活动。

(8) 鼓励家长积极参与，帮助他们纠正错误的认识，积极支持孩子从事体力活动、培养健康饮食习惯。

(9) 与儿童肥胖防治直接有关的卫生、教育和农业等政府部门应密切协调，主动参与。保障在居住小区提供充足的运动场所和免费的运动设施；为有氧运动者配置安全保障设施。

(10) 各级医疗、卫生保健部门要从专业角度入手，为防治肥胖、科学减肥等行动保驾护航。

(11) 动员大众媒体，在宣传防治肥胖、实现科学减肥方面发挥更积极作用，不仅应正面宣传科学知识，还应帮助青少年、家长和公众消除在防治肥胖、减肥等方面的一些误区。

**参考文献：**


[1] Ogden CL, Carroll MD, Curtin LR, McDowell MA, Tabak CJ, Flegal KM. Prevalence of overweight and obesity in the United States, 1999—2004[J]. J Am Med Assoc, 2006, 295(13):1549-1955.

[2] Prentice AM. The emerging epidemic of obesity in developing countries[J]. Int J Epidemiol, 2006, 35(1): 93-99.

[3] Raymond SU, Leeder S, Greenberg HM. Obesity and cardiovascular disease in developing countries: a growing problem and an economic threat[J]. Curr Opin Clin Nutr Metab Care, 2006, 9(2):111-116.

[4] Janssen I, Katzmarzyk PT, Boyce WF, Vereecken C, Mulvihill C, Roberts C, Currie C, Pickett W. Comparison of overweight and obesity prevalence in school-aged youth from 34 countries and their relationships with physical activity and dietary patterns[J]. Obes Rev, 2005, 6(2):123-132.

[5] Salazar-Martinez E, Allen B, Fernandez-Ortega C, Torres-Mejia G, Galal O, Lazcano-Ponce E. Overweight and obesity status among adolescents from Mexico and Egypt[J]. Arch Med Res, 2006, 37(4): 535-542.

[6] Reinehr T, de Sousa G, Andler W. Longitudinal analyses among overweight, insulin resistance, and cardiovascular risk factors in children[J]. Obes Res, 2005, 13(10):1824-1833.

[7] Yoshinaga M, Tanaka S, Shimago A, Sameshima K, Nishi J, Nomura Y, Kawano Y, Hashiguchi J, Ichiki T, Shimizu S. Metabolic syndrome in overweight and obese Japanese children[J]. Obes Res, 2005, 13 (7):1135-1140.

[8] Reilly JJ. Diagnostic accuracy of the BMI for age in paediatrics[J]. Int J Obes, 2006, 30: 595-597.

[9] Cole TJ, Bellizzi MC, Flegal KM, Dietz WH. Establishing a standard definition for child overweight and obesity worldwide: international survey[J]. BMJ, 2000, 320:1240-1243.

[10] Dietz WH, Robinson TN. Use of the body mass index(BMI) as a measure of overweight in children and adolescents[J]. J Pediatr, 1998, 132:191-193.

[11] Editorial. Childhood obesity: is it time for action? [J] Nutr Metab Cardiovasc Dis, 2006, 16(4):235-238.

[12] Saxena S, Ambler G, Cole TJ. Ethnic group differences in overweight and obese children and young people in England: cross-sectional survey[J]. Arch Dis Child, 2004, (89):

30-36.

[13] 季成叶．中国学生超重肥胖BMI筛查标准的应用[J]．中国学校卫生杂志，2004，25(1)：125-128.

[14] 季成叶．肥胖青少年科学减肥策略和综合措施[J]．中华全科医师杂志，2004，3(2)：94-96.

[15] 季成叶．儿童肥胖的遗传基因研究进展[J]．中国学校卫生 2006(2)，27(2)：93-94.

[16] 季成叶．儿童肥胖筛查方法研究的最新进展[J]．中国学校卫生，2006，27(4)：279-281.

[17] 季成叶．儿童青少年肥胖代谢综合征危险因素分析(述评)[J]．中国学校卫生，2006，27(5)：371-373.

[18] 季成叶．儿童肥胖流行与肥胖易感环境[J]．中国学校卫生，2006，27(6)：464-466.

[19] Salmon J, Timperio A, Telford A, Carver A, Crawford D. Association of family environment with children's television viewing and with low level of physical activity[J]. Obes Res, 2005, 13(11): 1939-1951.

[20] World Health Organization Expert Consultation. Appropriate body-mass index for Asian populations and its implications for policy and intervention strategies[J]. The Lancet 2004, 363: 157-163.

# 我国中小学生贫血检出率现状及变化趋势

中国学生体质健康调研组

季成叶　执笔

## 1　前言

中小学生正在旺盛生长，容易因铁的摄入不足或各种原因引起的铁储备下降而导致缺铁性贫血。目前在发达国家和中国等经济转型期国家，直接危及生命的严重贫血已很少见。但大量研究表明，即便那些贫血程度低、无表面症状的“边缘性贫血”，也会对儿童少年的生长发育、体质健康、学习能力、疾病抵抗力等产生不利影响。因此，世界各国都很重视贫血防治。世界卫生组织（WHO）将缺铁性贫血列为全球需重点防治的公共卫生问题之一，并将学龄儿童和婴儿、孕妇、老人等并列为缺铁性贫血的四大高发人群。我国政府高度重视儿童青少年缺铁性贫血防治。1992 年卫生部、教育部、全国爱卫会联合颁布《全国学生常见病综合防治规划》，正式将其确定为重点防治的学生常见病之一。1991 年以来历次全国学生体质健康调研，都将抽取部分年龄组，通过检测血红蛋白筛查贫血作为重要任务之一。WHO 定义的“缺铁性贫血”是：外周血液内单位体积血红蛋白含量（Hb，下同）或/和红细胞数或血细胞比容（红细胞压积）低于正常。本调研只测定 Hb，故筛查结果可反映“贫血”，但不能取代“缺铁性贫血”。

本文主要分析内容是：①以 2005 年城乡男女群体及省会片资料为重点，分析我国中小学生贫血的流行现状；②分析我国学生 1995（正式将 Hb 列为检测指标）至 2005 年贫血检出率动态变化；③分析省会市学生 1991—2005 年贫血检出率 14 年动态变化。根据上述分析，我们向各级政府提出以学校营养教育，膳食营养改善，早期筛查、诊治相结合的综合性干预建议。

## 2　研究对象和方法

### 2.1　研究对象

以分层随机整群方式，自 7、9、12（小学生）、14、17（中学生）岁 5 个年龄组抽样，对象均为汉族，来自除西藏（无汉族资料）、台湾外 30 个省、自治区和直辖市。各省级单位分别有城乡男女四群体，各群体各年龄组 116～128 人，均等抽样自社会经济状况“好”（省会市）、“中”和“差”3 片。为方便阐述，将省会市城区、郊区样本也简述为“城”和“乡”。对象均经体检，删除有重要脏器慢性病和身体残障者，计有 1991 年（限省会片）有效样本 58 524 人，1995 年 71 828 人，2000

年 72 211人,2005 年 72 365 人。

### 2.2 检测方法

统一使用 WHO 氰化高铁法测定 Hb。各地使用仪器,制备血红蛋白稀释液,现场采血、比色,制作标准曲线及测试质量控制等均严格按《全国学生体质健康调研检测细则》实施。各地疾控机构委派专业人员专人、专项完成;历次调研质量控制符合要求。

### 2.3 "低血红蛋白"筛查标准

统一使用 WHO 标准(1972 年),凡 Hb 低于下列界值者确定为"贫血":①7～14 岁不分男女:Hb ＜120 克/升;②≥15 岁男生,Hb ＜130 克/升;③≥15 岁女生,Hb ＜120 克/升。为衡量贫血严重程度,将患者分为"边缘性贫血"、"轻度贫血"和"中重度贫血"三等;各等级阈值在上述界值点基础上依次降低 10 克/升。以 12 岁女生为例,贫血界值点为＜120 克/升,故 110 克/升＜ Hb ＜120 克/升,"边缘性";100 克/升＜ Hb ＜110 克/升,"轻度"; Hb ＜100 克/升,"中重度"。

## 3 结果与分析

### 3.1 我国中小学生群体 2005 年贫血检出率现状

表 1 2005 年我国城乡男女中小学生部分年龄组贫血检出率/%

| 群体 | 7 岁 | 9 岁 | 12 岁 | 14 岁 | 17 岁 |
|---|---|---|---|---|---|
| 城市男生 | 12.9 | 11.6 | 6.9 | 3.6 | 8.1 |
| 乡村男生 | 20.0*** | 17.2*** | 12.6*** | 6.0*** | 9.3* |
| 城市女生 | 13.7 | 13.1 | 10.4 | 12.1 | 13.2 |
| 乡村女生 | 24.4*** | 22.1*** | 13.9*** | 13.5** | 13.8* |

注:同性别-年龄组城乡差异显著性 $\chi^2$ 检验,* $P<0.05$,** $P<0.01$,*** $P<0.001$。

表 1 显示,贫血问题目前在我国城乡男女中小学生群体中依然普遍存在,表现出以下规律:①低年龄(7、9 岁)小学生是"高发"群体,检出率最高。②所有年龄组中,乡村群体检出率都显著高于城市,年龄越小越明显。以 7 岁为例,城市男、女生检出率分别为 12.9%和 13.7%,而乡村男、女生分别为 20.0%和 24.4%;该显著差异持续到 9 岁和 12 岁学龄儿童。③中学阶段城乡差异依然存在,但有缩小趋势。④17 岁城乡男生检出率都较大幅度高于 14 岁组,显然与该年龄界值点的上升有关。⑤并不存在界值点升高因素的 17 岁女生,其城、乡群体贫血检出率分别达到 13.2%和 13.8%。显著高于男生,应引起高度关注。

**表 2　2005 年省会市城乡男女部分中小学生群体贫血检出率/%**

| 群体 | 7 岁 | 9 岁 | 12 岁 | 14 岁 | 17 岁 |
| --- | --- | --- | --- | --- | --- |
| 城市男生 | 10.1 | 7.5 | 6.0 | 2.8 | 8.7 |
| 乡村男生 | 16.1*** | 12.7*** | 8.7*** | 4.1*** | 5.8*** |
| 城市女生 | 11.7 | 10.8 | 6.9 | 12.2 | 13.8 |
| 乡村女生 | 24.4*** | 22.0*** | 10.9*** | 10.9** | 11.0*** |

注:同表 1。

表 2 显示,目前即使在我国社会经济发展水平较高的省会片,城乡男女学生群体中的贫血现象依然普遍,主要表现有:①在多数年龄组,省会片贫血检出率低于全国样本(还包括中、下社会经济片),尤其明显表现在那些生长发育变化相对平稳的年龄,如 9 岁和 12 岁。②省会片乡村低年龄小学生的贫血改善状况远不如城区明显。如 7、9 岁乡女,2005 年贫血检出率分别高达 24.4%和 22.0%,和全国平均水平无差异。与同龄城女比,检出率高一倍以上。③和表 1 相比,城乡中学生贫血检出率呈不同走势。乡村男女流行率都显著低于全国水平;城市男女生则相反,17 岁男女生检出率都不仅高于乡村同龄者,甚至高于全国平均水平。

## 3.2　1995—2005 年全国城乡男女群体贫血检出率的动态变化

表 3～表 6 以 1995—2005 年全国资料为基础,分不同年龄组分析贫血检出率的动态变化,且就其变化趋势进行群体间的相互比较。

**表 3　1995—2005 年 7 岁城乡男女小学生贫血检出率变化**

| 群体 | 1995 年 | | | 2000 年 | | | 2005 年 | | |
| --- | --- | --- | --- | --- | --- | --- | --- | --- | --- |
| | 人数/人 | 正常率/% | 贫血率/% | 人数/人 | 正常率/% | 贫血率/% | 人数/人 | 正常率/% | 贫血率/% |
| 城市男生 | 4 117 | 70.8 | 29.2 | 4 432 | 79.4 | 20.6*** | 4 909 | 87.1 | 12.9*** |
| 乡村男生 | 4 066 | 65.6 | 34.4 | 4 582 | 74.5 | 25.5*** | 4 800 | 80.0 | 20.0*** |
| 城市女生 | 4 120 | 70.5 | 29.5 | 4 484 | 76.7 | 23.3*** | 4 832 | 86.3 | 13.7*** |
| 乡村女生 | 4 067 | 63.8 | 36.2 | 4 494 | 72.3 | 27.7*** | 4 754 | 75.6 | 24.4*** |

注:贫血检出率 1995 与 2000、2000 与 2005 年比较,$\chi^2$ 检验,* $P<0.05$,** $P<0.01$,*** $P<0.001$。

**表 4　1995—2005 年 9 岁城乡男女小学生贫血检出率变化**

| 群体 | 1995 年 | | | 2000 年 | | | 2005 年 | | |
| --- | --- | --- | --- | --- | --- | --- | --- | --- | --- |
| | 人数/人 | 正常率/% | 贫血率/% | 人数/人 | 正常率/% | 贫血率/% | 人数/人 | 正常率/% | 贫血率/% |
| 城市男生 | 4 117 | 75.0 | 25.0 | 4 549 | 82 | 18.0*** | 4 907 | 88.4 | 11.6*** |
| 乡村男生 | 4 065 | 68.9 | 31.1 | 4 437 | 78.3 | 21.7*** | 4 771 | 82.8 | 17.2*** |
| 城市女生 | 4 126 | 73.3 | 26.7 | 4 430 | 79.3 | 20.7*** | 4 860 | 86.9 | 13.1*** |
| 乡村女生 | 4 068 | 68.7 | 31.3 | 4 497 | 75 | 25.0*** | 4 732 | 77.9 | 22.1*** |

注:同表 3。

表3、表4对7、9岁小学生群体的分析结果相似：1995年时各群体贫血检出率都相当高(7岁乡村男女生都在35%左右)，城乡差异较小。其后10年间，城乡群体出现明显分化：城市群体持续、快速下降，1995—2000年和2000—2005年两阶段降幅都很大，2005年时检出率较10年前下降1倍以上；乡村群体贫血检出率(尤其后5年)的下降相对缓慢，降幅较小；故从1995—2000年，再到2005年，乡村群体贫血检出率和城市的差距越来越大。

**表5 1995—2005年12岁城乡男女小学生贫血检出率变化**

| 群体 | 1995年 | | | 2000年 | | | 2005年 | | |
|---|---|---|---|---|---|---|---|---|---|
| | 人数/人 | 正常率/% | 贫血率/% | 人数/人 | 正常率/% | 贫血率/% | 人数/人 | 正常率/% | 贫血率/% |
| 城市男生 | 4 383 | 81.1 | 18.9 | 4 514 | 86.9 | 13.1*** | 4 842 | 93.1 | 6.9*** |
| 乡村男生 | 4 340 | 78.6 | 21.4 | 4 471 | 82.6 | 17.4*** | 4 774 | 87.4 | 12.6*** |
| 城市女生 | 4 398 | 80.7 | 19.3 | 4 506 | 82.7 | 17.3** | 4 764 | 89.6 | 10.4*** |
| 乡村女生 | 4 199 | 76.0 | 24.0 | 4 510 | 80.1 | 19.9*** | 4 719 | 86.1 | 13.9*** |

注：同表3。

表5显示4群体12岁组贫血检出率近10年来全面显著下降。男生(尤其城男)1995—2000、2000—2005年间降幅都很大，而女生(尤其城女)后5年降幅显著快于前5年。2005年12岁城男贫血检出率(6.9%)在各群体中最低。不同群体之间在贫血流行率上的差异格局没有发生变化，依然是乡女＞乡男＞城女＞城男。

**表6 1995—2005年14岁城乡男女中学生贫血检出率变化**

| 群体 | 1995年 | | | 2000年 | | | 2005年 | | |
|---|---|---|---|---|---|---|---|---|---|
| | 人数/人 | 正常率/% | 贫血率/% | 人数/人 | 正常率/% | 贫血率/% | 人数/人 | 正常率/% | 贫血率/% |
| 城市男生 | 4 403 | 91.9 | 8.1 | 4 219 | 92.9 | 7.1** | 4 370 | 96.3 | 3.7*** |
| 乡村男生 | 4 346 | 87.1 | 12.9 | 4 079 | 91.4 | 8.6*** | 4 313 | 94.0 | 6.0*** |
| 城市女生 | 4 384 | 80.4 | 19.6 | 3 647 | 80.8 | 19.2 | 4 103 | 88.1 | 11.9*** |
| 乡村女生 | 4 197 | 77.5 | 22.5 | 3 554 | 80.2 | 19.8*** | 3 944 | 86.8 | 13.2*** |

注：同表3。

表6显示，14岁城乡男女群体的检出率在1995—2005年期间都持续、显著下降。不过和低年龄组相反，城市男女生检出率的下降幅度在前5年都较小，自2000年开始才迅猛下降。相反，乡村男女生在前后5年的降幅都很大。尽管如此，城、乡女生2005年时的贫血流行率依然分别高达11.9%和13.2%；乡女依然是青春期贫血的最高发群体。

**表7 1995—2005年17岁城乡男女中学生贫血检出率变化**

| 群体 | 1995年 | | | 2000年 | | | 2005年 | | |
|---|---|---|---|---|---|---|---|---|---|
| | 人数/人 | 正常率/% | 贫血率/% | 人数/人 | 正常率/% | 贫血率/% | 人数/人 | 正常率/% | 贫血率/% |
| 城市男生 | 4 394 | 85.0 | 15.0 | 4 462 | 85.4 | 14.6 | 4 841 | 91.9 | 8.1*** |
| 乡村男生 | 4 333 | 82.9 | 17.1 | 4 399 | 86.5 | 13.5*** | 4 812 | 90.7 | 9.3*** |
| 城市女生 | 4 399 | 79.9 | 20.1 | 4 468 | 82.1 | 17.9*** | 4 778 | 86.8 | 13.2*** |
| 乡村女生 | 4 127 | 77.5 | 22.5 | 4 349 | 82.9 | 17.1*** | 4 772 | 86.2 | 13.8*** |

注：同表2。

表 7 对 17 岁各群体贫血检出率的分析清晰显示，群体贫血流行率城市显著低于乡村、男生显著低于女生。各群体的检出率都显著下降，其中乡女检出率从 1995 年时的 22.5%降至 2005 年的 13.8%（降幅超过 50%），下降趋势最明显，而城女的差异显著缩小。该现象固然可喜，但同时也提示城市男女（尤其女生）的下降幅度理应更大些。该年龄城、乡女生的贫血检出率分别高达 13.2%和 13.8%；该现象若持续存在，将成为成年后（尤其青年期）持续表现为贫血、影响生育健康的重要隐患。

## 3.3 1991—2005 年省会片城乡男女群体贫血检出率的动态变化

图 1～图 5 分别以 1991—2005 年期间省会片 7、9、12、14、17 岁资料为基础，比较不同群体贫血检出率的动态变化。资料提前到 1991 年，使近年来伴随经济进步、膳食营养改善而表现出的贫血患病率下降趋势得到更清晰的显现。

其中，图 1、图 2 显示的省会片 7、9 岁低年龄小学生的贫血检出率下降趋势基本相同。1991

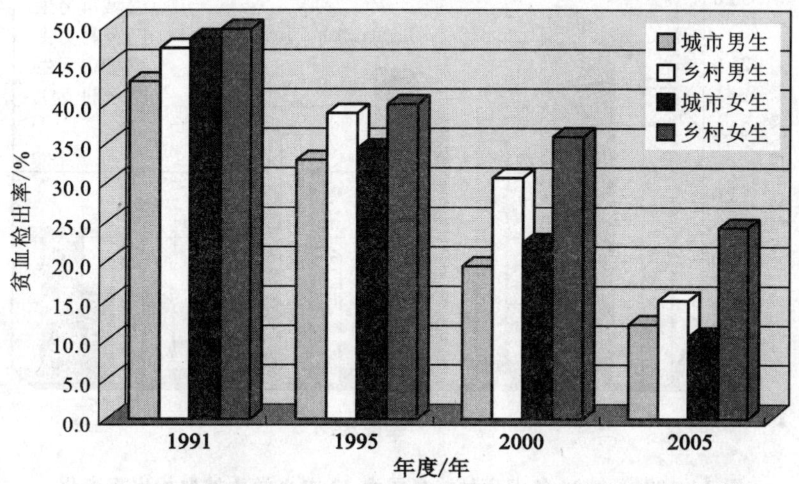


图 1 1991—2005 年省会片城乡男女 7 岁小学生贫血检出率变化

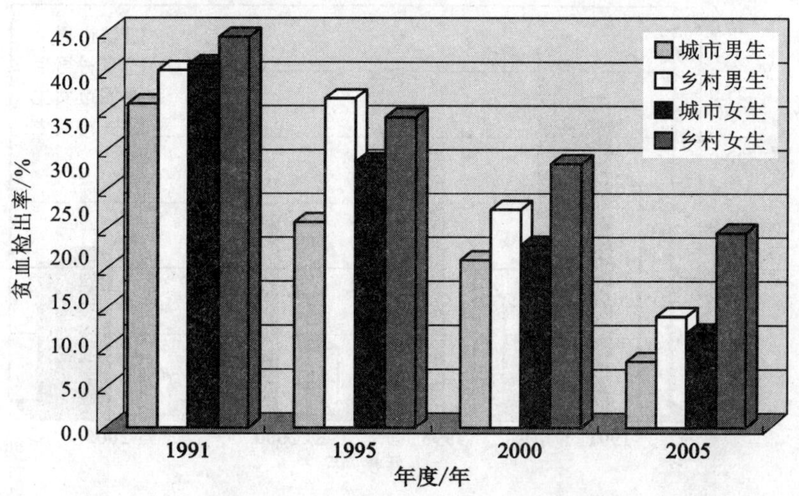


图 2 1991—2005 年省会片城乡男女 9 岁小学生贫血检出率变化

年时即使在我国大城市，各学生群体的贫血状况都还十分严重。其中 7 岁城男、乡男、城女、乡女贫血率分别高达 42.2%、45.4%、46.8%和 47.7%；换言之，40%～50%的刚入学儿童处于贫血状况。该状况在整个 20 世纪 90 年代持续获得明显的改善，使 2005 年时城市 7、9 岁男女生的贫血流行率都下降至 10%左右；不过乡女的检出率仍高于 20%。

图 3、图 4 分别显示 12、14 岁各省会片群体在 1991—2005 年期间的贫血检出率动态变化。由图 3 可见，所有群体 12 岁时贫血率的下降趋势都极其明显；2005 年和 1991 年相比，4 群体的检出率下降幅度都达两倍以上。该图还显示，城市男女生检出率的下降趋势快速且平稳。乡村男女则不然，尽管整体上下降趋势迅猛，但在 1995—2000 年出现一个“平坡”，原因极可能与来自不同地区的乡村群体在青春早期发育上的巨大差异有关。贫血检出率的群体格局从1991—2005 年都表现为乡女＞乡男＞城女＞城男，但无论男女，城乡差异都显著扩大。图 4 则不然，所显示的 14 岁各群体检出率的下降趋势都比较平稳，没有像 12 岁时的“平坡”现象。提示：处于青春发

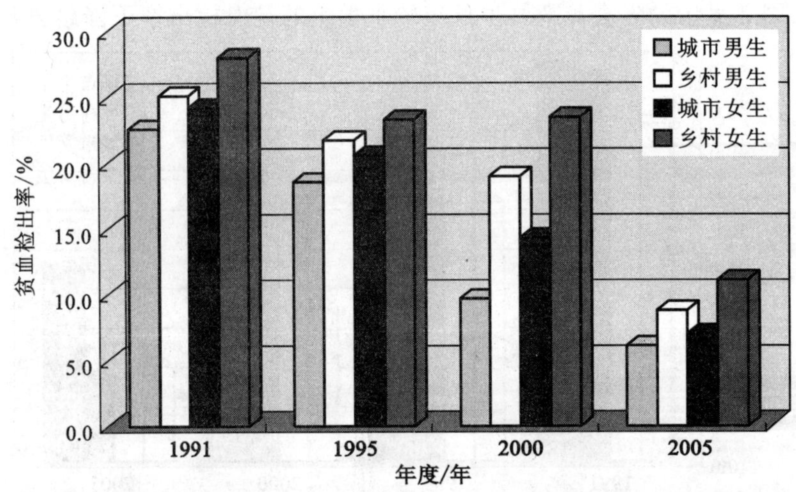


**图 3　1991—2005 年省会片城乡男女 12 岁小学生贫血检出率变化**

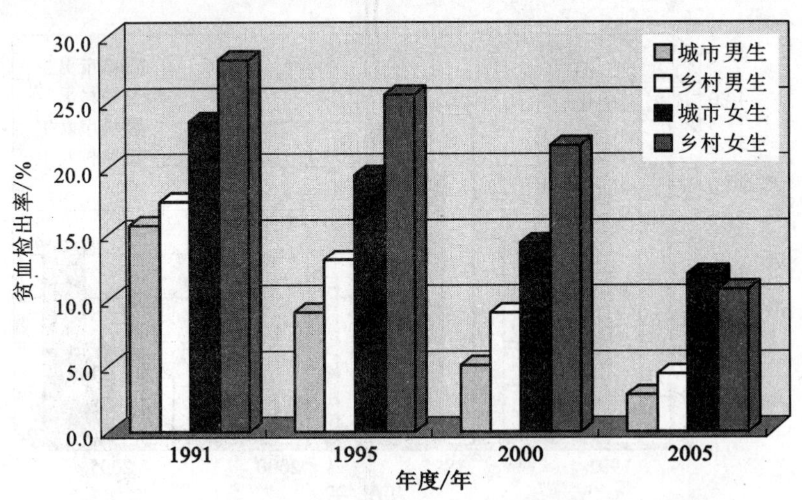


**图 4　1991—2005 年省会片城乡男女 14 岁中学生贫血检出率变化**

育期的少年自身机体的造血机能有一个逐步提高的过程。该机制的完善和膳食铁营养水平一样，对贫血的发生、发展有不容忽视的作用。短短14年内，省会片城、乡男生的贫血检出率分别从15.7%和17.4%迅猛下降到2.8%和4.2%。省会片城、乡女生检出率的降幅也很大，但由于其基数很高(1991年时分别为23.5%和28.2%)，故2005年时的检出率仍维持在11.8%和10.8%的较高水平，显著高于男生。

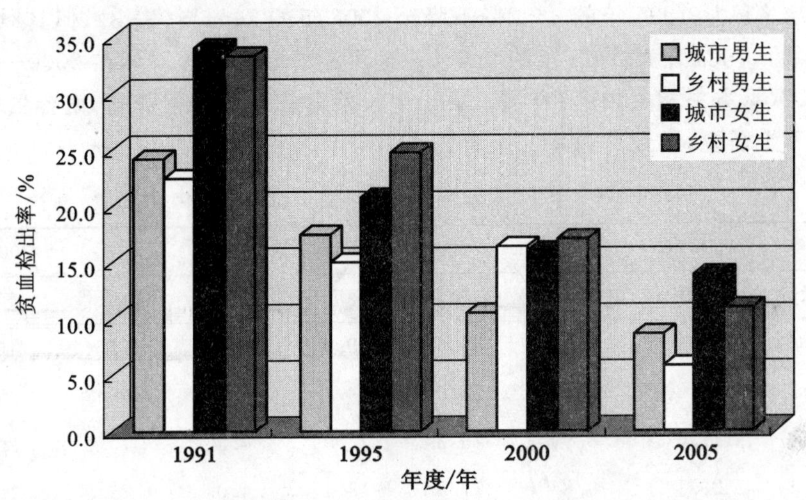


**图5 1991—2005年省会片城乡男女17岁中学生贫血检出率变化**

图5显示，17岁城乡男女贫血检出率在14年中也呈迅猛的下降趋势，但其变化和其他省会片年龄群体不尽相同，有两大特征性表现：①城、乡女生成为相对的最高发群体，1991—2005年，和全国样本的表现(表7)一致。②2005年时检出率表现为城市男生高于乡村男生，城市女生高于乡村女生(表8)。在上述图4的城乡女生中也有相同表现。这一现象是省会片特有的表现，其原因究竟是因为城市中学生具有更迅速的体格生长现象，还是因为他们所在人群中有更多、更明显的不良饮食行为存在，尚待深入分析。

## 3.4 不同学生群体贫血患病程度的变化

表8～表9以不同群体、不同年龄组为代表，比较1995—2005年贫血程度的动态变化，以年龄组内“中重度”、“轻度”和“边缘性”贫血构成比来反映。

**表8 1995—2005年7岁城乡男女小学生贫血程度变化(构成比/%)**

| 群体 | 1995年 | | | 2000年 | | | 2005年 | | |
|---|---|---|---|---|---|---|---|---|---|
| | 边缘性 | 轻度 | 中重度 | 边缘性 | 轻度 | 中重度 | 边缘性 | 轻度 | 中重度 |
| 城市男生 | 66.5 | 24.6 | 8.9 | 74.6 | 20.9 | 4.5 | 78.9 | 17.0 | 4.1 |
| 乡村男生 | 68.4 | 23.9 | 7.7 | 70.7 | 24.0 | 5.3 | 74.4 | 21.7 | 3.8 |
| 城市女生 | 69.2 | 21.9 | 9.0 | 70.4 | 23.7 | 5.9 | 78.0 | 16.8 | 5.2 |
| 乡村女生 | 67.8 | 24.1 | 8.1 | 69.7 | 24.9 | 5.4 | 70.2 | 20.2 | 9.6 |

表 8 着重分析 7 岁城乡男女群体。尽管城男、乡男、城女和乡女各群体贫血检出率有高有低，但其“中重度贫血”构成比都从 1995 年的 8%～9%逐步下降至 2005 年的 5%以下；相反，“边缘性贫血”的构成比则从 1995 年的 65%～70%上升为 2005 年的 75%～80%。城男的表现尤其典型。其“重度贫血”(Hb<90 克/升，表内未显示)的构成比从 1995 年的 1.4%下降为 2000 年的 0.7%、2005 年的不到 0.3%，已接近被消灭的程度。乡女是 7 岁年龄组中唯一的例外。尽管其总的贫血检出率已从 1995 年的 36.2%下降至 2005 年的 24.4%(表 3)，但其“中重度”者比例反而从 1995 年的 8.1%升为 2005 年的 9.6%。最可能的原因与该群体在 2000—2005 年出现的迅猛“赶上生长”(见本书相关内容)有关。由于生长发育水平的显著提高，血容量增加，而相应的铁营养水平跟不上需要，导致贫血率的上升。

**表 9　1995—2005 年 14 岁城乡男女中学生贫血程度变化(构成比/%)**

| 群体 | 1995 年 | | | 2000 年 | | | 2005 年 | | |
|---|---|---|---|---|---|---|---|---|---|
| | 边缘性 | 轻度 | 中重度 | 边缘性 | 轻度 | 中重度 | 边缘性 | 轻度 | 中重度 |
| 城市男生 | 72.6 | 17.9 | 9.5 | 80.6 | 18.0 | 1.4 | 83.4 | 15.5 | 1.1 |
| 乡村男生 | 66.2 | 21.2 | 12.6 | 76.9 | 19.3 | 3.8 | 80.7 | 15.6 | 3.7 |
| 城市女生 | 74.6 | 17.5 | 8.9 | 73.2 | 22.0 | 4.8 | 75.0 | 20.9 | 4.1 |
| 乡村女生 | 67.1 | 23.1 | 9.8 | 77.6 | 18.4 | 4.0 | 76.5 | 19.5 | 4.0 |

表 9 中，14 岁中学生显示如下特征：①城、乡男生都表现为“边缘性”构成比的大幅上升(城男从 1995 年的 72.6%上升至 83.4%，乡男则从 66.2%上升至 80.7%)，已成为贫血患者中的绝对主体；与此相对应的，是“轻度”和“中重度”者的构成比都显著下降。②城女与乡女的表现有明显不同。乡女中的“边缘性”者构成比也逐步上升，而城女中的“边缘性”者构成比 10 年中无显著变化；与此同时，她们中的“轻度”构成比 2005 年时仍有 20%左右，“中重度”者构成比也显著高于男生，说明她们不仅贫血流行状况明显高于男生，而且贫血程度也严重得多。

对城乡男生 1995—2005 年贫血程度的动态变化进行分析，结果表明：一方面“中重度贫血”者比例逐步下降；另一方面“边缘性贫血”比例在稳步上升；“轻度贫血”者比例伴随该两者的增减而变化，整体上变化不大。

## 4　讨论

### 4.1　学龄儿童青少年贫血的正确概念和筛查方法

全国学生体质健康调研只选择部分年龄组筛查贫血，未涵盖全部对象。但是，所选择的这些年龄组，对中小学生群体有良好的代表性。例如，7、9 岁分别代表青春期前和青春早期儿童；12 时多数男生正处于生长突增阶段，而女生大多刚来月经；14、17 岁分别代表处于青春发育中、后期的青少年。像本调研这样有全国代表性的流行病学动态分析，国内外都很罕见，有助于从宏观角度剖析我国不同学生群体的贫血流行率、流行特征和动态变化，从而为各级政府、疾病防治机构、学校保健部门制定有针对性的改善学生贫血的策略和措施，提供重要科学依据。

本调研使用 Hb 为贫血筛查指标的做法，早已获得国际营养界认同。Stoltzfus RJ 等认为，利用氰化高铁法测定 Hb，可操作性强、稳定性好、重复性高，特别适用于样本量大，需要多实验室参与，能提供定量指标供监测分析使用的群体调查。不过，对筛查结果进行解释时应注意两点：首先，根据世界卫生组织（WHO）定义（见前言），低 Hb 只反映“贫血”，不能全面反映“缺铁性贫血”。不过，也有专家指出，尽管低 Hb、贫血和缺铁性贫血的定义互有区别，但在像中国汉族这样先天遗传性贫血（如地中海贫血）发生率较低，膳食又以植物性食物为主的民族，三者叠合程度是很高的，所以低 Hb 反映“缺铁性贫血”的提示程度也是很高的。其次，缺铁性贫血的本质是铁营养不良，是一个逐步发生发展的过程，通常分三个阶段：①铁减少期，表现为血清铁蛋白减少，提示体内铁储备出现“赤字”。②红细胞生成减少期，表现为运铁蛋白饱和度等指标下降。③出现表面症状，即 Hb 浓度低于正常。换言之，血红蛋白不是反映缺铁性贫血的敏感指标，而是贫血症状已表面化的后期指标。一旦筛查结果表明 Hb 下降，提示体内铁营养不良实际已持续相当时间，应尽快接受治疗。贫血的发现、确诊和治疗越早，效果越好。

本研究确定使用 1972 年 WHO 标准来筛查贫血，是经过仔细、慎重考虑的。多年来，各国专家都在不停探讨贫血的诊断标准，仅 WHO 标准即有多个版本。这些版本都可以使用，但需明确注明，使结果具可比性。2001 年，WHO 和联合国儿童基金会（UNICEF）联合推出一个新标准（推荐使用）。它对 Hb 界值点的主要变动是：将 5～14 岁儿童分成 5～11 岁和 12～14 岁两组，分别使用 115 克/升和 120 克/升为界值点。理由是：美国黑人儿童的 Hb 平均值比其他种族普遍低 5 克/升左右；使用 115 克/升作为界值点，在美国儿童中依然能灵敏、特异地筛查出贫血。1999 年，我国也有专家推出一个名为“儿童少年血红蛋白筛检标准”的学校卫生标准（GB/T17099，目前已废止）。它对 WHO 标准（1972 年）的界值点下调幅度更大：①7～11 岁不分男女，从 120 克/升下调为 110 克/升；②12～14 岁女生，从 120 克/升下调为 115 克/升；③15 岁以上男、女生，界值点分别从 130 克/升和 120 克/升下调为 125 克/升和 115 克/升。我们经反复实践表明，1972 年 WHO 标准依然是最合理的。使用 2001 年标准后，我国 7、9 岁学童的贫血检出率大幅下降，该群体已不再成为贫血的高危群体。但是，该变化是人工的，无实质意义。换言之，有“正常”的表面来掩盖铁储备不足危机，易使人丧失对贫血防治的警觉性。上述分析中，7 岁城男、城女和乡男的检出率在短短 14 年（1991—2005 年）中分别从 42.2%、46.8%和 45.4%下降到 10.1%、11.7%和 16.1%，说明导致我国以往低年龄小学生贫血率高的主要原因并非生物性，而是社会经济性的。同时也证实，120 克/升界值点并非难以逾越。何况，我国正处于生长长期趋势的历史转折点，儿童生长速度加快，体格发育迅猛，青春期不断提前，对血容量的需求增高，在此情况下调低界值点是没有必要的。上述第二个标准问题更大。它仅根据 20 世纪 90 年代初期我国学龄青少儿贫血流行率很高的现实，得出世界标准不适合中国人的结论，并降低了学龄初期、青春期两阶段的界值点，是缺乏科学依据的。尤其青春发育中后期少年，体格发育、血容量和成人相差无几，对氧运输起关键作用的红细胞数量及血红蛋白含量，理应提出比儿童更高的要求。上述分析显示，使用升高的界值点（130 克/升）确实造成 17 岁男少年低 Hb 检出率上升，但这仅说明其旺盛的生长需求未得到满足，是体内铁储备量不足的证据。伴随近年来膳食营养水平的提高，城乡 17 岁男生低于界值点的比率显著下降，充分说明 WHO 标准（1972 年）提高界值点的做法是正确的。

## 4.2 正视缺铁性贫血对儿童青少年的健康危害

目前,我国已和发达国家一样,绝大多数儿童青少年的贫血属轻度;其中尤其那些被人为划入"边缘性"贫血的青少儿,通常没有明显的外表症状,照样学习和活动。然而,大量最新研究表明,即使程度很轻的"边缘性贫血",本质上仍是一种铁营养缺乏的表现,依然可对正在旺盛生长的儿童青少年的健康造成明显危害,主要表现在以下方面:

(1) 因缺铁而造成体力、劳动能力减退。原因是,缺铁造成供氧不足,导致肌肉的有氧代谢能力下降,乳酸堆集,导致贫血者肌肉爆发力、肌张力和耐久力都显著下降。

(2) 因缺铁而导致输氧功能减弱,脑组织慢性缺氧,细胞呼吸障碍,由此影响人的认知、思维(尤其是抽象、逻辑思维)和记忆能力(尤其长时记忆能力)下降,从而影响学习效率和成绩。印度、斯里兰卡等国学者报道,许多患贫血的乡村学生表面上在专心致志听课,实际上却什么都没听懂,什么都没记住。在同样努力的情况下,无论是写作文还是演算数学题,贫血者都远没有其他同学那样敏捷。患者还特别容易疲劳,难以经受长时间紧张的学习和考试。

(3) 部分贫血患者可出现行为异常。原因是大脑慢性缺氧,使与脑功能密切相关的神经递质代谢过程严重受到干扰,导致一系列中枢神经活动的紊乱现象出现,如烦躁不安、注意力不集中、多动和冲动等。

(4) 缺铁可引起免疫功能下降,尤其中重度贫血患者,疾病抵抗力低,容易罹患传染性(尤其呼吸道)疾病。

(5) 部分贫血患儿可出现体温调节障碍,怕冷或动辄出汗,感觉身体虚弱。

(6) 铁和铅、镉等在肠系膜吸收上存在着平衡机制;铁的吸收率下降,可引起肠道系膜对这些有害重金属的吸收增加。因此,无论是从提高体质健康水平出发,还是出于改善生活质量、提高人才素质等目的,都应高度重视防治缺铁性贫血,千万不要被其较轻的表面现象所迷惑。

## 4.3 来自学生群体缺铁性贫血现状和动态变化趋势的启示

上述有关我国城乡男女不同群体的贫血流行现状、群体流行特征和规律及最近10年(省会片为14年)来的动态发展趋势的分析,结果有喜有忧。

我国学生群体贫血流行状况的持续、迅猛和全方位改善令人兴奋,主要表现为:①2005年,多数群体各年龄组的贫血检出率已控制在10%～15%的水平。有些年龄组已低于10%。②省会片的改善幅度更明显。尤其城市男女,低年龄小学生,贫血流行率的整体下降趋势比全国水平更高。③无论城乡男女,自1995年(省会片自1991年)开始,多数年龄组检出率均以1～2倍的速度下降。④10年中,后5年的下降幅度较前5年更显著。其中,14岁城市男女的贫血流行率已分别下降至3.7%和6.0%。⑤伴随流行率的迅速下降,贫血严重程度也显著减轻;许多年龄组(无论中、小学生)中"边缘性贫血"构成比普遍达到80%以上的高水平;与之相伴随的是"轻度"和"中重度"检出率的显著下降。2005年14岁城男(表9)贫血患者中,"边缘性"者占到83.4%,而"中重度"者降至1.1%。显然,这些显著的改善趋势主要得益于近十余年来国家社会经济的迅速发展,人民生活水平(集中体现在膳食热量-蛋白质摄取上)的大幅提高。改善幅度省会市大于全国平均水平，城市大于乡村，其证据毋庸置疑。除营养改善外，儿童、学校保健服务增强，疾病危险(尤其对贫血起重要影响的寄生虫疾患如钩虫、蛔虫等)下降，公共卫生水平提高(如与贫血关系较密切的疟疾等传染病、碘缺乏等地方病发病率显著减少)等，也发挥着重要作用。

我国历来是缺铁性贫血的高发地区，学龄儿童是贫血高发人群之一。WHO从公共卫生角度出发，对世界范围的缺铁性贫血流行状况作"地区分类定义"：人群检出率≥40%，重度；20.0%～39.9%，中度；5.0%～19.9%，轻度；≤4.9%，正常)。据此，我国20世纪70年代中期和90年代初整体上分别归为"重度"和"中度"区；目前则一跃进入"轻度"区；仅少数乡村群体尚处于"中度"水平。

但是，目前我国学生的缺铁性贫血问题远还未达到可高枕无忧的程度，主要表现为：①检出率乡村显著高于城市。2005年时7岁乡男检出率仍为20.0%，而7、9岁乡女仍达24.4%和22.1%，提示乡村低年龄小学生依然是需重点防治的群体。②自青春期开始(12岁)后，无论城乡，女生流行率都高于男生，年龄越大越明显，多数年龄组检出率高于10%。③乡村群体检出率的动态下降趋势较城市晚，女生更晚于男生，故群体流行顺次从乡女＞乡男＞城女＞城男逐步演变为乡女＞城女＞乡男＞城男。④省会片中出现其他群体中极少见的现象：城女14、17岁贫血检出率高于乡女，主要原因恐与膳食结构不合理，不良饮食习惯有关。⑤无论城乡，女生的贫血严重程度都显著高于男生。比较2005年14岁贫血程度构成比即可发现，城男的"边缘性"、"轻度"和"中重度"分别为83.4%、15.5%和1.1%；相反，城女该三项构成比分别为75.0%、20.9%和4.1%。

## 4.4 进一步改善我国学生群体缺铁性贫血问题的策略和措施

根据上述贫血流行现状和动态变化中存在的问题，建议采取以下改善策略：

(1) 切实将以贫血为目标的营养改善工作重点放在农村，低年龄小学生和青春期是两大重点目标人群。尤其应高度关注乡女这一群体，帮助她们及早纠正缺铁性贫血问题不仅有助于提高其体质健康水平、学习和工作能力，对未来的生殖健康和生活质量提高也有深远意义。

(2) 根据个体特征，有针对性地提供药物治疗、食物强化、营养知识教育和技能培训，建立良好饮食行为等综合防治干预。

(3) 学校健康教育和全民营养知识宣教结合，提高国民"文明营养水平"。

对那些已经过筛查并确诊为缺铁性贫血的儿童少年，宜尽早使用铁剂进行药物治疗。还有些儿童铁营养指标不灵敏，甚至在血红蛋白正常时即出现贫血症状。可使用铁剂试验性诊断，一般服药2～4周即有Hb的迅速上升，提示诊断正确，可继续坚持治疗2～3个月，增加体内铁储备，防止贫血症状复发。药物治疗宜在医生指导下进行，循序渐进，加强监测；注意防止因盲目、长期、大剂量服用铁剂而导致的铁中毒现象。

利用食物强化的方式提高铁的摄取水平，是早已在许多发达国家长期实施并取得实效的好办法。例如，美国通过面粉加铁方式，使全民铁营养水平显著提高。铁强化食物对像中国人这样以植物性食物(米、面等)为主食的群体特别有效，因为其膳食结构中明显缺乏有机铁，难以充分吸收。生活中经常遇到这样的情况：按照食物成分表计算，铁的摄入量富富有余，但真正被身体吸收的铁常不足其1/3～1/2；此时，铁强化食物常成为满足机体铁需求量的重要来源。目前，我国学者通过在每天都要使用的调味品——酱油中强化铁，已获得成功并广泛推广。较理想的铁强化剂是 NaFeEDTA，体内吸收率达 10%，且不受其他铁抑制剂的影响；无色、无异味，不影响食品口感；在食品加工和储存过程中性质稳定。通过学校渠道（特别是利用学校午餐途径）推广铁强化酱油，将成为我国具有良好应用前景、效果明显、可操作性强的食物铁补充方式。

缺铁性贫血作为全球性的公共卫生问题，不可能伴随生活水平的提高而自动改善。要使铁营养改善的措施在学校（尤其乡村学校）落到实处，必须采取切实的干预措施，包括建立健康促进学校，加强学校营养教育、举办家长学校、加强媒体宣教等综合手段，着眼点是增强学生和家长的自我保健意识，促使其积极、主动地参与这些营养改善活动。许多发达国家的经验表明，采用膳食铁强化和铁营养教育相结合的方式，尤其对纠正“边缘性贫血”见效快，且疗效巩固。在农村学生推广贫血防治干预措施还应重视乡村青少儿的两大特点。首先，他们中存在的失血因素比城市群体更多见，如肠道寄生虫病，急性失血（意外创伤、出血）、女生月经不调和胃十二指肠溃疡等。近年来，国外有关环境污染（铅、苯、砷、镉等重金属中毒，可大量破坏红血球）诱发贫血的报道也在增加。其中以钩虫感染造成的危害最严重；在肠道蠕虫感染高发地区应定期检查虫卵，进行驱虫治疗。其次，应重视乡村学生近年来普遍出现的生长长期趋势与铁供应量的需求矛盾。由于其体格日益高大化，血容量大增，加之迅猛的生理发育对氧的急迫需求，都产生对铁的大量需求。可以说，只要没有明显失血原因，真正导致他们贫血的关键原因是生长发育和铁供应量的需求矛盾，而纠正该矛盾的主要途径是通过科学合理地安排膳食，增加铁储备，从根本上改变贫血现象。此外，传统观念一直认为：女生因月经期失血，易发生贫血，其实这只是表面原因。女孩月经期丢失的铁月均 2.8 毫克；但与此同时，其体内的造血能力迅速提高，完全可在短时间内补足这部分铁丢失。

当前我们面对的形势已完全不同于当年：大多数贫血患儿属“边缘性”或“轻度”，而不再是“中重度”者。但是，纠正他们的贫血现象并不因此而变得简单。这些患儿尽管贫血程度轻，但大多因为其症状隐匿，易被家长忽视；而且其症状反复大，易纠正也容易复发。为纠正这一被动状态，全面加强学校营养健康教育是关键。实践证明，通过学校营养教育，提高知识水平，转变卫生观念和态度，提高自我保健意识，促进健康行为的建立，是防治学生贫血的最有效手段。正因为铁营养在许多方面有特殊性，和其他营养问题不能等同视之；换言之，人们可按一般营养知识在纠正营养不良、某些营养素缺乏症方面取得成效，却不一定能有效改善贫血。因此，国外许多专家主张将提高民众铁营养知识水平作为反映国民“营养文明水平”的标志。

针对这一目标，今后在学校中开展铁营养教育应抓住以下三大要点：

第一，内容应深入浅出，突出重点，可包括以下方面：如何正确挑选富铁食物；如何充分利用食物互补作用；如何实施科学膳食制度，保持营养素摄入平衡等。

第二，实现知识和技能并举。例如，选择食物不能只看含铁量，还要看吸收率，最符合条件的是瘦肉、鱼虾、猪肝等，而不是鸡蛋、牛奶（所含铁属非血红素铁，难以分解吸收）。多吃富含维生素 C 的新鲜蔬菜，饭前吃西红柿、喝橙汁等可显著促进铁吸收；相反，饭前、后饮茶（含大量鞣酸，抑制铁吸收作用很强）可使铁吸收量分别减少 40% 和 35%。维生素 C 对铁吸收有促进作用，且存在“剂量-反应”关系，原因是它能螯合二价铁离子，形成理想的可溶环境，促进肠黏膜上皮吸收铁。不要盲目增加动物性食物成分，以免导致营养素失衡，诱发肥胖、高脂血症和心血管疾病。

第三，纠正不良饮食习惯（偏食、挑食、过多吃零食等）。本文分析中涉及的许多事例，尤其省会大城市女青少年中较高的贫血检出率(不仅高于全国水平而且高于同龄乡女),就很难用热量-蛋白质缺乏来解释,而主要与不良饮食习惯导致的膳食结构不合理、营养素摄入不全面有关。因此,营养教育的最终效果应直接反映在建立健康的饮食、生活行为上,不仅要改善一日三餐的质量,做到在保障富铁膳食的基础上,尽量增加食物花色品种,营养素摄入全面,而且要彻底纠正各种不健康的饮食行为,包括盲目减肥和采取不健康减肥措施等。

**参考文献:**

[1] Abalkhail B,Shawky S. Prevalence of daily breakfast in take, iron deficiency anaemia and awareness of being anaemic among Saudi school students[J]. Int J Food Sci Nutr, 2002,53(6):519-528.

[2] Sivakumar B, Nair KM, Sreeramulu D et al. Effect of micronutrient supplement on health and nutritional status of schoolchildren: biochemical status[J]. Nutrition, 2006, 22(1):15-25.

[3] Hettiarachchi M, Liyanage C, Wickremasinghe R, et al. Prevalence and severity of micronutrient deficiency: a cross-sectional study among adolescents in Sri Lanka[J]. Asia Pac J Clin Nutr, 2006,15(1): 56-63.

[4] Mehansho H. Iron fortification technology development: new approaches[J]. J Nutr, 2006, 136(4): 1059-1063.

[5] Mason J, Bailes A, Beda-Andourou M, et al. Recent trends in malnutrition in developing regions: vitamin A deficiency, anemia, iodine deficiency, and child underweight[J]. Food Nutr Bull,2005,26(1): 59-108.

[6] Deegan H, Bates HM, McCargar LJ. Assessment of iron status in adolescents: dietary, biochemical and lifestyle determinants[J]. J Adolesc Health,2005, 37(1):75.

[7] Morad M, Merrick J. Iron deficiency anemia in adolescence[J]. Int J Adolesc Med Health,2005,17(2):96-97.

[8] Ferrara M, Coppola L, Coppola A, et al. Iron deficiency in childhood and adolescence: retrospective review[J]. Hematology,2006,11(3): 183-186.

[9] Moayeri H, Bidad K, Zadhoush S, et al. Increasing prevalence of iron deficiency in overweight and obese children and adolescents (Tehran Adolescent Obesity Study)[J]. Eur J Pediatr,2006,165(11): 813-814.

[10] Ferreira MU, da-Silva-Nunes M, Bertolino CN, et al. Anemia and iron deficiency in school children, adolescents, and adults: a community-based study in rural Amazonia[J]. Am J Public Health, 2007, 97(2): 237-239.

[11] Sachdev H, Gera T, Nestel P. Effect of iron supplementation on physical growth in children: systematic review of randomised controlled trials[J]. Public Health Nutr,2006, 9(7):904-920.

[12] Marx JJ. Iron deficiency in developed countries: prevalence, influence of lifestyle factors and hazards of prevention[J]. Eur J Clin Nutr 1997, 51(8): 491-494.

[13] Mahoney MC. Screening for iron deficiency anemia among children and adolescents[J]. Am Fam Physician,2000, 62(3): 671-673.

[14] Khusun H, Yip R, Schultink W, et al. World Health Organization hemoglobin cut-off points for the detection of anemia are valid for an Indonesian population[J]. J Nutr 1999, 129(9): 1669-1674.

[15] Ahluwalia N. Intervention strategies for improving iron status of young children and adolescents in India[J]. Nutr Rev 2002, 60(5 Pt 2): 115-117.

[16] Centers for Disease Control and Prevention. Iron deficiency—United States, 1999-2000 [J]. JAMA, 2002, 288(17): 2114-2116.

[17] Halterman JS, Kaczorowski JM, Aligne CA, et al. Iron deficiency and cognitive achievement among school-aged children and adolescents in the United States[J]. Pediatrics, 2001,107(6):1381-1386.

[18] Hall A, Bobrow E, Brooker S, et al. Anaemia in schoolchildren in eight countries in Africa and Asia[J]. Public Health Nutr, 2001, 4(3): 749-756.

[19] Hercberg S, Preziosi P, Galan P. Iron deficiency in Europe[J]. Public Health Nutr, 2001, 4(2B): 537-545.

[20] Brown D. Link between iron and youth cognitive skills? [J] J Am Diet Assoc, 2001, 101 (11): 1308-1309.

[21] Pinhas-Hamiel O, Newfield RS, Koren I, et al. Greater prevalence of iron deficiency in overweight and obese children and adolescents[J]. Int J Obes Relat Metab Disord, 2003, 27(3): 416-418.

[22] Stoltzfus RJ. Iron deficiency: global prevalence and consequences[J]. Food Nutr Bull, 2003, 24 (4 Suppl): 99-103.

[23] WHO and US CDC, 2005. Assessing the iron status of populations : report of a Joint World Health Organization/Centers for Disease Control and Prevention Technical Consultation on the Assessment of Iron Status at the Population Level[R]. Geneva, Switzerland, 6-8 April 2004.

[24] WHO/UNICEF/UNU. Iron deficiency anaemia: assessment, prevention, and control [R]. Geneva, WHO, 2001 (WHO/NHD/01. 3).

[25] INACG. Integrating programs to move iron deficiency and anaemia control forward. Report of the 2003 International Nutritional Anemia Consultative Group Symposium 6 February 2003, Marrakech, Morocco[M]. Washington DC: ILSI Press, 2003.

# 我国中小学生视力不良和疑似近视检出率及20年动态变化分析

**中国学生体质健康调研组**
**季成叶　执笔**

## 1　前言

视力不良是我国学生中检出率最高的常见病，其中绝大多数属近视。近视使患者注意力深度和广度受限，辨认远处和精细目标能力下降，对学习产生不良影响。近视学生在紧张的脑力劳动后，比其他人更易发生疲劳、头痛、眼花和神经官能症。在相当部分青少年中，近视和不良体质互为因果，即：营养不良、体质孱弱是导致视力不良的重要原因；反过来，视力不良、近视给青少年生活、学习带来的诸多不便，又使他们无法正常发挥自己的体力和运动潜力，从而进一步加重体质不良。许多青少年因近视而失去投身航空、航天、潜海、精密仪器制造等专业领域的机会。每年参加高考时受到报考志愿限制的学生，60%～70%源自近视。因此，我国教育、卫生部门历来高度重视对学生视力不良和近视的防治工作。

我国从 1985 年开始，历经 5 次全国学生体质健康调研，对大、中、小学生各群体的视力不良和近视状况进行监测，并有多篇报告以这些调研资料为基础进行系统分析。根据现有条件，对学生的视力不良和近视进行筛查，及早开展群防、群治，可以对延缓近视的发生、发展起到非常积极的作用。同时必须指出：上述全国学生体质健康调研所采集的数据，都来自依据“对数视力表”进行的群体现场筛查。尽管对测试步骤、质量控制都有严格的要求，但仍无法完全排除以下一些关键性的技术干扰因素：①不能排除检查环境（如光线、室内外）、受检者状况、检查方法等对结果的干扰影响。②只检查远视力，未检查近视力。③只通过串镜检查，初筛屈光不良性质。而真正要确诊“近视”、“远视”等，必须通过专业的眼科检查（如散瞳验光）实现。④在“其他眼病”中混杂多种原因，如散光、弱视、屈光参差、视网膜病变等。因此，本文对通过现场检查（视力表和串镜检查结合）获得的“近视”，一律冠以“疑似近视”。对下文中提及的“视力不良”和“近视”等，都应有正确的理解，不能夸大、滥用或做出错误解释。

本研究以上述全国学生体质健康调研资料为基础，着重探讨：①我国城乡男女小、中、大学生（7—22 岁）各群体、各年龄组 2005 年的视力不良和“疑似近视”患病现状（“检出率”）。②我国不同群体视力不良、“疑似近视”的流行特征，如性别、年龄、视力不良性质和严重程度等。③不同群体各年龄组 1985—2005 年的视力不良和“疑似近视”检出率的动态变化等。本分析结果将为各级政府部门制定更有针对性、更有效的视力不良和近视防治策略措施，提供科学依据。

## 2 研究对象和方法

### 2.1 研究对象

对象采用分层随机整群抽样方法,选自全国除台湾、西藏(汉族未做调查)外的30个省、自治区和直辖市,均为汉族,年龄7～22岁,分别来自4 000余个大、中、小学监测点校。以省为单位,分城男、城女、乡男、乡女4群体,每组人数117～174人,均等抽样自社会经济居“好”(省会片)、“中”、“差”的3个片(1991年资料仅有省会片)。经严格体检,剔除重要脏器慢性病和发育残障者。合计受检者1985年291 584人,1991年184 765人,1995年204 313人,2000年287 446人,2005年290 870人。

### 2.2 指标和方法

使用标准对数视力表,严格按《全国学生体质健康调研检测细则》要求检查视力。以省为单位组成检测队,专人、专项检测。检测前经严格培训和考核,各项现场质量控制措施均符合要求。

以“视力状况”和“屈光状况”为指标。检查时要求视力表灯箱照度为500勒克斯(lx),悬挂高度为5.0行视标与多数受检者的双眼呈水平位。按先右、后左顺序检查裸眼视力,即:凡视力≥5.0,视力正常;视力为4.9,“轻度”视力不良;视力为4.8和4.7,“中度”视力不良;视力≤4.5,“重度”视力不良。统计以人为单位,即:凡两眼视力不平衡者,以视力不良程度高者为准。例如,一眼视力≥5.0而另一眼视力<5.0,该生即为“视力不良”;一眼视力4.9而另一眼4.8,为“中度”视力不良。确定“视力不良”后,进一步进行串镜检查,判断屈光不正性质:正片视力下降,负片视力上升,“近视”;负片视力下降,正片视力上升,“远视”;正、负片均无变化,“其他眼病”。

## 3 结果与分析

### 3.1 2005年我国城乡男女学生群体视力不良检出现状

表1、表2显示,2005年城男、乡男、城女、乡女4群体视力不良检出率为:小学生7～9岁28.5%、16.5%、34.2%和20.2%;10～12岁43.4%、24.6%、52.9%和32.5%;中学生13～15岁63.1%、41.5%、73.0%和54.2%;16～18岁76.8%、65.5%、85.1%和76.5%;大学生19～22岁81.1%、81.3%、83.3%和84.3%。存在以下规律性差异:①在相同年龄段,女生检出率高于男生;该现象持续到大学阶段,19～22岁乡女大学生为最高发群体。②城男>乡男,城女>乡女,年龄越小该检出率的差异越显著;大学阶段时各群体间的差异不再具有显著性。城市和乡村男女生在视力不良检出率上存在的差异,都与其发育的早晚明显有关。

**表 1　2005 年我国城乡 7～22 岁男生视力不良检出率**

| 年龄组/岁 | 城市男生 | | | 乡村男生 | | |
|---|---|---|---|---|---|---|
| | 总人数/人 | 不良者/人 | 检出率/% | 总人数/人 | 不良者/人 | 检出率/% |
| 7～9 | 14 811 | 4 217 | 28.5 | 14 419 | 2 383 | 16.5 |
| 10～12 | 148 84 | 6 461 | 43.4 | 14 573 | 3 583 | 24.6 |
| 13～15 | 14 742 | 9 311 | 63.1 | 14 526 | 6 046 | 41.5 |
| 16～18 | 14 787 | 11 358 | 76.8 | 14 918 | 9 784 | 65.5 |
| 19～22 | 14 416 | 11 697 | 81.1 | 13 774 | 11 197 | 81.3 |
| 平均 | 73 640 | 43 044 | 58.5 | 72 210 | 32 993 | 45.7 |

**表 2　2005 年我国城乡 7～22 岁女生视力不良检出率**

| 年龄组/岁 | 城市女生 | | | 乡村女生 | | |
|---|---|---|---|---|---|---|
| | 总人数/人 | 不良者/人 | 检出率/% | 总人数/人 | 不良者/人 | 检出率/% |
| 7～9 | 14 613 | 5 001 | 34.2 | 14 259 | 2 877 | 20.2 |
| 10～12 | 14 609 | 7 724 | 52.9 | 14 406 | 4 671 | 32.5 |
| 13～15 | 14 718 | 10 745 | 73.0 | 14 467 | 7 841 | 54.2 |
| 16～18 | 14 815 | 12 614 | 85.1 | 14 834 | 11 365 | 76.5 |
| 19～22 | 14 809 | 12 338 | 83.3 | 13 490 | 11 370 | 84.3 |
| 平均 | 73 564 | 48 422 | 65.8 | 71 456 | 38 124 | 53.4 |

图 1 显示城乡男女 4 群体视力不良检出率伴随年龄增长的变化过程。它不仅证实了上述群体差异，而且显示所有 4 群体的视力不良检出率都在自 9、10 岁开始至 17、18 岁的整个青春期阶段进展最快。

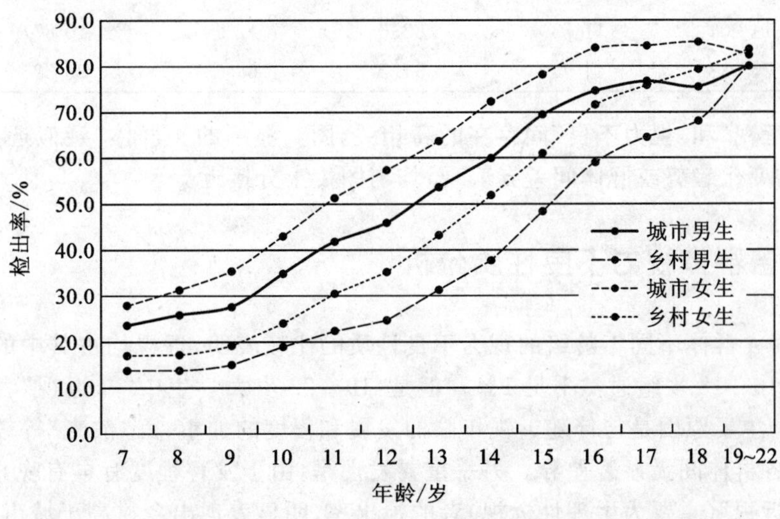


**图 1　2005 年我国城乡男女 4 群体视力不良检出率随年龄变化趋势**

## 3.2 2005年我国城乡男女学生群体“疑似近视”检出现状

表3、表4所示，2005年城男、乡男、城女、乡女4群体在不同年龄段的“疑似近视”检出率分别为：7～9岁，25.6%、14.0%、31.3%和17.6%；10～12岁，40.7%、21.9%、50.4%和29.8%；13～15岁，61.0%、39.1%、71.4%和52.0%；16～18岁，75.5%、63.7%、84.4%和75.5%；19～22岁，80.4%、80.6%、82.6%和83.7%。和“视力不良”检出率表现相似，所有群体的“疑似近视”检出率都在青春发育阶段(自10～12岁至16～18岁)增长迅速。

**表3 2005年我国城乡7～22岁男生“疑似近视”检出率**

| 年龄/岁 | 城市男生 | | | 乡村男生 | | |
|---|---|---|---|---|---|---|
| | 总人数/人 | 疑似者/人 | 检出率/% | 总人数/人 | 疑似者/人 | 检出率/% |
| 7～9 | 14 233 | 3 639 | 25.6 | 13 989 | 1 953 | 14.0 |
| 10～12 | 14 209 | 5 786 | 40.7 | 14 064 | 3 074 | 21.9 |
| 13～15 | 13 922 | 8 491 | 61.0 | 13 911 | 5 461 | 39.1 |
| 16～18 | 14 004 | 10 575 | 75.5 | 14 157 | 9 023 | 63.7 |
| 19～22 | 13 878 | 11 159 | 80.4 | 13 271 | 10 694 | 80.6 |
| 平均 | 70 246 | 39 650 | 56.4 | 69 422 | 30 205 | 43.5 |

**表4 2005年我国城乡7～22岁女生“疑似近视”检出率**

| 年龄/岁 | 城市女生 | | | 乡村女生 | | |
|---|---|---|---|---|---|---|
| | 总人数 | 人 | 百分比% | 总人数 | 人 | 百分比% |
| 7～9 | 13 991 | 4 379 | 31.3 | 13 807 | 2 425 | 17.6 |
| 10～12 | 13 869 | 6 984 | 50.4 | 13 854 | 4 119 | 29.8 |
| 13～15 | 13 890 | 9 917 | 71.4 | 13 801 | 7 175 | 52.0 |
| 16～18 | 14 137 | 11 936 | 84.4 | 14 204 | 10 735 | 75.5 |
| 19～22 | 14 201 | 11 730 | 82.6 | 12 991 | 10 871 | 83.7 |
| 平均 | 70 088 | 44 946 | 64.2 | 68 657 | 35 325 | 51.5 |

由于“疑似近视”和“视力不良”间存在的高相关，图2显示的4群体“疑似近视”检出率无论自身伴随年龄的变化趋势或群体间差异表现，均与图1十分接近。

## 3.3 2005年各群体视力不良性质分析

表5、表6对4群体不同年龄组的视力不良性质的比较表明，近视均占其中的绝大多数；“非近视”者比例在16～18岁组通常不足1%。但是，19～22岁大学生中“非近视”者比例4群体内一般都超过2%，主要原因是与伴随近视年限的发展和程度的加重，因“散光”等较复杂的因素发生率增加所致，各群体间无显著差异。另一重要发现是，由于发育程度有早有晚，在7～9岁低年龄小学生中“非近视”(主要为生理性远视)者的检出率，明显表现出乡村高于城市，男生高于女生的现象。

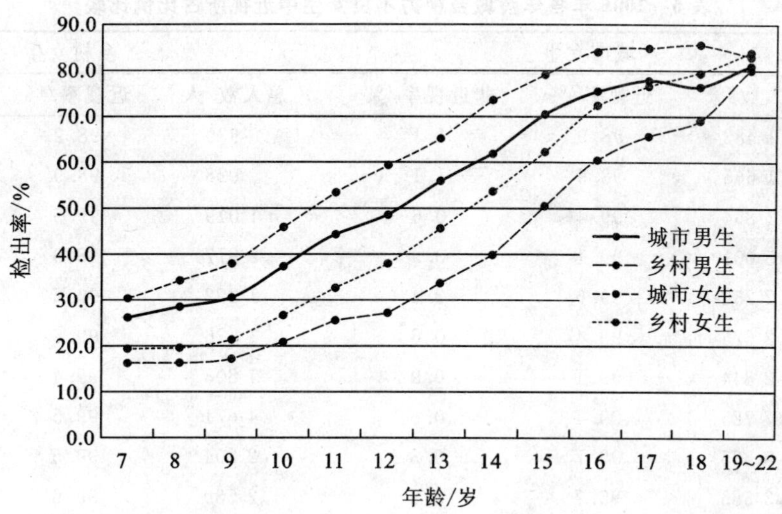


**图 2　2005 年我国城乡男女 4 群体“疑似近视”检出率随年龄变化趋势**

**表 5　2005 年各年龄城乡视力不良男生中近视所占比例比较**

| 年龄/岁 | 城市男生 | | | 乡村男生 | | |
|---|---|---|---|---|---|---|
| | 总人数/人 | 近视率/% | 非近视率/% | 总人数/人 | 近视率/% | 非近视率/% |
| 7 | 1 295 | 97.1 | 2.9 | 775 | 95.9 | 4.1 |
| 8 | 1 409 | 98.8 | 1.2 | 779 | 98.1 | 1.9 |
| 9 | 1 513 | 98.5 | 1.5 | 829 | 99.0 | 1.0 |
| 7～9 | 4 217 | 98.1 | 1.9 | 2 383 | 97.7 | 2.3 |
| 10 | 1 832 | 99.4 | 0.6 | 1 038 | 98.4 | 1.6 |
| 11 | 2 241 | 99.4 | 0.6 | 1 228 | 98.0 | 2.0 |
| 12 | 2 388 | 98.7 | 1.3 | 1 317 | 99.4 | 0.6 |
| 10～12 | 6 461 | 99.2 | 0.8 | 3 583 | 98.6 | 1.4 |
| 13 | 2 754 | 99.4 | 0.6 | 1 616 | 98.7 | 1.3 |
| 14 | 3 018 | 99.2 | 0.8 | 1 932 | 98.2 | 1.8 |
| 15 | 3 539 | 99.6 | 0.4 | 2 498 | 99.9 | 0.1 |
| 13～15 | 9 311 | 99.4 | 0.6 | 6 046 | 98.9 | 1.1 |
| 16 | 3 705 | 99.7 | 0.3 | 3 000 | 99.7 | 0.3 |
| 17 | 3 836 | 99.6 | 0.4 | 3 213 | 99.8 | 0.2 |
| 18 | 3 817 | 99.6 | 0.4 | 3 571 | 99.9 | 0.1 |
| 16～18 | 11 358 | 99.6 | 0.4 | 9 784 | 99.8 | 0.2 |
| 19～22 | 11 860 | 97.5 | 2.5 | 11 329 | 97.9 | 2.1 |
| 合计 | 43 207 | 98.8 | 1.2 | 33 125 | 98.7 | 1.3 |

注:“非近视”指通过串镜检查,结果为“远视”和“其他眼病”。

**表 6　2005 年各年龄城乡视力不良女生中近视所占比例比较**

| 年龄/岁 | 城市女生 | | | 乡村女生 | | |
|---|---|---|---|---|---|---|
| | 总人数/人 | 近视率/% | 非近视率/% | 总人数/人 | 近视率/% | 非近视率/% |
| 7 | 1 482 | 98.9 | 1.1 | 930 | 98.2 | 1.8 |
| 8 | 1 665 | 98.9 | 1.1 | 928 | 98.9 | 1.1 |
| 9 | 1 854 | 99.4 | 0.6 | 1 019 | 99.5 | 0.5 |
| 7～9 | 5 001 | 99.1 | 0.9 | 2 877 | 98.9 | 1.1 |
| 10 | 2 256 | 99.6 | 0.4 | 1 292 | 99.5 | 0.5 |
| 11 | 2 625 | 99.4 | 0.6 | 1 576 | 99.6 | 0.4 |
| 12 | 2 844 | 99.1 | 0.9 | 1 803 | 99.4 | 0.6 |
| 10～12 | 7 725 | 99.4 | 0.6 | 4 671 | 99.5 | 0.5 |
| 13 | 3 235 | 99.7 | 0.3 | 2 204 | 99.5 | 0.5 |
| 14 | 3 586 | 99.7 | 0.3 | 2 569 | 99.6 | 0.4 |
| 15 | 3 924 | 99.8 | 0.2 | 3 068 | 99.9 | 0.1 |
| 13～15 | 10 745 | 99.7 | 0.3 | 7 841 | 99.6 | 0.4 |
| 16 | 4 160 | 99.5 | 0.5 | 3 512 | 99.7 | 0.3 |
| 17 | 4 133 | 99.7 | 0.3 | 3 741 | 99.9 | 0.1 |
| 18 | 4 323 | 99.5 | 0.5 | 4 112 | 99.9 | 0.1 |
| 16～18 | 12 616 | 99.5 | 0.5 | 11 365 | 99.8 | 0.2 |
| 19～22 | 12 491 | 97.7 | 2.3 | 11 525 | 97.8 | 2.2 |
| 合计 | 48 578 | 99 | 1 | 38 279 | 99.1 | 0.9 |

注：同表 5。

## 3.4　2005 年各群体视力不良/疑似近视严重程度分析

表 7、表 8 可见，城男、乡男、城女、乡女 4 群体 7～9 岁重度视力不良(视力≤4.5)率分别为 36.8%、35.5%、37.3%和 33.1%。该构成比在不同群体视力不良者中均伴随年龄增长而迅速上升，至 13～15 岁时都已超过 70%(城女甚至达到 80%)，而 19～22 岁时达 85%左右。各群体整体上的视力不良严重程度差异不大。

**表 7　2005 年各年龄段城乡男生视力不良严重程度分析**

| 年龄/岁 | 城市男生 | | | 乡村男生 | | |
|---|---|---|---|---|---|---|
| | 总人数/人 | 轻中度率/% | 重度率/% | 总人数/人 | 轻中度率/% | 重度率/% |
| 7～9 | 2 853 | 63.2 | 36.8 | 1 379 | 64.5 | 35.5 |
| 10～12 | 4 965 | 36.7 | 63.3 | 2 574 | 41.7 | 58.3 |
| 13～15 | 7 849 | 22.5 | 77.5 | 4 866 | 26.7 | 73.3 |
| 16～18 | 10 032 | 15.1 | 84.9 | 8 399 | 18.3 | 81.7 |
| 19～22 | 10 653 | 14.1 | 85.9 | 10 181 | 14.3 | 85.7 |
| 合计 | 36 352 | 23.9 | 76.1 | 27 399 | 23.5 | 76.5 |

**表 8 2005 年各年龄段城乡女生视力不良严重程度分析**

| 年龄/岁 | 城市女生 | | | 乡村女生 | | |
|---|---|---|---|---|---|---|
| | 总人数/人 | 轻中度率/% | 重度率/% | 总人数/人 | 轻中度率/% | 重度率/% |
| 7～9 | 3 466 | 62.7 | 37.3 | 1 774 | 66.9 | 33.1 |
| 10～12 | 6 202 | 33.7 | 66.3 | 3 450 | 40.7 | 59.3 |
| 13～15 | 9 284 | 20.0 | 80.0 | 6 536 | 26.0 | 74.0 |
| 16～18 | 11 421 | 13.4 | 86.6 | 10 170 | 15.5 | 84.5 |
| 19～22 | 11 197 | 17.0 | 83.0 | 10 429 | 15.7 | 84.3 |
| 合计 | 41 570 | 23.8 | 76.2 | 32 359 | 23.7 | 76.3 |

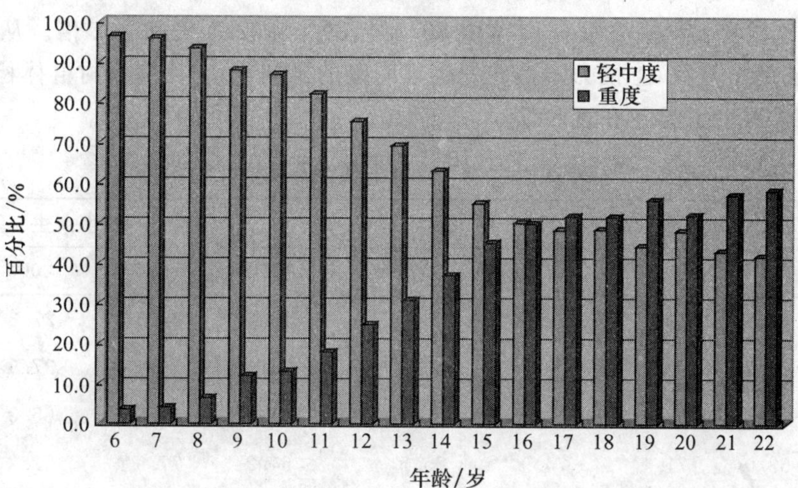


**图 3 2005 年城市男生视力不良严重程度随年龄变化**

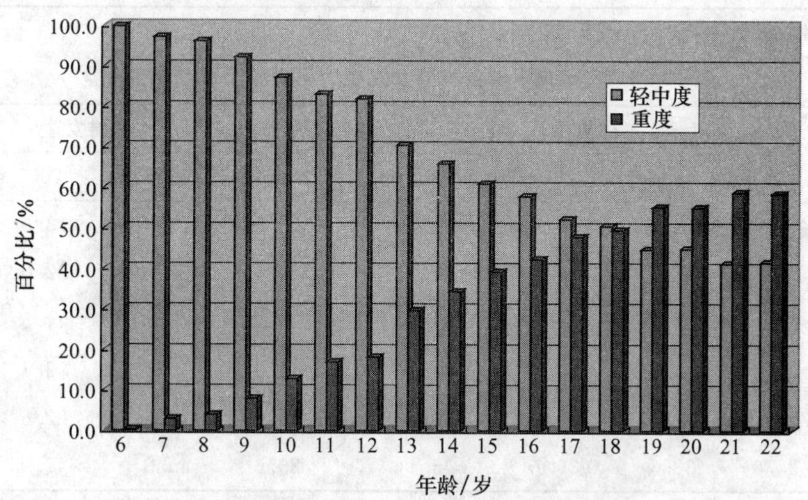


**图 4 2005 年城市女生视力不良严重程度随年龄变化**

图 3、图 4 展现城男、城女视力不良严重程度随年龄变化的趋势大体相同。城男在 7～9 岁的重度视力不良率比城女高，其成分相对复杂（有较多生理性远视者），城女中的重度视力不良率则伴随年龄增长而逐步稳定上升。

## 3.5 1985—2005 年视力不良检出率动态变化

表 9、表 10，图 5～图 8 分别显示城乡男女 4 群体在 1985—2005 年的 20 年期间，各年龄段视力不良检出率的动态变化。所有群体、几乎所有的年龄段都呈全方位的逐步增长。7～22 岁整体上的检出率，城男、城女、乡男、乡女分别从 1985 年的 41.3%、45.4%、25.0%、29.6%增长到 2005 年的 58.1%、65.2%、46.1%、53.7%。年龄越小，20 年前的基数越低，增幅越明显。以 7～9 岁为例，20 年内城男、城女、乡男、乡女分别净增 1.37 倍、1.41 倍、2.5 倍和 2.52 倍；在 10～12 岁，20 年内城男、城女、乡男、乡女分别净增 80.9%、89.5%、2.3 倍和 2.2 倍。从这些动态变化中可大体归纳出两个规律：①视力不良的发生呈明显的早期化；②伴随乡村群体检出率的快速增长，不同群体间存在的差异正在逐步缩小。

**表 9 1985—2005 年城市男女生视力不良检出率动态变化** （百分比/%）

| 年龄/岁 | 城市男生 | | | | 城市女生 | | | |
|---|---|---|---|---|---|---|---|---|
| | 1985 年 | 1995 年 | 2000 年 | 2005 年 | 1985 年 | 1995 年 | 2000 年 | 2005 年 |
| 7～9 | 10.8 | 19.1*** | 22.0*** | 25.6*** | 13.0 | 24.5*** | 27.3*** | 31.3*** |
| 10～12 | 22.5 | 30.7*** | 28.9 | 40.7*** | 26.6 | 38.1*** | 37.9 | 50.4*** |
| 13～15 | 44.5 | 56.2*** | 53.7 | 61.0*** | 51.5 | 65.0*** | 65.3 | 71.4*** |
| 16～18 | 58.0 | 71.4*** | 74.9*** | 75.5 | 64.2 | 77.9*** | 82.2*** | 84.4*** |
| 19～22 | 70.6 | 77.6*** | 78.7** | 80.4*** | 71.9 | 82.4*** | 82.2 | 82.6 |
| 平均 | 41.3 | 51.0 | 51.6 | 58.1 | 45.4 | 57.6 | 59.0 | 65.2 |

注：两两年度间 $\chi^2$ 检验：* $P<0.05$，** $P<0.01$，*** $P<0.001$。

**表 10 1985—2005 年乡村男女生视力不良检出率动态变化** （百分比/%）

| 年龄/岁 | 乡村男生 | | | | 乡村女生 | | | |
|---|---|---|---|---|---|---|---|---|
| | 1985 年 | 1995 年 | 2000 年 | 2005 年 | 1985 年 | 1995 年 | 2000 年 | 2005 年 |
| 7～9 | 4.0 | 10.7*** | 11.3 | 14.0*** | 5.0 | 13.6*** | 13.6 | 17.6*** |
| 10～12 | 6.7 | 17.7*** | 16.1 | 21.9*** | 9.4 | 23.2*** | 22.0 | 29.8*** |
| 13～15 | 18.1 | 35.1*** | 34.7 | 39.1*** | 25.3 | 45.8*** | 44.5 | 52.0*** |
| 16～18 | 34.4 | 55.5*** | 60.7*** | 63.7*** | 44.9 | 65.1*** | 72.4*** | 75.5*** |
| 19～22 | 61.7 | 72.6*** | 75.8*** | 80.6*** | 63.2 | 78.6*** | 82.6*** | 83.7* |
| 平均 | 25.0 | 38.3 | 39.7 | 46.1 | 29.6 | 45.3 | 47.0 | 53.7 |

注：同表 9。

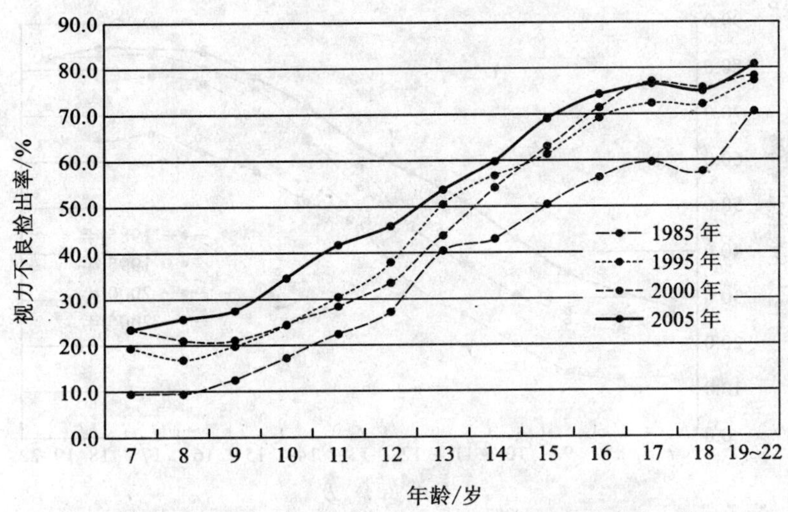


**图 5　1985—2005 年城市男生视力不良检出率动态变化**

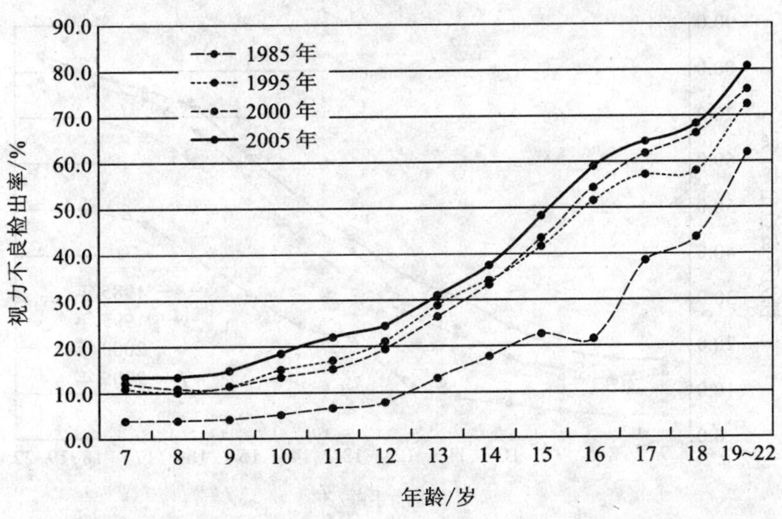


**图 6　1985—2005 年城市女生视力不良检出率动态变化**

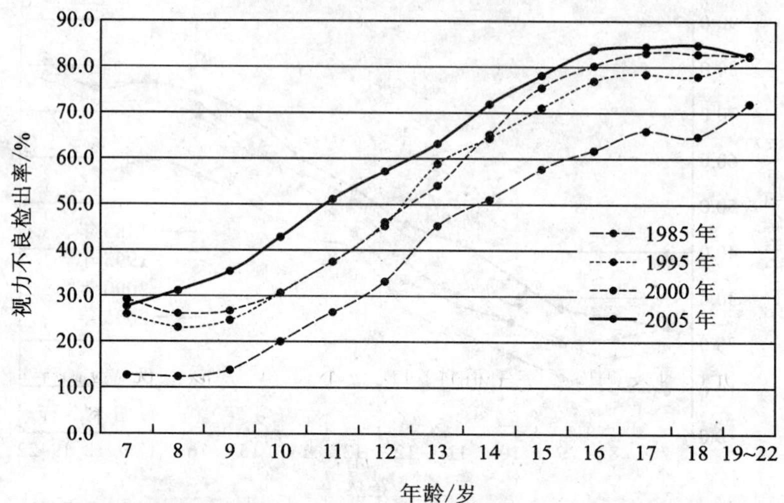


**图 7　1985—2005 年乡村男生视力不良检出率动态变化**

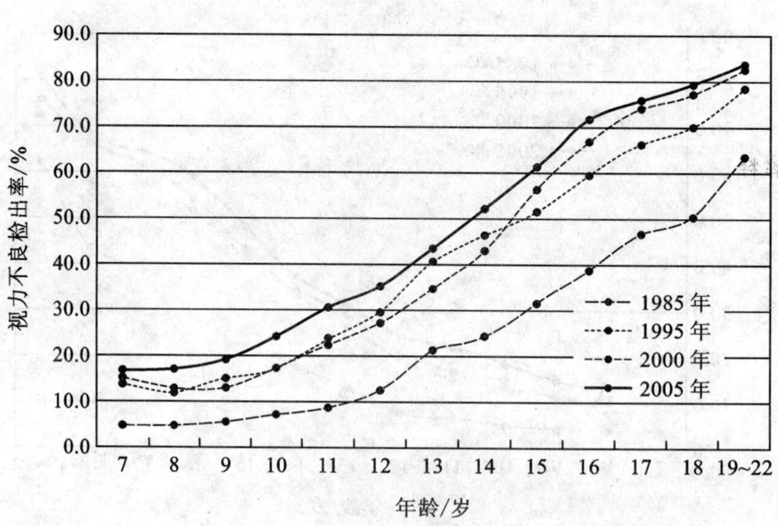


**图 8　1985—2005 年乡村女生视力不良检出率动态变化**

### 3.6 1991—2005年省会片群体“疑似近视”检出率动态变化

以省会片为例，比较城男、城女、乡(郊)男、乡(郊)女 4 群体 1991—2005 年“疑似近视”检出率随年龄增长趋势的分析表明：城乡群体表现不尽相同。在城市男女生，7～9 岁“疑似近视”检出率增幅远比乡村同年龄群体显著，提示其近视发生率的早期化倾向十分明显。在乡村(郊区)男女生，“疑似近视”检出率的快速增长年龄明显较城市群体晚，与其较晚发生的青春期发育有关；但这两个乡村群体在青春中、后期的增幅较城市男女群体更大，呈现一种“赶上”(catch-up)的态势。

## 4 讨论

本研究着重分析我国大、中、小学生群体的视力不良和“疑似近视”检出率；内容由两部分组成：2005 年流行病学现状和近 20 年(1985—2005 年)动态变化。使用资料来自 1985 年以来 5 次全国学生体质健康调研，每次均有近 30 万学生参加，涵盖整个学龄期，有良好的全国代表性，其规模之大，在国内外都首屈一指。诚然，全国学生体质健康调研使用的现场视力筛查方法是有明显不足的，如只检查远视力，没检查近视力；判断近视，主要根据串镜检查，没有经过散瞳检影。因此，所判断的视力不良(尤其近视)不是临床诊断(见前言)。但没有理由为此而轻易否定学校视力检查的现实意义。如果没有各级教育部门、学校的支持和配合，任何个人和学术团体都难以完成如此大规模、覆盖全国所有省区市的视力监测工作。何况，该体系是在当时国民经济水平十分低下的年代开始的。因此，准确地说该视力检查属于一种教育学诊断，而非单纯的医学诊断；它对及早了解学生视力不良的发生和发展过程，充分发挥基层学校卫生工作者在视力不良防治工作中的积极作用，功不可没。今后需要注意的是：一是应继续坚持每年 1～2 次定期视力监测。二是通过广泛宣传，让广大公众(包括学校教职员工、家长、社会媒体、商业单位等)都认识到，对本调研结果的解释要慎重，尤其不要出于商业目的而肆意渲染、炒作。在本分析中，凡涉及近视处都专门注明“疑似近视”，就是出于这一目的。三是所有学校都应认真对待视力检查结果，将其及时告知家长。发现学生“视力不良”，应立即动员家长带孩子去医院眼科做进一步的检查，不要随意配镜，以免某些暂时性的视力减退成分被过早地固定化。对筛查报告中的“其他眼病”也应认真对待，它是对各种非近视又非远视症状的总称，其构成相当复杂(包括弱视、散光、屈光参差等)，也应尽早明确诊断，抓紧治疗。四是应通过广泛社会动员，在人力、物力条件允许的情况下，开展一次大规模的检影验光和视力检查相结合的视力检查，以进一步规范与视力不良筛查、诊断相关的技术和方法。

本研究发现的主要结果和规律有：①2005 年我国学生视力不良检出率已相当严重。在 7～22 岁城男、乡男、城女、乡女整体中，视力不良者已分别占到 58.5%、45.7%、65.8%和 53.4%；如果确诊，其中约 95%将发展成近视。②在所有群体的大多数年龄段，视力不良率和“疑似近视”率在 1985—2005 年，都在全方位地持续增长。③无论视力不良的检出率或是其严重程度，在青春期都增长最迅猛。④无论视力不良或是“疑似近视”检出率，女生都显著超过同龄男生。而且，因为女生发育早，故该性别差异在小学、初中阶段表现得最明显。⑤城市群体的视力不良、

"疑似近视"检出率,都显著高于乡村群体,其原因主要与后者的生长发育过程有关。然而,导致城乡差异的另一个原因是乡村学生相对较轻的学习负担,近年来伴随乡村学生升学率的上升,正在不断减弱。本研究所发现的那些进入高中、大学后的乡村学生在视力不良、"疑似近视"检出率等方面的加快"追赶"倾向,应引起高度关注。⑥近10年来,伴随儿童早期过度用眼的增长趋势,加之受生长发育长期趋势的影响,城市男女生中视力不良、"疑似近视"的发生都有显著的"低龄化"趋势。

以下就增进我国学生"防近"工作力度和效率,提出以下3项策略:

第一,改变以往防近工作的"广种薄收"模式,采用更具针对性的个性化措施。

第二,将防近工作纳入学校卫生核心范畴,与素质教育密切配合。后者的核心目标是减轻学习负担,和消除近视发生、发展的环境因素(如减少近距离用眼时间、改善视近环境、改变不良用眼习惯等)有相辅相成的作用。

第三,以遏制近视发生低龄化、延缓青春期视力不良进展为预防重点,以假性近视为治疗重点,统筹指导全国学生防近工作。

针对上述策略,提出以下10条改善措施:

(1) 制定、落实新的防近规划,纳入法制轨道。充分发挥全国学生防近专家组的指导作用,规范对视力不良、近视的筛查、诊断程序。例如,可分3步走:①依据标准对数视力表(远视力表),筛查视力不良;②通过检查近视力表,了解视力不良性质。若远、近视力都$<5.0$,可能为远视、散光和其他眼病;若远视力$<5.0$而近视力$\geqslant 5.0$,属近视状态。③通过眼科散瞳检影,明确诊断,制定个体化治疗方案。

(2) 坚持每年2次定期视力监测,慎重对待检测结果。督促视力不良学生尽快接受眼科检查。充分散瞳。儿童期、青春早期应注意适当增加配镜频次,不充分矫治,充分利用近视假性成分提供的治疗潜力。

(3) 继续加大对大城市群体(目前视力不良、"疑似近视"检出率依然最高)防近工作力度,重点应放在两方面:第一,从新入学开始,就对儿童加强防治视力不良和近视的健康教育,提供视力保健措施,建立良好学习和生活习惯,尽量减少小学阶段的新发病例,阻遏近视发生的"低龄化"趋势。第二,通过素质教育、切实减轻学生负担,建立健康促进学校等综合措施,努力扭转近年来15～18岁乡村高中生近视检出率大幅升高的"赶上"趋势。

(4) 通过增拨经费、培训校医、完善学校卫生队伍,建立健康促进学校等措施,实现学校防近工作重点向中小城市和乡村的转移。迄今为止,这些地区中的相当多数学校开展防近工作很不得力,甚至处于空白,而他们恰好又是近年来我国学生群体中视力不良和"疑似近视"率的主要增长点。2000年以来,处于社会经济发展薄弱的中小城市学生和大城市郊区的乡村学生,检出率增长速度已超过大城市;再不加强防治力度,它们将逐步取代大城市,成为我国学生近视新发人群的主体。

(5) 针对近视的发生、发展原因,采取以减轻学习负担为重点的多元性综合防治措施。正视引发学生近视的大环境(升学形势严峻,家长望子成龙心切、学习压力过重)和小环境(近距离工作时间长、睡眠不足、阅读姿势不正确、采光照明不良等)因素综合作用。学校防近工作应取得大众媒体积极配合,将防近工作的重要性、相关知识普及到千家万户。

(6) 密切注意生活现代化中出现的新因素(如看电视、打游戏机或长时间上网等)对近视发生、发展的负面影响，及时制定新的、更切合实际的学校卫生标准和卫生监督措施，加强健康宣教。

(7) 在条件允许的地区、学校，采取有年龄针对性的阶梯式综合防治措施：①从幼儿园开始，为早产儿、低体重儿建立防近档案。这些患儿通常巩膜发育不完善；或晶状体未完全发育，屈光度高；或因长期暖箱吸氧史，导致晶体后纤维增生，玻璃体容积增大，加之眼前部发育不全，易导致各屈光成分关系失调，是重度近视的高危人群，屈光度可达 10D(1 000℃)以上。应将针对这些患儿的近视防治措施提前到入学前即开始。②正常儿童的防近重点宜从小学低年龄开始。此时眼球发育最薄弱，加强预防可有效延缓近视的初发年龄，减少小学生近视新发病例。③青春期突增阶段的干预重点是调整屈光调节和眼之间的不平衡状态(方法同治疗假性近视，理论上符合近视起因于眼睫状肌痉挛、屈光过度的发生机理)，以尽量延阻已发生近视者的严重化速度。④青春发育中、后期(主要是高中生)仍可抢在眼轴伸长、固定前采取舒缓屈光过度的措施，减轻视力的恶化程度。

(8) 将治疗重点放在假性近视上，采取以下措施：①重点纠正儿童少年长期近距离和其他不良用眼习惯，防止睫状肌持续、反复处于调节痉挛状态，导致眼轴延长，演变为真性近视。②重点针对那些远视力＜5.0 而近视力＞ 5.0 的“边缘性远视”进行干预。③针对假性近视视力不稳、疗效不明显、易复发等弱点，树立“治假是手段，防真是目的”观念，坚持治疗，每次治疗都力争实现放松过度调节、增加远视力的目标。④若治“假”效果好，及时引导向看远锻炼转变，实现预防真性近视发展的目标。

(9) 推广局部用药和眼功能训练结合的假性近视疗法。可采用阿托品、后马托品、托吡卡胺等药物(睫状肌麻痹剂)，扩大瞳孔，使入眼影像模糊，防止近视的发生发展。眼功能训练法也很有效。主要有远眺法、雾视法、睫状肌锻炼法等，着重改善调节功能。利用抗胆碱药扩瞳时，应注意不使视网膜光通量过量增加(不超过 15 倍)，从而对正常视觉产生不利影响。还有些敏感儿童可因阿托品类经泪道被机体吸收而引发毒性反应，需严格按适应证使用。

(10) 有条件的地区可逐步开展对中度以上(≥6D)近视学生的眼底检查。近年来多见的因长时间使用计算机和上网引发的“暴盲”事件，大多有此病理基础。眼底异常表现是：最早出现在色素上皮和视细胞层，因眼轴延长引起；随近视程度加深而病变范围扩大，出现变性或萎缩，出现“豹纹状眼底”病变。继而发生视乳头及周围改变，包括视神经斜入，近视弧，视乳头周围脉络膜、视网膜萎缩等，严重者可出现黄斑改变，脉络膜萎缩，局限性出血，玻璃膜撕裂，福克斯斑、黄斑囊样变性(或裂孔)，同时因玻璃体变性而产生飞蚊样幻视等。针对这些重度近视，校医应积极配合眼科医生提供的临床干预，防止患病中小学生逐步演变成重度视力残疾，甚至失明。

**参考文献：**

[1] Mavracanas TA, Mandalos A, Peios D, et al., Prevalence of myopia in a sample of Greek students. Acta Ophthalmol Scand. 2000, 78(6): 656-659.

[2] Parssinen O, Hemminki E, Klemetti A. Effect of spectacle use and accommodation on myopic progression: final results of a three-year randomised clinical trial among schoolchildren. Br J Ophthalmol. 1989, 73(7): 547-551.

[3] Lo PI, Ho PC, Lau JT, Cheung AY, Goldschmidt E, Tso MO. Relationship between myopia

and optical components—a study among Chinese Hong Kong student population. Yan Ke Xue Bao. 1996,12(3):121-125.

[4] Bullimore MA,Conway R,Nakash A. Myopia in optometry students:family history,age of onset and personality. Ophthalmic Physiol Opt. 1989,9(3):284-288.

[5] Ucakhan OO,Sokol J,Brodie SE,et al. ,Characteristics of the myopic patient population applying for refractive surgery. CLAO J. 2000,26(2):102-105.

[6] 廖文科.中国学生视力不良、沙眼、脊柱侧弯、神经衰弱的现状分析.中国学生体质健康调研组.1985 年全国学生体质调研报告.北京:人民教育出版社,1987.

[7] 季成叶.中国学生视力不良率和近视率动态分析.中国学生体质健康调研组.1995 年全国学生体质调研报告.长春:吉林科学技术出版社,1996.

[8] Crocker LC,Developmental-Behavioral Pediatrics. 3rd edition. Philadelphia: W. B. Saunders Company. 1999,302-303.

[9] Kinge B,Midelfart A,Jacobsen G,Rystad J. The influence of near-work on development of myopia among university students. A three-year longitudinal study among engineering students in Norway. Acta Ophthalmol Scand. 2000,78(1):26-29.

[10] Kinge B,Midelfart A,Jacobsen G,Rystad J. Biometric changes in the eyes of Norwegian university students—a three-year longitudinal study. Acta Ophthalmol Scand. 1999,77(6):648-652.

[11] Matsumura H,Hirai H. Prevalence of myopia and refractive changes in students from 3 to 17 years of age. Surv Ophthalmol. 1999,44(1):109-115.

[12] Shaw DE,Fielder AR,Minshull C. Et al. Amblyopia-factors influencing age of presnetation. The Lancet. 1988,2(8604):207-209.

[13] Fledelius HC. Myopia profile in Copenhagen medical students 1996—1998. Refractive stability over a century is suggested. Acta Ophthalmol Scand. 2000,78(5):501-505.

[14] Wolfe WL,Maisto SA. The effect of self-discrepancy and discrepancy salience on alcohol consumption. Addict Behav. 2000,25(2):283-288.

[15] Lin LL,Shih YF,Tsai CB,Chen CJ,Lee LA,Hung PT,Hou PK. Epidemiologic study of ocular refraction among schoolchildren in Taiwan in 1995. Optom Vis Sci. 1999,76(5):275-281.

[16] Kikukawa A,Yagura S,Akamatsu T. A 25 - year prospective study of visual acuity in the Japan Air Self Defense Force personnel. Aviat Space Environ Med. 1999,70(5):447-450.

[17] Lewallen S,Lowdon R,Courtright P,Mehl GL. A population-based survey of the prevalence of refractive error in Malawi. Ophthalmic Epidemiol. 1995,2(3):145-149.

# 我国中小学生龋齿患病现状和十年变化趋势分析

全国学生体质健康调研组
季成叶　执笔

## 1　前言

龋齿是牙齿在身体内外因素作用下，硬组织发生脱矿、有机质溶解、牙组织被进行性破坏、导致牙齿缺损的常见病。龋患一旦发生，不可能自愈或再生，只能依靠充填等方式矫正。儿童少年罹患龋齿，不仅易因牙痛而影响食欲，干扰咀嚼、消化、吸收过程，导致营养缺乏，而且伴随龋病的逐步发展，可进一步引起牙髓炎、颜面蜂窝织炎、根周脓肿、齿槽溢脓、脓瘘等，严重影响儿童青少年颜面生长发育、健康和学习。龋齿还是一个潜伏着大量致病细菌的病灶；各种细菌、细菌毒素等以变态反应方式，诱发风湿性关节炎、肾炎、心内膜炎、虹膜睫状体炎等全身性严重疾病。因此，世界卫生组织（WHO）将龋齿、肿瘤、高血压等并列为对人类健康造成严重危害的三大常见病。以防治龋齿、牙周病为中心的口腔群防群治工作水平，历来是衡量一个国家物质进步和精神文明的标志之一。

我国政府高度重视中小学生龋病防治工作。1992 年，卫生部、教育部、全国爱卫会等联合颁布的《学生常见病综合防治方案》，将龋齿和牙周病、视力不良和近视、营养不良和肥胖、缺铁性贫血、沙眼、肠道蠕虫感染等，并列为需重点防治的学校常见病（简称“六病”）。1995 年开始，全国学生体质健康调研将各项龋齿流行病学指标正式列为必测内容。近 10 年来，各地学校卫生管理部门和技术单位在学生龋防工作方面付出巨大努力，包括建立学校口腔保健网，开展口腔健康教育，推广保健牙刷、氟化牙膏、窝沟封闭等预防措施，实施定期口腔检查，及时矫治龋病等，使我国学生的口腔保健水平显著提高。但是，这些工作是否取得实效？我国中小学生的口腔防治水平取得哪些进展？存在哪些问题需进一步改善？与此相关的流行病学报道（尤其从全国范围而言）较少。

为此，本文利用全国学生体质与健康调研资料，重点进行以下分析：①以 2005 年最新数据为主，分析不同群体、不同年龄组的乳、恒牙龋患现状和严重程度；②通过对 1995、2000 年、2005 年的乳、恒牙龋患、龋均比较，分析最近 10 年来各学生群体的龋病动态变化趋势；③通过分析、比较不同地区群体的乳、恒牙龋失补构成比，从宏观角度了解各地的口腔保健现状等。这些研究结果，将为各级教育、卫生部门制定新世纪学生龋病防治的策略和措施，提供重要的科学依据。

## 2 对象和方法

### 2.1 对象

对象分层、随机、整群抽样自 7、9、12、14、17 五个年龄组，全部为汉族。来自全国除西藏(无汉族资料)、台湾地区外 30 个省、自治区和直辖市。各省级单位分别由城男、乡男、城女、乡女四群体组成，群体内各年龄组 118～136 人，均等抽样自社会经济状况“好”(省会市)、“中”、“差”等三片。测试人员均为有临床实践经验的牙科临床医生或口腔保健专业人员，事先经严格培训，专人专项，在相同时段，使用统一的检查步骤、顺序进行检查并填写结果(详见《全国学生体质与健康调研测试细则》，其中口腔部分在《1984 年全国学生龋病、牙周疾病流行病学抽样调查》基础上制定)。历次调研的质量控制都符合要求。所有受检学生事先都经严格体检，剔除有重要脏器慢性疾病和身体残障患者。有效样本人数详见历次调研报告。

### 2.2 指标

龋患率用百分比(%)表示。乳龋使用指标为乳龋患(d)率、乳龋失(m)率、乳龋补(f)率、乳龋失补率(dmf＝d＋m＋f)；恒龋使用指标为恒龋患(D)率、恒龋失(M)率、恒龋补(F)率、恒龋失补率(DMF＝D＋M＋F)。龋病包括龋患、龋失和龋补；故尽管每个牙只有一种情况，但不同个体可能有不同数目的患牙；因此，dmf 率和 DMF 率都不等于龋患率、龋失率和龋补率之和。

龋均以全体受检对象为分母，用均数和标准差表示。乳龋使用乳龋(d)均、乳龋失(m)均、乳龋补(f)均、乳龋失补均(dmft＝d＋m＋f)；恒龋使用恒龋(D)均、恒龋失(M)均、恒龋补(F)均、恒龋失补均(DMFT＝D＋M＋F)等。患者龋均使用类似指标，但分母为患者。龋失补构成比(%)有两项指标：乳牙龋失补构成比 d(%)＋m(%)＋f(%)＝100%；恒牙龋失补构成比＝D(%)＋M(%)＋F(%)＝100%。

## 3 结果

### 3.1 乳牙龋患现状

表 1～表 4 分别显示城男、乡男、城女、乡女 4 群体的乳牙龋患现状。4 群体 7、9 岁时乳龋 dmf 率均达到或超过 50%；12 岁时多数群体显著下降，但乡男因发育相对迟(乳牙脱落晚)而 dmf 率仍超过 10%。城乡差异(乡男＞城男，乡女＞城女)极其显著，起因于乡村群体较高的乳龋患(d)率和乳龋失(m)率。整体上乳龋补(f)率都很低，但城市男女 7、9 岁都超过 10%，数倍于乡村男女；后者 12 岁乳龋补率都仅为 0.4%。性别差异(女生＞男生)主要表现在 7 岁；9 岁后因发育的早晚不同，性别差异(女生早于男生)不再明显。

**表 1　2005 年全国城市小学男生乳龋失补率**

| 年龄/岁 | 组人数 | 乳龋患(d)率 | | 乳龋失(m)率 | | 乳龋补(f)率 | | 乳龋 dmf 率 | |
|---|---|---|---|---|---|---|---|---|---|
| | | 人 | /% | 人 | /% | 人 | /% | 人 | /% |
| 7 | 4 935 | 2 291 | 46.4 | 221 | 4.5 | 578 | 11.7 | 2 561 | 51.9 |
| 9 | 4 945 | 2 241 | 45.3 | 194 | 3.9 | 526 | 10.6 | 2 540 | 51.4 |
| 12 | 4 917 | 416 | 8.5 | 29 | 0.6 | 63 | 1.3 | 470 | 9.6 |

注：dmf 率(%)＞d(%)＋m(%)＋f(%)。

**表 2　2005 年全国乡村小学男生乳龋失补率**

| 年龄/岁 | 组人数 | 乳龋患(d)率 | | 乳龋失(m)率 | | 乳龋补(f)率 | | 乳龋 dmf 率 | |
|---|---|---|---|---|---|---|---|---|---|
| | | 人 | /% | 人 | /% | 人 | /% | 人 | /% |
| 7 | 4 817 | 2 731 | 56.7 | 308 | 6.4 | 159 | 3.3 | 2 811 | 58.4 |
| 9 | 4 814 | 2 700 | 56.1 | 302 | 6.3 | 168 | 3.5 | 2 817 | 58.5 |
| 12 | 4 800 | 529 | 11 | 45 | 0.9 | 21 | 0.4 | 574 | 12 |

注：同表 1。

**表 3　2005 年全国城市小学女生乳龋失补率**

| 年龄/岁 | 组人数 | 乳龋患(d)率 | | 乳龋失(m)率 | | 乳龋补(f)率 | | 乳龋 dmf 率 | |
|---|---|---|---|---|---|---|---|---|---|
| | | 人 | /% | 人 | /% | 人 | /% | 人 | /% |
| 7 | 4 860 | 2 284 | 47 | 162 | 3.3 | 601 | 12.4 | 2 579 | 53.1 |
| 9 | 4 892 | 2 121 | 43.4 | 152 | 3.1 | 544 | 11.1 | 2 429 | 49.7 |
| 12 | 4 785 | 312 | 6.5 | 22 | 0.5 | 43 | 0.9 | 363 | 7.6 |

注：同表 1。

**表 4　2005 年全国乡村小学女生乳龋失补率**

| 年龄/岁 | 组人数 | 乳龋患(d)率 | | 乳龋失(m)率 | | 乳龋补(f)率 | | 乳龋 dmf 率 | |
|---|---|---|---|---|---|---|---|---|---|
| | | 人 | /% | 人 | /% | 人 | /% | 人 | /% |
| 7 | 4 764 | 2 760 | 57.9 | 314 | 6.6 | 133 | 2.8 | 2 851 | 59.8 |
| 9 | 4 751 | 2 489 | 52.4 | 227 | 4.8 | 126 | 2.7 | 2 602 | 54.8 |
| 12 | 4 752 | 379 | 8 | 20 | 0.4 | 20 | 0.4 | 403 | 8.5 |

注：同表 1。

## 3.2　恒牙龋患现状

表 5～表 8 分别显示城男、乡男、城女、乡女 4 群体的恒牙龋患现状。所有 4 群体，无论恒龋患(D)率、恒龋失(M)率、恒龋补(F)率都随年龄增长而规律上升。17 岁时恒龋 DMF 率分别为城男 20.5%、乡男 18.1%、城女 28.3%、乡女 23.6%。城女＞城男、乡女＞乡男的性别差异十分显著，年龄越大越明显，关键因素都取决于恒龋患(D)率。城乡差异以 12 岁为分界；此前乡男＞城男，乡女＞城女，但差异无显著性。12 岁后相反，城男＞乡男，城女＞乡女，年龄越大差异越显

著。有两点应引起关注：一是乡村群体的恒齲补率，在所有年龄组都成倍低于城市群体；二是各群体恒齲失率都相当高，17 岁时城男、乡男、城女、乡女分别达到 1.5%、1.6%、1.9%和 2.1%。

**表 5　2005 年全国城市中小学男生恒齲失补率**

| 年龄/岁 | 组人数 | 恒齲患(D)率 | | 恒齲失(M)率 | | 恒齲补(F)率 | | DMF 率 | |
|---|---|---|---|---|---|---|---|---|---|
| | | 人 | /% | 人 | /% | 人 | /% | 人 | /% |
| 7 | 4 935 | 84 | 1.7 | 6 | 0.1 | 22 | 0.4 | 110 | 2.2 |
| 9 | 4 945 | 220 | 4.4 | 1 | 0 | 75 | 1.5 | 282 | 5.7 |
| 12 | 4 917 | 501 | 10.2 | 22 | 0.4 | 172 | 3.5 | 650 | 13.2 |
| 14 | 4 852 | 625 | 12.9 | 24 | 0.5 | 266 | 5.5 | 846 | 17.4 |
| 17 | 4 919 | 679 | 13.8 | 72 | 1.5 | 403 | 8.2 | 1 009 | 20.5 |

注：DMF 率(%)＞D(%)＋M(%)＋F(%)。

**表 6　2005 年全国乡村中小学男生恒齲失补率**

| 年龄/岁 | 组人数 | 恒齲患(D)率 | | 恒齲失(M)率 | | 恒齲补(F)率 | | 恒齲 DMF 率 | |
|---|---|---|---|---|---|---|---|---|---|
| | | 人 | /% | 人 | /% | 人 | /% | 人 | /% |
| 7 | 4 817 | 138 | 2.9 | 11 | 0.2 | 10 | 0.2 | 156 | 3.2 |
| 9 | 4 814 | 297 | 6.2 | 12 | 0.2 | 32 | 0.7 | 332 | 6.9 |
| 12 | 4 800 | 544 | 11.3 | 24 | 0.5 | 88 | 1.8 | 616 | 12.8 |
| 14 | 4 814 | 637 | 13.2 | 64 | 1.3 | 110 | 2.3 | 755 | 15.7 |
| 17 | 4 871 | 699 | 14.4 | 77 | 1.6 | 221 | 4.5 | 882 | 18.1 |

注：同表 5。

**表 7　2005 年全国城市中小学女生恒齲失补率**

| 年龄/岁 | 组人数 | 恒齲患(D)率 | | 恒齲失(M)率 | | 恒齲补(F)率 | | 恒齲 DMF 率 | |
|---|---|---|---|---|---|---|---|---|---|
| | | 人 | /% | 人 | /% | 人 | /% | 人 | /% |
| 7 | 4 860 | 130 | 2.7 | 4 | 0.1 | 33 | 0.7 | 162 | 3.3 |
| 9 | 4 892 | 351 | 7.2 | 5 | 0.1 | 107 | 2.2 | 437 | 8.9 |
| 12 | 4 785 | 667 | 13.9 | 22 | 0.5 | 248 | 5.2 | 884 | 18.5 |
| 14 | 4 859 | 810 | 16.7 | 47 | 1.0 | 404 | 8.3 | 1 143 | 23.5 |
| 17 | 4 857 | 851 | 17.5 | 91 | 1.9 | 675 | 13.9 | 1 374 | 28.3 |

注：同表 5。

**表 8　2005 年全国乡村中小学女生恒齲失补率**

| 年龄/岁 | 组人数 | 恒齲患(D)率 | | 恒齲失(M)率 | | 恒齲补(F)率 | | 恒齲 DMF 率 | |
|---|---|---|---|---|---|---|---|---|---|
| | | 人 | /% | 人 | /% | 人 | /% | 人 | /% |
| 7 | 4 764 | 147 | 3.1 | 9 | 0.2 | 6 | 0.1 | 158 | 3.3 |
| 9 | 4 751 | 432 | 9.1 | 8 | 0.2 | 45 | 0.9 | 474 | 10.0 |
| 12 | 4 752 | 717 | 15.1 | 32 | 0.7 | 99 | 2.1 | 806 | 17.0 |
| 14 | 4 763 | 898 | 18.9 | 68 | 1.4 | 187 | 3.9 | 1 042 | 21.9 |
| 17 | 4 862 | 915 | 18.8 | 104 | 2.1 | 276 | 5.7 | 1 146 | 23.6 |

注：同表 5。

## 3.3 乳牙龋患的10年动态变化

图1～图4以dmf率为指标，分别显示城男、乡男、城女、乡女4群体1995—2005年10年间乳龋患病状况的动态变化。城市群体持续、稳步下降，如城男从1995年的73.2%降至2000年的59.3%，2005年降至51.9%；同期城女从73.1%先后下降至62.3%和49.7%；降幅都超过20个百分点。乡村群体变化趋势不同，乡男表现为从57.2%先下降至55.3%进而升至58.5%，乡女表现为54.3%先下降至53.4%后升至54.8%，均为先下降，其后5年又复上升；2005年dmf率比10年前更高，不过差异无显著性。10年内无论城男、城女、乡女，12岁dmf率都持续显著下降，只有乡男表现为14.7%先降至10.7%，2005年后升至12.0%，先显著下降后又回升。排除该期间因发育提前而12岁乳牙数量减少的因素，结合其7、9岁同期间的相同表现，提示该群体的乳龋流行状况实际上在严重化。

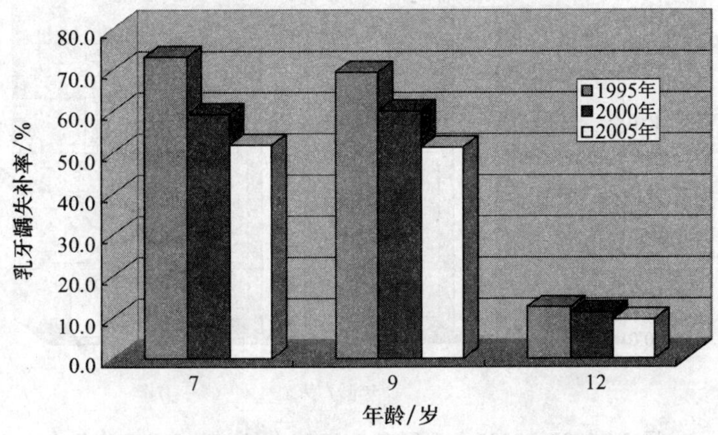


**图1　1995—2005年期间全国7、9、12岁城市男生dmf率变化**

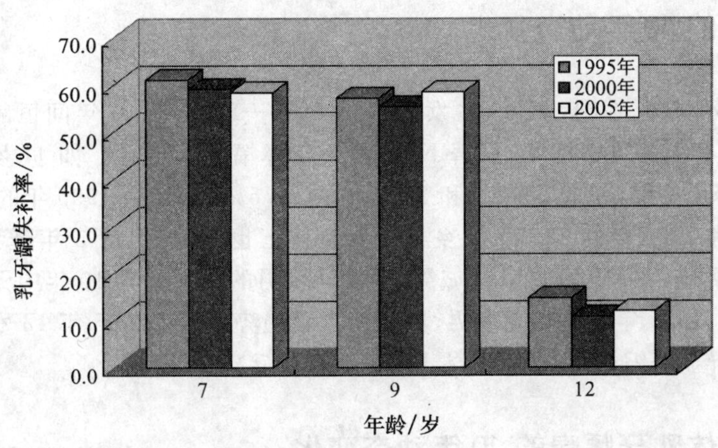


**图2　1995—2005年期间全国7、9、12岁乡村男生dmf率变化**

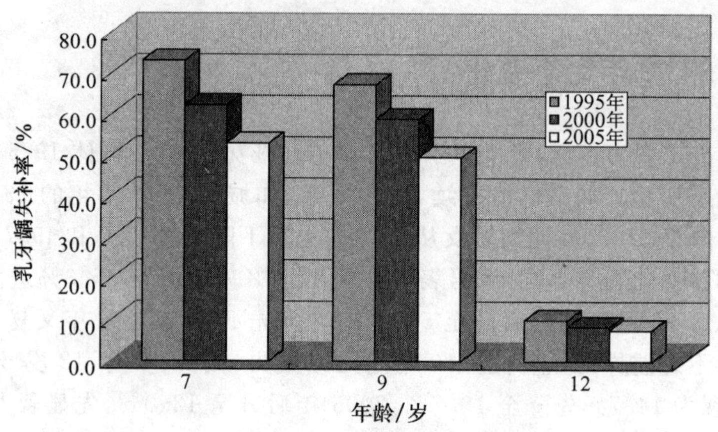


**图 3　1995—2005 年全国 7、9、12 岁城市女生 dmf 率变化**

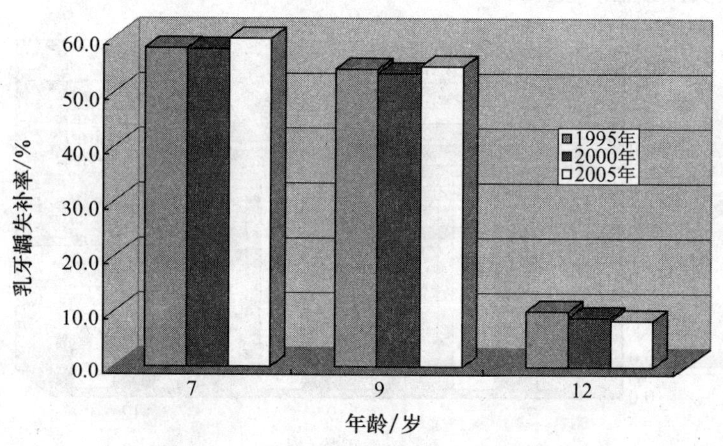


**图 4　1995—2005 年全国 7、9、12 岁乡村女生 dmf 率变化**

## 3.4　恒牙龋患的 10 年动态变化

图 5～图 8 显示城男、乡男、城女、乡女四群体 1995—2005 年 10 年间恒龋 DMF 率动态变化。城市男女生所有年龄组都持续、显著下降，前 5 年降幅尤其迅猛。如 17 岁时，城男从 1995 年的 34.9%先后降至 2000 年的 25.2%和 2005 年的 20.5%；城女为 1995 年的 41.2%先后降至 2000 年的 30.6%和 2005 年的 28.3%。乡村男女整体上也下降，但后 5 年降势乏力，少数年龄组甚至较 2000 年回升。DMF 率城女＞城男、乡女＞乡男的性别差异 10 年中无显著变化。城乡差异出现部分逆转：1995 年时城男＞乡男、城女＞乡女趋势明显。2005 年 12 岁后各年龄依然城市高于乡村，但差异显著缩小；小学生群体 DMF 率乡村反高于城市。

## 3.5　省会片群体乳牙龋患的 10 年动态变化

图 9、10 比较省会片群体 1995—2005 年 10 年间 dmf 率的动态变化。7 岁为例，城男从 1995

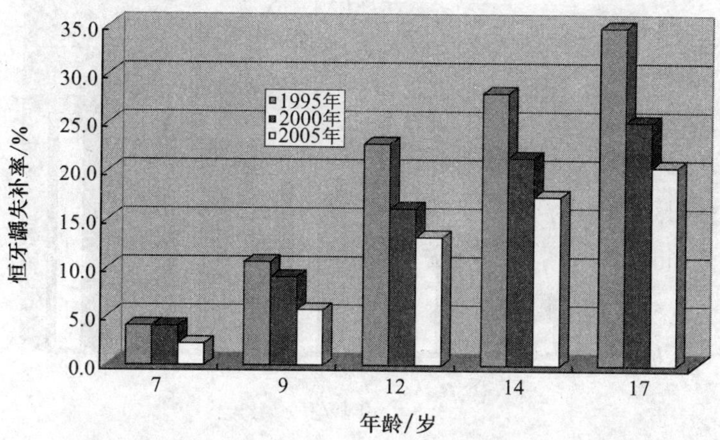


**图 5　1995—2005 年全国城市中小学男生 DMF 率变化**

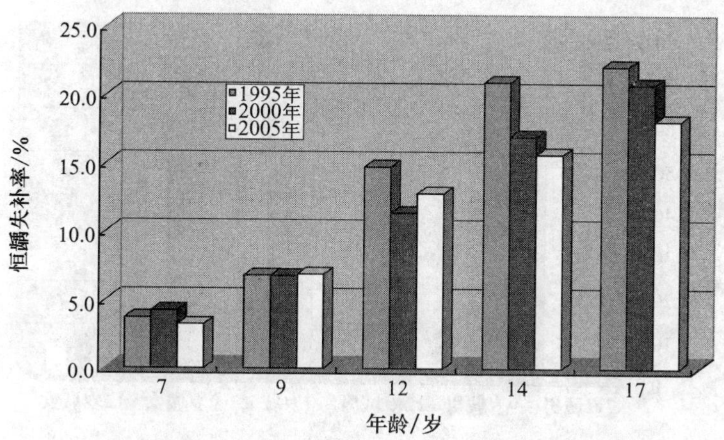


**图 6　1995—2005 年全国乡村中小学男生 DMF 率变化**

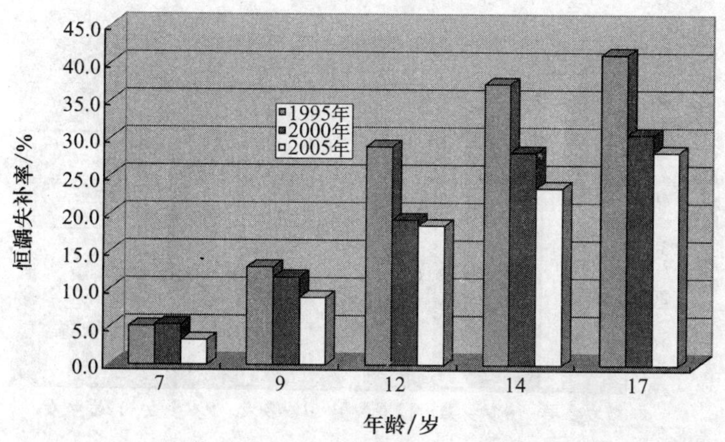


**图 7　1995—2005 年全国城市中小学女生 DMF 率变化**

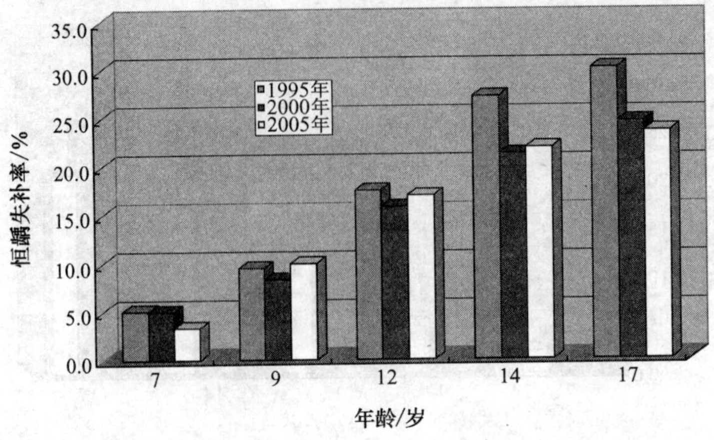


**图 8　1995—2005 年全国乡村中小学女生 DMF 率变化**

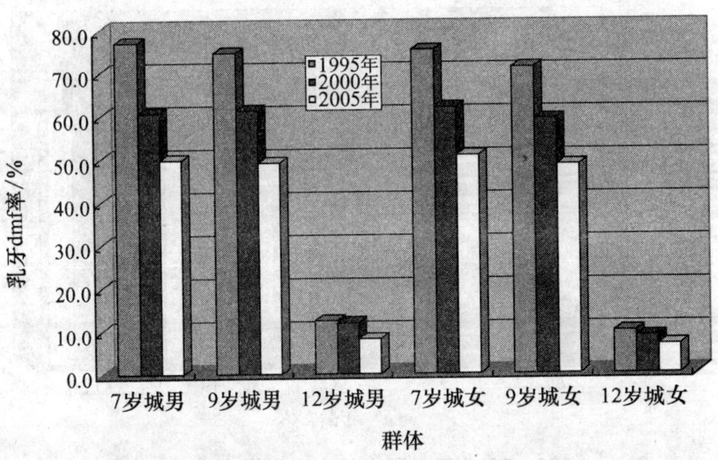


**图 9　1995—2005 年省会片 7、9、12 岁城市男女生乳牙龋失补率变化**

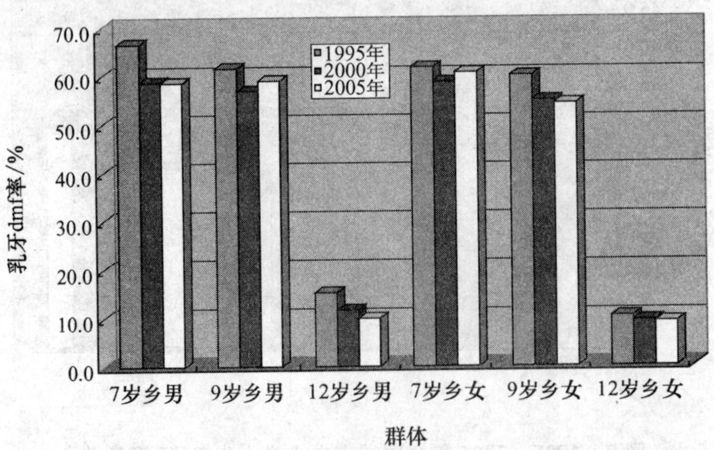


**图 10　1995—2005 年省会片 7、9、12 岁乡村男女生乳牙龋失补率变化**

年的77.2%降至2000年的60.7%，2005年降至49.9%，同期城女变化为1995年的75.4%降至2000年的61.9% 2005年又降至50.8%，乡男变化为1995年的66.7%降至2000年的58.7% 2005年又降至50.6%，乡女则为1995年的61.8%降至2000年的58.7% 2005年又升至60.6%。1995年时城市男女小学生dmf率都处于全国最高水平，但近10年来持续、显著下降；乡村降幅明显小，近5年许多年龄组出现反弹。由此，省会片城乡差异出现全面逆转(全国水平上仅部分出现)：乡村(郊区)男女小学生乳牙dmf率已比城区高出10个百分点左右。

表9～表12细分乳龋患(d)率、龋失(m)率、龋补(f)率，分析省会片群体乳牙龋患状况的10年动态变化。乳龋患率是dmf率的主要成分，变化趋势相同。近10年来的显著下降，已使2005年时省会片乳龋患率低于全国水平(表1～4)，尤以城区明显。但是，要反映龋病防治水平的群体差异，关键要看乳龋失率、乳龋补率。1995年时省会片乳龋失率低于全国平均，程度上城区高于郊区，乳龋补率则远高于全国水平，尤其城区。10年后该格局依然，但程度发生变化：城区乳龋失率成倍下降，幅度显著高于郊区。龋补率相反，城市男女生10年来不升反降；乡村群体相对有所改善，但幅度小，整体上龋补率仍远低于城区。

**表9　1995—2005年省会片城市男小学生乳牙龋失补率分析**

| 年龄/岁 | 乳龋患(d)率/% | | | 乳龋失(m)率/% | | | 乳龋补(f)率/% | | |
|---|---|---|---|---|---|---|---|---|---|
| | 1995年 | 2000年 | 2005年 | 1995年 | 2000年 | 2005年 | 1995年 | 2000年 | 2005年 |
| 7 | 69.8 | 52.7*** | 42.7*** | 10.4 | 5.2*** | 2.6*** | 18.1 | 16.7** | 15.5** |
| 9 | 66.8 | 51.3*** | 41.2*** | 8.5 | 6.1*** | 2.0*** | 18.6 | 18.7 | 14.2*** |
| 12 | 10.8 | 9.2** | 6.9*** | 1.0 | 1.4* | 0.2*** | 1.7 | 2.3* | 1.9* |
| 平均 | 47.5 | 37.6 | 30.0 | 6.4 | 4.2 | 1.6 | 12.3 | 12.5 | 10.4 |

注：每两两年度 $\chi^2$ 检验，* $P<0.05$，** $P<0.01$，*** $P<0.001$。

**表10　1995—2005年省会片乡村男小学生乳牙龋失补率分析**

| 年龄/岁 | 乳龋患(d)率/% | | | 乳龋失(m)率/% | | | 乳龋补(f)率/% | | |
|---|---|---|---|---|---|---|---|---|---|
| | 1995年 | 2000年 | 2005年 | 1995年 | 2000年 | 2005年 | 1995年 | 2000年 | 2005年 |
| 7 | 65.2 | 56.9*** | 57.0 | 9.4 | 7.9** | 5.9*** | 0.8 | 3.0*** | 5.2*** |
| 9 | 59.8 | 55.4*** | 56.9* | 7.3 | 6.4* | 5.8 | 0.5 | 1.9*** | 4.8*** |
| 12 | 14.0 | 10.5*** | 9.2** | 2.0 | 1.0* | 0.5* | 0.3 | 0.5* | 0.6 |
| 平均 | 45.6 | 41.2 | 41.0 | 6.1 | 5.1 | 4.1 | 0.5 | 1.8 | 3.5 |

注：同表9。

**表11　1995—2005年省会片城市女小学生乳牙龋失补率分析**

| 年龄/岁 | 乳龋患(d)率/% | | | 乳龋失(m)率/% | | | 乳龋补(f)率/% | | |
|---|---|---|---|---|---|---|---|---|---|
| | 1995年 | 2000年 | 2005年 | 1995年 | 2000年 | 2005年 | 1995年 | 2000年 | 2005年 |
| 7 | 68.3 | 53.8*** | 42.4*** | 7.9 | 6.1*** | 1.5*** | 19.1 | 18.5 | 16.9** |
| 9 | 64.3 | 49.5*** | 40.8*** | 8.2 | 6.0*** | 1.5*** | 17.0 | 16.1* | 15.6* |
| 12 | 8.6 | 6.4*** | 5.4* | 0.3 | 0.6 | 0.4 | 1.5 | 2.3 | 1.3* |
| 平均 | 46.5 | 37.3 | 29.4 | 5.4 | 4.3 | 1.1 | 12.3 | 12.5 | 11.2 |

注：同表9。

表 12　1995—2005 年省会片乡村女小学生乳牙龋失补率分析

| 年龄/岁 | 乳龋患(d)率/% | | | 乳龋失(m)率/% | | | 乳龋补(f)率/% | | |
|---|---|---|---|---|---|---|---|---|---|
| | 1995 年 | 2000 年 | 2005 年 | 1995 年 | 2000 年 | 2005 年 | 1995 年 | 2000 年 | 2005 年 |
| 7 | 60.3 | 57.5*** | 58.5* | 8 | 5.6** | 6.8* | 1.0 | 2.5** | 4.1** |
| 9 | 57.1 | 53.3*** | 51.3** | 9.2 | 5.0** | 5.1 | 0.6 | 1.9*** | 3.5*** |
| 12 | 9.3 | 9.0 | 8.7 | 1.2 | 0.4* | 0.3 | 0.1 | 0.4* | 0.5 |
| 平均 | 41.4 | 40.2 | 39.6 | 6.0 | 3.7 | 4.1 | 0.6 | 1.6 | 2.7 |

注:同表 9。

## 3.6　省会片群体恒牙龋患的 10 年动态变化

图 11、图 12 以 DMF 率为代表,分析省会片群体 1995—2005 年恒牙龋患的动态变化。1995 年时无论省会片城乡(郊)男女中小学生,恒牙 DMF 率都高于全国平均水平;且城乡(城区＞郊区)、性别(女生＞男生)差异都很明显。近 10 年变化以 14 岁为例:城男从 1995 年的 28.1%降至 2000 年的 20.9% 2005 年进一步降至 17.3%,城女从 1995 年的 37.3%降至 2000 年的 29.3% 2005 年进一步降至 26.6%,乡男从 1995 年的 20.9%降至 2000 年的 16.5% 2005 年进一步降至 14.6%,乡女从 1995 年的 27.2%降至 2000 年的 20.4%,2005 年进一步降至 22.2%。城市群体持续、显著下降;乡村(郊区)群体则前 5 年降幅相对小于城市,后 5 年更多出现反弹。性别差异依旧存在,城乡差异则出现较大的逆转变化(见前文)。

表 13～表 18 细化地以恒龋患(D)率、恒龋失(M)率、恒龋补(F)率等来分析省会群体恒牙龋患率的 10 年动态变化。和 dmf 率不一样,构成 DMF 率的要素中 M(龋补率)作用增大。就(各年龄组)龋患率平均值而言,近 10 年来城男、城女分别从 15.1%和 19.1%持续下降至 8.1%和 11.4%,

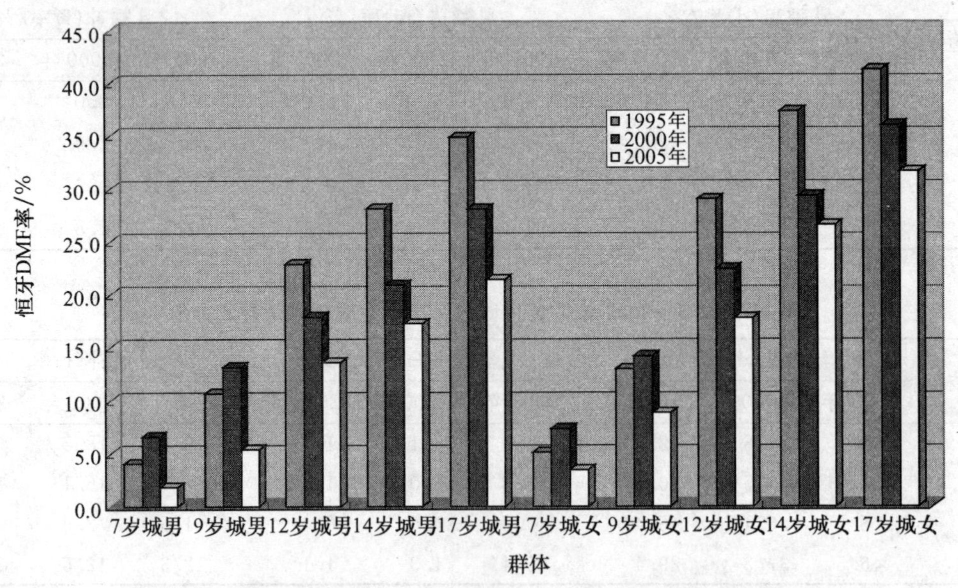


图 11　1995—2005 年省会片城市男女中小学生恒牙龋失补率变化

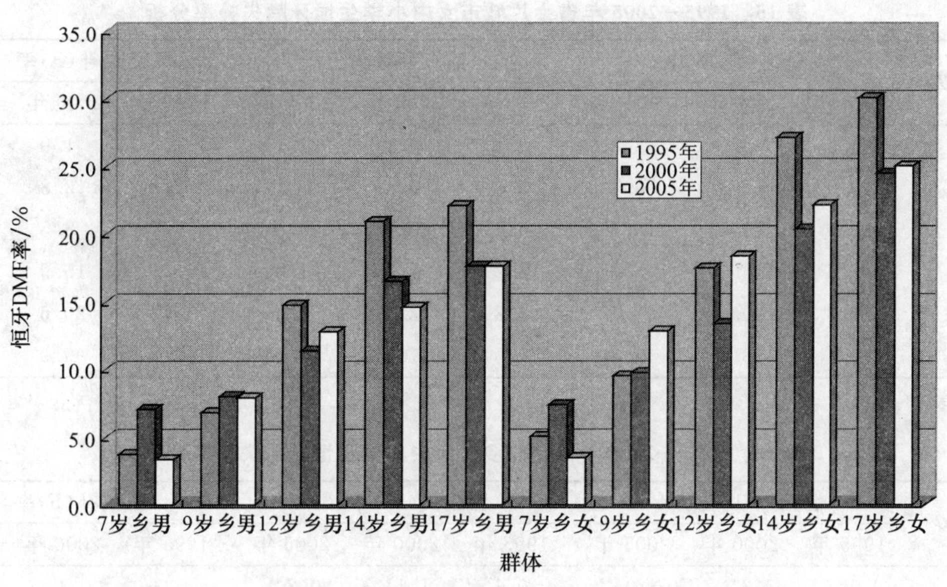


**图 12　1995—2005 年省会片乡村男女中小学生恒牙龋失补率变化**

**表 13　1995—2005 年省会片城市男中小学生恒牙龋失补率分析**

| 年龄/岁 | 恒龋患(D)率/% | | | 恒龋失(M)率/% | | | 恒龋补(F)率/% | | |
|---|---|---|---|---|---|---|---|---|---|
| | 1995 年 | 2000 年 | 2005 年 | 1995 年 | 2000 年 | 2005 年 | 1995 年 | 2000 年 | 2005 年 |
| 7 | 3.4 | 5.5 | 1.3 | 0.2 | 0 | 0.1 | 0.6 | 1.8 | 0.6 |
| 9 | 8.5 | 10.7 | 4 | 0.1 | 0.3 | 0.1 | 2.6 | 3.3 | 1.6 |
| 12 | 18.2 | 11.9 | 9.9 | 0.8 | 0.5 | 0.3 | 5.7 | 6.7 | 4.2 |
| 14 | 20 | 12.8 | 11.8 | 1.3 | 1.2 | 0.6 | 10.8 | 10.1 | 6.5 |
| 17 | 24.3 | 15.6 | 13.5 | 2.9 | 1.5 | 1.1 | 14.8 | 15.3 | 10.1 |
| 平均 | 15.1 | 11.3 | 8.1 | 1.1 | 0.7 | 0.4 | 7 | 7.5 | 4.6 |

注:每两两年度 $\chi^2$ 检验。

**表 14　1995—2005 年省会片乡村男中小学生恒牙龋失补率分析**

| 年龄/岁 | 恒龋患(D)率/% | | | 恒龋失(M)率/% | | | 恒龋补(F)率/% | | |
|---|---|---|---|---|---|---|---|---|---|
| | 1995 年 | 2000 年 | 2005 年 | 1995 年 | 2000 年 | 2005 年 | 1995 年 | 2000 年 | 2005 年 |
| 7 | 3.4 | 5.8 | 2.6 | 0.0 | 1.0 | 0.4 | 0.4 | 0.1 | 0.4 |
| 9 | 6.4 | 7.7 | 6.6 | 0.1 | 0.5 | 0.5 | 0.3 | 0.5 | 1.0 |
| 12 | 13.7 | 10.6 | 11.2 | 0.6 | 0.7 | 0.4 | 1.2 | 0.7 | 1.7 |
| 14 | 19.5 | 15.0 | 11.9 | 1.0 | 0.4 | 1.6 | 1.9 | 1.9 | 2.0 |
| 17 | 19.8 | 14.5 | 13.9 | 2.1 | 1.4 | 1.4 | 3.7 | 4.1 | 4.0 |
| 平均 | 12.8 | 10.9 | 9.2 | 0.8 | 0.8 | 0.8 | 1.5 | 1.5 | 1.8 |

注:同表 13。

**表 15　1995—2005 年省会片城市女中小学生恒牙龋失补率分析**

| 年龄/岁 | 恒龋患(D)率/% | | | 恒龋失(M)率/% | | | 恒龋补(F)率/% | | |
|---|---|---|---|---|---|---|---|---|---|
| | 1995 年 | 2000 年 | 2005 年 | 1995 年 | 2000 年 | 2005 年 | 1995 年 | 2000 年 | 2005 年 |
| 7 | 4.0 | 6.1 | 2.8 | 0.1 | 0.1 | 0.1 | 1.2 | 1.9 | 0.7 |
| 9 | 10.5 | 11.3 | 6.7 | 0.2 | 0.4 | 0.1 | 2.8 | 3.8 | 2.4 |
| 12 | 22.9 | 15.4 | 12.1 | 0.8 | 0.6 | 0.5 | 7.9 | 8.5 | 6.3 |
| 14 | 27.8 | 16.9 | 18.0 | 2.2 | 1.6 | 1.2 | 13.5 | 15.9 | 10.5 |
| 17 | 28.8 | 20.0 | 17.4 | 4.2 | 2.3 | 1.6 | 18.3 | 20.6 | 18.2 |
| 平均 | 19.1 | 13.8 | 11.4 | 1.5 | 1.0 | 0.7 | 8.9 | 9.9 | 7.6 |

注:同表 13。

**表 16　1995—2005 年省会片乡村女中小学生恒牙龋失补率分析**

| 年龄/岁 | 恒龋患(D)率/% | | | 恒龋失(M)率/% | | | 恒龋补(F)率/% | | |
|---|---|---|---|---|---|---|---|---|---|
| | 1995 年 | 2000 年 | 2005 年 | 1995 年 | 2000 年 | 2005 年 | 1995 年 | 2000 年 | 2005 年 |
| 7 | 4.7 | 7.3** | 3.0*** | 0.1 | 1.1** | 0.2** | 0.3 | 0.1 | 0.3 |
| 9 | 9.1 | 9.3 | 11.6*** | 0.1 | 0.9** | 0.3** | 0.5 | 0.4 | 1.1** |
| 12 | 16.4 | 12.6*** | 15.7*** | 0.6 | 0.5 | 0.7 | 1.3 | 1.7 | 2.7** |
| 14 | 25.2 | 18.7*** | 18.9 | 1.8 | 0.8** | 1.7** | 2.4 | 2.2 | 3.8*** |
| 17 | 26.9 | 20.0*** | 20.1 | 2.8 | 2.2** | 2.0 | 4.4 | 6.4** | 5.6 |
| 平均 | 16.6 | 13.5 | 13.8 | 1.1 | 1.1 | 1.0 | 1.8 | 2.1 | 2.7 |

注:同表 13。** $P<0.01$,*** $P<0.001$。

**表 17　1995 年与 2005 年城乡男小学生乳牙龋均(dmft)比较**

| 年龄/岁 | 城男 | | | | 乡男 | | | |
|---|---|---|---|---|---|---|---|---|
| | 1995 年 | | 2005 年 | | 1995 年 | | 2005 年 | |
| | M | SD | M | SD | M | SD | M | SD |
| 7 | 3.19 | 3.01 | 1.92*** | 2.6 | 2.52 | 2.99 | 2.44 | 2.95 |
| 9 | 2.28 | 2.29 | 1.51*** | 1.97 | 1.85 | 2.26 | 1.81 | 2.19 |
| 12 | 0.22 | 0.69 | 0.17* | 0.61 | 0.26 | 0.77 | 0.22 | 0.74 |

注:ANOVA 检验,* $P<0.05$,** $P<0.01$,*** $P<0.001$。

**表 18　1995 年与 2005 年城乡女小学生乳牙龋均(dmft)比较**

| 年龄/岁 | 城女 | | | | 乡女 | | | |
|---|---|---|---|---|---|---|---|---|
| | 1995 年 | | 2005 年 | | 1995 年 | | 2005 年 | |
| | M | SD | M | SD | M | SD | M | SD |
| 7 | 3.12 | 2.92 | 1.92*** | 2.56 | 2.31 | 2.84 | 2.33 | 2.82 |
| 9 | 2.09 | 2.2 | 1.42*** | 1.94 | 1.59 | 2.05 | 1.62 | 2.03 |
| 12 | 0.16 | 0.57 | 0.14 | 0.59 | 0.17 | 0.63 | 0.14 | 0.57 |

注:同表 17。

降幅都超过40%；乡男、乡女则分别从12.8%和16.6%降至9.2%和13.8%，降幅仅20%左右，且许多年龄组在2000年下降基础上反弹。省会片城乡群体龋失率也不同，城男、城女分别从1.1%、1.5%逐步下降到0.4%、0.7%，乡男、乡女则分别停留在0.8%和1.1%左右，几无变化。更引人注目的是恒补率：城男、城女2000年都小幅上升，但其后5年反而下降，以至2005年时仍处于4.6%和7.6%的低水平；乡男、乡女持续有小幅度改善，2005年时分别仅为1.8%和2.7%，依然低于城市水平。

## 3.7 1995年和2005年乳、恒牙龋均及患者龋均比较

表17、表18显示，城乡群体乳牙龋均在1995—2005年的变化有较大差异。以7岁为例，城男、城女分别从3.19、3.12大幅度下降为10年后的1.92和1.92，标准差显著缩小。相反，乡男、乡女分别从2.52和2.31变为10年后的2.44和2.33，几无差异。换言之，近10年来城市小学生乳龋严重程度显著降低，而乡村小学生没有任何改善，其"龋患载荷"超过城市学生。

表19、表20分别比较1995年和2005年各群体恒牙龋均(DMFT)。和dmft相比，DMFT有相似处也有明显不同。不同处在于其平均水平(尤其低年级时)较低，和WHO将中国排在龋

**表19 1995年与2005年城乡男中小学生恒牙龋均(DMFT)比较**

| 年龄/岁 | 城男 | | | | 乡男 | | | |
|---|---|---|---|---|---|---|---|---|
| | 1995年 | | 2005年 | | 1995年 | | 2005年 | |
| | M | SD | M | SD | M | SD | M | SD |
| 7 | 0.08 | 0.55 | 0.04*** | 0.37 | 0.06 | 0.33 | 0.06 | 0.36 |
| 9 | 0.18 | 0.62 | 0.10*** | 0.45 | 0.11 | 0.49 | 0.12 | 0.48 |
| 12 | 0.4 | 0.88 | 0.26*** | 0.81 | 0.25 | 0.73 | 0.24 | 0.79 |
| 14 | 0.56 | 1.15 | 0.37*** | 1.04 | 0.42 | 1.04 | 0.31** | 0.89 |
| 17 | 0.78 | 1.4 | 0.44*** | 1.08 | 0.47 | 1.16 | 0.37** | 0.97 |
| 平均 | 0.41 | 1.01 | 0.24*** | 0.82 | 0.27 | 0.84 | 0.22* | 0.75 |

注：同表17。

**表20 1995年与2005年城乡女中小学生恒牙龋均(DMFT)比较**

| 年龄/岁 | 城女 | | | | 乡女 | | | |
|---|---|---|---|---|---|---|---|---|
| | 1995年 | | 2005年 | | 1995年 | | 2005年 | |
| | M | SD | M | SD | M | SD | M | SD |
| 7 | 0.08 | 0.42 | 0.06* | 0.42 | 0.08 | 0.45 | 0.06 | 0.33 |
| 9 | 0.23 | 0.7 | 0.15*** | 0.63 | 0.16 | 0.58 | 0.18 | 0.61 |
| 12 | 0.56 | 1.1 | 0.37*** | 1.01 | 0.32 | 0.83*** | 0.33 | 0.88 |
| 14 | 0.82 | 1.4 | 0.52*** | 1.18 | 0.57 | 1.2 | 0.47 | 1.17 |
| 17 | 1.0 | 1.56 | 0.68*** | 1.39 | 0.67 | 1.31 | 0.57 | 1.36 |
| 平均 | 0.55 | 1.18 | 0.36*** | 1.02 | 0.36 | 0.97 | 0.33 | 0.97 |

注：同表17。

病发生的“低”水平国家行列一致。相同处在于显著的城乡差异:10年来城市男女DMFT值(各年龄平均值)分别从0.41和0.55降至0.24和0.36;相反,乡村男女仅从0.27和0.36变化至0.22和0.33,和10年前无显著差异。换言之,近10年来我国城市人群恒牙龋病载荷显著减轻,而乡村学生改善幅度很小,严重程度已和城市人群接近。

表21、表22分别比较1995年和2005年各小学生群体患者乳牙龋均,可见和前述龋均结果相比,城男、城女患者龋均有一定程度下降,但尤其12岁都无改善迹象;乡村男女小学生则所有年龄组都无显著变化。

**表21 城乡男小学生1995和2005年患者乳龋均比较**

| 年龄/岁 | 城市男小学生 | | | | 乡村男小学生 | | | |
|---|---|---|---|---|---|---|---|---|
| | 2005年 | | 1995年 | | 2005年 | | 1995年 | |
| | M | SD | M | SD | M | SD | M | SD |
| 7 | 4.3 | 2.4 | 5.0** | 2.5 | 4.8 | 2.6 | 4.8 | 2.7 |
| 9 | 3.6 | 1.7 | 3.9** | 1.9 | 3.8 | 1.9 | 3.9 | 2.0 |
| 12 | 2.7 | 1.1 | 2.7 | 1.0 | 2.9 | 1.4 | 2.8 | 1.2 |

注:同表17。

**表22 城乡女小学生1995和2005年患者乳龋均比较**

| 年龄/岁 | 城市女小学生 | | | | 乡村女小学生 | | | |
|---|---|---|---|---|---|---|---|---|
| | 2005年 | | 1995年 | | 2005年 | | 1995年 | |
| | M | SD | M | SD | M | SD | M | SD |
| 7 | 4.3 | 2.4 | 4.8* | 2.4 | 4.6 | 2.5 | 4.6 | 2.5 |
| 9 | 3.6 | 1.7 | 3.8* | 1.8 | 3.6 | 1.8 | 3.7 | 1.8 |
| 12 | 2.7 | 1.5 | 2.6 | 1.0 | 2.7 | 1.3 | 2.7 | 1.5 |

注:同表17。

表23、表24比较1995年和2005年各中小学生群体患者恒龋均,结果显示无论城乡男女,各年龄患者的恒龋均都无明显变化,城乡女生大年龄组还有轻度加重趋势,但差异无显著性。

**表23 城乡男中小学生1995和2005年患者龋均比较**

| 年龄/岁 | 城市男中小学生 | | | | 乡村男中小学生 | | | |
|---|---|---|---|---|---|---|---|---|
| | 2005年 | | 1995年 | | 2005年 | | 1995年 | |
| | M | SD | M | SD | M | SD | M | SD |
| 7 | 3.1 | 1.8 | 3.3 | 2.0 | 2.6 | 1.3 | 2.4 | 0.8 |
| 9 | 2.5 | 0.9 | 2.5 | 0.9 | 2.4 | 0.9 | 2.5 | 1.3 |
| 12 | 2.7 | 1.5 | 2.5 | 0.9 | 2.9 | 2.0 | 2.5 | 1.0 |
| 14 | 2.9 | 1.8 | 2.8 | 1.3 | 2.9 | 1.4 | 2.8 | 1.4 |
| 17 | 2.9 | 1.5 | 3.1 | 1.5 | 2.9 | 1.4 | 3.0 | 1.6 |

注:同表17。

表 24 城乡女中小学生 1995 和 2005 年患者龋均比较

| 年龄/岁 | 城市女中小学生 | | | | 乡村女中小学生 | | | |
|---|---|---|---|---|---|---|---|---|
| | 2005 年 | | 1995 年 | | 2005 年 | | 1995 年 | |
| | M | SD | M | SD | M | SD | M | SD |
| 7 | 2.8 | 1.7 | 2.5* | 1.0 | 2.3 | 0.8 | 2.4* | 1.4 |
| 9 | 2.6 | 1.6 | 2.5 | 0.9 | 2.5 | 0.9 | 2.5 | 1.1 |
| 12 | 2.9 | 2.5 | 2.7 | 1.2 | 2.8 | 1.8 | 2.6 | 1.0 |
| 14 | 3.0 | 1.5 | 3.0 | 1.4 | 3.0 | 1.8 | 2.9 | 1.4 |
| 17 | 3.2 | 1.6 | 3.1 | 1.5 | 3.3 | 2.0 | 3.2 | 1.5 |

注:同表 17。

## 4 讨论

研究表明 10 年来我国中小学生的龋病防治工作成绩斐然,体现在以下几方面:

(1) 乳龋患病率大幅下降。该下降趋势无论在城乡男女 4 群体的小学生中都存在,但城市群体表现最突出。例如,dmf 率,1995 年时城男、城女 7、9 岁分别超过 70%和 60%,乡男、乡女分别超过 60%和 50%。大量参考文献还证实,从 20 世纪 50 年代开始的 40 多年内,伴随生活水平的提高、越来越多精细食物的使用,上述所有群体的乳龋患率都在持续上升。然而,从 1995—2005 年的短短 10 年内,7、9 岁城市男女小学生的 dmf 率就下降了 15～20 个百分点。同时期内,一直居于城市群体最高位的省会片城男、城女,下降幅度更大。与此同时,乡男、乡女小学生的 dmf 率也明显下降,但幅度相对小。换言之,就乳龋患病率而言,城乡差异正在逐步缩小。而且,原来城市群体中一直存在的 dmf 率的社会经济差异("好片"(省会片)>"中片">"差片")已越来越不具有显著性。

(2) 恒龋患病率显著下降,由两大现象组成。首先,和乳龋患病率相似的是,近 10 年内 4 群体都出现明显下降,但城市群体降幅远比乡村迅猛。例如,17 岁城男、城女 DMF 率分别从 1995 年的 34.9%和 41.2%下降至 2005 年的 20.5%和 28.3%。省会片群体表现更明显。如 14 岁 DMF 率,省会片城男在本 10 年内从 28.1%降至 17.3%,城女从 37.3%降至 26.6%,而乡男相应从 20.9%降至 14.6%,乡女则从 27.2%降至 22.2%;乡村群体的降幅相对缓慢。其次,以 12 岁为界,中、小学生间表现不同。尤其省会片城市男女,1995—2000 年 DMF 率大幅上升,其增高趋势中有明显的社会经济因素;其后 5 年才显著下降。在乡村群体,则无论社会经济或生长发育因素,都晚于城市群体,所以其后 5 年的 DMF 率都超过城市群体,导致城乡差异的显著逆转。

(3) 龋患严重程度显著减轻。伴随 dmf 率、DMF 率的大幅下降,尤其城市群体和其中的省会片,龋均("群体龋患载荷")和患者龋均("患者龋患载荷")都显著下降。该变化是我国中小学生口腔保健水平明显提高的重要体现,意味着人均龋病医疗负担的显著下降。

自 1992 年《学生常见病综合防治方案》公布以来,各地纷纷以省为单位,成立学生常见病防治领导小组,开始有组织、有计划的龋病防治工作,重点是开展口腔健康教育,指导正确选择保健牙刷、牙膏,采用各种氟保健品,开展定期龋病群防群治等。政府积极参与,加大对口腔健康教育的投入力度，尤其功不可没。教育部1994年提出明确要求：所有中小学校的健康教育教材，都应增加口腔卫生内容；各地要抓紧师资培训，提高基层教师的教育技能；教育目的既应包括提高学生对龋齿防治的知识、态度，更重要的是通过丰富多彩的参与式教学活动，改变学生行为，从小养成良好的口腔卫生习惯。政府部门在充分调动企业、社会积极因素，为学校口腔卫生工作提供服务方面，也取得明显效果。根据《中国教育改革和发展纲要》关于"动员社会各方面和家长关心学生的体质和健康"的精神，教育部体卫艺司和宝洁、高露洁等国际知名企业开展合作，先后筹集数百万元资金，用于开展中小学口腔健康教育，免费为中小学健康教育培训师资，提供教具、教材和辅导资料，开展健康教育表彰活动等。仅利用与宝洁公司的合作项目，就为全国26多万所学校培训了36 730名教师，提供了49 422套教具，受益小学生达5千万人次以上。2002年在全国范围开展的学生常见病防治工作综合评估结果表明，采取上述促进措施后，各地中小学生中建立早晚刷牙习惯，并做到能正确刷牙的人数，比1995年前增长了1.7倍以上；70%以上的城市小学生、83.5%的中学生能做到正确选择保健牙刷，使用含氟牙膏。参加诸如"爱牙日"的社区宣教活动的青少年儿童人数，也有逐年增长的趋势。

但是，我国学校龋病防治工作远还没到可高枕无忧的地步。取得的上述成绩只是初步的，还存在许多未解决、深层次的问题，具体表现为以下几方面：

第一，乡村群体正取代城市，成为乳、恒牙龋患的相对高发人群

以本10年(即1995—2005年)为转折点，该趋势在全国学生群体中部分出现，而在省会片群体中已相当普遍。乡村群体的落后状态体现在以下方面：①尽管dmf率和DMF率整体上都下降，但降幅较小，较多出现反弹。以9岁为例，1995—2005年dmf率变化城男为从1995年的69.5%降至2000年的60.1%，2005年进一步降至51.4%，而乡男为从1995年的57.3%降至2000年的55.1%，2005年又升至58.5%；DMF率变化城男为从1995年的13.0%降至2000年的11.6%，2005年进一步降至8.9%，而乡男为从1995年的9.5%降至2000年的8.3%，2005年又升至10.0%。乡村群体在许多年龄组的反弹现象，本身就是缺乏有效干预、改善措施(许多地区甚至是空白)的有力证据。②龋患(无论龋均或患者龋均)严重程度远比城市严重。以9岁为例，10年来城男从2.18降至1.51，城女从2.0降至1.42；相反，乡男从1.85至1.81，乡女从1.59至1.62，无任何改变现象。③乳、恒牙龋失率都较高(见下文)。④乳、恒牙龋补率都比城市更低(见下文)。⑤中西部经济发展滞后地区乡村的龋失补构成比水平低下；在部分地区的部分年龄组，龋补率甚至是空白。

第二，乳、恒牙龋失率居高不下

1995—2005年，我国城男、乡男、城女、乡女小学生群体的平均乳龋失率，分别从6.4%降至1.6%，从6.1%降至4.1%，从5.4%降至1.1%，从6.0%降至4.1%(表9～表12)。乡村群体乳龋失率的下降幅度比城市慢得多，是我国学校口腔保健的一大薄弱环节。原因有缺乏定期检查、诊治不及时，龋患进展快、矫治难度大等、但最关键的原因是我国民众中普遍存在轻视乳龋防治、认为儿童"迟早有恒牙顶替，乳牙丢不丢无大碍"的传统观念影响。发达国家非常关注乳龋预防和早期治疗；日本近20年来一直将乳牙龋失率控制在2%以下。大量研究证实，乳龋早脱对儿童健康有不良影响，不仅易刺激恒牙过早萌发，引发恒牙列的排列错位；且过早萌发的恒牙矿化基础薄弱，咀嚼任务重是导致今后恒龋高发，恒龋牙早失的原因之一。在导致恒牙龋失率高的诸多因素中，"低龄化"趋势应引起关注。但到底是因为乳牙龋蚀程度加重，导致越来越多的乳龋

早脱，还是因为青春发育提前，恒龋萌出低龄化，造成严重龋蚀的乳牙过早脱落，尚待深入研究。

我国中小学生恒牙龋失率也很高。1995—2005 年的 10 年间，我国城市男、女中小学生的恒龋失率分别从 1.1%降至 0.4%（表 13），从 1.5%降至 0.7%（表 15），但乡村男女中小学生的恒龋失率分别维持在 0.8%（表 14）和 1.0～1.1%水平（表 16），无显著变化（表 13～表 18）。2005 年，我国 17 岁城男、乡男、城女、乡女恒牙龋失率分别为 1.1%、1.4%、1.6%和 2.0%，丢失的 40%以上是功能很强的“六龄齿”（第一恒臼齿）。上述仅仅是平均值，在我国中西部尚未建立学校口腔防治网络的乡村地区，有的 17 岁群体恒龋失率甚至达到 10%～25%。发达国家的恒龋失率通常都控制在 2.5%左右，我国处于明显的落后状态。恒牙的四大致龋因素之一是“时间”；换言之，只要建立定期矫治制度，本来有足够时间实现早期矫治。实际情况却是：已发生早期龋病的牙迟迟未被发现；已出现明显龋蚀的病齿久拖不治；牙组织持续脱矿，直至脱落。根据综合因素推算，我国每 10 个城市青少年、每 4 个乡村青少年进入成年期前，其中至少有 1 个将过早丢失 1 颗以上不能再生的恒牙，令人痛惜。若任其继续发展，我国很多地区即使再过 10～20 年，也很难实现 WHO 提出的 2000 年全球口腔保健目标：“18 岁具有完整牙列的人数应超过总人数的 85%”。

第三，城乡群体龋补率都亟待提高

“龋补”主要靠充填来实现；它是减少龋失的核心措施，其在龋失补构成比中的比重也是衡量群体口腔保健水平的关键指标。各发达国家青少儿群体的龋患率、龋均都高于我国，但其学生的龋齿充填率一般都在 75%以上；1995 年日本 6 岁学童的乳牙龋补率高达 84%；1997 年澳大利亚、新西兰 12 岁儿童的恒牙龋补率超过 90%。后者可形象比喻为：即刻让孩子张开嘴，每 10 颗龋牙中有 9 个已补好，可见其口腔保健水平之高。我国口腔保健基础薄弱，尽管 1995 年来龋齿充填工作已取得很大进步，但整体上仍处于低水平。2005 年，全国 7、9 岁城市男女小学生乳龋补率为 10%～12%，乡村仍仅为 1%～2%。省会片城区小学生乳牙龋补率上升至 14%～17%（郊区仅 3%～5%），比 1985 年“全国学生龋病牙周疾病流行病学抽样调查”结果上升 2 倍以上，但距离发达国家仍有很大距离。更值得关注的是，这些成绩主要在 1995—2000 年取得的，和 1995 年比进步显著：①乳龋失补构成比中，龋补率平均增长 1 倍以上。②27 个有可比性的省区市中，18 个（男）和 19 个（女）群体龋补率出现显著增长。北京男、女生龋补率从 1995 年的 14.2%和 14.9%分别上升至 2000 年的 30.0%和 28.9%。③多数龋补率明显上升的省区市来自经济发展相对滞后的中西部。可惜，上述取得显著成绩的地区有相当多者不能维持该良好势头并扩大战果。换言之，近年来许多地区的学校龋病防治工作有所放松；从表 25～表 28 的分析可见，2005 年龋补率（无论 f%或 F%）在龋失补构成比中的比重较 2000 年并无明显改善。龋补率的另一突出薄弱环节是：处于早期龋患的恒牙（此时若矫治代价最小，效果最好）很少受关注。2005 年 7 岁城男、乡男、城女、乡女 F%分别仅 0.4%、0.2%、0.7%和 0.1%；即使到 12 岁，四群体 F%也分别仅为 3.5%、1.8%、5.2%和 2.1%，都不到 17 岁 F%的 30%～40%。通过定期监测，加强龋齿早期防治，应成为今后重点加强的关键措施。

第四，学校口腔保健网络亟待完善

美国著名口腔保健专家 Beltran Aguilar（2005 年）在评估近 20 年来各发达国家儿童青少年龋齿患病率和严重程度的逐步下降趋势时，将成绩主要归因为氟化、窝沟封闭、全民口腔健康宣教等措施的“三管齐下”；学生龋病防治方面，学校口腔保健网络的建立起到不可替代的作用。我国的上海市自新中国成立以来，学校口腔保健水平一直名列前茅，也主要得益于其较完善的中小学校口腔防治网络。有该网络支持，学校不仅可通过定期口腔检查，及早发现和治疗龋齿，而且可在推广各项预防措施（如含漱液、正确刷牙、氟化牙膏等）方面，发挥积极作用，从而从根本上纠正龋齿防治的被动局面。

各地在对本地的不同年龄城乡群体的龋失补构成比作现状分析时应注意：①龋失补构成比着重反映的不是龋患率（流行）和龋患严重程度（龋均），而是本地区的口腔保健水平；换言之，龋补率越高、龋失率和龋患（尚未矫治的龋齿）率越低，防治水平越高。②分析时应兼顾城乡。即便城区龋补率很高而乡村仍很低，也不能说明本地的学校口腔保健总体水平高。③可不拘泥于形式，如都建立专门的牙防所。像日本、新西兰等国所实施的，在学校规定时间内，家长带孩子去牙科检查、治疗并将信息带回学校，也属口腔保健网的工作。④分析应兼顾年龄群体的代表性。若保健网络覆盖面不完善，最容易受忽视的是那些正处于升学、转学阶段的群体。⑤应以提高龋补率为核心，围绕如何实现 WHO“全球口腔保健”的最低限目标（城乡学龄儿童龋补率都达到 30％以上；农村人口达到 15％）建立相应的工作规划。制定的干预措施应切合本地实际（薄弱环节），就如何降低龋失率、提高龋补率等提出有针对性的改善措施，脚踏实地，稳步提高。⑥各级卫生、教育行政主管单位应彻底纠正以往那种以乳龋失补率和龋均作为衡量防龋工作成绩指标的不正确作法；相反，应将乳/恒牙龋失补构成比指标作为对本地学校口腔保健工作进行考核的主要内容。

各级学校卫生主管部门对此应高度重视，通过建立、健全学校口腔保健网，开展定期普查普治，加强学校口腔保健教育，推广各种预防措施来实现。此外，对那些正处于青春发育高峰阶段的青少年，应提倡乳、恒龋并重，克服轻视乳龋矫治的错误倾向。学校口腔保健和健康教育，应实行防龋和促进生长发育措施的有机结合，对那些青春期发育出现较晚，或发育过程相对迟滞的青少年，应作为防龋（尤其乳龋）的重点对象。例如，可采取增加钙、磷、蛋白质摄取等主动性的营养干预措施，促进生长，又提高青少儿自身的防龋能力。对青春发育早，生长又迅猛的青少年，应着重防治恒龋，保障乳-恒牙正常交替，促进恒牙健全发育。迄今为止，我国多数学校的口腔防龋措施，依然以提高刷牙率、保健牙刷使用率等为主。这些措施是必要的，但面对各种食物致龋因素（如食物的精细化，软饮料大量使用）等的迅猛增长趋势，就显得苍白无力。因此，采取窝沟封闭等主动预防措施将尤其必要。

**参考文献：**

[1] 中华人民共和国卫生部. 全国学生龋病牙周疾病流行病学抽样调查. 北京：人民卫生出版社，1987.

[2] 日本学校保健会. 学校保健的动向（平成 11 年度版）. 日本学校保健会发行.

[3] Redmond AR，Martin N. Provision of school-based preventive oral health services to Medicaid beneficiaries. Prev Chronic Dis 2006，3(1)：A28.
Nunn JH. The burden of oral ill health for children. Arch Dis Child 2006，91(3)：251-253.

[4] Petersen PE，Christensen LB. Dental health status and development trends among children and adolescents in Greenland. Int J Circumpolar Health. 2006，65(1)：35-44.

[5] Morris AJ，Nuttall NM，White DA，Pitts NB，Chestnutt IG，Evans D. Patterns of care and

service use amongst children in the UK 2003. Br Dent J 2006,200(8):429-434.
[6] Lopez R,Baelum V. Gender differences in tooth loss among Chilean adolescents: socio-economic and behavioral correlates. Acta Odontol Scand 2006,64(3):169-176.
[7] Lukes SM,Wadhawan S,Lampiris LN. Healthy Smiles Healthy Growth 2004 basic screening survey of migrant and seasonal farmworker children in Illinois. J Public Health Dent 2006,66(3):216-218.
[8] Elkind A,Blinkhorn AS,Blinkhorn FA,Duxbury JT;Hull PS,Brunton PA. Developing dental education in primary care: the student perspective. Br Dent J 2005,198(4):233-237.
[9] Jokovic A,Locker D,Guyatt G. What do children's global ratings of oral health and well-being measure? Community Dent Oral Epidemiol 2005,33(3):205-211.
[10] Albert DA,McManus JM,Mitchell DA. Models for delivering school-based dental care. J Sch Health 2005,75(5):157-161.
[11] Burt BA. Concepts of risk in dental public health. Community Dent Oral Epidemiol. 2005, 33 (4):240-247.
[12] American Academy of Pediatric Dentistry Council on Clinical Affairs: Policy on dietary recommendations for infants,children,and adolescents. Pediatr Dent 2005—2006,27:36-37.
[13] American Academy of Pediatric Dentistry Council on Clinical Affairs. Policy on vending machines in schools. Pediatr Dent 2005—2006,27(7 Reference Manual):38-39.
[14] WHO. Oral health surveys. Basic Method. 4th edition,Geneva,1997.

# 1985—2005年我国部分少数民族学生身体形态发育趋势研究

中国学生体质与健康调研组
马　军　执笔

## 1　前言

中国是一个多民族国家，各民族共同繁荣是国家民族政策的核心内容，各民族学生健康成长，对提高中华民族素质具有重要意义。为了解部分人口较多的少数民族学生体质与健康状况，由教育部、国家体育总局、卫生部、国家民族事务委员会、科学技术部5部委（局）共同组织的1985—2005年5次全国学生体质与健康调研，除了解全国汉族学生体质与健康状况及变化趋势外，还观察了部分少数民族学生生长发育、健康状况及其变化趋势。

身高、体重、胸围不仅是反映儿童青少年形态发育的重要指标，也能真实反映国家或地区社会经济发展和医疗卫生保健水平。掌握儿童青少年形态发育指标的动态变化规律和特征，不仅为相关部门制定政策提供科学依据，相关数据在国防、教育、卫生、体育、工商等领域都有非常广泛的应用价值。

2005年中国学生体质与健康状况调研是根据《2005年中国学生体质与健康状况调查研究实施方案》，按统一的检测细则和检测器材，对蒙古族、藏族等24个少数民族的79 853名7～22岁大、中、小学生（除蒙古族、维吾尔族、壮族有大学生样本外，其余各民族均为中、小学生样本）进行检测，其中男生39 689人，女生40 164人。检测项目涵盖形态、机能、素质、健康状况等4个方面共24项指标。

本文选择1985年、1995年、2000年和2005年资料比较全的蒙古族、回族、维吾尔族、壮族、朝鲜族、藏族、瑶族、黎族、羌族、布依族、侗族、苗族、土族、撒拉族、柯尔克孜族等15个少数民族学生为研究对象，分析了1985—2005年20年间我国部分少数民族学生身体形态状况发展变化趋势。

## 2　研究对象与方法

### 2.1　调查对象

本文分析的蒙古族、回族、维吾尔族、壮族、朝鲜族、藏族、瑶族、黎族、羌族、布依族、侗族、苗族、土族、撒拉族、柯尔克孜族等15个少数民族是按照2000年少数民族调查规模，在部分省、自治区对6～18岁中、小学生进行了调查，蒙古族、维吾尔族、壮族还对大学生进行了调查。

调查分析的15个少数民族分布在10个省、自治区：内蒙古—蒙古族；宁夏—回族；新疆—维吾尔族、柯尔克孜族；广西—壮族、瑶族；吉林—朝鲜族；海南—黎族；四川—羌族；贵州—苗族、布依族、侗族；青海—土族、撒拉族；西藏—藏族。

## 2.2 样本构成

本调查用随机整群抽样方法，首先确定调研点校，再以年级分层，以教学班为单位随机整群抽样构成调研样本。随机整群抽样时，所抽取的班级数以能满足最低调研样本量为限。

6～18岁的蒙古族、回族、维吾尔族、壮族、朝鲜族学生按城、乡、男、女分为4类，每岁一组，共52个年龄组。其他少数民族学生样本，6～18岁每岁一组，分男、女两类，共26个年龄组。各民族每类每个年龄组样本量为100人。若分城、乡、男、女4类，共4 800人；若分男、女两类，共2 400人。

## 2.3 检测指标及方法

身体形态指标包括身高、体重和胸围3项，检测方法依据“2005年全国学生体质与健康调研实施细则”。

# 3 研究结果

身高、体重和胸围3项形态指标，是反映生长水平的主要指标。1985—2005年的20年间，我国少数民族学生的身高、体重和胸围均有很大幅度提高。

## 3.1 身高发育状况

### 3.1.1 1985—2005年身高增长状况

1985—2005年的20年间，7～18岁蒙古族、回族、维吾尔族、壮族、朝鲜族城市男生身高平均每年增长分别为0.202厘米、0.319厘米、0.178厘米、0.207厘米和0.284厘米，与汉族城市男生身高平均增长0.246厘米比较，回族、朝鲜族学生身高增长高于汉族学生的增长值，而蒙古族、维吾尔族、壮族学生身高增长低于汉族学生的增长值；各少数民族乡村男生身高平均每年增长分别为0.248厘米、0.188厘米、0.199厘米、0.214厘米和0.327厘米，与汉族乡村男生身高平均增长0.289厘米比较，除朝鲜族学生身高增长更快，高于汉族学生的增长值外，蒙古族、回族、维吾尔族、壮族学生身高增长低于汉族学生的增长值。

蒙古族、回族、维吾尔族、壮族、朝鲜族城市女生身高平均每年增长分别为0.172厘米、0.198厘米、0.047厘米、0.174厘米和0.201厘米，与汉族城市女生身高平均每年增长0.173厘米比较，除维吾尔族、蒙古族学生身高增长低于汉族外，回族、壮族、朝鲜族学生身高增长更快，均高于汉族学生的增长值；各少数民族乡村女生身高平均每年增长分别为0.223厘米、0.097厘米、0.116厘米、0.204厘米和0.280厘米，与汉族乡村女生身高平均每年增长0.223厘米比较，除回族、维吾尔族、壮族学生身高增长低于汉族外，蒙古族、朝鲜族学生身高增长高于或等于汉族学生的增长值（表1A）。

**表 1A　1985 年、1995 年、2000 年和 2005 年部分少数民族学生身高年增长值变化情况**

（单位：cm）

| 民族 | 男生 | | | | | | | | 女生 | | | | | | | |
|---|---|---|---|---|---|---|---|---|---|---|---|---|---|---|---|---|
| | 城市 | | | | 乡村 | | | | 城市 | | | | 乡村 | | | |
| | 1985—2005 年 | 1985—1995 年 | 1995—2005 年 | 2000—2005 年 | 1985—2005 年 | 1985—1995 年 | 1995—2005 年 | 2000—2005 年 | 1985—2005 年 | 1985—1995 年 | 1995—2005 年 | 2000—2005 年 | 1985—2005 年 | 1985—1995 年 | 1995—2005 年 | 2000—2005 年 |
| 汉族 | 0.246 | 0.299 | 0.193 | 0.140 | 0.289 | 0.354 | 0.224 | 0.200 | 0.173 | 0.220 | 0.126 | 0.062 | 0.223 | 0.283 | 0.163 | 0.138 |
| 蒙古族 | 0.202 | — | — | −0.012 | 0.248 | — | — | 0.266 | 0.172 | — | — | 0.034 | 0.223 | — | — | 0.266 |
| 回族 | 0.319 | 0.372 | 0.265 | 0.380 | 0.188 | 0.297 | 0.078 | −0.018 | 0.198 | 0.266 | 0.129 | 0.114 | 0.097 | 0.116 | 0.079 | 0.050 |
| 维吾尔族 | 0.178 | 0.316 | 0.040 | −0.346 | 0.199 | 0.267 | 0.131 | −0.398 | 0.047 | 0.115 | −0.022 | −0.464 | 0.116 | 0.169 | 0.062 | −0.504 |
| 壮族 | 0.207 | 0.291 | 0.123 | 0.060 | 0.214 | 0.098 | 0.330 | 0.572 | 0.174 | 0.182 | 0.164 | 0.208 | 0.204 | 0.092 | 0.314 | 0.554 |
| 朝鲜族 | 0.284 | 0.269 | 0.298 | 0.404 | 0.327 | 0.273 | 0.381 | 0.392 | 0.201 | 0.135 | 0.267 | 0.312 | 0.280 | 0.232 | 0.328 | 0.328 |

**表 1B　1985 年、1995 年、2000 年和 2005 年部分少数民族学生身高年增长值变化情况**

（单位：cm）

| 民族 | 男生 | | | | 女生 | | | |
|---|---|---|---|---|---|---|---|---|
| | 1985—2005 年 | 1985—1995 年 | 1995—2005 年 | 2000—2005 年 | 1985—2005 年 | 1985—1995 年 | 1995—2005 年 | 2000—2005 年 |
| 藏族 | 0.197 | 0.324 | 0.069 | 0.330 | 0.113 | 0.185 | 0.041 | 0.298 |
| 瑶族 | 0.199 | 0.680 | −0.282 | −0.556 | 0.160 | 0.595 | −0.275 | −0.364 |
| 黎族 | 0.124 | 0.090 | 0.158 | 0.294 | 0.023 | 0.066 | −0.021 | −0.098 |
| 羌族 | 0.209 | 0.380 | 0.038 | −0.064 | 0.162 | 0.267 | 0.057 | −0.094 |
| 布依族 | 0.058 | 0.227 | −0.112 | 0.154 | 0.042 | 0.066 | 0.018 | −0.024 |
| 侗族 | 0.208 | 0.369 | 0.047 | 0.244 | 0.168 | 0.299 | 0.037 | −0.032 |
| 苗族 | 0.239 | 0.424 | 0.055 | 0.346 | 0.204 | 0.356 | 0.051 | 0.178 |
| 土族 | 0.266 | 0.126 | 0.405 | 0.326 | 0.203 | 0.108 | 0.297 | 0.072 |
| 撒拉族 | 0.310 | 0.413 | 0.207 | 0.280 | 0.256 | 0.321 | 0.191 | 0.454 |
| 柯尔克孜族 | 0.242 | 0.295 | 0.190 | −0.022 | 0.163 | 0.203 | 0.123 | −0.100 |

1985—2005 年的 20 年间，其他部分少数民族 7～18 岁学生身高平均每年增长，男生增长幅度依次为撒拉族 0.310 厘米、土族 0.266 厘米、柯尔克孜族 0.242 厘米、苗族 0.239 厘米、羌族 0.209 厘米、侗族 0.208 厘米、瑶族 0.199 厘米、藏族 0.197 厘米、黎族 0.124 厘米、布依族 0.058 厘米；女生增长幅度依次为撒拉族 0.256 厘米、苗族 0.204 厘米、土族 0.203 厘米、侗族 0.168 厘米、柯尔克孜族 0.163 厘米、羌族 0.162 厘米、瑶族 0.160 厘米、藏族 0.113 厘米、布依族 0.042 厘米、黎族 0.023 厘米；男生增长幅度比较大的民族是撒拉族和土族，增长幅度比较小的民族是黎族和布依族；女生增长幅度比较大的民族是撒拉族和苗族，增长幅度比较小的民族是布依族和黎族(表 1B)。

部分少数民族学生身高平均年增长规律和特点与汉族学生基本一致，表现为 1985—1995 年的 10 年间增长幅度高于 1995—2005 年的 10 年间的增长幅度，表明我国部分少数民族学生在 1985—2005 年的 20 年间身高均有不同程度的增长，但增长幅度逐渐减小。

### 3.1.2 部分少数民族 18 岁男学生身高水平

为了了解少数民族学生接近成年时的身高情况，我们选择了 18 岁年龄组进行分析，因为 18 岁时男女生的生长发育已基本结束。

表 2A 和图 1 显示，汉族、蒙古族、撒拉族、柯尔克孜族和朝鲜族各年龄男学生身高水平，其中 18 岁柯尔克孜族、朝鲜族、撒拉族和蒙古族男学生身高依次为 170.91 厘米、170.47 厘米、170.29 厘米、170.27 厘米，均超过 170 厘米，与汉族 18 岁男学生平均身高 171.00 厘米比较接近。

**表 2A　2005 年部分少数民族男学生身高水平比较**　　(单位：cm)

| 年龄/岁 | 汉族 | 蒙古族 | 撒拉族 | 柯尔克孜族 | 朝鲜族 |
|---|---|---|---|---|---|
| 7 | 124.15 | 122.25 | 117.99 | 120.64 | 125.09 |
| 8 | 129.52 | 127.5 | 124.76 | 125.39 | 130.33 |
| 9 | 134.44 | 131.64 | 127.81 | 127.24 | 135.37 |
| 10 | 139.33 | 137.09 | 133.3 | 133.85 | 139.68 |
| 11 | 144.74 | 142.02 | 138.09 | 137.59 | 144.72 |
| 12 | 150.56 | 148.68 | 142.79 | 143.6 | 151.81 |
| 13 | 157.92 | 154.42 | 153.54 | 153.52 | 159.94 |
| 14 | 163.74 | 158.79 | 157.19 | 159.02 | 164.35 |
| 15 | 167.73 | 164.83 | 164.15 | 163.02 | 168.06 |
| 16 | 169.75 | 168.34 | 168.07 | 167.19 | 169.63 |
| 17 | 170.78 | 169.51 | 168.39 | 169.08 | 170.98 |
| 18 | 171.00 | 170.27 | 170.29 | 170.91 | 170.47 |

表 2B 和图 2 显示，汉族、回族、维吾尔族、土族、藏族、羌族各年龄男学生身高水平，其中 18 岁回族、维吾尔族、土族、藏族和羌族男学生身高依次为 169.98 厘米、169.57 厘米、169.06 厘米、168.8 厘米和 168.77 厘米，在 168～170 厘米，与汉族 18 岁男学生平均身高 171.00 厘米比较，相差 1～3 厘米。

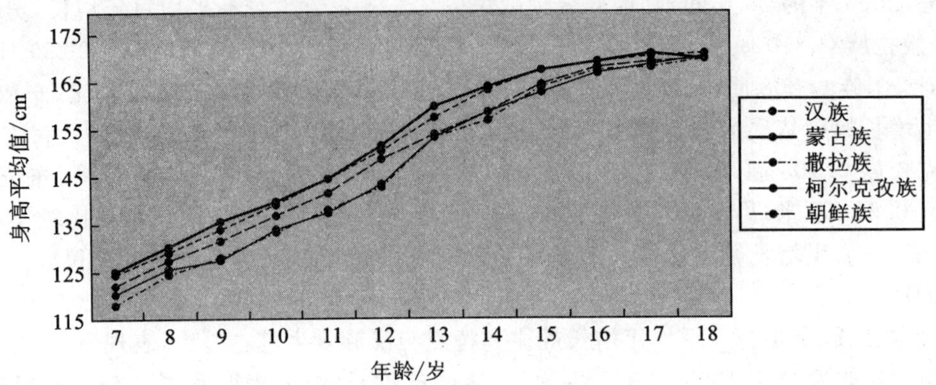


**图 1　2005 年中国各民族男学生身高平均值**

**表 2B　2005 年部分少数民族男学生身高水平比较**　　　　(单位:cm)

| 年龄/岁 | 汉族 | 回族 | 维吾尔族 | 土族 | 藏族 | 羌族 |
|---|---|---|---|---|---|---|
| 7 | 124.15 | 122.75 | 118.54 | 120.74 | 118.3 | 116.95 |
| 8 | 129.52 | 126.85 | 125.30 | 126.14 | 126.2 | 123.23 |
| 9 | 134.44 | 131.36 | 131.00 | 129.01 | 132.3 | 128.74 |
| 10 | 139.33 | 136.22 | 135.68 | 134.84 | 133.6 | 134.51 |
| 11 | 144.74 | 141.69 | 139.94 | 138.93 | 139.2 | 138.53 |
| 12 | 150.56 | 146.50 | 143.12 | 142.97 | 143.3 | 141.06 |
| 13 | 157.92 | 154.49 | 151.55 | 150.13 | 146.0 | 150.63 |
| 14 | 163.74 | 161.06 | 158.79 | 155.93 | 158.2 | 157.57 |
| 15 | 167.73 | 165.7 | 163.21 | 157.94 | 161.5 | 160.8 |
| 16 | 169.75 | 168.24 | 166.38 | 164.51 | 167.0 | 167.16 |
| 17 | 170.78 | 169.23 | 169.52 | 168.27 | 168.7 | 168.47 |
| 18 | 171.00 | 169.98 | 169.57 | 169.06 | 168.8 | 168.77 |

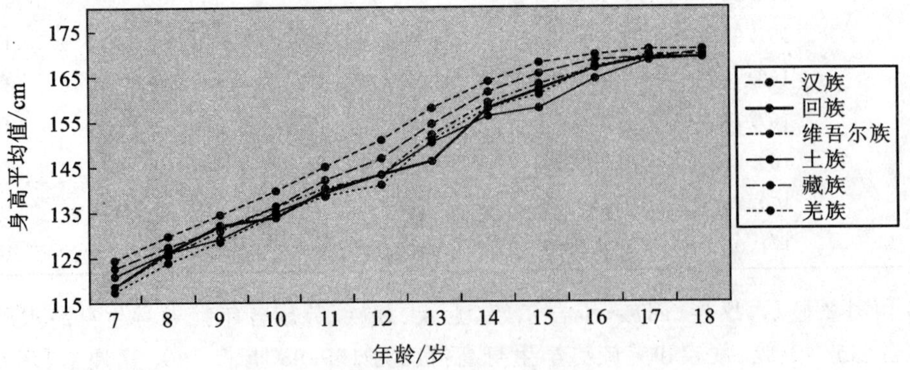


**图 2　2005 年中国各民族男学生身高平均值**

表 2C 和图 3 显示，汉族、黎族、壮族、瑶族、布依族、苗族和侗族各年龄男学生身高水平，其中 18 岁黎族、壮族、瑶族、布依族、苗族和侗族男学生身高依次为 167.24 厘米、166.05 厘米、163.34 厘米、162.55 厘米、162.5 厘米和 162.16 厘米，在 162～168 厘米，与汉族 18 岁男学生平均身高 171.00 厘米比较，相差 3～9 厘米。

**表 2C　2005 年部分少数民族男学生身高水平比较**　(单位:cm)

| 年龄/岁 | 汉族 | 黎族 | 壮族 | 瑶族 | 布依族 | 苗族 | 侗族 |
|---|---|---|---|---|---|---|---|
| 7 | 124.15 | 123.63 | 121.46 | 119.10 | 116.35 | 117.44 | 114.8 |
| 8 | 129.52 | 127.69 | 125.88 | 121.01 | 120.59 | 122.41 | 119.24 |
| 9 | 134.44 | 133.44 | 130.59 | 127.21 | 124.48 | 127.27 | 124.65 |
| 10 | 139.33 | 136.65 | 136.17 | 130.33 | 130.44 | 132.44 | 129.67 |
| 11 | 144.74 | 141.07 | 139.93 | 134.52 | 134.7 | 135.91 | 135.48 |
| 12 | 150.56 | 144.93 | 146.02 | 136.62 | 138.46 | 146.56 | 141.07 |
| 13 | 157.92 | 154.92 | 152.30 | 145.90 | 147.01 | 149.21 | 147.75 |
| 14 | 163.74 | 160.95 | 159.49 | 151.85 | 148.86 | 153.29 | 153.36 |
| 15 | 167.73 | 164.92 | 162.93 | 154.05 | 153.77 | 157.18 | 159.07 |
| 16 | 169.75 | 166.92 | 164.94 | 158.56 | 157.79 | 160.3 | 161.09 |
| 17 | 170.78 | 167.66 | 165.58 | 163.03 | 162.27 | 162.21 | 162.57 |
| 18 | 171.00 | 167.24 | 166.05 | 163.34 | 162.55 | 162.5 | 162.16 |

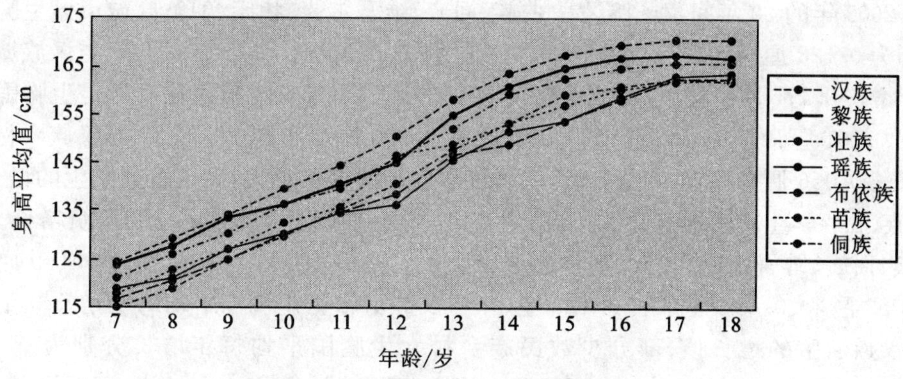


**图 3　2005 年中国各民族男学生身高平均值**

## 3.2　体重发育状况

1985—2005 年的 20 年间，7～18 岁蒙古族、回族、维吾尔族、壮族、朝鲜族城市男生体重平均每年增长分别为 0.253 千克、0.391 千克、0.196 千克、0.182 千克和 0.361 千克，与汉族城市男生体重平均每年增长 0.368 千克比较，回族、朝鲜族学生体重增长接近于汉族学生的增长值，而蒙古族、维吾尔族、壮族学生体重增长低于汉族学生的增长值；部分少数民族乡村男生体重平均每年增长分别为 0.206 千克、0.163 千克、0.182 千克、0.155 千克和 0.341 千克，与汉族乡村男生体重平均每年增长 0.239 千克比较，除朝鲜族学生体重增长更大，高于汉族学生的增长值外，蒙古族、回族、维吾尔族、壮族学生体重增长低于汉族学生的增长值。

蒙古族、回族、维吾尔族、壮族、朝鲜族城市女生体重平均每年增长分别为 0.216 千克、0.210 千克、0.074 千克、0.126 千克和 0.265 千克，与汉族城市女生体重平均每年增长 0.223 千克比较，除朝鲜族学生体重增长更大，高于汉族学生的增长值外，蒙古族、回族、维吾尔族、壮族学生体重增长低于汉族；部分少数民族乡村女生体重平均每年增长分别为 0.173 千克、0.128 千克、0.121 千克、0.106 千克和 0.277 千克，与汉族乡村女生体重平均每年增长 0.153 千克比较，除蒙古族、朝鲜族学生体重增长高于汉族学生外，回族、维吾尔族、壮族学生体重增长低于汉族学生(表 3A)。

1985—2005 年的 20 年间，其他部分少数民族 7～18 岁学生体重平均每年增长，男生增长幅度依次为藏族 0.256 千克、柯尔克孜族 0.244 千克、撒拉族 0.212 千克、瑶族 0.159 千克、苗族 0.156 千克、土族 0.137 千克、黎族 0.133 千克、羌族 0.131 千克、侗族 0.092 千克和布依族 −0.008 千克；女生增长幅度依次为藏族 0.213 千克、柯尔克孜族 0.193 千克、土族 0.149 千克、撒拉族 0.136 千克、苗族 0.128 千克、瑶族 0.106 千克、羌族 0.094 千克、侗族 0.050 千克、黎族 0.014 千克和布依族 −0.004 千克；男生增长幅度比较大的民族是藏族和柯尔克孜族，增长幅度比较小的民族是侗族，布依族负增长；女生增长幅度比较大的民族是藏族和柯尔克孜族，增长幅度比较小的民族是黎族，布依族负增长(表 3B)。

### 3.3 胸围发育状况

1985—2005 年的 20 年间，7～18 岁蒙古族、回族、维吾尔族、壮族、朝鲜族城市男生胸围平均每年增长分别为 0.128 厘米、0.075 厘米、−0.017 厘米、0.010 厘米和 0.159 厘米，与汉族城市男生胸围平均每年增长 0.176 厘米比较，均低于汉族学生的增长值；部分少数民族乡村男生胸围平均每年增长分别为 0.101 厘米、−0.166 厘米、0.001 厘米、0.006 厘米和 0.095 厘米，与汉族乡村男生胸围平均每年增长 0.056 厘米比较，除蒙古族、朝鲜族学生胸围增长更大，高于汉族学生的增长值外，回族、维吾尔族、壮族学生胸围增长低于汉族学生的增长值，回族学生胸围甚至出现负增长。

蒙古族、回族、维吾尔族、壮族、朝鲜族城市女生胸围平均每年增长分别为 0.149 厘米、0.077 厘米、−0.053 厘米、0.094 厘米和 0.125 厘米，与汉族城市男生胸围平均每年增长 0.152 厘米比较，均低于汉族学生的增长值；部分少数民族乡村女生胸围平均每年增长分别为 0.126 厘米、−0.086 厘米、−0.001 厘米、0.163 厘米和 0.107 厘米，与汉族乡村女生胸围平均每年增长 0.059 厘米比较，蒙古族、壮族、朝鲜族学生胸围增长更大，高于汉族学生的增长值，回族、维吾尔族学生胸围增长低于汉族学生的增长值，呈现负增长。(表 4A)。

1985—2005 年的 20 年间，其他部分少数民族 7～18 岁学生胸围平均每年增长，男生增长幅度依次为柯尔克孜族 0.001 厘米、苗族 −0.013 厘米、羌族 −0.016 厘米、侗族 −0.023 厘米、瑶族 −0.044 厘米、撒拉族 −0.066 厘米、土族 −0.066 厘米、布依族 −0.084 厘米、黎族 −0.111 厘米；女生增长幅度依次为柯尔克孜族 0.122 厘米、土族 0.021 厘米、羌族 0.017 厘米、侗族 0.002 厘米、苗族 −0.005 厘米、瑶族 −0.020 厘米、布依族 −0.026 厘米、黎族 −0.079 厘米、撒拉族 −0.126 厘米；男生增长幅度比较大的民族是柯尔克孜族，其他民族均为负增长，黎族下降最大；女生增长幅度比较大的民族是柯尔克孜族，但苗族、瑶族、布依族、黎族、撒拉族均为负增长，撒拉

表 3A　1985 年、1995 年、2000 年和 2005 年部分少数民族学生体重年增长值变化情况　　（单位：kg）

| 民族 | 男生 | | | | | | | | 女生 | | | | | | | |
|---|---|---|---|---|---|---|---|---|---|---|---|---|---|---|---|---|
| | 城市 | | | | 乡村 | | | | 城市 | | | | 乡村 | | | |
| | 1985—2005 年 | 1985—1995 年 | 1995—2000 年 | 2000—2005 年 | 1985—2005 年 | 1985—1995 年 | 1995—2000 年 | 2000—2005 年 | 1985—2005 年 | 1985—1995 年 | 1995—2000 年 | 2000—2005 年 | 1985—2005 年 | 1985—1995 年 | 1995—2000 年 | 2000—2005 年 |
| 汉族 | 0.368 | 0.376 | 0.360 | 0.304 | 0.239 | 0.228 | 0.251 | 0.264 | 0.223 | 0.245 | 0.200 | 0.164 | 0.153 | 0.155 | 0.150 | 0.184 |
| 蒙古族 | 0.253 | — | — | 1.096 | 0.206 | — | — | 0.068 | 0.216 | — | — | 1.222 | 0.173 | — | — | 0.110 |
| 回族 | 0.391 | 0.357 | 0.424 | 0.624 | 0.163 | 0.156 | 0.170 | 0.158 | 0.210 | 0.264 | 0.157 | 0.100 | 0.128 | 0.097 | 0.158 | 0.260 |
| 维吾尔族 | 0.196 | 0.135 | 0.257 | −0.296 | 0.182 | 0.082 | 0.282 | −0.454 | 0.074 | −0.006 | 0.154 | −0.366 | 0.121 | 0.000 | 0.242 | −0.318 |
| 壮族 | 0.182 | 0.190 | 0.175 | 0.000 | 0.155 | 0.049 | 0.261 | 0.466 | 0.126 | 0.059 | 0.192 | 0.096 | 0.106 | −0.045 | 0.256 | 0.420 |
| 朝鲜族 | 0.361 | 0.263 | 0.459 | 0.546 | 0.341 | 0.296 | 0.387 | 0.480 | 0.265 | 0.220 | 0.309 | 0.424 | 0.277 | 0.199 | 0.354 | 0.358 |

表 3B　1985 年、1995 年、2000 年和 2005 年部分少数民族学生体重年增长值变化情况　　（单位：kg）

| 民族 | 男生 | | | | 女生 | | | |
|---|---|---|---|---|---|---|---|---|
| | 1985—2005 年 | 1985—1995 年 | 1995—2005 年 | 2000—2005 年 | 1985—2005 年 | 1985—1995 年 | 1995—2005 年 | 2000—2005 年 |
| 藏族 | 0.256 | 0.133 | 0.378 | 0.658 | 0.213 | 0.063 | 0.362 | 0.590 |
| 瑶族 | 0.159 | 0.396 | −0.078 | −0.306 | 0.106 | 0.300 | −0.089 | −0.272 |
| 黎族 | 0.133 | −0.232 | 0.258 | 0.226 | 0.014 | −0.219 | 0.222 | −0.084 |
| 羌族 | 0.131 | 0.179 | 0.082 | −0.054 | 0.094 | 0.126 | 0.061 | −0.052 |
| 布依族 | −0.008 | 0.219 | −0.234 | 0.030 | −0.004 | 0.080 | −0.087 | −0.034 |
| 侗族 | 0.092 | 0.132 | 0.053 | 0.172 | 0.050 | 0.097 | 0.003 | −0.046 |
| 苗族 | 0.156 | 0.384 | −0.069 | 0.152 | 0.128 | 0.311 | −0.056 | 0.108 |
| 土族 | 0.137 | 0.130 | 0.144 | 0.192 | 0.149 | 0.186 | 0.113 | 0.132 |
| 撒拉族 | 0.212 | 0.205 | 0.220 | 0.130 | 0.136 | 0.140 | 0.132 | 0.240 |
| 柯尔克孜族 | 0.244 | 0.158 | 0.330 | 0.016 | 0.193 | 0.127 | 0.259 | −0.080 |

**表 4A　1985 年、1995 年、2000 年和 2005 年部分少数民族学生胸围年增长值变化情况**　　（单位：cm）

| 民族 | 男生 | | | | | | | | 女生 | | | | | | | |
|---|---|---|---|---|---|---|---|---|---|---|---|---|---|---|---|---|
| | 城市 | | | | 农村 | | | | 城市 | | | | 农村 | | | |
| | 1985—2005 年 | 1985—1995 年 | 1995—2005 年 | 2000—2005 年 | 1985—2005 年 | 1985—1995 年 | 1995—2005 年 | 2000—2005 年 | 1985—2005 年 | 1985—1995 年 | 1995—2005 年 | 2000—2005 年 | 1985—2005 年 | 1985—1995 年 | 1995—2005 年 | 2000—2005 年 |
| 汉族 | 0.176 | 0.174 | 0.177 | 0.094 | 0.056 | 0.016 | 0.096 | 0.090 | 0.152 | 0.160 | 0.145 | 0.060 | 0.059 | 0.015 | 0.103 | 0.062 |
| 蒙古族 | 0.128 | — | — | −0.030 | 0.101 | — | — | 0.066 | 0.149 | — | — | 0.158 | 0.126 | — | — | −0.006 |
| 回族 | 0.075 | 0.041 | 0.108 | −0.320 | −0.166 | −0.144 | −0.190 | −0.836 | 0.077 | 0.006 | 0.148 | −0.390 | −0.086 | −0.204 | 0.032 | −0.510 |
| 维吾尔族 | −0.017 | 0.019 | −0.055 | −0.208 | 0.001 | 0.005 | −0.003 | −0.232 | −0.053 | 0.254 | −0.360 | −0.930 | −0.001 | 0.216 | −0.218 | −0.830 |
| 壮族 | 0.010 | 0.178 | −0.158 | −0.386 | 0.006 | 0.156 | −0.145 | 0.002 | 0.094 | 0.140 | 0.049 | 0.124 | 0.163 | 0.266 | 0.059 | 0.518 |
| 朝鲜族 | 0.159 | −0.112 | 0.431 | 1.302 | 0.095 | −0.058 | 0.248 | 0.958 | 0.125 | −0.017 | 0.267 | 1.038 | 0.107 | −0.025 | 0.238 | 1.058 |

**表 4B　1985 年、1995 年、2000 年和 2005 年部分少数民族学生胸围增长值变化情况**　　（单位：cm）

| 民族 | 男生 | | | | 女生 | | | |
|---|---|---|---|---|---|---|---|---|
| | 1985—2005 年 | 1985—1995 年 | 1995—2005 年 | 2000—2005 年 | 1985—2005 年 | 1985—1995 年 | 1995—2005 年 | 2000—2005 年 |
| 藏族 | −0.051 | −0.032 | −0.070 | −0.310 | 0.016 | −0.027 | 0.058 | 0.068 |
| 瑶族 | −0.044 | −0.022 | −0.064 | −0.132 | −0.020 | −0.002 | −0.037 | 0.034 |
| 黎族 | −0.111 | −0.271 | 0.048 | 0.008 | −0.079 | −0.141 | −0.018 | 0.060 |
| 羌族 | −0.016 | 0.108 | −0.140 | 0.032 | 0.017 | 0.031 | 0.002 | −0.090 |
| 布依族 | −0.084 | −0.106 | −0.060 | −0.292 | −0.026 | −0.273 | 0.221 | 0.246 |
| 侗族 | −0.023 | 0.033 | −0.079 | 0.136 | 0.002 | 0.043 | −0.040 | 0.188 |
| 苗族 | −0.013 | 0.315 | −0.341 | −0.548 | −0.005 | 0.319 | −0.329 | −0.646 |
| 土族 | −0.066 | −0.226 | 0.093 | 0.192 | 0.021 | −0.181 | 0.222 | 0.404 |
| 撒拉族 | −0.066 | −0.041 | −0.090 | −0.570 | −0.126 | −0.044 | −0.207 | −0.366 |
| 柯尔克孜族 | 0.001 | 0.002 | −0.001 | −0.184 | 0.122 | 0.035 | 0.209 | 0.052 |

表 5A　1985 年、1995 年、2000 年和 2005 年部分少数民族学生 BMI 年增长值变化情况

| 民族 | 男生 | | | | | | | | 女生 | | | | | | | |
|---|---|---|---|---|---|---|---|---|---|---|---|---|---|---|---|---|
| | 城市 | | | | 农村 | | | | 城市 | | | | 农村 | | | |
| | 1985—2005 年 | 1985—1995 年 | 1995—2000 年 | 2000—2005 年 | 1985—2005 年 | 1985—1995 年 | 1995—2000 年 | 2000—2005 年 | 1985—2005 年 | 1985—1995 年 | 1995—2000 年 | 2000—2005 年 | 1985—2005 年 | 1985—1995 年 | 1995—2000 年 | 2000—2005 年 |
| 蒙古族 | 0.064 | — | — | 0.410 | 0.033 | — | — | 0.340 | 0.060 | — | — | 0.456 | 0.028 | — | — | 0.344 |
| 回族 | 0.095 | 0.072 | 0.117 | 0.172 | 0.030 | 0.002 | 0.056 | 0.082 | 0.052 | 0.063 | 0.040 | 0.024 | 0.037 | 0.021 | 0.052 | 0.110 |
| 维吾尔族 | 0.039 | -0.011 | 0.088 | -0.058 | 0.036 | -0.019 | 0.091 | -0.098 | 0.020 | -0.027 | 0.067 | -0.070 | 0.031 | -0.035 | 0.098 | -0.024 |
| 壮族 | 0.038 | 0.031 | 0.045 | -0.002 | 0.026 | 0.001 | 0.050 | 0.090 | 0.023 | -0.006 | 0.050 | 0.002 | 0.009 | -0.039 | 0.057 | 0.086 |
| 朝鲜族 | 0.089 | 0.065 | 0.114 | 0.116 | 0.075 | 0.071 | 0.079 | 0.114 | 0.074 | 0.075 | 0.071 | 0.108 | 0.256 | 0.045 | 0.083 | 0.076 |

表 5B　1985 年、1995 年、2000 年和 2005 年部分少数民族学生 BMI 年增长值变化情况

| 民族 | 男生 | | | | 女生 | | | |
|---|---|---|---|---|---|---|---|---|
| | 1985—2005 年 | 1985—1995 年 | 1995—2005 年 | 2000—2005 年 | 1985—2005 年 | 1985—1995 年 | 1995—2005 年 | 2000—2005 年 |
| 藏族 | 0.080 | -0.005 | 0.164 | 0.236 | 0.081 | -0.004 | 0.166 | 0.226 |
| 瑶族 | 0.036 | 0.032 | 0.040 | -0.012 | 0.019 | 0.012 | 0.025 | -0.046 |
| 黎族 | 0.035 | -0.101 | 0.108 | 0.036 | 0.011 | -0.102 | 0.104 | 0.004 |
| 羌族 | 0.009 | -0.016 | 0.034 | -0.014 | 0.005 | -0.010 | 0.020 | -0.008 |
| 布依族 | -0.013 | 0.047 | -0.073 | -0.026 | -0.010 | 0.025 | -0.044 | -0.032 |
| 侗族 | -0.002 | -0.026 | 0.023 | 0.036 | -0.011 | -0.023 | 0.002 | -0.006 |
| 苗族 | 0.023 | 0.077 | -0.030 | 0.018 | 0.019 | 0.072 | -0.034 | 0.020 |
| 土族 | 0.011 | 0.031 | -0.010 | 0.016 | 0.031 | 0.057 | 0.005 | 0.050 |
| 撒拉族 | 0.031 | -0.004 | 0.065 | 0.000 | 0.016 | 0.000 | 0.030 | 0.014 |
| 柯尔克孜族 | 0.053 | 0.007 | 0.100 | -0.006 | 0.053 | 0.012 | 0.093 | -0.018 |

族下降最大(表 4B)。

## 3.4 BMI(身体质重指数)

1985—2005 年的 20 年间,7～18 岁蒙古族、回族、维吾尔族、壮族、朝鲜族城市男生 BMI 平均每年增长分别为 0.064、0.095、0.039、0.038 和 0.089,乡村男生分别为 0.033、0.030、0.036、0.026 和 0.075;城市女生 BMI 平均每年增长分别为 0.060、0.052、0.020、0.023 和 0.074,乡村女生分别为 0.028、0.037、0.031、0.009 和 0.256(表 5A)。

1985—2005 年的 20 年间,其他部分少数民族 7～18 岁学生 BMI 平均每年增长,男生增长幅度依次为藏族 0.080、柯尔克孜族 0.053、瑶族 0.036、黎族 0.035、撒拉族 0.031、苗族 0.023、土族 0.011、羌族 0.009、侗族－0.002、布依族－0.013;女生增长幅度依次为藏族 0.081、柯尔克孜族 0.053、土族 0.031、瑶族 0.019、苗族 0.019、撒拉族 0.016、黎族 0.011、羌族 0.005、布依族－0.010、侗族－0.011;男生增长幅度比较大的民族是藏族、柯尔克孜族,其他民族增长较小,侗族和布依族为负增长;女生增长幅度比较大的民族是藏族、柯尔克孜族,其他民族增长较小,侗族和布依族为负增长(表 5B)。

# 4 讨论与分析

身高、体重和胸围 3 项形态指标,是反映生长水平的主要指标。1985—2005 年的 20 年间,我国部分少数民族学生的身高、体重均有很大幅度提高;但部分少数民族学生胸围减少,只有几个少数民族学生胸围增加。

以身高来衡量各民族学生的生长发育状况,大部分少数民族学生与全国汉族学生相比,身高和体重发育都处于落后状态,差异最明显的主要为西南地区的少数民族,甚至落后于当地的汉族学生。相差最大者如布依族,但维吾尔族、蒙古族、朝鲜族及柯尔克孜族学生与汉族城市学生体格发育水平相近,以维吾尔族男女生最为突出。少数民族学生体质发展也出现长期趋势,大部分少数民族儿童青少年在 1985—2005 年体格水平都有一定发展,但在发展速度和幅度上存在明显的不平衡。

儿童少年的生长发育是儿童自身的先天因素与其所处的后天各种外界环境因素相互作用的结果。遗传决定了个体生长发育的可能性,即决定了生长发育的潜力或最大限度;各种环境条件可在不同程度上影响遗传所赋予的生长潜力的发挥,最后决定发育的速度及可能达到的程度,即决定了生长发育的现实性。影响儿童青少年生长发育的环境因素既包括自然环境,也包括社会环境。对于儿童青少年来说,环境对其生长发育的影响常常最终表现在营养、疾病、体育锻炼等几个具体因素上,而这些具体因素又必然与社会政治和经济状况、家庭生活方式、居住条件、父母教育程度等联系在一起。

西南地区少数民族世代居住于山林地区,交通闭塞,与外界信息交流少,生产方式落后,改革开放后经济有了一定发展,但仍然落后于全国平均水平。社会经济水平的落后可导致儿童在营养、疾病预防和治疗等方面缺乏足够保障。儿童青少年在青春期由于生长发育的加速,对热能和营养素的需求显著增加,若供给不足,则必将出现生长发育迟缓;同时,青春期也是儿童青少年体格发育的关键生长期,一旦出现营养不足或疾病等因素阻碍其快速增长,也将使儿童青少年的生长脱离其应有的轨迹，使其内在的生长潜力得不到充分发挥。

虽然大多数少数民族学生在身高、体重的发育上明显落后于全国汉族学生的平均水平，但蒙古族、柯尔克孜族、朝鲜族18岁男学生身高超过170厘米，接近汉族城市学生的平均身高。

我国朝鲜族主要分布在东北地区，近年来经济发展较为迅速，较高的经济水平，以及较为完善的医疗、卫生、文化、教育条件，使朝鲜族儿童青少年的生长发育水平明显提高。

蒙古族、柯尔克孜族在体格发育水平上相对较高，这可能与遗传和种族的差异有很大关系，但生活环境和饮食习惯也有一定影响。这些民族都生活在我国西北部的内陆地区，经济和社会发展水平不如东部地区，但摄入大量的奶制品、牛羊肉等传统的饮食习惯，这些食物不仅提供较高的热量，也为新陈代谢旺盛的儿童青少年提供充足的优质蛋白质。营养是生长发育最重要的物质基础，以充足热量和优质蛋白质作为营养基础，促使这几个少数民族的儿童青少年的遗传潜力得到更为充分的发挥。

大部分少数民族学生与全国汉族学生相比，身高和体重发育都处于落后状态，差异最明显的主要为西南地区的少数民族，甚至落后于当地的汉族学生。与汉族城市女生相比，虽然大部分少数民族女生身高和体重显著偏低，但相对于其身高，以BMI指数所反映的身体充实度却大多与汉族城市女生相近。

随着少数民族地区经济水平的提高，社会以及文化、卫生事业的发展，其儿童青少年的生长发育水平得到不断提高，但由于其体格发育起点较低，同时受到当前经济和社会发展水平仍然相对落后的制约，体格发育水平与全国汉族学生相比大多差距仍十分明显。为改善少数民族学生体质状况，应加强学生和家长的营养健康教育，积极防治各类传染病、营养缺乏性疾病以及慢性消耗性疾病，积极改善少数民族家庭和学校环境，指导并加强少数民族学生科学、适量地进行体育锻炼和户外活动，同时应进一步加强少数民族儿童青少年体质健康监测和调查研究等，为少数民族地区居民提供更多健康信息。

进一步加强少数民族学生生长发育以及健康状况的监测和调查研究工作，以获得更加系统、全面和准确的相关数据，从而更好的掌握少数民族儿童青少年生长发育水平以及变化趋势，及时而有针对性地采取改善措施，促进少数民族儿童青少年的体质发展。

**参考文献：**

[1] 中国学生体质与健康研究组.2005年中国学生体质与健康调研报告.北京：高等教育出版社，2007.

[2] 教育部体育卫生与艺术教育司. 中国学生体质健康监测网络2004年监测报告.北京：高等教育出版社，2006.

[3] 中国学生体质与健康研究组.2000年中国学生体质与健康调研报告.北京：高等教育出版社，2002.

[4] 中国学生体质与健康研究组.1995年中国学生体质与健康调研报告.长春：吉林科学技术出版社，1996.

[5] 中国学生体质与健康研究组.1991年中国学生体质与健康监测报告.北京：北京科学技术出版社，1993.

[6] 中国学生体质与健康研究组.中国学生体质与健康研究.北京：人民教育出版社，1987.

# 1985—2005年我国部分少数民族学生身体机能、素质发展趋势研究

中国学生体质与健康调研组
马　军　执笔

## 1　前言

青少年时期是身心健康和各项身体素质发展的关键时期。青少年的体质与健康水平不仅关系个人健康成长和幸福生活，而且关系整个民族健康素质，关系我国人才培养的质量。青少年身心健康、体魄强健、意志坚强、充满活力，是一个民族旺盛生命力的体现，是社会文明进步的标志，是国家综合实力的重要方面。增强青少年体质、促进青少年健康成长，是关系国家和民族未来的大事。中国是一个多民族国家，各民族共同繁荣是国家民族政策的重要内容之一，各民族学生健康成长，对提高中华民族素质具有重要意义。为了解部分人口较多的少数民族学生体质与健康状况，由教育部、国家体育总局、卫生部、国家民族事务委员会、科学技术部5部委(局)共同领导和组织的1985—2005年间5次全国学生体质与健康调研，除了了解全国汉族学生体质健康状况及变化趋势外，还观察了部分少数民族学生生长发育、健康状况及其变化趋势。

2005年中国学生体质与健康状况调研是根据《2005年中国学生体质与健康状况调查研究实施方案》，按统一的检测细则和检测器材，对蒙古族、藏族等24个少数民族的79 853名7～22岁大、中、小学生(除蒙古族、维吾尔族、壮族有大学生样本外，其余各民族均为中、小学生样本)进行检测，其中男生39 689人，女生40 164人。检测项目包括形态、机能、素质、健康状况等4个方面共24项指标。

本文选择1985年、1995年、2000年和2005年资料比较全的蒙古族、回族、维吾尔族、壮族、朝鲜族、藏族、瑶族、黎族、羌族、布依族、侗族、苗族、土族、撒拉族、柯尔克孜族等15个少数民族学生为研究对象，分析了1985—2005年20年间这些少数民族学生身体机能、素质发展变化趋势。

## 2　研究对象与方法

### 2.1　研究对象

本文分析的蒙古族、回族、维吾尔族、壮族、朝鲜族、藏族、瑶族、黎族、羌族、布依族、侗族、苗族、土族、撒拉族、柯尔克孜族等15个少数民族是按照2000年少数民族调查规模，在部分省、自治区对6～18岁中、小学生进行了调查，蒙古族、维吾尔族、壮族还对大学生进行了调查。

调查分析的15个少数民族分布在10个省、自治区：内蒙古—蒙古族；宁夏—回族；新疆—维

吾尔族、柯尔克孜族；广西—壮族、瑶族；吉林—朝鲜族；海南—黎族；四川—羌族；贵州—苗族、布依族、侗族；青海—土族、撒拉族；西藏—藏族。

## 2.2 样本构成

本调查用随机整群抽样方法，首先确定调研点校，再以年级分层，以教学班为单位随机整群抽样构成调研样本。随机整群抽样时，所抽取的班级数以能满足最低调研样本量为限。

6～18岁的蒙古族、回族、维吾尔族、壮族、朝鲜族学生按城、乡、男、女分为4类，每岁一组，共52个年龄组。其他少数民族学生样本，6～18岁每岁一组，分男、女两类，共26个年龄组。各民族每类每个年龄组样本量为100人。若分城、乡、男、女4类，共4 800人；若分男、女两类，共2 400人。

## 2.3 检测指标及方法

身体机能、素质指标包括脉搏、血压、肺活量、50米跑、立定跳远、引体向上、斜身引体、仰卧起坐、握力、50米×8往返跑(7～12岁)、1 000米跑(13～18岁男生)、800米跑(13～18岁女生)、坐位体前屈。检测方法依据“2005年全国学生体质与健康调研实施细则”。

# 3 结果

## 3.1 部分少数民族学生肺活量明显下降

1985—2005年的20年间，7～18岁蒙古族、回族、维吾尔族、壮族、朝鲜族城市男生肺活量平均每年下降分别为7毫升、15毫升、41毫升、16毫升和14毫升，乡村男生分别下降9毫升、18毫升、44毫升、17毫升和8毫升；城市女生肺活量平均每年下降分别为20毫升、23毫升、40毫升、14毫升和18毫升，乡村女生分别下降23毫升、23毫升、41毫升、15毫升和12毫升(表1A)。

1985—2005年的20年间，7～18岁藏族、瑶族、黎族、羌族、布依族、侗族、苗族、土族、撒拉族、柯尔克孜族学生肺活量明显下降。男女生下降幅度最大的为羌族，每年分别下降38毫升和40毫升；下降幅度最小的，男生为瑶族，每年下降2毫升，女生为瑶族，每年下降9毫升(表1B)。

## 3.2 部分少数民族学生身体素质变化情况

### 3.2.1 50米跑

1985—2005年的20年间，7～18岁蒙古族、回族、维吾尔族、壮族城乡男学生50米跑成绩平均每年提高幅度分别在0.004～0.015秒、0.007～0.035秒，但朝鲜族城市男生下降0.003秒；蒙古族、壮族和朝鲜族城市女生50米跑成绩平均每年下降分别为0.016秒、0.003秒和0.018秒，回族和维吾尔族每年提高分别为0.005秒和0.006秒；蒙古族、回族、维吾尔族、壮族乡村女

表 1A　1985 年、1995 年、2000 年和 2005 年部分少数民族学生肺活量平均每年增长值变化情况　（单位：mL）

| 民族 | 男生 | | | | | | | | 女生 | | | | | | | |
|---|---|---|---|---|---|---|---|---|---|---|---|---|---|---|---|---|
| | 城市 | | | | 乡村 | | | | 城市 | | | | 乡村 | | | |
| | 1985—2005 年 | 1985—1995 年 | 1995—2005 年 | 2000—2005 年 | 1985—2005 年 | 1985—1995 年 | 1995—2005 年 | 2000—2005 年 | 1985—2005 年 | 1985—1995 年 | 1995—2005 年 | 2000—2005 年 | 1985—2005 年 | 1985—1995 年 | 1995—2005 年 | 2000—2005 年 |
| 蒙古族 | −7 | — | — | −18 | −9 | — | — | −28 | −20 | — | — | −56 | −23 | — | — | −65 |
| 回族 | −15 | −8 | −22 | −61 | −18 | −29 | −7 | −42 | −23 | −18 | −28 | −72 | −23 | −36 | −10 | −43 |
| 维吾尔族 | −41 | 14 | −96 | −248 | −44 | 1 | −90 | −250 | −40 | 3 | −84 | −219 | −41 | 3 | −85 | −225 |
| 壮族 | −16 | 12 | −45 | −104 | −17 | 6 | −41 | −74 | −14 | 7 | −34 | −76 | −15 | 4 | −33 | −61 |
| 朝鲜族 | −14 | −5 | −22 | −52 | −8 | −4 | −12 | −69 | −18 | −9 | −27 | −66 | −12 | −8 | −15 | −58 |

表 1B　1985 年、1995 年、2000 年和 2005 年部分少数民族学生肺活量平均每年增长值变化情况　（单位：mL）

| 民族 | 男生 | | | | 女生 | | | |
|---|---|---|---|---|---|---|---|---|
| | 1985—2005 年 | 1985—1995 年 | 1995—2005 年 | 2000—2005 年 | 1985—2005 年 | 1985—1995 年 | 1995—2005 年 | 2000—2005 年 |
| 藏族 | −33 | −35 | −32 | −147 | −31 | −26 | −36 | −143 |
| 瑶族 | −2 | 13 | −17 | 5 | −9 | 6 | −23 | −2 |
| 黎族 | −22 | −37 | −7 | −26 | −23 | −25 | −21 | −25 |
| 羌族 | −38 | −8 | −68 | −56 | −40 | −24 | −54 | −24 |
| 布依族 | −21 | 34 | −76 | −59 | −24 | 6 | −54 | −76 |
| 侗族 | −15 | 9 | −38 | −55 | −17 | 7 | −41 | −69 |
| 苗族 | −12 | 11 | −35 | −58 | −16 | 2 | −34 | −55 |
| 土族 | −32 | −15 | −49 | −75 | −32 | −28 | −36 | −71 |
| 撒拉族 | −27 | 13 | −66 | −108 | −37 | −10 | −64 | −106 |
| 柯尔克孜族 | −33 | −20 | −46 | −140 | −26 | −9 | −43 | −136 |

表 2A　1985 年、1995 年、2000 年和 2005 年部分少数民族学生 50 米跑成绩平均每年增长值变化情况

（单位：s）

| 民族 | 男生 | | | | | | | | 女生 | | | | | | | |
|---|---|---|---|---|---|---|---|---|---|---|---|---|---|---|---|---|
| | 城市 | | | | 乡村 | | | | 城市 | | | | 乡村 | | | |
| | 1985—2005 年 | 1985—1995 年 | 1995—2005 年 | 2000—2005 年 | 1985—2005 年 | 1985—1995 年 | 1995—2005 年 | 2000—2005 年 | 1985—2005 年 | 1985—1995 年 | 1995—2005 年 | 2000—2005 年 | 1985—2005 年 | 1985—1995 年 | 1995—2005 年 | 2000—2005 年 |
| 蒙古族 | −0.004 | — | — | 0.016 | −0.012 | — | — | 0.018 | 0.016 | — | — | 0.066 | −0.002 | — | — | 0.042 |
| 回族 | −0.012 | −0.029 | 0.006 | −0.010 | −0.010 | −0.042 | 0.023 | 0.006 | −0.005 | −0.028 | 0.019 | −0.008 | −0.010 | −0.054 | 0.034 | 0.006 |
| 维吾尔族 | −0.015 | −0.062 | 0.033 | −0.016 | −0.035 | −0.075 | 0.005 | −0.076 | −0.006 | −0.068 | 0.056 | 0.010 | −0.038 | −0.094 | 0.019 | −0.016 |
| 壮族 | −0.007 | −0.026 | 0.013 | 0.000 | −0.007 | −0.031 | 0.018 | −0.032 | 0.003 | −0.011 | 0.016 | −0.018 | −0.002 | −0.020 | 0.015 | −0.056 |
| 朝鲜族 | 0.003 | −0.020 | 0.025 | −0.038 | −0.003 | −0.043 | 0.037 | −0.028 | 0.018 | −0.009 | 0.045 | −0.032 | 0.022 | −0.031 | 0.075 | −0.012 |

表 2B　1985 年、1995 年、2000 年和 2005 年部分少数民族学生 50 米跑平均每年增长值变化情况

（单位：s）

| 民族 | 男生 | | | | 女生 | | | |
|---|---|---|---|---|---|---|---|---|
| | 1985—2005 年 | 1985—1995 年 | 1995—2005 年 | 2000—2005 年 | 1985—2005 年 | 1985—1995 年 | 1995—2005 年 | 2000—2005 年 |
| 藏族 | −0.032 | −0.073 | 0.011 | −0.036 | −0.040 | −0.090 | 0.010 | −0.086 |
| 瑶族 | −0.030 | −0.066 | 0.006 | −0.002 | −0.023 | −1.021 | 0.075 | 0.030 |
| 黎族 | −0.001 | 0.022 | −0.023 | −0.014 | 0.040 | 0.042 | 0.038 | 0.100 |
| 羌族 | −0.006 | −0.028 | 0.016 | 0.026 | 0.010 | −0.012 | 0.031 | 0.048 |
| 布依族 | 0.001 | −0.027 | 0.029 | 0.100 | 0.009 | −0.020 | 0.038 | 0.146 |
| 侗族 | −0.024 | −0.067 | 0.020 | −0.056 | −0.007 | −0.042 | 0.029 | −0.024 |
| 苗族 | −0.012 | −0.021 | −0.003 | 0.032 | −0.010 | −0.082 | 0.063 | 0.004 |
| 土族 | −0.039 | −0.055 | −0.023 | 0.016 | −0.031 | −0.052 | −0.010 | 0.066 |
| 撒拉族 | −0.038 | −0.067 | −0.009 | −0.014 | −0.030 | −0.067 | 0.008 | −0.038 |
| 柯尔克孜族 | −0.009 | −0.030 | 0.012 | 0.028 | −0.032 | −0.061 | −0.003 | 0.050 |

**表 3　1985 年、1995 年、2000 年和 2005 年部分少数民族学生立定跳远成绩平均每年增长值变化情况**

（单位：cm）

| 民族 | 男生 | | | | | | | | 女生 | | | | | | | |
|---|---|---|---|---|---|---|---|---|---|---|---|---|---|---|---|---|
| | 城市 | | | | 乡村 | | | | 城市 | | | | 乡村 | | | |
| | 1985—2005 年 | 1985—1995 年 | 1995—2005 年 | 2000—2005 年 | 1985—2005 年 | 1985—1995 年 | 1995—2005 年 | 2000—2005 年 | 1985—2005 年 | 1985—1995 年 | 1995—2005 年 | 2000—2005 年 | 1985—2005 年 | 1985—1995 年 | 1995—2005 年 | 2000—2005 年 |
| 蒙古族 | 0.158 | — | — | 0.614 | 0.386 | — | — | 0.714 | −0.146 | — | — | 0.030 | 0.199 | — | — | 1.190 |
| 回族 | 0.301 | 1.210 | −0.610 | −0.304 | 0.420 | 1.469 | −0.629 | −0.368 | 0.208 | 1.281 | −0.865 | −0.040 | 0.380 | 1.720 | −0.961 | −0.984 |
| 维吾尔族 | 0.006 | 0.944 | −0.931 | −0.696 | 0.295 | 0.554 | 0.036 | 0.346 | −0.415 | 0.678 | −1.507 | −1.508 | 0.046 | 0.463 | −0.372 | −0.818 |
| 壮族 | 0.145 | 0.879 | −0.589 | −0.328 | 0.231 | 0.691 | −0.230 | 0.288 | −0.138 | 0.507 | −0.783 | −0.400 | −0.079 | 0.539 | −0.697 | −1.234 |
| 朝鲜族 | −0.656 | 0.760 | −2.070 | −1.196 | −0.227 | 0.613 | −1.067 | −1.272 | −0.844 | 0.004 | −1.692 | −0.346 | −0.840 | 0.009 | −1.687 | −1.418 |

**表 4　1985 年、1995 年、2000 年和 2005 年部分少数民族男学生斜身引体平均每年增长值变化情况**

（单位：次）

| 民族 | 城市 | | | | 乡村 | | | |
|---|---|---|---|---|---|---|---|---|
| | 1985—2005 年 | 1985—1995 年 | 1995—2005 年 | 2000—2005 年 | 1985—2005 年 | 1985—1995 年 | 1995—2005 年 | 2000—2005 年 |
| 蒙古族 | 0.566 | — | — | 1.808 | 0.612 | — | — | 1.706 |
| 回族 | 0.543 | 0.998 | 0.088 | −2.230 | 1.937 | 0.547 | 3.327 | 3.506 |
| 维吾尔族 | 0.564 | 1.751 | −0.624 | 0.128 | 0.340 | 1.585 | −0.906 | −1.262 |
| 壮族 | 0.237 | 2.701 | −2.227 | 0.870 | −0.082 | 2.595 | −2.759 | −0.014 |
| 朝鲜族 | 1.380 | 1.027 | 1.732 | 1.492 | 1.262 | 1.318 | 1.207 | 0.204 |

生 50 米跑成绩平均每年提高分别为 0.002 秒、0.010 秒、0.038 秒和 0.002 秒，但朝鲜族乡村女生下降 0.022 秒（表 2A）。

7～18 岁藏族、瑶族、黎族、羌族、布依族、侗族、苗族、土族、撒拉族、柯尔克孜族学生 50 米跑成绩，男生除布依族下降外，其他少数民族有所提高；女生除黎族、羌族、布依族下降外，其他少数民族有所提高（表 2B）。

### 3.2.2 立定跳远

1985—2005 年的 20 年间，7～18 岁蒙古族、回族、维吾尔族、壮族城市男生立定跳远成绩平均每年提高分别为 0.158 厘米、0.301 厘米、0.006 厘米和 0.145 厘米，但朝鲜族男生下降 0.656 厘米；7～18 岁蒙古族、回族、维吾尔族和壮族乡村男生立定跳远成绩平均每年提高分别为 0.386 厘米、0.420 厘米、0.295 厘米和 0.231 厘米，但朝鲜族男生下降 0.227 厘米；蒙古族、维吾尔族、壮族和朝鲜族城市女生立定跳远成绩平均每年下降分别为 0.146 厘米、0.415 厘米、0.138 厘米和 0.844 厘米，回族提高 0.208 厘米；蒙古族、回族、维吾尔族乡村女生立定跳远成绩平均每年提高分别为 0.199 厘米、0.380 厘米和 0.046 厘米，但壮族和朝鲜族学生分别下降 0.079 厘米和 0.840 厘米（表 3）。

### 3.2.3 斜身引体

1985—2005 年的 20 年间，7～12 岁蒙古族、回族、维吾尔族、壮族和朝鲜族城市男生斜身引体成绩平均每年提高分别为 0.566 次、0.543 次、0.564 次、0.237 次和 1.380 次；7～12 岁蒙古族、回族、维吾尔族和朝鲜族乡村男生斜身引体成绩平均提高分别为 0.612 次、1.937 次、0.340 次和 1.262 次，但壮族乡村男生下降 0.082 次（表 4）。

### 3.2.4 引体向上

1985—2005 年的 20 年间，13～18 岁蒙古族和维吾尔族城市男生引体向上成绩平均每年提高分别为 0.039 次和 0.058 次，回族、壮族和朝鲜族城市男生引体向上成绩平均每年下降分别为 0.018 次、0.100 次和 0.066 次；13～18 岁蒙古族、回族和维吾尔族乡村男生引体向上成绩平均每年提高分别为 0.026 次、0.074 次和 0.071 次，但壮族和朝鲜族男生引体向上成绩平均每年下降分别为 0.111 次和 0.040 次（表 5）。

**表 5 1985 年、1995 年、2000 年和 2005 年部分少数民族男学生引体向上平均每年增长值变化情况**

（单位：次）

| 民族 | 城市 | | | | 乡村 | | | |
|---|---|---|---|---|---|---|---|---|
| | 1985—2005 年 | 1985—1995 年 | 1995—2005 年 | 2000—2005 年 | 1985—2005 年 | 1985—1995 年 | 1995—2005 年 | 2000—2005 年 |
| 蒙古族 | 0.039 | — | — | −0.442 | 0.026 | — | — | −0.570 |
| 回族 | −0.018 | 0.268 | −0.303 | −0.236 | 0.074 | 0.291 | −0.144 | −0.106 |
| 维吾尔族 | 0.058 | 0.353 | −0.238 | −0.616 | 0.071 | 0.354 | −0.212 | −0.462 |
| 壮族 | −0.100 | 0.061 | −0.260 | 0.046 | −0.111 | 0.135 | −0.356 | −0.204 |
| 朝鲜族 | −0.066 | 0.027 | −0.158 | −0.430 | −0.040 | 0.039 | −0.117 | −0.720 |

### 3.2.5 1分钟仰卧起坐

1985—2005 年的 20 年间，7～18 岁蒙古族、回族、维吾尔族、壮族、朝鲜族城市女生 1 分钟仰卧起坐成绩平均每年增长分别为 0.214 次、0.332 次、0.370 次、0.129 次和 0.348 次，乡村女生分别为 0.162 次、0.475 次、0.519 次、0.194 次和 0.325 次(表 6)。

**表 6 1985 年、1995 年、2000 年和 2005 年部分少数民族女学生 1 分钟仰卧起坐成绩平均每年增长值变化情况**

(单位:次)

| 民族 | 城市 | | | | 乡村 | | | |
|---|---|---|---|---|---|---|---|---|
| | 1985—2005 年 | 1985—1995 年 | 1995—2005 年 | 2000—2005 年 | 1985—2005 年 | 1985—1995 年 | 1995—2005 年 | 2000—2005 年 |
| 蒙古族 | 0.214 | — | — | −0.202 | 0.162 | — | — | −0.654 |
| 回族 | 0.332 | 1.281 | −0.617 | −0.850 | 0.475 | 1.177 | −0.227 | 0.040 |
| 维吾尔族 | 0.370 | 1.267 | −0.526 | −0.576 | 0.519 | 1.394 | −0.356 | −0.300 |
| 壮族 | 0.129 | 1.036 | −0.778 | −0.652 | 0.194 | 1.031 | −0.643 | −0.034 |
| 朝鲜族 | 0.348 | 0.871 | −0.176 | −0.270 | 0.325 | 0.760 | −0.111 | −0.264 |

### 3.2.6 50 米×8 往返跑

1985—2005 年的 20 年间，7～12 岁蒙古族、回族、维吾尔族、壮族和朝鲜族城市男生 50 米×8 往返跑成绩平均每年下降分别为 0.164 秒、0.597 秒、0.324 秒、0.557 秒和 0.318 秒；7～18 岁蒙古族、维吾尔族、壮族和朝鲜族乡村男生 50 米×8 往返跑成绩平均每年下降分别为 0.179 秒、0.049 秒、0.601 秒和 0.277 秒，回族男生提高 0.079 秒。蒙古族、回族、维吾尔族、壮族和朝鲜族城市女生 50 米×8 往返跑成绩平均每年下降分别为 0.070 秒、0.399 秒、0.368 秒、0.585 秒和 0.142 秒；蒙古族、壮族和朝鲜族乡村女生 50 米×8 往返跑成绩平均下降每年分别为 0.095 秒、0.605 秒和 0.198 秒，回族和维吾尔族学生分别提高 0.177 秒和 0.008 秒(表 7)。

1985—2005 年的 20 年间，7～12 岁藏族、瑶族、黎族、羌族、布依族、侗族、苗族、土族、撒拉族、柯尔克孜族学生 50 米×8 往返跑成绩，男生除黎族、羌族、布依族、侗族、撒拉族、柯尔克孜族下降外，其他少数民族有所提高；女生除黎族、布依族、侗族、柯尔克孜族下降外，其他少数民族有所提高(表 8)。

### 3.2.7 男生 1 000 米、女生 800 米跑

1985—2005 年的 20 年间，13～18 岁蒙古族、回族、维吾尔族、壮族和朝鲜族城市男生 1 000 米跑成绩平均每年下降分别为 0.783 秒、0.249 秒、1.007 秒、1.365 秒和 1.182 秒；13～18 岁蒙古族、回族、维吾尔族、壮族和朝鲜族乡村男生 1 000 米跑成绩平均每年下降分别为 1.148 秒、0.713 秒、0.318 秒、1.661 秒和 1.423 秒。蒙古族、回族、维吾尔族、壮族和朝鲜族城市女生 800 米跑成绩平均每年下降分别为 0.511 秒、0.718 秒、0.605 秒、1.663 秒和 1.292 秒；乡村女生 800 米跑成绩平均每年下降分别为 1.161 秒、0.484 秒、0.238 秒、2.118 秒和 1.709 秒(表 9)。

表 7　1985 年、1995 年、2000 年和 2005 年部分少数民族学生 50 米×8 往返跑成绩平均每年增长值变化情况　（单位:s）

| 民族 | 男生 | | | | | | | | 女生 | | | | | | | |
|---|---|---|---|---|---|---|---|---|---|---|---|---|---|---|---|---|
| | 城市 | | | | 乡村 | | | | 城市 | | | | 乡村 | | | |
| | 1985—2005 年 | 1985—1995 年 | 1995—2005 年 | 2000—2005 年 | 1985—2005 年 | 1985—1995 年 | 1995—2005 年 | 2000—2005 年 | 1985—2005 年 | 1985—1995 年 | 1995—2005 年 | 2000—2005 年 | 1985—2005 年 | 1985—1995 年 | 1995—2005 年 | 2000—2005 年 |
| 蒙古族 | 0.164 | — | — | −5.090 | 0.179 | — | — | −4.288 | 0.070 | — | — | −5.088 | 0.095 | — | — | −3.534 |
| 回族 | 0.597 | −0.221 | 1.416 | 1.112 | −0.079 | −0.566 | 0.409 | −19.128 | 0.399 | −0.371 | 1.169 | 1.266 | −0.177 | −1.107 | 0.753 | −0.712 |
| 维吾尔族 | 0.324 | −0.063 | 0.711 | −1.480 | 0.049 | −0.633 | 0.730 | −1.820 | 0.368 | −0.017 | 0.753 | −1.942 | −0.008 | −0.823 | 0.808 | −1.810 |
| 壮族 | 0.557 | 0.287 | 0.826 | 1.218 | 0.601 | 0.258 | 0.944 | 1.350 | 0.585 | 0.380 | 0.789 | 0.598 | 0.605 | 0.073 | 1.136 | 0.958 |
| 朝鲜族 | 0.318 | 0.551 | 0.084 | −0.290 | 0.277 | −0.169 | 0.722 | −0.686 | 0.142 | 0.610 | −0.326 | −1.862 | 0.198 | −0.110 | 0.506 | −1.960 |

表 8　1985 年、1995 年、2000 年和 2005 年部分少数民族学生 50 米×8 往返跑平均每年增长值变化情况　（单位:s）

| 民族 | 男生 | | | | 女生 | | | |
|---|---|---|---|---|---|---|---|---|
| | 1985—2005 年 | 1985—1995 年 | 1995—2005 年 | 2000—2005 年 | 1985—2005 年 | 1985—1995 年 | 1995—2005 年 | 2000—2005 年 |
| 藏族 | −0.192 | −1.043 | 0.660 | −1.746 | −0.124 | −1.177 | 0.928 | −2.350 |
| 瑶族 | −0.197 | −0.360 | −0.033 | −2.036 | −0.031 | 0.003 | −0.065 | −0.920 |
| 黎族 | 0.233 | 0.404 | 1.726 | −3.326 | 0.516 | 0.388 | 1.300 | −1.314 |
| 羌族 | 0.100 | −0.494 | 0.694 | 0.380 | −1.15 | −0.591 | 0.476 | −0.346 |
| 布依族 | 0.256 | −0.456 | 0.968 | 2.578 | 0.264 | −0.561 | 1.088 | 2.558 |
| 侗族 | 0.326 | −0.552 | 1.204 | 0.022 | 0.340 | −0.462 | 1.141 | 0.134 |
| 苗族 | −0.027 | 0.317 | −0.370 | −0.652 | −0.190 | −0.775 | 0.396 | −2.396 |
| 土族 | −0.227 | 0.042 | −0.496 | 0.004 | −0.130 | −0.254 | −0.005 | 1.230 |
| 撒拉族 | 0.258 | −0.083 | 0.598 | 0.774 | −0.288 | −0.159 | −0.416 | −1.546 |
| 柯尔克孜族 | 0.756 | −0.394 | 1.906 | 3.882 | 0.639 | −0.563 | 1.841 | 3.592 |

**表 9　1985 年、1995 年、2000 年和 2005 年部分少数民族学生耐力成绩平均每年增长值变化情况**

（单位：s）

| 民族 | 男生(1 000 m) | | | | | | | | 女生(800 m) | | | | | | | |
|---|---|---|---|---|---|---|---|---|---|---|---|---|---|---|---|---|
| | 城市 | | | | 乡村 | | | | 城市 | | | | 乡村 | | | |
| | 1985—2005 年 | 1985—1995 年 | 1995—2005 年 | 2000—2005 年 | 1985—2005 年 | 1985—1995 年 | 1995—2005 年 | 2000—2005 年 | 1985—2005 年 | 1985—1995 年 | 1995—2005 年 | 2000—2005 年 | 1985—2005 年 | 1985—1995 年 | 1995—2005 年 | 2000—2005 年 |
| 蒙古族 | 0.783 | — | — | 2.186 | 1.148 | — | — | 2.816 | 0.511 | — | — | 1.810 | 1.161 | — | — | 1.932 |
| 回族 | 0.249 | −1.006 | 1.502 | 1.270 | 0.713 | −0.754 | 2.179 | 3.250 | 0.718 | −0.995 | 2.430 | 2.758 | 0.484 | −0.913 | 1.880 | 1.526 |
| 维吾尔族 | 1.007 | −1.103 | 3.115 | 3.396 | 0.318 | −0.625 | 1.260 | 0.898 | 0.605 | −0.957 | 2.167 | 1.952 | 0.238 | −0.016 | 0.492 | 1.254 |
| 壮族 | 1.365 | 1.636 | 1.094 | 1.520 | 1.661 | 0.848 | 2.473 | 1.900 | 1.663 | 2.224 | 1.102 | 2.014 | 2.118 | 1.827 | 2.408 | 3.252 |
| 朝鲜族 | 1.182 | −0.145 | 2.507 | 1.488 | 1.423 | −0.320 | 3.166 | 3.476 | 1.292 | 0.296 | 2.287 | 1.180 | 1.709 | −0.047 | 3.463 | 2.778 |

**表 10　1985 年、1995 年、2000 年和 2005 年部分少数民族学生耐力平均每年增长值变化情况**

（单位：s）

| 民族 | 男生(1 000 m) | | | | 女生(800 m) | | | |
|---|---|---|---|---|---|---|---|---|
| | 1985—2005 年 | 1985—1995 年 | 1995—2005 年 | 2000—2005 年 | 1985—2005 年 | 1985—1995 年 | 1995—2005 年 | 2000—2005 年 |
| 藏族 | −0.139 | −1.545 | 1.267 | −0.478 | −0.511 | −2.203 | 1.182 | −3.042 |
| 瑶族 | 1.593 | 2.076 | 1.110 | 2.106 | 4.517 | 6.040 | 2.993 | 1.978 |
| 黎族 | 0.714 | 0.501 | 0.926 | 0.380 | 1.552 | 0.743 | 2.361 | 1.974 |
| 羌族 | 0.740 | −0.256 | 1.735 | −0.760 | 0.969 | −0.472 | 2.409 | −0.332 |
| 布依族 | 1.909 | −0.466 | 4.283 | 3.330 | 1.627 | −0.115 | 3.369 | 2.746 |
| 侗族 | 1.005 | −0.203 | 2.211 | −1.464 | 1.022 | 0.160 | 1.883 | −3.048 |
| 苗族 | 0.050 | 3.251 | −3.150 | −1.986 | 0.272 | −0.304 | 0.848 | −1.812 |
| 土族 | 0.481 | −1.038 | 1.999 | 3.228 | 3.555 | −0.588 | 7.697 | 14.158 |
| 撒拉族 | 0.352 | −1.038 | 1.741 | −1.220 | −0.312 | −0.017 | −0.607 | −5.704 |
| 柯尔克孜族 | −0.986 | −0.679 | −1.292 | −1.698 | −0.266 | −1.088 | 0.556 | 2.480 |

1985—2005 年的 20 年间，13～18 岁藏族、瑶族、黎族、羌族、布依族、侗族、苗族、土族、撒拉族、柯尔克孜族学生，男生 1 000 米跑成绩除柯尔克孜族、藏族提高外，其他少数民族有所下降；女生除撒拉族、柯尔克孜族、藏族提高外，其他少数民族有所下降(表 10)。

## 4　讨论与分析

部分少数民族学生在体格水平不断提高的同时，生理机能和运动素质的部分指标也有所提高，并且各有优势和特点，但也有部分指标出现明显的下降趋势。大部分少数民族男女生速度素质表现出较明显提高趋势，而耐力素质和肺活量水平在大多数少数民族学生中都出现显著的下降，也有部分少数民族学生耐力素质明显好于汉族城市学生，特别是西南地区众多少数民族学生虽然体格发育水平低于汉族，但在运动素质方面却明显好于汉族学生。朝鲜族男女学生各项运动素质出现全面下降。

对部分少数民族学生生理机能和运动素质的分析表明，除肺活量和立定跳远水平与体重有一定相关性外，尽管大部分少数民族在体格发育水平上落后于汉族城市学生，但在生理机能和运动素质方面却各有优势和特点。例如，柯尔克孜族学生在肺活量水平和速度素质方面表现突出。维吾尔族学生体格发育和肺活量水平相对最高，但在跑、跳等方面较差，反映下肢爆发力是其弱项。相反的，黎族和壮族男女学生在体格发育水平和身体充实度等方面均显著落后于汉族学生，但在跑、跳、男生肩背肌肉力量以及耐力等方面都表现出非常良好的素质。分析发现，大部分少数民族学生在耐力素质以及男生肩背肌肉力量方面都明显好于汉族城市学生，但女生的腰腹力量除了朝鲜族外均不如汉族学生。

生理机能和运动素质的发展除了需要一定的体格基础外，与有效的运动和锻炼有着密不可分的关联。各少数民族学生在生理机能和运动素质方面各自所具备的优势和特点，在很大程度上应与其生活环境和习惯有关。例如，柯尔克孜族男女学生所表现出来的优良的速度素质可能与其长期的游牧生活有关。如黎族、壮族以及西南地区其他众多少数民族学生，虽然体格发育水平落后，但是居住于山林地区，交通工具不发达，可能使他们得到更多的户外活动，从而使其身体素质和运动能力得到锻炼。

体育锻炼可促进呼吸及心血管功能的发育，促进体成分改变以及运动系统、神经、骨骼、肌肉的发育，还可促进内分泌功能及影响青春期的正常发育。合理的利用各种自然因素，如空气、日光、水等进行锻炼，对增强体质、减少疾病、促进生长发育都有很大作用。因此，在科学指导下进行适量的体育锻炼和户外活动，可充分发挥其对生长发育的正向作用。对处于生长突增期的小学生和初中生，鼓励多做跑、跳、蹲、腾、跃运动，活跃骨骺微细血循环，刺激钙、磷骨内沉积，促进身高增长。高中生正值青春中后期，下肢骨已愈合。通过单杠悬垂、仰卧伸腰、跳跃摸高等锻炼，使身高的增长通过脊柱得以延续。在提高身体充实度的同时，通过科学引导，帮助青少年锻炼肌力、从事耐力和有氧训练，使体成分向瘦体重率增加、脂肪率下降方向转化，同时改善目前少数民族学生耐力素质和肺活量水平日渐下降的趋势。

随着经济水平的提高和现代各种信息技术的发展，广播、电视、网络使得人们获得信息的方式日益丰富。充分、准确的信息，必然对改善少数民族儿童青少年以及成年人的营养、健康意识，对促进少数民族儿童青少年体质健康水平起到积极的作用。

**参考文献：**

[1] 中国学生体质与健康研究组.2005年中国学生体质与健康调研报告.北京：高等教育出版社,2007.

[2] 教育部体育卫生与艺术教育司.中国学生体质健康监测网络2004年监测报告.北京：高等教育出版社,2006.

[3] 中国学生体质与健康研究组.2000年中国学生体质与健康调研报告.北京：高等教育出版社,2002.

[4] 中国学生体质与健康研究组.1995年中国学生体质与健康调研报告.长春：吉林科学技术出版社,1996.

[5] 中国学生体质与健康研究组.1991年中国学生体质与健康监测报告.北京：北京科学技术出版社,1993.

[6] 中国学生体质与健康研究组.中国学生体质与健康研究.北京：人民教育出版社,1987.

# 1995—2005年我国部分少数民族学生健康状况发展趋势研究

中国学生体质与健康调研组
马　军　执笔

## 1　前言

我国是一个拥有56个民族的多民族国家，各民族共同繁荣是国家民族政策的重要内容之一。各民族儿童青少年的健康成长，对国家繁荣、民族昌盛及提高整个中华民族的素质具有重要意义。为了解部分人口较多的少数民族学生体质与健康状况，由教育部、国家体育总局、卫生部、国家民族事务委员会、科学技术部5部委(局)共同组织的1985—2005年间5次全国学生体质与健康调研，除了了解全国汉族学生体质与健康状况及变化趋势外，还观察了部分少数民族学生生长发育、健康状况及其变化趋势。

随着人民生活水平不断提高及卫生保健工作的日趋完善，儿童青少年生长发育水平呈上升趋势，儿童青少年健康状况得到了极大的改善，但儿童青少年视力不良率居高不下，口腔健康保健亟待改善，儿童青少年新的健康问题也随之出现，如肥胖和超重比例不断上升。这些问题如不切实加以解决，将严重影响青少年的健康成长，乃至影响国家和民族的未来。

2005年中国学生体质与健康状况调研是根据《2005年中国学生体质与健康状况调查研究实施方案》，按统一的检测细则和检测器材，对蒙古族、藏族等24个少数民族的79 853名7～22岁大、中、小学生(除蒙古族、维吾尔族、壮族有大学生样本外，其余各民族均为中、小学生样本)进行检测，其中男生39 689人，女生40 164人。检测项目涵盖形态、机能、素质、健康状况等四个方面共24项指标。

本文选择1995年、2000年和2005年资料比较全的蒙古族、回族、维吾尔族、壮族、朝鲜族、藏族、瑶族、黎族、羌族、布依族、侗族、苗族、土族、撒拉族、柯尔克孜族等15个少数民族学生为研究对象，分析了1995年～2005年的10年间我国部分少数民族学生健康状况发展变化趋势。

## 2　研究对象与方法

### 2.1　研究对象

本文分析的蒙古族、回族、维吾尔族、壮族、朝鲜族、藏族、瑶族、黎族、羌族、布依族、侗族、苗族、土族、撒拉族、柯尔克孜族等15个少数民族是按照2000年少数民族调查规模，在部分省、自治区对6～18岁中、小学生进行了调查，蒙古族、维吾尔族、壮族还对大学生进行了调查。

调查分析的 15 个少数民族分布在 10 个省、自治区：内蒙古—蒙古族；宁夏—回族；新疆—维吾尔族、柯尔克孜族；广西—壮族、瑶族；吉林—朝鲜族；海南—黎族；四川—羌族；贵州—苗族、布依族、侗族；青海—土族、撒拉族；西藏—藏族。

## 2.2 样本构成

本调查用随机整群抽样方法，首先确定调研点校，再以年级分层，以教学班为单位随机整群抽样构成调研样本。随机整群抽样时，所抽取的班级数以能满足最低调研样本量为限。

6～18 岁的蒙古族、回族、维吾尔族、壮族、朝鲜族学生按城、乡、男、女分为四类，每岁一组，共 52 个年龄组。其他少数民族学生样本，6～18 岁每岁一组，分男、女两类，共 26 个年龄组。各民族每类每个年龄组样本量为 100 人。若分城、乡、男、女四类，共 4 800 人；若分男、女两类，共 2 400 人。

## 2.3 健康状况检查

健康状况检查项目，包括学生营养状况、视力不良、龋齿患病。

# 3 结果

## 3.1 少数民族学生营养状况进一步改善

2005 年与 2000 年、1995 年相比，蒙古族、回族、维吾尔族、壮族、朝鲜族 7～22 岁学生低体重及营养不良检出率进一步降低，学生营养状况得到改善，但同时超重、肥胖检出率继续上升。但各少数民族情况有所不同，蒙古族学生较低体重及轻度营养不良检出率有所上升、超重及肥胖检出率也有所上升；回族、维吾尔族、壮族学生较低体重及轻度营养不良检出率有所下降，超重及肥胖检出率有所增加；朝鲜族 7～22 岁学生较低体重及轻度营养不良检出率有所下降，超重及肥胖检出率明显增加；蒙古族、朝鲜族、回族学生超重及肥胖检出率较高，维吾尔族、壮族学生较低体重及轻度营养不良检出率较高(图 1～图 24)。

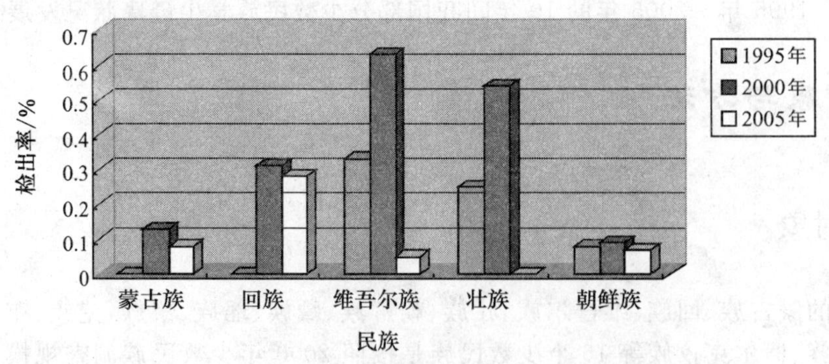


**图 1　1995 年、2000 年、2005 年部分少数民族城市男生中度以上营养不良检出率比较**

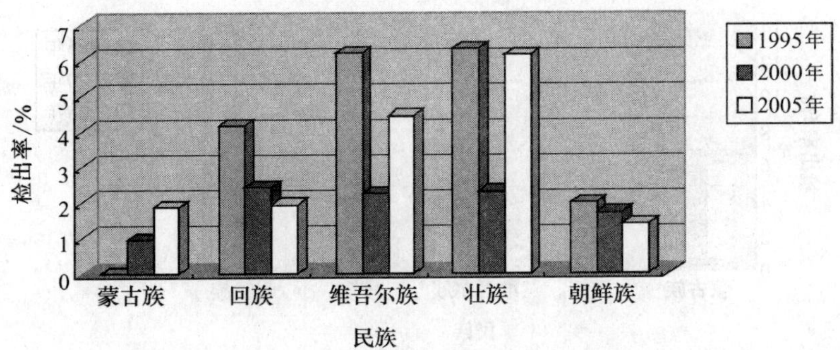


**图 2　1995 年、2000 年、2005 年部分少数民族城市男生轻度以上营养不良检出率比较**

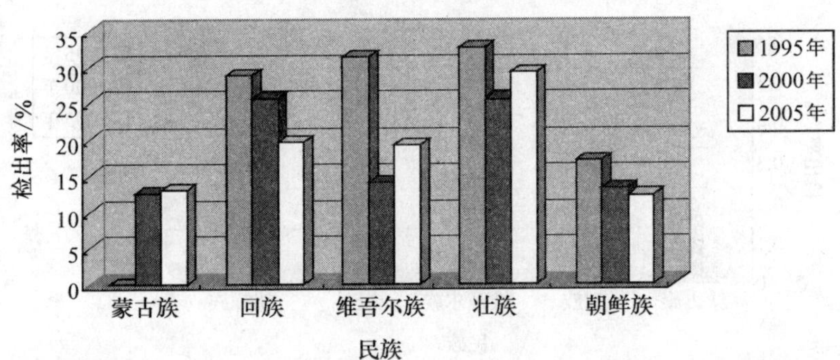


**图 3　1995 年、2000 年、2005 年部分少数民族城市男生较低体重检出率比较**

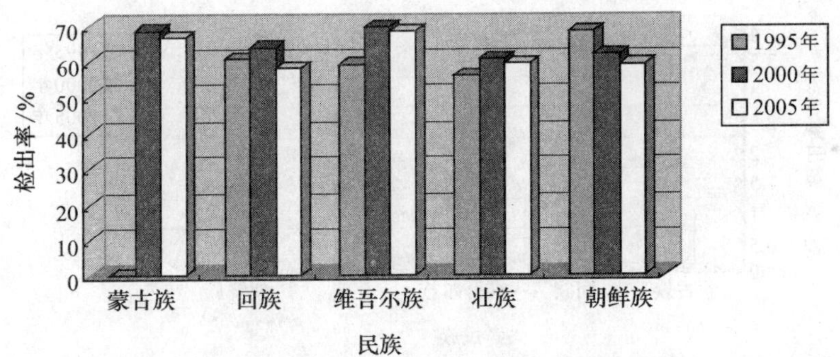


**图 4　1995 年、2000 年、2005 年部分少数民族城市男生正常体重检出率比较**

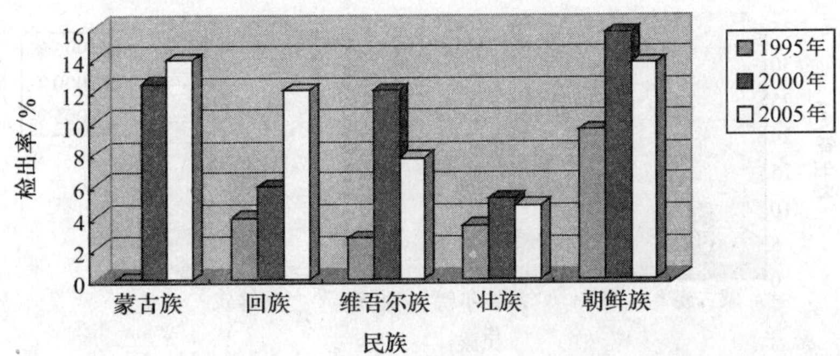


**图 5　1995 年、2000 年、2005 年部分少数民族城市男生超重检出率比较**

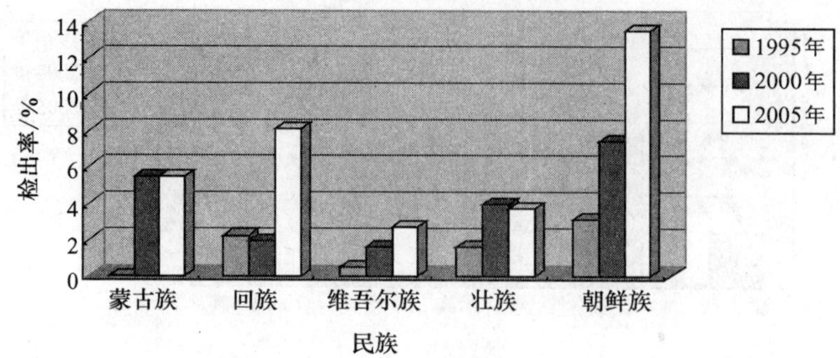


**图 6　1995 年、2000 年、2005 年部分少数民族城市男生肥胖检出率比较**

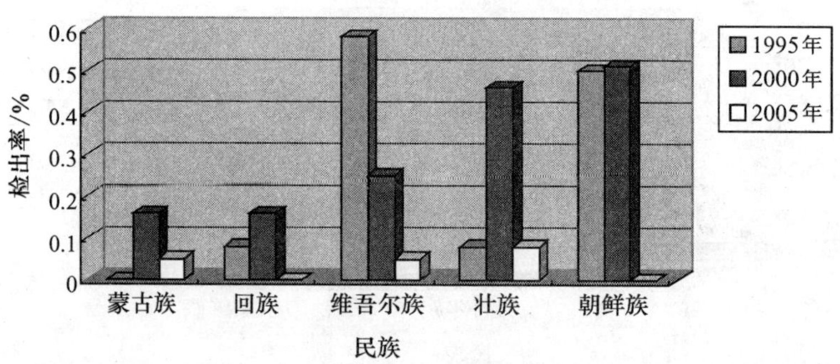


**图 7　1995 年、2000 年、2005 年部分少数民族乡村男生中度以上营养不良检出率比较**

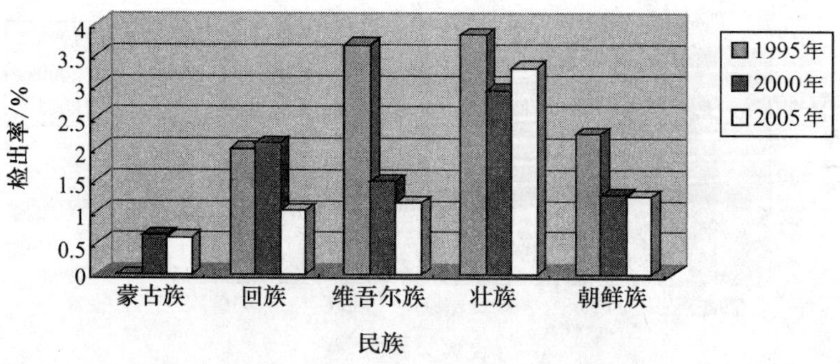


**图 8　1995 年、2000 年、2005 年部分少数民族乡村男生轻度营养不良检出率比较**

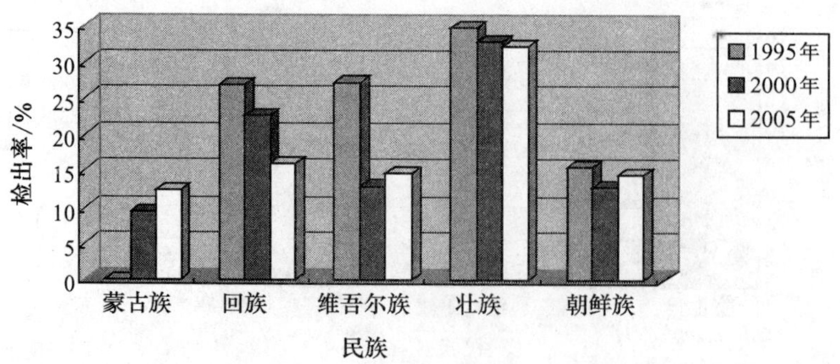


**图 9　1995 年、2000 年、2005 年部分少数民族乡村男生较低体重检出率比较**

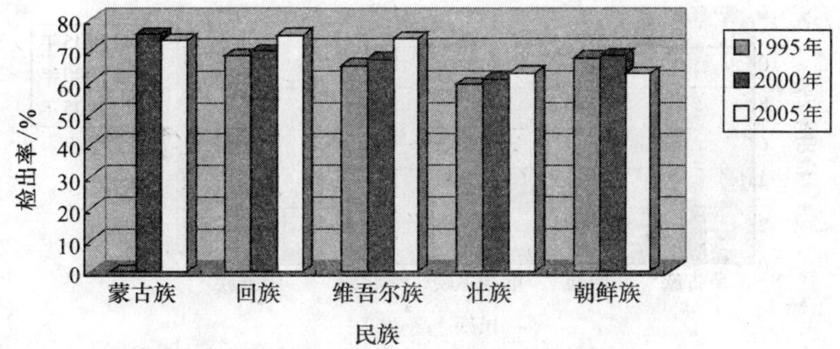


**图 10　1995 年、2000 年、2005 年部分少数民族乡村男生正常体重检出率比较**

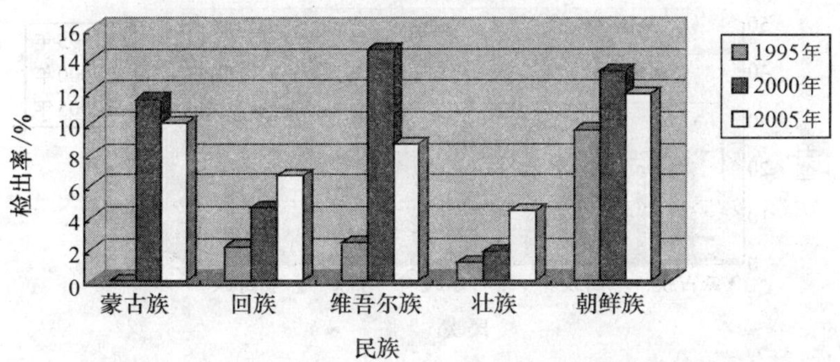


**图 11　1995 年、2000 年、2005 年部分少数民族乡村男生超重检出率比较**

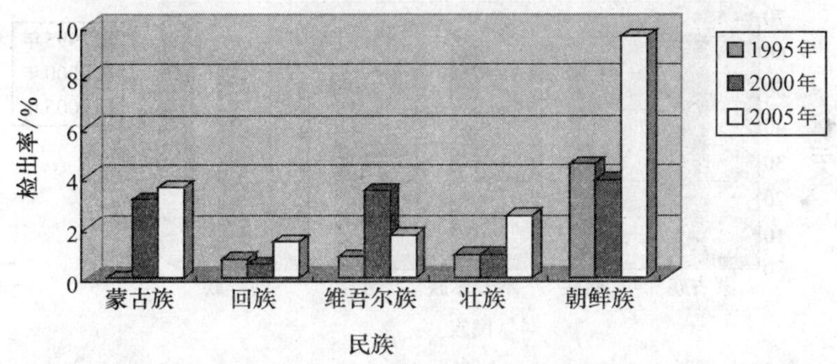


**图 12　1995 年、2000 年、2005 年部分少数民族城乡村男生肥胖检出率比较**

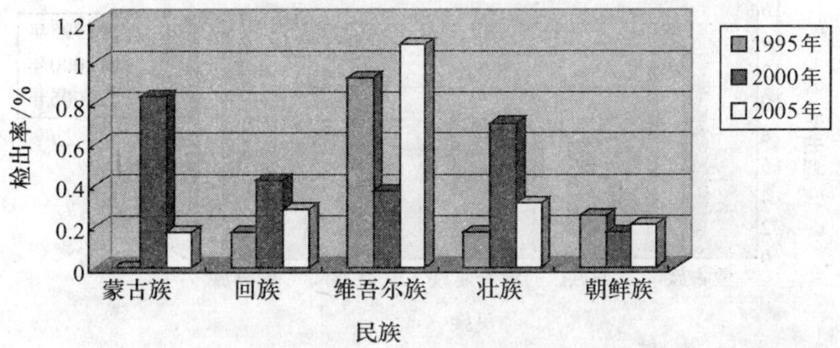


**图 13　1995 年、2000 年、2005 年部分少数民族城市女生中度以上营养不良检出率比较**

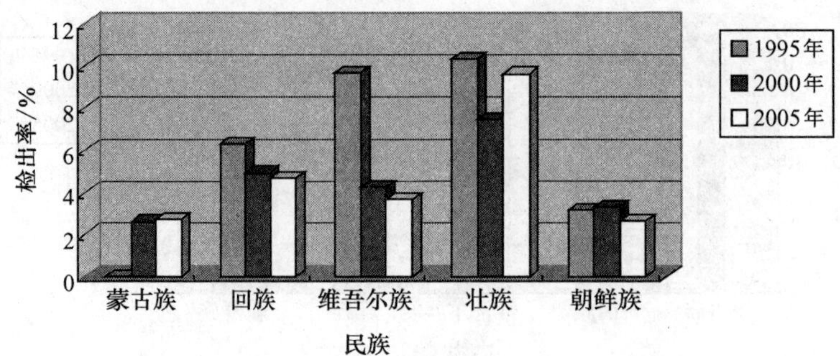


图 14　1995 年、2000 年、2005 年部分少数民族城市女生轻度营养不良检出率比较

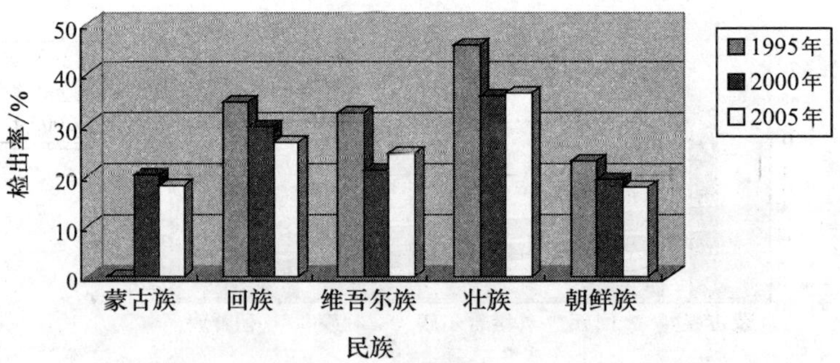


图 15　1995 年、2000 年、2005 年部分少数民族城市女生较低体重检出率比较

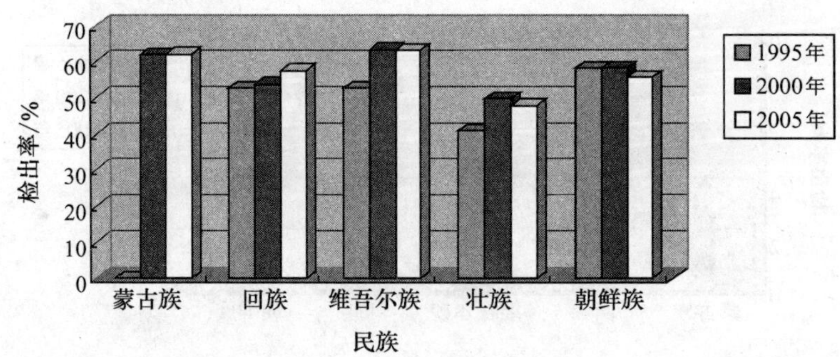


图 16　1995 年、2000 年、2005 年部分少数民族城市女生正常体重检出率比较

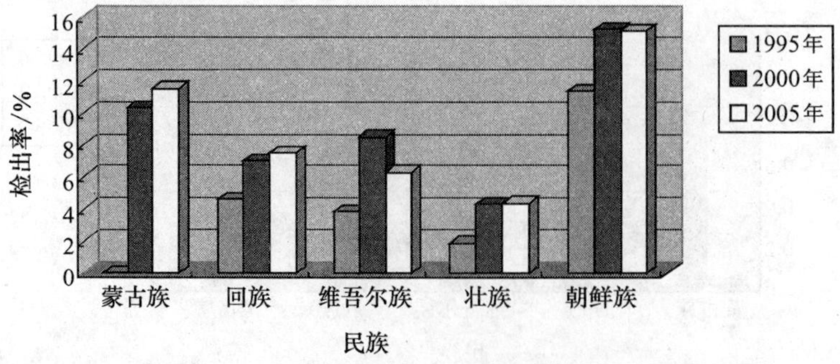


图 17　1995 年、2000 年、2005 年部分少数民族城市女生超重检出率比较

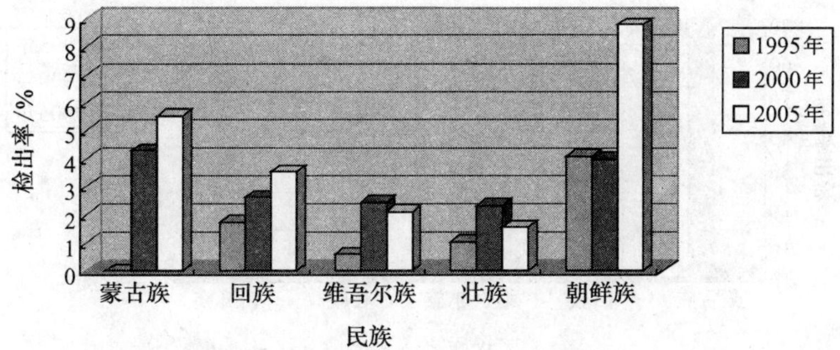


图 18　1995 年、2000 年、2005 年部分少数民族城市女生肥胖检出率比较

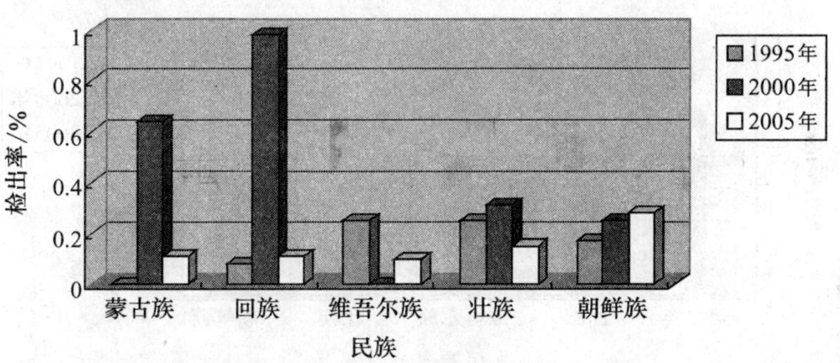


图 19　1995 年、2000 年、2005 年部分少数民族乡村女生中度以上营养不良检出率比较

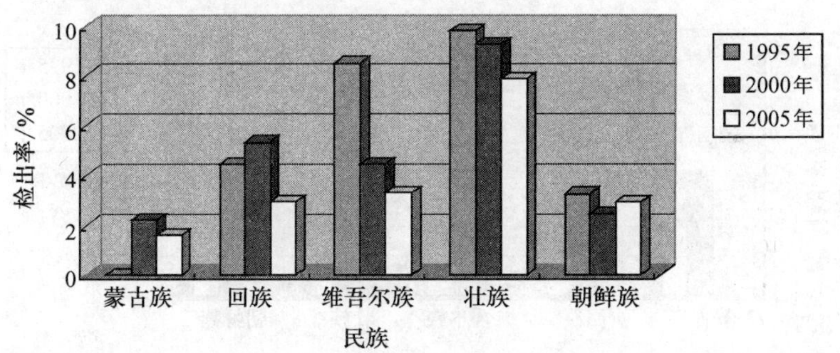


图 20　1995 年、2000 年、2005 年部分少数民族乡村女生轻度营养不良检出率比较

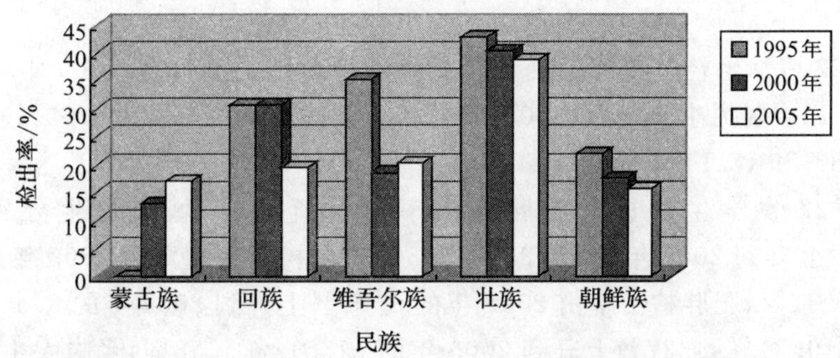


图 21　1995 年、2000 年、2005 年部分少数民族乡村女生较低体重检出率比较

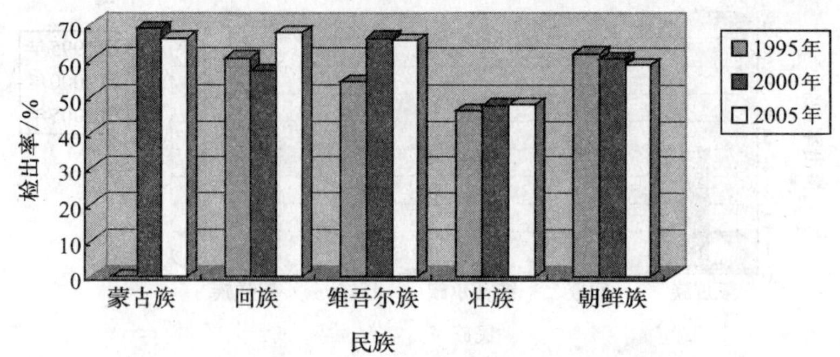


图 22 1995 年、2000 年、2005 年部分少数民族乡村女生正常体重检出率比较

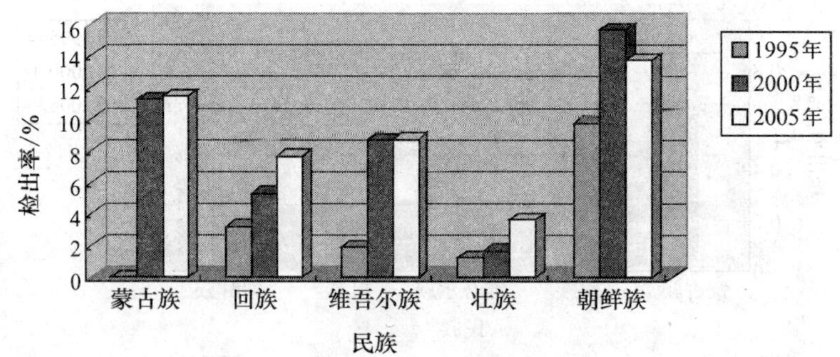


图 23 1995 年、2000 年、2005 年部分少数民族乡村女生超重检出率比较

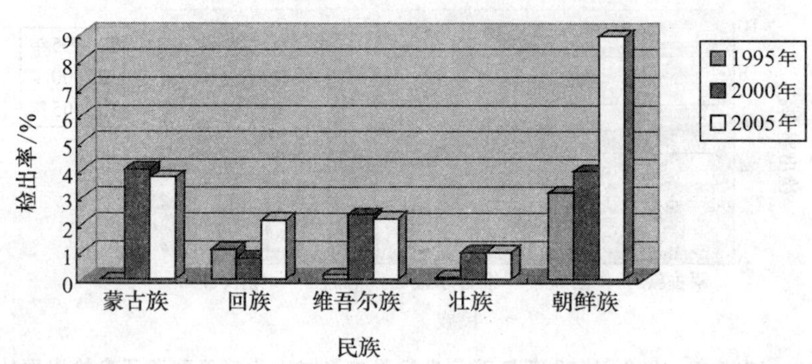


图 24 1995 年、2000 年、2005 年部分少数民族乡村女生肥胖检出率比较

蒙古族 7～22 岁学生轻度营养不良和较低体重检出率仍然较高，2005 年城市男生分别为 1.86％和 13.04％，乡村男生分别为 0.60％和 12.37％，城市女生分别为 2.69％和 17.90％，乡村女生分别为 1.58％和 17.14％(表 1～表 4)。

蒙古族 7～22 岁学生超重及肥胖检出率也有所上升，城市男生分别由 2000 年的 12.38％、5.50％上升到 2005 年的 13.89％、5.50％，乡村男生超重由 2000 年的 11.53％下降到 2005 年的 10.04％，肥胖检出率由 2000 年的 3.11％上升到 2005 年的 3.58％；城市女生分别由 2000 年的 10.31％、4.27％上升到 2005 年的 11.51％、5.55％，乡村女生超重由 2000 年的 11.26％上升到 2005 年的 11.45％，肥胖检出率由 2000 年的 4.04％下降到 2005 年的

3.74%(表1～表4)。

回族7～22岁学生轻度营养不良和较低体重检出率持续下降,轻度营养不良检出率,城市男生由1995年的4.15%下降到2000年的2.43%及2005年的1.93%,乡村男生由1995年的2.01%下降到2000年的2.09%及2005年的1.02%;城市女生由1995年的6.31%下降到2000年的4.94%及2005年的4.67%,乡村女生由1995年的4.44%到2000年的5.34%下降到2005年的2.92%。较低体重检出率,城市男生由1995年的28.82%下降到2000年的25.59%及2005年的19.67%,乡村男生由1995年的26.82%下降到2000年的22.64%及2005年的15.99%;城市女生由1995年的34.44%下降到2000年的29.55%及2005年的26.49%,乡村女生由1995年的30.60%下降到2000年的30.71%及2005年的19.55%(表1～表4)。

回族7～22岁学生超重及肥胖检出率持续增加,超重检出率城市男生由1995年的3.90%上升到2000年的5.89%及2005年的11.97%,乡村男生由1995年的2.17%上升到2000年的4.65%及2005年的6.63%;城市女生由1995年的4.65%上升到2000年的7.05%及2005年的7.51%,乡村女生由1995年的3.19%上升到2000年的5.27%及2005年的7.66%。肥胖检出率城市男生由1995年的2.24%上升到2000年的1.96%及2005年的8.12%,乡村男生由1995年的0.75%上升到2000年的0.54%及2005年的1.42%;城市女生由1995年的1.74%上升到2000年的2.61%及2005年的3.54%,乡村女生由1995年的1.09%上升到2000年的0.77%及2005年的2.17%(表1～表4)。

维吾尔族7～22岁学生较低体重及轻度营养不良检出率有所下降,轻度营养不良检出率,城市男生由1995年的6.17%下降到2000年的2.26%及2005年的4.43%,乡村男生由1995年的3.67%下降到2000年的1.49%及2005年的1.15%;城市女生由1995年的9.67%下降到2000年的4.27%及2005年的3.68%,乡村女生由1995年的8.50%到2000年的4.45%下降到2005年的3.31%。较低体重检出率,城市男生由1995年的31.33%下降到2000年的14.05%及2005年的19.20%,乡村男生由1995年的27.17%下降到2000年的12.90%及2005年的14.80%;城市女生由1995年的32.33%下降到2000年的20.98%及2005年的24.48%,乡村女生由1995年的35.17%下降到2000年的18.59%及2005年的20.32%(表1～表4)。

维吾尔族7～22岁学生超重及肥胖检出率有所增加,超重检出率城市男生由1995年的2.58%上升到2000年的11.92%及2005年的7.65%,乡村男生由1995年的2.42%上升到2000年的14.64%及2005年的8.68%;城市女生由1995年的3.83%上升到2000年的8.54%及2005年的6.33%,乡村女生由1995年的1.92%上升到2000年的8.64%及2005年的8.70%。肥胖检出率城市男生由1995年的0.50%上升到2000年的1.63%及2005年的2.69%,乡村男生由1995年的0.83%上升到2000年的3.47%及2005年的1.69%;城市女生由1995年的0.58%上升到2000年的2.44%及2005年的2.11%,乡村女生由1995年的0.17%上升到2000年的2.36%及2005年的2.22%(表1～表4)。

壮族7～22岁学生较低体重及轻度营养不良检出率有所下降,轻度营养不良检出率,城市男生由1995年的6.30%下降到2000年的2.32%及2005年的6.14%,乡村男生由1995年的3.83%下降到2000年的2.94%及2005年的3.30%;城市女生由1995年的10.30%下

表 1　1995 年、2000 年、2005 年部分少数民族城市男学生各种营养状况检出率(%)比较

| 民族 | 中度以上营养不良 | | | 轻度营养不良 | | | 较低体重 | | | 正常体重 | | | 超　重 | | | 肥　胖 | | |
|---|---|---|---|---|---|---|---|---|---|---|---|---|---|---|---|---|---|---|
| | <$P_{80}$(1-30) | | | <$P_{80}$(1-20) | | | <$P_{80}$(1-10) | | | $P_{80}$(1-10)~$P_{80}$(1+10) | | | >$P_{80}$(1+10) | | | >$P_{80}$(1+20) | | |
| | 1995 年 | 2000 年 | 2005 年 | 1995 年 | 2000 年 | 2005 年 | 1995 年 | 2000 年 | 2005 年 | 1995 年 | 2000 年 | 2005 年 | 1995 年 | 2000 年 | 2005 年 | 1995 年 | 2000 年 | 2005 年 |
| 蒙古族 | — | 0.13 | 0.08 | — | 0.95 | 1.86 | — | 12.63 | 13.04 | — | 68.41 | 66.55 | — | 12.38 | 13.89 | — | 5.5 | 5.5 |
| 回族 | 0.00 | 0.31 | 0.28 | 4.15 | 2.43 | 1.93* | 28.82 | 25.59 | 19.67* | 60.71 | 63.81 | 57.91 | 3.90 | 5.89* | 11.97 | 2.24 | 1.96 | 8.12** |
| 维吾尔族 | 0.33 | 0.63 | 0.05* | 6.17 | 2.26 | 4.43* | 31.33 | 14.05** | 19.2** | 59.08 | 69.51 | 68.2 | 2.58 | 11.92 | 7.65* | 0.50 | 1.63 | 2.69* |
| 壮族 | 0.25 | 0.54 | 0.00* | 6.30 | 2.32 | 6.14 | 32.66 | 25.52* | 29.26 | 55.75 | 60.48 | 59.29 | 3.44 | 5.10* | 4.69 | 1.60 | 3.94 | 3.69* |
| 朝鲜族 | 0.08 | 0.09 | 0.07 | 2.00 | 1.71 | 1.39 | 17.10 | 13.23 | 12.25* | 68.22 | 61.91 | 59.08 | 9.42 | 15.63 | 13.71 | 3.10 | 7.43 | 13.50** |

注:以 1985 年制定的身高标准体重进行判定;与 1995 年比较,* $P<0.05$,** $P<0.01$。

表 2　1995 年、2000 年、2005 年部分少数民族乡村男学生各种营养状况检出率(%)比较

| 民族 | 中度以上营养不良 | | | 轻度营养不良 | | | 较低体重 | | | 正常体重 | | | 超　重 | | | 肥　胖 | | |
|---|---|---|---|---|---|---|---|---|---|---|---|---|---|---|---|---|---|---|
| | <$P_{80}$(1-30) | | | <$P_{80}$(1-20) | | | <$P_{80}$(1-10) | | | $P_{80}$(1-10)~$P_{80}$(1+10) | | | >$P_{80}$(1+10) | | | >$P_{80}$(1+20) | | |
| | 1995 年 | 2000 年 | 2005 年 | 1995 年 | 2000 年 | 2005 年 | 1995 年 | 2000 年 | 2005 年 | 1995 年 | 2000 年 | 2005 年 | 1995 年 | 2000 年 | 2005 年 | 1995 年 | 2000 年 | 2005 年 |
| 蒙古族 | — | 0.16 | 0.05 | 0.00 | 0.64 | 0.60 | — | 9.33 | 12.37 | — | 75.23 | 73.36 | — | 11.53 | 10.04 | — | 3.11 | 3.58 |
| 回族 | 0.08 | 0.16 | 0.00 | 2.01 | 2.09 | 1.02 | 26.82 | 22.64 | 15.99* | 68.34 | 69.92 | 74.94 | 2.17 | 4.65 | 6.63* | 0.75 | 0.54 | 1.42 |
| 维吾尔族 | 0.58 | 0.25 | 0.05* | 3.67 | 1.49 | 1.15* | 27.17 | 12.9 | 14.8* | 65.33 | 67.25 | 73.62 | 2.42 | 14.64** | 8.68 | 0.83 | 3.47 | 1.69 |
| 壮族 | 0.08 | 0.46 | 0.08 | 3.83 | 2.94 | 3.3 | 34.83 | 32.84 | 32.18 | 59.17 | 60.96 | 62.9 | 1.17 | 1.86 | 4.45* | 0.92 | 0.93 | 2.46 |
| 朝鲜族 | 0.50 | 0.51 | 0.00 | 2.25 | 1.27 | 1.25 | 15.53 | 12.77 | 14.59 | 67.61 | 68.36 | 62.68 | 9.60 | 13.28* | 11.88 | 4.51 | 3.89 | 9.59* |

注:以 1985 年制定的身高标准体重进行判定;与 1995 年比较,* $P<0.05$,** $P<0.01$。

**表 3　1995 年、2000 年、2005 年部分少数民族城市女学生各种营养状况检出率(%)比较**

| 民族 | 中度以上营养不良 | | | 轻度营养不良 | | | 较低体重 | | | 正常体重 | | | 超　重 | | | 肥　胖 | | |
|---|---|---|---|---|---|---|---|---|---|---|---|---|---|---|---|---|---|---|
| | $<P_{80}(1-30)$ | | | $<P_{80}(1-20)$ | | | $<P_{80}(1-10)$ | | | $P_{80}(1-10)\sim P_{80}(1+10)$ | | | $>P_{80}(1+10)$ | | | $>P_{80}(1+20)$ | | |
| | 1995 年 | 2000 年 | 2005 年 | 1995 年 | 2000 年 | 2005 年 | 1995 年 | 2000 年 | 2005 年 | 1995 年 | 2000 年 | 2005 年 | 1995 年 | 2000 年 | 2005 年 | 1995 年 | 2000 年 | 2005 年 |
| 蒙古族 | — | 0.83 | 0.17 | — | 2.61 | 2.69 | — | 20.09 | 17.9 | — | 61.89 | 62.18 | — | 10.31 | 11.51 | — | 4.27 | 5.55 |
| 回族 | 0.17 | 0.42 | 0.28 | 6.31 | 4.94 | 4.67 | 34.44 | 29.55 | 26.49 | 52.61 | 53.81 | 57.51 | 4.65 | 7.05* | 7.51* | 1.74 | 2.61 | 3.54* |
| 维吾尔族 | 0.92 | 0.37 | 1.08 | 9.67 | 4.27 | 3.68 | 32.33 | 20.98 | 24.48 | 52.67 | 63.41 | 63.3 | 3.83 | 8.54* | 6.33* | 0.58 | 2.44* | 2.11* |
| 壮族 | 0.17 | 0.7 | 0.31 | 10.30 | 7.45 | 9.62 | 45.80 | 35.56 | 36.34 | 40.78 | 49.61 | 47.81 | 1.90 | 4.35* | 4.39* | 1.04 | 2.33 | 1.54 |
| 朝鲜族 | 0.25 | 0.17 | 0.21 | 3.17 | 3.32 | 2.65 | 22.85 | 19.17 | 17.62 | 58.3 | 58.09 | 55.64 | 11.34 | 15.25* | 15.11* | 4.09 | 4.00 | 8.77* |

注:以 1985 年制定的身高标准体重进行判定;与 1995 年比较,* $P<0.05$,** $P<0.01$。



**表 4　1995 年、2000 年、2005 年部分少数民族乡村女学生各种营养状况检出率(%)比较**

| 民族 | 中度以上营养不良 | | | 轻度营养不良 | | | 较低体重 | | | 正常体重 | | | 超　重 | | | 肥　胖 | | |
|---|---|---|---|---|---|---|---|---|---|---|---|---|---|---|---|---|---|---|
| | $<P_{80}(1-30)$ | | | $<P_{80}(1-20)$ | | | $<P_{80}(1-10)$ | | | $P_{80}(1-10)\sim P_{80}(1+10)$ | | | $>P_{80}(1+10)$ | | | $>P_{80}(1+20)$ | | |
| | 1995 年 | 2000 年 | 2005 年 | 1995 年 | 2000 年 | 2005 年 | 1995 年 | 2000 年 | 2005 年 | 1995 年 | 2000 年 | 2005 年 | 1995 年 | 2000 年 | 2005 年 | 1995 年 | 2000 年 | 2005 年 |
| 蒙古族 | — | 0.64 | 0.11 | — | 2.19 | 1.58 | — | 13.05 | 17.14 | — | 68.82 | 65.98 | — | 11.26 | 11.45 | — | 4.04 | 3.74 |
| 回族 | 0.08 | 0.98 | 0.11 | 4.44 | 5.34 | 2.92* | 30.6 | 30.71 | 19.55 | 60.52 | 56.92 | 67.58 | 3.19 | 5.27* | 7.66** | 1.09 | 0.77 | 2.17 |
| 维吾尔族 | 0.25 | 0 | 0.10 | 8.50 | 4.45* | 3.31* | 35.17 | 18.59 | 20.32 | 54.00 | 65.97 | 65.35 | 1.92 | 8.64** | 8.70** | 0.17 | 2.36 | 2.22 |
| 壮族 | 0.25 | 0.31 | 0.15 | 9.80 | 9.25 | 7.86 | 42.77 | 40.29 | 38.67 | 45.85 | 47.48 | 47.61 | 1.25 | 1.68 | 3.62** | 0.08 | 0.99 | 1.00 |
| 朝鲜族 | 0.17 | 0.25 | 0.28 | 3.26 | 2.46 | 2.92 | 21.95 | 17.54 | 15.72 | 61.69 | 60.17 | 58.48 | 9.77 | 15.59** | 13.70 | 3.17 | 3.98 | 8.90** |

注:以 1985 年制定的身高标准体重进行判定;与 1995 年比较,* $P<0.05$,** $P<0.01$。

降到2000年的7.45%及2005年的9.62%，乡村女生由1995年的9.80%到2000年的9.25%下降到2005年的7.86%。较低体重检出率，城市男生由1995年的32.66%下降到2000年的25.52%及2005年的29.26%，乡村男生由1995年的34.83%下降到2000年的32.84%及2005年的32.18%；城市女生由1995年的45.80%下降到2000年的35.56%及2005年的36.34%，乡村女生由1995年的42.77%下降到2000年的40.29%及2005年的38.67%（表1～表4）。

壮族7～22岁学生超重及肥胖检出率有所增加，超重检出率城市男生由1995年的3.44%上升到2000年的5.10%及2005年的4.69%，乡村男生由1995年的1.17%上升到2000年的1.86%及2005年的4.45%；城市女生由1995年的1.90%上升到2000年的4.35%及2005年的4.39%，乡村女生由1995年的1.25%上升到2000年的1.68%及2005年的3.62%。肥胖检出率城市男生由1995年的1.60%上升到2000年的3.94%及2005年的3.69%，乡村男生由1995年的0.92%上升到2000年的0.93%及2005年的2.46%；城市女生由1995年的1.04%上升到2000年的2.33%及2005年的1.54%，乡村女生由1995年的0.08%上升到2000年的0.99%及2005年的1.00%（表1～表4）。

朝鲜族7～22岁学生较低体重及轻度营养不良检出率有所下降，轻度营养不良检出率，城市男生由1995年的2.00%下降到2000年的1.71%及2005年的1.39%，乡村男生由1995年的2.25%下降到2000年的1.27%及2005年的1.25%；城市女生由1995年的3.17%下降到2000年的3.32%及2005年的2.65%，乡村女生由1995年的3.26%到2000年的2.46%下降到2005年的2.92%。较低体重检出率，城市男生由1995年的17.10%下降到2000年的13.23%及2005年的12.25%，乡村男生由1995年的15.53%下降到2000年的12.77%及2005年的14.59%；城市女生由1995年的22.85%下降到2000年的19.17%及2005年的17.62%，乡村女生由1995年的21.95%下降到2000年的17.54%及2005年的15.72%（表1～表4）。

朝鲜族7～22岁学生超重及肥胖检出率明显增加，超重检出率城市男生由1995年的9.42%上升到2000年的15.63%及2005年的13.71%，乡村男生由1995年的9.60%上升到2000年的13.28%及2005年的11.88%；城市女生由1995年的11.34%上升到2000年的15.25%及2005年的15.11%，乡村女生由1995年的9.77%上升到2000年的15.59%及2005年的13.70%。肥胖检出率城市男生由1995年的3.10%上升到2000年的7.43%及2005年的13.50%，乡村男生由1995年的4.51%上升到2000年的3.89%及2005年的9.59%；城市女生由1995年的4.09%上升到2000年的4.00%及2005年的8.77%，乡村女生由1995年的3.17%上升到2000年的3.98%及2005年的8.90%（表1～表4）。

## 3.2 少数民族学生龋齿患病情况变化

2005年与1995年相比，蒙古族、回族、维吾尔族、壮族、朝鲜族乳牙龋齿患病率及乳牙龋均有升有降，但以上升趋势为主。同样，恒牙龋齿患病率及恒牙龋均也是有升有降，也以上升趋势为主（表5～表8）。

藏族、瑶族、黎族、羌族、布依族、侗族、苗族、土族、撒拉族、柯尔克孜族分别以7岁和17岁学生为例，2005年与1995年相比，乳牙龋齿患病率及乳牙龋均有升有降，变化不明显。同样，恒牙龋齿患病率及恒牙龋均也是有升有降，变化不明显（表9、表10）。

**表 5　1995 年、2000 年、2005 年城市男学生龋齿患病状况变化比较**

| 民族 | 乳牙 | | | | | | 恒牙 | | | | | |
|---|---|---|---|---|---|---|---|---|---|---|---|---|
| | 龋患率 | | | 龋均 | | | 龋患率 | | | 龋均 | | |
| | 1995 年 | 2000 年 | 2005 年 | 1995 年 | 2000 年 | 2005 年 | 1995 年 | 2000 年 | 2005 年 | 1995 年 | 2000 年 | 2005 年 |
| 蒙古族 | — | 8.94* | 1.96 | — | 0.22 | 0.08 | — | 8.03 | 23.28 | — | 0.14 | 0.55 |
| 回族 | 46.98 | 46.00 | 48.05 | 1.32 | 1.48 | 1.92 | 11.55 | 6.80** | 20.18 | 0.20 | 0.10 | 0.42 |
| 维吾尔族 | 61.00 | 11.93 | 59.04 | 1.36 | 0.17 | 1.83 | 22.60 | 5.55** | 16.27 | 0.35 | 0.10 | 0.31 |
| 壮族 | 73.00 | 64.00 | 67.11 | 2.74 | 2.93 | 3.05 | 30.20 | 22.91* | 27.83 | 0.61 | 0.57 | 0.63 |
| 朝鲜族 | 25.00 | 51.70** | 61.94** | 0.39 | 1.98 | 2.88 | 50.60 | 17.01** | 28.05** | 0.74 | 0.36 | 0.56 |

注：与 1995 年比较，* $P<0.05$，** $P<0.01$。

**表 6　1995 年、2000 年、2005 年城市女学生龋齿患病状况变化比较**

| 民族 | 乳牙 | | | | | | 恒牙 | | | | | |
|---|---|---|---|---|---|---|---|---|---|---|---|---|
| | 龋患率 | | | 龋均 | | | 龋患率 | | | 龋均 | | |
| | 1995 年 | 2000 年 | 2005 年 | 1995 年 | 2000 年 | 2005 年 | 1995 年 | 2000 年 | 2005 年 | 1995 年 | 2000 年 | 2005 年 |
| 蒙古族 | — | 7.91 | 9.68 | — | 0.23 | 0.24 | — | 5.57 | 32.79** | — | 0.08 | 0.74 |
| 回族 | 46.82 | 47.42 | 54.09 | 1.39 | 1.22 | 1.89 | 12.17 | 8.33* | 21.86 | 0.26 | 0.13 | 0.50 |
| 维吾尔族 | 50.67 | 16.42 | 52.78 | 1.21 | 0.23 | 1.63 | 25.40 | 5.12** | 27.55 | 0.37 | 0.10 | 0.62 |
| 壮族 | 73.00 | 57.43 | 60.47 | 2.66 | 2.84 | 2.70 | 39.40 | 30.71 | 40.00 | 0.82 | 0.81 | 0.96 |
| 朝鲜族 | 20.07 | 35.12* | 55.00** | 0.29 | 1.42 | 2.60 | 52.51 | 34.21* | 37.00* | 0.85 | 0.79 | 0.82 |

注：与 1995 年比较，* $P<0.05$，** $P<0.01$。

**表 7　1995 年、2000 年、2005 年乡村男学生龋齿患病状况变化比较**

| 民族 | 乳牙 | | | | | | 恒牙 | | | | | |
|---|---|---|---|---|---|---|---|---|---|---|---|---|
| | 龋患率 | | | 龋均 | | | 龋患率 | | | 龋均 | | |
| | 1995 年 | 2000 年 | 2005 年 | 1995 年 | 2000 年 | 2005 年 | 1995 年 | 2000 年 | 2005 年 | 1995 年 | 2000 年 | 2005 年 |
| 蒙古族 | — | 9.92 | 17.59 | — | 0.23 | 0.53 | — | 9.47 | 22.13* | — | 0.18 | 0.44 |
| 回族 | 31.79 | 37.32 | 52.54 | 0.70 | 0.97 | 1.60 | 6.42 | 5.74 | 15.94* | 0.09 | 0.08 | 0.35 |
| 维吾尔族 | 61.00 | 3.23** | 56.06 | 1.33 | 0.05 | 1.80 | 20.80 | 1.03** | 21.21 | 0.36 | 0.01 | 0.45 |
| 壮族 | 61.67 | 51.50 | 64.08 | 2.05 | 2.09 | 2.94 | 21.80 | 16.70 | 33.79* | 0.36 | 0.29 | 0.72 |
| 朝鲜族 | 4.67 | 46.44** | 58.50** | 0.07 | 2.28 | 2.91* | 22.84 | 23.78 | 28.33 | 0.32 | 0.49 | 0.58 |

注：与 1995 年比较，* $P<0.05$，** $P<0.01$。

**表 8　1995 年、2000 年、2005 年乡村女学生龋齿患病状况变化比较**

| 民族 | 乳牙 | | | | | | 恒牙 | | | | | |
|---|---|---|---|---|---|---|---|---|---|---|---|---|
| | 龋患率 | | | 龋均 | | | 龋患率 | | | 龋均 | | |
| | 1995 年 | 2000 年 | 2005 年 | 1995 年 | 2000 年 | 2005 年 | 1995 年 | 2000 年 | 2005 年 | 1995 年 | 2000 年 | 2005 年 |
| 蒙古族 | — | 10.38 | 23.35 | — | 0.20 | 0.66 | — | 8.93 | 22.75 | — | 0.14 | 0.49 |
| 回族 | 21.74 | 44.15 | 55.00 | 0.63 | 1.00 | 1.59 | 7.86 | 8.42 | 21.48** | 0.10 | 0.14 | 0.49 |
| 维吾尔族 | 47.67 | 16.16 | 52.96 | 1.10 | 0.31 | 1.66 | 23.20 | 1.79** | 33.11* | 0.37 | 0.02 | 0.77 |
| 壮族 | 57.33 | 48.83 | 69.36 | 1.95 | 1.86 | 3.02 | 31.80 | 17.93* | 46.57* | 0.56 | 0.38 | 1.11 |
| 朝鲜族 | — | 54.64 | 58.95 | — | 2.61 | 2.58 | 47.49 | 21.02** | 32.61 | 0.79 | 0.50 | 0.80 |

注：与 1995 年比较，* $P<0.05$，** $P<0.01$。

**表 9　1995 年、2000 年、2005 年部分少数民族 7 岁学生乳牙龋齿患病状况变化比较**

| 民族 | 男生 | | | | | | 女生 | | | | | |
|---|---|---|---|---|---|---|---|---|---|---|---|---|
| | 龋患率 | | | 龋均 | | | 龋患率 | | | 龋均 | | |
| | 1995 年 | 2000 年 | 2005 年 | 1995 年 | 2000 年 | 2005 年 | 1995 年 | 2000 年 | 2005 年 | 1995 年 | 2000 年 | 2005 年 |
| 藏族 | 93.90 | 89.66 | 71.72 | 5.22 | 4.83 | 3.01 | 93.90 | 88.89 | 71.00 | 5.14 | 4.26 | 2.57 |
| 瑶族 | 46.00 | 86.00 | 41.60 | 1.73 | 4.40 | 1.65 | 58.00 | 64.00 | 34.30 | 1.55 | 3.30 | 0.96 |
| 黎族 | 70.00 | 77.66 | 40.80 | 2.03 | 3.38 | 1.56 | 52.00 | 73.74 | 15.70 | 1.90 | 3.20 | 0.41 |
| 羌族 | 70.87 | — | 76.90 | 3.41 | — | 3.29 | 66.34 | — | 75.80 | 2.41 | — | 3.29 |
| 布依族 | 88.00 | 48.98 | 29.30 | 2.58 | 1.28 | 0.61 | 71.00 | 3.92 | 30.00 | 1.90 | 0.13 | 0.74 |
| 侗族 | 68.00 | 53.47 | 73.00 | 2.76 | 2.29 | 2.85 | 67.00 | 58.00 | 61.00 | 2.57 | 1.82 | 2.05 |
| 苗族 | 83.00 | 45.00 | 55.00 | 2.31 | 1.02 | 1.72 | 96.00 | 39.00 | 54.10 | 2.61 | 0.96 | 1.48 |
| 土族 | 8.00 | — | 1.10 | 0.14 | — | 0.07 | 40.00 | — | 41.70 | 0.80 | — | 1.57 |
| 撒拉族 | 78.00 | 51.52 | 35.20 | 2.12 | 1.35 | 1.35 | 74.00 | 47.52 | 41.70 | 1.78 | 1.10 | 1.57 |
| 柯尔克孜族 | 38.00 | 86.00 | 72.60 | 0.80 | 3.20 | 2.66 | 22.00 | 72.00 | 79.20 | 0.54 | 2.80 | 2.82 |

**表 10　1995 年、2000 年、2005 年部分少数民族 17 岁学生恒牙龋齿患病状况变化比较**

| 民族 | 男生 | | | | | | 女生 | | | | | |
|---|---|---|---|---|---|---|---|---|---|---|---|---|
| | 龋患率 | | | 龋均 | | | 龋患率 | | | 龋均 | | |
| | 1995 年 | 2000 年 | 2005 年 | 1995 年 | 2000 年 | 2005 年 | 1995 年 | 2000 年 | 2005 年 | 1995 年 | 2000 年 | 2005 年 |
| 藏族 | 19.30 | 55.93 | 36.00 | 0.23 | 1.10 | 0.65 | 20.20 | 54.39 | 48.00 | 0.29 | 1.19 | 1.05 |
| 瑶族 | 27.00 | 21.00 | 15.80 | 0.49 | 0.43 | 0.24 | 41.00 | 27.00 | 17.00 | 1.07 | 0.49 | 0.44 |
| 黎族 | 13.00 | 17.00 | 3.00 | 0.24 | 0.25 | 0.04 | 8.00 | 27.00 | 1.60 | 0.14 | 0.60 | 0.03 |

续表

| 民族 | 男生 | | | | | | 女生 | | | | | |
|---|---|---|---|---|---|---|---|---|---|---|---|---|
| | 龋患率 | | | 龋均 | | | 龋患率 | | | 龋均 | | |
| | 1995年 | 2000年 | 2005年 | 1995年 | 2000年 | 2005年 | 1995年 | 2000年 | 2005年 | 1995年 | 2000年 | 2005年 |
| 羌族 | 18.81 | — | 30.40 | 0.25 | — | 0.48 | 37.14 | — | 43.20 | 0.71 | — | 0.77 |
| 布依族 | 21.00 | 9.00 | 16.00 | 0.40 | 0.12 | 0.26 | 15.31 | 16.30 | 16.00 | 0.27 | 0.32 | 0.22 |
| 侗族 | 17.00 | 15.00 | 17.00 | 0.28 | 0.24 | 0.23 | 13.27 | 11.48 | 14.00 | 0.19 | 0.18 | 0.21 |
| 苗族 | 19.00 | 2.02 | 16.00 | 0.26 | 0.02 | 0.24 | 23.81 | 16.67 | 24.00 | 0.48 | 0.22 | 0.38 |
| 土族 | 18.00 | — | 7.50 | 0.24 | — | 0.09 | 18.00 | — | — | 0.30 | — | 0.00 |
| 撒拉族 | 16.00 | 6.00 | 7.60 | 0.26 | 0.10 | 0.10 | 14.00 | 6.00 | — | 0.16 | 0.09 | 0.00 |
| 柯尔克孜族 | 45.00 | 48.00 | 65.80 | 0.85 | 1.22 | 1.49 | 49.00 | 44.00 | 65.80 | 1.18 | 1.30 | 1.87 |

## 3.3 少数民族学生视力状况

2005年与2000年相比，蒙古族、回族、维吾尔族、壮族、朝鲜族学生视力不良检出率和近视眼患病率仍然呈增长趋势。其中回族学生视力不良检出率和近视眼患病率最高，维吾尔族最低。视力不良检出率和近视眼患病率女生高于男生，城市高于农村(表11、表12、图25～图28)。

蒙古族城市男生、乡村男生、城市女生、乡村女生视力不良检出率分别从2000年的26.5%、22.2%、39.4%、29.9%上升到2005年的39.2%、25.6%、53.4%、43.0%；近视眼患病率从2000年的25.3%、21.7%、38.7%、29.2%上升到2005年的38.3%、23.8%、53.0 %、40.6%。

回族城市男生、乡村男生、城市女生、乡村女生视力不良检出率分别从2000年的42.6%、28.9%、43.8%、38.5%上升到2005年的51.9%、34.5%、58.9%、46.9%；近视眼患病率从2000年的39.6%、27.0%、41.2%、35.5%上升到2005年的50.8%、34.4%、26.6%、46.7%。

维吾尔族城市男生、乡村男生、城市女生、乡村女生视力不良检出率分别从2000年的4.4%、3.2%、5.2%、4.7%上升到2005年的15.0%、7.6%、22.8%、11.3%；近视眼患病率从2000年的3.9%、2.5%、4.3%、4.0%上升到2005年的13.3%、6.8%、20.2%、10.4%。

壮族城市男生、乡村男生、城市女生、乡村女生视力不良检出率分别从2000年的35.0%、23.8%、43.4%、29.4%上升到2005年的44.1%、41.2%、51.1%、48.7%；近视眼患病率从2000年的34.7%、23.4%、43.3%、29.4%上升到2005年的44.0%、41.1%、51.0%、48.4%。

朝鲜族城市男生、乡村男生、城市女生、乡村女生视力不良检出率分别从2000年的39.14%、35.9%、55.0%、44.3 %上升到2005年的46.3%、36.5%、50.9%、42.9%；近视眼患病率从2000年的36.8%、31.5%、52.8%、41.3%上升到2005年的46.1%、36.0%、50.6%、42.7%。

表 11　2000 年、2005 年部分少数民族男学生视力状况变化比较

| 民族 | 城市男生 | | | | 乡村男生 | | | | 城乡合并男生 | | | |
|---|---|---|---|---|---|---|---|---|---|---|---|---|
| | 视力不良 | | 近视 | | 视力不良 | | 近视 | | 视力不良 | | 近视 | |
| | 2000 年 | 2005 年 | 2000 年 | 2005 年 | 2000 年 | 2005 年 | 2000 年 | 2005 年 | 2000 年 | 2005 年 | 2000 年 | 2005 年 |
| 蒙古族 | 26.5 | 39.2 | 25.3 | 38.3 | 22.2 | 25.6 | 21.7 | 23.8 | 24.2 | 30.9 | 23.4 | 29.5 |
| 回族 | 42.6 | 51.9 | 39.6 | 50.8 | 28.9 | 34.5 | 27.0 | 34.4 | 35.8 | 39.6 | 33.3 | 39.1 |
| 维吾尔族 | 4.4 | 15.0 | 3.9 | 13.3 | 3.2 | 7.6 | 2.5 | 6.8 | 4.0 | 11.4 | 3.4 | 10.1 |
| 壮族 | 35.0 | 44.1 | 34.7 | 44.0 | 23.8 | 41.2 | 23.4 | 41.1 | 29.4 | 42.6 | 29.1 | 42.6 |
| 朝鲜族 | 39.14 | 46.3 | 36.8 | 46.1 | 35.9 | 36.5 | 31.5 | 36.0 | 37.5 | 41.4 | 34.2 | 41.1 |

表 12　2000 年、2005 年部分少数民族女学生视力状况变化比较

| 民族 | 城市女生 | | | | 乡村女生 | | | | 城乡合并女生 | | | |
|---|---|---|---|---|---|---|---|---|---|---|---|---|
| | 视力不良 | | 近视 | | 视力不良 | | 近视 | | 视力不良 | | 近视 | |
| | 2000 年 | 2005 年 | 2000 年 | 2005 年 | 2000 年 | 2005 年 | 2000 年 | 2005 年 | 2000 年 | 2005 年 | 2000 年 | 2005 年 |
| 蒙古族 | 39.4 | 53.4 | 38.7 | 53.0 | 29.9 | 43.0 | 29.2 | 40.6 | 34.5 | 47 | 33.8 | 45.4 |
| 回族 | 43.8 | 58.9 | 41.2 | 26.6 | 38.5 | 46.9 | 35.5 | 46.7 | 41.5 | 50.3 | 38.7 | 50.0 |
| 维吾尔族 | 5.2 | 22.8 | 4.3 | 20.2 | 4.7 | 11.3 | 4.0 | 10.4 | 5.1 | 17.1 | 4.2 | 15.4 |
| 壮族 | 43.4 | 51.1 | 43.3 | 51.0 | 29.4 | 48.7 | 29.4 | 48.4 | 36.5 | 49.9 | 36.4 | 49.7 |
| 朝鲜族 | 55.0 | 50.9 | 52.8 | 50.6 | 44.3 | 42.9 | 41.3 | 42.7 | 49.6 | 46.9 | 47.0 | 46.7 |

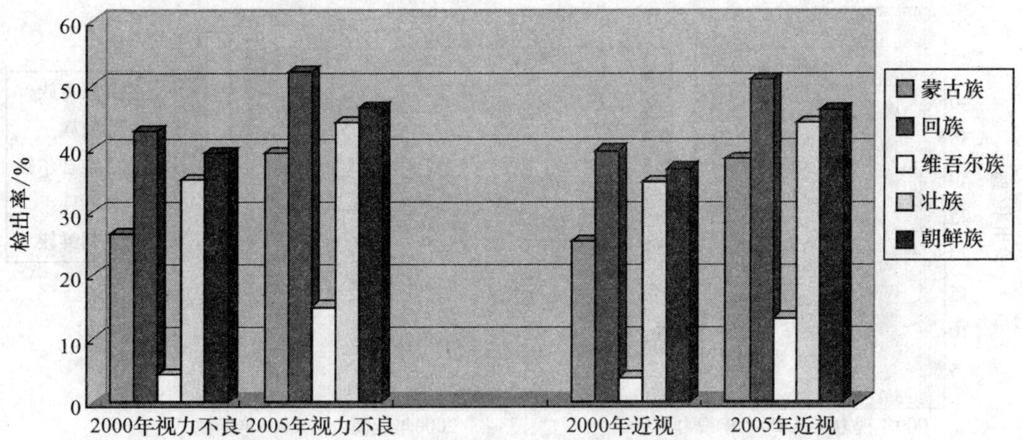


**图 25　2000 年、2005 年部分少数民族城市男生视力状况变化比较**

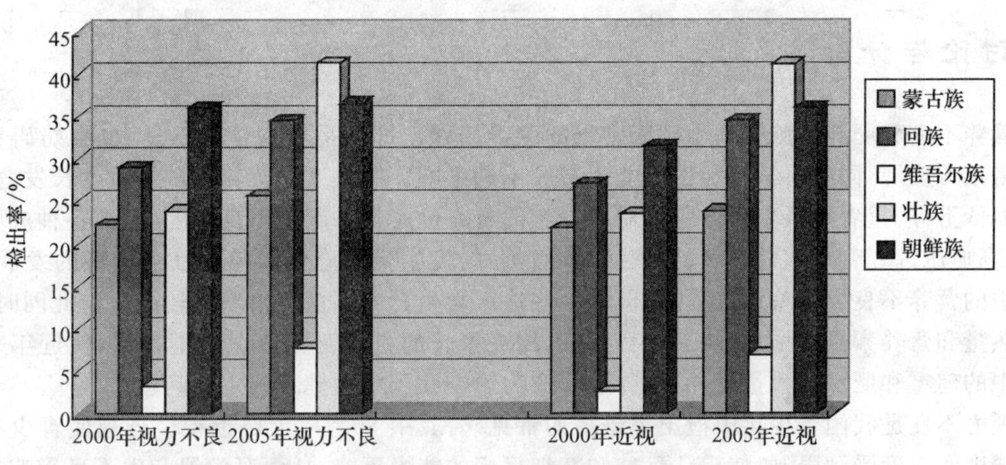


**图 26　2000 年、2005 年部分少数民族乡村男生视力状况变化比较**

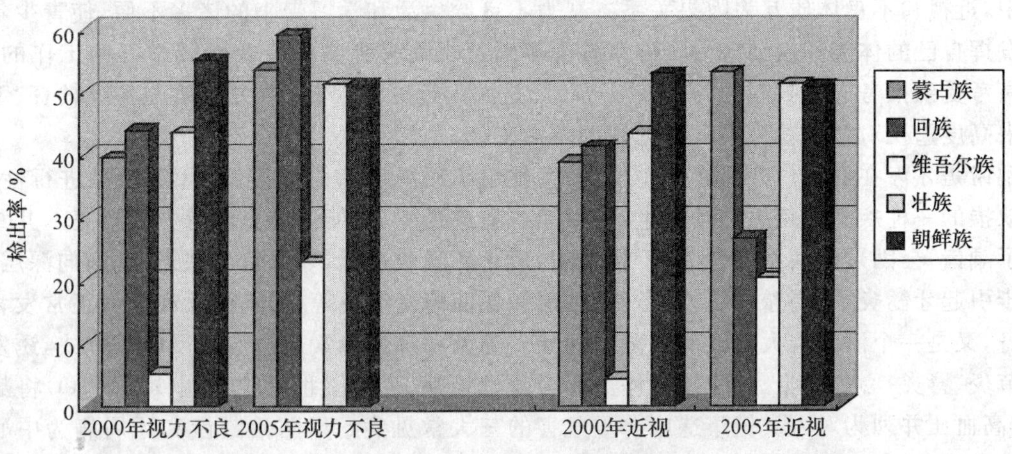


**图 27　2000 年、2005 年部分少数民族城市女生视力状况变化比较**

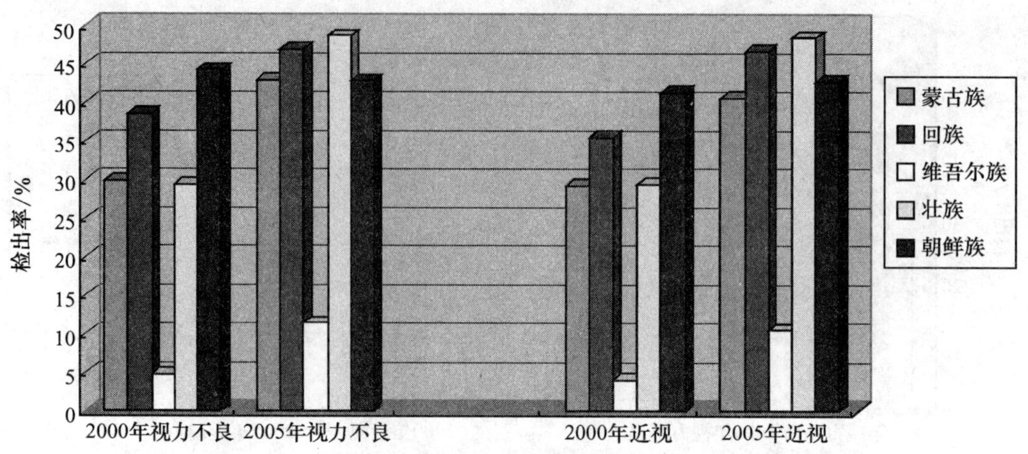


**图 28 2000 年、2005 年部分少数民族乡村女生视力状况变化比较**

## 4 讨论与分析

营养不良和肥胖是威胁学生健康常见的营养问题。即便是轻度营养不良，也会妨碍青少年的体格正常发展，同时对学习和生活能力造成不利影响。中重度的营养不良导致生长发育迟缓，抵抗力低下，严重者危及生命。肥胖对青少年的身心健康带来严重不良影响，也给各种成年期疾病(如高血压、高脂血症、冠心病、糖尿病、肿瘤等)的发生带来隐忧。随着社会经济的发展，我国学生中的营养不良发生率逐步下降，但在一些地区学生营养不良检出率仍较高。与此同时，由于膳食热量和营养素摄入增加，缺乏体育锻炼，加之家长的科学营养知识尚不普及，使近年来我国学生中的超重和肥胖者大量增加，肥胖逐步成为影响我国学生健康的主要问题。

视力不良是我国青少年中检出率最高的常见病，其中 85%以上属近视。近视使青少年的注意力深度和广度受到限制，使辨认远处和精细目标的能力下降，从而对学习产生不良影响。近视和视力不良的学生在紧张的脑力劳动后，比其他人更易发生疲劳、头痛、眼花。在相当一部分青少年中，近视和不良体质互为因果关系。视力不良给生活和学习带来的诸多不便，使青少年无法正常发挥自己的体能和运动潜力。许多青少年因近视而失去某些专业领域学习和工作的机会，每年高考受到报考志愿限制的，有 60%～70%是因为近视。因此，中央和地方各级教育、卫生部门历来高度重视对学生视力不良和近视的防治工作。

龋齿是牙齿在身体内外因素作用下，发生硬组织脱矿和有机质溶解，牙组织呈进行性破坏、导致缺损的一种疾病。龋患一旦发生，不可能自愈或再生，只能依靠充填等方式矫正。儿童青少年得了龋齿，会因牙痛而影响食欲，干扰咀嚼、消化和吸收过程，导致营养缺乏；龋病向深层发展，进一步引起牙髓炎、根周脓肿、齿槽溢脓、脓瘘和颜面蜂窝织炎等，影响健康和颜面正常发育。龋齿自身，又是一个潜伏着大量致病细菌的病灶。细菌和细菌毒素通过变态反应等方式，诱发风湿性关节炎、肾炎、心内膜炎、虹膜睫状体炎等全身性疾病。因此，世界卫生组织(WHO)将龋齿和肿瘤、高血压并列为对人类健康造成严重危害的三大常见病。以防治龋齿和牙周病为中心的口腔保健工作，也是人类文明和进步的象征之一。

以学校为基础，加强少数民族学生营养健康教育，提高其平衡膳食、均衡营养的意识。加强对学生家长的营养健康教育，使其了解儿童青少年的生长发育特点，更好地认识到为儿童青少年提供充足及均衡营养的重要性，了解改善家庭膳食结构的方法，有助于更加全面的保障少数民族儿童青少年生长潜力的发挥。通过各种媒体手段加强少数民族地区居民的健康教育，大力加强环境卫生知识宣传，在保留少数民族特色的基础上，改善少数民族人民居住条件，从而改善儿童青少年的家庭环境以及公共卫生状况，促使儿童青少年改变不良卫生习惯，减少儿童腹泻、肠道寄生虫等疾病的发生。学校是儿童青少年学习和活动的主要场所，学校的各项设施和制度对儿童青少年的生长发育也有着重要影响，应积极改善学校环境。政府和教育部门应加强学校建设，从食品、饮水、厕所、教室、课桌椅、卫生保健等各个方面为学生提供清洁、安全、健康的学校环境，以保障儿童青少年的健康成长。体育锻炼可促进呼吸及心血管系统的功能发育，促进体成分改变以及运动系统、神经、骨骼、肌肉的发育，还可促进内分泌功能及影响青春期的正常发育。指导和加强少数民族学生进行科学、适量的体育锻炼和户外活动，促进少数民族儿童青少年健康成长。

**参考文献：**

[1] 中国学生体质与健康研究组.2005年中国学生体质与健康调研报告.北京：高等教育出版社，2007.

[2] 教育部体育卫生与艺术教育司. 中国学生体质健康监测网络2004年监测报告.北京：高等教育出版社，2006.

[3] 中国学生体质与健康研究组.2000年中国学生体质与健康调研报告.北京：高等教育出版社，2002.

[4] 中国学生体质与健康研究组.1995年中国学生体质与健康调研报告.长春：吉林科学技术出版社，1996.

[5] 中国学生体质与健康研究组.1991年中国学生体质与健康监测报告.北京：北京科学技术出版社，1993.

[6] 中国学生体质与健康研究组.中国学生体质与健康研究.北京：人民教育出版社，1987.

# 二、各省、自治区、直辖市学生体质与健康调研组研究论文

# 50年来北京市学生形态发育趋势分析

甘北林　宋玉珍　曹若湘　吕若然　执笔

## 1　前言

2005年全国学生体质与健康调研是新中国成立以来第五次由教育部、卫生部等5部委牵头，在全国范围开展的学生生长发育状况调查。北京市作为监测点之一参加了全部的调研工作。本次调研涉及6个区县的9 651名学生，检测项目涉及形态、机能、素质、健康状况等4个方面的22项指标。获得了学生生长发育和体质、健康状况的有关数据资料，为制定北京市学生健康促进实施方案提供科学依据。

## 2　研究对象与方法

### 2.1　调查对象

北京市6～22岁大、中、小学校学生按照《中国学生体质与健康调研工作手册》，将北京市分为城乡两层，以社会经济文化发展水平为依据又将每层分为好、中、差3片，每片抽区县，即海淀、东城、宣武、顺义、通县、怀柔6个区县。每区县每个年龄组男女生各50人，总计9 651人。其中男生4 808人，女生4 843人，城乡学生比为1.33∶1。

### 2.2　研究方法

按照《2005年全国学生体质与健康调研工作手册》统一方法进行学生体质与健康调查；同时应用均数描述不同时期学生生长发育的变化，应用二元回归方程预测学生生长发育趋势。

## 3　结果

### 3.1　2005年北京市学生各项形态指标与全国平均水平比较

如表1所示，7～19岁各年龄组男女学生身高、体重、胸围均值均高于全国平均水平，2005年北京市7～19岁各年龄组男生平均身高高于全国3.5厘米，女生平均身高高于全国2.93厘米。北京市学生身高在学龄初期略高于全国，在12～13岁男生中以12岁年龄组身高均值高于全国均值幅度最大为5.40厘米，女生中10岁年龄组身高均值高于全国均值幅度最大为4.03厘米；在青春发育中后期仍保持一定优势，19岁年龄组学生身高仍高于全国平均水平2～3厘米。

男生体重高于全国5.22千克，女生高于全国3.38千克，男生中以12岁年龄组体重均值高于全国均值幅度最大为8.34千克，女生中12岁年龄组体重均值高于全国均值幅度最大为5.42千克；其规律与身高相同。

男生胸围高于全国3.13厘米，女生高于全国1.85厘米，男生中以12岁年龄组身高均值高于全国均值幅度最大为5.18厘米，女生中14岁年龄组胸围均值高于全国均值幅度最大为3.43厘米。北京市学生胸围优势主要出现在青春期，虽幅度不大，但一直持续到成年(表1)。

**表1　2005年北京市学生形态发育指标与全国平均水平比较**

| 性别 | 年龄组/岁 | 身高/cm | | | 体重/kg | | | 胸围/cm | | |
|---|---|---|---|---|---|---|---|---|---|---|
| | | 北京市 | 全国 | 差值 | 北京市 | 全国 | 差值 | 北京市 | 全国 | 差值 |
| 男 | 7 | 126.94 | 124.2 | 2.74 | 26.50 | 24.5 | 2.00 | 60.44 | 59.2 | 1.24 |
| | 8 | 132.26 | 129.5 | 2.76 | 30.19 | 27.5 | 2.69 | 63.27 | 61.6 | 1.67 |
| | 9 | 137.63 | 134.4 | 3.23 | 33.83 | 30.4 | 3.43 | 66.26 | 63.8 | 2.46 |
| | 10 | 142.64 | 139.3 | 3.34 | 38.38 | 33.9 | 4.48 | 69.70 | 66.2 | 3.50 |
| | 11 | 149.19 | 144.7 | 4.49 | 42.36 | 37.5 | 4.86 | 71.91 | 68.7 | 3.21 |
| | 12 | 156.00 | 150.6 | 5.40 | 50.04 | 41.7 | 8.34 | 76.48 | 71.3 | 5.18 |
| | 13 | 162.24 | 157.9 | 4.34 | 53.01 | 46.7 | 6.31 | 77.59 | 74.2 | 3.39 |
| | 14 | 167.81 | 163.7 | 4.11 | 58.68 | 51.6 | 7.08 | 81.45 | 77.3 | 4.15 |
| | 15 | 171.39 | 167.7 | 3.69 | 62.12 | 55.3 | 6.82 | 83.33 | 79.8 | 3.53 |
| | 16 | 173.12 | 169.7 | 3.42 | 64.80 | 58.0 | 6.80 | 85.46 | 81.8 | 3.66 |
| | 17 | 173.20 | 170.8 | 2.40 | 64.77 | 59.6 | 5.17 | 85.40 | 83.0 | 2.40 |
| | 18 | 174.51 | 171.0 | 3.51 | 66.71 | 60.3 | 6.41 | 86.93 | 83.7 | 3.23 |
| | 19 | 173.13 | 171.0 | 2.13 | 64.31 | 60.8 | 3.51 | 87.32 | 84.2 | 3.12 |
| 女 | 7 | 125.35 | 122.6 | 2.75 | 24.73 | 23.0 | 1.73 | 58.14 | 57.0 | 1.14 |
| | 8 | 131.12 | 128.3 | 2.82 | 27.54 | 25.7 | 1.84 | 60.17 | 59.2 | 0.97 |
| | 9 | 136.62 | 133.8 | 2.82 | 31.07 | 28.7 | 2.37 | 63.02 | 61.5 | 1.52 |
| | 10 | 143.83 | 139.8 | 4.03 | 35.84 | 32.5 | 3.34 | 66.75 | 64.5 | 2.25 |
| | 11 | 149.83 | 146.1 | 3.73 | 40.58 | 36.9 | 3.68 | 70.45 | 68.1 | 2.35 |
| | 12 | 154.50 | 150.8 | 3.70 | 46.02 | 40.6 | 5.42 | 74.02 | 70.9 | 3.12 |
| | 13 | 158.12 | 154.9 | 3.22 | 48.53 | 44.7 | 3.83 | 76.14 | 74.0 | 2.14 |
| | 14 | 159.54 | 157.0 | 2.54 | 52.80 | 47.4 | 5.40 | 79.53 | 76.1 | 3.43 |
| | 15 | 160.98 | 158.0 | 2.98 | 53.84 | 49.4 | 4.44 | 79.09 | 77.6 | 1.49 |
| | 16 | 160.14 | 158.6 | 1.54 | 53.06 | 50.5 | 2.56 | 78.94 | 78.6 | 0.34 |
| | 17 | 161.77 | 159.0 | 2.77 | 54.00 | 51.2 | 2.80 | 79.67 | 79.1 | 0.57 |
| | 18 | 161.37 | 158.9 | 2.47 | 55.29 | 51.5 | 3.79 | 81.16 | 79.5 | 1.66 |
| | 19 | 162.35 | 159.6 | 2.75 | 54.29 | 51.6 | 2.69 | 82.88 | 79.8 | 3.08 |

## 3.2 学生形态指标年增长值与全国比较

北京市学生身高、体重、胸围年增长值在 12 岁以前高于全国，12 岁以后渐低于全国。

**表 2 2005 北京市学生各项形态指标年增长值与全国比较**

| 性别 | 年龄组/岁 | 身高/cm | | 体重/kg | | 胸围/cm | |
|---|---|---|---|---|---|---|---|
| | | 北京 | 全国 | 北京 | 全国 | 北京 | 全国 |
| 男 | 7 | 6.0 | | 3.0 | | 2.3 | |
| | 8 | 5.3 | 5.3 | 3.7 | 3.0 | 2.8 | 2.4 |
| | 9 | 5.4 | 4.9 | 3.6 | 2.9 | 3.0 | 2.2 |
| | 10 | 5.0 | 4.9 | 4.5 | 3.5 | 3.4 | 2.4 |
| | 11 | 6.5 | 5.4 | 4.0 | 3.6 | 2.2 | 2.5 |
| | 12 | 6.8 | 5.9 | 7.7 | 4.2 | 4.6 | 2.6 |
| | 13 | 6.2 | 7.3 | 3.0 | 5.0 | 1.1 | 2.9 |
| | 14 | 5.6 | 5.8 | 5.7 | 4.9 | 3.9 | 3.1 |
| | 15 | 3.6 | 4.0 | 3.4 | 3.7 | 1.9 | 2.5 |
| | 16 | 1.7 | 2.0 | 2.7 | 2.7 | 2.1 | 2.0 |
| | 17 | 0.1 | 1.1 | 0.0 | 1.6 | −0.1 | 1.2 |
| | 18 | 1.3 | 0.2 | 1.9 | 0.7 | 1.5 | 0.7 |
| 女 | 7 | 5.5 | | 2.6 | | 1.8 | |
| | 8 | 5.8 | 5.7 | 2.8 | 2.7 | 2.0 | 2.2 |
| | 9 | 5.5 | 5.5 | 3.5 | 3.0 | 2.8 | 2.3 |
| | 10 | 7.2 | 6.0 | 4.8 | 3.8 | 3.7 | 3.0 |
| | 11 | 6.0 | 6.3 | 4.7 | 4.4 | 3.7 | 3.6 |
| | 12 | 4.7 | 4.7 | 5.4 | 3.7 | 3.6 | 2.8 |
| | 13 | 3.6 | 4.1 | 2.5 | 4.1 | 2.1 | 3.1 |
| | 14 | 1.4 | 2.1 | 4.3 | 2.7 | 3.4 | 2.1 |
| | 15 | 1.4 | 1.0 | 1.0 | 2.0 | −0.4 | 1.5 |
| | 16 | −0.8 | 0.6 | −0.8 | 1.1 | −0.2 | 1.0 |
| | 17 | 1.6 | 0.4 | 0.9 | 0.7 | 0.7 | 0.5 |
| | 18 | −0.4 | −0.1 | 1.3 | 0.3 | 1.5 | 0.4 |

由表 2 可以看出，北京市男生在 7～14 岁年龄组，女生在 7～11 岁组身高年增长值大于每年 5 厘米。北京 8 岁年龄组(全国无 7 岁数据)高于全国，男生在 11～12 岁年龄组、女生在 10 岁年龄组达高峰后，身高年增长值则低于全国平均水平。

北京市男生在7～15岁年龄组，女生在9～14(除13岁)岁组体重年增长值大于每年3千克。8岁年龄组(全国无7岁数据)高于全国，男生在10～12岁年龄组、女生在9～12岁年龄组达高峰后，体重年增长值则低于全国平均水平。

北京市男生在7～14岁年龄组，女生在7～11岁组年胸围增长值大于每年3厘米。8岁年龄组(全国无7岁数据)高于全国，男生在10岁、女生在10～12岁年龄组达高峰后，胸围年增长值则低于全国平均水平。

## 3.3 北京市学生形态发育趋势

由图1可知自1955年以来，北京市7～17岁男生的身高呈现明显的长期趋势。2005年北京市7～17岁各年龄组男生的身高均处于历史最高水平。2005年达到1955年相同身高的年龄提前，2005年8岁、11岁身高达到相同身高比1955年分别提前了1.97岁和2.09岁。历年来北京市7～17岁男生的体重长期变化趋势呈现出与身高相同的规律。女生身高、体重指标长期趋势与男生相同。

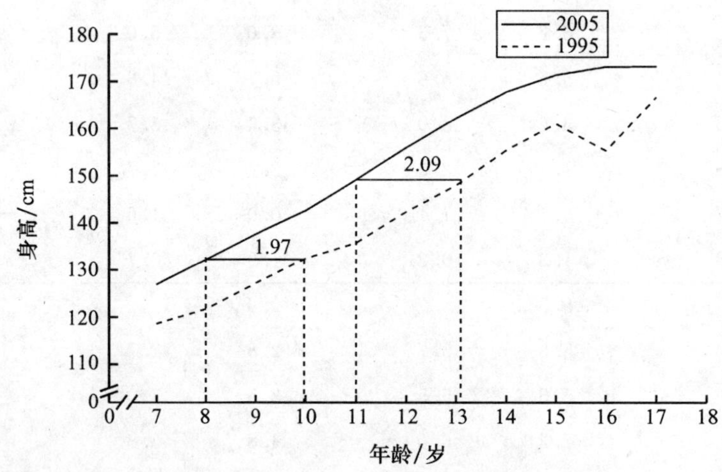


**图1 北京市男生1955年与2005年身高比较**

历年来北京市学生形态指标生长速度长期趋势。

1955—2005年50年间北京市7～17岁学生身高每10年增长值，以男生为例，1955—1965年、1965—1975年这两个10年身高有一定幅度增长，大部分年龄组在2厘米左右；1975—1985年这个10年增长值达到最高水平，10～15岁组男生身高每10年增长值大于3.5厘米，13～14岁组达到7厘米；1985—1995年这个10年增长值虽出现一定幅度下降，但仍保持较高水平的增长，10～14岁组为3厘米左右；1995—2005年这个10年只有学龄初期的学生身高增长值大于1.3厘米，12岁组达到2.5厘米，其他年龄组学生身高每10年增长值幅度较小，有的甚至出现负增长。女生的规律与男生一致(表3)。

表 3 历年来北京市 7～18 岁学生身高每 10 年增长值

| 性别 | 年龄/岁 | 1955—1965 年 | 1965—1975 年 | 1975—1985 年 | 1985—1995 年 | 1995—2005 年 |
|---|---|---|---|---|---|---|
| 男 | 7 | 1.69 | 2.71 | 1.35 | 0.57 | 1.98 |
| | 8 | 1.83 | 3.89 | 1.44 | 1.9 | 1.44 |
| | 9 | 2.19 | 2.56 | 2.25 | 2.01 | 1.37 |
| | 10 | 1.87 | 1.18 | 3.53 | 3.02 | 0.53 |
| | 11 | 2.33 | 1.78 | 4.88 | 3.48 | 0.93 |
| | 12 | 0.97 | 2.68 | 4.09 | 3.32 | 2.51 |
| | 13 | 1.48 | 2.56 | 7.56 | 3.19 | −0.53 |
| | 14 | 0.23 | 2.39 | 7.39 | 2.51 | −0.17 |
| | 15 | 1.16 | 1.51 | 5.99 | 1.26 | 0.46 |
| | 16 | 10.73 | 1.94 | 2.37 | 2.44 | 0.33 |
| | 17 | 2.13 | −0.18 | 3.95 | 1.02 | −0.43 |
| 女 | 7 | 1.22 | 2.82 | 1.25 | 1.51 | 0.69 |
| | 8 | 1.26 | 4.46 | 1.60 | 1.85 | 0.87 |
| | 9 | 1.29 | 3.54 | 2.67 | 2.81 | 0.04 |
| | 10 | 1.15 | 4.42 | 2.70 | 2.04 | 1.69 |
| | 11 | 2.81 | 3.80 | 3.90 | 1.90 | 1.23 |
| | 12 | 1.92 | 3.86 | 2.86 | 1.67 | 1.07 |
| | 13 | 1.96 | 1.46 | 4.62 | 1.96 | −0.86 |
| | 14 | 2.33 | −0.44 | 3.94 | 2.14 | −0.94 |
| | 15 | 3.05 | −0.08 | 2.51 | 1.61 | 0.06 |
| | 16 | 1.59 | 1.55 | 1.82 | 0.01 | −0.39 |
| | 17 | 1.35 | −0.32 | 2.69 | 0.10 | 1.28 |

1955—2005 年，北京市 7～17 岁学生体重每 10 年增长值，以男生为例，1955—1965 年这第一个 10 年体重有一定幅度增长，增长值大部分在 1 千克左右；1965—1975 年第二个 10 年较第一个 10 年增长幅度有所增大，大部分在 1～2 千克左右；1975—1985 年这个 10 年上升到较高水平，11～17 岁组男生体重每 10 年增长值大于 3 千克，13～14 岁组高达 7 千克左右；1985—1995 年这个 10 年上升到最高峰，10～17 岁组男生体重每 10 年增长值大于 3 千克，特别是在 9～13 岁组男生体重每 10 年增长值增长突出，并且体重快速增长起始的年龄较 1975—1985 年这个 10 年提前了一年；1995—2005 年这个 10 年增长水平逐渐下降，但在学龄初期每 10 年增长值超过 2 千克，在 12 岁达到 6 千克，在青春中后期保持在 3 千克水平；体重每 10 年增长趋势与身高有所不同(表 4)。

女生的规律与男生一致，只是增长幅度小于男生。

表4　历年来北京市7～18岁学生体重每10年增长值　　(单位:kg)

| 性别 | 年龄/岁 | 1955—1965年 | 1965—1975年 | 1975—1985年 | 1985—1995年 | 1995—2005年 |
|---|---|---|---|---|---|---|
| 男 | 7 | 0.55 | 0.96 | 0.79 | 1.27 | 2.09 |
| | 8 | 0.39 | 1.60 | 1.07 | 11.67 | −6.80 |
| | 9 | 0.62 | 1.09 | 1.79 | 2.92 | 2.76 |
| | 10 | 0.79 | 1.12 | 2.28 | 4.98 | 2.59 |
| | 11 | 0.92 | 1.52 | 3.23 | 5.78 | 2.09 |
| | 12 | −0.27 | 1.86 | 3.39 | 5.44 | 6.69 |
| | 13 | 0.59 | 1.36 | 7.17 | 7.31 | 0.15 |
| | 14 | 0.78 | 1.11 | 6.91 | 5.12 | 3.12 |
| | 15 | 0.05 | 0.82 | 5.83 | 4.51 | 3.30 |
| | 16 | 3.40 | −1.55 | 4.78 | 3.61 | 3.04 |
| | 17 | −0.01 | −0.55 | 3.78 | 5.69 | 0.93 |
| 女 | 7 | 0.28 | 0.52 | 0.58 | 1.96 | 0.89 |
| | 8 | 0.37 | 1.58 | 0.85 | 2.31 | 0.78 |
| | 9 | 0.12 | 1.33 | 1.65 | 3.13 | 0.79 |
| | 10 | −0.13 | 2.13 | 1.86 | 3.56 | 1.62 |
| | 11 | 0.49 | 1.94 | 2.86 | −6.16 | 11.68 |
| | 12 | 0.57 | 2.18 | 2.65 | 1.97 | 4.50 |
| | 13 | 11.74 | −0.42 | 4.53 | 3.31 | 0.39 |
| | 14 | 1.30 | −1.38 | 3.60 | 3.10 | 2.80 |
| | 15 | 1.24 | −1.16 | 2.03 | 2.92 | 2.19 |
| | 16 | 1.67 | −0.63 | 1.06 | 1.90 | 0.80 |
| | 17 | 2.16 | −2.08 | 0.87 | 3.50 | 0.13 |

## 3.4　北京市2015年学生身高趋势预测

应用模型对2015年北京市学生身高进行预测可知，17岁男生175.52厘米，18岁女生162.79厘米(表5)。

表5　北京市2015年学生身高趋势预测　　(单位:cm)

| 性别 | 年龄/岁 | 1955年 | 1965年 | 1975年 | 1985年 | 1995年 | 2005年 | 2015年 |
|---|---|---|---|---|---|---|---|---|
| 男 | 7 | 118.64 | 120.33 | 123.04 | 124.4 | 124.96 | 126.94 | 128.53 |
| | 8 | 121.76 | 123.59 | 127.48 | 128.9 | 130.82 | 132.26 | 134.91 |
| | 9 | 127.25 | 129.44 | 132.00 | 134.3 | 136.26 | 137.63 | 140.20 |
| | 10 | 132.51 | 134.38 | 135.56 | 139.1 | 142.11 | 142.64 | 145.80 |
| | 11 | 135.79 | 138.12 | 139.90 | 144.8 | 148.26 | 149.19 | 153.40 |

续表

| 性别 | 年龄/岁 | 1955 年 | 1965 年 | 1975 年 | 1985 年 | 1995 年 | 2005 年 | 2015 年 |
|---|---|---|---|---|---|---|---|---|
| 男 | 12 | 142.43 | 143.4 | 146.08 | 150.2 | 153.49 | 156.00 | 159.85 |
| | 13 | 147.98 | 149.46 | 152.02 | 159.6 | 162.77 | 162.24 | 168.32 |
| | 14 | 155.46 | 155.69 | 158.08 | 165.5 | 167.98 | 167.81 | 173.43 |
| | 15 | 161.01 | 162.17 | 163.68 | 169.7 | 170.93 | 171.39 | 175.38 |
| | 16 | 155.31 | 166.04 | 167.98 | 170.4 | 172.79 | 173.12 | 175.81 |
| | 17 | 166.71 | 168.84 | 168.66 | 172.6 | 173.63 | 173.20 | 175.52 |
| 女 | 7 | 117.86 | 119.08 | 121.9 | 123.2 | 124.66 | 125.35 | 127.47 |
| | 8 | 121.08 | 122.34 | 126.8 | 128.4 | 130.25 | 131.12 | 134.17 |
| | 9 | 126.27 | 127.56 | 131.1 | 133.8 | 136.58 | 136.62 | 140.31 |
| | 10 | 131.83 | 132.98 | 137.4 | 140.1 | 142.14 | 143.83 | 147.36 |
| | 11 | 136.19 | 139.00 | 142.8 | 146.7 | 148.6 | 149.83 | 153.76 |
| | 12 | 143.12 | 145.04 | 148.9 | 151.8 | 153.43 | 154.50 | 157.85 |
| | 13 | 148.98 | 150.94 | 152.4 | 157.0 | 158.98 | 158.12 | 161.84 |
| | 14 | 152.51 | 154.84 | 154.4 | 158.3 | 160.48 | 159.54 | 162.21 |
| | 15 | 153.83 | 156.88 | 156.8 | 159.3 | 160.92 | 160.98 | 162.70 |
| | 16 | 155.56 | 157.15 | 158.7 | 160.5 | 160.53 | 160.14 | 161.76 |
| | 17 | 156.67 | 158.02 | 157.7 | 160.4 | 160.49 | 161.77 | 162.79 |

# 4 讨论与建议

## 4.1 讨论

(1) 2005 年学生体质调研数据显示，北京市学生形态发育水平高于全国平均水平，并表现出了正向的生长发育长期趋势，如身高、体重等指标，与 1988 年，王伯安，王绍丽报告的半个世纪来北京市学生生长发育的动向及林琬生总结的北京等全国 12 个大城市的汉族学生的生长长期变化一致。如北京市青春期的学生(11～13 岁)身高每 10 年增长值男生为 2.75 厘米，女生为 2.28 厘米，高于 Tanner 总结的北美和西欧每 10 年 2.5 厘米的变化。

(2) 学生生长发育长期变化与多种因素有关，主要有经济、营养等。自 1978 年中国进入经济改革时期，北京的经济更是高速发展，2004 年地区收入总值是 3 663.93 亿元，城市居民人均年可支配收入由 1978 年的 365 元上升到 2004 年的 15 637 元，农村也由 224 元上升到 7 172 元；同时 2004 年城市居民用于食物的消费为 3 922 元，农村为 4 886 元，经济的发展为学生生长发育的长期变化提供了有利的保障。营养是学生生长发育的长期变化的基础，2002 年北京市居民营养与健康状况调查报告指出，北京市人群消费食品覆盖 27 类，903 种，6～12 岁儿童膳食提供的能量和蛋白质为每人 8 018 焦耳(1 909 卡)和 72 克，满足儿童生长发育的需求。

(3) 2005 年学生体质调研数据显示，北京市学生身高的长期趋势虽然依然存在，但已经放缓，而体重的长期趋势仍在继续，特别是在学龄初期的男生更为明显，如 7 岁年龄组，这可能与突增高峰提前有关。

(4) 按照二元方程预测，到 2015 年北京市学生形态发育仍有一定程度增长，为达到目标，北京市存在着许多问题要解决。

## 4.2 建议

(1) 加强各级政府部门对学生健康的重视，坚持儿童优先发展，健康第一的原则，将学生体质与健康问题放在首位，加大教育行政部门和学校贯彻落实《学校体育工作条例》、《学校卫生工作条例》的力度，同时将学生体质与健康工作作为评估指标纳入各级政府部门的职能评估范围。

(2) 加强学校健康教育，以改变学生健康行为和提高学生健康技能为核心目标，针对明确的危险因素，结合心理学、教育学、行为学、社会学、传播学等学科，加强经济、可行、适合学校推广的健康教育项目的开发和推广，帮助学生养成健康的行为习惯，最大限度提高学生健康水平。

(3) 加强对学生营养餐工作的管理：日本的经验已证明学生营养餐对促进学生体质与健康发挥了重大作用，北京市开展学生营养餐工作多年，但在其发展过程中存在一些问题，应尽早立法，加强管理以推动学生营养餐工作，从而提高学生体质与健康水平。

（北京市学生体质与健康调研组选送）

**参考文献：**

[1] 教育研究资料. 北京市中小学生体质调研专集. 北京：北京市教育科学研究所，1987，1-40.

[2] 叶广俊. 现代儿童少年卫生学. 北京：人民卫生出版社，1998.

[3] 北京统计年鉴 2005. 北京：中国统计出版社. 2005.

[4] 刘泽军. 2002 年北京市居民营养与健康状况调查报告. 北京：中国科学技术出版社，2006.

# 2005年北京市东城区学生身体形态、机能及素质的发展趋势

潘勇平　王少莉　孔文琦　高爱钰　执笔

## 1　前言

儿童青少年时期是人体发育的重要时期，此时期身体素质状况决定人一生的健康状况，影响人一生的幸福。同时儿童青少年体质与健康状况也是事关中华民族素质的大事，是衡量国家综合国力重要指标之一，与社会主义现代化建设成效关系密切。我国政府历来重视儿童青少年的身心健康，为了及时准确掌握他们的健康状况，国家已多次组织全国范围内大规模的学生体质调研工作。本文将2005年北京市东城区学生体质与健康调研结果与2000年的相比较，从学生形态、机能和运动素质三方面的指标进行分析，以了解学生的健康状况。

## 2　研究对象与方法

在历年学生体质与健康调研学校，以年级分层，以班为单位随机整群抽样构成检测样本。6～18岁13个年龄组人群，每个年龄组男、女生各53人，共计1 352人。依据《2005年中国学生体质与健康调研工作手册》中的要求，选用适当的医学仪器对学生的身高、体重、胸围、肺活量、握力等健康指标进行检测。数据由北京市疾病预防控制中心学校卫生所集中录入，使用Epi建立数据库，并对数据进行逻辑检验，采用SPSS10.0进行统计分析，对数据进行$t$检验。

## 3　结果

### 3.1　身高的变化趋势

我区学生身高随年龄的不断增长而快速增加，2005年大部分年龄段的男生身高比2000年同一年龄段的学生身高均有增长，平均增长约为2.03厘米，个别年龄组如10岁、11岁、14岁、15岁、16岁年龄组出现明显的增长($P<0.05$)。2005年大部分年龄段的女生身高较2000年增长不明显，总体增长为0.58厘米($t=-0.41, P>0.05$)，12岁以后的部分年龄组还出现负增长(表1)。

表 1　2000 年、2005 年北京市东城区中小学学生身高均值比较　（单位：cm）

| 年龄/岁 | 男 | | | 女 | | |
|---|---|---|---|---|---|---|
| | 2005 年 | 2000 年 | 差值 | 2005 年 | 2000 年 | 差值 |
| 6 | 122.84 | 121.52 | 1.32 | 121.42 | 120.98 | 0.44 |
| 7 | 128.52 | 127.37 | 1.15 | 127.18 | 126.53 | 0.65 |
| 8 | 132.90 | 132.38 | 0.52 | 132.48 | 131.50 | 0.98 |
| 9 | 138.81 | 136.95 | 1.86 | 138.61 | 137.12 | 1.49 |
| 10 | 145.34 | 142.10 | 3.24* | 146.47 | 143.30 | 3.17* |
| 11 | 151.06 | 147.32 | 3.74* | 150.74 | 148.26 | 2.48 |
| 12 | 158.37 | 156.27 | 2.10 | 156.26 | 156.34 | −0.08 |
| 13 | 164.97 | 164.09 | 0.88 | 159.82 | 159.42 | 0.40 |
| 14 | 169.88 | 166.40 | 3.48* | 159.33 | 161.51 | −2.18* |
| 15 | 174.10 | 171.36 | 2.74* | 160.60 | 160.90 | −0.30 |
| 16 | 175.18 | 171.86 | 3.32* | 160.82 | 161.60 | −0.78 |
| 17 | 173.23 | 173.25 | −0.02 | 162.31 | 161.68 | 0.63 |
| 合计 | | | 2.03 | | | 0.58 |

注：* 表示 $P<0.05$。

## 3.2　体重的变化趋势

2005 年男生的体重比 2000 年明显增加，平均增加了 3.07 千克，($t=-2.92, P<0.05$)，其中 10 岁、12 岁、15 岁、16 岁、17 岁增加明显。2005 年各年龄段女生体重比 2000 年增加不明显，平均增加为 0.36 千克，($t=-0.26, P>0.05$)。女生 8、9、13、15、16 岁出现负增加（表 2）。

表 2　2000 年、2005 年北京市东城区中小学学生体重均值比较　（单位：kg）

| 年龄/岁 | 男 | | | 女 | | |
|---|---|---|---|---|---|---|
| | 2005 年 | 2000 年 | 差值 | 2005 年 | 2000 年 | 差值 |
| 6 | 23.74 | 23.98 | −0.24 | 23.03 | 22.57 | 0.46 |
| 7 | 27.04 | 28.04 | −1.00 | 25.55 | 25.41 | 0.14 |
| 8 | 30.75 | 29.97 | 0.78 | 27.71 | 27.76 | −0.05 |
| 9 | 34.07 | 33.87 | 0.20 | 32.17 | 32.48 | −0.31 |
| 10 | 40.48 | 34.96 | 5.52* | 37.37 | 36.52 | 0.85 |
| 11 | 44.51 | 41.49 | 3.02 | 41.45 | 38.90 | 2.55 |
| 12 | 56.41 | 48.89 | 7.52* | 49.36 | 48.22 | 1.14 |
| 13 | 57.65 | 54.82 | 2.83 | 49.16 | 51.91 | −2.75 |
| 14 | 61.05 | 58.26 | 2.79 | 53.66 | 50.53 | 3.13 |
| 15 | 64.89 | 59.90 | 4.99* | 54.76 | 55.17 | −0.41 |
| 16 | 69.01 | 63.67 | 5.34* | 52.51 | 55.17 | −2.66 |
| 17 | 68.94 | 63.84 | 5.10* | 55.48 | 53.25 | 2.23 |
| 合计 | | | 3.07* | | | 0.36 |

注：* 表示 $P<0.05$。

## 3.3 胸围的变化趋势

2005 年男生的胸围比 2000 年平均增加了 3.62 厘米($t=-5.27, P<0.05$)。2005 年各年龄段女生胸围比 2000 年增加 2.38 厘米($t=-4.02, P<0.05$)(表 3)。

**表 3 2000 年、2005 年北京市东城区中小学学生胸围均值比较** (单位:cm)

| 年龄/岁 | 男 | | | 女 | | |
|---|---|---|---|---|---|---|
| | 2005 年 | 2000 年 | 差值 | 2005 年 | 2000 年 | 差值 |
| 6 | 57.59 | 56.91 | 0.68 | 56.57 | 54.64 | 1.93* |
| 7 | 60.21 | 61.09 | −0.88 | 58.08 | 57.80 | 0.28 |
| 8 | 63.63 | 61.81 | 1.82 | 59.88 | 58.65 | 1.23 |
| 9 | 65.91 | 64.01 | 1.90 | 63.11 | 62.60 | 0.51 |
| 10 | 70.36 | 64.53 | 5.83* | 67.56 | 63.94 | 3.62* |
| 11 | 73.26 | 68.40 | 4.86* | 70.61 | 65.92 | 4.69* |
| 12 | 80.37 | 73.34 | 7.03* | 75.27 | 72.06 | 3.21* |
| 13 | 80.84 | 76.63 | 4.21* | 75.19 | 74.71 | 0.48 |
| 14 | 82.63 | 79.31 | 3.32 | 78.27 | 74.39 | 3.88* |
| 15 | 83.81 | 79.88 | 3.93* | 78.63 | 76.41 | 2.22* |
| 16 | 87.28 | 82.38 | 4.90* | 77.57 | 75.63 | 1.94* |
| 17 | 88.12 | 82.31 | 5.81* | 79.51 | 74.93 | 4.58* |
| 合计 | | | 3.62* | | | 2.38* |

注:* 表示 $P<0.05$。

## 3.4 肺活量的变化趋势

2005 年多数年龄段男生的肺活量比 2000 年有增加,平均增加为 143.6 毫升($t=-2.47, P<0.05$),2005 年多数年龄段女生的肺活量比 2000 年有减少,平均减少为 29.94 毫升,不具有显著性差异($t=0.425, P>0.05$)(表 4)。

**表 4 2000 年、2005 年北京市东城区中小学学生肺活量均值比较** (单位:ml)

| 年龄/岁 | 男 | | | 女 | | |
|---|---|---|---|---|---|---|
| | 2005 年 | 2000 年 | 差值 | 2005 年 | 2000 年 | 差值 |
| 6 | 1 234.70 | 1 067.31 | 167.39* | 1 112.36 | 837.25 | 275.10* |
| 7 | 1 375.10 | 1 272.12 | 102.98 | 1 214.23 | 1 256.73 | −42.50 |
| 8 | 1 532.30 | 1 500.00 | 32.30 | 1 349.80 | 1 419.23 | −69.43 |
| 9 | 1 700.00 | 1 712.50 | −12.50 | 1 633.85 | 1 562.50 | 71.35 |
| 10 | 2 062.50 | 1 875.96 | 186.54* | 1 900.70 | 1 689.42 | 211.28* |

续表

| 年龄/岁 | 男 | | | 女 | | |
|---|---|---|---|---|---|---|
| | 2005 年 | 2000 年 | 差值 | 2005 年 | 2000 年 | 差值 |
| 11 | 2 265.87 | 2 116.35 | 149.52* | 2 085.71 | 2 076.92 | 8.79 |
| 12 | 2 567.21 | 2 385.58 | 181.63* | 2 246.47 | 2 314.42 | −67.95 |
| 13 | 2 903.94 | 2 865.38 | 38.56 | 2 269.62 | 2 475.00 | −205.38* |
| 14 | 3 294.90 | 3 087.50 | 207.40* | 2 393.65 | 2 534.62 | −140.97 |
| 15 | 3 750.65 | 3 427.88 | 322.76* | 2 427.65 | 2 606.86 | −179.21* |
| 16 | 3 870.20 | 3 557.69 | 312.51* | 2 494.06 | 2 665.09 | −171.03* |
| 17 | 3 827.60 | 3 813.46 | 14.14 | 2 677.55 | 2 638.46 | 39.09 |
| 合计 | | | 141.94* | | | −22.57 |

注：* 表示 $P<0.05$。

## 3.5 握力的变化趋势

2005 年多数年龄段男生的握力比 2000 年同年龄段的男生都有增加，平均增加为 2.05 千克（$t=-2.87, P<0.05$），2005 年女生的握力比 2000 年同年龄段的女生略有增加，但增加不明显（$t=-1.86, P>0.05$）（表 5）。

**表 5　2000 年、2005 年北京市东城区中小学学生握力均值比较**　（单位：kg）

| 年龄/岁 | 男 | | | 女 | | |
|---|---|---|---|---|---|---|
| | 2005 年 | 2000 年 | 差值 | 2005 年 | 2000 年 | 差值 |
| 6 | 9.80 | 9.09 | 0.71* | 8.47 | 7.96 | 0.51 |
| 7 | 11.38 | 10.40 | 0.98* | 10.03 | 8.84 | 1.19* |
| 8 | 13.46 | 12.75 | 0.71* | 11.66 | 11.73 | −0.07 |
| 9 | 15.68 | 14.53 | 1.15* | 14.37 | 13.09 | 1.28* |
| 10 | 17.89 | 15.51 | 2.38* | 16.73 | 14.35 | 2.38* |
| 11 | 20.48 | 18.13 | 2.35* | 18.46 | 16.55 | 1.91* |
| 12 | 24.95 | 23.35 | 1.60* | 20.42 | 19.93 | 0.49 |
| 13 | 31.27 | 29.02 | 2.25* | 23.27 | 21.75 | 1.52* |
| 14 | 35.86 | 32.92 | 2.94* | 24.74 | 23.40 | 1.34* |
| 15 | 39.45 | 35.50 | 3.95* | 24.45 | 24.76 | −0.31 |
| 16 | 41.45 | 38.25 | 3.20* | 24.47 | 25.58 | −1.11 |
| 17 | 42.31 | 39.93 | 2.38* | 25.65 | 24.84 | 0.81 |
| 合计 | | | 2.05* | | | 0.83 |

注：* 表示 $P<0.05$。

## 3.6 50米跑的变化趋势

2005年男生50米跑比2000年略慢为0.09秒($t=-0.81, P>0.05$)。2005年女生50米跑比2000年平均减慢约0.28秒($t=-3.30, P<0.05$)(表6)。

**表6 2000年、2005年北京市东城区中小学学生50米跑均值比较** (单位:s)

| 年龄/岁 | 男 | | | 女 | | |
|---|---|---|---|---|---|---|
| | 2005年 | 2000年 | 差值 | 2005年 | 2000年 | 差值 |
| 6 | 12.30 | 13.24 | −0.94* | 13.11 | 13.06 | 0.05 |
| 7 | 11.98 | 11.51 | 0.47 | 11.59 | 11.99 | −0.40 |
| 8 | 10.97 | 11.11 | −0.14* | 11.29 | 10.77 | 0.52* |
| 9 | 10.41 | 9.78 | 0.63* | 10.61 | 10.31 | 0.30 |
| 10 | 10.06 | 9.36 | 0.70* | 10.07 | 9.98 | 0.09 |
| 11 | 9.85 | 9.23 | 0.62* | 10.00 | 9.18 | 0.82* |
| 12 | 9.15 | 8.85 | 0.30 | 9.65 | 9.10 | 0.54* |
| 13 | 8.38 | 8.47 | −0.09 | 9.51 | 9.20 | 0.31* |
| 14 | 7.95 | 8.33 | −0.38 | 9.42 | 9.43 | −0.01 |
| 15 | 7.50 | 7.54 | −0.04 | 9.49 | 8.95 | 0.55* |
| 16 | 7.77 | 7.56 | 0.21 | 9.21 | 9.14 | 0.07 |
| 17 | 7.35 | 7.55 | −0.20 | 9.54 | 8.98 | 0.56* |
| 合计 | | | 0.09 | | | 0.28* |

注:* 表示 $P<0.05$。

## 3.7 立定跳远的变化趋势

2005年多数年龄段的男生立定跳远距离比2000年的同年龄段的男生要减少约1.83厘米,但差异无显著性。2005年女生立定跳远比2000年减少约0.02厘米,但差异无显著性($P<0.05$)(表7)。

**表7 2000年、2005年北京市东城区中小学学生立定跳远均值比较** (单位:cm)

| 年龄/岁 | 男 | | | 女 | | |
|---|---|---|---|---|---|---|
| | 2005年 | 2000年 | 差值 | 2005年 | 2000年 | 差值 |
| 6 | 124.73 | 115.46 | 9.27* | 113.64 | 112.35 | 1.29 |
| 7 | 130.42 | 129.21 | 1.21 | 132.04 | 122.19 | 9.85* |
| 8 | 139.32 | 149.92 | −10.60* | 133.94 | 139.12 | −5.18 |
| 9 | 146.94 | 151.96 | −5.02 | 145.94 | 143.35 | 2.59 |
| 10 | 158.86 | 161.10 | −2.24 | 153.20 | 149.73 | 3.47 |
| 11 | 167.40 | 171.65 | −4.25 | 158.55 | 160.56 | −2.01 |

续表

| 年龄/岁 | 男 | | | 女 | | |
|---|---|---|---|---|---|---|
| | 2005 年 | 2000 年 | 差值 | 2005 年 | 2000 年 | 差值 |
| 12 | 172.88 | 185.90 | −13.02* | 169.27 | 174.81 | −5.54 |
| 13 | 201.27 | 198.98 | 2.29 | 169.63 | 169.77 | −0.14 |
| 14 | 215.18 | 206.94 | 8.24 | 173.48 | 169.92 | 3.56 |
| 15 | 224.41 | 225.75 | −1.34 | 169.24 | 174.08 | −4.84 |
| 16 | 228.08 | 231.77 | −3.69 | 174.53 | 178.09 | −3.56 |
| 17 | 238.58 | 241.42 | −2.84 | 179.82 | 179.12 | 0.70 |
| 合计 | | | −1.83 | | | 0.02 |

注:* 表示 $P<0.05$。

## 4 讨论

### 4.1 形态发育

我区学生的身高、体重、胸围均随年龄的不断增长而增加。通过对 5 年两次调研数据分析可以看出:东城区男生身高 5 年来略有增长,仍处在增长趋势。同时体重和胸围出现明显增长,这显示学生的体形出现向超重及肥胖发展的趋势,这与目前生活水平提高、生活节奏加快、生活方式改变,摄入过多高能量食物,对身体锻炼重视不够,缺乏有效锻炼均有关系,符合肥胖和超重在学生中发生率逐年提高的趋势,这应引起我们的高度重视。应通过不断改进学校营养餐,加强对学生营养知识的教育,改变其不良饮食习惯及加强校内外的体育锻炼等措施,以降低超重和肥胖的发生率,从而减低其成年后心血管、糖尿病等慢性非传染性疾病的发病率。5 年来女生的身高、体重及胸围变化不明显,各年龄组互有增减。

### 4.2 生理机能

肺活量可表示人体呼吸系统的工作能力,是反映人体肺功能最常用的指标。握力是测量上肢肌力常用的一个指标。5 年来男生的肺活量和握力均有明显的提高,而多数年龄段女生肺活量均小于 2000 年同年龄段女生的,握力也没有明显增加,这可能与男女生体育锻炼的项目不同、强度不同有关,由此反映女生必须加强锻炼的时间和强度。鉴于这两项指标的提高是身体机能一个总体提高,并非在短时间内锻炼某个项目就能达到效果,因此必须长期坚持多项目一定强度练习,才可能达到理想的效果,切实增强机体活力。

### 4.3 运动素质

5 年来男女生在 50 米跑和立定跳远上的成绩没有上升,而是略呈下降趋势。这表明学生运动素质出现下降，学生缺乏足够的体育锻炼。造成这种情况的原因是多方面的。如目前学生课业负担重，加上部分学生上学路途较远，每日锻炼时间得不到有效保证；部分学生不重视体育锻炼，学校开展的体育活动不积极参与。因此加强对学生增强体质的教育，让他们意识到一个健壮的体魄对他们的重要性，使他们重视体育锻炼，确实认真地上好每一节体育课，积极参加学校组织的各项体育活动，主动开展自我体育锻炼。

总之，从 2005 年学生体质与健康调研数据与 2000 年数据比较，在形态发育、生理机能、运动素质三方面反映，学生缺乏体育锻炼，肥胖儿童在增加，学生的运动素质及生理机能有些方面出现了下降的趋势。因此如何让学生加强体育锻炼，合理饮食，增强身体素质是目前需要解决的问题之一。

（北京市学生体质与健康调研组）

**参考文献：**

[1] 星一，季成叶，等. 北京市中小学生 1985—2000 年超重和肥胖流行趋势分析. 中国学校卫生杂志，2005，26(7)：529-531.

[2] 季成叶，李勇. 1985—2000 年中国青少年青春期生长长期变化趋势. 中国生育健康杂志，2003，14(5)：271-275.

[3] 叶广俊. 现代儿童少年卫生学. 北京：人民出版社，1999.

[4] 杨贵仁. 2000 年全国学生体质健康状况调研结果. 中国学校卫生. 2000，23(1)，2-3.

# 天津市津南区中小学生营养状况调查与对策

张洪祥　孟凡静　门荣仁　执笔

## 1　前言

儿童少年的营养与健康状况是反映一个国家或地区社会经济发展、卫生保健水平和人口素质的一项重要指标。为及时了解我区中小学生的营养和健康状况，我们利用2005年全国学生体质健康调研数据，对我区7～18岁中小学生营养健康状况进行了分析并提出了相应的对策。

我区在2005年全国学生体质健康调研工作中承担了7～18岁城镇、乡村共计2 400余名中小学生的体质监测任务。通过对学生身高标准体重数据的计算与统计，使我们对本区学生营养状况有了进一步的了解，为我们分析学生营养状况在不同年龄、不同阶段规律及对策提供了依据，同时也为今后有针对性地做好营养不良和肥胖的防治工作提供了理论数据。

## 2　研究对象与方法

### 2.1　对象

采取整群分层随机抽样的方法，在城乡各2所中小学中随机监测了2 400余名学生，其中男生1 200人，女生1 200人；小学生1 200人，初中生600人，高中生600人。

### 2.2　方法

按照《2005年全国学生体质健康调研工作手册》规定的方法进行监测，并对采集的数据进行统计分析，获取了各个项目的均值，将获得数据分别与《2000年中国学生体质与健康调研报告》和《中国学生体质健康监测网络2002年监测报告》中天津市学生均值、全国同组学生均值和全国城乡学生均值进行了比较，总结优势与差距。参照中华人民共和国教育部和国家体育总局制定的《学生体质健康标准(试行方案)》中关于身高标准体重五个类别进行了正常体重、较低体重、超重、营养不良和肥胖五个指标的筛选和划分，并利用这些数据进行分析。

## 3 结果

### 3.1 学生身高

与2000年天津市均值相比,8～18岁城镇男生身高平均增长1.47厘米,女生身高平均增长1.05厘米;8～18岁乡村男生身高平均增长1.55厘米,乡村女生身高平均增长1.74厘米。与全国同组均值相比,8～18岁城镇男生身高平均增长4.35厘米,女生身高平均增长3.40厘米;8～18岁乡村男生身高平均增长5.63厘米,乡村女生身高平均增长4.80厘米。与全国城乡均值相比,8～18岁城镇男生身高平均增长6.12厘米,女生身高平均增长4.89厘米;8～18岁乡村男生身高平均增长3.83厘米,乡村女生身高平均增长3.53厘米。见表1。

**表1 津南区部分年龄组城乡男生身高与2000年全国城乡均值显著性检验**

| | 年龄/岁 | $n$ | $\bar{x}$ | $s$ | $s\bar{x}$ | $u$ | $t$ | $P$ |
|---|---|---|---|---|---|---|---|---|
| 城 | 8 | 50 | 137.34 | 6.59 | 0.93 | 129.81 | 8.10 | <0.01 |
| | 10 | 50 | 141.99 | 7.67 | 1.08 | 139.89 | 1.94 | <0.05 |
| | 12 | 50 | 156.61 | 8.64 | 1.23 | 151.34 | 4.33 | <0.01 |
| | 14 | 50 | 168.61 | 7.3 | 1.03 | 164.78 | 3.72 | <0.01 |
| | 16 | 50 | 173.73 | 6.04 | 0.85 | 170.68 | 3.59 | <0.01 |
| | 18 | 50 | 175.25 | 6.73 | 0.95 | 171.43 | 4.02 | <0.01 |
| 乡 | 7 | 50 | 125.93 | 6.04 | 0.85 | 121.06 | 5.72 | <0.01 |
| | 9 | 50 | 136.26 | 6.24 | 0.88 | 131.29 | 5.64 | <0.01 |
| | 11 | 50 | 146.54 | 6.20 | 0.87 | 140.91 | 6.47 | <0.01 |
| | 13 | 50 | 159.72 | 7.44 | 1.05 | 154.6 | 4.87 | <0.01 |
| | 15 | 50 | 172.76 | 6.03 | 0.85 | 164.95 | 9.18 | <0.01 |
| | 17 | 50 | 175.11 | 5.25 | 0.74 | 168.91 | 8.37 | <0.01 |

注:$u$为2000年全国城乡均值。

### 3.2 学生体重

与2000年天津市均值相比,7～18岁城镇男生体重平均增长0.30千克,女生体重平均增长0.52千克;7～18岁乡村男生体重平均增长2.55千克,城镇女生体重平均增长2.29千克。与全国同组均值相比,7～18岁城镇男生体重平均增长4.99千克,女生体重平均增长3.69千克;7～18岁乡村男生体重平均增长5.66千克,乡村女生体重平均增长4.71千克。与全国城乡均值相比,7～18岁城镇男生体重平均增长7.07千克,女生体重平均增长4.93千克。7～18岁乡村男生体重平均增长4.38千克,乡村女生体重平均增长3.87千克。见表2。

表 2　津南区部分年龄组城乡女生体重与 2000 年全国城乡均值显著性检验

| | 年龄/岁 | $n$ | $\bar{x}$ | $s$ | $s\bar{x}$ | $u$ | $t$ | $P$ |
|---|---|---|---|---|---|---|---|---|
| 城 | 7 | 50 | 26.18 | 5.30 | 0.75 | 23.11 | 4.09 | $<0.01$ |
| | 9 | 50 | 35.81 | 11.13 | 1.57 | 28.92 | 4.39 | $<0.01$ |
| | 11 | 50 | 42.84 | 11.21 | 1.58 | 37.28 | 3.52 | $<0.01$ |
| | 13 | 50 | 48.73 | 10.01 | 1.41 | 45.10 | 2.57 | $<0.05$ |
| | 15 | 50 | 53.57 | 10.29 | 1.45 | 49.91 | 2.52 | $<0.05$ |
| | 17 | 50 | 53.09 | 7.47 | 1.05 | 51.42 | 1.59 | $>0.05$ |
| 乡 | 8 | 50 | 29.16 | 5.84 | 0.82 | 28.43 | 0.89 | $>0.05$ |
| | 10 | 50 | 36.34 | 8.29 | 1.17 | 29.41 | 5.92 | $<0.01$ |
| | 12 | 50 | 45.28 | 8.16 | 1.15 | 37.53 | 6.73 | $<0.01$ |
| | 14 | 50 | 50.78 | 10.04 | 1.42 | 44.98 | 4.08 | $<0.01$ |
| | 16 | 50 | 52.36 | 7.56 | 1.06 | 49.56 | 2.64 | $<0.05$ |
| | 18 | 50 | 52.83 | 6.08 | 0.86 | 51.04 | 2.08 | $<0.05$ |

注：$u$ 为 2000 年全国城乡均值。

## 3.3　学生营养状况

### 3.3.1　总体水平

在被调查的 2 400 名学生中，正常体重学生 837 人，占总人数的 34.87%；较低体重学生 915 人，占总人数的 38.13%；超重学生 132 人，占总人数的 5.5%；营养不良学生 167 人，占总人数的 6.96%；肥胖学生 349 人，占总人数的 14.54%。

### 3.3.2　男女生营养状况比较

男生营养不良及较低体重率均高于女生，女生超重率高于男生。见表 3。

表 3　津南区男、女学生营养状况比较

| 类别 | 受检人数 | 正常 | 百分比/% | 较低 | 百分比/% | 超重 | 百分比/% | 不良 | 百分比/% | 肥胖 | 百分比/% |
|---|---|---|---|---|---|---|---|---|---|---|---|
| 男 | 1 200 | 355 | 29.58 | 485 | 40.42 | 62 | 5.17 | 106 | 8.83 | 192 | 16.00 |
| 女 | 1 200 | 482 | 40.17 | 430 | 35.83 | 70 | 5.84 | 61 | 5.08 | 157 | 13.08 |

### 3.3.3　津南区城、乡学生营养状况比较

城镇学生与乡村学生比较，较低体重学生比例城镇低于乡村，超重、营养不良和肥胖学生比例城镇高于乡村。见表 4。

表 4　津南区城、乡学生营养状况比较

| 类别 | 受检人数 | 正常 | 百分比/% | 较低 | 百分比/% | 超重 | 百分比/% | 不良 | 百分比/% | 肥胖 | 百分比/% |
|---|---|---|---|---|---|---|---|---|---|---|---|
| 城 | 1 200 | 411 | 34.25 | 417 | 34.74 | 75 | 6.25 | 99 | 8.26 | 198 | 16.50 |
| 乡 | 1 200 | 426 | 35.50 | 498 | 41.50 | 57 | 4.75 | 68 | 5.67 | 151 | 12.58 |

### 3.3.4　津南区不同学段学生营养状况比较

正常体重学生比例由高到低依次为小学、高中、初中；较低体重比例由高到低依次为高中、初中、小学；超重学生比例由高到低依次为初中、高中、小学；营养不良学生比例由高到低依次为初中、高中、小学；肥胖学生比例由高到低依次为初中、小学、高中。见表 5。

表 5　津南区不同学段学生营养状况比较

| 学段 | 受检人数 | 正常 | 百分比/% | 较低 | 百分比/% | 超重 | 百分比/% | 不良 | 百分比/% | 肥胖 | 百分比/% |
|---|---|---|---|---|---|---|---|---|---|---|---|
| 小学 | 1 200 | 459 | 38.25 | 425 | 35.42 | 65 | 5.42 | 66 | 5.50 | 185 | 15.41 |
| 初中 | 600 | 175 | 29.16 | 241 | 40.17 | 34 | 5.67 | 55 | 9.17 | 95 | 15.83 |
| 高中 | 600 | 203 | 33.83 | 249 | 41.50 | 33 | 5.50 | 46 | 7.67 | 69 | 11.50 |

## 4　讨论

2005 年学生体质健康调研结果显示，津南区中小学生较低体重率为 38.13%，是各项评价指标中所占比例最大的，高于正常学生比例。超重和肥胖学生检出率为 20.04%，明显高于 2002 年中国汉族学生超重与肥胖比例(17.49%)。城镇男生超重肥胖检出率为 25.83%，高于 2002 年中国汉族城镇男生超重与肥胖比例(23.41%)。城镇女生超重和肥胖检出率为 19.67%，低于 2002 年中国汉族城镇女生超重与肥胖比例(19.76%)。乡村男生超重肥胖检出率为 16.5%，低于 2002 年中国汉族乡村男生超重与肥胖比例(17.84%)。乡村女生超重和肥胖检出率为 18.17%，高于 2002 年中国汉族乡村女生超重与肥胖比例(14.04%)。

营养不良检出率为 6.96%，明显高于 2002 年中国汉族学生营养不良检出比例(4.1%)。城镇男生营养不良检出率为 10.17%，明显高于 2002 年中国汉族城镇男生营养不良检出比例(4.85%)。城镇女生营养不良检出率为 6.33%，明显高于 2002 年中国汉族城镇女生营养不良检出比例(3.37%)。乡村男生营养不良检出率为 7.5%，明显高于 2002 年中国汉族乡村男生营养不良检出比例(5.07%)。乡村女生营养不良检出率为 3.83%，明显高于 2002 年中国汉族城镇女生营养不良检出比例(3.13%)。

以上数据反映出随着我区经济的快速增长，人民生活水平的不断提高以及饮食结构的改变，津南区中小学生营养状况虽然有所改善，但营养不良与营养过剩问题(双峰)依然存在，尤其是营养不良与肥胖两项指标均高于全国平均水平，应该引起社会和教育行政部门的高度重视。

营养不良率初中学生高于高中学生和小学生，城镇学生高于乡村学生，男生高于女生，其原因可能是中学生正处于生长发育突增阶段的继续期，学生身高增长大于体重增长，新陈代谢旺盛，对各种营养的需求量相对增大，学生学习负担相对较重，平时喜欢吃零食、挑食等不良习惯，营养供给达不到要求而造成。学生营养不良检出率较高的另一个原因也与学生在校饮食有关，学校食堂饭菜单一、不合口味，营养达不到学生成长需要。

肥胖检出率以初中生最高，其次是小学生，再次为高中生；城镇高于乡村，男生高于女生。分析原因主要有以下几方面：一是初中生正处在生长发育期，机体的内分泌系统发生变化，生长激素、甲状腺激素等内分泌增加，促进了骨骼、肌肉、结缔组织、内脏器官的迅速增长；二是学生在日常饮食过程中摄入过多的激素类物质；三是受生活习惯、家庭状况等外界环境影响，容易造成营养过剩形成肥胖；四是男生进食量较大，摄入营养相对较多，而户外活动量又相对较少；五是城镇生活水平高于乡村，而体育活动时间少于乡村也是诱发肥胖的一个原因。

营养不良和肥胖对儿童少年的生长发育危害极大。营养不良可导致儿童少年生长发育迟缓、机体免疫力降低、学习能力下降；肥胖不仅影响儿童少年的身心健康，而且与儿童少年进入成人后多种疾病密切相关。

据此，提出以下对策：

(1) 为了改变学生的营养状况，首先应对学生进行营养健康教育，通过课堂宣讲和其他宣传形式，使学生清楚营养不良与肥胖的原因、危害性和膳食防止的可能性；了解有关合理营养、平衡膳食的营养科普知识，培养学生建立科学的饮食卫生习惯。调动社会各界力量，学校、家庭密切配合，对学生营养不良和肥胖进行有效的综合防治。

(2) 合理安排膳食，营养不良的学生，应与家长合作进行膳食指导，纠正学生的挑食、偏食行为，通过合理营养改善学生的营养状况。对肥胖的学生应加强体育锻炼，积极参加力所能及的体育活动。

(3) 有条件的学校应推广营养餐，学校食堂饭菜营养分配要合理，学校集体用餐能培养良好的饮食习惯和卫生习惯。

(4) 要大力推进“全国亿万学生阳光体育运动”，切实组织好《国家学生体质健康标准》测试工作，保证学生每天一小时的体育活动时间，通过体质的提高促进学生营养状况的改善。

总之，学生的营养状况要得到改善，需要多方努力。学生自己应努力改变不良的饮食习惯，学校为学生提供平衡膳食的知识，家长为学生提供便利的条件。相信在多方的努力之下，我区中小学生的营养状况一定能够得到改善。

（天津市学生体质与健康调研组选送）

**参考文献：**

[1] 中国学生体质与健康研究组.2006年中国学生体质与健康调研报告.北京：高等教育出版社，2002.

[2] 教育部体育卫生与艺术教育司.中国学生体质健康监测网络2002年监测报告.北京：高等教育出版社，2005.

[3] 武颂文，杨年红，等.医学生营养知识及饮食行为对营养状况的影响.中国学校卫生，2006，2:104.

[4] 丁玉萍.北京市怀柔区中小学生营养状况分析.中国学校卫生，2006，4:333.

[5] 赵勇，赵梅，等.重庆市某中学初中生营养不良及肥胖影响因素分析.中国学校卫生，2005，12:990-991.

# 学生体质指数、维尔维克指数与身体素质指标关系的研究

梁月红　吴史慧　田英之　杨　婷　执笔

## 1　前言

体质指数 BMI(body mass index)又称"体重指数",是筛查儿童肥胖的首选指标。研究确认,BMI 超标在儿童青少年即可导致肥胖相关疾患,重者指向高血压、Ⅱ型糖尿病、心脑血管疾患等代谢综合征,轻者称"疾病危险"(disease risk);BMI 超标程度越严重,这些疾患或危险发生率越高。但是 BMI 分类的 NCHS 和 IOTF 国际标准,目前并不适宜我国,因为,现行国际标准选择参照样本时未充分考虑亚裔和欧美人群的体成分种族差异。已证明这种种族差异源自青春期。该差异不受青春期早晚干扰,而与亚裔人种骨骼相对细瘦、肌肉粗壮程度相对低等体成分差异有关。维尔维克指数是人体测量复合指标之一。能综合反映人体长度、宽度、围度、厚度和密度,并与心肺呼吸机能和其他指数有着密切的关系。不仅是一个营养指数,而且是反映人体体格、体质水平、发育状况的一个重要复合指标。对儿童少年来说,身体素质是形态、机能发育在运动能力方面的反映,身体素质和运动能力的发展也受形态和机能发育的制约。研究 BMI 和维尔维克指数与青少年各身体素质的相关关系有重要的作用。本文应用灰色系统关联分析,观察 BMI 和体质监测中身体素质代表项目、维尔维克指数与身体素质代表项目的关系,从青春期突增期特点角度出发,探讨根据年龄、性别特点和发育水平,科学合理地安排体育活动、劳动提供科学的依据,避免运动损伤,使青少年更健康地成长。

## 2　研究对象与方法

### 2.1　研究对象

河北省 13～18 岁共 6 个年龄组的中学生,其中男生 1 987 人,女生 2 030 人,共 4 017 人。以河北省 2005 年体质与健康调研数据为基础数据。

### 2.2　评价的指标和方法

评价的指标有维尔维克指数(X00):[体重(kg)+胸围(cm)]/身高(cm)×100、BMI(X01)体重 kg/身高 $m^2$、全面反映身体素质的 50 m 跑(X1)、立定跳远(X2)、肌力(X3):男生为引体向上;女生为仰卧起坐)、耐力跑(X4:男生为 1 000 米跑;女生为 800 米跑)、坐位体前屈(X5)等。对不

同年龄组别、不同项目、不同计量单位的测试指标，采用统计学中的无纲量化统一。

## 2.3 灰色系统关联分析

灰色系统关联分析。设各年龄组构成的评价系统中任一年龄组的特征数列（评价指标序列）为$\{X_i(\mathrm{k})\}(i=1,2,\cdots,m;k=1,2,\cdots,n)$；根据各特征数列的属性，其优性序列（又称参考数列）记为$\{X_0(k)\}(k=1,2,\cdots,n)$。那么，特征数列与其优性序列的关联系数$\xi(k)$可用下述关系式表示：

（一）关联系数

$$\xi(k)=\frac{\min i\times\min k\mid X_0^{(k)}-X_{\mathrm{i}}^{(k)}\mid+0.5\times\max i\times\max k\mid X_0^{(k)}-X_i^{(k)}\mid}{\mid X_0^{(k)}-X_i^{(k)}\mid+0.5\times\max i\times\max k\mid X_0^{(k)}-X_i^{(k)}\mid}\tag{1}$$

式中：$\xi(k)$为第$k$时评价指标曲线$X_i$与参考曲线$X_0$的相对差值，称为$X_i$对$X_0$在$K$时的关联系数，0.5是个常数，又叫分辨系数（可选在0～1）；

$\min i\times\min k\mid X_0^{(k)}-X_i^{(k)}\mid$称为两级最小差、取绝对值；

$\max i\times\min k\mid X_0^{(k)}-X_i^{(k)}\mid$称为两级最大差、取绝对值；

注：两级最小值、最大差亦是指先横向挑出$1\sim K$，后又纵向挑出$1\sim i$。

（二）关联度

$$ri=\sum\xi_i^{(k)}/N\quad(X_i\text{ 对 }X_0\text{ 的关联度})\tag{2}$$

式中：$ri$为关联度，代表$1\sim N$个关联系数的平均值。

# 3 结果

根据2005年河北省学生体质与健康调研的基础数据，经SPSS11.5的描述性统计分析，计算得维尔维克指数、BMI与各身体素质代表项目（简称项目）的关联因子数据，见表1。

**表1 灰色系统分析关联因子数据表**

| 指标 | 项目 | 男生 | | | | | | 女生 | | | | | |
|---|---|---|---|---|---|---|---|---|---|---|---|---|---|
| | | 13岁 | 14岁 | 15岁 | 16岁 | 17岁 | 18岁 | 13岁 | 14岁 | 15岁 | 16岁 | 17岁 | 18岁 |
| X00 | 维尔维克指数 | 78.90 | 81.03 | 82.41 | 84.87 | 85.70 | 86.33 | 78.82 | 80.96 | 82.98 | 84.34 | 84.60 | 84.36 |
| X01 | BMI | 19.44 | 19.86 | 20.23 | 20.74 | 21.22 | 21.24 | 19.11 | 19.61 | 20.32 | 20.73 | 20.84 | 20.85 |
| X1 | 50m跑 | 8.29 | 8.06 | 7.75 | 7.69 | 7.62 | 7.50 | 9.40 | 9.91 | 9.45 | 9.61 | 9.57 | 9.64 |
| X2 | 立定跳远 | 188.50 | 205.41 | 211.99 | 222.22 | 226.73 | 226.59 | 154.67 | 158.07 | 189.26 | 166.10 | 165.54 | 164.57 |
| X3 | 力量 | 1.96 | 2.94 | 3.42 | 3.94 | 4.74 | 5.01 | 25.08 | 27.23 | 28.53 | 28.84 | 28.33 | 30.86 |
| X4 | 耐力跑 | 310.81 | 294.89 | 281.43 | 269.68 | 265.63 | 264.63 | 277.17 | 267.10 | 263.55 | 257.59 | 261.67 | 262.44 |
| X5 | 立位体前屈 | 5.72 | 7.39 | 7.92 | 10.79 | 10.86 | 12.34 | 9.25 | 10.00 | 10.21 | 11.05 | 11.02 | 12.45 |

通过对 13～18 岁男、女学生在不同年龄组各指标数据的无纲量化处理，经(1)、(2)式的计算，分别得到男生、女生的维尔维克指数、BMI 与各项目的灰色系统关联度及各身体素质权重，见表 2、表 3。

**表 2 河北省男生、女生维尔维克指数、BMI 与各项目的灰色系统关联度**

| 关联度 | 男生 | | 女生 | | 关联度 | 男生 | | 女生 | |
|---|---|---|---|---|---|---|---|---|---|
| | 维尔维克指数 | BMI | 维尔维克指数 | BMI | | 维尔维克指数 | BMI | 维尔维克指数 | BMI |
| $r1$ | 0.87 | 0.88 | 0.80 | 0.75 | $r4$ | 0.84 | 0.84 | 0.63 | 0.60 |
| $r2$ | 0.90 | 0.90 | 0.89 | 0.84 | $r5$ | 0.63 | 0.62 | 0.64 | 0.65 |
| $r3$ | 0.54 | 0.54 | 0.69 | 0.70 | | | | | |

注：$r1$ 指 50 米跑对于维尔维克指数与 BMI 的关联度；$r2$ 指立定跳远的关联度；$r3$ 指肌力关联度；$r4$ 指耐力跑的关联度；$r5$ 指坐位体前屈的关联度。

**表 3 河北省男生、女生各项素质权重**

| 权重 | 男生 | | | | 女生 | | | |
|---|---|---|---|---|---|---|---|---|
| | 维尔维克指数 | 排序 | BMI | 排序 | 维尔维克指数 | 排序 | BMI | 排序 |
| 50 m 跑 | 0.23 | 2 | 0.23 | 2 | 0.22 | 2 | 0.21 | 2 |
| 立定跳远 | 0.24 | 1 | 0.24 | 1 | 0.24 | 1 | 0.24 | 1 |
| 力量 | 0.14 | 5 | 0.14 | 5 | 0.19 | 3 | 0.20 | 3 |
| 耐力跑 | 0.22 | 3 | 0.22 | 3 | 0.17 | 5 | 0.17 | 5 |
| 坐位体前屈 | 0.17 | 4 | 0.17 | 4 | 0.18 | 4 | 0.18 | 4 |

各项权重值大小排序同各项关联度值排序。由表 3 知，不论男生、女生，立定跳远对于维尔维克和 BMI 的权重最大排在第一位，在 0.24 以上，排在第二的为 50 米跑在 0.21 以上。对于男生排在第三位的是耐力跑，排在最后的是肌力，而对于女生排在第三位的是肌力，排在最后的是耐力。

# 4 分析

## 4.1 灰色系统优势分析

由表 3 得知，对于维尔维克指数与 BMI，代表弹跳力的立定跳远与代表速度素质的 50 米跑的权重排在前两位，在 0.21 以上，可定为优势项目。力量素质与耐力素质影响男生、女生的程度是不一样的，影响男生更大的是肌力，影响女生更大的是耐力跑，是弱势项目。代表柔韧素质的坐位体前屈对男、女生影响是一样的，是一般项目。上述结果表明，影响河北省学生生长发育的整体水平劣势项目是耐力跑(女)和肌力(男)。《2000 年中国学生体质与健康调研报告》中也明确提出，1995—2000 年 5 年间，男生引体向上下降幅度为－2.1～－1.0，这 5 年间男生耐力素质在下降 6.1～15.3，而女生下降了 10.3～13.8，女生下降更明显。同时也看出，在青少年阶段应注重发展学生的耐力素质和力量素质。

## 4.2 维尔维克指数、BMI 与身体素质的关系

维尔维克指数，是反映人体发育匀称度的指标，并与心肺呼吸机能和其他指数有着密切的关系。BMI 是大部分儿童和青少年身体脂肪有效的指标。BMI 不能直接测量身体脂肪，但研究结果显示，BMI 与直接测量方法得到的身体脂肪有很高的相关性，如水下称重法等。儿童和青少年中，BMI 用来评价营养不足，超重及超重带来的危险。儿童的脂肪随着成长而改变，并具有性别和年龄特征。尤其在青少年期变化更明显。2000 年，疾病控制和预防中心（CDC）的国际健康统计中心公布了根据儿童和少年成长和发育的比例而做的成长曲线及相应的相关信息指出，BMI 作为评价工具是因为，①年龄特征的 BMI 为在青春期之外的青少年提供了参考。②年龄特征的 BMI 在儿童和青少年中可以很好地与实验室测量的身体脂肪比较。③年龄特征的 BMI 能在整个生命中追踪体重。超重的儿童和青少年在心血管疾病方面的危险因子。包括高胆固醇，过高的胰岛素水平，及升高的血压。一项研究显示，接近 60％的超重的儿童至少有一个心血管危险因子。例如，高胆固醇或高血压；相比较，仅仅 10％的健康体重的儿童至少有一个危险因子。另外，25％的超重儿童有两个或更多的危险因子。近年来大量的实验证明了，频繁的体育活动使身材健壮，维尔维克指数更合适，BMI 值降低；加强运动可使青少年身体的脂肪含量减少、体重减轻，BMI 随之下降，等等。因此，采用维尔维克指数、BMI 与各身体素质做灰色关联分析有重要的现实意义，目的是反映青少年期影响身体发育及肺活量的身体素质的排序，从而更有目标地安排体育课或课外体育活动内容。

## 4.3 身体素质突增期应与弱势项目结合起来安排体育运动

专家认为如果在青少年时期针对各敏感素质进行优势发展，使青少年综合素质提高对于他们今后发展潜力有着深远影响。力量素质发展的敏感期是 13～17 岁，13～17 岁时最大力量进入快速增长的第一个高峰。青春期中力量与性别的关系变得十分显著。男孩的肌力增加，特别是上肢，似已超出身高或年龄增长的比例，这与营养、激素和体力锻炼等因素有关。由此看几乎整个青春期都是男生发展力量的敏感期，即在其他素质发展的敏感期内，同时也是力量素质发展的敏感期。而男生的力量素质在逐年下降，成为维尔维克、BMI 的障碍的重要因素。如果将力量训练贯穿整个青春期，男生的身体素质会很快提高，而力量素质会很快成为优势素质。

耐力素质，是人体长时间进行体力活动的能力，也可看作是对抗疲劳的能力。耐力的性别差异很明显，女孩在 13 岁后开始下降，17～18 岁又逐渐回到 13 岁的水平，这可能是女生耐力是影响维尔维克、BMI 的劣势素质的重要原因。但是如果在青春期，合理安排较多的耐力练习，尤其对女生，会改善耐力逐年下降的趋势，为形成终身体育的观念及运动的生活方式打下基础。

2006 年 7 月，教育部发布了“全国学生体质健康监测公告”。公告显示，我国学生的耐力、爆发力、柔韧性、力量、肺活量等体能素质指标继续呈下降趋势。因此采用更合理的方法安排青少年的体育运动会收到事半功倍的效果。笔者认为，除在某项身体素质敏感期重点发展该素质外，

还应将影响维尔维克指数及 BMI 的劣势项目的运动贯穿在整个青春期。将敏感期项目和劣势项目结合起来合理安排运动内容，重点发展突增期素质和耐力、力量素质。

青少年阶段，学生正处于人体第二个生长发育期，生理变化呈现急骤发展的趋势，尤其是身高、体重的变化对学生身体素质的发展有很大的影响。这一时期生长发育的好坏，对成年时期的身体形态、生理机能、内分泌以及心理智能的发展也有很大的影响，因此，应在营养、卫生、体育等方面给予青少年学生充分的重视和保证。如何科学地设置体育课及按照当前形势重点发展的身体素质，也应该引起有关部门的重视。要改善青少年体质健康，解决问题的关键是“体育生活化”，树立每时每刻都可以运动的观念。体育锻炼还应保证一定强度，基础性、技巧性的田径活动应当保留。田径运动是发展耐力素质和力量素质的主要途径。

（河北省学生体质与健康调研组选送）

**参考文献：**


[1] COLE TJ,BELLIZZI MC,FLEGAL KM,et al. Establishing a standard definition for child overweight and obesity worldwide: international survey. BMJ,2000,320: 1240-1253.

[2] 日本肥满学会肥满症诊断基准检讨委员会. 新的肥满判定和肥满症诊断基准.（日）肥满研究，2000，6(1)：18-28.

[3] 中国学生体质与健康研究组. 2000 年中国学生体质健康调研. 北京：高等教育出版社，2002.

[4] 黄明教，陈志强，丁红翎，等. 体育试验设计与科学量化方法. 北京：高等教育出版社，2003.

[5] Mei Z,Grummer－Strawn LM,Pietrobelli A,et al. Validity of body mass index compared with other body－composition screening indexes for the assessment of body fatness in children and adolescents. American Journal of Clinical Nutrition 2002,7597-985.

[6] Freedman DS,Dietz WH,Srinivasan SR,Berenson GS. The relation of overweight to cardiovascular risk factors among children and adolescents: The Bogalusa Heart Study. *Pediatrics* 1999,103:1175-1182.

[7] 田野. 高级运动生理学. 北京：高等教育出版社，2003.

# 1991—2005年太原市学生龋齿患病率的对比分析

赵志一　朱文华　执笔

## 1　前言

龋齿是学生中常见病和多发病之一，龋齿一旦发生，不可逆转，随着病情的加重，会影响学生的食欲、咀嚼、消化和营养吸收，给学生的身体健康带来危害，目前已被教育部、卫生部列为中小学学生重点防治的疾病之一，并提出了具体的目标。为了解太原市中小学学生龋齿的发病状况，动态地分析中小学生的龋齿发病规律，为有关部门在学生中制定相应的干预措施提供依据，我们对太原市城乡中小学生的龋齿发病率情况和充填率情况进行了抽样调查。

## 2　研究对象与方法

### 2.1　研究对象

按《全国学生体质健康调研实施方案》，随机整群抽取太原市城乡各6所中小学，年龄为7、9、12、14、17岁的学生为调查对象，分为4个组：城市男生、城市女生、乡村男生、乡村女生，经严格检查，剔除有主要脏器疾病的学生。合计受检者1991年为2 000人，2005年为2 067人。

### 2.2　方法

按《全国学生体质健康调研检测细则》口腔健康检查的方法，由专业人员组成检查组，检查前经过严格的培训和考核。在室内自然光线下，使用统一的一次性口腔检查器械对受检者进行口腔检查，并做相应的记录。

### 2.3　分析方法

所有资料用计算机自编软件对调查表所列的可能因素进行对比分析，用$\chi^2$检验、$u$检验，筛选出有意义的因素。

## 3 结果

### 3.1 2005年与1991年学生龋齿患病率的比较

2005年的学生总平均龋患率为56.89%，1991年为65.05%，2005年比1991年下降了14.34%，差异有显著性($P<0.01$)，显示15年来学生龋患率呈下降趋势(表1，图1)。

表1 2005年与1991年太原市学生龋齿患病率比较

| 年份/年 | 受检人数 | 龋患数 | 龋患率/% | $\chi^2$ | $P$ |
|---|---|---|---|---|---|
| 1991 | 2 000 | 1 301 | 65.05 | | |
| 2005 | 2 067 | 1 176 | 56.89 | 28.1 | $P<0.01$ |

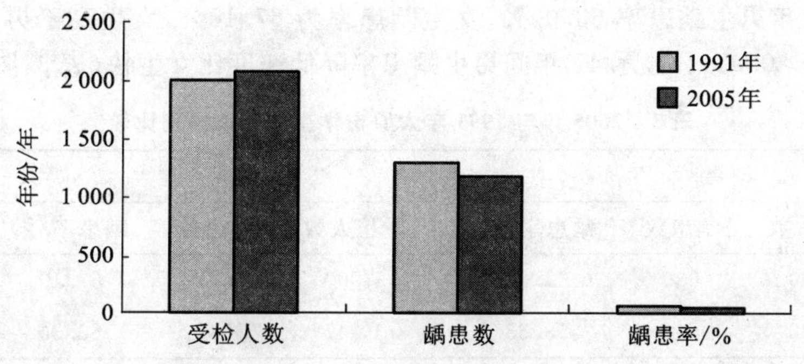


图1 2005年与1991年太原市学生龋齿患病率的比较

### 3.2 2005年与1991年城乡学生龋患率比较

2005年城市学生龋患率为52.12%，乡村学生为61.71%，乡村学生高于城市学生18.4%，差异有显著性($P<0.01$)。1991年城市学生平均龋患率为81.20%，乡村龋患为48.90%，城市学生高于乡村学生66.05%，差异有显著性($P<0.01$)。显示15年间城市学生龋患率呈下降趋势，乡村学生龋患率呈上升趋势并超过了城市学生的龋齿患病率(表2，图2)。

表2 2005年与1991年太原市城乡学生龋患率比较

| 年份/年 | 城市 | | | 乡村 | | | $\chi^2$ | $P$ |
|---|---|---|---|---|---|---|---|---|
| | 受检人数 | 龋患数 | 龋患率/% | 受检人数 | 龋患数 | 龋患率/% | | |
| 1991 | 1 000 | 812 | 81.20 | 1 000 | 489 | 48.90 | 9.8 | <0.01 |
| 2005 | 1 038 | 541 | 52.12 | 1 029 | 635 | 61.71 | 19.0 | <0.01 |

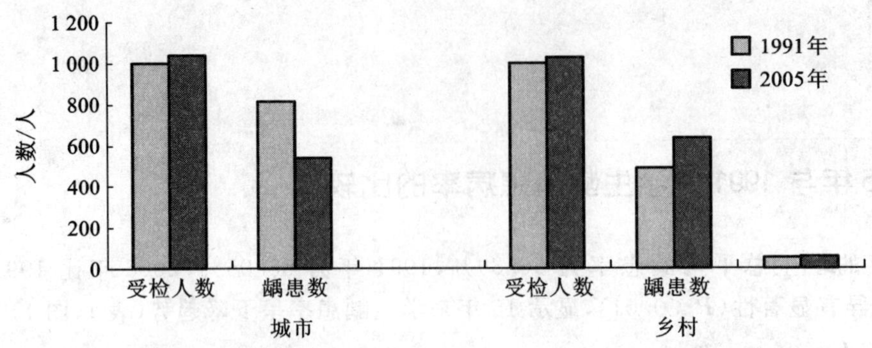

**图 2　2005 年与 1991 年太原市城乡学生龋患率比较**

## 3.3　龋患率的性别比较

2005 年男生龋患率 53.33%、女生龋患率为 60.36%，女生高出男生 13.18%，差异有显著性（$P<0.01$），1991 年男生龋患率 63.00%、女生龋患率为 67.10%，女生高于男生 6.5%，经检验无统计学意义（$P>0.05$）。显示 15 年间男生龋患率降低速度比女生快（表 3，图 3）。

**表 3　2005 年与 1991 年太原市学生龋患率性别比较**

| 年份/年 | 男生 | | | 女生 | | | $\chi^2$ | $P$ |
|---|---|---|---|---|---|---|---|---|
| | 受检人数 | 龋患数 | 龋患率/% | 受检人数 | 龋患数 | 龋患率/% | | |
| 1991 | 1 000 | 630 | 63.00 | 1 000 | 671 | 67.10 | 3.5 | >0.05 |
| 2005 | 1 020 | 544 | 53.33 | 1 047 | 632 | 60.36 | 10.1 | <0.01 |

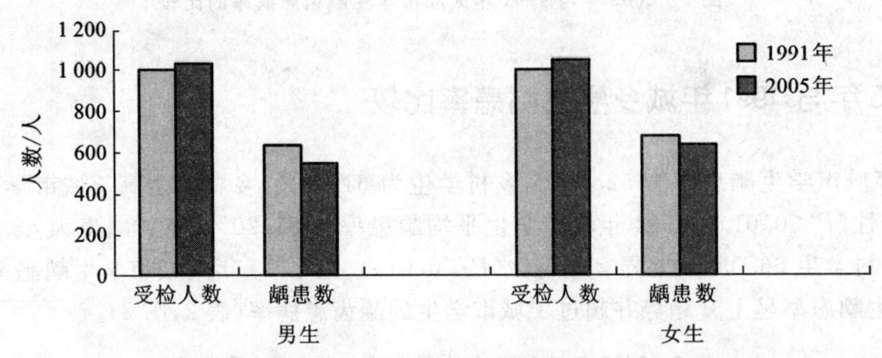

**图 3　2005 年与 1991 年太原市学生龋患率性别比较**

## 3.4　2005 年与 1991 年太原市城市男生龋齿患病率的比较

城市 7 岁男生乳牙龋患率 2005 年为 77.1%、1991 年为 91.0%，2005 年低于 1991 年 18.03%；7～17 岁城市男生恒牙龋患率 2005 年平均为 21.7%、1991 年平均为 43.6%，2005 年

低于1991年100.1%，经统计学检验，差异有显著性（$P<0.01$）。9～17岁组城市男生乳牙龋患率15年间无显著性差异（$P>0.05$）（表4）。

**表4　2005年与1991年太原市城市男生龋齿患病率比较**

| 年龄/岁 | 2005 (n) | 1991 (n) | 2005年乳牙龋患人数 | 1991年乳牙龋患人数 | 2005年乳牙龋患率/% | 1991年乳牙龋患率/% | 2005年恒牙龋患人数 | 1991年恒牙龋患人数 | 2005年恒牙龋患率/% | 1991年恒牙龋患率/% |
|---|---|---|---|---|---|---|---|---|---|---|
| 7 | 105 | 100 | 81 | 91 | 77.1 | 91.0* | 1 | 27 | 1.0 | 27.0** |
| 9 | 103 | 100 | 73 | 79 | 70.9 | 79.0 | 6 | 28 | 5.8 | 28.0** |
| 12 | 102 | 100 | 16 | 7 | 15.7 | 7.0 | 17 | 45 | 16.7 | 45.0** |
| 14 | 104 | 100 | 0 | 1 | 0.0 | 1.0 | 42 | 59 | 40.4 | 59.0** |
| 17 | 103 | 100 | 0 | 1 | 0.0 | 1.0 | 46 | 59 | 44.7 | 59.0** |

注：* $P<0.05$；** $P<0.01$。

## 3.5　2005年与1991年太原市城市女生龋齿患病率的比较

城市7、9、14、17岁女生恒牙龋齿患病率2005年平均为26.48%、1991年平均为49.25%，2005年比1991年下降了86.60%，经统计学检验，差异有显著性（$P<0.01$）；城市女生乳牙龋患率2005年与1991年比较，无显著差异（$P>0.05$）；城市女生12岁组恒牙龋患病率2005年为38.1%、1991年为43.0%，2005年比1991年下降了11%，经检验无显著差异（$P>0.05$）（表5）。

**表5　2005年与1991年太原市城市女生龋齿患病率的比较**

| 年龄/岁 | 2005 (n) | 1991 (n) | 2005年乳牙龋患人数 | 1991年乳牙龋患人数 | 2005年乳牙龋患率/% | 1991年乳牙龋患率/% | 2005年恒牙龋患人数 | 1991年恒牙龋患人数 | 2005年恒牙龋患率/% | 1991年恒牙龋患率/% |
|---|---|---|---|---|---|---|---|---|---|---|
| 7 | 105 | 100 | 81 | 88 | 77.1 | 88.0 | 1 | 26 | 1.0 | 26.0** |
| 9 | 103 | 100 | 68 | 79 | 66.0 | 79.0 | 11 | 46 | 10.7 | 46.0** |
| 12 | 105 | 100 | 11 | 8 | 10.5 | 8.0 | 40 | 43 | 38.1 | 43.0 |
| 14 | 103 | 100 | 0 | 0 | 0.0 | 0.0 | 43 | 59 | 41.8 | 59.0* |
| 17 | 105 | 100 | 0 | 1 | 0.0 | 0.0 | 45 | 66 | 52.4 | 66.0** |

注：同表4。

## 3.6　2005年与1991年太原市乡村男生龋齿患病率的比较

乡村7、9、12岁男生乳龋发病率2005年分别为84.0%、77.7%、21.0%，1991年分别为67.0%、61.0%、2.0%，2005年分别高出1991年25.4%、27.4%、95.0%；乡村17岁男生恒牙发病率2005年为36.5%、1991年为18.0%，2005年高出1991年102.7%，经统计学检验差异有显著性（$P<0.01$）（表6）。

表 6 2005 年与 1991 年太原市乡村男生龋齿患病率比较

| 年龄/岁 | 2005 ($n$) | 1991 ($n$) | 2005 年乳牙龋患人数 | 1991 年乳牙龋患人数 | 2005 年乳牙龋患率/% | 1991 年乳牙龋患率/% | 2005 年恒牙龋患人数 | 1991 年恒牙龋患人数 | 2005 年恒牙龋患率/% | 1991 年恒牙龋患率/% |
|---|---|---|---|---|---|---|---|---|---|---|
| 7 | 106 | 100 | 89 | 67 | 84.0 | 67.0** | 1 | 6 | 0.9 | 6.0 |
| 9 | 103 | 100 | 80 | 61 | 77.7 | 61.0* | 10 | 16 | 9.7 | 16.0 |
| 12 | 105 | 100 | 22 | 2 | 21.0 | 2.0** | 23 | 28 | 21.9 | 28.0 |
| 14 | 104 | 100 | 0 | 0 | 0.0 | 0.0 | 38 | 35 | 36.5 | 35.0 |
| 17 | 85 | 100 | 0 | 0 | 0.0 | 0.0 | 31 | 18 | 36.5 | 18.0** |

注:同表 4。

## 3.7 2005 年与 1991 年太原市乡村女生龋齿患病率的比较

太原市乡村 9 岁、12 岁组女生乳龋患病率 2005 年分别为 74.5%和 16.8%,1991 年分别为 52.0%和 1.0%;2005 年分别高出 1991 年 43.26%和 158%,乡村女生 14 岁、17 岁组恒牙患病率 2005 年分别为 49.1%和 61.2%,1991 年分别为 31.0%和 34.0%,2005 年分别高出 1991 年 58.4%和 80%,经检验差异有显著性($P<0.01$)。乡村 7 岁女生恒牙龋齿患病率 2005 年为 2.9%,1991 年为 13.0%,2005 年低于 1991 年 34.8%,经检验差异有显著性。($P<0.05$)(表 7)。

表 7 2005 年与 1991 年太原市乡村女生龋齿患病率比较

| 年龄/岁 | 2005 ($n$) | 1991 ($n$) | 2005 年乳牙龋患人数 | 1991 年乳牙龋患人数 | 2005 年乳牙龋患率/% | 1991 年乳牙龋患率/% | 2005 年恒牙龋患人数 | 1991 年恒牙龋患人数 | 2005 年恒牙龋患率/% | 1991 年恒牙龋患率/% |
|---|---|---|---|---|---|---|---|---|---|---|
| 7 | 104 | 100 | 83 | 68 | 79.8 | 68.0 | 3 | 13 | 2.9 | 13.0* |
| 9 | 106 | 100 | 79 | 52 | 74.5 | 52.0** | 14 | 20 | 13.2 | 20.0 |
| 12 | 107 | 100 | 18 | 1 | 16.8 | 1.0** | 40 | 37 | 37.4 | 37.0 |
| 14 | 106 | 100 | 0 | 0 | 0.0 | 0.0 | 52 | 31 | 49.1 | 31.0** |
| 17 | 103 | 100 | 0 | 0 | 0.0 | 0.0 | 63 | 34 | 61.2 | 34.0** |

注:同表 4。

## 3.8 2005 年与 1991 年太原市城乡男生龋齿充填率的比较

城市 7 岁和 9 岁男生组乳牙龋齿充填率 2005 年分别为 23.8%和 20.4%,1991 年均为 4.0%,2005 年分别高出 1991 年 49.5%和 41.0%,经检验差异有显著性($P<0.01$),其他各组均无显著性差异($P>0.05$)(表 8)。

表 8　2005 年与 1991 年太原市城乡男生龋齿充填率比较

| 年龄/岁 | 城市男生乳牙充填率/% | | 城市男生恒牙充填率/% | | 乡村男生乳牙充填率/% | | 乡村男生恒牙充填率/% | |
|---|---|---|---|---|---|---|---|---|
| | 2005 年 | 1991 年 | 2005 年 | 1991 年 | 2005 年 | 1991 年 | 2005 年 | 1991 年 |
| 7 | 23.8 | 4.0** | 0.0 | 1.0 | 2.8 | 0.0 | 0.0 | 0.0 |
| 9 | 20.4 | 4.0** | 1.0 | 3.0 | 1.0 | 0.0 | 0.0 | 0.0 |
| 12 | 2.9 | 0.0 | 0.0 | 5.0 | 1.0 | 0.0 | 0.0 | 0.0 |
| 14 | 0.0 | 0.0 | 8.7 | 7.0 | 0.0 | 0.0 | 1.9 | 1.0 |
| 17 | 0.0 | 0.0 | 8.7 | 7.0 | 0.0 | 0.0 | 1.2 | 0.0 |

注：同表 4。

## 3.9　2005 年与 1991 年太原市城乡女生龋齿充填率的比较

2005 年城市女生乳、恒牙龋齿充填率平均为 6.16% 和 5.14%，1991 年分别为 2.8% 和 6.8%；2005 年乡村女生乳、恒牙龋齿充填率平均为 0.76% 和 1.34%，1991 年分别为 0.0% 和 0.2%；经检验各组女生乳、恒牙龋齿充填率均无显著性差异($P>0.05$)(表 9)。

表 9　2005 年与 1991 年太原市城乡女生龋齿充填率

| 年龄/岁 | 城市女生乳牙充填率/% | | 城市女生恒牙充填率/% | | 乡村女生乳牙充填率/% | | 乡村女生恒牙充填率/% | |
|---|---|---|---|---|---|---|---|---|
| | 2005 年 | 1991 年 | 2005 年 | 1991 年 | 2005 年 | 1991 年 | 2005 年 | 1991 年 |
| 7 | 13.3 | 5.0 | 0.0 | 0.0 | 1.0 | 0.0 | 0.0 | 0.0 |
| 9 | 14.6 | 9.0 | 1.9 | 4.0 | 2.8 | 0.0 | 0.0 | 0.0 |
| 12 | 2.9 | 0.0 | 3.8 | 10.0 | 0.0 | 0.0 | 0.9 | 0.0 |
| 14 | 0.0 | 0.0 | 1.9 | 9.0 | 0.0 | 0.0 | 1.9 | 0.0 |
| 17 | 0.0 | 0.0 | 18.1 | 11.0 | 0.0 | 0.0 | 3.9 | 1.0 |

注：同表 4。

## 3.10　2005 年与 1991 年太原市城乡男女生龋均的比较

2005 年与 1991 年相比，城乡中小学生乳恒龋均总体呈下降趋势，其中，城市学生乳恒龋均 2005 年分别为 1.75 和 0.5，1991 年分别为 2.7 和 1.15，2005 年与 1991 年相比，乳恒龋均分别下降了 0.95 和 0.65；乡村学生乳恒龋均 2005 年分别为 1.95 和 0.6，1991 年分别为 1.35 和 0.7，2005 年与 1991 年相比，乳龋均上升了 0.6，而恒龋均下降了 0.1(表 10，图 4)。

表10　2005年与1991年太原市城乡男女生龋均比较

| 年份/年 | 乳龋均 | | | 恒龋均 | | |
|---|---|---|---|---|---|---|
| | 受检人数 | 城市学生乳龋均 | 乡村学生乳龋均 | 受检人数 | 城市学生恒龋均 | 乡村学生恒龋均 |
| 2005 | 310 | 1.75 | 1.95 | 309 | 0.50 | 0.60 |
| 1991 | 300 | 2.7 | 1.35 | 300 | 1.15 | 0.70 |

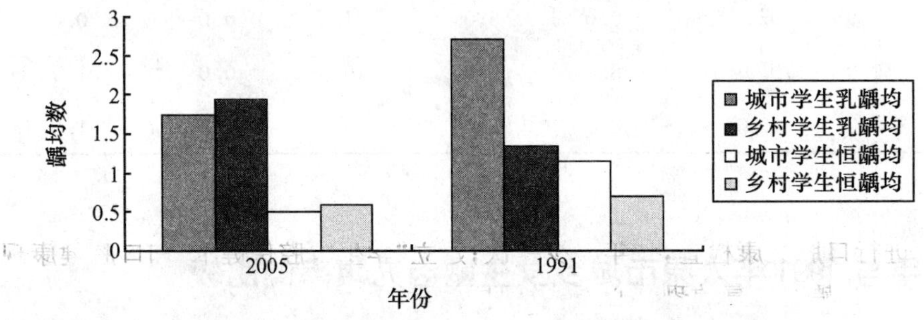


图4　2005年与1991年太原市城乡男女生龋均比较

## 4　讨论

通过比较分析显示，太原市城乡中小学生龋患率和龋齿充填率2005年与1995年相比有以下几个特点：

太原市中小学生的龋齿患病率总体呈下降趋势。表明通过对学生坚持开展口腔卫生的宣传教育和口腔保健工作，使我市学生的口腔卫生保健意识有了一定的提高。中小学生的口腔卫生状况有了一定的好转，小学生呈现乳牙龋随年龄的增长逐渐减少，到12岁时达到最低点，14岁基本全部脱落，这符合儿童牙齿发育的规律；而恒牙龋则随年龄的增长不断增加，这说明口腔卫生保健工作还需要继续加强。

15年间，太原市城市学生龋患率呈下降趋势，农村学生龋患率呈上升趋势。可能与城市学生逐渐重视口腔卫生保健，农村学生随着近几年生活水平不断提高，精细食物日渐丰富等致龋因素增加，而学生的口腔卫生保健工作没有跟上有关。

学生中女生龋患率高于男生。可能与女生在日常生活中挑食、偏食、吃零食等不良的饮食习惯比男生更为严重以及女生体质弱于男生等因素有关。

太原市中小学生龋齿充填率无显著改变。15年来，虽然进行了大量的口腔卫生宣传教育工作，但仍未能引起学生和家长对龋齿早期修复的足够重视，忽视了龋病是一个不断发展的过程；另外，学生对龋齿修复的恐惧心理也可能是其中一个原因。

## 5　建议

牙齿是人一生中最重要的咀嚼器官，与人的健康和美观有着不可分割的关系。中小学学生处于牙颌系统的快速增长期，此期的口腔预防保健直接关系到牙颌关系的建立和牙列的健康。应当引起教育、卫生部门及家长，乃至全社会的高度重视。

（1）利用多种形式大力开展口腔健康教育活动。使学生获得口腔健康的知识，建立口腔健康的新观念。在学校进行口腔保健工作应根据学生的心理特点，爱护学生，启发和挖掘他们自身的积极性，并在教师的指导下有一定的实践机会，使学生自觉形成良好的口腔卫生习惯。

（2）对不健康的行为进行早期干预。与家长配合发现学生有单侧咀嚼、张口呼吸以及咬唇、咬舌、咬笔杆等不良习惯时，应给予积极的干预并说明危害，提高学生自我保健的能力，预防口腔疾病的发生。

（3）养成良好的口腔卫生习惯。坚持做到饭后漱口、早晚正确刷牙，使用保健牙刷。

（4）培养良好的饮食卫生习惯。提倡均衡饮食，忌过量吃甜食和刺激性食物，多吃富含纤维素的食物、多吃豆制品和多饮水，吃一些有适当硬度的食物，增强口腔的自洁作用。不吃或少吃零食，尤其是睡前不吃东西。

（5）定期进行口腔健康检查，每年至少一次；建立"学生口腔保健卡"和日腔健康现状信息管理，帮助学生克服对龋齿修复的恐惧心理，做到早发现、早治疗，防止病损的扩大。

（6）通过教育使学生理解窝沟封闭与氟化物可以最大限度地控制龋病的发生；以增强学生的主动参与意识，积极配合卫生保健部门的口腔预防工作。

（山西省学生体质与健康调研组选送）

**参考文献：**

［1］卞金有.口腔预防医学.北京：人民卫生出版社，2001.

［2］郑麟蕃.实用口腔科学.北京：人民卫生出版社，1993.

［3］王鸿颖，杨是，陈育德，等.第二次全国口腔健康流行病学调查报告.北京：人民卫生出版社，1998.

［4］杨贵仁.学校卫生人员培训教材.北京：中国方正出版社，2002.

# 1985—2005年内蒙古自治区蒙古族与汉族学生形态发育与运动能力发展变化趋势研究

乌云格日勒　金寅淳　执笔

## 1　前言

1985—2005年，由教育部等五部委联合组织实施了5次全国学生体质与健康调研，对全国6～22岁大、中、小学生(含25个少数民族学生)体质与健康状况进行调研。调研指标包括形态、生理机能、运动能力及常见疾病等26项必测指标和3项选测指标。内蒙古自治区蒙古族学生的资料也作为全国20个少数民族学生资料之一。本文依据1985、1995年及2005年3次调研资料，在探讨自治区2005年7～22岁汉族与蒙古族城乡男女学生形态与运动能力等身体素质发展水平及特点的基础上，进一步探索1985—2005年上述形态与运动能力的发展变化趋势。

## 2　研究对象与方法

### 2.1　研究对象

7～22岁在校蒙、汉族学生。汉族学生样本取自呼和浩特、赤峰市、鄂尔多斯市、巴彦淖尔市；蒙古族学生样本取自通辽市、锡林郭勒盟；大学生样本取自内蒙古大学、内蒙古师范大学、内蒙古农业大学。有效样本量：汉族10 094人，男女比为50.3∶49.7，城乡比为49.7∶50.3；蒙古族6 323人，男女比为49.5∶50.5，城乡比为38.8∶61.2。测试方法按全国调研组测试细则规定进行。测试时间为2005年9～10月。1985年与1995年资料取自文献。

### 2.2　方法

主要对1985、1995、2005年3个年度7～22岁年龄组资料做比较分析(19～22岁则以其4个年龄组的平均值作为19岁的均值)。分析指标：形态包括身高、体重、胸围；运动能力包括50米跑(速度)、立定跳远、体前屈(1985、1995年为立位体前屈、2005年为坐位体前屈)、肌力(男7～12岁斜身引体、13～19岁引体向上；女仰卧起坐)、耐力跑(男女7～12岁50米×8、13～22岁女800米跑、男1 000米跑)。城乡与民族差异值的计算：城乡差值＝城市－乡村，民族差值＝汉族－蒙古族。因2005年将立位体前屈改为坐位体前屈，所以，此项指标不作年度比较。

## 2.3 数据处理

用 SPSS13 统计软件包进行数据处理，城乡与民族差异检验用年龄组配对 $t$ 检验法，显著性界值为 0.05。

# 3 结果

## 3.1 形态指标

### 3.1.1 身高

汉族城乡男生的身高，分别由 7～19 岁(19～22 岁的平均值，下同)12 年分别增长 48.17 厘米和 49.08 厘米；汉族城乡女生的身高 12 年则分别增长 38.14 厘米和 38.11 厘米。城乡男生身高最大年发育量的年龄同为 12～13 岁(分别为年增长 7.92 厘米和 9.52 厘米)，城乡女生身高最大年发育量的年龄 9～10 岁(年增长 7.21 厘米)和 10～11 岁(年增长 7.29 厘米)。蒙古族城乡男生的身高分别由 7～19 岁(19～22 岁的平均值，下同)12 年分别增长 51.12 厘米和 49.14 厘米；女生的身高则 12 年分别增长 39.83 厘米和 37.96 厘米。城乡男生身高最大年发育量年龄分别为 11～12 岁(增长 7.66 厘米)和 14～15 岁(增长 6.41 厘米)，城乡女生身高最大年发育量年龄 9～10 岁(增长 8.97 厘米)和 10～11 岁(增长 8.17 厘米)，与汉族城乡女生相同。

### 3.1.2 体重

汉族城乡男生的体重分别由 7～19 岁(19～22 岁的平均值，下同)12 年分别增长 38.16 千克和 36.85 千克；女生的体重则 12 年分别增长 30.35 千克和 29.84 千克。城乡男生体重最大年发育量的年龄分别为 13～14 岁(增长 6.84 千克)和 12～13 岁(增长 6.39 千克)，城乡女生体重最大年发育量的年龄 13～14 岁(增长 5.13 千克)和 10～11 岁(增长 5.63 千克)。蒙古族城乡男生的体重分别由 7～19 岁(19～22 岁的平均值，下同)的 12 年分别增长 39.26 千克和 37.06 千克，女生的体重则由 7～19 岁 12 年分别增长 26.69 千克和 30.37 千克。城乡男生体重最大年发育量年龄分别为 12～13 岁(增长 5.15 千克)和 15～16 岁(增长 4.69 千克)，城乡女生体重最大年发育量年龄同为 10～11 岁(增长 5.29 千克和 6.57 千克)。

### 3.1.3 胸围

乡村男生的胸围分别由 7～19 岁(19～22 岁的平均值，下同)12 年分别增长 27.1 厘米和 27.56 厘米；女生的身高则由 7～19 岁 12 年分别增长 26.79 厘米和 26.83 厘米。城乡男生胸围最大年发育量的年龄同为 13～14 岁(增长 4.66 厘米和 3.53 厘米)，城乡女生胸围最大年发育量的年龄同为 18～19 岁(增长 4.02 厘米和 4.28 厘米)。蒙古族城乡男生的胸围由 7～19 岁(19～

22岁的平均值,下同)12年分别增长27.49厘米和25.93厘米;女生的身高则由7～19岁12年分别增长23.99厘米和24.21厘米。城乡男生胸围最大年发育量年龄分别为17～18岁(增长4.46厘米)和12～13岁(增长2.57厘米),城乡女生胸围最大年发育量年龄9～10岁(增长4.34厘米)和10～11岁(增长4.83厘米)。

## 3.2 运动能力指标

### 3.2.1 50米跑

汉族城乡男生速度提高最快的年龄段均为7～8岁分别提高1.3秒和0.8秒。汉族城乡女生成绩提高最快的年龄段亦为7～8岁分别提高1.0秒和0.6秒。蒙古族城乡男生成绩提高最快的年龄段则分别为9～10岁和8～9岁,均提高0.6秒。城乡女生成绩提高最快的年龄段为7～8岁,提高0.7秒。

### 3.2.2 立定跳远

汉族城乡男生成绩提高最快的年龄段分别为12～13岁和13～14岁,分别提高15.8厘米和16.2厘米。城乡女生成绩提高最快的年龄段均为7～8岁分别提高15.6厘米和14.0厘米。蒙古族城乡男生成绩提高最快的年龄段均为14～15岁,分别提高19.5厘米和20.1厘米。城乡女生成绩增长最快的年龄段均为7～8岁,分别提高21.1厘米和10.9厘米。

### 3.2.3 肌力

汉族城乡男生7～12岁的斜身引体向上最大值为城市10岁28.2次和乡村11岁26.0次,提高最快的年龄段分别为7～8岁和9～10岁;13～19岁的引体向上最大值均为19岁5.6次和6.9次,提高最快的年龄段同为18～19岁。城乡女生仰卧起坐分别由7岁时的15.4次/分和15.5次/分提高到19岁时的31.4次/分和27.9次/分,增长最快的年龄段均为18～19岁(分别提高8.5次/分和5.8次/分)。蒙古族城乡男生7～12岁的斜身引体向上最大值为城市11岁34.8次和乡村12岁34.9次,提高最快的年龄段分别为9～10岁和7～8岁;13～19岁的引体向上最大值分别为17～18岁和18～19岁的9.2次和8.5次,提高最快的年龄段分别为17～18岁和18～19岁,分别提高2.4次和2.0次。城乡女生仰卧起坐分别由7岁时的16.8次/分和12.7次/分提高到18岁时的28.9次/分和19岁时的27.4次/分,增长最快的年龄段均为9～10岁(提高8.4次/分)和10～11岁(提高3.6次/分)。

### 3.2.4 坐位体前屈

汉族城乡男生分别由7岁时的6.3厘米和6.0厘米提高到19岁时的12.8厘米和13.6厘米,提高最快的年龄段均为18～19岁。城乡女生分别由7岁时的11.2厘米和8.1厘米提高到19岁时的14.4厘米和14.6厘米,增长最快的年龄段均为18～19岁。蒙古族城乡男生分别由7岁时的6.7厘米和5.1厘米提高到19岁时的12.6厘米和12.7厘米,提高最快的年龄段均为18～19岁。城乡女生均由7岁时的8.7厘米提高到19岁时的13.8厘米和13.9厘米,增长最快的年龄段均为18～19岁,分别提高7.5厘米和6.4厘米。

### 3.2.5 耐力

汉族城乡男生7～12岁的50米×8跑,7～12岁分别提高27.9秒和21.9秒,提高最快的年龄段均为7～8岁;13～19岁1 000米跑分别提高41.6秒和39.5秒,提高最快的年龄段均为14～15岁,分别提高16.7秒和16.3秒。汉族城乡女生7～12岁的50米×8跑,由7～12岁分别提高23.5秒和22.0秒,提高最快的年龄段均为7～8岁,提高9.7秒和7.7秒;13～19岁的800米跑,由13～19岁时分别提高3.2秒和9.8秒,提高最快的年龄段分别为18～19岁和16～17岁,提高8.6秒和16.4秒。蒙古族城乡男生7～12岁的50米×8跑,分别提高13.6秒和22.0秒,提高最快的年龄段均为9～10岁,提高10.0秒和6.7秒;13～19岁的1 000米跑,分别提高40.2秒和46.2秒,提高最快的年龄段均为17～18岁和15～16岁,分别提高18.1秒和16.1秒。蒙古族城乡女生7～12岁的50米×8跑,最小值分别由8岁时的132.4秒和7岁时的137.8秒提高到12岁时的118.1秒和117.2秒,提高幅度分别为14.3秒和20.6秒,提高最快的年龄段分别为8～9岁和7～8岁,提高7.9秒和7.4秒;13～19岁的800米跑,蒙古族城市女生最大值是17岁的265.4秒,最小值是19岁时的250.4秒,极差分别为15秒,蒙古族乡村女生最大值是18岁的265.0秒,最小值是14岁时的247.2秒,极差为17.8秒,提高最快的年龄段均为18～19岁,分别提高14.4秒和17.7秒。

## 3.3 城乡与民族差异

2005年内蒙古自治区汉族与蒙古族男女学生形态与运动能力指标均值与标准差详见《2005年全国学生体质与健康调研报告》。对蒙古族与汉族学生的民族差异进行初步分析,汉族与蒙古族学生形态与运动能力差异检验结果,如表1、表2。

**表1 2005年汉族与蒙古族城乡男生形态与运动能力差异比较**

| 指标 | 城市男生 | | | | 乡村男生 | | | |
|---|---|---|---|---|---|---|---|---|
| | 差值平均数 | 标准差 | $t$ | $P$ | 差值平均数 | 标准差 | $t$ | $P$ |
| 身高/cm | 1.835 | 1.771 0 | 3.735 | 0.003 | −0.063 | 1.577 1 | −0.145 | 0.887 |
| 体重/kg | −1.292 | 1.904 1 | −2.447 | 0.031 | −2.463 | 1.458 5 | −6.090 | 0.000 |
| 胸围/cm | 1.237 | 1.199 8 | 3.716 | 0.003 | −0.500 | 1.463 4 | −1.232 | 0.242 |
| 50米跑/s | −0.329 | 0.208 1 | −5.697 | 0.000 | −0.308 | 0.201 9 | −5.494 | 0.000 |
| 立定跳远/cm | 6.800 | 6.832 3 | 3.589 | 0.004 | 4.412 | 7.517 5 | 2.116 | 0.056 |
| 坐位体前屈/cm | 2.419 | 2.471 1 | 3.530 | 0.004 | 0.225 | 3.371 4 | 0.241 | 0.814 |
| 斜身/引体向上/次 | 1.938 | 3.673 2 | 1.903 | 0.081 | −0.473 | 2.202 5 | −0.774 | 0.454 |
| 50 m×8/1 000 m跑/s | −10.462 | 10.838 3 | −3.480 | 0.005 | −12.106 | 7.482 5 | −5.833 | 0.000 |

注:民族差异=汉族−蒙古族,下同。

**表 2　2005 年汉族与蒙古族城乡女生形态与运动能力差异比较**

| 指　标 | 城市女生 | | | | 乡村女生 | | | |
|---|---|---|---|---|---|---|---|---|
| | 差值平均数 | 标准差 | $t$ | $P$ | 差值平均数 | 标准差 | $t$ | $P$ |
| 身高/cm | 0.719 | 1.692 1 | 1.533 | 0.151 | −0.377 | 1.018 3 | −1.335 | 0.207 |
| 体重/kg | −2.577 | 1.442 3 | −6.442 | 0.000 | −2.912 | 1.188 9 | −8.830 | 0.000 |
| 胸围/cm | −0.217 | 0.927 0 | −0.845 | 0.415 | −0.603 | 1.804 6 | −1.205 | 0.251 |
| 50 米/s | −0.737 | 0.269 0 | −9.873 | 0.000 | −0.631 | 0.246 3 | −9.235 | 0.000 |
| 立定跳远/cm | 9.467 | 5.363 9 | 6.364 | 0.000 | 4.690 | 6.163 4 | 2.744 | 0.018 |
| 坐位体前屈/cm | 2.500 | 3.615 0 | 2.493 | 0.028 | −0.762 | 2.938 7 | −0.934 | 0.369 |
| 仰卧起坐/次/分 | 5.973 | 2.472 7 | 8.709 | 0.000 | 2.896 | 2.328 1 | 4.485 | 0.001 |
| 50 m×8/800 m 跑/s | −13.556 | 11.288 4 | −4.330 | 0.001 | −15.558 | 10.354 3 | −5.417 | 0.000 |

### 3.3.1　形态民族差异

城市男生 7～19 岁身高、体重、胸围 3 项形态指标平均值民族差值分别为 1.835 厘米（$P<0.01$）、−1.292 千克（$P<0.05$）和 1.237 厘米（$P<0.01$），除蒙古族学生体重优于汉族学生外，其余 2 项均汉族学生优于蒙古族学生。而城市女生的上述 3 项形态指标平均值民族差值分别为 0.719 厘米、−2.577 千克和−0.217 厘米，除蒙古族学生体重优于汉族学生外（$P<0.001$），其余 2 项差值无显著意义。7～19 岁乡村男生身高、体重、胸围 3 项形态指标平均值民族差值分别为−0.063 厘米（$P>0.05$）、−2.463 千克（$P<0.001$）和−0.50 厘米（$P>0.05$），蒙古族学生优于汉族学生，除蒙古族乡村男生体重优于汉族乡村学生外，其余 2 项差值无显著意义。乡村女生亦呈类似趋势，上述 3 项形态指标平均值民族差值分别为−0.377 厘米、−2.912 千克和−0.603 厘米，但除体重蒙古族学生优于汉族学生外（$P<0.001$），其余 2 项差值均无显著意义。

### 3.3.2　汉族与蒙古族学生运动能力差异

50 米跑：7～19 岁城市男女生 50 米跑平均值民族差值分别为−0.329 秒和−0.737 秒，均呈汉族学生优于蒙古族学生（$P<0.001$）。7～19 岁乡村男女生 50 米跑平均值民族差值分别为−0.308 秒和−0.631 秒，亦呈汉族学生优于蒙古族学生（$P<0.001$）。

立定跳远：7～19 岁城市男女生立定跳远平均值民族差值分别为 6.80 厘米和 9.467 厘米，均汉族学生优于蒙古族学生（$P<0.01$），乡村男女生立定跳远平均值民族差值分别为 4.412 厘米和 6.163 厘米，男生差值无显著意义。而女生则汉族学生优于蒙古族学生（$P<0.05$）。

肌力：7～19 岁城市男女生平均值民族差值分别为 1.938 次（$P>0.05$）和 5.973 次/分（$P<0.001$），汉族女生优于蒙古族女生。男生差值则无显著意义。乡村男女生平均值民族差值分别为−0.473 次（$P>0.05$）和 2.896 次/分（$P<0.01$），汉族女生优于蒙古族女生，男生差值则无显著意义。

坐位体前屈：7～19 岁城市男女生坐位体前屈平均值民族差值分别为 2.419 厘米（$P<0.01$）和 2.500 厘米（$P<0.05$），汉族学生优于蒙古族学生。乡村男女生坐位体前屈平均值民族差值

分别为 0.225 厘米和－0.762 厘米，男女生均无显著差异（$P>0.05$）。

耐力：7～19 岁城市男女生耐力跑平均值民族差值分别为－10.462 秒和－13.556 秒，均汉族学生优于蒙古族学生且有显著意义（$P<0.01$）。乡村男女生 7～19 岁耐力跑平均值民族差值分别为－12.106 秒和－15.558 秒，亦呈汉族学生优于蒙古族学生且有统计学意义（$P<0.01$）。

## 3.4 形态发育与运动能力变化趋势

1985—2005 年形态与运动能力指标 13 个年龄组的平均变化量，如表 3～表 8 所示。

**表 3 1985—2005 年汉族城市男生 7 项指标增长量**

| 指 标 | 1985—2005 年 20 年总增长量 | | | | 其中 | | | |
|---|---|---|---|---|---|---|---|---|
| | 最小值 | 最大值 | 平均值 | 标准差 | 前 10 年（1985—1995）增长 | | 后 10 年（1995—2005）增长 | |
| | | | | | 平均值 | 占总量/% | 平均值 | 占总量/% |
| 身高/cm | 2.1 | 8.1 | 5.262*** | 1.893 6 | 3.771 | 71.67 | 1.490 | 28.33 |
| 体重/kg | 3.6 | 10.7 | 7.077*** | 2.449 5 | 3.310 | 46.77 | 3.767 | 53.23 |
| 胸围/cm | －3.0 | 2.4 | －0.320 | 1.814 2 | 0.663 | 107.2 | －0.983 | －7.2 |
| 速度/s | －0.4 | 0.9 | 0.110 | 0.410 7 | －0.356 | －23.6 | 0.466 | 123.6 |
| 立定跳远/cm | －6.9 | 6.1 | 1.215 | 4.024 1 | 14.821 | 119.8 | －13.606 | －19.8 |
| 斜身/引体向上/次 | －4.9 | 10.5 | 0.896 | 5.229 0 | 6.879 | 167.8 | －5.983 | －67.8 |
| 50 m×8/1 000 m 跑/s | 10.3 | 32.2 | 18.246*** | 6.818 6 | 0.235 | 1.288 | 18.012 | 98.712 |

注：*** $P<0.001$ ** $P<0.01$ * $P<0.05$；增长量＝2005－1985，增长量＝1995－1985，增长量＝2005－1995。下同。

**表 4 汉族城市女生 1985—2005 年 7 项指标增长量**

| 指 标 | 1985—2005 年 20 年总增长量 | | | | 其中 | | | |
|---|---|---|---|---|---|---|---|---|
| | 最小值 | 最大值 | 平均值 | 标准差 | 前 10 年（1985—1995）增长 | | 后 10 年（1995—2005）增长 | |
| | | | | | 平均值 | 占总量/% | 平均值 | 占总量/% |
| 身高/cm | 1.0 | 7.5 | 3.533*** | 1.985 5 | 2.262 | 64.02 | 1.271 | 35.98 |
| 体重/kg | 1.6 | 8.2 | 4.304*** | 1.697 8 | 1.629 | 37.85 | 2.675 | 62.15 |
| 胸围/cm | －2.4 | 2.1 | －0.531 | 1.333 2 | 0.438 | 82.5 | －0.969 | －182.5 |
| 速度/s | 0.0 | 0.9 | 0.444*** | 0.308 2 | －0.256 | －57.66 | 0.700 | 157.66 |
| 立定跳远/cm | －11.8 | 0.1 | －5.948*** | 3.217 8 | 10.479 | 76.2 | －16.427 | －176.2 |
| 仰卧起坐（次）/分 | －2.1 | 5.9 | 1.262** | 2.016 4 | 8.648 | 185.3 | －7.387 | －85.3 |
| 50 m×8/800 m 跑/s | 8.6 | 36.3 | 19.673*** | 9.612 5 | 0.521 | －2.65 | 19.152 | 97.35 |

注：同表 3。

**表 5　1985—2005 年汉族乡村男生 7 项指标增长量**

| 指标 | 1985—2005 年 20 年总增长量 | | | | 其中 | | | |
|---|---|---|---|---|---|---|---|---|
| | | | | | 前 10 年(1985—1995)增长 | | 后 10 年(1995—2005)增长 | |
| | 最小值 | 最大值 | 平均值 | 标准差 | 平均值 | 占总量/% | 平均值 | 占总量/% |
| 身高/cm | 1.8 | 8.2 | 4.819*** | 1.916 8 | 3.410 | 70.76 | 1.410 | 29.24 |
| 体重/kg | 0.9 | 7.7 | 4.052*** | 1.878 2 | 1.790 | 44.18 | 2.262 | 55.82 |
| 胸围/cm | −4.5 | −0.2 | −2.329*** | 1.404 7 | −0.575 | −24.69 | −1.754 | −75.31 |
| 速度/s | −0.5 | −0.1 | −0.308*** | 0.149 8 | −0.569 | −184.74 | 0.262 | −84.74 |
| 立定跳远/cm | 5.2 | 18.8 | 12.067*** | 5.146 6 | 15.450 | 128.40 | −3.383 | −28.40 |
| 斜身/引体向上/次 | −2.9 | 5.2 | 0.950 | 2.841 4 | 3.952 | 116.00 | −3.002 | −16.00 |
| 50 m×8/1 000 m 跑/s | 3.7 | 28.5 | 14.646*** | 9.408 4 | −1.512 | −10.32 | 16.158 | 110.32 |

注:同表 3。

**表 6　1985—2005 年汉族乡村女生 7 项指标增长量**

| 指标 | 1985—2005 年 20 年总增长量 | | | | 其中 | | | |
|---|---|---|---|---|---|---|---|---|
| | | | | | 前 10 年(1985—1995)增长 | | 后 10 年(1995—2005)增长 | |
| | 最小值 | 最大值 | 平均值 | 标准差 | 平均值 | 占总量/% | 平均值 | 占总量/% |
| 身高/cm | 1.0 | 7.2 | 3.725*** | 2.120 8 | 2.802 | 75.22 | 0.923 | 24.78 |
| 体重/kg | −0.3 | 5.3 | 2.360*** | 1.961 8 | 0.779 | 33.01 | 1.581 | 66.99 |
| 胸围/cm | −4.0 | 2.5 | −1.604** | 1.881 8 | −0.127 | −7.92 | −1.477 | −92.08 |
| 速度/s | −0.5 | 0.5 | 0.068 | 0.270 3 | −0.490 | −20.60 | 0.558 | 120.60 |
| 立定跳远/cm | −1.5 | 6.6 | 4.450*** | 2.375 7 | 8.812 | 198.02 | −4.362 | −98.02 |
| 仰卧起坐/次·$min^{-1}$ | −1.9 | 4.9 | 1.640* | 2.292 7 | 6.444 | 192.90 | −4.804 | −92.90 |
| 50 m×8/800 m 跑/s | 4.1 | 33.4 | 16.481*** | 10.765 6 | 0.558 | 3.39 | 15.923 | 96.61 |

注:同表 3。

**表 7　1985—2005 年蒙古族男生 7 项指标增长量**

| 指标 | 城市 | | | | 乡村 | | | |
|---|---|---|---|---|---|---|---|---|
| | 最小值 | 最大值 | 平均值 | 标准差 | 最小值 | 最大值 | 平均值 | 标准差 |
| 身高/cm | 2.0 | 7.0 | 3.948*** | 1.556 6 | 1.7 | 7.7 | 4.731*** | 1.792 3 |
| 体重/kg | 2.3 | 8.0 | 4.915*** | 1.713 6 | 0.8 | 6.1 | 3.867*** | 1.599 5 |
| 胸围/cm | −1.0 | 5.2 | 2.312*** | 1.744 1 | −3.4 | 3.8 | 1.638* | 2.120 4 |
| 速度/s | −0.4 | 0.2 | −0.062 | 0.180 5 | −0.5 | 0.0 | −0.237*** | 0.134 9 |
| 立定跳远/cm | −2.8 | 9.8 | 3.196** | 3.072 4 | −2.8 | 13.7 | 7.665*** | 4.263 9 |
| 斜身/引体向上/次 | −1.1 | 17.6 | 5.508** | 6.216 8 | −1.5 | 17.1 | 5.915** | 6.726 0 |
| 50 m×8/1 000 m 跑/s | −3.3 | 24.7 | 10.248*** | 8.136 9 | 2.1 | 29.6 | 13.781*** | 10.288 1 |

注:*** $P<0.001$　** $P<0.01$　* $P<0.05$。

表 8  1985—2005 年蒙古族女生 7 项指标增长量

| 指标 | 城市 | | | | 乡村 | | | |
|---|---|---|---|---|---|---|---|---|
| | 最小值 | 最大值 | 平均值 | 标准差 | 最小值 | 最大值 | 平均值 | 标准差 |
| 身高/cm | 0.8 | 7.7 | 3.242*** | 2.138 7 | 1.1 | 8.6 | 4.221*** | 2.420 2 |
| 体重/kg | 0.4 | 7.5 | 4.027*** | 1.864 0 | 0.0 | 6.3 | 3.204*** | 1.720 0 |
| 胸围/cm | 1.8 | 5.1 | 3.498*** | 0.957 7 | −0.3 | 5.4 | 2.474*** | 1.671 4 |
| 速度/s | 0.0 | 0.6 | 0.296*** | 0.173 8 | −0.5 | 0.4 | −0.008 | 0.317 4 |
| 立定跳远/cm | −13.1 | 4.4 | −2.796 | 6.495 1 | −9.1 | 14.4 | 3.781* | 5.880 5 |
| 仰卧起坐/次·$min^{-1}$ | −0.8 | 8.9 | 4.404*** | 3.245 4 | −2.6 | 7.4 | 3.562*** | 2.998 5 |
| 50 m×8/800 m 跑/s | −6.3 | 21.6 | 9.042** | 8.224 5 | −1.8 | 28.4 | 13.202** | 11.841 2 |

注：*** $P<0.001$  ** $P<0.01$  * $P<0.05$。

### 3.4.1  1985—2005 年 3 项形态指标变化趋势

身高与体重的增长显著，而胸围增长趋缓，甚至出现负增长。身高增长速度前 10 年快于后 10 年，前 10 年增长量占 20 年总增长量的 2/3，体重增长量则后 10 年快于前 10 年，后 10 年增长量占 20 年总增长量的 53%～67%(表 3～表 8)。20 年增长量最大是汉族城市男生，身高与体重分别增长 5.26 厘米和 7.08 千克，身高增长最小的是汉族城市女生(3.53 厘米)，体重增长最小的是汉族乡村女生(2.36 千克)。城市男女学生的胸围未见变化($P>0.05$)，而乡村男女学生的胸围则呈负增长($P<0.01$)。

蒙古族城市男女生 20 年身高平均增长 3.95 厘米和 3.24 厘米，均小于汉族城乡学生，体重平均增长 4.92 千克和 4.03 千克，均小于汉族城市学生，但大于汉族乡村学生。而蒙古族乡村男女学生身高 20 年增长量均大于蒙古族城市学生，分别达到 4.73 厘米和 4.22 厘米，男生身高增长量接近于汉族乡村男生，而女生则超过汉族乡村女生。蒙古族城市男生体重的发育量不及汉族城市学生但大于汉族乡村男生。蒙古族城乡男女学生胸围均有增长，城市女生增长最多，达 3.5 厘米，而乡男增长最小，仅为 1.6 厘米，同汉族学生成鲜明对照。

### 3.4.2  1985—2005 年 4 项运动能力指标变化趋势

汉族城乡男女学生 4 项运动能力指标均呈下降趋势，而大多数指标是后 10 年明显下降，前 10 年则有所提高，所以，1995 年的运动能力指标测试成绩为最佳成绩。汉族城市学生的速度、立定跳远、肌肉力量及乡村男生肌肉力量的变化值无显著意义，但耐力的下降值均有显著意义($P<0.001$)，下降幅度为 14.7～18.3 秒，城市女生的 4 项运动能力除立定跳远外均呈下降趋势。乡村男生的速度与立定跳远成绩有所提高，其余 2 项成绩亦下降；女生速度无明显变化，而立定跳远与仰卧起坐成绩有所提高，耐力跑成绩的下降幅度达 16.5～19.7 秒。

蒙古族城乡男女生的 4 项运动能力指标中，除所有耐力跑成绩和城女速度跑成绩显著下降外，其余均有所提高。其中，城男学生的速度变化无显著意义，其余均有显著意义($P<0.01$)。城乡男生的耐力跑成绩下降幅度分别为 10.3 秒和 13.8 秒，较汉族学生小。蒙古族城市女生的立定跳远及乡村学生的 50 米跑成绩变化值无显著意义外，其余均有显著意义($P<0.01$)，城乡

女生的耐力跑成绩下降幅度分别为 9.0 秒和 13.2 秒，亦比汉族学生小。

## 4　讨论

1985—2005 年 20 年间形态指标快速增长，但后 10 年的增长量已有所下降，这是否预示快速增长期已近尾声，尚待继续观察。日本明治维新后，日本与欧洲"第二次世界大战"结束后均出现过儿童与青少年体格快速发展时期，身高每 10 年平均增长 2～3 厘米或更多，延续 20～30 年。20 世纪 80 年代初改革开放以来，随我国国民经济高速增长，不仅人民生活水平得到显著提高，而且随产业结构的调整，城市化进程也明显加快。据报道，这些因素均与生长发育的加速与加速期提前相关。与之相对照，运动能力普遍下降，后 10 年下降幅度更大，耐力指标尤为突出，其实，2000 年即已出现这一趋势。貌似彪悍，外强中干的体格绝非我们所追求的理想体质。学业负担重、运动少，营养失衡是影响学生身体健康的重要因素，这已成常识性共识的今天，如何让这种意识或观念变为实际行动(包括制度性行动)，又是急需研究解决的一大课题。在学校制度层面上保证学校体育以应有的地位和学生能有足够的时间和空间，即充分保障学生运动的时间和空间，以扭转学生运动能力普遍下降的被动局面，是一项亟待关注和解决的问题。

（内蒙古自治区学生体质与健康调研组选送）

**参考文献：**


[1] 韦弦. 内蒙古青少年儿童体质研究. 呼和浩特：内蒙古教育出版社，1988.

[2] 中国体质健康调研组. 1995 年中国学生体质与健康调查报告. 长春：吉林科技出版社，1997.

[3] 教育部体卫艺教司. 2005 年全国学生体质健康调研工作手册. 北京：2005.

[4] 武田真太郎. 新健康科学探究. 日本东京：东山书房，1996.

[5] 中国学生体质与健康调研组. 2000 年中国学校体质与健康调研报告. 北京：高等教育出版社，2002.

[6] 金寅淳. 1985—2000 年内蒙古自治区蒙古族与汉族学生体质发展变化趋势研究. 20 世纪末内蒙古自治区学生身体素质发展水平研究. 呼和浩特：内蒙古大学出版社，2002.

[7] 乌云格日勒. 关于内蒙古自治区中小学生身体形态与运动能力指标的地区与民族差异. 新世纪学校体育改革探索. 北京：人民教育出版社，2003.

[8] 张勇、王丽. 对全国青少年学生 1985—2000 年体质状况的研究. 中国体育科技，2003，(4) 5-7.

# 2005年营口市学生体质与健康调研结果与分析

车辅华　鲁秋林　执笔

## 1　前言

2005年6月营口市教育局为落实教育部、国家体育总局、卫生部、国家民委、科技部关于《2005年全国学生体质与健康调研实施方案》和辽宁省教育厅(2005)113号文件精神，了解我市当前学生体质与健康状况，总结经验，为我市学校体育卫生工作的宏观决策提供科学依据。按照统一的监测方案，领导和组织了我市学生体质与健康监测工作。工作结束后，我们将本次学生体质与健康调研数据与1985年的数据进行了对比与简要分析，结果如下。

## 2　研究对象与方法

### 2.1　研究对象

1985年和2005年都采取按年级分层整体随机抽样的方法，选取检测对象。

抽取营口市(城市)12所中小学校。其中小学6所、初中3所、高中3所。在小学抽取7～12岁学生，初中抽取13～15岁学生，高中抽取16～18岁学生。7～18岁男女学生分别按照每一年龄组150人抽取研究对象。实际检测对象为3 600人。男女学生各为1 800人。检测对象均为汉族学生。

### 2.2　方法

1985年、2005年两次学生体质与健康调研，我们都严格按照国家、辽宁省学生体质与健康调研组的要求，严格按照《全国学生体质与健康监测方案》、《检测细则》的要求组织学生进行身体形态、生理机能、身体素质、健康状况各项指标的测定和检测。

检测项目包括身体形态、生理机能、身体素质、健康状况、问卷调查等5个方面的24项指标。问卷调查在2005年进行。

1985年和2005年检测数据的计算机录入和统计运算均由省调研组统一完成。

问卷调查采用国家调研组统一下发的调查表格。

## 3 结果与分析

### 3.1 学生生长发育水平增长显著

从表 1 和表 2 可见：学生生长发育水平增长显著，学生形态发育水平继续提高。

1985 年与 2005 年间隔 20 年，从总的趋势上看，我市 7～18 岁城市学生形态发育水平继续提高，身高、体重、坐高、胸围等形态发育指标水平继续呈现增长趋势。

学生身高，7～18 岁的中小学生，2005 年与 1985 年相比，男生平均增加 4.58 厘米，女生平均增加 3.35 厘米。

学生体重与身高相似，2005 年与 1985 年相比，男生平均增加 5.4 千克，女生平均增加 3.4 千克。

学生坐高，7～18 岁的中小学生，2005 年与 1985 年相比，男生平均增加 2.33 厘米，女生平均增加 1.73 厘米。

学生胸围，7～18 岁的中小学生，2005 年与 1985 年相比，男生平均增加 0.74 厘米，女生平均增加 1.1 厘米。

学生各项形态发育指标均出现同步均衡增长，反映了学生营养水平的进一步提高。

### 3.2 部分学生身体素质指标出现下降

从表 1 和表 2 可见：2005 年与 1985 年相比，我市学生的部分素质指标出现下降。

**表 1 营口市男生 2005 年与 1985 年不同测试指标差值比较**

| 测试指标 | 7 | 8 | 9 | 10 | 11 | 12 | 13 | 14 | 15 | 16 | 17 | 18 | 平均增减 |
|---|---|---|---|---|---|---|---|---|---|---|---|---|---|
| 身高/cm | 4.1 | 5.7 | 4.5 | 6.3 | 5.2 | 7.1 | 6.3 | 2.1 | 4.6 | 4.2 | 1.4 | 3.4 | 4.58 |
| 体重/kg | 4.9 | 5.2 | 4.9 | 7.9 | 3 | 8.3 | 8.5 | 6.5 | 5 | 1.6 | 4.1 | 5 | 5.4 |
| 坐高/cm | 1.6 | 2.6 | 2 | 2.8 | 2.1 | 3.3 | 3.4 | 3.8 | 2.5 | 1.3 | 0.8 | 1.7 | 2.33 |
| 胸围/cm | 1.3 | 1.2 | 1.1 | 2.5 | 0.8 | 4.4 | 2.4 | 0.5 | −1.9 | −1.3 | −1 | −1 | 0.74 |
| 肺活量/ml | −208 | 82 | 209 | 18 | 116 | 228 | 285 | −26 | −323 | −422 | −386 | −262 | −57.4 |
| 50 m 跑/s | 0 | −0.2 | 0.1 | −0.2 | −0.7 | −0.2 | −0.3 | −0.1 | −0.1 | −0.4 | 0.2 | 0.2 | −0.1 |
| 立定跳远/cm | −7.1 | 5.9 | 6.4 | 4.8 | 6 | 1.8 | 12.4 | 11.5 | 1.9 | 19.7 | 11.7 | 19.9 | 7.9 |
| 50 m×8/s | −9.3 | −12 | −11.5 | −6.7 | −8 | −3.7 | | | | | | | −8.6 |
| 1 000 m/s | | | | | | | −6.2 | −15 | −5.4 | −14 | −18.9 | −24 | −13.9 |

**表 2　营口市女生 2005 年与 1985 年不同测试指标差值比较**

| 测试指标 | 7 | 8 | 9 | 10 | 11 | 12 | 13 | 14 | 15 | 16 | 17 | 18 | 平均增减 |
|---|---|---|---|---|---|---|---|---|---|---|---|---|---|
| 身高/cm | 3.3 | 5 | 4 | 6.2 | 5.8 | 4.4 | 2.3 | 2 | 3.1 | 2.2 | 2 | 2.2 | 3.35 |
| 体重/kg | 2.7 | 4.3 | 4.5 | 8.5 | 5.1 | 5.6 | 2.2 | 1.6 | 2.7 | 2.4 | 0.7 | 0.1 | 3.4 |
| 坐高/cm | 1.5 | 2.6 | 2 | 2.8 | 2.9 | 2.1 | 1.4 | 1.8 | 2.3 | −2 | 1.8 | 1.5 | 1.73 |
| 胸围/cm | −0.3 | 1.7 | 2.1 | 4.5 | 3.1 | 1.7 | 1.22 | 0.27 | 0.3 | −0.4 | −1.25 | 0.1 | 1.1 |
| 肺活量/ml | −149 | −118 | 40.4 | −11 | 45 | −186 | −301 | −244 | 283 | 158 | 40.5 | −352 | −113 |
| 50 m 跑/s | −0.5 | −0.3 | −0.1 | −0.1 | 0 | −1 | −0.9 | −0.3 | −0.6 | −0.3 | 0.2 | 0.6 | −0.3 |
| 立定跳远/cm | −12 | 1.1 | −2.38 | 1.3 | −5.2 | −9.3 | −4 | 3.16 | 2.1 | 8.9 | 13.2 | 24.4 | 1.8 |
| 50 m×8/s | −6.5 | −8.5 | −6.8 | −6.3 | −6.2 | −2.4 |  |  |  |  |  |  | −6.1 |
| 800 m/s |  |  |  |  |  |  | −9.2 | −7.7 | −8.2 | −26 | −21 | −25 | −16.2 |

50 米跑，男女学生各组别均有下降，男生平均下降了 0.1 秒，女生平均下降了 0.3 秒。其中：男生 11 岁、女生 12 岁下降幅度最大。

立定跳远，男女学生各组别均有上升。男生平均上升了 7.9 厘米，女生平均上升了 1.8 厘米。其中：增长最大的年龄组是 13 岁以上的初、高中学生。

小学生的 50 米×8 往返跑，男生下降了 8.6 秒，女生下降了 6.1 秒。年龄越小，下降幅度越大。中学男生的 1 000 米跑，下降了 13.9 秒，女生的 800 米跑指标，下降了 16.2 秒。与小学生 50 米×8 往返跑不同，年龄越大下降幅度越大。

肺活量，男生平均下降 57.4 毫升，女生平均下降 113 毫升。高年龄组下降幅度加大。

从表 3～5 可见：营口市中小学生 2005 年与 1985 年身高(cm)均值、体重(kg)均值、胸围(cm)均值比较。男、女生身高、体重在 7～15 岁的小学、初中阶段均有非常显著性差异。20 年间身高、体重增长显著。男、女生胸围在高中阶段 16～18 岁有非常显著性差异。

**表 3　营口市中小学生 2005 年与 1985 年身高(cm)均值比较**

| 年龄/岁 | 男生 |  |  |  |  |  | 女生 |  |  |  |  |  |
|---|---|---|---|---|---|---|---|---|---|---|---|---|
|  | 2005 年 |  | 1985 年 |  | 显著性检验 |  | 2005 年 |  | 1985 年 |  | 显著性检验 |  |
|  | 均值 | 标准差 | 均值 | 标准差 | $t$ 检验 | $P$ 值 | 均值 | 标准差 | 均值 | 标准差 | $t$ 值 | $P$ 值 |
| 7 | 121.0 | 4.8 | 123.73 | 4.78 | 4.03 | <0.01 | 125.6 | 5.5 | 122.3 | 5.14 | 4.38 | <0.01 |
| 8 | 132.3 | 4.9 | 126.64 | 5.22 | 8.30 | <0.01 | 130.7 | 5.2 | 125.7 | 5.20 | 6.78 | <0.01 |
| 9 | 135.8 | 5.0 | 131.31 | 5.29 | 6.70 | <0.01 | 135.6 | 5.6 | 131.6 | 6.03 | 4.83 | <0.01 |
| 10 | 142.7 | 6.4 | 136.42 | 4.96 | 9.52 | <0.01 | 143.1 | 8.7 | 137.0 | 6.35 | 5.67 | <0.01 |
| 11 | 146.4 | 6.7 | 141.21 | 5.75 | 6.67 | <0.01 | 148.7 | 6.0 | 142.9 | 5.98 | 6.87 | <0.01 |
| 12 | 153.0 | 7.7 | 146.53 | 6.96 | 6.26 | <0.01 | 153.4 | 7.1 | 149.0 | 6.90 | 4.40 | <0.01 |
| 13 | 161.5 | 7.7 | 155.23 | 7.28 | 5.94 | <0.01 | 158.0 | 5.5 | 155.7 | 5.52 | 2.90 | <0.01 |
| 14 | 168.6 | 5.7 | 165.75 | 6.97 | 3.17 | <0.01 | 159.5 | 4.8 | 157.5 | 5.07 | 2.87 | <0.01 |
| 15 | 170.0 | 5.7 | 165.43 | 6.06 | 5.28 | <0.01 | 161.0 | 5.5 | 157.9 | 5.40 | 4.06 | <0.01 |
| 16 | 171.2 | 5.3 | 169.94 | 6.17 | 1.59 | >0.05 | 161.3 | 3.0 | 159.5 | 5.20 | 3.03 | <0.01 |
| 17 | 173.1 | 5.4 | 171.69 | 5.07 | 1.89 | >0.05 | 160.1 | 4.9 | 160.1 | 4.74 | 0.08 | >0.05 |
| 18 | 175.1 | 5.4 | 171.71 | 5.59 | 1.31 | >0.05 | 160.3 | 4.9 | 160.3 | 4.57 | 0 | 0 |

**表 4　营口市中小学生 2005 年与 1985 年体重(kg)均值比较**

| 年龄/岁 | 男生 | | | | | | 女生 | | | | | |
|---|---|---|---|---|---|---|---|---|---|---|---|---|
| | 2005 年 | | 1985 年 | | 显著性检验 | | 2005 年 | | 1985 年 | | 显著性检验 | |
| | 均值 | 标准差 | 均值 | 标准差 | t 检验 | P 值 | 均值 | 标准差 | 均值 | 标准差 | t 值 | P 值 |
| 7 | 26.9 | 4.4 | 21.98 | 2.21 | 9.99 | <0.01 | 24.3 | 4.1 | 21.58 | 2.78 | 5.49 | <0.01 |
| 8 | 28.8 | 5.2 | 23.55 | 2.83 | 8.86 | <0.01 | 27.0 | 4.3 | 22.66 | 2.49 | 8.73 | <0.01 |
| 9 | 30.7 | 5.5 | 25.81 | 3.09 | 7.75 | <0.01 | 30.0 | 6.0 | 25.38 | 3.56 | 6.62 | <0.01 |
| 10 | 36.5 | 8.3 | 28.55 | 3.24 | 8.92 | <0.01 | 36.1 | 8.1 | 27.57 | 3.55 | 9.69 | <0.01 |
| 11 | 37.2 | 7.3 | 31.2 | 4.47 | 7.01 | <0.01 | 37.3 | 6.5 | 32.18 | 4.59 | 6.43 | <0.01 |
| 12 | 41.5 | 8.6 | 34.44 | 5.59 | 6.88 | <0.01 | 41.7 | 7.8 | 36.93 | 5.55 | 4.98 | <0.01 |
| 13 | 49.6 | 9.8 | 41.11 | 6.02 | 8.50 | <0.01 | 44.8 | 7.1 | 42.58 | 5.85 | 2.41 | <0.05 |
| 14 | 53.3 | 9.4 | 46.82 | 6.33 | 2.48 | <0.01 | 46.2 | 5.1 | 44.59 | 5.18 | 2.21 | <0.05 |
| 15 | 55.5 | 8.3 | 50.48 | 5.80 | 4.96 | <0.01 | 49.6 | 6.8 | 46.93 | 5.75 | 2.94 | <0.01 |
| 16 | 57.4 | 8.2 | 55.75 | 6.60 | 1.57 | >0.05 | 51.7 | 8.3 | 49.27 | 5.55 | 2.43 | <0.05 |
| 17 | 60.7 | 8.3 | 56.63 | 5.90 | 3.99 | <0.01 | 51.5 | 8.4 | 50.80 | 5.56 | 0.70 | >0.05 |
| 18 | 59.6 | 8.5 | 57.86 | 6.12 | 1.66 | >0.05 | 51.6 | 7.1 | 51.48 | 4.94 | 0.13 | >0.05 |

**表 5　营口市中小学生 2005 年与 1985 年胸围(cm)均值比较**

| 年龄/岁 | 男生 | | | | | | 女生 | | | | | |
|---|---|---|---|---|---|---|---|---|---|---|---|---|
| | 2005 年 | | 1985 年 | | 显著性检验 | | 2005 年 | | 1985 年 | | 显著性检验 | |
| | 均值 | 标准差 | 均值 | 标准差 | t 检验 | P 值 | 均值 | 标准差 | 均值 | 标准差 | t 值 | P 值 |
| 7 | 60.2 | 4.6 | 58.89 | 2.56 | 2.40 | <0.05 | 57.2 | 3.6 | 57.51 | 2.84 | 0.65 | >0.05 |
| 8 | 61.7 | 5.5 | 60.53 | 2.70 | 1.90 | >0.05 | 59.8 | 4.5 | 58.13 | 2.51 | 3.24 | <0.01 |
| 9 | 63.4 | 4.6 | 62.28 | 2.80 | 2.08 | <0.05 | 62.2 | 4.9 | 60.11 | 3.36 | 3.52 | <0.01 |
| 10 | 66.8 | 7.2 | 64.29 | 2.66 | 3.27 | <0.01 | 66.5 | 6.6 | 62.2 | 3.14 | 5.88 | <0.01 |
| 11 | 66.9 | 5.7 | 66.07 | 3.59 | 1.23 | >0.05 | 66.6 | 5.7 | 65.98 | 4.11 | 0.88 | >0.05 |
| 12 | 71.0 | 6.5 | 68.83 | 4.33 | 2.78 | <0.01 | 71.7 | 5.6 | 70.00 | 4.47 | 2.37 | <0.05 |
| 13 | 75.9 | 6.0 | 73.52 | 4.21 | 3.25 | <0.01 | 72.3 | 8.7 | 73.99 | 4.26 | 1.74 | >0.05 |
| 14 | 74.9 | 6.5 | 77.51 | 4.14 | 3.36 | <0.01 | 73.3 | 3.7 | 75.22 | 4.00 | 3.52 | <0.01 |
| 15 | 78.6 | 5.4 | 80.43 | 4.03 | 2.72 | <0.01 | 76.1 | 4.9 | 77.12 | 3.94 | 1.62 | >0.05 |
| 16 | 81.3 | 5.9 | 83.59 | 4.53 | 3.21 | <0.01 | 77.1 | 5.3 | 78.68 | 3.98 | 2.38 | <0.05 |
| 17 | 82.9 | 4.9 | 85.20 | 3.78 | 3.72 | <0.01 | 76.8 | 5.1 | 80.06 | 3.88 | 5.08 | <0.01 |
| 18 | 82.5 | 6.7 | 86.55 | 3.78 | 5.26 | <0.01 | 77.1 | 5.5 | 80.12 | 3.75 | 4.66 | <0.01 |

从本次调查的年代看，2005 年的中小学生，大多数是独生子女，应该说他们的营养水平比起 20 年前是得到相当大的改善，这说明我国在“七五”至“九五”期间，国民经济建设取得了举世瞩目的成就，人民生活水平普遍提高，从而反映出学生生长发育水平的提高和营养状况的改善。

从表 6 可见，2005 年与 1985 年 50 米×8、800 米跑、1 000 米跑(s)均值比较可见：反映耐力素质的小学生 50 米×8 往返跑和中学男生的 1 000 米跑，女生的 800 米跑项目，男、女生各组别的均值均有非常显著性差异。下降趋势非常明显。

**表 6 营口市中小学生 2005 年与 1985 年 50 米×8、800 米跑、1 000 米跑(s)均值比较**

| 年龄/岁 | 男生 | | | | | | 女生 | | | | | |
|---|---|---|---|---|---|---|---|---|---|---|---|---|
| | 2005 年 | | 1985 年 | | 显著性检验 | | 2005 年 | | 1985 年 | | 显著性检验 | |
| | 均值 | 标准差 | 均值 | 标准差 | *t* 检验 | *P* 值 | 均值 | 标准差 | 均值 | 标准差 | *t* 值 | *P* 值 |
| 7 | 130 | 16.1 | 117.41 | 6.61 | 7.32 | <0.01 | 132.6 | 15.3 | 124.1 | 7.81 | 4.97 | <0.01 |
| 8 | 128.1 | 12.6 | 113.7 | 5.27 | 5.35 | <0.01 | 131.7 | 15.2 | 117.8 | 6.74 | 8.19 | <0.01 |
| 9 | 118.7 | 11.9 | 108.64 | 8.01 | 6.99 | <0.01 | 121.7 | 9.8 | 112.8 | 5.12 | 9.09 | <0.01 |
| 10 | 112.1 | 11.3 | 105.43 | 6.1 | 4.65 | <0.01 | 124 | 10.3 | 110.6 | 5.46 | 11.5 | <0.01 |
| 11 | 110.1 | 13.4 | 102.05 | 5.28 | 5.55 | <0.01 | 114.8 | 11.6 | 107.6 | 6.28 | 4.17 | <0.01 |
| 12 | 102.2 | 12.8 | 98.53 | 5.61 | 2.64 | <0.01 | 119.3 | 13.3 | 104.3 | 7.1 | 9.91 | <0.01 |
| 13 | 293.2 | 35.3 | 253.17 | 22.46 | 9.65 | <0.01 | 254.1 | 22.2 | 227.5 | 19.01 | 9.09 | <0.01 |
| 14 | 258.8 | 23.9 | 243.78 | 11.92 | 5.63 | <0.01 | 275.2 | 45.8 | 226.8 | 12.1 | 10.2 | <0.01 |
| 15 | 260.5 | 27.4 | 234.21 | 12.23 | 8.76 | <0.01 | 233.7 | 12.7 | 225.5 | 20.87 | 3.37 | <0.01 |
| 16 | 271 | 35.5 | 232.13 | 10.62 | 10.5 | <0.01 | 259.2 | 32.9 | 226.5 | 20.08 | 8.49 | <0.01 |
| 17 | 266.9 | 33.8 | 229.44 | 12.85 | 10.3 | <0.01 | 268.5 | 30.2 | 226.9 | 19.85 | 11.5 | <0.01 |
| 18 | 248.4 | 25.5 | 223.98 | 14.58 | 8.31 | <0.01 | 261.5 | 17 | 231 | 16.89 | 12.7 | <0.01 |

从表 7 的 2005 年与 1985 年肺活量(ml)均值比较可见：2005 年与 1985 年相比，肺活量呈下降趋势，男、女生各组别的均值均有非常显著性差异。

**表 7 营口市中小学生 2005 年与 1985 年肺活量(ml)均值比较**

| 年龄/岁 | 男生 | | | | | | 女生 | | | | | |
|---|---|---|---|---|---|---|---|---|---|---|---|---|
| | 2005 年 | | 1985 年 | | 显著性检验 | | 2005 年 | | 1985 年 | | 显著性检验 | |
| | 均值 | 标准差 | 均值 | 标准差 | *t* 检验 | *P* 值 | 均值 | 标准差 | 均值 | 标准差 | *t* 值 | *P* 值 |
| 7 | 999.9 | 336 | 1 456 | 194.4 | 11.7 | <0.01 | 1 051 | 331.1 | 1 373 | 244.5 | 7.83 | <0.01 |
| 8 | 1 051 | 177 | 1 575 | 269.4 | 16.3 | <0.01 | 1 225 | 377.7 | 1 412 | 202.4 | 4.37 | <0.01 |
| 9 | 1 236 | 217 | 1 699 | 273.6 | 13.3 | <0.01 | 1 294 | 228.9 | 1 589 | 222.1 | 9.25 | <0.01 |
| 10 | 1 446 | 293 | 1 933 | 269.4 | 12.2 | <0.01 | 1 296 | 318.6 | 1 797 | 254.9 | 12.3 | <0.01 |
| 11 | 1 639 | 349 | 2 111 | 314.5 | 10 | <0.01 | 1 381 | 296.6 | 2 022 | 255.4 | 16.4 | <0.01 |
| 12 | 2 227 | 397 | 2 290 | 366.7 | 1.16 | <0.01 | 2 067 | 536 | 2 280 | 403 | 3.17 | <0.01 |
| 13 | 2 300 | 418 | 2 701 | 406.7 | 6.87 | <0.01 | 1 890 | 417.9 | 2 456 | 322.8 | 10.7 | <0.01 |
| 14 | 2 470 | 561 | 3 141 | 514.6 | 8.13 | <0.01 | 2 155 | 308.6 | 2 555 | 343.7 | 8.67 | <0.01 |
| 15 | 2 768 | 652 | 3 526 | 538.9 | 8.9 | <0.01 | 2 130 | 359.1 | 2 616 | 338.3 | 9.85 | <0.01 |
| 16 | 2 983 | 698 | 3 808 | 520.4 | 9.47 | <0.01 | 2 313 | 398.1 | 2 774 | 379 | 8.38 | <0.01 |
| 17 | 3 387 | 624 | 4 028 | 502.5 | 8 | <0.01 | 2 357 | 510.7 | 2 851 | 357.1 | 7.92 | <0.01 |
| 18 | 3 643 | 726 | 4 211 | 620.3 | 5.76 | <0.01 | 2 486 | 497.6 | 2 947 | 400.9 | 7.22 | <0.01 |

## 3.3 学生常见病患病情况

粪蛔虫卵、沙眼、龋齿、低血红蛋白检出率呈现下降趋势，但近视眼、营养不良、肥胖检出率升高。

### 3.3.1 营养问题目前已成为学生的重要健康问题

从表8可见：2005年正常体重的学生普遍低于50%，最低的仅为12%。提示我们要高度重视学生的营养问题。男生肥胖检出率为6.83%，女生肥胖检出率为9.5%，城市高中女生肥胖检出率增长尤其明显。提示我们学生营养教育十分迫切。

表8 营口市学生营养状况

| | 学段 | 人数 | 营养不良 | | 较低体重 | | 正常体重 | | 超重 | | 肥胖 | |
|---|---|---|---|---|---|---|---|---|---|---|---|---|
| | | | 人数 | 百分比/% | 人数 | 百分比/% | 人数 | 百分比/% | 人数 | 百分比/% | 人数 | 百分比/% |
| 男 | 小学 | 300 | 20 | 6.51 | 138 | 46.00 | 120 | 40.00 | 12 | 4.00 | 20 | 6.67 |
| | 初中 | 150 | 31 | 20.80 | 64 | 42.67 | 41 | 27.33 | 4 | 2.70 | 10 | 6.67 |
| | 高中 | 150 | 22 | 14.70 | 72 | 48.00 | 40 | 26.70 | 5 | 3.30 | 11 | 7.30 |
| | 合计 | 600 | 73 | 12.17 | 274 | 45.67 | 201 | 33.50 | 21 | 3.50 | 41 | 6.83 |
| 女 | 小学 | 300 | 26 | 8.55 | 120 | 40.00 | 124 | 40.79 | 12 | 3.95 | 18 | 5.92 |
| | 初中 | 150 | 19 | 12.20 | 74 | 49.33 | 46 | 29.50 | 4 | 2.60 | 7 | 4.50 |
| | 高中 | 150 | 35 | 23.30 | 22 | 8.50 | 51 | 19.70 | 10 | 6.67 | 32 | 21.33 |
| | 合计 | 600 | 80 | 13.33 | 216 | 36.00 | 221 | 36.83 | 26 | 4.33 | 57 | 9.50 |

### 3.3.2 学生常见病患病率检测结果

近视率升高，1985年学生视力低下检出率为31.37%，2005年学生视力低下检出率为37%。

低血红蛋白检出率降低。7～18岁的中小学生低血红蛋白检出率城市学生为9.44%，低于辽宁省18.19%的检出率，农村学生为18.85%，低于辽宁省的19.68%的检出率。

龋齿患病率呈现下降趋势。2005年与1985年相比，2005年7～18岁城市男生恒牙龋齿患病率为5.2%，城市女生为6.8%，7～18岁乡村男生为6%，乡村女生为5.6%，远远低于1985年的恒牙龋齿患病率。

沙眼、粪蛔虫卵的患病率分别为城市学生2.91%、1.61%，乡村学生4.17%、2.73%，均达到国家《学生常见病防治规划》规定的防治目标。

## 3.4 体育教师、学生问卷调查结果

我们在监测中随机抽取977名学生和79名体育教师进行问卷调查（教育部统一制定），从调查结果可以看出，学生身体健康下降并不是一种孤立现象，而是长时间积累所反映出的一种深层

次矛盾的集中体现，主要表现在以下几个方面：

(1) 学生课业负担过重。问卷发现所有学生都有家庭作业，分别为26.1%学生1～2小时，29%学生1～5小时，14.84%学生2～3小时，24.67%学生认为课业负担过重，28.5%学生认为玩的时间太少。

(2) 考试过多造成学生心理压力大，有36.1%学校每学期考试6次以上，21.7%考4～5次，24.5%考2次以上。

(3) 学习时间过长，造成学生身心疲劳和不适，问卷发现55.48%的学生周末以学习为主，有13.51%的学生每天看电视、玩电子游戏和电脑1～2小时。

(4) 学生睡眠少，得不到应有的休息。按照国家规定，学生每天睡眠时间不能低于9个小时，可这样的规定有许多学生做不到，调查显示，学生一般都是晚睡早起，29.68%的学生睡眠不足7小时，64.7%的学生认为每天睡眠不足，39.2%的学生感到营养不够，这些都是影响学生身体健康，造成体质下降的重要因素。

(5) 学生参加体育活动时间短，运动量不够。按规定学生每天至少要保证1小时体育活动时间，但多数学生做不到。调查显示，77.58%的学生喜欢上体育课，68%的学生愿意参加学校组织的体育活动。有这么多学生喜欢体育运动，为什么不积极参加呢。究其原因是：54.4%的学生怕累，52.3%的学生没有自己喜欢的体育项目，57.1%的学生没有养成锻炼习惯，28.56%的学生没有锻炼时间，63.85%的学生认为没有适宜锻炼的场地和器材，21.08%的学生害怕受伤，28.56%的家长不支持孩子参加体育锻炼。21.08%的学生每天锻炼时间少于0.5小时，看来大多数学生不能按要求参加体育活动，也是导致体质下降的原因之一。

(6) 学生缺乏吃苦耐劳的精神。调查显示，20.68%的学生不喜欢参加长跑锻炼，其原因是：76.56%的学生怕累，38.69%的学生认为长跑锻炼枯燥而不愿参加。

(7) 体育场地设施严重不足是影响学生体质下降的主要因素。据79名体育教师的问卷显示，69名体育教师认为所在学校体育场地、器材满足不了学生开展体育活动的需要。有22%教师认为学生没有自己喜欢的体育项目，而想开展学生喜欢的体育项目活动，又没有场地器材。75%的教师认为现在学生身体不好的原因是体育锻炼不够，95%的教师认为学生现在课业负担太重。

## 4 讨论

2005年监测结果表明，我市学生身体状况总体是好的。学生形态发育水平继续提高，营养状况得到改善，这些成绩的取得是我市经济持续增长，人民生活水平不断提高、教育改革不断深化、素质教育全面推进、健康教育越来越受到重视的结果。

我们在充分肯定成绩的同时，也应看到我市学生体质仍然存在一些不容忽视的问题，特别是部分学生身体素质呈现持续下降的趋势、肺活量下降、营养不良、肥胖增加、必须引起我们的高度重视。

建议如下：

学生体质与健康状况存在的突出问题应该引起全社会和各级教育行政部门和学校领导的高度重视，从提高中华民族素质的高度，充分认识提高青少年学生体质与健康水平的重要意义。针对学生体质与健康方面存在的问题，采取各项切实有效的措施。继续深化体育教育改革，加大改革力度。

积极进行体育课程改革，围绕促进学生身心健康为核心目标，构建科学的“体育与健康”课程体系。坚持以人为本，强调以学生为主体的体育实践环节，从内容的选择到教学评价要始终突出“健康第一”的指导思想。采取多种形式激发学生的运动兴趣，培养学生终身体育的意识，养成自觉、积极地进行体育锻炼的习惯。

继续积极推进学生课外体育活动和大课间体育活动的开展。在抓好体育课堂教学的同时，落实学生每天一小时体育活动的要求，大力推行大课间体育活动，充分调动学生锻炼身体的积极性。

改革学校体育效果评价方式，积极稳妥地推行“学生体质与健康标准”。通过实施“学生体质与健康标准”，让学生了解自己的体质与健康状况，并针对存在的问题进行科学的锻炼，以达到增强体质与健康水平的目的。

扎实地做好体育、艺术“2＋1项目”工作。“2＋1项目”，就是面向全体学生，让每个学生在九年义务教育阶段能够掌握两项体育运动技能和一项艺术特长，为学生终身发展奠定基础。

进一步加强学生健康教育和学生常见病防治工作。

要切实加强学校健康教育，保证健康教育的开课率。积极探索健康教育的形式和途径，使学校健康教育为学生养成良好的卫生习惯和健康生活方式发挥作用。针对学生体质与健康状况存在的突出问题，积极开展学生常见病的群体防治工作。

进一步减轻学生过重的课业负担，确保学生睡眠时间。应进一步深化教学改革，改进教学方法，采取切实措施，减轻学生过重的课业负担。

要保证学校体育经费的投入，学校的体育场地、器材状况和体育工作实际不相符，严重影响了学校的日常体育教学和“2＋1项目”活动的开展，各级教育部门和学校要按照分类指导的原则认真执行教育部和省教育厅《中小学体育器材设施配备目录》，逐步配齐相关器材，器材的数量和质量要不断增加提高。最大限度地满足体育教学和学生体育活动的需要。

（辽宁省学生体质与健康调研组选送）

**参考文献：**

[1] 哈尔滨医科大学.儿童少年卫生学.北京：人民卫生出版社，1979.

[2] 中国学生体质与健康调研组.中国汉族学生身体素质的现状特点及发展变化规律的研究.中国学生体质与健康研究.北京：人民教育出版社.1988.

[3] 车辅华.营口市城乡中小学生身体形态、机能、素质及运动能力的初步探讨，辽宁省中小学生体质与健康调研文献.1986.209-217.

[4] 冯承芸.肥胖儿童生理状况及健康干预研究.中国学校卫生杂志.2005.26(3)186-187.

# 朝、汉民族学生身体形态、机能发育水平20年的比较研究

李 刚 曲跃年 尤 洋 洪海潇 苏晓明 执笔

## 1 前言

从人类学的角度，朝鲜族和汉族都属东亚蒙古人种，但朝鲜族混有北亚蒙古人种的血缘，存在人类学的民族差异性。从后天环境来看，两民族所处的后天自然环境（包括日光、水、空气）和社会环境（民族风俗、教育状况、生活方式、生活习惯、营养状况等）也存在着明显的差异，必然影响两民族青少年身体形态、机能发育发展水平。由此导致朝、汉民族学生间体质存在着明显的民族特征。

通过1985—2005年全国学生体质与健康调研20年的数据分析、对比，探求朝、汉两民族学生身体形态、机能发育水平特点及20年的变化规律。

## 2 研究对象与方法

按照《全国学生体质与健康调研工作手册》规定的检测对象和方法，调用吉林省学生体质与健康数据库有关数据。

分1985年、1995年、2005年吉林省朝鲜族、汉族7～18岁男、女学生。

选取能够基本反映身体形态发育水平的身高、体重、胸围等三项指标和反映机能发育水平的肺活量等指标。

按照《全国学生体质与健康调研工作手册》规定的数据统计与分析要求，采用SPSS 13.0对所有被采用数据进行统计分析，并参考国家调研组反馈统计结果。

## 3 结果

### 3.1 朝、汉民族学生身体形态、机能发育现状的对比分析

2005年调研结果表明，吉林省朝、汉民族学生身体形态和机能发育过程和发展水平存在明显的同一性和民族差异性。

### 3.1.1 朝、汉民族学生身体形态发育现状的对比分析

#### 3.1.1.1 朝、汉民族学生身体形态发育水平具有明显的同一性

2005 年吉林省学生体质与健康调研结果显示(表 1、表 2),朝、汉两民族学生身体形态发育过程符合人体生长发育规律。随年龄的增长,两民族男、女学生身高、体重、胸围等形态指标和肺活量等机能指标均呈现不断增长的总体趋势。两民族学生身体形态发育各项指标都存在两个交叉过程,不同形态指标的交叉年龄有所不同。

表 1 2005 年朝、汉民族学生(男生)身体形态、机能各项指标均值

| 年龄/岁 | 身高/cm | | 体重/kg | | 胸围/cm | | 肺活量/ml | |
|---|---|---|---|---|---|---|---|---|
| | 汉 | 朝 | 汉 | 朝 | 汉 | 朝 | 汉 | 朝 |
| 7 | 122.37 | 125.17 | 24.20 | 25.70 | 58.80 | 60.85 | 1 060.50 | 1 048.24 |
| 8 | 129.08 | 130.39 | 27.85 | 28.54 | 61.38 | 63.45 | 1 225.88 | 1 226.24 |
| 9 | 133.50 | 135.47 | 30.03 | 32.30 | 62.30 | 66.01 | 1 348.22 | 1 443.77 |
| 10 | 138.23 | 139.69 | 32.69 | 34.81 | 64.51 | 68.87 | 1 525.91 | 1 614.94 |
| 11 | 144.16 | 144.69 | 37.43 | 38.44 | 68.19 | 70.81 | 1 771.26 | 1 857.92 |
| 12 | 150.29 | 151.76 | 42.38 | 43.64 | 71.48 | 73.72 | 1 972.17 | 2 221.81 |
| 13 | 158.93 | 160.18 | 47.51 | 50.64 | 76.17 | 76.55 | 2 472.74 | 2 628.39 |
| 14 | 164.59 | 164.33 | 52.50 | 54.44 | 77.18 | 79.28 | 2 557.79 | 3 006.28 |
| 15 | 169.75 | 168.04 | 56.84 | 56.69 | 80.06 | 80.07 | 2 966.09 | 3 324.13 |
| 16 | 171.32 | 169.63 | 60.66 | 59.06 | 82.23 | 84.19 | 3 270.13 | 3 382.45 |
| 17 | 173.04 | 170.97 | 62.11 | 60.95 | 82.98 | 86.15 | 3 466.79 | 3 518.65 |
| 18 | 172.95 | 170.44 | 63.81 | 62.64 | 84.67 | 86.23 | 3 604.43 | 3 383.90 |

表 2 2005 年朝、汉民族学生(女生)身体形态、机能各项指标均值

| 年龄/岁 | 身高/cm | | 体重/kg | | 胸围/cm | | 肺活量/ml | |
|---|---|---|---|---|---|---|---|---|
| | 汉 | 朝 | 汉 | 朝 | 汉 | 朝 | 汉 | 朝 |
| 7 | 120.10 | 123.83 | 22.51 | 23.87 | 56.54 | 58.72 | 911.88 | 994.45 |
| 8 | 126.41 | 129.75 | 25.37 | 27.49 | 58.72 | 61.94 | 1 046.88 | 1 125.23 |
| 9 | 132.83 | 135.86 | 28.40 | 31.83 | 60.98 | 65.23 | 1 267.86 | 1 369.66 |
| 10 | 136.87 | 140.60 | 31.20 | 34.26 | 62.84 | 67.45 | 1 354.34 | 1 530.09 |
| 11 | 145.26 | 147.82 | 37.01 | 39.61 | 67.62 | 71.31 | 1 653.09 | 1 705.68 |
| 12 | 150.90 | 151.25 | 41.78 | 43.67 | 71.65 | 74.02 | 1 774.79 | 1 834.24 |
| 13 | 156.61 | 155.24 | 46.20 | 48.40 | 76.36 | 76.89 | 2 038.92 | 2 201.89 |
| 14 | 158.03 | 156.42 | 48.37 | 50.68 | 76.63 | 79.00 | 1 957.62 | 2 274.80 |
| 15 | 159.18 | 157.27 | 51.01 | 52.53 | 78.56 | 80.25 | 2 069.24 | 2 394.09 |
| 16 | 160.26 | 157.75 | 52.19 | 52.56 | 78.75 | 80.70 | 2 343.85 | 2 209.49 |
| 17 | 160.69 | 157.73 | 53.24 | 52.16 | 79.12 | 79.63 | 2 396.96 | 2 276.97 |
| 18 | 160.82 | 157.56 | 52.95 | 52.33 | 79.73 | 79.42 | 2 397.25 | 2 228.93 |

两民族男、女学生身体形态发育过程和发育水平均呈现明显的性别差异(表 3、表 4)。生长发育快速增长期后,两民族男生身体形态各项指标的增长幅度和增长水平明显高于女生。从曲线图上看(略),存在“剪刀差”的发展趋势。说明两民族男生身体形态各项指标的生长发育过程明显超过女生。特别是在生长发育高峰年龄后,男生各项指标基本呈现继续缓慢的增长过程;女生的发育过程基本呈现停滞发展状态(表 5、表 6)。如,两民族男生胸围增长过程为 8～17、18 岁,两民族女生则为 8～15 岁。

8～18 岁,两民族男生身体形态、机能各项指标的总增长值和增长幅度明显大于女生,说明两民族男生身体形态总体发育水平明显高于女生。

**3.1.1.2　朝、汉民族学生身体形态发育水平具有明显的民族差异性**

两民族学生身体形态整体发展过程存在明显的民族性差异,主要表现以下几个方面:

(1) 身高发育方面

从身高整体发育过程看(表 7、表 8),汉民族 7～12 岁男生、8～11 岁女生的身材高度明显低于朝鲜族同类学生;15 岁以后的汉民族男生和 13 岁以后的汉民族女生身材高度明显高于朝鲜族学生。朝鲜族男、女身高明显高于汉族学生的主要年龄段出现在 12 岁之前,甚至包括了 7 岁之前阶段。总体情况,两民族同类学生间身材高度的发育似乎不存在明显的差异,但在生长发育过程的不同阶段,两民族学生身高发展水平存在明显的不同。

从 7～18 岁间增长水平看,汉族男、女学生阶段总体增长值、增长幅度均明显高于朝鲜族同类学生。从两民族 7～18 岁身体形态各项指标年龄段间的对比分析结果了解到(以年增长值具有差异显著意义为判断标准),汉民族女生身高增长过程长于朝鲜族学生两年(表 6)。进一步论证了朝鲜族男、女学生身高明显高于汉族学生的主要年龄段出现在 7 岁之前及 7～12 岁的阶段。

两民族同类学生身高生长发育的高峰年龄基本一致,男生为 13 岁、女生为 11 岁(表 10),说明朝、汉两民族男、女学生身高生长发育过程趋向一致。

(2) 胸围发育方面

分析表明(表 7、表 8),汉族男、女学生胸围发育水平明显低于朝鲜族学生。与朝鲜族学生相比,2005 年 7～18 岁男、女生平均胸围分别相差 2.18 厘米和 2.26 厘米。但是,从 7～18 岁阶段增长过程了解到,汉族男、女生总体增长值、增长幅度均明显高于朝鲜族同类学生。说明,虽然汉民族学生身体围度发展的整体水平明显低于朝鲜族学生,但在 7～18 岁阶段的发展过程中其增长水平仍高于朝鲜族学生。在生长发育全过程中,朝、汉族学生身体围度发育发展水平存在明显差异,突出阶段应反映在 12 岁以前的过程,甚至包括婴幼儿阶段。青春发育后期,这种差异逐渐减小或发生转换。

汉族男生胸围生长发育的高峰年龄提前朝鲜族 3 年;女生基本一致(表 9)。

(3) 体重发育方面

总体比较,汉民族男、女学生的体重发育水平明显低于朝鲜族学生(表 7、表 8)。与朝鲜族学生相比较,2005 年 7～18 岁汉族男生平均体重 44.83 千克,分别相差 0.82 千克;女生 40.85 千克,相差 1.60 千克。但从数据处理结果看,7～18 岁的增长过程中汉族男、女生体重总增长值、增长幅度却明显高于朝鲜族同类学生。说明随年龄的增长,这种差异在逐渐缩小甚至发展到无明显差异(表 8、表 9)。男生 14 岁、女生 15 岁以后,这种差异基本消失。同时汉民族女生体重增长过程长于朝鲜族学生两年(表 6)。也间接说明体重发育过程中汉民族学生与朝鲜族学生存在

表3　不同年代朝鲜族学生身体形态、机能各项指标性别差值比较

| 年龄/岁 | 身高/cm | | | 体重/kg | | | 胸围/cm | | | 肺活量/ml | | |
|---|---|---|---|---|---|---|---|---|---|---|---|---|
| | 1985年 | 1995年 | 2005年 | 1985年 | 1995年 | 2005年 | 1985年 | 1995年 | 2005年 | 1985年 | 1995年 | 2005年 |
| 7 | 1.81** | 1.25* | 1.34** | 0.64** | 0.99** | 1.82** | 1.70** | 1.59** | 2.13** | 146.90** | 114.60** | 53.78* |
| 8 | 1.53** | 1.27* | 0.64 | 0.76** | 1.23** | 1.05* | 1.41** | 2.27** | 1.51** | 98.00** | 150.10** | 101.01** |
| 9 | 0.71 | 0.42 | −0.40 | −0.22 | 0.67 | 0.46 | 1.04** | 1.46** | 0.78 | 139.00** | 161.00** | 74.11** |
| 10 | −1.09 | −1.30* | −0.91 | −0.15 | 0.07 | 0.55 | 0.79* | 1.00* | 1.42 | 109.00* | 88.30** | 84.85* |
| 11 | −0.89 | −1.57* | −3.12** | −0.99* | −0.95 | −1.16 | −0.30 | −0.63 | −0.50 | 69.00** | 148.70** | 152.24** |
| 12 | −1.68** | −0.21 | 0.51 | −1.05* | −1.37* | −0.02 | −0.70 | −2.12** | −0.30 | 40.00 | 187.90** | 387.57** |
| 13 | 0.13 | 2.43** | 4.94** | −1.69** | −0.79 | 2.24* | −1.23** | −2.27** | −0.34 | 256.00** | 330.70** | 426.50** |
| 14 | 3.00** | 6.49** | 7.91** | −0.37 | 2.27** | 3.77** | −0.25 | −0.51 | 0.27 | 475.00** | 602.90** | 731.48** |
| 15 | 7.51** | 10.68** | 10.77** | 2.64** | 4.48** | 4.17** | 2.16** | 1.64** | −0.18 | 754.00** | 873.90** | 930.04** |
| 16 | 10.20** | 10.34** | 11.88** | 5.32** | 5.65** | 6.50** | 3.70** | 2.42** | 3.49** | 21.00 | 1 066.30** | 1 172.96** |
| 17 | 11.05** | 11.11** | 13.25** | 6.91** | 6.40** | 8.79** | 5.98** | 3.20** | 6.52** | 1 163.00** | 1 103.50** | 1 241.68** |
| 18 | 9.15** | 13.17** | 12.88** | 6.59** | 7.94** | 10.31** | 5.84** | 4.38** | 10.09** | 1 251.00** | 1 164.30** | 1 154.97** |

注：* 差异具有显著性意义，** 差异具有非常显著性意义。

表 4　不同年代汉族学生身体形态、机能各项指标性别差异比较

| 年龄/岁 | 身高/cm | | | 体重/kg | | | 胸围/cm | | | 肺活量/ml | | |
|---|---|---|---|---|---|---|---|---|---|---|---|---|
| | 1985 年 | 1995 年 | 2005 年 | 1985 年 | 1995 年 | 2005 年 | 1985 年 | 1995 年 | 2005 年 | 1985 年 | 1995 年 | 2005 年 |
| 7 | 1.17** | 1.37** | 2.27** | 0.92** | 1.15** | 1.69** | 2.02** | 1.80** | 2.26** | 143.00** | 65.74** | 148.62** |
| 8 | 1.30** | 0.32 | 2.67** | 0.68** | 0.99** | 2.48** | 1.85** | 2.37** | 2.66** | 157.00** | 80.70** | 179.00** |
| 9 | 0.42 | 0.49 | 0.67 | 0.60** | 0.99** | 1.63** | 1.68** | 1.88** | 1.32** | 150.00** | 122.71** | 80.36** |
| 10 | −0.31 | 0.36 | 1.36** | 0.10 | 0.95* | 1.49** | 1.22** | 1.63** | 1.67** | 156.00** | 176.35** | 171.57** |
| 11 | −0.92* | −0.32 | −1.09* | −0.40 | 0.38 | 0.42 | 0.63** | 0.28 | 0.57 | 156.00** | 198.39** | 118.16** |
| 12 | −2.41** | −3.34** | −0.61 | −1.59** | −2.17** | 0.60 | −0.64** | −1.66** | −0.17 | 118.00** | 105.08** | 197.38** |
| 13 | −0.39 | 2.72** | 2.32** | −1.73** | 1.48* | 1.31* | −0.92** | 0.21 | −0.19 | 209.00** | 362.81** | 433.82** |
| 14 | 3.41** | 6.10** | 6.56** | 0.06 | 2.62** | 4.13** | 0.17** | 1.45** | 0.55 | 371.00** | 539.04** | 600.18** |
| 15 | 5.87** | 8.96** | 10.57** | 1.49** | 3.69** | 5.83** | 1.22 | 1.72** | 1.51** | 667.00** | 727.57** | 896.85** |
| 16 | 9.48** | 10.84** | 11.05** | 4.16** | 6.21** | 8.47** | 3.73** | 3.42** | 3.48** | 971.00** | 1 024.36** | 926.28** |
| 17 | 10.91** | 11.26** | 12.35** | 6.16** | 5.43** | 8.87** | 5.66** | 3.09** | 3.87** | 1 201.00** | 1 145.58** | 1 069.83** |
| 18 | 11.80** | 11.43** | 12.14** | 6.51** | 7.28** | 10.86** | 5.83** | 4.33** | 4.94** | 1 323.00** | 1 286.70** | 1 207.18** |

注：* 差异具有显著性意义，** 差异具有非常显著性意义。

表 5　不同年代朝、汉族(男生)身体形态、机能指标(年龄段间)增长值及检验

| 年龄/岁 | 身高/cm | | | | | | 体重/kg | | | | | |
|---|---|---|---|---|---|---|---|---|---|---|---|---|
| | 1985 年 | | 1995 年 | | 2005 年 | | 1985 年 | | 1995 年 | | 2005 年 | |
| | 汉 | 朝 | 汉 | 朝 | 汉 | 朝 | 汉 | 朝 | 汉 | 朝 | 汉 | 朝 |
| 8 | 4.48** | 3.39** | 3.64** | 5.31** | 6.71** | 5.22** | 1.76** | 1.61** | 1.87** | 2.62** | 3.65** | 2.85** |
| 9 | 4.76** | 4.85** | 5.09** | 4.41** | 4.42** | 5.08** | 2.40** | 2.02** | 2.46** | 2.38** | 2.18** | 3.75** |
| 10 | 4.86** | 3.96** | 4.71** | 3.87** | 4.73** | 4.23** | 2.39** | 2.83** | 3.02** | 2.87** | 2.66** | 2.51** |
| 11 | 5.00** | 5.81** | 5.91** | 6.94** | 5.93** | 5.00** | 3.04** | 3.42** | 3.47** | 4.45** | 4.74** | 3.64** |
| 12 | 3.33** | 4.57** | 4.86** | 5.75** | 6.13** | 7.07** | 2.29** | 3.45** | 3.46** | 3.52** | 4.95** | 5.20** |
| 13 | 8.29** | 7.75** | 10.02** | 6.62** | 8.64** | 8.42** | 5.81** | 5.96** | 7.97** | 5.42** | 5.14** | 6.99** |
| 14 | 6.47** | 5.30** | 4.43** | 5.28** | 5.66** | 4.15** | 5.20** | 4.13** | 3.53** | 3.54** | 4.99** | 3.81** |
| 15 | 3.74** | 5.08** | 3.95** | 4.51** | 5.16** | 3.71** | 3.63** | 4.69** | 3.15** | 5.36** | 4.34** | 2.25* |
| 16 | 4.91** | 3.19** | 3.51** | 1.52* | 1.56** | 1.59** | 4.62** | 3.84** | 4.42** | 2.59** | 3.83** | 2.37** |
| 17 | 2.29** | 1.01 | 0.84 | 0.91 | 1.72** | 1.34* | 3.39** | 2.37** | 0.45 | 1.49 | 1.44* | 1.89* |
| 18 | 0.52 | 1.09 | −0.10 | 1.69** | −0.09 | −0.53 | 0.58 | 1.27* | 1.62** | 1.24 | 1.70* | 1.69* |

续表

| 年龄/岁 | 胸围/cm | | | | | | 肺活量/ml | | | | | |
| --- | --- | --- | --- | --- | --- | --- | --- | --- | --- | --- | --- | --- |
| | 1985 年 | | 1995 年 | | 2005 年 | | 1985 年 | | 1995 年 | | 2005 年 | |
| | 汉 | 朝 | 汉 | 朝 | 汉 | 朝 | 汉 | 朝 | 汉 | 朝 | 汉 | 朝 |
| 8 | 1.61** | 1.33** | 1.85** | 2.54** | 2.58** | 2.60** | 162.00** | 83.10** | 92.31** | 191.80** | 165.38** | 178.00** |
| 9 | 1.91** | 2.16** | 1.60** | 1.81** | 0.92* | 2.56** | 172.00** | 196.00** | 221.86** | 169.40** | 122.34** | 217.53** |
| 10 | 1.85** | 2.08** | 2.08** | 1.68** | 2.21** | 2.86** | 177.00** | 160.00** | 236.04** | 133.80** | 177.69** | 171.17** |
| 11 | 2.00** | 2.58** | 2.41** | 3.90** | 3.68** | 1.93* | 196.00** | 155.00** | 178.48** | 259.90** | 245.35** | 242.99** |
| 12 | 1.77** | 2.32** | 2.13** | 2.31** | 3.30** | 2.92** | 147.00** | 206.00** | 208.76** | 251.10** | 200.91** | 363.89** |
| 13 | 4.51** | 4.50** | 5.47** | 3.44** | 4.69** | 2.83** | 377.00** | 430.00** | 495.37** | 220.60** | 500.57** | 406.58** |
| 14 | 3.53** | 2.89** | 3.26** | 2.68** | 1.01 | 2.72** | 373.00** | 290.00** | 181.47** | 335.00** | 85.06 | 377.88** |
| 15 | 2.62** | 3.56** | 1.88** | 4.15** | 2.89** | 0.80 | 281.00** | 376.00** | 288.53** | 375.00** | 408.30** | 317.86** |
| 16 | 3.46** | 2.64** | 3.43** | 1.86** | 2.16** | 4.11** | 409.00** | 302.00** | 439.19** | 264.80** | 304.04** | 58.32 |
| 17 | 2.81** | 2.43** | 0.04 | 1.13* | 0.75 | 1.96 | 324.00** | 1 241.00** | 223.69** | 114.60* | 196.66** | 136.19* |
| 18 | 0.33 | 1.02* | 0.82 | 1.02 | 1.68** | 0.08 | 104.00** | 188.00** | 65.22 | 96.80 | 137.63** | −134.74* |

注：* 差异具有显著性意义，** 差异具有非常显著性意义。

表 6　不同年代朝、汉族(女生)身体形态、机能指标(年龄段间)增长值及检验

| 年龄/岁 | 身高/cm | | | | | | 体重/kg | | | | | |
|---|---|---|---|---|---|---|---|---|---|---|---|---|
| | 1985 年 | | 1995 年 | | 2005 年 | | 1985 年 | | 1995 年 | | 2005 年 | |
| | 汉 | 朝 | 汉 | 朝 | 汉 | 朝 | 汉 | 朝 | 汉 | 朝 | 汉 | 朝 |
| 8 | 4.35** | 3.67** | 4.69** | 5.29** | 6.31** | 5.92** | 2.00** | 1.49** | 2.03** | 2.38** | 2.86** | 3.62** |
| 9 | 5.64** | 5.67** | 4.92** | 5.26** | 6.43** | 6.12** | 2.48** | 3.00** | 2.46** | 2.94** | 3.03** | 4.34** |
| 10 | 5.59** | 5.76** | 4.84** | 5.59** | 4.04** | 4.73** | 2.89** | 2.76** | 3.06** | 3.47** | 2.80** | 2.42** |
| 11 | 5.61** | 5.61** | 6.59** | 7.21** | 8.38** | 7.22** | 3.54** | 4.26** | 4.04** | 5.47** | 5.81** | 5.35** |
| 12 | 4.82** | 5.36** | 7.88** | 4.39** | 5.65** | 3.43** | 3.48** | 3.51** | 6.01** | 3.94** | 4.77** | 4.06** |
| 13 | 6.27** | 5.94** | 3.96** | 3.98** | 5.70** | 3.99** | 5.95** | 6.60** | 4.32** | 4.84** | 4.42** | 4.73** |
| 14 | 2.67** | 2.43** | 1.05* | 1.22* | 1.42** | 1.18* | 3.41** | 2.81** | 2.39** | 0.48 | 2.17** | 2.28** |
| 15 | 1.28** | 0.57 | 1.09* | 0.32 | 1.15** | 0.85 | 2.20** | 1.68** | 2.08** | 3.15** | 2.64** | 1.85* |
| 16 | 1.30** | 0.50 | 1.63** | 1.86** | 1.08** | 0.48 | 1.95** | 1.16* | 1.90** | 1.42* | 1.18* | 0.03 |
| 17 | 0.86** | 0.16 | 0.42 | 0.14 | 0.43 | −0.02 | 1.39** | 0.78 | 1.23** | 0.74 | 1.05* | −0.40 |
| 18 | −0.37 | 2.99 | −0.27 | −0.37 | 0.12 | −0.17 | 0.23 | 1.59** | −0.23 | −0.30 | −0.29 | 0.17 |

续表

| 年龄/岁 | 胸围/cm | | | | | | 肺活量/ml | | | | | |
|---|---|---|---|---|---|---|---|---|---|---|---|---|
| | 1985 年 | | 1995 年 | | 2005 年 | | 1985 年 | | 1995 年 | | 2005 年 | |
| | 汉 | 朝 | 汉 | 朝 | 汉 | 朝 | 汉 | 朝 | 汉 | 朝 | 汉 | 朝 |
| 8 | 1.78** | 1.62** | 1.28** | 1.86** | 2.18** | 3.23** | 148.00** | 132.00** | 77.35** | 156.30** | 135.00** | 130.77** |
| 9 | 2.08** | 2.53** | 2.09** | 2.62** | 2.27** | 3.29** | 179.00** | 155.00** | 179.85** | 158.50** | 220.98** | 244.43** |
| 10 | 2.31** | 2.33** | 2.33** | 2.14** | 1.86** | 2.22** | 171.00** | 190.00** | 182.40** | 206.50** | 86.48** | 160.43** |
| 11 | 2.59** | 3.67** | 3.76** | 5.53** | 4.78** | 3.86** | 196.00** | 195.00** | 156.44** | 199.50** | 298.75** | 175.59** |
| 12 | 3.04** | 2.72** | 4.07** | 3.80** | 4.04** | 2.71** | 185.00** | 235.00** | 302.07** | 211.90** | 121.69** | 128.55** |
| 13 | 4.79** | 5.03** | 3.60** | 3.59** | 4.71** | 2.87** | 286.00** | 214.00** | 237.64** | 77.80 | 264.13** | 367.66** |
| 14 | 2.44** | 1.91** | 2.02** | 0.92 | 0.26 | 2.11** | 211.00** | 71.00 | 5.24 | 62.80 | −81.30* | 72.91 |
| 15 | 1.57** | 1.15** | 1.61** | 2.00** | 1.93** | 1.25* | −15.00 | 97.00* | 100.00* | 104.00** | 111.62** | 119.29** |
| 16 | 0.95** | 1.10** | 1.73** | 1.08* | 0.20 | 0.45 | 105.00** | 35.00 | 142.40** | 72.40 | 274.61** | −184.60** |
| 17 | 0.88** | 0.15 | 0.37 | 0.35 | 0.36 | −1.07* | 94.00** | 99.00* | 102.47* | 77.40 | 53.11 | 67.48 |
| 18 | 0.16 | 1.16 | −0.42 | −0.16 | 0.61 | −0.21 | −18.00 | 100.00* | −75.90 | 36.00 | 0.28 | −48.04 |

注：* 差异具有显著性意义，** 差异具有非常显著性意义。

表 7　不同年代朝、汉族(男生)身体形态、机能(各年龄段)发展水平的差值

| 年龄/岁 | 身高/cm | | | 体重/kg | | | 胸围/cm | | | 肺活量/ml | | |
|---|---|---|---|---|---|---|---|---|---|---|---|---|
| | 1985 年 | 1995 年 | 2005 年 | 1985 年 | 1995 年 | 2005 年 | 1985 年 | 1995 年 | 2005 年 | 1985 年 | 1995 年 | 2005 年 |
| 7 | −0.36 | 1.12* | −2.80** | 0.02 | 0.05 | −1.49** | −1.25** | 0.55* | −2.05** | −33.90 | 72.68** | 12.26 |
| 8 | 0.73 | −0.55 | −1.31** | 0.17 | −0.70* | −0.69 | −0.97** | −0.14 | −2.07** | 45.00* | −26.81 | −0.36 |
| 9 | 0.64 | 0.13 | −1.97** | 0.55* | −0.62 | −2.26** | −1.22** | −0.35 | −3.71** | 21.00 | 25.65 | −95.55** |
| 10 | 1.54** | 0.97 | −1.46** | 0.11 | −0.47 | −2.12** | −1.45** | 0.05 | −4.36** | 38.00 | 127.89** | −89.03** |
| 11 | 0.73 | −0.06 | −0.53 | −0.27 | −1.45** | −1.01 | −2.03** | −1.44* | −2.62** | 79.00** | 46.47 | −86.66** |
| 12 | −0.51 | −0.95 | −1.46* | −1.43** | −1.51* | −1.27 | −2.58** | −1.62** | −2.24** | 20.00 | 4.13 | −249.65** |
| 13 | 0.03 | 2.45** | −1.25 | −1.58** | 1.04 | −3.12** | −2.57** | 0.41 | −0.38 | −33.00 | 278.90** | −155.66** |
| 14 | 1.20 | 1.60* | 0.26 | −0.51 | 1.03 | −1.95* | −1.93** | 0.99 | −2.10** | 50.00 | 125.37* | −448.48** |
| 15 | −0.14 | 1.04 | 1.71** | −1.57** | −1.18 | 0.14 | −2.87** | −1.28** | −0.01 | −45.00 | 38.90 | −358.04** |
| 16 | 1.58** | 3.03** | 1.69** | −0.79 | 0.65 | 1.60* | −2.05** | 0.29 | −1.96** | 62.00 | 213.29** | −112.32* |
| 17 | 2.86** | 2.96** | 2.07** | 0.23 | −0.39 | 1.15 | −1.67** | −0.80 | −3.17** | 145.00** | 322.38** | −51.86 |
| 18 | 2.29** | 1.17* | 2.51** | −0.46 | −0.01 | 1.17 | −2.36** | −1.00* | 1.56 | 61.00 | 290.80** | 220.52** |
| 年均差值 | 0.88 | 1.08 | −0.21 | −0.46 | −0.30 | −0.82 | 1.91 | −0.36 | −2.18 | 117.43 | 126.64 | −117.90 |

注:差值为汉族−朝鲜族。

表 8　不同年代朝、汉族(女生)身体形态、机能(各年龄段)发展水平的差值

| 年龄/岁 | 身高/cm | | | 体重/kg | | | 胸围/cm | | | 肺活量/ml | | |
|---|---|---|---|---|---|---|---|---|---|---|---|---|
| | 1985 年 | 1995 年 | 2005 年 | 1985 年 | 1995 年 | 2005 年 | 1985 年 | 1995 年 | 2005 年 | 1985 年 | 1995 年 | 2005 年 |
| 7 | 0.28 | 1.00* | −3.73** | −0.26 | −0.11 | −1.36** | −1.57** | 0.34 | −2.18** | −30.00 | 121.54** | −82.58** |
| 8 | 0.96* | 0.40 | −3.34** | 0.25 | −0.46 | −2.12** | −1.41** | −0.24 | −3.23** | −14.00 | 42.59 | −78.35** |
| 9 | 0.93* | 0.06 | −3.03** | −0.27 | −0.94* | −3.43** | −1.86** | −0.77* | −4.25** | 10.00 | 63.94* | −101.80** |
| 10 | 0.76 | −0.69 | −3.72** | −0.14 | −1.35** | −3.06** | −1.88** | −0.58 | −4.61** | −9.00 | 39.84 | −175.74** |
| 11 | 0.76 | −1.31* | −2.56** | −0.86* | −2.78** | −2.60** | −2.96** | −2.35** | −3.69** | −8.00 | −3.22 | −52.59 |
| 12 | 0.22 | 2.18** | −0.35 | −0.89* | −0.71 | −1.89** | −2.64** | −2.08** | −2.37** | −58.00* | 86.95* | −59.45 |
| 13 | 0.55 | 2.16** | 1.37** | −1.54** | −1.23* | −2.20** | −2.88** | −2.07** | −0.53 | 14.00 | 246.79** | −162.97** |
| 14 | 0.79 | 1.99** | 1.61** | −0.94 | 0.68 | −2.31** | −2.35** | −0.97* | −2.38** | 154.00** | 189.23** | −317.19** |
| 15 | 1.50** | 2.76** | 1.91** | −0.42 | −0.39 | −1.52* | −1.93** | −1.36** | −1.69** | 42.00 | 185.23** | −324.85** |
| 16 | 2.30** | 2.53** | 2.51** | 0.37 | 0.09 | −0.37 | −2.08** | −0.71 | −1.94** | 112.00** | 255.23** | 134.36** |
| 17 | 3.00** | 2.81** | 2.96** | 0.98* | 0.58 | 1.08 | −1.35** | −0.69 | −0.51 | 107.00** | 280.30** | 120.00** |
| 18 | −0.36 | 2.91** | 3.26** | −0.38 | 0.65 | 0.61 | −2.35** | −0.95* | 0.31 | −11.00 | 168.40** | 168.32** |
| 年均差值 | 0.97 | 1.40 | −0.26 | −0.34 | −0.50 | −1.60 | −2.11 | −1.04 | −2.26 | 25.75 | 139.74 | −77.74 |

注:差值为汉族−朝鲜族。

的差异主要体现在7岁以前的生长发育过程，朝、汉民族学生体重发育差异性突出表现在生长发育高峰期以前的年龄段。

两民族男生体重生长发育的高峰年龄基本一致，女生也基本一致。同两民族女生相比，男生的高峰年龄出现较晚。

表9 不同年段朝、汉族学生身体形态发育高峰年龄对比

| 年段/岁 | 民族 | 男生 | | | 女生 | | |
|---|---|---|---|---|---|---|---|
| | | 身高/cm | 体重/kg | 胸围/cm | 身高/cm | 体重/kg | 胸围/cm |
| 1985 | 汉 | 13 | 13 | 13 | 13 | 13 | 13 |
| | 朝 | 13 | 11 | 13 | 10 | 13 | 11 |
| 1995 | 汉 | 13 | 13 | 13 | 12 | 12 | 12 |
| | 朝 | 11 | 11 | 11 | 11 | 11 | 11 |
| 2005 | 汉 | 13 | 13 | 13 | 11 | 11 | 11 |
| | 朝 | 13 | 13 | 16 | 11 | 11 | 11 |

### 3.1.2 朝、汉民族学生身体机能发展现状的对比分析

同样，朝、汉民族学生肺功能发展水平的也存在明显的民族同一性和差异性，主要表现为：

表1、表2表明，两民族学生肺功能发展趋势基本上呈现随年龄的增长而不断提高。两民族男、女学生间存在明显的性别差异，这种差异随年龄的增长而不断加大（表3、表4中年代分类的2005）男生的平均发育水平明显高于女生，男生的增长过程明显长于女生（表5、表6）。如，男生表现为17～18岁、女生为15～16岁。

表7、表8表明各年龄段朝、汉族学生肺活量差异的比较。说明了汉族男、女学生肺功能平均发育水平明显低于朝鲜族学生，2005年，分别相差了117.90、77.74毫升。只有在生长发育后期，汉族男、女学生的发育水平似乎出现明显高于朝鲜族学生的趋势。7～18岁，汉族男、女学生的总增长值、增长幅度明显高于朝鲜族学生。说明：随年龄的增长，朝、汉民族学生肺功能发育水平所存在的差异逐步缩小并出现汉族学生发育水平明显高于朝鲜族学生的发展趋势。同时，在生长发育后期朝鲜族男、女学生肺活量出现负增长的现象。

## 3.2 朝、汉民族学生身体形态、机能发展的20年对比分析

分前10年（1985—1995年）、后10年（1995—2005年）和20年（1985—2005年）3个研究阶段。

### 3.2.1 朝、汉民族学生身体形态发展20年对比分析

20年来朝、汉民族学生身体形态发育水平均得到进一步改善，呈现不断提高的发展趋势。两民族学生身体形态生长发育水平同步增长、同步改善。各形态指标发育水平随年龄的增长不断提高，男、女间仍存在比较明显的性别差异，特别在身高、体重等指标的发育水平存在进一步扩大的发展趋势。朝、汉民族学生身体形态生长发育水平和发展过程存在明显的同一性和民族差

异性。

(1) 身高发育方面

20年间朝、汉民族男、女学生身高、体重、胸围等生长发育趋势趋同,呈现明显增长的过程。朝鲜族男、女生和汉民族男生3项形态指标和汉族女生体重、胸围等指标发育水平呈现连续增长的趋势,且后10年的增长幅度明显大于前10年,而汉族女生的身高发育虽然呈现连续提高的过程,但是后10年增长幅度低于前10年的增长幅度(表10～表13)。

两民族学生身高发育过程仍存在明显的性别差异(表9、表10)。男生的增长幅度、增长水平明显高于女生,在生长发育的第二交叉后的发育过程出现性别差异进一步加大。

从身高发育的整体过程看(表7、表8),1985年汉民族7～12岁男生、7～11岁女生的身高发育水平略高于朝鲜族学生,20年后的2005年则明显低于朝鲜族学生;汉民族15岁以后的男生和13岁以后的女生身材高度仍然明显高于朝鲜族同类学生,这种差异有进一步增大的趋势。由于两民族男生身高增长高峰期年龄基本一致(表9),高峰期前朝鲜族学生身体高度发展已经明显超过汉族学生的发育水平,而且可以推测到7岁之前的婴幼儿时期。通过年龄段增长值对比(表5、表6)和8～13岁增长值和增长幅度看,结果显示似乎汉族略高于朝鲜族,而此年龄段汉族增长值(36.56厘米)和增长幅度(29.88%)均高于朝鲜族学生(35.01厘米;27.97%)。所以,14岁之后汉族学生身高发展水平和发展速度明显超过朝鲜族学生,显现此阶段汉族学生身材高度明显高于朝鲜族学生。朝汉族女生身高发育趋势与男生相似,其发育发展特征更加明显,不同的是差异转变年限提前1年。

从7～18岁增长幅度看,20年间汉民族学生身高的增长幅度进一步加大。男、女生由1985年的40.35%和31.84%增加到2005年的41.34%和33.90%;朝鲜族男、女学生则由46.00%、38.66%下降到2005年的36.16%、27.24%,说明20年间朝鲜族学生身高增长水平明显低于汉族学生。同时7～18岁朝鲜族女生身高增长过程明显缩短(表8)。也进一步论证了朝、汉民族学生身高差异出现的年龄阶段应前推,在7～18岁过程中这种差异缩小,并发生转变。

两民族学生身高20年发展的总体趋势呈现,7～18岁朝鲜族男、女学生身高平均水平由1985年低于汉族学生发展趋势(分别相差－0.92厘米、－0.97厘米)转换到2005年超过汉族学生(0.21厘米、0.24厘米)的走向。

(2) 胸围发育方面

通过不同年代朝汉族学生调查结果分析(表10～表13),20年间朝、汉族男、女学生胸围均呈现增长趋势。但是,汉族男、女学生的发展过程呈现不断增长的趋势;而朝鲜族男、女学生则呈现前10年出现负增长,后10年的增长幅度明显加大的态势。20年间,朝、汉民族男、女生胸围发育差异存在加大的趋势(表7、表8)。汉族学生身体围度明显小于朝鲜族学生,突出反映在11岁以前的发育过程。7～18岁的增长过程中,1985、1995年汉族学生的总增长值和增长幅度明显小于朝鲜族学生,2005年汉族学生明显大于朝鲜族学生,说明汉族学生增长加速。

20年综合分析,汉族男生、朝鲜族女生的生长发育高峰期没发生变化;朝鲜族男生延后、汉族女生提前。

(3) 体重发育方面

**表 10　不同年代朝鲜族(男生)身体形态、机能年增长率比较**

(单位:百分比/%)

| 年龄/岁 | 身高/cm | | | 体重/kg | | | 胸围/cm | | | 肺活量/ml | | |
|---|---|---|---|---|---|---|---|---|---|---|---|---|
| | 前 10 年 | 后 10 年 | 20 年 | 前 10 年 | 后 10 年 | 20 年 | 前 10 年 | 后 10 年 | 20 年 | 前 10 年 | 后 10 年 | 20 年 |
| 7 | 0.91 | 2.58 | 3.51 | 7.25 | 12.11 | 20.24 | −2.39 | 5.69 | 3.16 | −5.36 | −22.54 | −26.69 |
| 8 | 2.43 | 2.39 | 4.88 | 11.14 | 11.76 | 24.21 | −0.33 | 5.56 | 5.21 | 2.12 | −20.64 | −18.95 |
| 9 | 2.00 | 2.82 | 4.87 | 11.68 | 15.68 | 29.19 | −0.88 | 6.61 | 5.67 | 0.32 | −15.79 | −15.52 |
| 10 | 1.87 | 3.00 | 4.93 | 10.64 | 13.05 | 25.08 | −1.47 | 8.29 | 6.70 | −1.11 | −12.63 | −13.59 |
| 11 | 2.61 | 1.50 | 4.14 | 12.77 | 9.09 | 23.02 | 0.55 | 4.90 | 5.48 | 4.16 | −11.87 | −8.21 |
| 12 | 3.34 | 2.33 | 5.75 | 11.70 | 12.60 | 25.78 | 0.52 | 5.61 | 6.15 | 5.80 | −5.83 | −0.37 |
| 13 | 2.43 | 3.39 | 5.89 | 8.66 | 14.62 | 24.54 | −0.95 | 4.51 | 3.52 | −3.01 | 1.88 | −1.19 |
| 14 | 2.33 | 2.57 | 4.96 | 6.54 | 14.09 | 21.55 | −1.18 | 4.41 | 3.17 | −1.19 | 3.13 | 1.91 |
| 15 | 1.91 | 2.01 | 3.96 | 7.28 | 6.81 | 14.58 | −0.40 | −0.01 | −0.41 | −1.09 | 1.04 | −0.06 |
| 16 | 0.86 | 2.04 | 2.91 | 4.41 | 6.09 | 10.77 | −1.32 | 2.74 | 1.38 | 35.26 | −4.85 | 28.71 |
| 17 | 0.79 | 2.29 | 3.10 | 2.64 | 6.63 | 9.45 | −2.81 | 3.71 | 0.80 | −5.16 | −4.11 | −9.06 |
| 18 | 1.14 | 0.95 | 2.10 | 2.53 | 7.26 | 9.97 | −2.77 | 2.54 | −0.30 | −7.17 | −10.15 | −16.59 |
| 总幅度 | 22.61 | 27.86 | 51.01 | 97.23 | 129.79 | 238.37 | −13.44 | 54.55 | 40.53 | 23.58 | −102.34 | −79.61 |
| 年均幅度 | 1.88 | 2.32 | 4.25 | 8.10 | 10.82 | 19.86 | −1.12 | 4.55 | 3.38 | 1.97 | −8.53 | −6.63 |
| 总增值 | 32.64 | 41.06 | 73.70 | 33.35 | 50.48 | 83.83 | −10.21 | 37.31 | 27.10 | 438.60 | −2 046.78 | −1 608.18 |
| 年增值 | 2.72 | 3.42 | 6.14 | 2.78 | 4.21 | 6.99 | −0.85 | 3.11 | 2.26 | 36.55 | −170.56 | −134.01 |

表 11 不同年代朝鲜族(女生)身体形态、机能年增长率比较

(单位:百分比/%)

| 年龄/岁 | 身高/cm | | | 体重/kg | | | 胸围/cm | | | 肺活量/ml | | |
|---|---|---|---|---|---|---|---|---|---|---|---|---|
| | 前 10 年 | 后 10 年 | 20 年 | 前 10 年 | 后 10 年 | 20 年 | 前 10 年 | 后 10 年 | 20 年 | 前 10 年 | 后 10 年 | 20 年 |
| 7 | 1.39 | 2.52 | 3.95 | 5.79 | 8.86 | 15.16 | −2.27 | 4.89 | 2.51 | −3.45 | −19.72 | −22.49 |
| 8 | 2.67 | 2.92 | 5.67 | 9.41 | 13.09 | 23.73 | −1.80 | 7.09 | 5.17 | −1.41 | −19.34 | −20.48 |
| 9 | 2.23 | 3.45 | 5.76 | 8.05 | 16.81 | 26.22 | −1.58 | 7.89 | 6.18 | −1.05 | −11.83 | −12.76 |
| 10 | 2.01 | 2.69 | 4.75 | 9.79 | 11.51 | 22.43 | −1.82 | 7.75 | 5.79 | 0.00 | −13.06 | −13.06 |
| 11 | 3.08 | 2.56 | 5.71 | 12.25 | 9.45 | 22.85 | 1.04 | 4.67 | 5.75 | 0.23 | −12.95 | −12.75 |
| 12 | 2.29 | 1.84 | 4.17 | 12.25 | 8.82 | 22.15 | 2.54 | 2.91 | 5.52 | −0.85 | −15.53 | −16.24 |
| 13 | 0.91 | 1.80 | 2.72 | 6.19 | 7.63 | 14.29 | 0.45 | 1.81 | 2.27 | −6.44 | −2.10 | −8.41 |
| 14 | 0.10 | 1.75 | 1.86 | 0.64 | 11.50 | 12.22 | −0.84 | 3.35 | 2.48 | −6.59 | −1.61 | −8.09 |
| 15 | −0.06 | 2.10 | 2.04 | 3.76 | 8.08 | 12.14 | 0.26 | 2.31 | 2.57 | −6.07 | −0.91 | −6.92 |
| 16 | 0.82 | 1.19 | 2.02 | 4.21 | 5.07 | 9.50 | 0.23 | 1.48 | 1.71 | −4.55 | −11.21 | −15.25 |
| 17 | 0.81 | 1.08 | 1.90 | 4.06 | 2.76 | 6.93 | 0.48 | −0.30 | 0.17 | −5.18 | −11.26 | −15.85 |
| 18 | −1.34 | 1.21 | −0.14 | 0.18 | 3.71 | 3.89 | −1.17 | −0.36 | −1.52 | −7.28 | −14.33 | −20.57 |
| 总幅度 | 14.92 | 25.11 | 40.41 | 76.57 | 107.30 | 191.51 | −4.49 | 43.48 | 38.61 | −42.63 | −133.85 | −172.87 |
| 年均幅度 | 1.24 | 2.09 | 3.37 | 6.38 | 8.94 | 15.96 | −0.37 | 3.62 | 3.22 | −3.55 | −11.15 | −14.41 |
| 总增值 | 19.99 | 35.45 | 55.44 | 25.15 | 38.60 | 63.75 | −2.50 | 28.12 | 25.62 | −1 031.70 | −2 565.78 | −3 597.48 |
| 年增值 | 1.67 | 2.95 | 4.62 | 2.10 | 3.22 | 5.31 | −0.21 | 2.34 | 2.14 | −85.98 | −213.81 | −299.79 |

表 12　不同年代汉族(男生)身体形态、机能增长率比较

(单位:百分比/%)

| 年龄/岁 | 身高/cm | | | 体重/kg | | | 胸围/cm | | | 肺活量/ml | | |
|---|---|---|---|---|---|---|---|---|---|---|---|---|
| | 前 10 年 | 后 10 年 | 20 年 | 前 10 年 | 后 10 年 | 20 年 | 前 10 年 | 后 10 年 | 20 年 | 前 10 年 | 后 10 年 | 20 年 |
| 7 | 2.14 | −0.63 | 1.49 | 7.39 | 5.37 | 13.16 | 0.68 | 1.17 | 1.85 | 2.15 | −25.63 | −24.03 |
| 8 | 1.39 | 1.80 | 3.22 | 7.30 | 12.12 | 20.30 | 1.06 | 2.35 | 3.44 | −2.55 | −19.26 | −21.32 |
| 9 | 1.59 | 1.23 | 2.84 | 6.85 | 10.01 | 17.54 | 0.52 | 1.19 | 1.72 | 0.59 | −22.52 | −22.07 |
| 10 | 1.43 | 1.20 | 2.64 | 8.52 | 7.82 | 17.00 | 0.87 | 1.35 | 2.23 | 3.63 | −22.79 | −19.98 |
| 11 | 2.03 | 1.17 | 3.22 | 9.07 | 10.78 | 20.82 | 1.47 | 3.22 | 4.74 | 2.46 | −17.79 | −15.77 |
| 12 | 3.05 | 1.99 | 5.10 | 11.96 | 13.76 | 27.37 | 1.97 | 4.83 | 6.90 | 5.04 | −16.55 | −12.35 |
| 13 | 4.03 | 0.98 | 5.05 | 15.71 | 5.07 | 21.58 | 3.19 | 3.41 | 6.71 | 8.82 | −13.50 | −5.87 |
| 14 | 2.57 | 1.72 | 4.33 | 10.09 | 7.69 | 18.56 | 2.68 | 0.33 | 3.03 | 1.34 | −15.87 | −14.74 |
| 15 | 2.64 | 2.41 | 5.11 | 8.33 | 9.51 | 18.64 | 1.64 | 1.60 | 3.27 | 1.46 | −10.90 | −9.60 |
| 16 | 1.72 | 1.21 | 2.95 | 7.21 | 7.71 | 15.48 | 1.53 | 0.00 | 1.53 | 2.11 | −13.21 | −11.38 |
| 17 | 0.84 | 1.72 | 2.57 | 1.52 | 9.40 | 11.06 | −1.83 | 0.87 | −0.97 | −0.56 | −13.15 | −13.63 |
| 18 | 0.47 | 1.73 | 2.21 | 3.35 | 9.28 | 12.94 | −1.24 | 1.90 | 0.64 | −1.48 | −11.15 | −12.47 |
| 总幅度 | 23.88 | 16.54 | 40.74 | 97.30 | 108.53 | 214.46 | 12.56 | 22.22 | 35.08 | 23.01 | −202.33 | −183.22 |
| 年均幅度 | 1.99 | 1.38 | 3.39 | 8.11 | 9.04 | 17.87 | 1.05 | 1.85 | 2.92 | 1.92 | −16.86 | −15.27 |
| 总增值 | 34.96 | 25.61 | 60.57 | 35.32 | 44.19 | 79.51 | 8.40 | 15.42 | 23.82 | 549.15 | −4 981.25 | −4 432.10 |
| 年增值 | 2.91 | 2.13 | 5.05 | 2.94 | 3.68 | 6.63 | 0.70 | 1.29 | 1.99 | 45.76 | −415.10 | −369.34 |

**表 13　不同年代汉族(女生)身体形态、机能增长率比较**

(单位:百分比/%)

| 年龄/岁 | 身高/cm | | | 体重/kg | | | 胸围/cm | | | 肺活量/ml | | |
|---|---|---|---|---|---|---|---|---|---|---|---|---|
| | 前 10 年 | 后 10 年 | 20 年 | 前 10 年 | 后 10 年 | 20 年 | 前 10 年 | 后 10 年 | 20 年 | 前 10 年 | 后 10 年 | 20 年 |
| 7 | 1.99 | −1.38 | 0.59 | 6.60 | 3.17 | 9.98 | 1.09 | 0.38 | 1.48 | 8.56 | −32.96 | −27.22 |
| 8 | 2.20 | −0.05 | 2.15 | 6.14 | 6.37 | 12.90 | 0.19 | 1.94 | 2.13 | 2.61 | −27.18 | −25.28 |
| 9 | 1.55 | 1.10 | 2.66 | 5.45 | 7.94 | 13.82 | 0.20 | 2.16 | 2.37 | 2.37 | −21.61 | −19.76 |
| 10 | 0.93 | 0.47 | 1.40 | 5.50 | 6.23 | 12.06 | 0.23 | 1.32 | 1.55 | 2.79 | −24.75 | −22.65 |
| 11 | 1.59 | 1.71 | 3.32 | 6.47 | 10.78 | 17.95 | 2.03 | 2.79 | 4.88 | 0.48 | −15.50 | −15.10 |
| 12 | 3.64 | 0.13 | 3.78 | 13.08 | 5.99 | 19.85 | 3.47 | 2.58 | 6.14 | 5.93 | −21.41 | −16.75 |
| 13 | 1.96 | 1.26 | 3.25 | 7.18 | 5.63 | 13.22 | 1.59 | 3.96 | 5.62 | 3.23 | −18.31 | −15.68 |
| 14 | 0.88 | 1.49 | 2.38 | 4.32 | 4.85 | 9.38 | 0.98 | 1.53 | 2.52 | −4.86 | −21.73 | −25.54 |
| 15 | 0.75 | 1.52 | 2.28 | 3.86 | 5.81 | 9.89 | 1.01 | 1.92 | 2.95 | −0.49 | −20.45 | −20.84 |
| 16 | 0.96 | 1.16 | 2.12 | 3.60 | 4.15 | 7.90 | 2.01 | −0.07 | 1.93 | 0.91 | −14.57 | −13.80 |
| 17 | 0.67 | 1.16 | 1.84 | 3.18 | 3.69 | 6.99 | 1.33 | −0.08 | 1.25 | 1.18 | −15.78 | −14.79 |
| 18 | 0.74 | 1.41 | 2.16 | 2.24 | 3.59 | 5.91 | 0.59 | 1.23 | 1.83 | −0.89 | −13.46 | −14.23 |
| 总幅度 | 17.85 | 9.98 | 27.93 | 67.60 | 68.21 | 139.85 | 14.71 | 19.68 | 34.65 | 21.80 | −247.73 | −231.63 |
| 年均幅度 | 1.49 | 0.83 | 2.33 | 5.63 | 5.68 | 11.65 | 1.23 | 1.64 | 2.89 | 1.82 | −20.64 | −19.30 |
| 总增值 | 25.10 | 15.55 | 40.65 | 23.28 | 25.41 | 48.69 | 10.33 | 13.48 | 23.81 | 336.12 | −5 175.43 | −4 839.31 |
| 年增值 | 2.09 | 1.30 | 3.39 | 1.94 | 2.12 | 4.06 | 0.86 | 1.12 | 1.98 | 28.01 | −431.29 | −403.28 |

从体重发育的整体过程看(表 7、表 8),20 年间朝、汉民族 7～14 岁男生、7～15 岁女生的差异越来越明显,该跨度年龄阶段间汉族男、女学生各年龄段发育水明显低于朝鲜族学生。两民族男生体重增长高峰期年龄均呈现提前(表 9)。20 年间,7～18 岁生长发育过程中朝鲜族男生、朝汉两民族女生体重整体增长幅度明显减慢,并且两民族增幅差异加大,汉族学生增幅明显超过朝鲜族学生。

20 年间体重发育趋势特点:两民族男、女学生体重发育趋势相同,均呈现不断提高的过程,后 10 年的增长幅度明显大于前 10 年。朝鲜族学生的增长幅度明显大于汉族学生(表 10～表 13)。朝鲜族男、女生体重的岁间增幅也明显大于汉族学生(表 5、表 6)。

两民族学生体重发育过程也存在性别差异进一步加大的趋势。

### 3.2.2 朝、汉民族学生身体机能发展 20 年对比分析

20 年数据分析表明(表 10～表 13),朝、汉民族学生肺功能发展水平呈现明显的下降趋势,汉族学生的下降幅度明显大于朝鲜族学生。不同的是只有朝鲜族女生的发展趋势呈现明显的连续下降过程,而汉族男、女学生和朝鲜族男生均呈现前 10 年提高、后 10 年下降的趋势。

7～18 岁,汉族学生的增长幅度大于朝鲜族学生。

## 4 结论

朝、汉民族学生身体形态、机能发育存在明显的同一性和民族差异性。

### 4.1 同一性的主要反映在生长发育规律等方面

两民族学生身体形态、机能发育过程符合人体生长发育规律。随年龄的增长,身体形态呈现不断增长的总体趋势,并呈现明显的性别差异,存在"剪刀差"的发展趋势。

20 年来,朝、汉民族学生身体形态发育水平均得到进一步改善,呈现不断提高的发展趋势。两民族学生身体形态生长发育水平同步增长、同步改善。

### 4.2 民族差异性的主要特征反映在身体形态发育水平和发展过程

两民族同类学生间身材高度发育现状不存在明显的差异。生长发育过程的不同阶段,两民族学生身高发展水平不同。朝鲜族学生身高明显高于汉族学生的主要年龄段出现在 11～12 岁之前及 6～7 岁之前的过程。汉民族学生胸围、体重发育水平明显低于朝鲜族学生,但阶段增长速度高于朝鲜族学生。朝、汉族学生胸围、体重明显差异突出阶段应反映在 12 岁以前的过程,甚至包括婴幼儿阶段。随年龄的增长,这种差异在逐渐缩小甚至发展到无明显差异。汉族男、女学生肺功能平均发育水平明显低于朝鲜族学生,随年龄的增长,这种差异逐步缩小并转换。

20 年间,朝鲜族学生身材高度呈现由低于汉族学生到逐渐超过汉族学生的总体趋势。不同年代,两民族学生身体形态增长幅度不同。高峰期前朝鲜族学生身体高度发展已经明显超过汉族学生,并推测到 7 岁之前的婴幼儿时期。生长发育后期汉族学生身材高度明显高于朝鲜族学

生。两民族间学生胸围发育差异进一步加大。汉族学生身体围度明显小于朝鲜族学生，突出反映在11岁以前的发育过程。体重明显低于朝鲜族学生，朝鲜族学生的增长幅度明显大于汉族学生。朝、汉民族学生肺功能发展水平呈现明显的下降趋势，汉族学生的下降幅度明显大于朝鲜族学生。

（吉林省学生体质与健康调研组选送）

**参考文献：**

[1] 中国学生体质与健康研究组. 1985 中国学生体质与健康研究[M]. 北京：人民教育出版社，1985.

[2] 李刚，王利，曲霞，等. 延边朝鲜族学生 2000 与 1985 年生长发育指标比较[J]. 中国学校卫生，2004，(2)：86-88.

[3] 中国学生体质与健康调查组. 中国学生体质与健康研究[M]. 北京：人民教育出版社，2002.

# 学生体质健康发展与《体质健康标准》演变的相关分析

仇　刚　李　刚　李　健　执笔

## 1　前言

1985—2005的20年间，我国进行了5次“中国学生体质与健康调研”工作。按照国家部署，吉林省也进行了全省范围的调研工作。同时在20年调研过程中，各高等院校先后进行了《国家体育锻炼标准》、《大学生体育合格标准》、《学生体质健康标准》(简称为《锻炼标准》、《合格标准》)和《体质健康标准》)等3个有关评价学生身体状况的不同《标准》(总简称《标准》)。不同历史时期的社会、经济、科技、文化和教育等方面的发展及变化促使《标准》不断得到改进，相应各时期的《标准》发展演变也对大学生体质健康状况产生不同程度的影响。

## 2　研究对象与方法

吉林省大学生。调用历届吉林省学生体质健康调研数据库中有关大学生的基础数据。按城、乡、男、女分类，19～22岁大学生每岁一组，19～22岁合并一组。

采用对比、分析及归纳等方法对我国不同时期先后实行的《标准》的演变过程进行研究。按照《中国学生体质健康调研工作》手册中关于数据统计规范的要求，对1985—2005年进行的5次吉林省学生体质健康调研数据进行统计分析。

## 3　结果与分析

### 3.1　吉林省大学生体质健康发展状况的分析

#### 3.1.1　吉林省大学生体质健康发展现状

统计表明，2005年吉林省男、女大学生身高呈现持续增长的趋势。与2000年相比，增长值和增长率均明显高于全国平均水平。男、女大学生身体围度略有增长且不显著。男生明显高于全国平均水平；但女生体重呈现下降趋势而全国水平呈现增长趋势。说明，吉林省男生身体形态发展呈“高大粗壮”的趋势，符合中国大学生身高分布“北高南低”的地域性特点。而女生身体形态发展则有逐渐趋于“苗条”型，这与大学生追求美体瘦身时尚有一定的关系，营养状况继续改善。与全国水平相比较，营养不良检出率没有表现下降趋势，但较低体重检出率下降明显。超重及肥胖和较低体重和营养不良检出率增高。肺活量男、女生下降幅度男生大于全国平均水平，女生小于全国平均水平。2005年吉林省大学生体质与健康调研结果见表1。

**表1　2005年吉林省大学生(19～22岁)身体形态、机能、素质等指标均值**

| 指　标 | 男 | 生 | | | | 女 | 生 | | | |
|---|---|---|---|---|---|---|---|---|---|---|
| 年龄段(岁) | 19 | 20 | 21 | 22 | 19～22 | 19 | 20 | 21 | 22 | 19～22 |
| 身高(cm) | 173.46 | 174.55 | 173.18 | 174.08 | 173.82 | 162.54 | 162.12 | 162.68 | 161.49 | 162.29 |
| 体重(kg) | 65.18 | 64.43 | 65.32 | 67.53 | 65.45 | 52.35 | 53.73 | 52.68 | 50.77 | 52.52 |
| 胸围(cm) | 84.20 | 82.78 | 84.03 | 84.10 | 83.73 | 79.69 | 80.03 | 79.70 | 79.73 | 79.79 |
| 肺活量(ml) | 3 962.93 | 3 792.24 | 3 874.42 | 3 696.61 | 3 841.48 | 2 536.52 | 2 600.37 | 2 569.50 | 2 525.81 | 2 557.81 |
| 速度(s) | 7.59 | 7.78 | 7.52 | 7.73 | 7.65 | 10.05 | 9.11 | 9.56 | 8.53 | 9.47 |
| 爆发力/cm | 220.18 | 221.02 | 220.69 | 224.62 | 221.39 | 163.40 | 166.00 | 159.64 | 163.67 | 163.35 |
| 力量/次数 | 8.99 | 8.53 | 9.29 | 10.18 | 9.16 | 27.07 | 28.13 | 29.70 | 30.19 | 28.37 |
| 耐力/s | 250.96 | 256.56 | 249.38 | 240.53 | 250.20 | 253.33 | 251.31 | 252.08 | 238.24 | 250.13 |
| 柔韧/cm | 12.50 | 10.14 | 7.55 | 12.21 | 10.55 | 9.75 | 6.69 | 10.40 | 5.78 | 8.46 |
| 握力(kg) | 46.92 | 47.83 | 51.05 | 65.40 | 51.71 | 28.04 | 30.06 | 31.18 | 35.59 | 30.40 |

部分身体素质指标继续呈现下降的趋势。与2000年相比，男、女大学生的速度、爆发力、力量等素质呈现继续下降的趋势。除反映速度素质的50米跑成绩下降幅度较小外，其余各项身体素质的下降幅度比较明显(表2)。

**表2　2005年吉林省与全国大学生各项指标增长水平对比**

| 项目 | 男生 | | 女生 | |
|---|---|---|---|---|
| | 全国 | 吉林省 | 全国 | 吉林省 |
| 身高(cm) | 1.18 | 3.05 | 0.82 | 3.33 |
| 体重(kg) | 1.47 | 4.42 | 0.32 | −0.36 |
| 肺活量(ml) | −160.50 | −171.28 | −231.50 | −143.05 |
| 速度/s | 0.10 | 0.17 | 0.30 | 0.36 |
| 爆发力/cm | −3.80 | −13.96 | −4.45 | −17.45 |
| 力量/次数 | −1.40 | −1.03 | −1.80 | −6.63 |
| 耐力/s | −10.80 | −11.90 | −9.50 | −8.33 |

注：表中各项指标均为2005年与2000年相比增长值，“−”表示下降。

从总体来看，2005吉林省大学生与全国大学生体质与健康水平相比，形态发育水平继续提高，营养状况继续改善，肺功能水平和体能素质的部分指标呈现继续下降的趋势。

### 3.1.2　吉林省大学生体质与健康发展的20年分析

#### 3.1.2.1　阶段发展的不平衡性

1985年的调研结果反映了吉林省大学生身体素质的发展在速度、下肢爆发力、腹部肌肉力量等素质方面低于全国均值水平。

1991 年的调研结果表明，学生身体素质发展状况有了明显的提高。除 21 岁柔韧素质（立位体前屈指标）没发生变化外，男生各年龄段、各项身体素质都得到了非常明显的增强。克服了 1985 年男生速度素质、下肢爆发力较差的弱点，同时又进一步加强了北方学生力量型和耐力发展较好的优势。女生的各项身体素质的发展也得到了明显的改善。1985 年我省女生速度素质、下肢爆发力、腹部肌肉力量发展落后于全国一般水平的状况，经过几年的努力，已得到了明显的提高（图 1）。

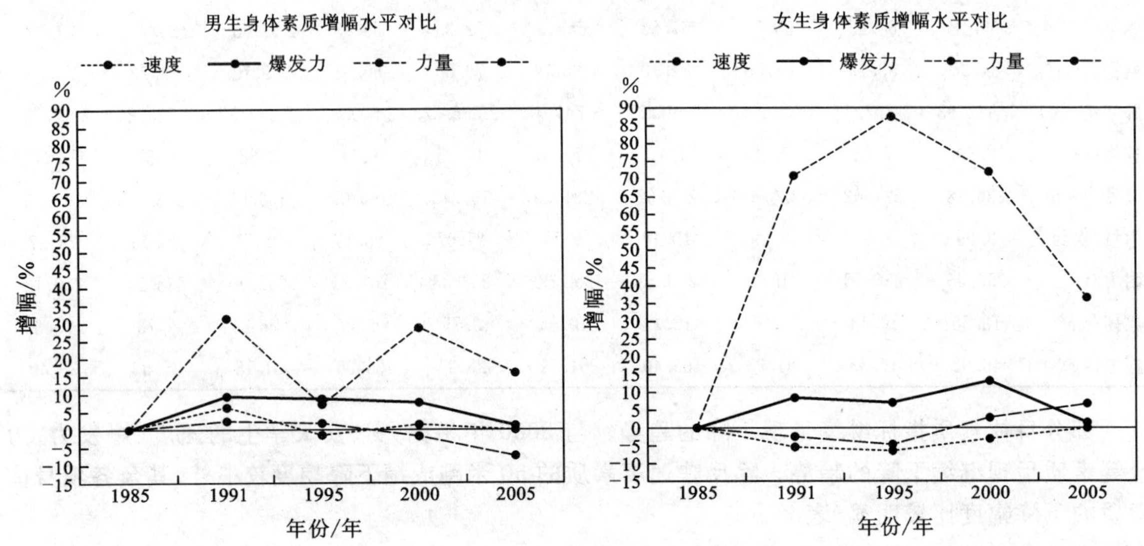


**图 1　20 年吉林省大学生各项身体素质增幅水平对比**

注：数据来源于历届吉林省学生体质健康调研数据库

1995 年调研结果表明，大部分素质指标前 5 年（1985—1991 年度）的提高幅度大于后 5 年（1991—1995 年度）。个别指标呈现后 5 年下降趋势或停滞发展状态。男生的速度素质明显下降势；女生呈持续提高状态。男生的爆发力、耐力、柔韧素质和女生的力量均呈持续提高趋势，并且以前 5 年的提高幅度较大为主要发展特征。而男生的力量素质，女生的爆发力、柔韧素质虽然呈提高状态，但是其发展趋势是以前 5 年的提高、后 5 年基本上停滞发展为主要特征（图 1）。

2005 年调研结果表明，与前 20 年的水平相比较，男、女大学生的耐力、柔韧素质明显下降，其他各项素质的发展水平呈现提高趋势；与前 10 年的水平相比较，除女生的下肢爆发力提高以及男、女学生的力量保持外，其余各项素质均明显下降；与前 5 年相比较，除女生的下肢爆发力量继续提高外，男女学生的各项素质均呈现明显下降的趋势（图 1）。

**3.1.2.2　各项素质指标发展的不平衡性**

以运动学有关身体素质转移的理论，各项身体素质间的发展具有良性的转移，即某项身体素质的发展直接有助于相关素质的提高。也就是说下肢爆发力量的增强有助于速度素质的提高。吉林省数据则反映了相反的结果：学生下肢爆发力量普遍提高，而速度素质普遍下降（表 3）。

表 3　学生体质健康测试内容及评价领域比较一览表

| 《标准》名称 | 测 试 内 容 | | 评 价 领 域 |
|---|---|---|---|
| 国家<br>体育锻炼标准<br>（1975 年） | 800 m（女）、1 000 m（男）跑；<br>跳远/跳高/立定跳远；<br>掷实心球/推铅球；引体向上（男）、1 min 仰卧起坐（女） | | 速度耐力运动素质<br>爆发力运动素质<br>力量素质　运动技能 |
| 大学生<br>体育合格标准<br>（1990 年） | 开设体育课年级 | 未开设体育课年级 | 身体形态<br>呼吸系统机能<br>视力<br>爆发力<br>耐力素质，力量素质<br>速度素质，运动技能 |
| | 身高；体重；胸围；肺活量；视力状况<br>50 m；1 000 m（男）；800 m（女）<br>立定跳远；铅球<br>引体向上（男）/仰卧起坐（女） | 体重；肺活量；视力状况<br>50 m；1 000 m（男）800 m（女）<br>立定跳远；铅球<br>引体向上（男）/仰卧起坐（女） | |
| 学生<br>体质健康标准<br>（2002 年） | 身高　体重<br>台阶试验/耐久跑（男 1 000m、女 800m）<br>肺活量体重指数<br>50m 跑/立定跳远<br>坐位体前屈/握力体重指数/仰卧起坐（女） | | 身体形态<br>心血管机能/耐力素质<br>呼吸系统机能<br>速度素质、爆发力<br>运动、柔韧力量耐力素质 |

#### 3.1.2.3　大学期间各项素质发展过程的不平衡性

主要反映在部分素质 10 年间的发展趋势变化，如 2000 年男生下肢爆发力量的发展呈现逐年提高的趋势，而 1985 年、1995 年则趋向于保持状态；2000 年男女生的耐力发展逐年提高，而以前的调查反映了逐年下降的趋势等等（图 1）。

总体来看，吉林省大学生 20 年体质健康发展状况与全国发展趋势相符，但个别身体形态指标高于全国平均水平，这可能是由于地区性差异造成的。

## 3.2　吉林省大学生 20 年体质健康发展状况实施《标准》与同期的比较

1985—2005 年 20 年间，国家体育总局[原国家体育运动委员会简称（体委）]、教育部（原国家教育委员会）和卫生部组织进行了首次全国学生体质健康调研，在此期间先后实施了《锻炼标准》、《合格标准》和《体质健康标准》3 个《标准》。

### 《标准》演变的过程

1975 年国家体委“关于在全国颁布施行《国家体育锻炼标准》，着重运动能力的测试，通过运动能力来增强身体素质。对促进全社会关注学校体育、督促学生积极参加体育锻炼、保证正常发育和增强体质都起到了重要的作用。

1990 年 10 月实施了《合格标准》，改进了《锻炼标准》在实施过程中也逐步暴露出自身的一些不足与缺憾（表 3）。从大学生身体形态、机能、身体素质、体育课成绩、课外体育锻炼、疾病等方面综合评定学生的体育成绩，与学位制度、学业奖励直接挂钩，是学生接受体育教育的个体评价标准，对学生体质健康的评价更客观、全面了，但是，身体机能、身体素质的等方面的得分比重大大降低了，因此出现了1995年又进行了第三次学生体质调研中运动素质各项指标增幅全面下降的结果。

为了推进素质教育，顺应新形势下学校体育教育的转轨，教育部、国家体育总局于2002年7月25日颁布了《体质健康标准》，并于2004年在各级各类学校全面推广，开始作为当前学校体育、学生体质健康水平的评价依据。

## 4 讨论

通过对我国五次全国学生体质健康调研，吉林省大学生体质健康状况与各对应时期执行的一系列《标准》进行对比，分析了各时期《标准》演变与学生体质健康发展水平的关系得出如下结论：

### 4.1 20年间吉林省大学生体质健康状况

吉林省大学生体质与健康调研结果表明，学生形态发育水平继续提高，营养状况继续改善，身体素质个别指标继续出现下降，尤其是身体素质指标不断地下降。具体体现在以下几个方面：①具有阶段发展的不平衡性；②男、女生素质发展存在不平衡性；③学期间各项素质发展过程也存在不平衡性；④各项素质指标发展的不平衡性大。

### 4.2 全国学生体质健康调研与学生体质健康标准体系的演变存在密切联系

《锻炼标准》、《合格标准》和《健康标准》的制定实施是适应一定时期社会发展和学生健康水平的需要，对学生健康产生了一定的促进作用。同时从全国五次学生体质健康调研来看，随着学生健康水平的不断发展，引发了一系列标准的演变。一方面使其得以全面、客观地评价学生的体质健康状况，另一方面要求《标准》需不断地改进和完善来促使大学生体质健康水平的不断提高。

### 4.3 学生体质健康水平的发展客观上要求体质健康标准体系不断完善

从2005年体质健康调研实际情况来看，大学生体质健康水平总体良好，但身体素质普遍下降，客观上要求对《体质健康标准》中的测试内容和评定方法进行研究，并使其更趋于不断合理化和科学化。同时，高校在贯彻和实施《标准》过程中，必须明确体质与健康的关系，充分强调“健康教育”，促使学生得到全面发展。

据此，建议如下：

(1) 针对《体质健康标准》身体素质类评分标准大幅下降，适当调整评分标准，进一步细化评分标准的成绩区间；调整评分标准、增加分数段；进一步提高选测项目间的替代兼容度。在修订、完善《体质健康标准》时增加与健康相关的指标；增加心理指标和适应能力方面指标。

(2) 我国幅员辽阔，东、西、南、北各地区间经济地理状况差异很大，人口的身体素质存在加大的地域性差异，同样的《标准》，很难客观地评价不同地域人口的身体素质状况，因此，标准的制定应考虑到地域性差异问题。

(3) 建议学校加强法规建设,将《体质健康标准》纳入学校体育工作评估的内容,加大资金和科研投入,保障测评工作科学、准确、客观。

总之,我国学生体质健康调研和体质《标准》实施之间存在密切的联系,二者的目的都是要了解学生身体质发展的客观状况,促进学生体质健康水平的提高,《标准》的制定与体质健康调研等相关部门之间应加强联系与沟通,以达到全面促进学生体质健康的最终目标。

(吉林省学生体质与健康调研组选送)

**参考文献:**


[1] 教育部教体艺司.2005年全国学生体质与健康调研结果公告.北京,2006.

[2] 教育部,国家体育总局.学生体质健康标准[Z].2002(7)

[3] 原国家体委,原国家教委.国家体育锻炼标准[Z].1975;1982;1990.

[4] 原国家教育委员会.大学生体育合格标准,实施办法[Z].1990(10)

[5] 学生健康标准研究课题组.学生体质健康标准(试行方案)解读[M].北京:人民教育出版社,2003.

[6] 中国学生体质与健康研究组.1991年中国学生体质与健康监测报告[M].北京:北京科技出版社,1993.

[7] 中国学生体质与健康研究组.1995年中国学生体质与健康调研报告[M].长春:吉林科技出版社,1996.

[8] 中国学生体质与健康研究组.2000年中国学生体质与健康调研报告[M].北京:高等教育出版社,2002.

[9] 教育部,国家体育总局.2002年学生体质健康监测报告[Z].2003.

# 上海市学生体质健康现状与对策研究

陆大江　执笔

## 1　前言

2005年上海学生体质与健康调研，是自1985年以来由教育部、国家体育总局、卫生部、国家民族事务委员会、科学技术部等五部委(局)共同组织的第四次全国学生体质与健康调研。通过调研不仅获得了2005年上海学生体质与健康状况的基础资料，也积累了1979—2005年26年间上海学生体质与健康状况的动态资料。为此，本研究以2005年上海学生体质调研数据为基础，结合上海，东京两地青少年身体形态及身体素质的比较，进一步揭示上海学生体质健康的变化规律，为提高和改善上海学生体质健康水平，加强和改进学校体育卫生工作提供了重要依据。

## 2　研究对象与方法

### 2.1　测试时间

上海市2005年学生健康体质调研于10月9日至11月30日实施进行。

### 2.2　对象

上海市闵行、浦东、徐汇、卢湾、闸北、奉贤等6区6～18周岁12 000多名学生及交通大学、同济大学、上海大学、上海师范大学的2 400名大学生进行了体测、体检、化验及问卷调查。参与学校45所中小学和4所高校。学生健康状况问卷2 200人次，教师问卷500人次。本次检测的对象为6～22岁上海市男女学生，共17个年龄组，各年龄组分为男女城市和乡村4组人群。

### 2.3　检测项目

#### 2.3.1　身体形态、生理机能、体能素质、健康卫生指标

身高、体重、胸围、皮脂厚度、脉搏、血压、肺活量、50米跑、立定跳远、引体向上、斜身引体向上、1分钟仰卧起坐、握力、50米×8往返跑、800米跑、1 000米跑、坐位体前屈、视力、龋齿、血红蛋白、粪蛔虫卵、月经初潮、首次遗精。

### 2.3.2 健康状况问卷调查

学生、教师问卷，每个学校每个年级抽取一个班级，对被抽中的班级的学生发放调查问卷。因测试调查同步进行，回收率 100％。

## 2.4 日本数据来源

日本文部省发布的《2005 年体力运动能力调查报告书》，7～22 岁男女学生体质监测结果。

## 2.5 研究方法

测试的各项指标及问卷数据采用 SAS 8.1 统计软件程序处理。

# 3 结果与分析

## 3.1 身体形态发育水平

调研结果显示，7～18 岁学生的身体形态发育水平继续呈增长趋势，与 2000 年相比，男生各年龄平均身高增长 1.1 厘米(图 1)，体重增加 1.8 千克(图 2)，女生各年龄平均身高增长 0.95 厘米(图 3)，体重增加 1.01 千克(图 4)。7～15 岁男女生身高、体重增长明显。19～22 岁男生各年龄平均身高增长 0.26 厘米，体重增加 3.6 千克，女生各年龄平均身高增长 0.48 厘米，体重增加 2.01 千克。体重增幅较大，体重指数上升。

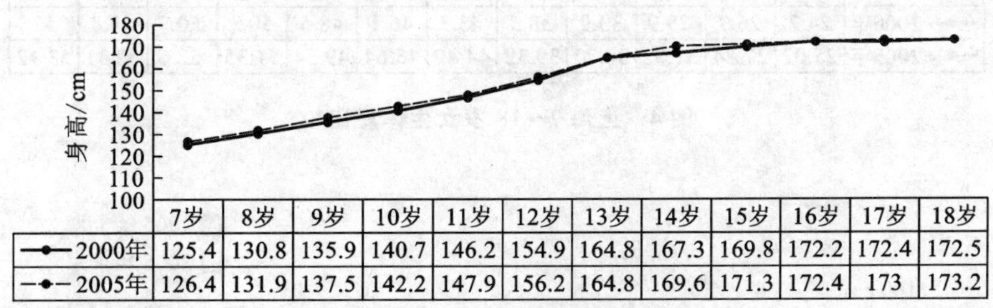


| | 7岁 | 8岁 | 9岁 | 10岁 | 11岁 | 12岁 | 13岁 | 14岁 | 15岁 | 16岁 | 17岁 | 18岁 |
|---|---|---|---|---|---|---|---|---|---|---|---|---|
| —●—2000年 | 125.4 | 130.8 | 135.9 | 140.7 | 146.2 | 154.9 | 164.8 | 167.3 | 169.8 | 172.2 | 172.4 | 172.5 |
| –●–2005年 | 126.4 | 131.9 | 137.5 | 142.2 | 147.9 | 156.2 | 164.8 | 169.6 | 171.3 | 172.4 | 173 | 173.2 |

**图 1 上海 7～18 岁男生身高比较**

与日本东京学生比较：从图 5、6 中可见从 7 岁到 18 岁每个年龄段上海市男女学生身高均高于日本东京男女学生。图 7、8 中显示，14 岁前上海男学生体重高于日本东京男生，15～17 岁上海男学生体重低于日本东京男生；而女生 13 岁前上海女学生体重高于日本东京女生，13～17 岁上海女学生体重低于日本东京女生。

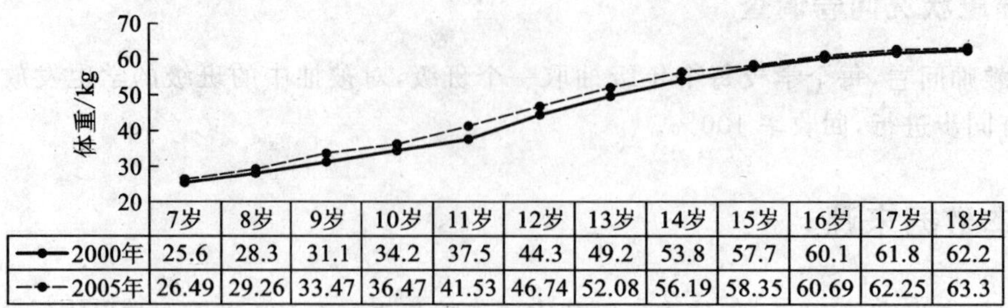


| | 7岁 | 8岁 | 9岁 | 10岁 | 11岁 | 12岁 | 13岁 | 14岁 | 15岁 | 16岁 | 17岁 | 18岁 |
|---|---|---|---|---|---|---|---|---|---|---|---|---|
| 2000年 | 25.6 | 28.3 | 31.1 | 34.2 | 37.5 | 44.3 | 49.2 | 53.8 | 57.7 | 60.1 | 61.8 | 62.2 |
| 2005年 | 26.49 | 29.26 | 33.47 | 36.47 | 41.53 | 46.74 | 52.08 | 56.19 | 58.35 | 60.69 | 62.25 | 63.3 |

**图 2　上海 7～18 岁男生体重比较**

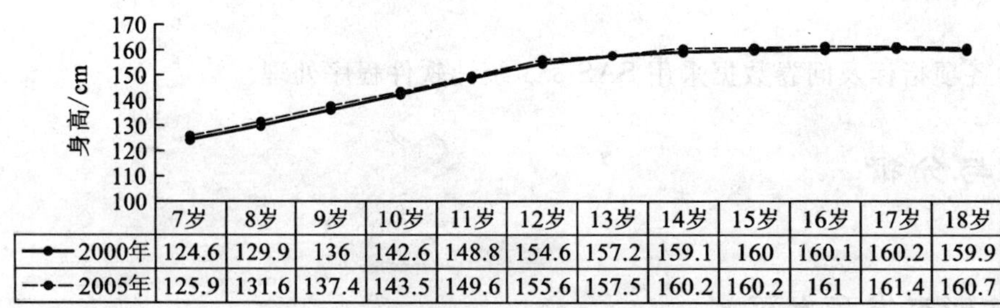


| | 7岁 | 8岁 | 9岁 | 10岁 | 11岁 | 12岁 | 13岁 | 14岁 | 15岁 | 16岁 | 17岁 | 18岁 |
|---|---|---|---|---|---|---|---|---|---|---|---|---|
| 2000年 | 124.6 | 129.9 | 136 | 142.6 | 148.8 | 154.6 | 157.2 | 159.1 | 160 | 160.1 | 160.2 | 159.9 |
| 2005年 | 125.9 | 131.6 | 137.4 | 143.5 | 149.6 | 155.6 | 157.5 | 160.2 | 160.2 | 161 | 161.4 | 160.7 |

**图 3　上海 7～18 岁女生身高比较**

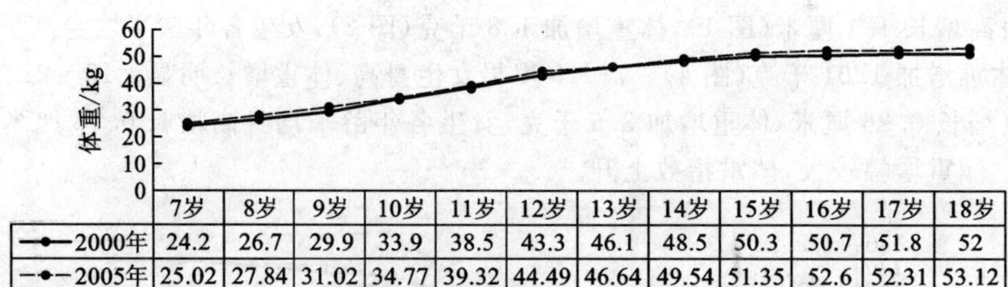


| | 7岁 | 8岁 | 9岁 | 10岁 | 11岁 | 12岁 | 13岁 | 14岁 | 15岁 | 16岁 | 17岁 | 18岁 |
|---|---|---|---|---|---|---|---|---|---|---|---|---|
| 2000年 | 24.2 | 26.7 | 29.9 | 33.9 | 38.5 | 43.3 | 46.1 | 48.5 | 50.3 | 50.7 | 51.8 | 52 |
| 2005年 | 25.02 | 27.84 | 31.02 | 34.77 | 39.32 | 44.49 | 46.64 | 49.54 | 51.35 | 52.6 | 52.31 | 53.12 |

**图 4　上海 7～18 岁女生体重比较**

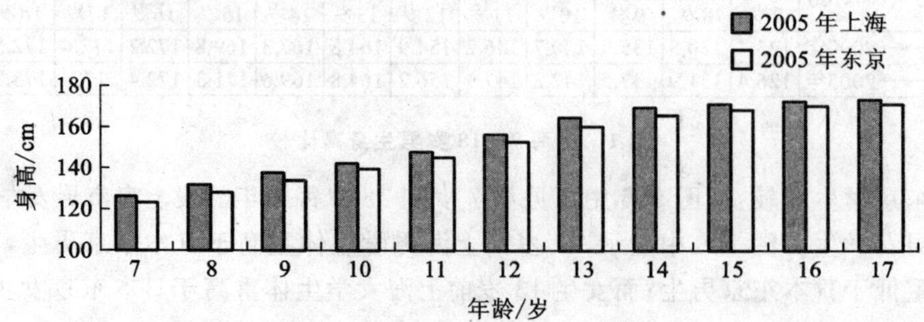


**图 5　上海东京学生身高比较(男)**

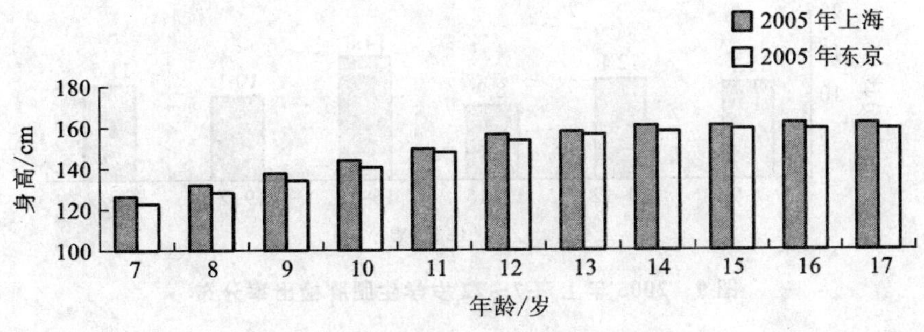


图 6　上海东京学生身高比较(女)

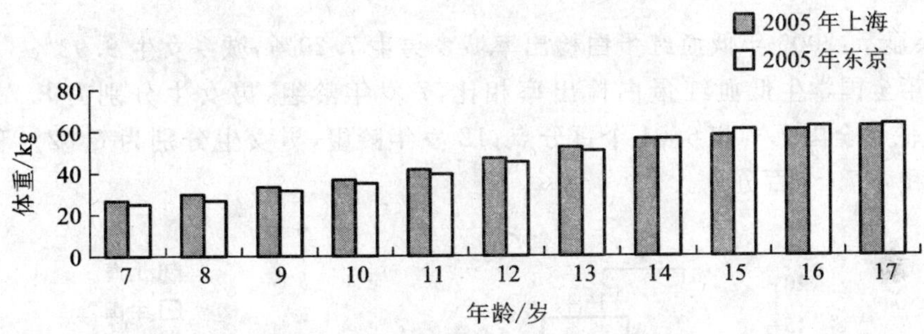


图 7　上海东京学生体重比较(男)

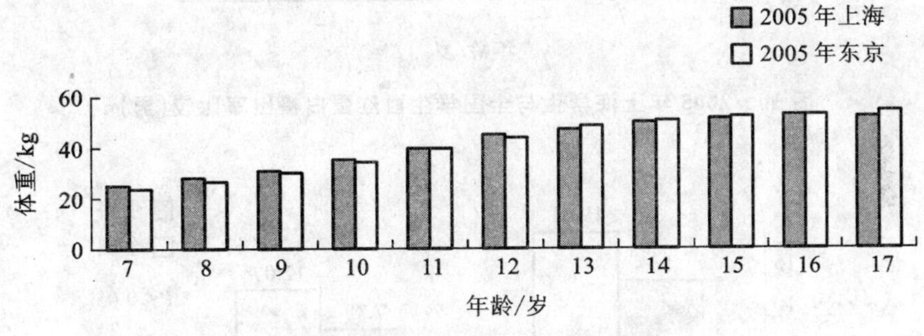


图 8　上海东京学生体重比较(女)

## 3.2　肥胖检出率

采用 2000 年教育部学生体质健康检测的《身高标准体重》肥胖判定的标准方法，2005 年上海 7～22 岁学生总体肥胖率 11.5%，比 2000 年增加了 1.4 个百分点，城市高于农村。16～18 岁学生肥胖率最高为 14.8%；13～15 岁学生肥胖率最低为 8.9%(图 9)。

与 2005 年全国学生肥胖率相比，上海城市男生 15.1%，高于全国 3.71 个百分点；上海城市女生 9.2%，高于全国 4.19 个百分点；乡村男生 12%，高于全国 6.93 个百分点；乡村女生 9.3%，高于全国 6.67 个百分点。

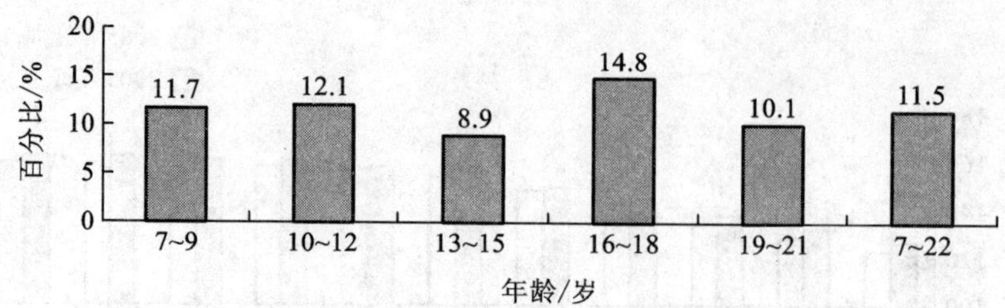


**图 9　2005 年上海 7～22 岁学生肥胖检出率分布**

## 3.3　贫血患病率

调研结果显示:2005 年低血红蛋白检出率城乡男生 7.29%,城乡女生 9.92%。

与 2005 年全国学生低血红蛋白检出率相比,7 岁年龄组,男女生分别为 8.7%(图 10)和 13%(图 11),低于全国 7.7 和 6.01 个百分点;12 岁年龄组,男女生分别为 6.02%和 7.38%,低于全国 3.76 和 4.79 个百分点。

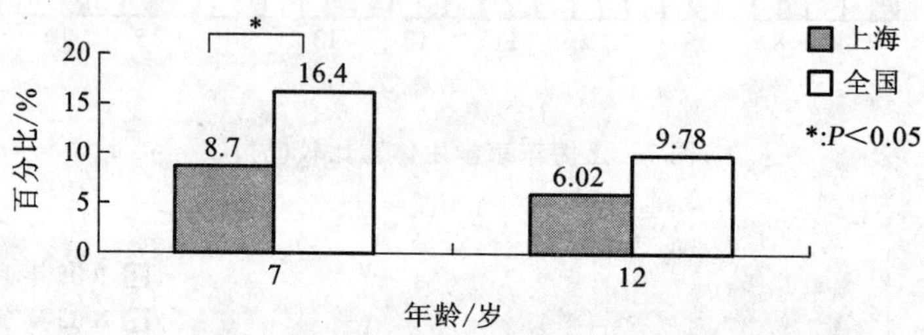


**图 10　2005 年上海学生与全国学生血红蛋白检出率比较(男)**

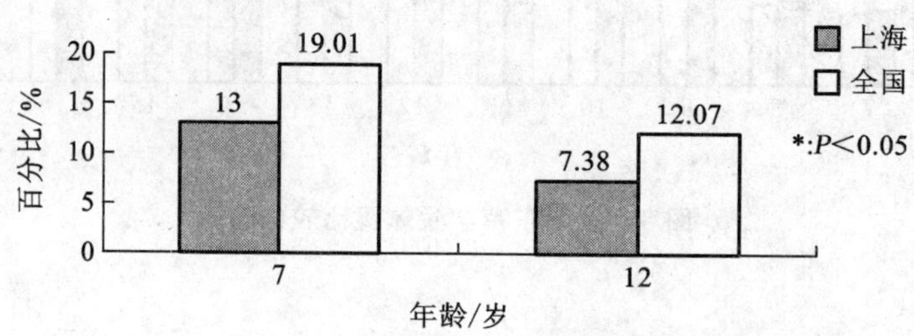


**图 11　2005 年上海学生与全国学生血红蛋白检出率比较(女)**

## 3.4　粪蛔虫卵检出率

调研结果显示:上海学生人群中粪蛔虫卵感染率基本得到控制,其中 7～9 岁年龄段,男女生蛔虫卵检出率分别为 0.67%和 0%。比全国学生蛔虫卵检出率 7.36%和 7.84%,低 6.69 和 7.84 个百分点。

## 3.5 龋齿患病率

调研结果显示：与 2005 年全国学生乳牙龋患病相比，7 岁城男、城女分别为 62.0% 和 63.3%，高出全国 14.3 和 14.6 个百分点。7 岁城男、城女乳牙龋均分别为 2.4、2.27，高出全国 0.48 和 0.31。

## 3.6 视力不良检出率

调研结果显示：与 2000 年相比，学生视力不良检出率 7～9 岁为 18.4%，上升 11.45 个百分点；10～12 岁为 39.3%，上升 15.7 个百分点；13～15 岁为 63.8%，上升 10.06 个百分点；16～18 岁为 79.8%，上升 1.25 个百分点；19～22 岁为 81.8%，上升 5.8 个百分点（图 12）。

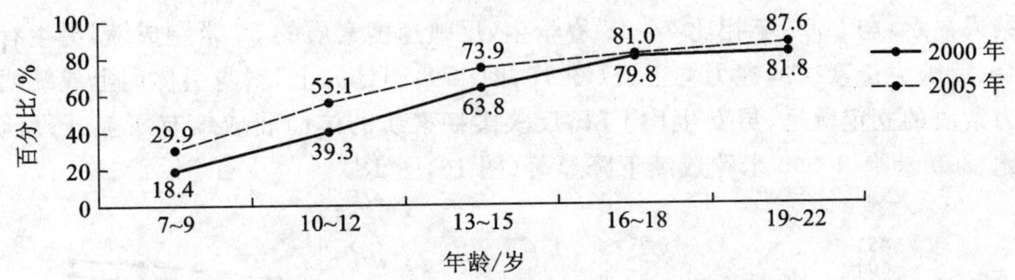


**图 12　上海 7～22 岁学生视力不良检出率比较**

与 2005 年全国学生相比，上海学生视力不良检出率小学生 42.5%，初中生 73.9%，高中生 81.1%，大学生 87.6%，比全国分别高出 10.83、15.79、5.08、4.92 个百分点。

## 3.7 生理机能状况

调研结果显示：与 2000 年相比，7～13 岁男女生脉搏呈上升趋势，14～18 岁均呈下降趋势；男女生收缩压除 12～13 岁外，均下降。男女生舒张压 7～11 岁呈下降趋势。7～18 岁男生肺活量平均增长 40.19 毫升（图 13）、女生肺活量平均降低 21.5 毫升，其中 11～18 岁男生上升，10～16 岁女生下降（图 14）。大学生生理机能水平，除男女生舒张压、女生收缩压外，总体呈下降趋势。

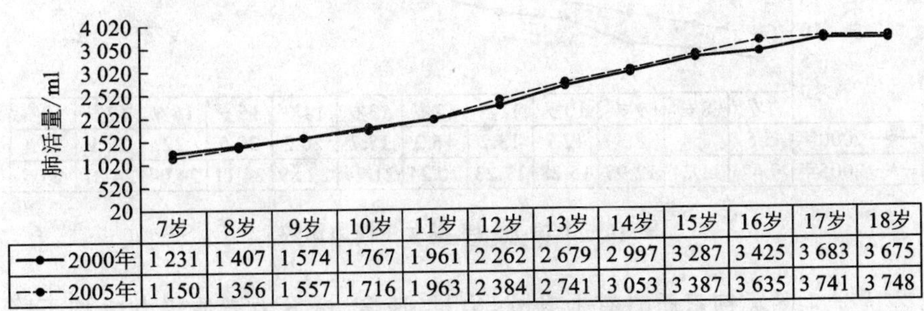


| | 7岁 | 8岁 | 9岁 | 10岁 | 11岁 | 12岁 | 13岁 | 14岁 | 15岁 | 16岁 | 17岁 | 18岁 |
|---|---|---|---|---|---|---|---|---|---|---|---|---|
| 2000年 | 1 231 | 1 407 | 1 574 | 1 767 | 1 961 | 2 262 | 2 679 | 2 997 | 3 287 | 3 425 | 3 683 | 3 675 |
| 2005年 | 1 150 | 1 356 | 1 557 | 1 716 | 1 963 | 2 384 | 2 741 | 3 053 | 3 387 | 3 635 | 3 741 | 3 748 |

**图 13　上海 7～18 岁男生肺活量比较**

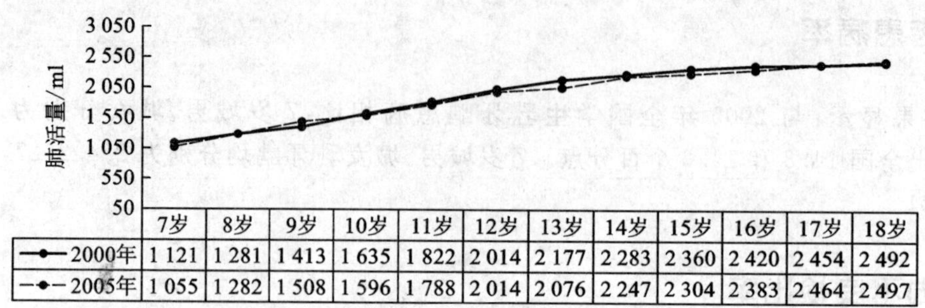


| | 7岁 | 8岁 | 9岁 | 10岁 | 11岁 | 12岁 | 13岁 | 14岁 | 15岁 | 16岁 | 17岁 | 18岁 |
|---|---|---|---|---|---|---|---|---|---|---|---|---|
| 2000年 | 1 121 | 1 281 | 1 413 | 1 635 | 1 822 | 2 014 | 2 177 | 2 283 | 2 360 | 2 420 | 2 454 | 2 492 |
| 2005年 | 1 055 | 1 282 | 1 508 | 1 596 | 1 788 | 2 014 | 2 076 | 2 247 | 2 304 | 2 383 | 2 464 | 2 497 |

**图 14　上海 7～18 岁女生肺活量比较**

## 3.8　身体素质

调研结果显示：与 2000 年相比 7～18 岁学生，反映速度素质的 50 米跑成绩，男生有所提高，女生略下降；反映力量素质的握力均上升(图 15，图 17)；引体向上，斜身引体向上成绩明显下降；反映爆发力素质的立定跳远，男女生均下降；反映柔韧素质的体前屈成绩有所上升；反映耐力素质的往返跑、800 米跑、1 000 米跑成绩下降显著(图 16，图 18)。

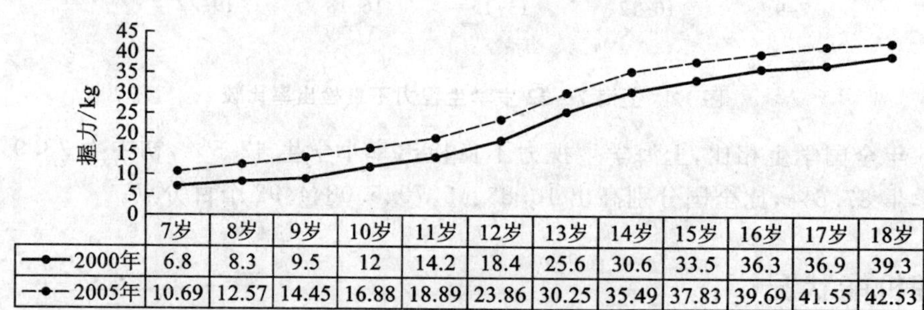


| | 7岁 | 8岁 | 9岁 | 10岁 | 11岁 | 12岁 | 13岁 | 14岁 | 15岁 | 16岁 | 17岁 | 18岁 |
|---|---|---|---|---|---|---|---|---|---|---|---|---|
| 2000年 | 6.8 | 8.3 | 9.5 | 12 | 14.2 | 18.4 | 25.6 | 30.6 | 33.5 | 36.3 | 36.9 | 39.3 |
| 2005年 | 10.69 | 12.57 | 14.45 | 16.88 | 18.89 | 23.86 | 30.25 | 35.49 | 37.83 | 39.69 | 41.55 | 42.53 |

**图 15　上海 7～18 岁男生握力比较**

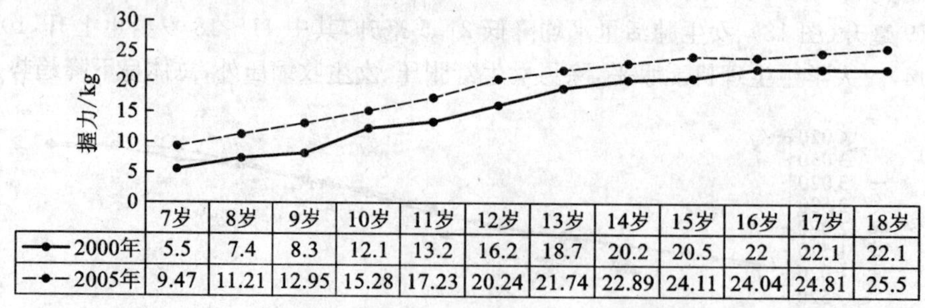


| | 7岁 | 8岁 | 9岁 | 10岁 | 11岁 | 12岁 | 13岁 | 14岁 | 15岁 | 16岁 | 17岁 | 18岁 |
|---|---|---|---|---|---|---|---|---|---|---|---|---|
| 2000年 | 5.5 | 7.4 | 8.3 | 12.1 | 13.2 | 16.2 | 18.7 | 20.2 | 20.5 | 22 | 22.1 | 22.1 |
| 2005年 | 9.47 | 11.21 | 12.95 | 15.28 | 17.23 | 20.24 | 21.74 | 22.89 | 24.11 | 24.04 | 24.81 | 25.5 |

**图 16　上海 7～18 岁女生握力比较**

19～22 岁大学生除柔韧素质略有上升外，力量、速度、爆发力素质男女生均下降，尤其耐力素质下降显著。

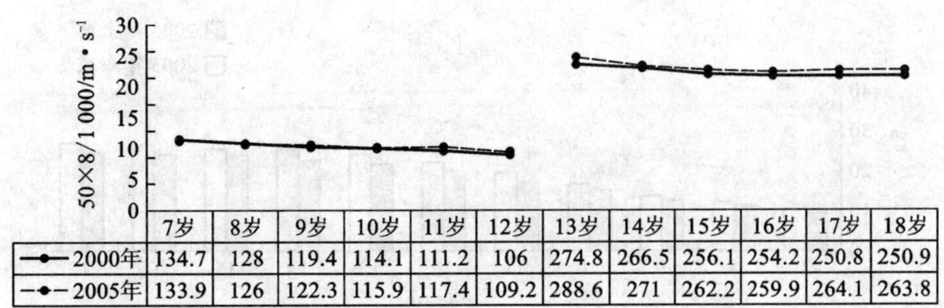


| | 7岁 | 8岁 | 9岁 | 10岁 | 11岁 | 12岁 | 13岁 | 14岁 | 15岁 | 16岁 | 17岁 | 18岁 |
|---|---|---|---|---|---|---|---|---|---|---|---|---|
| —●—2000年 | 134.7 | 128 | 119.4 | 114.1 | 111.2 | 106 | 274.8 | 266.5 | 256.1 | 254.2 | 250.8 | 250.9 |
| -●-2005年 | 133.9 | 126 | 122.3 | 115.9 | 117.4 | 109.2 | 288.6 | 271 | 262.2 | 259.9 | 264.1 | 263.8 |

**图 17　上海 7～18 岁男生 50×8/1 000 米比较**

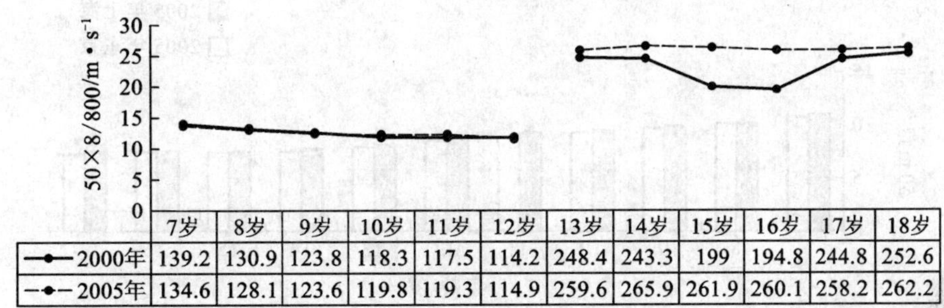


| | 7岁 | 8岁 | 9岁 | 10岁 | 11岁 | 12岁 | 13岁 | 14岁 | 15岁 | 16岁 | 17岁 | 18岁 |
|---|---|---|---|---|---|---|---|---|---|---|---|---|
| —●—2000年 | 139.2 | 130.9 | 123.8 | 118.3 | 117.5 | 114.2 | 248.4 | 243.3 | 199 | 194.8 | 244.8 | 252.6 |
| -●-2005年 | 134.6 | 128.1 | 123.6 | 119.8 | 119.3 | 114.9 | 259.6 | 265.9 | 261.9 | 260.1 | 258.2 | 262.2 |

**图 18　上海 7～18 岁女生 50×8/800 米比较**

## 3.9　上海东京学生身体素质比较

日本男女生握力均高于上海学生(图 19,图 20);日本男女生 50 米跑也均快于上海学生(图 21,图 22)。

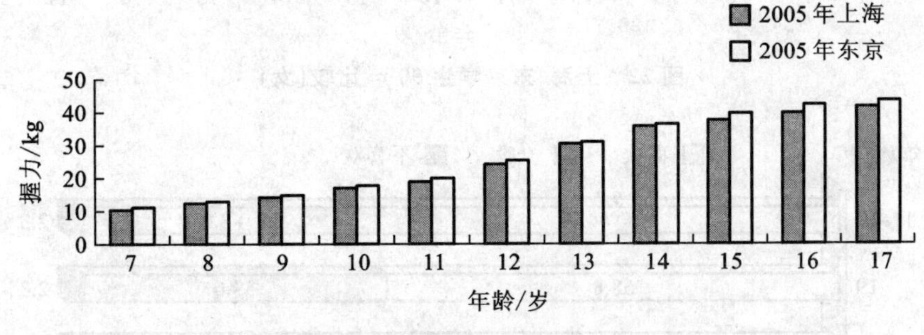


**图 19　上海、东京学生握力比较(男)**

## 3.10　行为生活方式

调查结果表明,学生喜欢上体育课的占 64.9%(图 23),认为可上可不上的占 32.7%;愿意参加体育活动的学生占 55.4%,态度一般的占 40.6%;每天保证 7～9 小时睡眠时间的占学生总数 69.4%(图 24);学生每天平均用于体育锻炼时间大于 30 分钟以上的占 74%(图 25);每天花

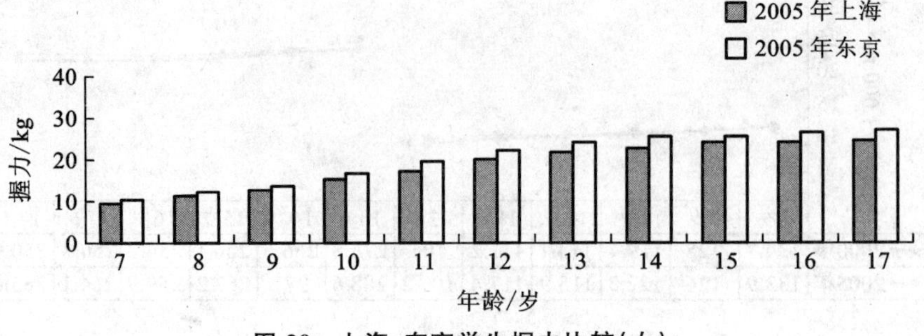


图 20　上海、东京学生握力比较(女)

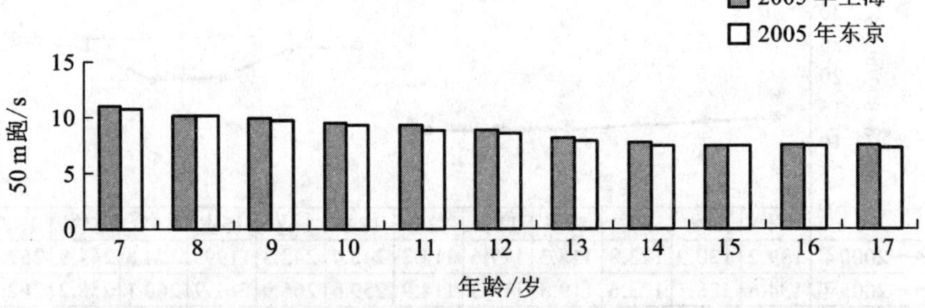


图 21　上海、东京学生 50 m 比较(男)

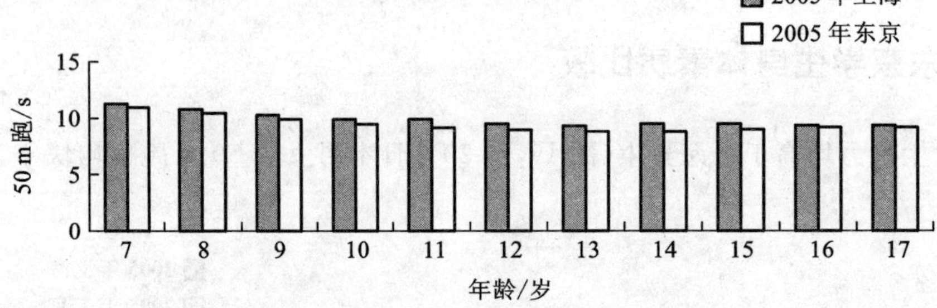


图 22　上海、东京学生 50 m 比较(女)

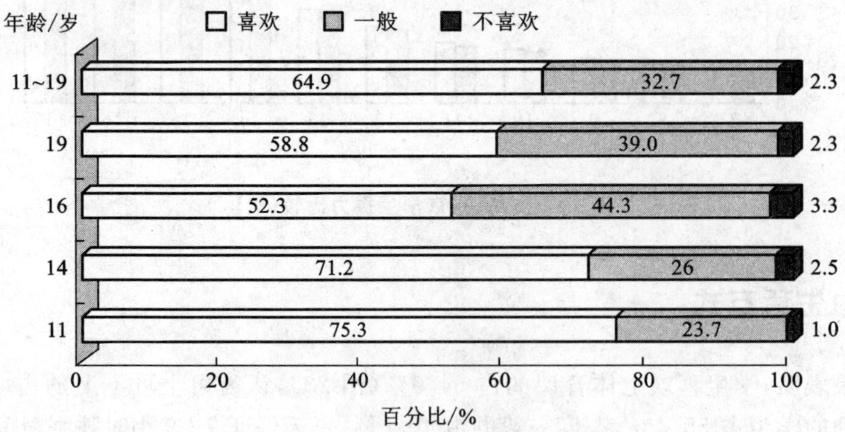


图 23　是否喜欢上体育课

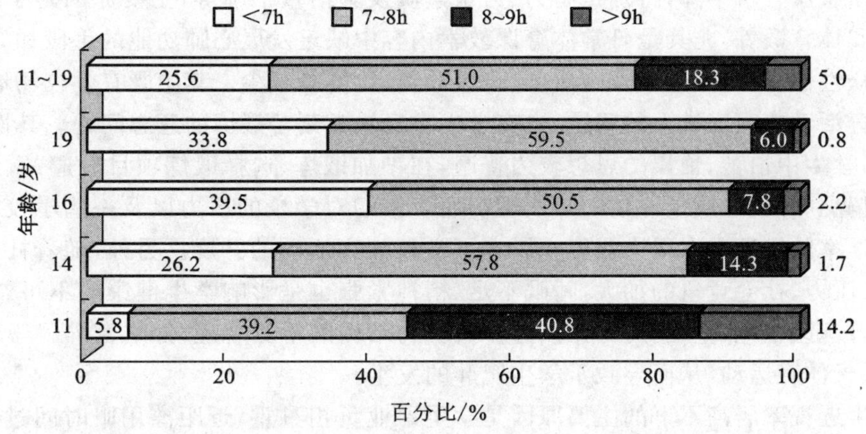


**图 24　每天睡眠时间**

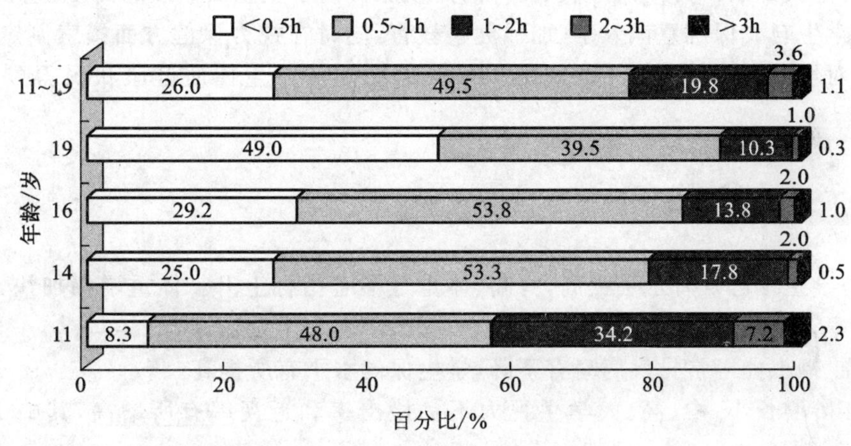


**图 25　平均用于体育锻炼的时间**

在看电视、玩游戏、上电脑少于 30 分钟的占 45.3%，30～60 分钟的占 29.3%，大于 60 分钟的占 25.4%。

上海学生形态发育水平继续提高，身高、体重等形态发育指标继续呈增长趋势，体重增长速度加快。如何克服体重过大带来的肥胖，应引起有关部门、学校和家庭的进一步关注。贫血等常见疾病有明显下降，学生保健水平有所提高。这充分说明了随着上海经济水平的不断发展与进步，生活水平不断改善，教育事业不断发展，儿童青少年学生的营养、教育及保健水平得到普遍提高。但学生体质健康方面还存在的诸多问题，学生力量与耐力素质略呈下降趋势，尤其是大学生身体素质下降明显。这些问题如果不采取强有力的措施加以解决，将直接影响学生的整体素质。产生这些问题的原因是多方面的，其原因亦各异。①学校课程教学内容及体育锻炼时间：大学体育过分强调快乐教学而忽视了基本身体素质锻炼，田径、体操器械运动等教学内容减少，长跑练习少，过多强调安全、兴趣、个性发展，减少了发展基本身体素质的比例，体育运动时间普遍减少。②体育课考试内容及考试标准设置过低：教学内容与考试内容基本无关，现有的健康体质标准过低，练不练只要参加考试既可通过，标准有待改善。

学生身体素质有所下降，特别是耐力、力量素质及肺活量下降等，主要原因是学生缺乏适当的身体活动和体育锻炼，尤其是日常体育课教学内容中缺乏发展心肺功能的手段和方法，学校组织的课外群众性体育活动(包括长跑活动、班级球类)比赛等减少。其中既有学校场地不足、时间安排以及体育活动内容安排上的问题，也有学生自身缺乏刻苦锻炼的意志问题。其次，由于独生子女的增多，学生中怕苦、怕累的思想较为普遍，在参加锻炼、选择锻炼项目时避“重”就“轻”；社会对教育的偏见、对教学质量评估的片面理解而带来的对学校的压力以及一些学校本身存在的片面追求升学率的做法也在很大程度上影响了学校体育活动的开展。另外，随着社会生活节奏的加快，升学压力、社会竞争的加大，睡眠不足、精神紧张也是影响学生健康的不可忽视的原因；生活水平的普遍改善，热量、脂肪等摄入过多及食物结构的不尽合理，加之营养科学知识的宣传普及滞后，缺乏体育运动，从而导致了学生肥胖的发生。

中小学生近视率居高不下的主要原因是学生课业负担过重，近距离用眼时间过长。随着电子游戏机盛行、计算机普及、网络信息的发展，中小学生长时间玩游戏机、上网、看电视等也是导致近视发生的重要因素。为此，各级职能部门必须从提高学生全面素质的高度，重视学校体育卫生工作，提高学生自我保健意识入手，加强健康教育，同时在视力保健方面摸索制定更切合学校实际、更有针对性的方法和措施；力争在“十一五”期间使学生体质健康状况得到较为明显的改善。

## 4 结论

(1) 上海学生形态发育水平提高，身高、体重等形态指标上升。体重增幅加快，体重指数上升，超重肥胖率有所增加。

(2) 贫血、蛔虫卵等常见疾病略有下降，学生保健水平有所提高。

(3) 随年龄增长小、中、高、大学生视力不良检出率和近视率有所增高，其中 16 岁前增幅较大。

(4) 学生身体素质有升有降，反映速度素质的 50 米跑、力量素质的握力、柔韧素质的坐位体前屈均有所提高；反映爆发力的立定跳远和往返跑、800 米、1 000 米跑耐力素质下降幅度明显；肺活量指标水平下降。大学生身体素质下降尤为显著。

(5) 上海市男女学生身高各年龄均高于日本东京男女学生。14 岁前上海男学生体重高于日本东京男生，15～17 岁上海男学生体重低于日本东京男生；而女生 13 岁前上海女学生体重高于日本东京女生，13～17 岁上海女学生体重低于日本东京女生，上海市男女学生身体素质略低于日本男女生。

## 5 对策与建议

### 5.1 加强学校体育卫生工作的领导和协调

教育行政部门和学校要贯彻德智体美全面发展的教育方针，全面推进素质教育，学校教育要树立健康第一的理念。全面小康必须全民健康。必须把加强青少年体育作为建设人力资源强国的基础性工程。提高教育质量，首先是要提高学生的身心素质，学校体育卫生工作，主要领导要亲自抓，要经常关心和定期研究学生的体质健康状况，采取切实措施提高学生体质健康水平。

## 5.2 实施初中高中体育升学考核制

学校教育课程改革、考试评价制度也要改革，坚持实施初中毕业体育升学考试制度，加大高中毕业体育考核在高考中的权重。

## 5.3 增加体育课时，切实保证中小学“三课、两操、两活动”，确保学生在校每天1小时体育锻炼

学校要减轻学生过重的课业负担，合理安排学校教学计划，每周必须按照规定开设体育课，确保体育课教学总时数，组织学生开展课外体育活动，安排学生每天做广播操或参加自己喜爱的体育活动，保证学生每天有一小时体育活动时间。

小学1～5年级每天保证1节体育课(含体育活动课)，初中到高中各年级每周增加1节体育活动课，即增加到两节体育课和两节体育活动课。

大学体育课连续四年开设，大学四年的后两年，以体育俱乐部活动为主，既保证了大学生的身体活动和兴趣爱好，又保证了体育师资的数量不致有过多的欠缺。

## 5.4 建立学生体质健康档案、科学评价体系及体育锻炼方法数据库

认真实施教育部制定的《学生体质健康标准》，按照规定组织测试并将测试数据及时上报教育行政部门和本市的数据管理部门。学校应为每位学生建立体质健康档案，定期分析与研究全体学生的体质健康状况，建立科学评价体系，采取过程性评价与终结性评价相结合的办法，以激励学生积极锻炼身体。加强宣传和引导，坚持实施初中毕业生体育成绩评价制度，实行体能项目与技能项目相结合的测试方式。掌握学生健康信息，动态分析，从而可以有效地采取相应对策。

民间传统体育简单易行，对场地要求不高。特别是民间体育游戏对少年儿童(小学低年级同学)的娱乐价值和教育价值是明显的。制作各种体育锻炼方法及传统民间体育游戏VCD，体育游戏大全，学生体育锻炼手册等，利用网络平台加强信息交流。

## 5.5 开展阳光体育活动

充分利用学校和社会文化体育资源，组织学生开展形式多样、内容丰富、有益身心健康的文体活动。要根据上海市学生体育大联赛“人人有项目、班班有团队、校校有比赛”的总体目标，广泛发动学生参加校园健身群体活动，使每个学生至少喜爱和学会2项体育运动技能，养成经常锻炼身体的良好习惯。

## 5.6 改善体育场地、设施、器材，确保体育课及课余体育活动

体育场地，设施，器材是搞好中小学生体育的重要物质基础。目前大部分的中小学中存在着想进行体育活动却无时间，无场地器材的困难。“市重点”，“区重点”以及大学的体育场地、设施、器材建设往往得到了政府的重视，但从长远利益着想，应该将倾斜的天平扭转过来，多增加普通中小学的体育投资和体育设施的修建等。同时各个社区也应该增加体育设施和场馆的投入，为学生的参加体育锻炼创造一个良好的社会环境。

挖掘现有场地器材资源，合理开放中小学学校体育场馆，并使其原则上做到将体育课安排在上午第 3 节课以后或整个下午。教育行政部门要根据学校生均体育场地的情况来确定一个学校的办学规模，从源头上加以控制。

## 5.7 全社会形成合力，发挥社区和家庭在体育中的作用，开发社会体育活动场所

保质保量上好体育课的同时，丰富课外体育锻炼活动。重视校外体育对于学生体质健康及全面发展的作用，尤其是在节假日、寒暑假等时间，充分发挥教育部门、青少年教育基地、社区、家庭和学校在校外体育中的作用，用丰富、健康、科学的体育活动切实有效地促进学生的身体健康。

加强建设社区的体育环境，在社区健身路径等体育设施配套方面应该考虑到中小学学生的体育活动兴趣和内容，同时，加强中小学学生体育活动的安全指导、健身服务等，从而为中小学学生就近参加体育锻炼创造便利条件，不断吸引更多的中小学学生参与到社区体育健身中来，培养学生终身体育、促进学生体质健康的良好载体。通过依托学校或社区等组织机构举办学校、社区、街道的以家庭为单位的体育竞赛、表演及各种“亲子活动”，并活动的形式、内容等方面体现出家庭的特征，这不仅对激发学生乃至家庭的体育观念、体育兴趣，增强学生体质有良好的促进作用，而且对营造良好的全民健身氛围，提高体育人口数量都会有巨大的推动作用。

通过有关部门的协调，采取一定的优惠政策，鼓励社会经营性体育活动场所向中小学学生开放。应该把中小学学生的校外体育健身活动与社会经营性体育场所的经营特点结合起来，如对中小学学生采取价格优惠、优惠时段、寒暑假票等。挖掘现有的公益性教育机构场所的潜能，完善设施、加强管理，促进其开放程度和质量，以缓解现有的校外活动场所与学生活动需求之间的矛盾。切实解决公园、机关单位等公益性社会活动场所对学生的体育健身开放问题，使现有的社会公益性体育场所的资源发挥更大的效益。

## 5.8 重视学生的健康教育，传授科学健身知识技能和良好的卫生习惯，确保学生睡眠时间

在教学中贯彻学生“健康第一”理念，并把着眼点延伸到学生的校外体育，注重培养学生的体育兴趣，使学生的终身体育观念成为中小学学生校外主动、积极持续参加校外体育的动力，为学

生终身体育奠定坚实的基础。培养学生自主锻炼方法的能力。

针对学生健康状况方面存在的突出问题开展学生健康教育，要保证必要的健康教育时间，合理安排健康教育课，提高健康教育的效果；学生缺早餐现象较严重的学校可以适当推迟早晨上课的时间；高度重视和积极开展学生营养工作，在大力开展学生营养教育、普及学生营养知识的同时，积极采取学校营养干预措施。合理安排营养，保持膳食平衡。在当前物质极其丰富的条件下，不怕吃不饱，只怕吃得过多，或者为了跟潮流故意节食，特别是女学生为了追求体型纤长，出现了挑食、控制饮食以达到体态美的不正常心理和做法。这些做法必然会影响体质和发育水平的提高，应予以重视，对此学校要加强营养课，美学课，健美课的教育，培养学生正确的审美观和正确的保持正常体重的方法。要重视学校学生的饮用水供给与安全问题，为学生提供符合卫生标准的安全饮用水。加强学校食堂及饮食卫生的管理与监督。

学校必须合理安排学生的作息时间和学习时间，确保学生睡眠时间。不得以任何理由和方式增加授课时间和作业量，加重学生学习负担。学校校长要作为减轻学生课业负担的第一责任人督促和监督学校教学主管部门协调各科教师的家庭作业量。争取学生家长配合，保证学生按时睡眠，并接受家长对学校家庭作业量的监督。

## 5.9 开展健康和营养教育干预，制定学生营养与运动指南

开展“学生营养现状和干预模式”、“中小学生近视眼防治策略和实施方案”、“学生营养与运动指南”等课题研究，有针对性地开展学校健康教育，培养学生重视营养卫生与视力保护的意识，建立合理的饮食习惯与科学的运动方法，根据不同的性别、年龄，制定学生营养与运动指南，日常身体活动与运动的比例，每周身体活动量及运动量目标，运动项目的选择等展开标准化、个性化研究。“通过3～5年的努力，使上海学生普遍达到国家体质健康的基本要求，营养不良、肥胖和近视的发生率明显下降，耐力、力量、速度等体能素质明显提高”。

## 5.10 制定学生体质健康评估体系，加强督导检查，实施家校互动联系制

各级教育行政部门和学校在每年度提交的教育工作发展报告时，应有学生体质健康方面的相关内容。在对教育行政部门和学校教育工作开展督促检查或评估时，应有学校体育卫生工作的督察评估项目。如发现学校有严重违反《学校体育工作条例》和《学校卫生工作条例》规定的行为时，教育行政部门应予以批评教育，责令整改。同时，建立了学生体质健康监测网络，完善了学生体质健康监测制度和学生体质健康公告制度，成立上海市学生体质监测中心，切实有效地监督管理学生体质状况。

建立家校互动联系制，构筑学生、家长、教师体质健康及健身运动信息沟通渠道，为学生家长提供与健身运动密切相关的共性化、个性化、差异化信息服务，具体手段为：小学体育活动日记制；中学运动锻炼处方制；高中健身运动监控制；大学身体活动生活制；建立一个完整的学生体质健康综合管理体系。

（上海市学生体质与健康调研组选送）

**参考文献：**

[1] 1995年中国学生体质与健康调研报告[M]. 中国学生体质与健康调研组. 北京：人民教育出版社，1997.

[2] 2000年中国学生体质与健康调研报告[M]. 中国学生体质与健康调研组. 北京：高等教育出版社，2002.

[3] 2005年中国学生体质与健康调研报告[M]. 中国学生体质与健康调研组. 北京：高等教育出版社，2007.

[4] 季成叶，胡佩谨，何忠虎. 中国儿童青少年生长长期趋势及其公共卫生意义[J]. 北京大学学报(医学版). 2007. 39(2)：126-131

[5] 方建峰，苏训诚，陆大江，乔梁. 上海市中小学生体质与健康基本状况[J]. 体育科研. 2008. 29(3)：80-86.

# 2005 年与 2000 年江苏省学生生长发育状况的对比与分析

王一平　执笔

## 1　前言

根据 1985 年原国家教育委员会(简称国家教委)、国家体育运动委员会(简称国家体委)、国家民族宗教事务委员会(简称国家民委)、卫生部、科技部关于进行中国学生体质与健康调查研究的统一要求与规定,我省与全国同步,于 1985 年、1991 年、1995 年、2000 年、2005 年 5 次较大规模地进行了全省学生体质与健康调研。2005 年我省根据教育部的统一布置,承担了 6～22 岁 17 个年龄段的城乡男、女共 20 600 名大、中、小学生的体质与健康调研任务。本文仅就我省学生的生长发育状况,即形态、机能指标最近 5 年来的变化作对比与分析,以观察我省学生的生长发育水平和发展趋势,为进一步加强我省的学校体育卫生工作提供参考依据。

## 2　研究对象与方法

按《中国学生体质与健康调查研究实施方案》,根据我省的特点,选取了包括经济较发达地区、一般地区和经济相对较差地区的南京、无锡、徐州、连云港、扬州 5 个中小学生监测点城市和东南大学、扬州大学两个大学生监测站。监测站、点的选择极具我省的代表性。调查对象为 6～22 岁城乡男、女 17 个年龄段的大、中、小学生,2000 年调查 7～17 岁中、小学生每个年龄组 150 人,18～22 岁每个年龄组 100 人;2005 年调查 6～17 岁中、小学生每个年龄组 300 人,18～22 岁大学生每个年龄组 200 人。生长发育调查指标与方法根据《中国学生体质与健康调查研究检测细则》执行。

## 3　结果与分析

### 3.1　形态发育

2005 年与 2000 年我省学生体质与健康调研资料对比,从总体趋势上看,5 年来,我省 7～17 岁学生形态发育水平继续保持稳步的提高,身高、体重、胸围等形态发育指标继续呈现增长趋势;18～22 岁城乡男女学生身高持续增长,体重指标为城男、乡男、乡女增长,城女下降,胸围指标城乡男女学生都下降;维尔维克指数反映我省 7～17 岁学生身体发育的匀称度有较大提高,而18～22 岁大学生身体发育的匀称度与 2000 年相比全面下降。

### 3.1.1 身高

5年来，我省7～17岁城市男生身高平均增长2.3厘米，乡村男生平均增长1.5厘米，城市女生平均增长1.7厘米，乡村女生平均增长1.3厘米；18～22岁城市男生身高平均增长1.3厘米，乡村男生平均增长0.8厘米。城市女生平均增长0.8厘米，乡村女生平均增长1.4厘米，大多数年龄组之间差异有统计学意义（$P<0.05$）（表1）。

**表1　2000年与2005年江苏省学生体质调研身高均值比较**　（单位：cm）

| 年龄/岁 | 城市男生 | | | 乡村男生 | | | 城市女生 | | | 乡村女生 | | |
|---|---|---|---|---|---|---|---|---|---|---|---|---|
| | 2000年 | 2005年 | 差值 | 2000年 | 2005年 | 差值 | 2000年 | 2005年 | 差值 | 2000年 | 2005年 | 差值 |
| 7 | 127.4 | 128.4 | 1.0 | 124.4 | 125.2 | 0.8 | 125.1 | 127.2 | 2.1 | 122.2 | 124.1 | 1.9 |
| 8 | 131.3 | 134.5 | 3.2 | 129.2 | 130.6 | 1.4 | 130.7 | 132.7 | 2.1 | 127.2 | 129.6 | 2.4 |
| 9 | 135.9 | 139.4 | 3.5 | 134.4 | 135.7 | 1.3 | 136.9 | 138.5 | 1.6 | 132.5 | 135.3 | 2.8 |
| 10 | 142.3 | 144.8 | 2.5 | 138.4 | 141.6 | 3.2 | 142.7 | 145.2 | 2.5 | 140.0 | 141.5 | 1.5 |
| 11 | 147.2 | 151.0 | 3.8 | 142.9 | 146.2 | 3.3 | 149.3 | 151.6 | 2.3 | 145.4 | 147.9 | 2.5 |
| 12 | 154.1 | 156.5 | 2.5 | 151.1 | 151.8 | 0.7 | 153.8 | 155.4 | 1.6 | 151.3 | 152.2 | 0.9 |
| 13 | 162.1 | 164.3 | 2.2 | 158.6 | 160.0 | 1.4 | 157.5 | 159.3 | 1.8 | 154.7 | 155.4 | 0.7 |
| 14 | 166.4 | 168.8 | 2.4 | 163.7 | 164.8 | 1.1 | 159.4 | 160.7 | 1.3 | 156.5 | 157.5 | 1.0 |
| 15 | 169.5 | 172.0 | 2.5 | 167.5 | 168.4 | 0.9 | 159.8 | 161.1 | 1.3 | 158.6 | 159.2 | 0.6 |
| 16 | 171.9 | 172.7 | 0.8 | 169.2 | 170.7 | 1.5 | 160.5 | 161.4 | 0.9 | 158.9 | 159.4 | 0.5 |
| 17 | 172.3 | 173.8 | 1.5 | 170.2 | 170.8 | 0.6 | 160.4 | 161.5 | 1.1 | 159.9 | 159.4 | 0.5 |
| 7～17岁平均增长 | | | 2.3 | | | 1.5 | | | 1.7 | | | 1.3 |
| 18 | 173.1 | 173.7 | 0.6 | 169.7 | 170.9 | 1.2 | 159.7 | 160.8 | 1.2 | 158.7 | 159.8 | 1.2 |
| 19 | 172.7 | 173.6 | 0.9 | 171.2 | 171.9 | 0.7 | 161.2 | 161.6 | 0.4 | 158.8 | 160.6 | 1.8 |
| 20 | 174.0 | 174.3 | 0.3 | 171.7 | 172.4 | 0.7 | 161.1 | 162.0 | 0.9 | 160.3 | 160.5 | 0.2 |
| 21 | 172.3 | 174.6 | 2.4 | 171.4 | 172.0 | 0.6 | 161.0 | 161.5 | 0.5 | 159.8 | 160.9 | 1.1 |
| 22 | 172.5 | 175.0 | 2.5 | 171.8 | 172.4 | 0.6 | 160.6 | 161.7 | 1.1 | 158.5 | 161.5 | 3.0 |
| 18～22岁平均增长 | | | 1.3 | | | 0.8 | | | 0.8 | | | 1.4 |

### 3.1.2 体重

5年来，我省7～17岁城市男生体重平均增长2.9千克，乡村男生平均增长2.5千克，城市女生平均增长2.2千克，乡村女生平均增长2.2千克，大多数年龄组之间差异有统计学意义（$P<0.05$）；18～22岁城市男生体重平均增长0.1千克，乡村男生平均增长0.8千克，城市女生平均下降0.5千克，乡村女生平均增长0.3千克，大多数年龄组之间差异无统计学意义（$P>0.05$）（表2）。虽然5年间，学生身高也处于增长中，但体重增长幅度明显高于身高。因此，可以初步判断，学生肥胖发生率有较快增长，肥胖正成为中、小学生日益突出的健康问题。

表 2　2000 年与 2005 年江苏省学生体质与健康调研体重均值比较　(单位:kg)

| 年龄/岁 | 城市男生 | | | 乡村男生 | | | 城市女生 | | | 乡村女生 | | |
|---|---|---|---|---|---|---|---|---|---|---|---|---|
| | 2000 年 | 2005 年 | 差值 | 2000 年 | 2005 年 | 差值 | 2000 年 | 2005 年 | 差值 | 2000 年 | 2005 年 | 差值 |
| 7 | 27.1 | 29.2 | 2.1 | 23.9 | 24.6 | 0.7 | 24.4 | 26.4 | 2.0 | 22.4 | 23.5 | 1.2 |
| 8 | 28.3 | 32.2 | 3.9 | 26.0 | 27.6 | 1.7 | 27.2 | 29.0 | 1.8 | 24.1 | 26.2 | 2.1 |
| 9 | 31.6 | 35.7 | 4.1 | 28.9 | 30.4 | 1.6 | 31.6 | 32.7 | 1.1 | 26.6 | 29.9 | 3.3 |
| 10 | 37.0 | 40.6 | 3.6 | 30.9 | 34.5 | 3.6 | 35.1 | 37.2 | 2.1 | 30.7 | 33.2 | 2.5 |
| 11 | 39.4 | 45.3 | 5.9 | 33.8 | 38.0 | 4.2 | 38.7 | 42.4 | 3.7 | 34.9 | 37.8 | 2.9 |
| 12 | 45.9 | 49.3 | 3.4 | 39.8 | 42.4 | 2.6 | 44.4 | 46.2 | 1.8 | 39.0 | 41.7 | 2.7 |
| 13 | 52.7 | 54.1 | 1.4 | 44.9 | 47.9 | 3.0 | 46.4 | 50.0 | 3.6 | 42.1 | 45.5 | 3.4 |
| 14 | 56.2 | 60.0 | 3.8 | 49.2 | 53.3 | 4.1 | 49.4 | 53.3 | 3.9 | 44.2 | 47.9 | 3.1 |
| 15 | 59.7 | 62.4 | 2.7 | 54.7 | 56.7 | 2.0 | 51.2 | 52.5 | 1.3 | 49.1 | 51.0 | 1.9 |
| 16 | 63.3 | 64.9 | 1.6 | 55.9 | 59.5 | 3.6 | 53.1 | 54.1 | 1.0 | 51.5 | 52.0 | 0.6 |
| 17 | 65.7 | 65.6 | −0.1 | 59.6 | 60.0 | 0.4 | 52.6 | 54.3 | 1.7 | 52.4 | 52.5 | 0.1 |
| 7～17 岁平均增长 | | | 2.9 | | | 2.5 | | | 2.2 | | | 2.2 |
| 18 | 64.8 | 65.0 | 0.3 | 59.2 | 61.5 | 2.3 | 53.4 | 53.0 | −0.4 | 51.4 | 52.4 | 1.0 |
| 19 | 63.0 | 64.2 | 1.2 | 61.4 | 61.8 | 0.4 | 52.8 | 52.4 | −0.4 | 51.7 | 51.7 | 0.0 |
| 20 | 64.8 | 64.0 | −0.8 | 61.3 | 62.3 | 1.0 | 53.4 | 52.7 | −0.7 | 51.8 | 52.1 | 0.3 |
| 21 | 64.6 | 65.5 | 0.9 | 62.8 | 63.7 | 0.9 | 52.6 | 52.4 | −0.2 | 51.8 | 52.2 | 0.4 |
| 22 | 65.9 | 64.9 | −1.0 | 63.6 | 62.9 | −0.7 | 52.6 | 51.5 | −1.1 | 51.1 | 51.0 | −0.1 |
| 18～22 岁平均增长 | | | 0.1 | | | 0.8 | | | −0.5 | | | 0.3 |

### 3.1.3　胸围

5 年来,我省 7～17 岁城市男生胸围平均增长 0.8 厘米,乡村男生平均增长 1.2 厘米,城市女生平均增长 1.3 厘米,乡村女生平均增长 1.5 厘米;18～22 岁城市男生胸围平均下降 1.2 厘米,乡村男生平均下降 1.0 厘米,城市女生平均下降 1.9 厘米,乡村女生平均下降 1.5 厘米,大多数年龄组之间差异有统计学意义($P<0.05$)(表 3)。

表 3　2000 年与 2005 年江苏省学生体质与健康调研胸围均值比较　(单位:cm)

| 年龄/岁 | 城市男生 | | | 乡村男生 | | | 城市女生 | | | 乡村女生 | | |
|---|---|---|---|---|---|---|---|---|---|---|---|---|
| | 2000 年 | 2005 年 | 差值 | 2000 年 | 2005 年 | 差值 | 2000 年 | 2005 年 | 差值 | 2000 年 | 2005 年 | 差值 |
| 7 | 60.8 | 61.4 | 0.6 | 58.7 | 58.3 | −0.4 | 58.2 | 59.0 | 0.8 | 56.4 | 57.1 | 0.7 |
| 8 | 61.9 | 64.0 | 2.1 | 59.9 | 60.9 | 1.0 | 60.1 | 61.0 | 0.9 | 57.6 | 59.6 | 2.0 |
| 9 | 64.4 | 66.4 | 2.0 | 62.3 | 62.9 | 0.6 | 63.6 | 64.0 | 0.4 | 59.5 | 61.7 | 2.2 |
| 10 | 69.1 | 70.0 | 0.9 | 63.6 | 67.0 | 3.4 | 65.7 | 67.0 | 1.3 | 63.0 | 64.9 | 1.9 |
| 11 | 69.9 | 72.7 | 2.8 | 65.9 | 68.0 | 2.1 | 68.9 | 71.2 | 2.3 | 66.2 | 68.6 | 2.4 |

续表

| 年龄/岁 | 城市男生 | | | 乡村男生 | | | 城市女生 | | | 乡村女生 | | |
|---|---|---|---|---|---|---|---|---|---|---|---|---|
| | 2000 年 | 2005 年 | 差值 | 2000 年 | 2005 年 | 差值 | 2000 年 | 2005 年 | 差值 | 2000 年 | 2005 年 | 差值 |
| 12 | 73.9 | 74.7 | 0.8 | 70.0 | 72.1 | 2.1 | 72.9 | 74.1 | 1.2 | 69.5 | 71.2 | 1.7 |
| 13 | 78.3 | 77.9 | −0.4 | 73.0 | 74.9 | 1.9 | 74.6 | 77.3 | 2.7 | 72.3 | 74.3 | 2.0 |
| 14 | 80.3 | 81.7 | 1.4 | 76.2 | 77.7 | 1.5 | 77.2 | 79.5 | 2.3 | 74.1 | 76.0 | 1.9 |
| 15 | 83.1 | 83.2 | 0.1 | 79.9 | 80.1 | 0.2 | 77.6 | 78.1 | 0.5 | 77.0 | 78.5 | 1.5 |
| 16 | 85.2 | 85.1 | −0.1 | 80.7 | 82.1 | 1.4 | 78.6 | 79.3 | 0.7 | 78.3 | 78.6 | 0.3 |
| 17 | 86.7 | 85.8 | −0.9 | 83.7 | 82.8 | −0.9 | 79.2 | 80.1 | 0.9 | 79.5 | 79.4 | −0.1 |
| 7～17 岁平均增长 | | | 0.8 | | | 1.2 | | | 1.3 | | | 1.5 |
| 18 | 86.8 | 85.4 | −1.4 | 83.1 | 83.6 | 0.5 | 78.5 | 79.4 | 0.9 | 78.7 | 79.1 | 0.4 |
| 19 | 85.5 | 84.7 | −0.8 | 84.6 | 83.7 | −0.9 | 81.6 | 79.4 | −2.2 | 80.5 | 78.5 | −2.0 |
| 20 | 86.1 | 84.8 | −1.3 | 84.8 | 83.6 | −1.2 | 81.6 | 79.7 | −1.9 | 80.6 | 79.2 | −1.4 |
| 21 | 86.5 | 85.7 | −0.8 | 85.4 | 84.1 | −1.3 | 82.3 | 79.1 | −3.2 | 80.7 | 78.3 | −2.4 |
| 22 | 87.5 | 86.0 | −1.5 | 86.7 | 84.5 | −2.2 | 81.6 | 78.6 | −3.0 | 80.3 | 78.3 | −2.0 |
| 18～22 岁平均增长 | | | −1.2 | | | −1.0 | | | −1.9 | | | −1.5 |

5 年间，我省学生身高、体重和胸围的增长情况表明：生长发育速度仍呈快速增长，发育水平明显提高，但 7～17 岁中小学生的身高、体重增长幅度农村学生低于城市学生，而 18～22 岁大学生的增长幅度除男生身高外，则农村高于城市；7～17 岁中小学生的胸围增长幅度则农村学生高于城市学生，而 18～22 岁大学生的胸围指标普遍呈负增长。这些情况反映了城乡生活水平仍存在一定差别。

### 3.1.4 身体发育匀称度的变化

维尔维克指数，即(体重＋胸围)/身高×100，是反映人体发育匀称度的指标，5 年来，我省 7～17 岁学生的维尔维克指数城市男生平均提高 1.4，乡村男生平均提高 1.7，城市女生平均提高 1.5，乡村女生平均提高 1.9，所有年龄组均值除城男 13 岁、17 岁，乡男 7 岁、17 岁略低于 2000 年外，其余都超过 2000 年均值，表明了我省中小学生形态发育水平好于 5 年前。

18～22 岁学生的维尔维克指数城市男生平均下降 1.3，乡村男生平均下降 0.5，城市女生平均下降 1.9，乡村女生平均下降 1.4，说明我省大学生身体发育的匀称度与 2000 年相比全面下降(见表 4)。

**表 4　2000 年与 2005 年江苏省学生体质与健康调研维尔维克指数均值比较**

| 年龄/岁 | 城市男生 | | | 乡村男生 | | | 城市女生 | | | 乡村女生 | | |
|---|---|---|---|---|---|---|---|---|---|---|---|---|
| | 2000 年 | 2005 年 | 差值 | 2000 年 | 2005 年 | 差值 | 2000 年 | 2005 年 | 差值 | 2000 年 | 2005 年 | 差值 |
| 7 | 68.9 | 70.4 | 1.6 | 66.3 | 66.2 | −0.1 | 66.0 | 67.1 | 1.1 | 64.4 | 64.9 | 0.5 |
| 8 | 68.7 | 71.4 | 2.7 | 66.4 | 67.7 | 1.3 | 66.8 | 67.8 | 1.0 | 64.2 | 66.2 | 2.0 |
| 9 | 70.5 | 73.1 | 2.6 | 67.8 | 68.6 | 0.8 | 69.3 | 69.7 | 0.4 | 65.0 | 67.6 | 2.6 |

续表

| 年龄/岁 | 城市男生 | | | 乡村男生 | | | 城市女生 | | | 乡村女生 | | |
|---|---|---|---|---|---|---|---|---|---|---|---|---|
| | 2000年 | 2005年 | 差值 | 2000年 | 2005年 | 差值 | 2000年 | 2005年 | 差值 | 2000年 | 2005年 | 差值 |
| 10 | 74.5 | 76.3 | 1.8 | 68.2 | 71.6 | 3.4 | 70.5 | 71.7 | 1.2 | 66.9 | 69.6 | 2.7 |
| 11 | 74.1 | 78.0 | 3.9 | 69.7 | 72.4 | 2.7 | 72.0 | 74.8 | 2.8 | 69.4 | 71.8 | 2.4 |
| 12 | 77.7 | 79.0 | 1.3 | 72.6 | 75.4 | 2.8 | 76.2 | 77.6 | 1.4 | 71.6 | 74.1 | 2.5 |
| 13 | 80.6 | 80.3 | −0.3 | 74.3 | 76.6 | 2.3 | 76.7 | 79.8 | 3.1 | 73.9 | 77.1 | 3.2 |
| 14 | 81.9 | 83.9 | 2.0 | 76.5 | 79.3 | 2.8 | 79.3 | 82.6 | 3.3 | 76.0 | 78.6 | 2.6 |
| 15 | 84.2 | 84.6 | 0.4 | 80.3 | 81.3 | 1.0 | 80.6 | 81.1 | 0.5 | 79.5 | 81.4 | 1.9 |
| 16 | 86.3 | 86.8 | 0.5 | 80.7 | 82.9 | 2.2 | 82.1 | 82.6 | 0.5 | 81.7 | 82.0 | 0.3 |
| 17 | 88.5 | 87.2 | −1.3 | 84.2 | 83.6 | −0.6 | 82.1 | 83.4 | 1.3 | 82.5 | 82.8 | 0.3 |
| 7～17岁平均增长 | | | 1.4 | | | 1.7 | | | 1.5 | | | 1.9 |
| 18 | 87.6 | 86.6 | −1.0 | 83.8 | 85.0 | 1.2 | 82.2 | 82.3 | 0.1 | 82.0 | 82.3 | 0.3 |
| 19 | 86.0 | 85.8 | −0.2 | 85.3 | 84.7 | −0.6 | 83.3 | 81.5 | −1.8 | 83.2 | 81.1 | −2.1 |
| 20 | 86.7 | 85.4 | −1.3 | 85.1 | 84.6 | −0.5 | 83.8 | 81.7 | −2.1 | 82.6 | 81.9 | −0.7 |
| 21 | 87.7 | 86.5 | −1.2 | 86.5 | 85.9 | −0.6 | 83.8 | 81.4 | −2.4 | 82.9 | 81.1 | −1.8 |
| 22 | 88.9 | 86.2 | −2.7 | 87.5 | 85.4 | −2.1 | 83.6 | 80.4 | −3.2 | 83.0 | 80.2 | −2.8 |
| 18～22岁平均增长 | | | −1.3 | | | −0.5 | | | −1.9 | | | −1.4 |

注：大多数年龄组之间差异有统计学意义（$P<0.05$）。

## 3.2 机能发育

由于脉搏和血压受多种因素影响而变化较大，故此仅对反映呼吸机能的肺活量和肺活量/体重指数作一对比分析，以阐明我省学生生长发育之机能情况。

### 3.2.1 肺活量

5年来，我省7～17岁学生的肺活量，城市男生8～15岁年龄组的均值略有增长，7岁、16岁、17岁年龄组均值下降，平均增长18.3毫升；乡村男生7岁年龄组、11～14岁年龄组均值略有增长，其余年龄组都下降，平均下降41.5毫升；城市女生除11岁、12岁年龄组均值略有增长外，其余年龄组均下降，平均下降54.3毫升；乡村女生除8岁、13岁、14岁年龄组略有增长外，其余年龄组均下降，平均下降100.8毫升。

18～22岁学生的肺活量城市男生平均增长141.5毫升，乡村男生平均增长80.4毫升，城市女生平均增长137.3毫升，乡村女生平均增长14.6毫升，说明我省大学生的肺活量水平有所增长（见表5）。

表 5　2000 年与 2005 年江苏省学生体质与健康调研肺活量均值比较　(单位:ml)

| 年龄/岁 | 城市男生 | | | 乡村男生 | | | 城市女生 | | | 乡村女生 | | |
|---|---|---|---|---|---|---|---|---|---|---|---|---|
| | 2000 年 | 2005 年 | 差值 | 2000 年 | 2005 年 | 差值 | 2000 年 | 2005 年 | 差值 | 2000 年 | 2005 年 | 差值 |
| 7 | 1 507 | 1 318 | −188.7 | 1 322 | 1 329 | 7.2 | 1 341 | 1 165 | −176.4 | 1 190 | 1 120 | −70.6 |
| 8 | 1 607 | 1 620 | 13.90 | 1 522 | 1 488 | −34.2 | 1 519 | 1 393 | −126.5 | 1 320 | 1 325 | 4.7 |
| 9 | 1 831 | 1 846 | 15.00 | 1 751 | 1 644 | −107.2 | 1 713 | 1 651 | −62.4 | 1 595 | 1 478 | −117 |
| 10 | 2 047 | 2 096 | 49.8 | 1 971 | 1 907 | −63.7 | 1 905 | 1 823 | −82.3 | 1 835 | 1 638 | −196.6 |
| 11 | 2 258 | 2 370 | 112.1 | 2 061 | 2 143 | 82.2 | 2 124 | 2 146 | 22 | 1 942 | 1 903 | −39.3 |
| 12 | 2 535 | 2 673 | 138.5 | 2 358 | 2 397 | 39.1 | 2 260 | 2 300 | 39.4 | 2 178 | 2 084 | −94.1 |
| 13 | 2 963 | 3 066 | 103.6 | 2 694 | 2 793 | 98.9 | 2 447 | 2 429 | −18.3 | 2 259 | 2 281 | 21.5 |
| 14 | 3 283 | 3 413 | 130 | 3 113 | 3 134 | 21.2 | 2 585 | 2 553 | −32.1 | 2 350 | 2 393 | 42.6 |
| 15 | 3 630 | 3 699 | 69 | 3 484 | 3 393 | −91.3 | 2 610 | 2 606 | −4.3 | 2 602 | 2 410 | −191.6 |
| 16 | 3 954 | 3 886 | −68 | 3 746 | 3 622 | −124.2 | 2 721 | 2 647 | −74.5 | 2 757 | 2 568 | −188.7 |
| 17 | 4 048 | 3 874 | −173 | 3 902 | 3 617 | −284.7 | 2 737 | 2 655 | −81.7 | 2 776 | 2 497 | −279.5 |
| 7～17 岁平均增长 | | | 18.3 | | | −41.5 | | | −54.3 | | | −100.8 |
| 18 | 4 179 | 4 023 | −156.2 | 3 928 | 3 868 | −60.4 | 2 777 | 2 705 | −72.3 | 2 678 | 2 603 | −75.1 |
| 19 | 3 726 | 4 054 | 238.1 | 3 628 | 3 853 | 224.8 | 2 492 | 2 743 | 250.7 | 2 603 | 2 600 | −3.2 |
| 20 | 3 849 | 4 001 | 152.1 | 3 658 | 3 992 | 333.2 | 2 582 | 2 767 | 184.6 | 2 630 | 2 653 | 23.4 |
| 21 | 3 872 | 4 006 | 133.6 | 3 742 | 3 773 | 31.1 | 2 621 | 2 745 | 123.8 | 2 605 | 2 695 | 89.6 |
| 22 | 3 720 | 3 970 | 250.1 | 3 913 | 3 786 | −126.7 | 2 554 | 2 754 | 199.7 | 2 613 | 2 652 | 38.5 |
| 18～22 岁平均增长 | | | 141.5 | | | 80.4 | | | 137.3 | | | 14.6 |

注:大多数年龄组之间差异有统计学意义($P<0.05$)。

### 3.2.2　肺活量/体重指数

5 年来,我省 7～17 岁各年龄组城乡男、女学生肺活量/体重指数均出现负增长,其中城市男生平均下降 3.7 毫升/千克,乡村男生平均下降 4.1 毫升/千克,城市女生平均下降 4.6 毫升/千克,乡村女生平均下降 5.4 毫升/千克。

18～22 岁学生的肺活量/体重指数,城市男生平均提高 3.3 毫升/千克,乡村男生平均增长 0.8 毫升/千克,城市女生平均增长 3.1 毫升/千克,乡村女生平均下降 0.1 毫升/千克(表 6)。

肺活量/体重指数作为反映身体机能的重要指标,呈现明显下降趋势,说明学生心肺耐力状况令人忧虑,心肺耐力是健康体能的重要组成部分,也是衡量健康水平的重要指标,学生以心肺机能为代表的身体机能下降与学业负担过重,锻炼时间不足有着直接关系。学生时代处于生长发育旺盛期,积极参加体育锻炼不仅可以促进其生长发育,更有利于提高心肺耐力。良好的心肺耐力不仅可以帮助提高学生学习效率,让他们更持久的工作,更与享受积极的娱乐、休闲生活密切相关。促进学生积极参加体育锻炼,阻止学生身体机能的下降已经成为社会、学校、家庭亟待解决的重大问题。

表 6　2000 年与 2005 年江苏省学生体质与健康调研肺活量/体重指数均值比较　(单位:ml/kg)

| 年龄/岁 | 城市男生 | | | 乡村男生 | | | 城市女生 | | | 乡村女生 | | |
|---|---|---|---|---|---|---|---|---|---|---|---|---|
| | 2000 年 | 2005 年 | 差值 | 2000 年 | 2005 年 | 差值 | 2000 年 | 2005 年 | 差值 | 2000 年 | 2005 年 | 差值 |
| 7 | 57.43 | 47 | −10.43 | 55.64 | 54.8 | −0.84 | 55.94 | 45.2 | −10.74 | 53.56 | 48.3 | −5.26 |
| 8 | 58.07 | 51.8 | −6.27 | 59.43 | 54.8 | −4.63 | 56.84 | 49 | −7.84 | 55.23 | 51.3 | −3.93 |
| 9 | 59.28 | 53.3 | −5.98 | 61.27 | 55.4 | −5.87 | 55.59 | 51.6 | −3.99 | 60.61 | 51.1 | −9.51 |
| 10 | 57 | 53 | −4 | 65.25 | 56.6 | −8.65 | 56.07 | 50.1 | −5.97 | 60.32 | 50.3 | −10.02 |
| 11 | 58.53 | 53.9 | −4.63 | 61.92 | 57.8 | −4.12 | 55.84 | 51.8 | −4.04 | 56.27 | 51.2 | −5.07 |
| 12 | 57.1 | 56.1 | −1 | 60.1 | 57.7 | −2.4 | 52.46 | 50.7 | −1.76 | 56.61 | 50.8 | −5.81 |
| 13 | 57.89 | 57.7 | −0.19 | 60.56 | 59.4 | −1.16 | 53.66 | 49.7 | −3.96 | 54.12 | 50.8 | −3.32 |
| 14 | 59.9 | 58 | −1.9 | 63.6 | 60 | −3.6 | 52.97 | 48.8 | −4.17 | 52.92 | 50.7 | −2.22 |
| 15 | 62.2 | 60.4 | −1.8 | 64.13 | 60.9 | −3.23 | 52.1 | 50.1 | −2 | 53.38 | 48 | −5.38 |
| 16 | 63.49 | 61 | −2.49 | 67.31 | 61.7 | −5.61 | 52.4 | 49.7 | −2.7 | 53.96 | 49.9 | −4.06 |
| 17 | 62.78 | 60.6 | −2.18 | 65.92 | 60.9 | −5.02 | 52.75 | 49.4 | −3.35 | 53.29 | 48 | −5.29 |
| 7～17 岁平均增长 | | | −3.72 | | | −4.1 | | | −4.59 | | | −5.44 |
| 18 | 65.41 | 62.7 | −2.71 | 66.72 | 63.6 | −3.12 | 53.39 | 51.6 | −1.79 | 52.59 | 49.9 | −2.69 |
| 19 | 59.76 | 63.8 | 4.04 | 59.43 | 62.8 | 3.37 | 47.47 | 52.7 | 5.23 | 50.76 | 50.5 | −0.26 |
| 20 | 59.97 | 69.5 | 9.53 | 59.97 | 64.7 | 4.73 | 48.69 | 52.9 | 4.21 | 51.13 | 51.2 | 0.07 |
| 21 | 60.43 | 61.7 | 1.27 | 60.03 | 60.3 | 0.27 | 50.25 | 52.8 | 2.55 | 50.64 | 52.1 | 1.46 |
| 22 | 57.28 | 61.7 | 4.42 | 61.95 | 60.8 | −1.15 | 48.66 | 53.9 | 5.24 | 51.42 | 52.2 | 0.78 |
| 18～22 岁平均增长 | | | 3.31 | | | 0.82 | | | 3.09 | | | −0.13 |

注:大多数年龄组之间差异有统计学意义($P<0.05$)。

上述结果表明,5 年来,我省 7～17 小学生的肺活量绝对值和相对值均出现下降趋势,18～22 岁大学生略呈上升趋势,说明我省中小学生体育锻炼严重不足,造成身体机能发育水平下降,必须引起高度重视。

## 4　讨论

(1) 我省学生 5 年来,形态发育水平明显提高,发育速度处于长期快速增长阶段,发育过程也有明显提前的趋势。中小学生的体重增长幅度似乎大于其他形态指标的增长幅度,而大学生的胸围指标普遍出现负增长。这一情况提示我们,中小学生超重和肥胖的比例在快速上升,而大学生胸围均值普遍下降,身体发育的匀称度有下降趋势。

(2) 反映呼吸机能的肺活量和肺活量/体重指数,中小学生有不同程度下降,说明中小学生体育锻炼明显不足,特别是与耐力项目相关的锻炼严重缺乏有关。

(3) 我省学生的形态、机能发育呈现不平衡状态,这主要可能与缺乏体育锻炼和营养知识有关,因此应引起高度重视,进一步加强学校体育卫生工作,认真贯彻执行《学校体育工作条例》和《学校卫生工作条例》;加大力度采取干预措施,使"健康第一"的指导思想在学校中充分体现,真正改变目前在学校中普遍存在的“轰轰烈烈抓素质教育，扎扎实实抓应试教育”的局面。

（江苏省学生体质与健康调研组选送）

**参考文献：**

[1] 中国学生体质与健康研究组. 1991 年中国学生体质与健康监测报告[M]. 北京：北京科学技术出版社，1993.
[2] 中国学生体质与健康研究组. 1985—1995 年中国汉族学生身体形态、机能和素质的十年动态分析[M].（1995 年中国学生体质与健康调研报告）吉林：吉林科学技术出版社，1995.
[3] 中国学生体质与健康研究组. 2000 年中国学生体质与健康调研报告[M]. 北京：高等教育出版社，2002.
[4] 中国学生体质与健康研究组. 中国学生体质与健康研究[M]. 北京：人民教育出版社，1987.
[5] 周冬梅，于廷民. 济南市 1985 年和 1995 年学生体质变化的比较[J]. 中国学校卫生，1999(4).
[6] 高茗，王敏. 合肥市学生近十年生长发育状况比较分析[J]. 中国学校卫生，1999(2).

# 江苏省中小学生呼吸机能动态发展与制约因素的探讨

林慰慈　苏立新　执笔

## 1　前言

中小学生呼吸机能与其体质健康水平密切相关，为研究中小学生肺活量的动态发展情况，并分析其制约因素，重点对江苏省学生体质调研的数据进行了对比、分析，旨在为发现和解决中小学生体质与健康总体水平出现下降趋势的症结所在提供参考依据。

## 2　研究对象与方法

采用 1985、1995、2000 及 2005 年 4 次江苏省和全国学生体质与健康调研肺活量指标为研究内容，对呼吸机能的动态发展水平进行对比，同时对制约呼吸机能发展的因素进行分析。其抽样方法为随机分层整群抽样，对象是 7～17 岁城乡中小学生，统计软件为全国学生体质与健康调研统一配发的统计软件。

## 3　结果与分析

江苏省 7～17 岁中小学生的肺活量水平在 1985—2005 的 20 年间，城乡男生 11～15 岁呈上升趋势，其他年龄组呈下降趋势，城乡女生的肺活量水平出现全面下降，尤以乡村女生最为明显；2005 年与 2000 年相比亦呈下降态势，乡村女生下降幅度较为明显，城市男生、乡村男生和城市女生除青春初期年龄段有上升趋势外，其他年龄段仍呈现下降态势；2005 年与 1995 年相比，肺活量指标除城乡男生 11～16 岁年龄组有明显上升外，其他年龄组及城乡女生均呈现平稳发展的态势；1995 年与 1985 年相比，除城市男生 13～15 岁年龄组略有上升趋势外，其他各年龄组肺活量指标均全面下降(表 1～表 5)。

**表 1　2000 与 2005 年江苏省学生肺活量均值差比较**　(单位:ml)

| 年龄/岁 | 城男 | 乡男 | 城女 | 乡女 |
|---|---|---|---|---|
| 7 | －186.40 | 7.80 | －176.40 | －70.60 |
| 8 | 13.90 | －34.20 | －126.50 | 5.40 |
| 9 | 15.00 | －107.20 | －62.40 | －117.90 |
| 10 | 49.80 | －63.70 | －82.30 | －197.10 |

续表

| 年龄/岁 | 城男 | 乡男 | 城女 | 乡女 |
|---|---|---|---|---|
| 11 | 112.10 | 82.20 | 22.00 | −39.30 |
| 12 | 138.50 | 39.10 | 39.40 | −94.10 |
| 13 | 103.60 | 98.90 | −18.30 | 21.50 |
| 14 | 130.00 | 21.20 | −32.10 | 42.60 |
| 15 | 69.00 | −91.30 | −4.30 | −191.60 |
| 16 | −68.00 | −124.20 | −74.50 | −188.70 |
| 17 | −173.70 | −284.70 | −81.70 | −279.50 |

**表 2　1985 与 2005 年江苏省城市(男生)肺活量均值及其差值比较**　(单位:ml)

| 年龄/岁 | 1985 年 | 1995 年 | 2000 年 | 2005 年 | 2005—1985 年差值 | 2005—1995 年差值 | 1995—1985 年差值 |
|---|---|---|---|---|---|---|---|
| 7 | 1 547 | 1 345.5 | 1 507 | 1 320.6 | −226.4 | −24.9 | −201.50 |
| 8 | 1 716 | 1 573.4 | 1 607 | 1 620.9 | −95.1 | 47.5 | −142.60 |
| 9 | 1 896 | 1 752.4 | 1 831 | 1 846 | −50.0 | 93.6 | −143.60 |
| 10 | 2 089 | 2 022.8 | 2 047 | 2 096.8 | 7.8 | 74.0 | −66.20 |
| 11 | 2 278 | 2 178.4 | 2 258 | 2 370.1 | 92.1 | 191.7 | −99.60 |
| 12 | 2 487 | 2 467.8 | 2 535 | 2 673.5 | 186.5 | 205.7 | −19.20 |
| 13 | 2 746 | 2 877.8 | 2 963 | 3 066.6 | 320.6 | 188.8 | 131.80 |
| 14 | 3 111 | 3 257.3 | 3 283 | 3 413.0 | 302.0 | 155.7 | 146.30 |
| 15 | 3 497 | 3 562.0 | 3 630 | 3 699.0 | 202.0 | 137.0 | 65.00 |
| 16 | 3 888 | 3 683.3 | 3 954 | 3 886.0 | −2.0 | 202.7 | −204.70 |
| 17 | 4 108 | 3 788.3 | 4 048 | 3 874.3 | −233.7 | 86.0 | −319.70 |
| 7～17 岁平均增减值 | | | | | 45.80 | 123.44 | −77.64 |

**表 3　1985 与 2005 年江苏省城市(女生)肺活量均值及其差值比较**　(单位:ml)

| 年龄/岁 | 1985 年 | 1995 年 | 2000 年 | 2005 年 | 2005—1985 年差值 | 2005—1995 年差值 | 1995—1985 年差值 |
|---|---|---|---|---|---|---|---|
| 7 | 1 377 | 1 246.8 | 1 341 | 1 164.6 | −212.4 | −82.2 | −130.20 |
| 8 | 1 571 | 1 393.1 | 1 519 | 1 392.5 | −178.5 | −0.6 | −177.90 |
| 9 | 1 727 | 1 544.9 | 1 713 | 1 650.6 | −76.4 | 105.7 | −182.10 |
| 10 | 1 964 | 1 812.7 | 1 905 | 1 822.7 | −141.3 | 10.0 | −151.30 |
| 11 | 2 203 | 2 149.8 | 2 124 | 2 146.0 | −57.0 | −3.8 | −53.20 |
| 12 | 2 424 | 2 308.6 | 2 260 | 2 299.4 | −124.6 | −9.2 | −115.40 |
| 13 | 2 441 | 2 470.0 | 2 447 | 2 428.7 | −12.3 | −41.3 | 29.00 |
| 14 | 2 645 | 2 538.9 | 2 585 | 2 552.9 | −92.1 | 14.0 | −106.10 |
| 15 | 2 724 | 2 610.7 | 2 610 | 2 605.7 | −118.3 | −5.0 | −113.30 |
| 16 | 2 763 | 2 651.6 | 2 721 | 2 646.5 | −116.5 | −5.1 | −111.40 |
| 17 | 2 890 | 2 672.1 | 2 737 | 2 655.3 | −234.7 | −16.8 | −217.90 |
| 7～17 岁平均增减值 | | | | | −124.01 | −3.12 | −120.89 |

表4　1985与2005年江苏省乡村(男生)肺活量均值及其差值比较　（单位:ml)

| 年龄/岁 | 1985年 | 1995年 | 2000年 | 2005年 | 2005—1985年差值 | 2005—1995年差值 | 1995—1985年差值 |
|---|---|---|---|---|---|---|---|
| 7 | 1 438 | 1 283.40 | 1 322 | 1 329.8 | −108.2 | 46.4 | −154.60 |
| 8 | 1 550 | 1 415.30 | 1 522 | 1 487.8 | −62.2 | 72.5 | −134.70 |
| 9 | 1 768 | 1 599.00 | 1 751 | 1 643.8 | −124.2 | 44.8 | −169.00 |
| 10 | 1 913 | 1 860.90 | 1 971 | 1 907.3 | −5.7 | 46.4 | −52.10 |
| 11 | 2 070 | 2 055.50 | 2 061 | 2 143.2 | 73.2 | 87.7 | −14.50 |
| 12 | 2 234 | 2 277.20 | 2 358 | 2 397.1 | 163.1 | 119.9 | 43.20 |
| 13 | 2 625 | 2 614.70 | 2 694 | 2 792.9 | 167.9 | 178.2 | −10.30 |
| 14 | 3 035 | 3 108.70 | 3 113 | 3 134.2 | 99.2 | 25.5 | 73.70 |
| 15 | 3 345 | 3 327.00 | 3 484 | 3 392.7 | 47.7 | 65.7 | −18.00 |
| 16 | 3 762 | 3 506.10 | 3 746 | 3 621.8 | −140.2 | 115.7 | −255.90 |
| 17 | 4 034 | 3 669.40 | 3 902 | 3 617.3 | −416.7 | −52.1 | −364.60 |
| 7～17岁平均增减值 | | | | | −27.83 | 68.25 | −96.07 |

表5　1985与2005年江苏省乡村(女生)肺活量均值及其差值比较　（单位:ml)

| 年龄/岁 | 1985年 | 1995年 | 2000年 | 2005年 | 2005—1985年差值 | 2005—1995年差值 | 1995—1985年差值 |
|---|---|---|---|---|---|---|---|
| 7 | 1 291 | 1 185.00 | 1 190 | 1 119.4 | −171.6 | −65.6 | −106.00 |
| 8 | 1 434 | 1 277.00 | 1 320 | 1 325.4 | −108.6 | 48.4 | −157.00 |
| 9 | 1 582 | 1 454.80 | 1 595 | 1 477.1 | −104.9 | 22.3 | −127.20 |
| 10 | 1 731 | 1 606.30 | 1 835 | 1 637.9 | −93.1 | 31.6 | −124.70 |
| 11 | 1 898 | 1 878.90 | 1 942 | 1 902.7 | 4.7 | 23.8 | −19.10 |
| 12 | 2 086 | 2 049.80 | 2 178 | 2 083.9 | −2.1 | 34.1 | −36.20 |
| 13 | 2 439 | 2 277.80 | 2 259 | 2 280.5 | −158.5 | 2.7 | −161.20 |
| 14 | 2 576 | 2 432.30 | 2 350 | 2 392.6 | −183.4 | −39.7 | −143.70 |
| 15 | 2 742 | 2 489.50 | 2 602 | 2 410.4 | −331.6 | −79.1 | −252.50 |
| 16 | 2 858 | 2 590.40 | 2 757 | 2 568.3 | −289.7 | −22.1 | −267.60 |
| 17 | 2 897 | 2 656.70 | 2 776 | 2 496.5 | −400.5 | −160.2 | −240.30 |
| 7～17岁平均增减值 | | | | | −167.21 | −18.53 | −148.68 |

将江苏省中小学生的肺活量与全国作横向比较发现:我省中小学生的肺活量均值20年来呈下降趋势,与全国总体水平变化一致。但我省中小学生肺活量下降幅度更为明显,这是值得我们深思和认真研究的问题。

## 4 讨论

从国家有关部门正式公布的《2000 年全国学生体质与健康状况调研报告》和《2005 年全国学生体质与健康调研报告》来看，我国中小学的身体素质、呼吸机能的下降已经成为不争的事实，我省中小学生的呼吸机能下降趋势与全国基本一致，这是一个严峻的现实。制约呼吸机能发展的因素是多方面的，主要有以下两方面：

一是学生自身原因：①室外锻炼太少，睡眠时间不足。现在的中小学生普遍参加室外锻炼的活动太少，客观原因是：升学压力大，学业负担重，没时间锻炼，学校的体育活动课不落实或内容单调，器械不够，达不到一定的量等。但主观原因却是贪图安逸，怕苦怕累怕动，缺乏锻炼的主动性和自觉性。休息、睡眠时间的严重不足也影响学生的身体健康和体能素质的提高，制约了呼吸机能的发展。②营养失衡。肥胖率增高，由于生活水平的改善，热量、脂肪等摄入量过多以及食物结构不合理，再加上体育锻炼过少，运动量偏小，造成了肥胖检出率的上升。2005 年江苏省 7～18 岁中小学生肥胖检出率城市男生高达 15.62%，城市女生为 6.90%，乡村男生为 6.89，乡村女生为 3.42%。尤其是城市学生荤食过量，家长对肥胖所造成的危害认识不足。由于肥胖影响到学生体能素质的提高，进而也影响学生呼吸机能的发展。③压力过大，心理失衡。在应试教育和升学压力的影响下，中小学生压力过大，心理失衡，不少学生甚至无法适应和面对现实，个别学生走向极端。学生在这样的状况下，运动能力得不到提高，其身体素质的提高和良好的生长发育就难以实现，这种状况自然也制约着学生呼吸机能的发展。尽管不少家长试图用大量的营养保健品来加以弥补，但其效果是显而易见的。

二是检测过程的人为和器械因素：虽然，肺活量的检测方法是严格按照全国体质与健康调研统一规定的《检测细则》进行的，但从检测的结果来看，尚不排除人为和器械的因素。今后将继续深入探讨这方面的技术因素。

“生命在于运动”。从对我省学生的呼吸机能的制约因素的研究不难看出，其主要因素还是学生的体育锻炼时间的过短和强度不够所造成的。体育锻炼可以促进学生的体质、体能的提高，促进人体的神经系统、循环系统、呼吸系统、运动系统的功能，无论是形态的发育、身体素质的提高和身心健康发展，都可以通过体育锻炼来加以调节。因此，加强体育锻炼，学会科学的锻炼方法，是能够有效地提高我省学生的呼吸机能的水平的。因此，我们建议：

(1) 必须加强中小学校的体育卫生工作，坚持全面贯彻落实《学校体育工作条例》、《学校卫生工作条例》，加强对学校教育工作的全面考核，落实两个《条例》内容是对学校全面考核的重要内容之一，对不认真贯彻两个《条例》的学校领导将予以必要的行政处罚。

(2) 严格执行课程计划、标准和大纲，切实保证学生在学校的一小时体育活动时间，不得占用体育课、体育活动时间。要强化体育健康课的质量，适当增加运动的强度和密度，培养学生对体育运动的兴趣，掌握锻炼方法，逐步树立终身体育的意识，养成主动、科学的锻炼身体的习惯。

(3) 学校要根据少年儿童的特点，多开展一些文体活动，除了每年规定的田径运动会、冬季长跑、“三项体育锻炼”外，还可进行远足、体育节、艺术节等专项比赛，班与班之间，年级与年级之间、校与校之间的比赛交流，使学校充满活力，充满生气，符合学生的身心特点，促进学生健康的发展。

(4) 评价学校体育工作的好坏，不以体育成绩的高低、运动竞赛的成绩的名次为准，而是以学生整体体质健康水平的提高为准。

(5) 要使学生养成良好的卫生习惯和健康行为，一要科学合理的营养，一日三餐，荤素搭配，不可偏食、贪食、挑食。二要有充足的睡眠，青少年是长身体的时期，学至深夜，大脑皮质始终处于兴奋状态，反而会精力不集中而有损于身体健康。三要讲究卫生，做到"四勤、四不"，养成正确的用眼卫生、口腔卫生等良好习惯，加强常见疾病的预防，提高机体对外界的适应能力。

(6) 要加强对学生体质健康的监测工作，每学年进行一次，随时掌握中小学生身体各项指标的增减情况，有针对性地开展锻炼，要有意识地增加一些剧烈的运动项目如长跑、游泳等的练习，以提高呼吸机能，促进身体的全面发展。当然，一定要加强医务监督，注意安全，并掌握循序渐进、由小到大和经常性锻炼的原则。

(7) 测试人员要对测试工作持积极、认真、严肃的态度，指导学生以正确的方法认真完成测试工作也是非常重要的。当发现学生不够认真或方法不正确时，应立刻纠正，直至学生已完全掌握正确的测试方法，以确保测试数据的准确性。

总之，呼吸机能的提高并不是孤立的，它是随形态、机能、身体素质的提高而提高的。因此，加强体育锻炼，提高身体素质，科学合理的营养，才是解决问题的主要办法。

(江苏省学生体质与健康调研组选送)

# 江苏省中小学生体质状况20年调研结果的研究分析与对策

杨明广　姚志化　苏立新　王爱丰　执笔

## 1 前言

为了掌握我省学生体质健康状况和总体发展趋势，为制定学校体育卫生工作发展规划、科学开展学校体育卫生工作提供依据。本文以1985年、1995年、2000年、2005年4次江苏省学生参加全国学生体质与健康调研结果的资料为依据，其抽测样本、检测方法、数据统计的处理等均严格按照《全国学生体质与健康调研实施方案》和《中国学生体质与健康调研数据统计规范》进行。对江苏省的7～17岁中小学生20年在身体形态、机能和素质指标等方面的指标进行对比和分析，揭示了我省中小学生体质状况20年来变化特征和规律，为进一步改善我省中小学生的体质状况，科学指导和推进我省的学校体育卫生工作提供有效地参考。

## 2 研究对象与方法

### 2.1 研究对象

选取1985年、1995年、2000年、2005年4次江苏省学生参加全国学生体质与健康调研的7～17岁汉族在校的中小学生为对象。

### 2.2 方法

以年级分层，以班级为单位随机整群抽取构成检测样本；并按城、乡、男、女分4组别；每组别再分11个年龄组；每个年龄组在各市监测站的监测人数不少于70个样本，全省共7个监测站。测试方法和数据处理均严格按照《全国学生体质健康调研细则》规范操作。

## 3 结果与分析

纵观20年来我省的中小学生的体质状况的变化，总体形势是好的，体质增长迅速，但有些指标20年来几乎没有增长，甚至出现下降。（说明：本文对比采取：20年，指1985—2005年；前10年，指1985—1995年；后10年，指1995—2005年；后5年，指2000—2005年）。

## 3.1 形态发育水平呈显著上升态势

从总体趋势上看，我省 7～17 岁学生形态发育水平持续增长，身高、体重、胸围等形态发育指标提高显著。

### 3.1.1 身高

1985—2005 年的 20 年间，7～17 岁身高城男平均增长 6.94 厘米，乡男平均增长 7.46 厘米，城女平均增长 5.18 厘米，乡女平均增长 6.32 厘米。

1985—1995 年的 10 年间，7～17 岁城市男生平均增长 3.31 厘米，乡男平均增长 4.08 厘米，城女平均增长 2.63 厘米，乡女平均增长 3.04 厘米。

1995—2005 年的 10 年间，7～17 岁城市男生平均增长 2.55 厘米，乡男平均增长 3.38 厘米，城女平均增长 2.63 厘米，乡女平均增长 3.35 厘米(图 1)。

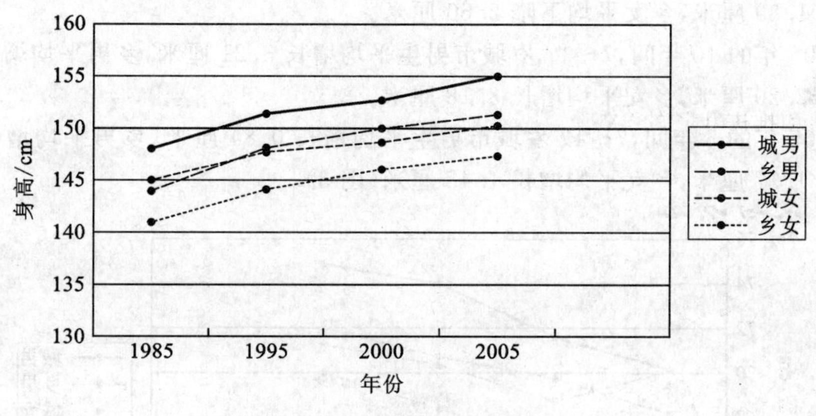


图 1 身高变化趋势图

### 3.1.2 体重

1985—2005 年的 20 年间，7～17 岁城男平均增长 11.04 千克，乡男平均增长 6.65 千克，城女平均增长 6.88 千克，乡女平均增长 4.50 千克。

1985—1995 年的 10 年间，7～17 岁城男平均增长 4.28 千克，乡男平均增长 2.32 千克，城女平均增长 3.14 千克，乡女平均增长 0.93 千克。

1995—2005 年的 10 年间，7～17 岁城男生平均增长 6.75 千克，乡男平均增长 4.29 千克，城女平均增长 3.74 千克，乡女平均增长 3.57 千克。

2000—2005 年的 5 年间，7～17 岁城男生平均增长 2.92 千克，乡男平均增长 2.46 千克，城女平均增长 2.19 千克，乡女平均增长 2.15 千克(图 2)。

### 3.1.3 胸围

1985—2005 年的 20 年间，7～17 岁城男平均增长 4.65 厘米，乡男平均增长 1.00 厘米，城女

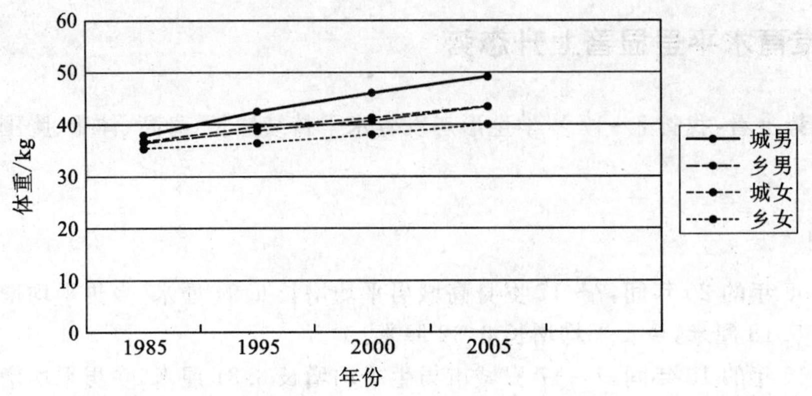


**图 2　体重变化趋势图**

平均增长 3.59 厘米，乡女平均增长 0.65 厘米。

1985—1995 年的 10 年间，7～17 岁城市男生平均增长 1.14 厘米，乡男平均下降 1.16 厘米，城女平均增长 1.39 厘米，乡女平均下降 2.60 厘米。

1995—2005 年的 10 年间，7～17 岁城市男生平均增长 3.21 厘米，乡男平均增长 2.61 厘米，城女平均增长 2.20 厘米，乡女平均增长 3.18 厘米。

2000—2005 年的 5 年间，7～17 岁城市男生平均增长 0.84 厘米，乡男平均增长 0.98 厘米，城女平均增长 1.27 厘米，乡女平均增长 1.48 厘米(图 3)。

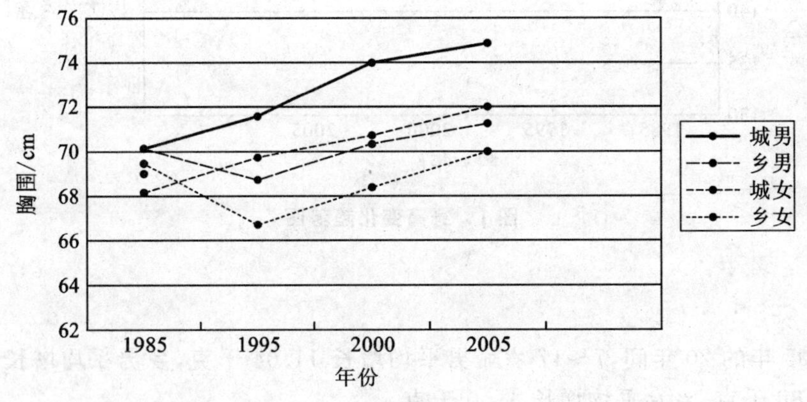


**图 3　胸围变化趋势图**

这些数据的对比，充分说明了我省学生 20 年来在形态发育水平已形成一个持续、稳定增长态势。是一个可喜的成绩。无论从前 10 年，还是后 10 年，我省学生的形态的各项指标都在稳步提高，而且后 10 年要比前 10 年增幅更大些。

## 3.2　学生的身体机能指标改善不明显，甚至出现负增长

20 年间我省学生反映肺功能的指标——肺活量除城市男生略有增长外，城女、乡男、乡女的肺活量均有所下降。

2005—1985 年的 20 年间，7～17 岁城市男生的肺活量平均上升 45.80 毫升，但乡村男生平均下降 27.88 毫升，城市女生平均下降 124.01 毫升，乡村女生平均下降 167.15 毫升。

1985～1995 年的 10 年间，7～17 岁城市男生的肺活量平均下降了 77.64 毫升，乡村男生平均下降 96.07 毫升，城市女生平均下降 120.89 毫升，乡村女生平均下降 148.68 毫升。

1995～2005 年的 10 年间，7～17 岁城市男生的肺活量平均上了 123.44 毫升，乡村男生平均上升了 68.25 毫升，城市女生平均下降 3.12 毫升，乡村女生平均下降 18.53 毫升。

2000～2005 年的 5 年间，我省学生 7～17 岁城市男生的肺活量平均上升 18.32 毫升，但乡村男生平均下降 41.52 毫升，城市女生平均下降 54.28 毫升，乡村女生平均下降 100.78 毫升（图 4）。

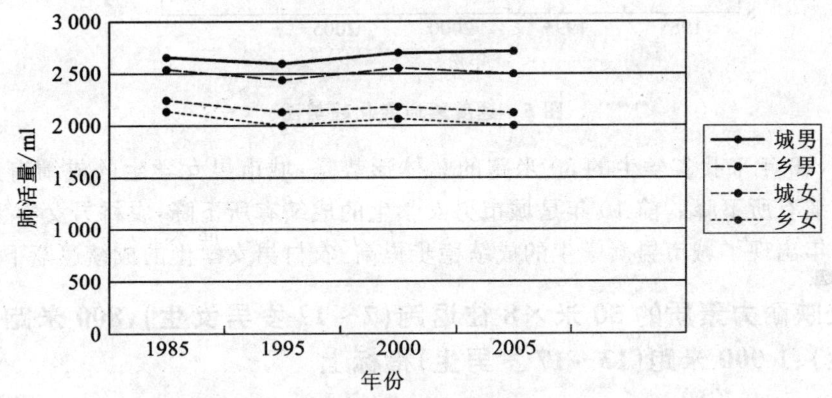


图 4　肺活量变化趋势图

上述数据说明我省学生的肺功能指标除城市男生略有提高外，其他组别基本处于下降状态。前 10 年我省学生的肺功能指标开始出现全面下降，后 10 年下降的幅度有所减缓，城乡男生已基本止住了下滑的趋势，情况开始出现好转。但 2005 年后，除了城市男生还继续保持有所上升外，其他组别依然持续下降，恢复到前 10 年的状态，甚至还不及 1985 年的调研的数据高。

## 3.3　学生的身体素质指标有升有降，速度、力量、柔韧有所提高，耐力素质整体下降

### 3.3.1　在反映速度素质的 50 米跑

1985—2005 年的 20 年间，7～17 岁城市男生平均成绩提高 0.06 秒，乡村男生平均成绩提高 0.52 秒，城市女生平均成绩提高 0.03 秒，乡村女生平均成绩下降 0.24 秒。

1985—1995 年的 10 年间，7～17 岁城市男生平均成绩下降 0.03 秒，乡村男生平均成绩提高 0.65 秒，城市女生平均成绩下降 0.04 秒，乡村女生平均成绩提高 0.77 秒。

1995—2005 年的 10 年间，7～17 岁城市男生平均成绩提高 0.09 秒，乡村男生平均成绩下降 0.13 秒，城市女生平均成绩提高 0.07 秒，乡村女生平均成绩下降 0.53 秒。

2000—2005 年的 5 年间，7～17 岁城市男生平均成绩提高 0.09 秒，乡村男生平均成绩下降

0.11 秒，城市女生平均成绩提高 0.26 秒，乡村女生平均成绩下降 0.43 秒(图 5)。

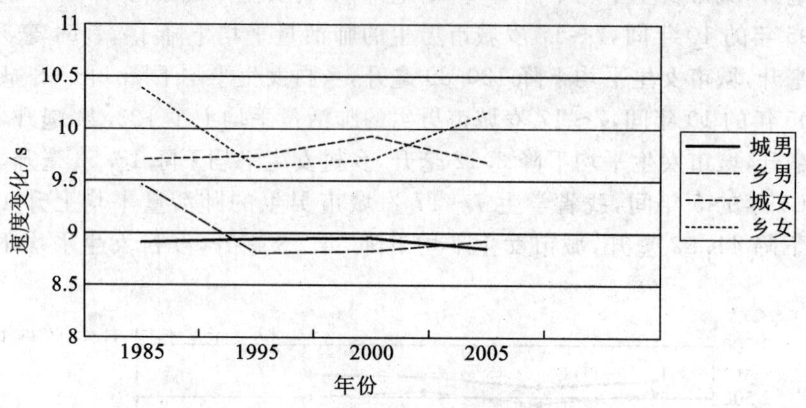


**图 5　速度素质变化趋势图**

总体来说，20 年来我省学生的 50 米跑的总体形势是：城市男女学生的成绩有所提高，农村男女学生的成绩有所下降。前 10 年是城市男女学生的成绩有所下降，农村男女学生的成绩有所提高，而后 10 年出现了城市男女学生的成绩稳步提高，农村男女学生的成绩逐渐下降。

### 3.3.2　在反映耐力素质的 50 米×8 往返跑(7～12 岁男女生)、800 米跑(13～17 岁女生)、1 000 米跑(13～17 岁男生)指标上

1985—2005 年的 20 年间，7～17 岁学生的整体水平呈下降状态。城市男生平均下降 13.67 秒，乡村男生平均下降 10.72 秒，城市女生平均下降 5.74 秒，乡村女生平均下降 8.83 秒。

1985—1995 年的 10 年间，7～17 岁城市男生平均下降 1.62 秒，乡村男生平均提高 6.29 秒，城市女生平均提高 3.44 秒，乡村女生平均提高 8.72 秒。

1995—2005 年的 10 年间，7～17 岁城市男生平均下降 12.06 秒，乡村男生平均下降 17.01 秒，城市女生平均下降 9.09 秒，乡村女生平均下降 17.55 秒。

2000—2005 年的 5 年间，7～17 岁城市男生平均提高 2.15 秒，乡村男生平均下降 6.02 秒，城市女生平均提高 7.50 秒，乡村女生平均下降 8.17 秒(图 6)。

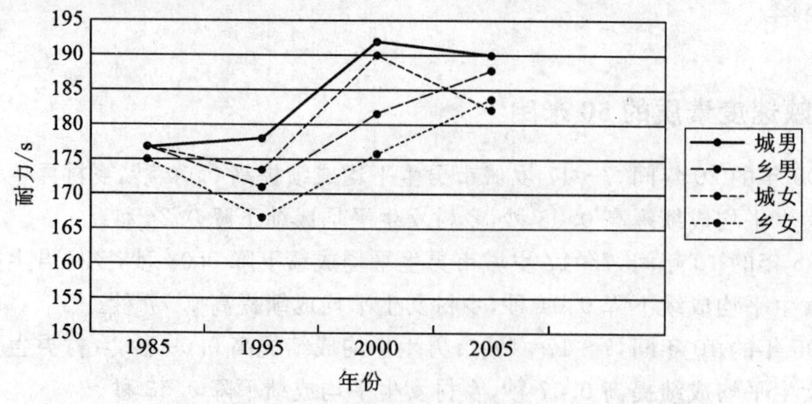


**图 6　耐力素质变化趋势图**

上述数据说明 20 年来我省学生耐力素质不但没提高，反而下降，总体水平还不如 1985 年的平均成绩。前 10 年时，只有城市男生出现下降，其他组别还是不错的。而后 10 年却出现了所有组别的全面下降。虽然 2000 年后的 5 年间，城市男女生的耐力素质成绩有所提高，但农村男女生的成绩依旧继续下降。总体说来，我省 7～17 岁学生的耐力素质整体水平已不如 20 年前。

### 3.3.3 在反映学生柔韧性素质的立位体前屈指标上

1985—2005 年的 20 年间，我省学生的平均水平有所提高。城市男生平均增长了 0.23 厘米，乡村男生平均增长了 1.47 厘米，城市女生平均增长了 2.25 厘米，乡村女生平均增长了 1.59 厘米。

1985—1995 年的 10 年间，城市男生平均增长了 0.07 厘米，乡村男生平均增长了 2.25 厘米，城市女生平均增长了 1.67 厘米，乡村女生平均增长了 1.83 厘米。

1995—2005 年的 10 年间，城市男生平均下降 0.30 厘米，乡村男生平均下降 0.79 厘米，城市女生平均增长了 0.58 厘米，乡村女生平均下降 0.12 厘米。

2000—2005 年的 5 年间，城市男生平均增长了 0.36 厘米，乡村男生平均下降了 0.81 厘米，城市女生平均增长了 1.01 厘米，乡村女生平均下降 0.41 厘米(图 7)。

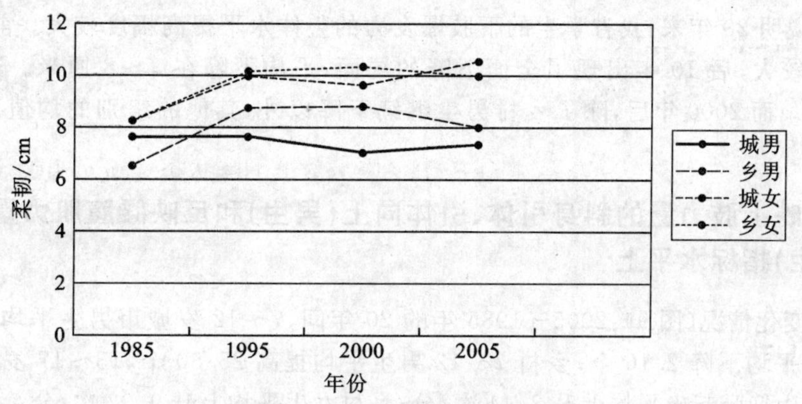


图 7 柔韧素质变化趋势图

上述数据说明 20 年来我省学生在这项指标上是持续稳定的有所提高。前 10 年，城乡男女学生都是稳步增长，后 10 年，除了城市女生略有所增长了外，其他组别全部出现下降。而 2000 年后的 5 年里，城市男女生的成绩开始有了提高，农村男女学生依然处在下降的状态中。这说明在这个指标上 1995 年前我省学生的柔韧性素质发展是好的，是稳步增长的。而 1995 年以后就基本上持续出现下降状态，农村男女学生更是持续下降，影响了我省学生的整体成绩。

### 3.3.4 在反映下肢爆发力的立定跳远指标上

2005—1985 年的 20 年间，整体水平提高幅度较大。城市男生平均提高 9.10 厘米；乡村男生平均提高 23.63 厘米；城市女生平均提高 7.63 厘米；乡村女生平均提高 10.87 厘米。

1985—1995 年的 10 年间，7～17 岁城市男生平均增长了 12.13 厘米，乡村男生平均增长了 26.94 厘米，城市女生平均增长了 12.57 厘米，乡村女生平均增长了 18.95 厘米。

1995—2005 年的 10 年间，7～17 岁城市男生平均下降了 3.03 厘米，乡村男生平均下降了 3.29 厘米，城市女生平均下降了 4.95 厘米，乡村女生平均下降了 8.06 厘米。

2000—2005 年的 5 年间，城市男生平均提高 1.52 厘米，乡村男生平均下降了 4.29 厘米，城市女生平均提高 1.80 厘米，乡村女生平均提高 5.69 厘米(图 8)。

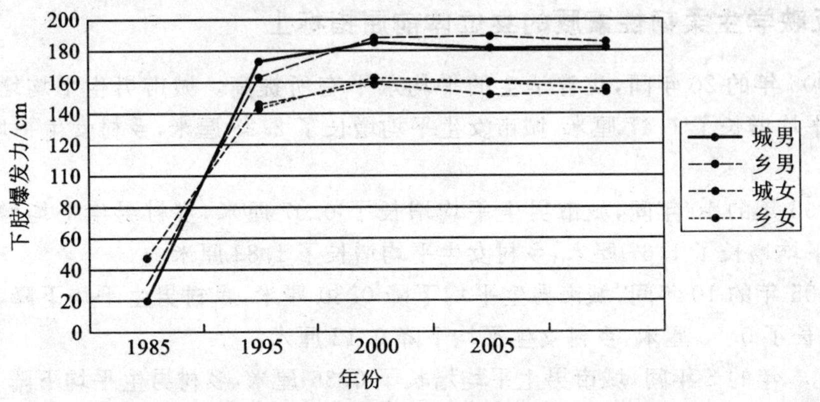


图 8　下肢爆发力变化趋势图

上述数据说明 20 年来，我省学生的下肢爆发力的整体水平提高幅度较大。前 10 年增长幅度持续、稳定、较大，后 10 年出现了全面下降的局面，平均下降在 3～8 厘米。这主要集中在 1995—2000 年。而 2000 年后，除了乡村男生继续下降以外，其他的组别的均值已经出现上升势态。

### 3.3.5　在反映上肢力量的斜身引体、引体向上(男生)和反映腰腹肌力量的仰卧起坐(女生)指标水平上

上肢力量变化情况(图 9)：2005—1985 年的 20 年间，7～12 岁城市男生平均提高 3.37 个，13～17 岁男生平均下降 2.16 个；乡村 7～12 男生平均提高 25.30 个，13～17 岁男生平均提高 1.1 个；城市女生仰卧起坐平均上升 8.44 次/分；乡村女生平均上升 9.32 次/分。

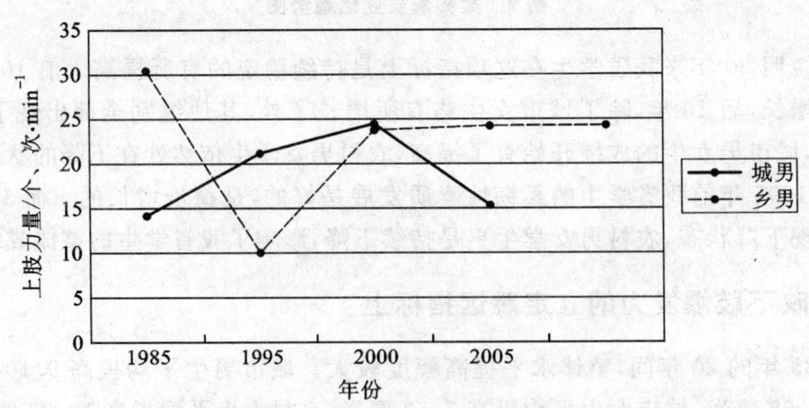


图 9　上肢力量变化趋势图(男)

1985—1995 年的 10 年间，7～12 岁城市男生平均提高 12.16 个，13～17 岁男生平均提高

0.4 个，乡村 7～12 男生平均提高 22.87 个，13～17 岁男生平均提高 2.92 个，城市女生平均上升 10.48 次/分，乡村女生平均上升 12.88 次/分。

腰腹肌力量变化情况（图 10）：1995—2005 年的 10 年间，7～12 岁城市男生平均下降 8.43 个，13～17 岁城市男生平均下降 2.56 个；乡村 7～12 男生平均提高 2.43 个，13～17 岁城市男生平均下降 1.82 个；城市女生平均下降 2.04 次/分；乡村女生平均下降 3.56 次/分。

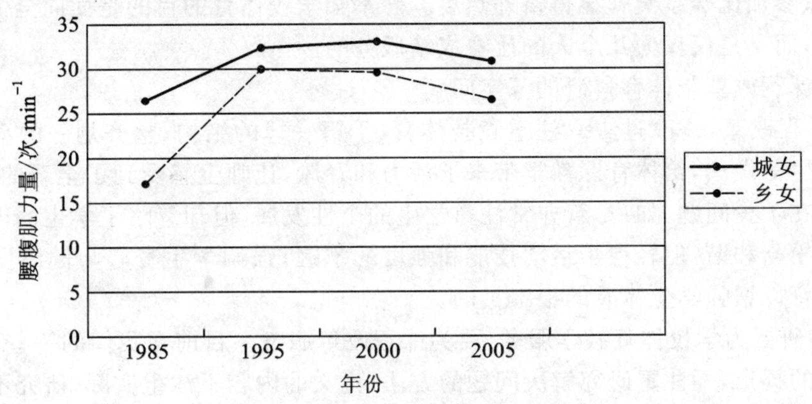


**图 10　腰腹肌力量变化趋势图(女)**

2000～2005 年的 5 年间，7～12 岁城市男生斜身引体平均下降 12.59 次/分，13～17 岁城市男生引体向上平均下降 1.13 个；乡村 7～12 男生斜身引体平均提高 1.00 个，13～17 岁城市男生引体向上平均下降 1.12 个，城市女生平均下降 2.10 次/分，乡村女生平均下降 3.15 次/分。

上述数据说明 20 年来，我省学生除城市男生 13～17 岁年龄组的所下降外，其他所有年龄组的上肢力量和腰腹肌力量有较大的提高，尤其是小学男生的斜身引体和城乡女生仰卧起坐都有较大幅度的提高。小学男生的斜身引体提高的幅度是城市比乡村大。在前 10 年中，各年龄组所有的学生都是呈稳步上升的态势，提升的幅度较大；而到后 10 年里，所有年龄组的学生均呈下降状态。

## 4　讨论

综上所述，从我省中小学生 20 年来的体质状况的变化特点可以看出：学生形态指标有较大幅度的提高，并呈稳定持续增长的态势，但增长的幅度趋缓；反映肺功能的肺活量指标持续下降；速度素质基本是上升态势；力量素质（上肢力量、下肢爆发力、腹部力量等）和柔韧素质都有提高，但是后 10 年乡村学生的水平增幅减缓；耐力素质全面下降。

我省学生的体质状况 20 年来虽然有较大的改观，总体水平有所提高，但在身体素质方面却有一个突出的共同迹象：即前 10 年（1985—1995 年）学生的各项指标增长突出，后 10 年（1995—2005 年）增长开始出现缓慢，甚至出现大幅度的下降。尽管后 5 年（2000—2005 年）这种下降趋势的所减缓，但依然不如 1995 年的状态，部分指标更是不如 1985 年的成绩，如耐力指标。这种状况应该引起我们的高度重视。

引起学生体质下降的原因很多，但我们认为主要有以下 3 个方面的原因：

(1) 学校体育工作的地位处于不稳定状态

① 学校的体育课和体育锻炼不能达到开齐开足。受升学考试的影响，不少学校不能确保在校学生每天1小时体育锻炼的时间。甚至体育课经常被用来安排上其他课或安排搞活动等，有些学校的初、高中毕业年级的体育课更是无法保证，甚至变相或部分停上。

② 学校体育出现重竞赛名次，轻体能增长的现象。部分学校不重视体育教学的研究，而对运动队的训练、参加比赛拿奖牌显得格外热衷。殊不知学校体育的目的是面向全体学生，增强全体学生的体质，而不是仅仅为几个人的比赛成绩服务的。

(2) 体育课程改革与体育科研的务实问题

① 体育课程改革，一改过去只注重竞技体育、千篇一律的结构、整齐划一的动作，一把尺子衡量每一个学生等做法，给体育课教学带来了活力和春风，让师生感受到了全新的教学和一种新鲜感。但也存在不少问题，如：尽管非常注重学生的个性发展，但却忽略了学生的体能增长；虽然重视上课的放松与和谐，但轻视了运动技能和强度的掌握；强调学生身心与健康发展的重要性，放松了学校体育以增强学生体质的根本目的。

② 体育科研要为学校体育教学服务，要为课程改革服务。目前在我们的一些学校中体育科研偏重于问题的提出，不注重研究解决问题的方法；论文的内容不注重实际、研究不够深入，不注重对如何提高学生体质、体能的研究。课题的研究不是实践的积累和艰苦的探索，往往是“临时抱佛脚”，偏重于职称评定的需要，这种科研是不严肃的。

(3) 学生户外锻炼的时间减少，学校、家庭显得很无奈

① 学生天生就爱动，活泼可爱。但由于千军万马奔“高考”，学习负担层层“加码”，连双休日、节假日也成了孩子补课、兴趣班和家教的时间。由于学习时间太长，中小学生的户外活动严重不足，学生的体质健康状况自然受到影响。

② 由于怕学生在校内发生伤害事故，很多学校在体育教学中已消减或取消少了长距离跑、体操中的跳跃等项目，即使在球类和游戏性的项目中，体育教师也是小心谨慎，这样顾虑重重，捆住了体育教师的手脚，自然也影响到对学生身体素质的发展。

③ 随着生活条件的改善，家长对孩子宠爱有加，唯恐娇惯呵护不够，怕孩子吃苦受累。孩子体育锻炼少，营养增加。结果孩子吃得太多，肥胖和超重越来越多，影响到学生的体质发展。

## 5 对策与建议

(1) 各级政府、教育行政部门和各级各类学校要认真履行《教育法》和《义务教育法》，全面贯彻落实《学校体育工作条例》、《学校卫生工作条例》，进一步提高对学校体育卫生工作重要性的认识，树立学校教育健康第一的指导思想，坚持依法治教，增加经费投入，重点改善农村中小学体育卫生工作条件，强化学校体育卫生工作督查，加大对违法行为的惩处力度。

(2) 各级教育行政部门要加强对中小学体育教育工作的指导，坚持初中毕业升学体育考试制度，增设高中生体育会考制度。完善学生体质健康评价体系，并将学生体质健康作为考评学校整体工作的一项重要指标。组织编写适合农村中小学的体育教材及教师参考书，将提高学生体质效果明显的教学内容，如：耐久跑等列为必修课程，加强体育教学质量的检查指导。研究学生意外伤害防范措施，提倡参加意外伤害事故保险，为学生创造安全的体育锻炼环境。

(3) 各级各类学校必须严格按照教学大纲和课程标准(实验)的要求,开足开齐体育课,不得以任何理由挤占体育课课时。中小学校要坚持每周“三课、两操、两活动”,开展小型多样的群众性的、学生喜爱的体育活动。广泛开展大课间活动,落实学生每天体育活动一小时并列入课表。要加强师资队伍和课程建设,关心体育教师的合法权益以调动体育教师工作积极性。

(4) 要逐步建立健全各省直辖市学生体质与健康监测站,形成我省学生体质与健康监测网络,增加经费与技术人员投入,加大对学生体质与健康的监测力度并成为工作制度,更加全面掌握我省学生体质与健康状况,为领导决策与实施干预提供科学依据。

(5) 定期向社会和家长公布青少年体质健康现状,引起政府和社会各界的重视和关心。加大全民健身活动和健康教育的宣传力度,积极营造有利于学生体育锻炼和健康成长的社会氛围。

总之,通过20年来我省学生体质健康调研工作资料的研究与分析,对我省学生体质健康的现状有了一个基本的掌握,对存在的问题和原因也有了一个清楚的了解。我们提请教育行政主管部门,在教育的全面发展形势下,要采取有针对性的、切实有用的措施,尽快改变目前学生体质状况不佳的现状,努力为培养全面合格、社会主义现代化建设需要的人才、身心健康文明接班人而努力。

(江苏省学生体质与健康调研组选送)

**参考资料:**

[1] 南京市中小学卫生保健所. 1985——2000年南京市学生身体素质15年动态分析与对策研究[R]. 2002(5). 江苏省教育“十五”期间重点课题之一.

[2] 教育部. 全国学生体质健康网络监测结果的报告[R]. 2004.

[3] 教育部全国学生体质健康状况调研结果的公布[R]. 2006(1). 教育部[2006]3号文件.

# 2005年浙江省青少年学生体质状况动态分析

于可红 执笔

## 1 前言

本次研究是在1985年、1991年、1995年和2000年的4次学生体质与健康调研基础上，对浙江省所确定的3个不同的经济状况、地理条件(杭州、宁波和金华)的部分中小学和1所高校的监测点校的学生进行检测，共检测了6～22岁的城乡男女68个年龄组汉族学生9 430人的形态、机能、素质和健康20余项指标。本文仅对身体形态、机能和素质作近5年的动态分析，以揭示浙江省大中小学学生体质状况5年来的变化，为进一步改善浙江省大中小学生的体质状况，促进学校体育卫生工作的开展及实施科学有效的宏观管理提供重要的参考依据。

## 2 研究对象与方法

以2005年浙江省学生体质与健康调研中实测8 829名汉族7～22岁的青少年学生的有效数据为研究对象。运用Excel软件对这8 829名学生体质与健康调研结果中的身体形态、机能和素质的测试数据进行统计处理。

## 3 结果与分析

### 3.1 2005年浙江省7～22岁学生身体形态发育状况

#### 3.1.1 身高

2000—2005年，浙江省城乡男女学生的身高发育状况良好，整体呈弱增长趋势(表1)。与2000年相比，7～22岁的城市男生、女生、乡村男生、女生平均身高分别增长了0.81厘米、0.62厘米、1.66厘米和0.78厘米。19～22岁的城市男女生平均身高分别为171.45厘米和160.29厘米、乡村男女生分别为169.94厘米和159.86厘米。

身高的城乡差异仍然存在，城市学生的身高发育水平明显高于乡村学生。7～22岁的城市男女学生比乡村男女学生的平均身高分别高出1.70厘米和1.80厘米。但较2000年城市男女学生比乡村男女学生的平均身高超出2.44厘米和1.93厘米有差距缩小的趋势。

人的身高发育与遗传、营养、体育活动及社会环境密切相关。近年来，浙江省经济的快速发展，使得浙江乡村的学生营养状况得到了改善，以及社会对乡村学校体育的不断重视，是浙江省

表 1　2000—2005 年浙江省 7～22 岁学生体质状况变化

| | 指标 | | 城男差值 | 百分比/% | 城女差值 | 百分比/% | 乡男差值 | 百分比/% | 乡女差值 | 百分比/% |
|---|---|---|---|---|---|---|---|---|---|---|
| 7～22岁 | 形态 | 身高/cm | 0.81 | 0.55 | 0.62 | 0.43 | 1.66 | 1.1 | 0.78 | 0.53 |
| | | 体重/kg | 0.84 | 2.15 | 0.05 | 0.56 | 2.01 | 5.06 | 0.55 | 1.5 |
| | | 胸围/cm | −0.11 | −0.12 | −0.9 | −1.14 | 0.61 | 1.01 | −1.19 | −1.66 |
| | | 克托莱指数 | 4.11 | 1.59 | −0.47 | −0.12 | 10.15 | 3.89 | 2.27 | 0.96 |
| | 机能 | 肺活量/ml | −283.34 | −12.1 | −305.41 | −15.34 | −261.71 | −10.79 | −315.57 | −15.43 |
| | 素质 | 50 m/s | −0.03 | −0.1 | 0.09 | 1.07 | 0.1 | 1.05 | 0.14 | 1.48 |
| | | 立定跳远/cm | −0.62 | −0.05 | −1.99 | −1.03 | −4.15 | −2.08 | −4.67 | −2.59 |
| | | 斜身引体/次 | −4.05 | −12.00 | | | −4.84 | −12.2 | | |
| | | 引体向上/次 | −2.46 | −35.5 | | | −3.11 | −35.13 | | |
| | | 仰卧起坐/次·$min^{-1}$ | | | −0.63 | −0.82 | | | −1.96 | −4.36 |
| | | 50 m×8 往返跑/s | −1.7 | −1.29 | −0.15 | −0.03 | 1.07 | 0.93 | −0.73 | −0.49 |
| | | 1 000 m/s | 15.52 | 6.52 | | | 13.73 | 5.87 | | |
| | | 800 m/s | | | 19.53 | 8.81 | | | 16.50 | 7.69 |
| | | 坐位体前屈/cm | 2.68 | 46.09 | 3.82 | 43.63 | 2.35 | 34.82 | 3.80 | 48.65 |
| 7～12岁 | 形态 | 身高/cm | 1.30 | 0.96 | 1.17 | 0.84 | 1.84 | 1.35 | 0.67 | 0.52 |
| | | 体重/kg | 1.35 | 4.06 | 0.88 | 2.87 | 2.37 | 7.52 | 0.71 | 2.29 |
| | | 胸围/cm | −0.24 | −0.30 | −0.21 | −0.29 | 1.61 | 2.54 | −1.15 | −1.85 |
| | | 克托莱指数 | 7.41 | 3.07 | 4.39 | 1.99 | 13.87 | 6.08 | 3.98 | 1.76 |
| | 机能 | 肺活量/ml | −406.56 | −22.30 | −408.16 | −24.87 | −316.99 | −17.97 | −377.1 | −23.3 |
| | 素质 | 50 m/s | −0.19 | −1.81 | −0.11 | −0.95 | 0.30 | 3.18 | 0.28 | 2.92 |
| | | 立定跳远/cm | 1.67 | 1.14 | 0.77 | 0.66 | −3.98 | −2.53 | −2.99 | −1.7 |
| | | 斜身引体/次 | −4.05 | −12.00 | | | −4.84 | −12.2 | | |
| | | 仰卧起坐/次·$min^{-1}$ | | | 1.04 | 4.26 | | | 0.18 | 1.78 |
| | | 50 m×8 往返跑/s | −1.7 | −1.29 | −0.15 | −0.03 | 1.07 | 0.93 | −0.73 | −0.49 |
| | | 坐位体前屈/cm | 2.15 | 64.98 | 3.12 | 47.52 | 1.86 | 38.97 | 2.88 | 40.63 |

续表

| 年龄 | 类别 | 指标 | 城男差值 | 百分比/% | 城女差值 | 百分比/% | 乡男差值 | 百分比/% | 乡女差值 | 百分比/% |
|---|---|---|---|---|---|---|---|---|---|---|
| 13～18岁 | 形态 | 身高/cm | 0.3 | 0.18 | −0.07 | −0.04 | 2.28 | 1.41 | 0.9 | 0.58 |
| | | 体重/kg | 0.7 | 1.35 | −0.31 | −0.51 | 2.52 | 5.16 | 1.15 | 2.47 |
| | | 胸围/cm | 0.32 | 0.43 | −1.54 | −1.95 | 0.42 | 0.62 | −1.35 | −1.72 |
| | | 克托莱指数 | 3.65 | 1.17 | −1.77 | −0.47 | 11.03 | 3.66 | 5.59 | 1.87 |
| | 机能 | 肺活量/ml | −333.83 | −9.7 | −394.06 | −15.61 | −350.52 | −10.01 | −486.54 | −18.76 |
| | 素质 | 50 m/s | 0.06 | 0.71 | 0.31 | 3.45 | −0.09 | −1.06 | −0.09 | −0.87 |
| | | 立定跳远/cm | 0.75 | 0.38 | −4.09 | −2.32 | −3.65 | −1.60 | −7.79 | −4.32 |
| | | 引体向上/次 | −1.75 | −37.1 | | | −3.12 | −39.94 | | |
| | | 仰卧起坐/次·$min^{-1}$ | | | −2.3 | −5.62 | | | −4.36 | −11.07 |
| | | 1 000 m/s | 12.92 | 5.11 | | | 11.25 | 4.62 | | |
| | | 800 m/s | | | 14.81 | 6.26 | | | 7.7 | 3.38 |
| | | 坐位体前屈/cm | 0.89 | 9.72 | 1.45 | 14.15 | 0.38 | 10.65 | 3.06 | 53.04 |
| 19～22岁 | 形态 | 身高/cm | 0.83 | 0.49 | 0.81 | 0.51 | 0.48 | 0.28 | 0.76 | 0.48 |
| | | 体重/kg | 0.27 | 0.48 | −0.67 | −1.29 | 0.72 | 1.22 | −0.60 | −1.13 |
| | | 胸围/cm | −0.57 | −0.66 | −0.98 | −1.22 | −0.58 | −0.69 | −1.01 | −1.27 |
| | | 克托莱指数 | −0.17 | −0.01 | −5.81 | −1.79 | 3.25 | 0.93 | −5.29 | −1.60 |
| | 机能 | 肺活量/ml | −22.79 | −0.53 | −18.33 | −0.63 | −45.58 | −1.20 | 33.16 | 1.38 |
| | 素质 | 50 m/s | 0.09 | 1.25 | 0.05 | 0.54 | 0.07 | 1.02 | 0.25 | 2.86 |
| | | 立定跳远/cm | −6.1 | −2.47 | −2.98 | −1.63 | −5.16 | −2.12 | −2.49 | −1.34 |
| | | 引体向上/次 | −3.53 | −33 | | | −3.08 | −27.91 | −1.55 | −3.5 |
| | | 仰卧起坐/次·$min^{-1}$ | | | −0.65 | −1.24 | | | | |
| | | 1 000 m/s | 19.42 | 8.63 | | | 17.45 | 7.74 | 29.71 | 14.15 |
| | | 800 m/s | | | 26.61 | 12.64 | | | | |
| | | 坐位体前屈/cm | 6.18 | 72.31 | 8.42 | 82.03 | 6.05 | 64.84 | 6.3 | 54.12 |

注:差值为 2005 年 7～22 岁各年龄均值减 2000 年同龄均值得平均差值。

城乡学生身高发育差距不断缩小的主要原因。同时，经济的快速发展，也使得城市学生出现了营养过剩及营养不合理状况，加之学业压力的增加，学生的体育活动时间减少，城市学生的身高发育出现了快速增长期和滞长期均有所提前的趋势。

### 3.1.2 体重

与2000年比较，2005年虽然浙江省城乡男、女学生的体重也呈增长趋势，城市男、女生和乡村男、女生平均体重分别增长了0.84千克、0.05千克和2.01千克、0.55千克，但男女体重的增长态势差异明显不同。男生平均体重的增长速度明显大于女生，且各年龄段的平均体重都呈正增长。其中乡村男生的体重增长率最高，达到了7.52%；而城市女生13～22岁平均体重却呈负增长，13～18岁为－0.31千克，19～22岁为－0.67千克；乡村女生19～22岁平均体重也呈负增长，为－0.60千克。进入初中后城市女生出现了体重负增长，且大学女生的体重负增长比初高中女生更大；乡村女生进入大学后也出现了体重负增长。

体重的城乡差异也仍然存在，城市学生的体重发育水平明显高于乡村学生。城市男女学生比乡村男女学生的平均体重分别超出2.19千克和1.34千克。2005年较2000年城市男女学生比乡村男女学生的平均体重超出3.32千克和1.77千克也有差距缩小的趋势。

社会经济的快速发展，使得浙江省青少年学生的体重较2000年整体有所提高。城乡经济虽然发展仍有差距，但较高的经济发展水平，使得城乡学生的营养水平不断接近，最终导致城乡学生的体重发育虽有一定的差异，但差异正在减小。这从乡村男生的体重增长速度最快中可反映出来。女生在进入青春期后，出现了城市女生13～22岁平均体重却呈负增长，为－0.45千克；乡村女生19～22岁平均体重也呈负增长，为－0.60千克的现象。通过与部分高校女生的谈话中了解到这与女生有较强的保持体形优美的思想意识有关。为了保持体形，许多女生都有“减肥”的经历，大多数女生是通过节食来减体重，只有少部分女生会选择运动作为减体重的主要方式。女生的这种“减肥”行动，是造成浙江进入青春期后女生体重负增长的主要原因所在。

### 3.1.3 胸围和克托莱指数

2000—2005年，浙江省7～22岁青少年学生的胸围整体发展，除乡村男生的胸围呈正增长趋势，其余均呈现出负增长的态势，其中女生的负增长幅度明显大于男生。与2000年相比，城市男、女生和乡村男、女生平均胸围分别增长了－0.11厘米、－0.90厘米和0.61厘米、－1.19厘米。2005年浙江省城市学生的胸围发育水平仍高于乡村，城市男、女生分别高于乡村男、女生1.97厘米和1.49厘米。

与2000年相比，浙江省7～18岁城市男、女生和乡村男、女生平均克托莱指数都呈现正增长。但在7～22岁年龄段，城市男生和乡村男、女生平均克托莱指数仍呈正增长的态势，男生的增长幅度大于女生，城市女生的平均克托莱指数却呈现出负增长，尤其是在大学阶段(19～22岁)城乡女生和城市男生的平均克托莱指数都呈现负增长。表明随年龄的增长，学生对自身体重的控制愿望有所增强，女生尤为明显。

城市与乡村学生的平均克托莱指数发展水平仍有差异，城市男、女生的平均克托莱指数都高于乡村男、女生，其值分别为10.9和6.08，较其1995—2000年时的城乡差距有所缩小。

在研究中，我们发现城市男生7～22岁、7～12岁，城市女生7～12岁，乡村男生19～22岁和乡村女生7～22岁、7～12岁、13～18岁的年龄段出现了胸围负增长而克托莱指数正增长的现象。表明在这些年龄段的学生由于克托莱指数正增长，虽然身体的充盈度提高了，但胸围的负增长说明了这些学生身体的充盈度提高是因为腰腹以下部位重量的增加，而上体(腰部以上部位)的充盈度并未提高。提示浙江省部分学生的体型出现了上下体充盈度相向发展的趋势。究其原因可能是生活水平的提高，使青少年儿童的营养得以充分的保障，而目前学业负担过重，使青少年儿童的体育活动时间减少，长时间的伏案学习，导致脂肪在下半身堆积。

上述结果显示:2005年，浙江省7～22岁学生的生长发育状况，除城市男、女生和乡村女生平均胸围外，其余的身高、体重和克托莱指数都较2000年有不同程度的提高，表明浙江省学生的总体生长发育水平有所提高，但平均胸围却出现了滞长的现象。女生的形态发育年龄早于男生，城市学生的形态发育年龄早于乡村。虽然身高、体重、胸围和克托莱指数的城市学生都高于乡村学生，城乡学生间仍存有一定的差距，但差距都有所减小。

## 3.2 2005年浙江省7~22岁学生身体机能发展状况

身体机能指标本研究选用了肺活量指标。与2000年相比，浙江省学生的各年龄段(除大学阶段乡村女生外)的平均肺活量均有大幅度的下降。7～22岁的城市男、女学生和乡村男、女学生的平均肺活量比5年前分别降低了283.34毫升、305.41毫升和261.71毫升、315.57毫升。大学阶段(19～22岁)情况基本与5年前持平，城市男生、女生、乡村男生和女生的平均肺活量与2000年相比，分别为－22.79毫升、－18.33毫升、－45.58毫升和33.16毫升。7～22岁城市男生比乡村男生的平均肺活量高51.54毫升，7～22岁城市女生比乡村女生的平均肺活量只高12.56毫升，表明浙江省城乡学生的机能水平已基本不存在明显的差异了。浙江省学生的肺活量水平继2000年较1995年出现小幅下降，到2005年又比2000年出现大幅度的下降来看，特别是7～18岁的中小学阶段降幅极大，城市男、女生和乡村男、女生分别为－370.19毫升、－401.11毫升、－333.75毫升和－431.82毫升。

值得注意的是，在本研究数据处理的过程中，我们发现了在7～22岁年龄段中，都有许多低于教育部体质健康测试规定的肺活量统计逻辑界值的下界值的记录(7～12岁下界值为500毫升，13～18岁下界值为1 000毫升，19～22岁下界值为1 700毫升)。究其原因有两种，一种可能是有些测试工作人员疏忽大意，另一种可能是有些测试工作人员对业务不够熟悉及学生测试时的不规范操作所致。从中可以折射出本次肺活量测试的误差较大。这也是2005年浙江省学生肺活量水平大大低于2000年的原因之一。大学阶段，由于上述原因基本不存在，所以大学阶段的测试结果比较可靠，在所有年龄段的学生中，虽然，大学生的肺活量比2000年也有所下降，但是下降的幅度最小，降幅在1%左右。这种现象应引起各级教育主管部门的高度重视。

## 3.3 2005年浙江省7~22岁学生身体素质状况

### 3.3.1 50米跑

反映速度素质的50米跑，与2000年相比，浙江省7～22岁的学生，除城市男生提高了0.03秒外，其余的城市女生、乡村男生和女生分别下降了0.09秒、0.10秒和0.14秒。整体出现了小幅的下滑态势。但在小学阶段(7～12岁)城市男、女生的50米跑平均成绩分别提高了0.19秒和0.11秒，而乡村男、女生却分别下降了0.30秒和0.28秒；在初高中阶段(13～18岁)的情况正好与小学阶段相反，城市男女生的50米跑平均成绩分别下降了0.06秒和0.31秒，而乡村男、女生却分别各提高了0.09秒。进入大学阶段(19～22岁)，浙江省学生的50米跑平均成绩均有所下降，降幅在0.05～0.25秒。

2000年以前，在城乡学生速度素质比较中，均是乡村学生水平高于城市学生，2000年乡村男、女生比城市男、女生分别快0.21秒和0.08秒；2005年乡村男生只比城市男快了0.03秒，差距已不明显了，而乡村女生与城市女生间已持平，差异已不复存在。

### 3.3.2 立定跳远

反映下肢爆发力素质的立定跳远，与2000年相比，出现了较大幅度的降低。7～22岁城市男、女生和乡村男、女生的平均立定跳远水平分别下降了0.62厘米、1.99厘米、4.15厘米和4.67厘米，乡村学生的下降幅度大大超过城市学生，女生的下降幅度又稍大于男生。在小学阶段，城市男、女生平均立定跳远水平都还保持着一定幅度的提高，在初高中阶段，只有城市男生还有0.75厘米的增幅。

在城乡学生下肢爆发力素质比较中，与2000年前不同，2005年出现了城市男、女学生的平均立定跳远水平都高于乡村男、女学生的状况，即分别高出了0.25厘米和0.53厘米。

### 3.3.3 50米×8往返跑、1 000米、800米

反映耐力素质的指标，7～12岁小学生的50米×8往返跑，浙江省城市男、女学生和乡村女生都比2000年有所提高，只有乡村男生平均下降了1.07秒。但在13～22岁的年龄段中，男生1 000米和女生800米的水平下降幅度很大，1 000米，与2000年相比，城市男生和乡村男生分别慢了15.52秒和13.73秒；800米，城市女生和乡村女生分别慢了19.53秒和16.50秒。

在耐力素质方面，2005年继续延续2000年的发展状况，乡村男、女学生的水平仍优于城市男、女学生。除小学城市男生与乡村男生间的差距有所缩小外，其余的都表现出差距进一步拉大的趋势。

### 3.3.4 坐位体前屈

与2000年相比，反映身体柔韧性的坐位体前屈水平，2005年浙江省城乡男女学生都有了较大幅度的提高，乡村男生超过城市男生0.26厘米，而城市女生却高于乡村女生0.04厘米。城乡男、女学生的坐位体前屈水平基本相当。

### 3.3.5 斜向引体、引体向上和仰卧起坐

与2000年相比,反映力量素质的斜向引体、引体向上和仰卧起坐的水平,浙江省除小学阶段的女生有所提高外,其余都出现了较大的下降。其中降幅最小的是城市女生。

通过城乡对比显示,小学阶段,城市男生的斜向引体水平大大高于乡村男生,平均高出3.67次;而初高中和大学城市男生的引体向上水平却低于乡村男生0.68次。小学阶段和初高中、大学的城市女生的仰卧起坐的平均水平都大大超过乡村女生的平均水平,分别超过9.12次和5.64次,城乡差别明显。

综合来看,2005年浙江省7～22岁学生身体素质除反映身体柔韧性的坐位体前屈水平较2000年有所提高外,其他的各项身体素质都有所下降。其原因:一是学业负担过重,使体育活动减少;二是体重增长,虽然克托莱指数显示身体充盈度有所提高,但是,上下体充盈度相向发展,脂肪在下半身堆积,既导致了下肢肌肉力量的下降,也导致了上肢肌肉力量的相对下降;三是女生过分追求形体美观,甚至有些依赖药物"减肥",使身体充盈度下降,导致身体肌肉力量下降。

## 4 讨论

2005年,浙江省7～22岁学生的生长发育状况,除城市男、女生和乡村女生平均胸围外,其余的身高、体重和克托莱指数都较2000年有不同程度的提高,表明浙江省学生的总体生长发育水平有所提高,但平均胸围却出现了滞长的现象。女生的形态发育年龄早于男生,城市学生的形态发育年龄早于乡村。虽然身高、体重、胸围和克托莱指数的城市学生都高于乡村学生,城乡学生间仍存有一定的差距,但差距都有所减小。

部分学生的体型出现了上下体充盈度相向发展的趋势。

肺活量出现了较大幅度的下降,中小学阶段的降幅又大大高于大学阶段。

在身体素质方面,2005年浙江省城乡男女学生除了反映身体柔韧性的坐位体前屈水平都有了较大幅度的提高外,其余的反映速度、下肢爆发力、耐力和力量的各项身体素质总体上都有不同程度的下降。尤其是13岁以后的学生的耐力素质,继2000年较1995年下降后,2005年较2000年又出现了更大幅度的下降。

据此,建议如下:

(1) 全社会都要关心学生的体质健康,重视和支持学校体育卫生工作。各级教育行政部门和学校要进一步提高对体育卫生工作重要性的认识,切实坚持学校教育要树立健康第一的指导思想,真正把学校体育卫生工作作为学校教育的重要组成部分,提上议事日程。要为广大青少年提供更多更好的体育活动方式和场所,吸引他们积极投身体育活动。社会和家庭也要关心和支持学生的健康,加快社区公共体育设施的建设,为青少年的健康成长创造良好的条件。

(2) 各级各类学校要切实采取措施,认真落实各项学校体育卫生工作措施,在抓好体育课堂教学的同时,积极推进学生课外体育活动和大课间活动的开展,确保学生每天1小时的体育活动时间。要注重锻炼的效果,在全面增强学生身体素质的基础上,有针对性地加强耐力练习和意志品德教育,注意培养学生坚忍不拔、吃苦耐劳的精神。

(3) 各级教育行政部门要在总结试点经验的基础上,认真组织实施"学生体质健康标准",并

通过“学生体质健康标准”，让学生了解自己的体质健康状况，针对存在的问题进行科学的锻炼，以达到增强体质健康水平的目的。

(4) 在重视城市学生体质健康发展的同时，加强对农村学生体质健康发展与研究的关注。浙江省的城乡之间、发达地区与相对不发达地区之间的学生体质健康差异较大，农村学校体育卫生工作开展所需的经费和设施等，和城市学校相比仍有一定的差距，需要继续加大对农村学校体育卫生工作的投入。

(5) 各级教育行政部门要加大对《学校体育工作条例》、《学校卫生工作条例》的督促检查力度，定期对学校体育卫生工作措施落实情况进行检查，促使《条例》在各级各类学校得到真正贯彻落实。

(浙江省学生体质与健康调研组选送)

**参考文献：**

[1] 姜建华，陈志强，董晓虹. 浙江省大学男生体质达标评价研究[J]. 中国体育科技，2002，38(11)：31-33.

[2] 仇建生. 改革国家体育锻炼标准，变“体能达标”为“体质达标”[J]. 北京体育大学学报，2001，24(1)：78-80.

[3] 陈明达，于道中. 实用体质学[M]. 北京：北京医科大学和中国协和医科大学联合出版社，1993.

[4] 于可红，母顺碧. 中国儿童青少年体质测试研究综述[J]. 中国体育科技，2001，37(11)：14-16.

[5] 中国国民体质监测系统课题组、国家体育总局科教司. 中国国民体质监测系统的研究[M]. 北京：北京体育大学出版社，2000.

[6] 中国学生体质与健康研究组. 2000 年中国学生体质调查研究报告[M]. 北京：高等教育出版社，2002.

[7] 中国学生体质与健康研究组编. 1995 中国学生体质与健康调研报告[M]. 长春：吉林科学技术出版社，1996.

[8] 于可红，母顺碧. 浙江省 1985—2000 年学生身体形态生长规律及动态研究[J]. 中国体育科技，2002，(9)：43-47.

[9] 陈莉萍. 广东省 1995 年大学生体质状况与分析[J]. 广东高校体育，1996，49(2)：18-20.

[10] 于可红. 国家中小学生体育与健康教育个体评价标准的研究[M]. 杭州：浙江大学出版社，2000.

[11] 仇建生. 对制定学生体质健康标准的几点建议[J]. 四川体育科学，2001，(3)：47-49.

[12] 赵建英. 2000 年全国学生体质健康调研结果公布[J]. 中国学校体育，2001，(6)：4-5.

[13] 李旭如，李瑞年. 1985—1995 年学生体质的分析[J]. 体育学刊，1997，(2)：51-55.

# 安徽省20年学生常见病患病率的变化趋势

王淑芬　徐粒子　执笔

## 1　前言

为了解安徽省近20年学生中某些常见病的发生、发展及变化趋势，本文根据全国每5年一次的安徽省学生体质健康调研资料，对1985年、1995年、2000年、2005年4个不同时期7～22岁学生视力低下、龋齿、贫血3种常见疾病进行分析比较。

## 2　研究对象与方法

### 2.1　研究对象

按分层整群抽样方法，4个不同时期在合肥市、黄山市、宿州市城乡各抽取3所中、小学校全部7～18岁学生，其中城乡男女每一年龄组各抽取合格卡片不少于150张；合肥市在读19～22岁大学生（本省户籍），城乡不同性别每一年龄组抽取合格卡不少于100张。不同时期分析样本总数不少于8 800人。龋齿、血红蛋白检测年龄组为7岁、9岁、12岁、14岁、17岁5个年龄组。

### 2.2　方法

按全国学生体质健康调研工作手册要求进行。4个不同时期的检测方法完全一致。

统计分析运用access数据库软件进行数据录入，所有统计分析使用SPSS 11.0软件，主要采用$\chi^2$检验。

## 3　结果与分析

### 3.1　学生视力状况

#### 3.1.1　全省学生视力现况

据2005年调研数据显示，全省8 800名7～22岁学生中视力正常4 147人，占47.1%；近视4 603人，占52.3%；远视20人，占0.2%；其他眼疾30人，占0.3%。近视人数占视力低下总人数的 98.9%；4 653 名视力低下患者中轻度低下占 11.6%；中度占 28.9%；重度占 59.5%(图 1)。

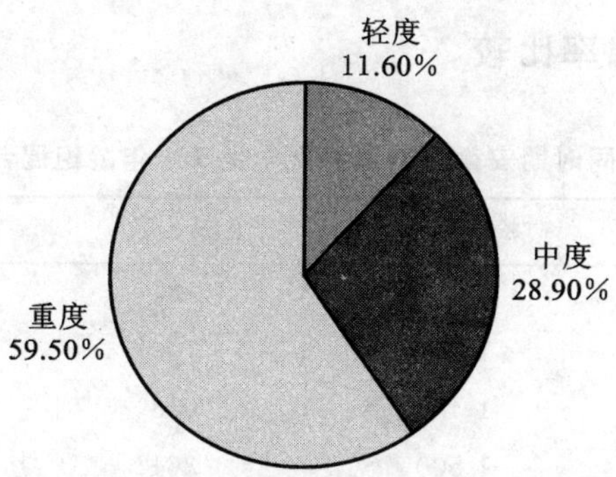


**图 1　不同程度视力低下患者构成情况**

### 3.1.2　不同时期城乡男女学生近视率比较

**表 1　不同时期安徽省城乡男女学生近视率**　(单位:百分比/%)

| 地区 | 年份 | 男 | | | | 女 | | | |
|---|---|---|---|---|---|---|---|---|---|
| | | 小学 | 中学 | 大学 | 合计 | 小学 | 中学 | 大学 | 合计 |
| 城 | 1985 | 17.6 | 49.8 | 82.9 | 46.4 | 22.6 | 57.1 | 77.5 | 45.7 |
| | 1995 | 24.9 | 57.8 | 70.3 | 46.6 | 31.0 | 70.7 | 76.0 | 55.4 |
| | 2000 | 25.0 | 65.7 | 86.9 | 53.6 | 31.5 | 81.1 | 83.7 | 61.5 |
| | 2005 | 22.3 | 69.3 | 84.8 | 52.9 | 33.8 | 81.7 | 82.0 | 62.1 |
| 乡 | 1985 | 5.5 | 23.0 | 61.2 | 32.8 | 6.8 | 31.9 | 63.2 | 23.0 |
| | 1995 | 11.8 | 44.9 | 73.0 | 36.5 | 18.0 | 51.7 | 75.0 | 42.1 |
| | 2000 | 15.3 | 60.6 | 83.1 | 47.1 | 20.6 | 68.7 | 82.9 | 51.5 |
| | 2005 | 17.3 | 51.3 | 85.5 | 43.4 | 22.0 | 65.8 | 86.0 | 51.5 |

由表 1 显示:4 个不同时期全省城乡男女学生近视检出率为 23.0%～62.1%。随着年代增长学生近视率不断升高,2000—2005 年城乡男生近视率略有下降,但仍居高不下。4 个不同时期之间学生近视率比较,各年间城市均高于农村,除 2000 年外,差异均有高度显著性($P<0.01$);除 1985 年外,女生均高于男生,差异均有高度显著性($P<0.01$);学年不同学生近视率亦明显不同,结果是大学生近视率>中学生近视率>小学生近视率($\chi^2=2\,110.5$、$P<0.01$)。

## 3.2　学生龋患情况

### 3.2.1　全省学生龋患现况

据 2005 年调研数据显示,全省 7、9、12、14、17 岁 5 个年龄组 3 000 名学生中,混合龋患者 782 人,龋患率为 26.1%;龋均 0.7;龋失率 4.0%;龋补率 1.3%。其中 7、9 岁两个年龄组乳龋患者 580 人,乳龋患率 48.3%;12、14、17 岁 3 个年龄组恒龋患者 125 人,恒龋患率 6.9%;恒龋失率 0.7%;恒龋补率1.2%。男女学生混合龋患率分别为24.8%和27.3%($\chi^2=2.5$、$P>0.05$),差异无显著性。

### 3.2.2 不同时期学生龋患率比较

表2 不同时期安徽省城乡男女学生5个年龄组混合龋患率

| 地区 | 年份 | 检查人数 | 患龋人数 | 龋均 | 龋患率/% |
|---|---|---|---|---|---|
| 城 | 1983 | 3 000 | 1 135 | 0.85 | 37.8 |
| | 1995 | 1 500 | 700 | 1.16 | 46.7 |
| | 2000 | 1 480 | 658 | 1.09 | 44.5 |
| | 2005 | 1 500 | 361 | 0.73 | 24.1 |
| 乡 | 1983 | 3 000 | 792 | 0.55 | 26.4 |
| | 1995 | 1 500 | 541 | 0.80 | 36.1 |
| | 2000 | 1 474 | 601 | 1.06 | 40.8 |
| | 2005 | 1 500 | 203 | 0.63 | 13.5 |

表2显示:学生龋患率从1983—2000年呈上升趋势,即从32.1%上升到42.6%,但2005年下降至18.8%($\chi^2=491.1$、$P<0.01$),差异有高度显著性;各年间学生龋患率城市均高于农村,差异均有高度显著性($P<0.01$)。

### 3.2.3 3个不同地区学生龋患率比较

据2005年调研结果显示:合肥市、黄山市、宿州市学生龋患率分别为13.0%、33.0%、32.0%,学生龋患率黄山市、宿州市两地较合肥地区高($\chi^2=132.0$、$P<0.01$)。

## 3.3 学生贫血现况

据2005年调研结果显示:城乡学生贫血率分别为3.3%和7.3%($\chi^2=24.1$、$P<0.01$);男女学生分别为4.3%和6.3%($\chi^2=6.0$、$P<0.01$),差异有高度显著性。99.4%的贫血患者为轻度。

### 3.3.1 不同时期学生贫血率比较

表3 不同时期安徽省学生贫血率

| 地区 | 年份 | 检查人数 | | 贫血人数 | | 贫血率/% | | 合计 |
|---|---|---|---|---|---|---|---|---|
| | | 男 | 女 | 男 | 女 | 男 | 女 | |
| 城 | 1985 | 790 | 655 | 471 | 454 | 59.6 | 69.3 | 64.4 |
| | 1995 | 750 | 750 | 247 | 258 | 32.9 | 34.4 | 33.7 |
| | 2000 | 849 | 849 | 187 | 234 | 22.0 | 27.6 | 24.8 |
| | 2005 | 750 | 750 | 21 | 28 | 2.8 | 3.7 | 3.3 |

续表

| 地区 | 年份 | 检查人数 | | 贫血人数 | | 贫血率/% | | 合计 |
|---|---|---|---|---|---|---|---|---|
| | | 男 | 女 | 男 | 女 | 男 | 女 | |
| 乡 | 1985 | 1 603 | 653 | 713 | 416 | 44.5 | 63.7 | 54.1 |
| | 1995 | 750 | 749 | 273 | 271 | 36.4 | 36.2 | 36.3 |
| | 2000 | 842 | 852 | 235 | 314 | 27.9 | 36.9 | 32.4 |
| | 2005 | 750 | 750 | 43 | 66 | 5.7 | 8.8 | 7.3 |

由表 3 显示：1985—2005 年 20 年间学生贫血率逐年下降，2005 年尤为明显（$\chi^2=1\ 944.0$、$P>0.05$），差异有高度显著性。各年间城乡男女学生贫血率比较，农村高于城市（除 1985 年）；女生高于男生，差异均有高度显著性（$P>0.05$）。

### 3.3.2 3 个地区学生贫血率比较

据 2005 年调研结果显示：合肥、黄山、宿州 3 个地区学生贫血率分别为 6.0%、6.3%、3.5%。宿州地区学生贫血率明显低于合肥、黄山两地（$\chi^2=9.47$、$P<0.01$）。

## 4 讨论

本文对学生中近视、龋齿、贫血 3 种常见疾病进了 20 年间不同时期的比较分析，结果显示学生中贫血患病率逐年明显下降，从 1985 年的 55.5%下降到 2005 年的 5.3%；龋患率从 1983—2000 年呈上升趋势，即从 32.1%上升到 42.6%，但 2000 年以后呈下降，达 18.8%；近视率逐年上升并居高不下，从 1985 年的 23.0%上升到 2005 年的 55.2%，尤其是大学生，高达 80%以上。

自 1992 年全国各地贯彻卫生部、教育部《全国学生常见病综合防治方案》以来，我省积极开展学校健康教育，不断培养学生良好的卫生习惯和生活习惯，提高自我健康意识。对于贫血防治，在学生中倡导合理营养，平衡膳食，杜绝偏食、挑食和少女节食等行为，使贫血患病率逐年明显下降。在龋齿防治中，我省广泛采用氟离子渗透法和推荐含氟牙膏的使用；正确刷牙方法和良好刷牙习惯的推广，使学生混合龋患率从 2000 年以后开始下降，至 18.8%、恒龋患率从 1995 年的 86.8% 下降至 2005 年的 6.9%，呈现大幅度下降。防治效果非常明显。合肥地区龋齿防治工作开展的较扎实，这是合肥地区学生龋患率较其他两地低的原因之一。而对学生近视的防治效果不明显，虽然 2000 年以后上升不明显，但仍居高不下。我国近 20 年来受升学压力的影响，加之电子信息产品的不断发展，学生用眼过度疲劳现象普遍存在，这些都是导致近视的外界因素。近视的形成受遗传和环境两因素控制，上海眼病防治所等通过家系调查认为遗传和环境因素在导致近视眼中各起一半作用。这无疑提醒我们要控制学生近视的发展，必须积极改善外界环境因素。

综上分析，在过去的 10 年里我省学生常见病防治工作虽取得一些成效。但就目前而言，受多种因素制约，我省学生常见病防治工作处于停滞状态，这样下去势必会导致一些学生常见病的反弹，应引起社会各界的关注。

（安徽省学生体质与健康调研组选送）

**参考文献：**

[1] 全国学生体质健康调研组.全国学生体质健康调研工作手册. 1985,1995,2000,2005.

[2] 曾广玉.1995 年安徽省学生健康状况及防治对策.//1995 安徽省学生体质健康状况调查研究资料汇编.合肥：安徽省教委体育卫生艺术教育处,1997.12.60-68.

[3] 叶广俊.现代儿童少年卫生学[M].北京:人民卫生出版社,1999.

# 安徽省学生血压偏高现况及其与形态发育指标关系

许　娟　陶芳标　张洪波等　执笔

## 1　前言

高血压是一种常见的慢性非传染性疾病，也是其他心血管病的主要危险因素。而儿童期血压与成年期血压水平相关程度高，有研究表明儿童期血压偏高者，发展为成人高血压的危险性是同年龄血压正常者的近2倍，成为心血管病的高危人群。为此，本文就安徽省2005年学生体质与健康调查资料中的血压和形态发育等指标进行统计分析，寻求血压偏高的相关因素，为今后在青少年中进行成人高血压早期预防提供科学依据。

## 2　研究对象与方法

### 2.1　研究对象

根据《2005年全国学生体质健康调研工作手册》要求，运用整群抽样方法，抽取安徽省合肥市、黄山市和宿州市的6～22岁在校大、中、小学生，共9 000人。其中大学生、中学生、小学生人数分别为1 600、4 032、3 368(大学生来源为合肥市1所综合性大学)人；男生与女生均为4 500人；城乡人数相等，均为4 500人。

### 2.2　方法

依据《2005年全国学生体质健康调研工作手册》要求，进行学生身高、体重等形态发育指标检测和血压的测量。

### 2.3　血压偏高的界定

参照相关高血压诊断标准，以收缩压和/或舒张压大于等于同年龄、同性别组调查儿童的第95百分位者为血压偏高。

### 2.4 统计分析

应用SPSS 10.0统计软件进行分析。不同组别血压偏高检出率比较用$\chi^2$检验,形态发育指标与血压相关性分析用Pearson积差相关分析。

## 3 结果与分析

### 3.1 血压偏高的年龄分布

检出血压偏高的学生有1 190名,发生率为13.2%。各年龄组血压偏高发生率分布不均。经分割$\chi^2$检验,7、9、11、13、14、19岁组血压偏高发生率低于其余年龄组,差异有统计学意义($\chi^2$=48.547,$P$=0.000)。男、女生总的血压偏高发生率均为13.2%。在10、17岁组男生血压偏高发生率高于女生,差异有统计学意义;在12岁及20岁组中,则女生血压偏高发生率高于男生,差异有统计学意义。其余年龄组的性别差异均无统计学意义(表1)。

**表1 不同年龄组学生血压偏高发生率比较**

| 年龄组/岁 | 男 | | | 女 | | | 合计 | | | $\chi^2$值 | $P$值 |
|---|---|---|---|---|---|---|---|---|---|---|---|
| | 总人数 | 检出人数 | 发生率/% | 总人数 | 检出人数 | 发生率/% | 总人数 | 检出人数 | 发生率/% | | |
| 6 | 100 | 17 | 17.0 | 100 | 15 | 15.0 | 200 | 32 | 16.0 | 0.149 | 0.700 |
| 7 | 300 | 36 | 12.0 | 300 | 31 | 10.3 | 600 | 67 | 11.2 | 0.420 | 0.517 |
| 8 | 300 | 42 | 14.0 | 300 | 60 | 20.0 | 600 | 102 | 17.0 | 3.827 | 0.050 |
| 9 | 300 | 26 | 8.7 | 300 | 27 | 9.0 | 600 | 53 | 8.8 | 0.021 | 0.886 |
| 10 | 300 | 69 | 23.0 | 300 | 25 | 8.3 | 600 | 94 | 15.7 | 24.422 | 0.000** |
| 11 | 300 | 29 | 9.7 | 300 | 27 | 9.0 | 600 | 56 | 9.3 | 0.079 | 0.779 |
| 12 | 300 | 26 | 8.7 | 300 | 56 | 18.7 | 600 | 82 | 13.7 | 12.713 | 0.000** |
| 13 | 300 | 37 | 12.3 | 300 | 27 | 9.0 | 600 | 64 | 10.7 | 1.749 | 0.186 |
| 14 | 300 | 32 | 10.7 | 300 | 33 | 11.0 | 600 | 65 | 10.8 | 0.017 | 0.895 |
| 15 | 300 | 36 | 12.0 | 300 | 47 | 15.7 | 600 | 83 | 13.8 | 1.692 | 0.193 |
| 16 | 300 | 43 | 14.3 | 300 | 42 | 14.0 | 600 | 85 | 14.2 | 0.014 | 0.907 |
| 17 | 300 | 56 | 18.7 | 300 | 33 | 11.0 | 600 | 89 | 14.8 | 6.979 | 0.008** |
| 18 | 300 | 50 | 16.7 | 300 | 55 | 18.3 | 600 | 105 | 17.5 | 0.289 | 0.591 |
| 19 | 200 | 20 | 10.0 | 200 | 16 | 8.0 | 400 | 36 | 9.0 | 0.488 | 0.485 |
| 20 | 200 | 18 | 9.0 | 200 | 39 | 19.5 | 400 | 57 | 14.3 | 9.023 | 0.003** |
| 21 | 200 | 22 | 11.0 | 200 | 30 | 15.0 | 400 | 52 | 13.0 | 1.415 | 0.234 |
| 22 | 200 | 37 | 18.5 | 200 | 31 | 15.5 | 400 | 68 | 17.0 | 0.638 | 0.424 |
| 合计 | 4 500 | 596 | 13.2 | 4 500 | 594 | 13.2 | 9 000 | 1 190 | 13.2 | | |

注:** $P$<0.01。

## 3.2 各年龄组学生血压偏高发生率的城乡比较

10 岁组乡村儿童血压偏高发生率高于城市儿童，15 岁组的城市儿童血压偏高发生率高于农村儿童，差异均有统计学意义（$\chi^2=5.046$，$P=0.025$；$\chi^2=4.041$，$P=0.044$）。其余各年龄组儿童血压偏高发生率的城乡比较，差异无统计学意义（表 2）。

**表 2　不同年龄组儿童血压偏高发生率的城乡比较**

| 年龄组/岁 | 城市 | | | 乡村 | | | $\chi^2$ 值 | $P$ 值 |
|---|---|---|---|---|---|---|---|---|
| | 总人数 | 检出人数 | 检出率/% | 总人数 | 检出人数 | 检出率/% | | |
| 6 | 100 | 20 | 20.0 | 100 | 12 | 12.0 | 2.381 | 0.123 |
| 7 | 300 | 36 | 12.0 | 300 | 31 | 10.3 | 0.420 | 0.517 |
| 8 | 300 | 51 | 17.0 | 300 | 51 | 17.0 | 0.000 | 1.000 |
| 9 | 300 | 23 | 7.7 | 300 | 30 | 10.0 | 1.014 | 0.314 |
| 10 | 300 | 37 | 12.3 | 300 | 57 | 19.0 | 5.046 | 0.025* |
| 11 | 300 | 22 | 7.3 | 300 | 34 | 11.3 | 2.836 | 0.092 |
| 12 | 300 | 38 | 12.7 | 300 | 44 | 14.7 | 0.509 | 0.476 |
| 13 | 300 | 34 | 11.3 | 300 | 30 | 10.0 | 0.280 | 0.597 |
| 14 | 300 | 38 | 12.7 | 300 | 27 | 9.0 | 2.088 | 0.148 |
| 15 | 300 | 50 | 16.7 | 300 | 33 | 11.0 | 4.041 | 0.044* |
| 16 | 300 | 40 | 13.3 | 300 | 45 | 15.0 | 0.343 | 0.558 |
| 17 | 300 | 43 | 14.3 | 300 | 46 | 15.3 | 0.119 | 0.730 |
| 18 | 300 | 58 | 19.3 | 300 | 47 | 15.7 | 1.397 | 0.237 |
| 19 | 200 | 18 | 9.0 | 200 | 18 | 9.0 | 0.000 | 1.000 |
| 20 | 200 | 27 | 13.5 | 200 | 30 | 15.0 | 0.184 | 0.668 |
| 21 | 200 | 23 | 11.5 | 200 | 29 | 14.5 | 0.796 | 0.372 |
| 22 | 200 | 38 | 19.0 | 200 | 30 | 15.0 | 1.134 | 0.287 |
| 合计 | 4 500 | 596 | 13.2 | 4 500 | 594 | 13.2 | | |

注：* $P<0.05$。

## 3.3 儿童血压偏高发生率的地区比较

表 3 结果显示，8～10 岁、15～18 岁组儿童血压偏高发生率均为宿州市高于合肥市和黄山市，差异有统计学意义。

表 3　不同年龄组儿童血压偏高检出率的地区比较

| 年龄组/岁 | 合肥 | | | 黄山 | | | 宿州 | | | $\chi^2$ 值 | $P$ 值 |
|---|---|---|---|---|---|---|---|---|---|---|---|
| | 总人数 | 检出人数 | 检出率/% | 总人数 | 检出人数 | 检出率/% | 总人数 | 检出人数 | 检出率/% | | |
| 7 | 200 | 22 | 11.0 | 200 | 19 | 9.5 | 200 | 26 | 13.0 | 1.243 | 0.537 |
| 8 | 200 | 22 | 11.0 | 200 | 24 | 12.0 | 200 | 56 | 28.0 | 25.797 | 0.000** |
| 9 | 200 | 17 | 8.5 | 200 | 7 | 3.5 | 200 | 29 | 14.5 | 15.067 | 0.001** |
| 10 | 200 | 22 | 11.0 | 200 | 25 | 12.5 | 200 | 47 | 23.5 | 14.103 | 0.001** |
| 11 | 200 | 12 | 6.0 | 200 | 22 | 11.0 | 200 | 22 | 11.0 | 3.939 | 0.140 |
| 12 | 200 | 24 | 12.0 | 200 | 32 | 16.0 | 200 | 26 | 13.0 | 1.469 | 0.480 |
| 13 | 200 | 19 | 9.5 | 200 | 27 | 13.5 | 200 | 18 | 9.0 | 2.554 | 0.279 |
| 14 | 200 | 16 | 8.0 | 200 | 22 | 11.0 | 200 | 27 | 13.5 | 3.140 | 0.208 |
| 15 | 200 | 18 | 9.0 | 200 | 22 | 11.0 | 200 | 43 | 21.5 | 15.129 | 0.001** |
| 16 | 200 | 18 | 9.0 | 200 | 19 | 9.5 | 200 | 48 | 24.0 | 23.877 | 0.000** |
| 17 | 200 | 18 | 9.0 | 200 | 24 | 12.0 | 200 | 47 | 23.5 | 18.549 | 0.000** |
| 18 | 200 | 15 | 7.5 | 200 | 31 | 15.5 | 200 | 59 | 29.5 | 34.355 | 0.000** |
| 合计 | 2 400 | 223 | 9.3 | 2 400 | 274 | 11.4 | 2 400 | 448 | 18.7 | | |

注：** $P<0.01$。

### 3.4　形态发育指标与儿童血压的相关分析

各个形态发育指标和收缩压及舒张压均有相关性，与收缩压和舒张压密切程度高的指标均为体重、身高、体质指数以及胸围和腰围（表 4）。

表 4　形态发育指标与儿童血压的相关分析

| 形态发育指标 | 收缩压 | | 舒张压 | |
|---|---|---|---|---|
| | $r$ | $P$ | $r$ | $P$ |
| 体重 | 0.539 | 0.000** | 0.409 | 0.000** |
| 身高 | 0.503 | 0.000** | 0.394 | 0.000** |
| 体质指数 | 0.448 | 0.000** | 0.335 | 0.000** |
| 胸围 | 0.531 | 0.000** | 0.416 | 0.000** |
| 腰围 | 0.428 | 0.000** | 0.304 | 0.000** |
| 臀围 | 0.365 | 0.000** | 0.270 | 0.000** |
| 腰臀比 | 0.124 | 0.000** | 0.062 | 0.000** |
| 腹部皮脂厚度 | 0.196 | 0.000** | 0.157 | 0.000** |
| 肩胛下角皮脂厚度 | 0.255 | 0.000** | 0.205 | 0.000** |
| 上臂皮脂厚度 | 0.084 | 0.000** | 0.072 | 0.000** |

注：** $P<0.01$。

## 4 讨论

由于儿童期的血压偏高会造成成年期高血压病的发生，对儿童青少年高血压的检测及其危险因素的评估，可以预防成年期心血管疾病及其不良结局的发生。

本文结果显示，安徽省6～22岁儿童青少年血压偏高发生率为13.2%，高于国内较低年龄段儿童的相关研究结果。6、8、10、12、15～18及20～22岁组血压偏高的检出率高，可能与此年龄段儿童要面临新的学习环境，紧张的高中学习阶段，以及就业等多种应激状态有关。在性别分布上表现为10岁和17岁组男生血压偏高发生率高于女生；12岁和20岁组女生的发生率高于男生，可能的原因有待进一步研究。血压偏高发生率的城乡差异不明显，但地区差异极为显著，在大多数年龄组中均为宿州市高于合肥市及黄山市（宿州市、合肥市与黄山市分别位于安徽省的北部，中部及南部）。与国内学者研究报道的15～25岁人群高血压患病率由北向南逐步降低的趋势相一致。

体质指数（BMI）是国际上通用的判断成人超重或肥胖的标准。时景璞等对7～4岁儿童调查显示BMI升高是儿童高血压的重要危险因素。本文分析结果也表明了体重、BMI及身高与儿童青少年血压值的正性相关性较强。胸围和腰围等形态发育指标和血压间的正性线性相关结果与万燕萍、邱玉刚等研究结果一致。体表皮脂厚度与血压之间的相关性可能因体重的中介作用而呈现，是否对血压有独立的作用，有待进一步研究。

儿童青少年血压偏高的发生较为普遍，不仅与性别、年龄与地区等因素有关，还与身高、体重以及反映体脂分布及肥胖程度的指标呈正性线性相关。为了有效预防成人期心血管疾病的发生，提高生存质量，应在儿童青少年的高危人群中及早开展预防高血压的健康教育和行为干预活动。

（安徽省学生体质与健康调研组选送）

**参考文献：**


[1] 张莉娜，陈健尔，张涛. 高血压流行特征与相关因素调查[J]. 中国公共卫生，2006，22(1):92-93.

[2] 胡亚美，江载芳，诸福棠. 实用儿科学[M]. 第7版. 北京：人民卫生出版社，2003.

[3] 教育部体育卫生与艺术教育司，全国学生体质健康调研组. 2005年全国学生体质健康调研工作手册. 北京：2005:21-71.

[4] 胡亚美，江载芳. 诸福棠实用儿科学. 第7版. 北京：人民卫生出版社，2003:562.

[5] Lawrence SN. Adolescent Health Care. Fourth edition[M]. Philadephia:Lippincott Williams & Wilkins，2002,304.

[6] 杨琳，郭丛芳，赵群，等. 4 132名少年儿童血压状况调查分析[J]. 中国心血管病研究杂志，2006，4(2)：140-142.

[7] 朱文丽，冯宁平，王莹，等. 1 117名7～11岁城市儿童心血管危险因素水平现状调查[J]. 中国公共卫生，2000，16：622-623.

[8] 余毅震，胡虞志. 我国青少年高血压流行现状及地区差异[J]. 中国校医，1997，11：241-243.
[9] 时景璞，欧凤荣，杨志奇，等. 儿童高血压危险因素研究[J]. 中国公共卫生，2004，20(12)：1444-1446.
[10] 万燕萍，唐激文，徐仁应，等. 体质指数和腰围对肥胖儿童青少年高血压的影响[J]. 上海第二医科大学学报，2004，24(suppl)：46-48.
[11] 邱玉刚，李佩贤，于建乐，等. 儿童血压与体格测量指标的偏相关分析[J]. 中国临床康复，2006，10(12)：170-172.

# 福建省学生体质健康状况分析及干预策略研究

陈海春　执笔

## 1　前言

健康素质同思想道德素质、科学文化素质一并称为全民族素质的“三大素质”，其中健康素质是承载其他两项素质唯一的物质基础。为了解 1995—2005 年的 10 年间学生这一承载素质的状况，本文将 2005 年与 2000 年、1995 年福建省汉族学生的体质与健康状况进行对比分析，并提出干预对策，为福建省教育行政部门制定学校体育卫生工作发展规划、科学开展学校体育卫生工作提供参考。

## 2　研究对象与方法

### 2.1　研究对象

7～18 岁的福州、厦门、邵武 3 地区共计 14 400 名中小学生，分城、乡、男、女 4 类，每类每年龄组 100 人。

19～22 岁的福建师范大学、福州大学、福建医科大学、福建农林大学生共计 3 200 名，分城、乡、男、女 4 类，每类每年龄组 50 人。

### 2.2　监测指标

形态：身高、体重、胸围、维尔维克指数

机能：肺活量、肺活量／体重指数

素质：50 米跑、坐位体前屈、立定跳远、斜身引体（7～12 岁，男）、引体向上（13～22 岁，男）、1 分钟仰卧起坐（7～22 岁，女）、50 米×8 往返跑（7～12 岁）、800 米跑（13～22 岁，女）、1 000 米跑（13～22 岁，男）

常见疾病：视力不良、龋齿、低血红蛋白、营养不良、肥胖

询问：月经初潮、首次遗精

内外科检查：心、肝、皮肤等常项，以确定能否参加测试

### 2.3 研究方法

数理统计法:2005年原始数据的处理、2005年调研检测项目的结果与1995年、2000年数据统计学的比较检验,由笔者与福建省疾病控制中心计算机室专家一同用SPSS(Statistics Package for Social Science)for Window 11.0统计软件包完成。

其他方法:文献资料法、测试法、问卷调查法、逻辑分析法、访谈法

## 3 结果与分析

### 3.1 福建省汉族学生身体形态发育特征

#### 3.1.1 身高总体水平明显增长

2005年与1995年相比,7~18岁城乡男生、女生身高各年龄组增长均显著。与2000年相比城乡男生12个年龄组增长显著。城乡女生11个年龄组增长显著。

#### 3.1.2 体重总体水平明显增长

2005年与1995年相比,7~18岁城乡男生体重除乡男15岁无显著性外,其余城乡男生各年龄组增长显著;城女各年龄组、乡女7~12岁增长显著。19~22岁组,城男各年龄组增长显著;城女、乡女增长不显著。与2000年相比,城男10、22岁增长显著,乡男9个年龄组增长显著;城女6个年龄组增长显著,乡女12个年龄组增长显著。

#### 3.1.3 胸围总体水平明显增长

2005年与1995年相比,7~18岁城乡男生11个和9个年龄组增长显著;城乡女生除乡女16、17岁无显著性外,其余各年龄组增长显著;19~22岁组,城乡女生3个年龄组增长显著。与2000年相比,城男7、10岁增长非常显著;乡男11个年龄组增长显著;城女9个年龄组增长显著,乡女15个年龄组增长显著。

#### 3.1.4 形态发育的匀称度改善

2005年7~22岁男生维尔维克指数与1995年相比,由75.69上升到78.51,增长了2.82,比2000年增长0.35;女生由74.47上升到76.46,增长了1.99,比2000年增长1.25。说明学生"豆芽菜"体型得到一定程度的改善。

#### 3.1.5 身体形态发育生长速度总体有加速的趋势

以身高每年5厘米、体重每年3千克、胸围每年2厘米的增长速度为参照标准,发现:乡村男女学生身高生长速度提前1年,其他变化不大;城女、乡男学生体重生长速度提前1年,其他变化

不大；乡村男女学生胸围速度提前1～2年，而城男落后1年，城女变化不大。

## 3.2 福建省汉族学生身体机能发育特征

### 3.2.1 近5年来肺活量水平下降

与2000年相比，城男13个年龄组负增长显著，乡男14个年龄组负增长显著。城女12个年龄组负增长显著，乡女11个年龄组负增长显著。

### 3.2.2 近5年来肺活量/体重指数水平下降

与2000年相比，城男除17、18岁年龄组无显著性外，其余各年龄组负增长显著；城女除10岁外，其余各年龄组负增长非常显著。乡男各年龄组负增长非常显著。乡女各年龄组负增长非常显著。

## 3.3 福建省汉族学生身体素质发育特征

### 3.3.1 速度素质总体水平提高

2005年与1995年相比，除乡男9、13岁无显著性外，其余城乡男生各年龄组成绩进步显著；19～22岁组，城男除21岁进步非常显著，乡男21岁退步显著外，其余各年龄组增减无显著性；7～18岁除城女15、16、18岁、乡女9、11～18岁无显著性外，其余城乡女生各年龄组成绩进步显著；19～22岁组，乡女19岁进步非常显著。与2000年相比，城男、乡男12个年龄组进步非常显著。城女8个年龄组进步非常显著，乡女7个年龄组进步显著。

### 3.3.2 城市学生下肢爆发力总体水平提高，乡村学生总体水平下降

2005年与1995年相比，7～18岁城男除14～18岁无显著性外，其余7个年龄组成绩增加显著；城女7个年龄组成绩增加显著，乡女4个年龄组负增长显著。与2000年相比，城男8个年龄组增加显著，乡男5个年龄组负增长显著。城女8个年龄组增加非常显著，乡女7个年龄组负增长显著。

### 3.3.3 力量耐力素质总体水平下降

2005年与1995年相比，7～12岁城男5个年龄组、乡男9岁年龄组成绩下降非常显著；13～22岁组，城男各年龄组、乡男7个年龄组成绩下降均具显著性；7～18岁城女12、14～15岁、乡女9～16岁年龄组成绩下降显著。与2000年相比，城男12个年龄组、乡男11个年龄组成绩下降均具显著性。城女、乡女各7个年龄组成绩下降具有显著性。

### 3.3.4 柔韧性素质总体水平下降

2000年与1995年相比，7～18岁城男、乡男各8个年龄组成绩退步显著；19～22岁组，城男

20、22 岁年龄组、乡男 20 岁年龄组退步显著。城女 10 个年龄组、乡女 6 个年龄组成绩下降显著。城女 20 岁、乡女 19～20 岁退步显著。

#### 3.3.5　耐力素质的总体水平下降

2005 年与 1995 年相比，7～12 岁乡男各年龄组成绩退步非常显著；13～18 岁组城男 14～18 岁、乡男 13、14、18 岁退步均具非常显著性；19～22 岁年龄组，城乡男生 1 000 米跑成绩各年龄组退步均具非常显著性。与 2000 年相比，7～12 岁乡男各年龄组退步非常显著；13～18 岁组，城男 13 岁年龄组退步具非常显著性；19～22 岁城男、乡男各年龄组均无显著性。

2005 年与 1995 年相比，7～12 岁城女 11 与 12 岁、乡女各年龄组成绩退步显著；13～18 岁组，城乡女生各年龄组退步均具显著性；19～22 岁年龄组，城女各年龄组退步均具非常显著性。与 2000 年相比，城女 11 岁和 12 岁、乡女 9～12 岁年龄组成绩退步非常显著；13～18 岁组，城女 15 岁年龄组、乡女 13 岁成绩退步非常显著；19～22 岁城女 21 岁年龄组退步具有显著性。

### 3.4　福建省汉族学生视力、营养、龋患、贫血的分布特征

#### 3.4.1　学生屈光近视发生率显著升高

纵向而言，随着年代的变迁，2005 年男女学生视力低下和屈光近视的总体发生率均非常显著高于 1995 年和 2000 年。

年龄而言，随着年龄的增长，2005 年学生视力低下的发生呈现 3 大特点：①随着年龄的增长，学生视力低下的发生率呈上升态势；②年龄越小，轻度、中度视力不良者所占比率越高，且随着年龄增长，重度视力不良者的构成比逐步上升，而轻度、中度视力不良者构成比逐步下降；③不同年龄中，视力低下均以屈光近视所占的比重最大，为 99.84％，且随年级的升高而增高。

#### 3.4.2　学生营养状况特征

##### 3.4.2.1 学生营养不良状况显著得到改善

纵向而言，随着年代的变迁，2005 年男女学生营养不良的总体发生率均显著低于 1995 年和 2000 年。

年龄而言，随着年级的增长，2005 年学生营养不良率发生最低的大都集中在小学，以后随年级的增长，营养不良率迅速增加，男生到初中时，女生到高中和大学时，不良率上升到顶点。

##### 3.4.2.2　学生肥胖状况日益严重

纵向而言，随着年代的变迁，2005 年男女学生肥胖的总体发生率均显著高于 1995 年和 2000 年。

年龄而言，随着年级的增长，2005 年城乡女生肥胖率发生最高的大都集中在高中和大学，大学时肥胖率上升到顶点。

#### 3.4.3　学生低血红蛋白的检出率日益降低

纵向而言，随着年代的变迁，2005 年城乡男女学生贫血的总体发生率均显著低于 1995 年和

2000 年。

年龄而言，随着年龄的增长，2005 年学生低血红蛋白的检出率依次降低，与往年相同。

#### 3.4.4 学生龋齿发生率日益降低

纵向而言，随着年代的变迁，2005 年城乡男女学生龋齿发生率均显著低于 1995 年和 2000 年。

年龄而言，2005 年 7、9 岁的学生患龋率最高，龋均也最高，随着年龄的增长，患龋率逐渐下降，龋均也下降，与此倒挂的是，学生的患龋填补率 7、9 岁的学生最低，随着年龄的增长，患龋填补率逐渐攀升。

## 4 讨论

### 4.1 改善学校体育卫生工作条件

把对《学校体育工作条例》、《学校卫生工作条例》的贯彻实施纳入地方政府工作议程，作为对教育的督导检查内容；教育行政部门要把学校体育卫生工作经费列入经费预算，要积极鼓励社会资助学校体育卫生事业，多方筹集资金，改善学校体育卫生工作条件。

### 4.2 崇尚健康的生活方式

应对学生亚健康状况，应崇尚有规律的体育锻炼、营养适宜、消除不良习惯及控制精神压力的健康生活方式。访谈中，专家认为，运动健身是健康生活方式中最为重要的一环。体育锻炼不仅有益于身体健康，而且也有益于心理健康，对预防和改善学生"亚健康"的水平具有重要的意义。

### 4.3 预防心肺等若干机能素质下降的干预策略

#### 4.3.1 学生的主观健身认识与客观健身实践应趋于一致

在问卷调查中，学生认为"体育锻炼对增强体质很有用"的占调查人数的 92%，而当问"课外，你每周 3 次以上，每次体育锻炼的时间是多少"时，发现有近 1/3 的学生不足 0.5 小时，甚至不锻炼的占了 10.1%，学生对健身的主观认识和客观行为出现了倒挂的矛盾现象。为此，要让学生了解学生身体机能、身体素质等指标下降的现状，体育锻炼尤其是耐力项目的锻炼可以预防心血管疾病、培养学生的意志品质，从而使学生在思想上引起高度重视，并付诸行动中。

#### 4.3.2 教师的健康教育与体育锻炼法应双教并重

在问卷调查中，学生对科学体育锻炼的一些主要内容，如练习内容、锻炼周次数、时间、强度等知之甚少，而体育教师在校时都系统地学习过解剖、生理、保健等课程，日常经常将这些理论知识融于教学中，一则自己不易荒疏，二则每名体育教师在课堂上要面对 50 名左右学生，教学上要区别对待，实属不易，教会学生体育卫生健康知识，学生就可以自我进行活动的内容、持续时间、强度的选择，并进行体能状况的评价。其次，教会学生怎么进行体育锻炼要比教会他某个技术动作更重要，因为单靠每周 2～3 节在教师指导下的体育课锻炼是远远不够的，主要应该靠学生余暇时间的自主锻炼，而这需要学生掌握科学锻炼身体的原理和方法。

#### 4.3.3 学生要进行科学的体育锻炼

反映心、肺功能的耐力素质作为健康第一要素已为越来越多的人所认识。学生可以选择自己喜欢的（这样才能坚持下去）、安全的、长时间、低强度、低冲击的项目进行锻炼。例如，有氧健身操、慢跑、游泳、骑自行车等；频率上，每周 3～5 次的锻炼可获得心肺最大的适应水平；每次的锻炼时间不少于 30 分钟；强度上，目标心率应维持在最大心率的 65%～80%（最大心率＝220－本人的年龄）。

### 4.4 降低近视眼高患病率的干预策略

学校要注意对低年级学生“假性”近视的有效治疗，防止只重监测，忽视治疗；切实减轻学生过重的课业负担，培养学生健康用眼意识和正确书写姿势；控制每班学生规模、避免生员严重超编、配备可调式的新式课桌椅；保证学生在校每天有 1 小时尤其是球类项目的体育活动时间。

### 4.5 降低肥胖高发生率的干预策略

学校要通过健康讲座课、有良好饮食习惯学生进行同伴间影响等手段，使学生了解“中国居民膳食指南”、科学平衡膳食；加强同伴间的相互鼓励、监督，养成良好的饮食习惯；组成由校医和专家组成的小组，对肥胖学生制定专门食谱；进行科学运动，即选择能长时间、低强度、有氧的动力型运动，如有氧健身操、游泳、慢跑、走路、登山、羽毛球、乒乓球；等等。

（福建省学生体质与健康调研组选送）

**参考文献：**

[1] 中国学生体质与健康研究组. 2000 年中国学生体质与健康调研报告[M]. 北京：高等教育出版社，2002.

[2] 中国学生体质与健康研究组. 1995 年中国学生体质与健康调研报告[M]. 北京：高等教育出版社，1997.

[3] 福建省学生体质与健康研究组. 1995 年福建省学生体质与健康调查研究成果汇编[M]. 福建：福建教育出版社，1998.

# 厦门市中小学生体质现状及20年动态分析

黄海燕 执笔

## 1 前言

儿童的健康成长历来都是人类社会普遍关注的问题，在不断提高科学文化素质的同时，促进其健康的成长，使其具备良好的体质，是社会共同的责任。为了进一步了解厦门市中小学生体质状况及长期变化趋势，为厦门市学校体育卫生工作开展提供科学依据，现将近20年厦门市中小学生体质状况调查资料分析如下。

## 2 研究对象与方法

### 2.1 调查对象

1985年、1995年、2000年、2005年10～11月间按《全国学生体质与健康调研工作手册》要求，采用整群随机抽样调查，抽取厦门市汉族7～17岁健康中小学生，每个年龄组城乡男女生各100人左右。

### 2.2 研究方法

严格按《全国学生体质与健康调研工作手册》的要求实施，进行形态、机能、运动素质等指标的测量。

## 3 结果与分析

### 3.1 形态发育

#### 3.1.1 现状

调查表明，7～17岁学生身高、体重、胸围均值随年龄增长而增大(表1)。

身高：13岁以前城市男生身高高于乡村，但是14岁以后城乡男生无显著性差异；除10岁、13岁、16岁和17岁外，城市女生身高也高于乡村；13岁以后男生身高明显高于同地区

表 1　2005 年厦门市 7～17 岁汉族学生身高、体重、胸围情况

| 性别 | 年龄/岁 | 身高/cm | | 体重/kg | | 胸围/cm | |
|---|---|---|---|---|---|---|---|
| | | 城 | 乡 | 城 | 乡 | 城 | 乡 |
| 男 | 7 | 127.7±5.8 | 123.9±5.4## | 27.9±5.8 | 24.6±4.0## | 63.2±5.8 | 59.7±4.1## |
| | 8 | 132.9±5.3 | 129.6±5.4## | 32.0±6.9 | 27.8±6.1## | 65.7±7.1 | 62.3±5.9## |
| | 9 | 136.4±6.1 | 135.0±6.8 | 33.0±8.2 | 31.3±7.5 | 66.0±7.5 | 65.6±6.6 |
| | 10 | 142.8±6.1 | 139.6±7.1## | 38.6±8.6 | 34.4±8.2## | 70.8±7.8 | 67.8±6.9## |
| | 11 | 148.6±6.8 | 145.8±8.1## | 42.8±11.3 | 38.6±9.8## | 73.6±9.2 | 70.6±7.3# |
| | 12 | 155.6±7.9 | 151.1±7.8## | 46.4±10.8 | 42.7±12.0# | 74.2±8.2 | 73.1±9.0 |
| | 13 | 161.4±9.0 | 159.0±8.3# | 51.8±13.3 | 47.2±10.3## | 77.9±8.9 | 74.8±6.9## |
| | 14 | 166.3±6.6 | 164.8±6.8 | 55.4±10.9 | 51.7±10.7# | 80.3±7.6 | 77.8±7.0## |
| | 15 | 169.6±6.3 | 168.6±6.2 | 57.1±11.1 | 55.7±11.4 | 81.2±6.4 | 80.6±7.2 |
| | 16 | 171.6±6.2 | 170.6±4.6 | 62.1±12.1 | 56.9±8.4## | 84.7±7.4 | 82.8±5.7 |
| | 17 | 171.5±5.8 | 172.4±5.8 | 64.8±11.7 | 58.6±9.1## | 86.7±7.2 | 83.1±5.8## |
| 女 | 7 | 125.5±5.6** | 121.7±5.1**## | 25.2±4.8** | 22.1±3.8**## | 58.7±5.1** | 57.0±3.9**## |
| | 8 | 132.1±6.7 | 127.7±5.8*## | 29.0±6.9** | 25.1±4.7**## | 61.5±6.3** | 59.4±4.8**## |
| | 9 | 136.6±7.0 | 133.5±7.2## | 30.9±7.5 | 28.3±6.2**## | 62.8±7.2** | 61.8±6.3** |
| | 10 | 142.1±7.7 | 140.8±8.0 | 35.2±8.4** | 32.9±7.0# | 66.3±7.8** | 65.2±6.3** |
| | 11 | 150.0±7.2 | 146.1±7.4## | 41.3±9.7 | 36.4±8.7## | 71.6±8.5 | 68.3±7.9*## |
| | 12 | 155.3±5.0 | 152.5±5.3## | 45.3±8.5 | 40.9±7.6## | 75.0±7.5 | 71.3±6.5## |
| | 13 | 156.2±5.6** | 155.1±6.1** | 48.0±9.2* | 43.5±8.3**## | 78.2±8.9 | 75.3±7.0# |
| | 14 | 158.6±5.6** | 155.8±5.3**## | 49.3±8.7** | 44.2±7.7**## | 78.9±7.6 | 73.8±6.0**## |
| | 15 | 159.4±5.4** | 157.8±5.4**## | 51.2±8.6** | 46.4±6.1**## | 80.3±7.3 | 75.6±6.1**## |
| | 16 | 159.5±5.6** | 158.4±4.1** | 51.0±8.6** | 47.1±4.4**## | 79.3±6.8** | 76.3±4.5**## |
| | 17 | 159.5±5.6** | 158.0±5.1** | 50.5±8.6** | 48.8±6.2** | 79.4±7.3** | 77.8±5.4** |

注：同地区男女之间身高比较（$t$ 检验）* $P<0.05$　** $P<0.01$；

同性别城乡之间身高比较（$t$ 检验）# $P<0.05$　## $P<0.01$。

女生。

体重、胸围：除个别年龄组外，城市学生的体重及胸围均超过乡村；男生超过女生。

### 3.1.2 生长突增及发育曲线

城乡、男女学生身高、体重、胸围等增长情况不同，出现最大身高年增长值(PAHI)的年龄各不相同，女生早于男生，城市早于乡村，青春后期身高增长速度明显减慢(图 1)；而体重、胸围的变化突增高峰不如身高明显，波动幅度较大。

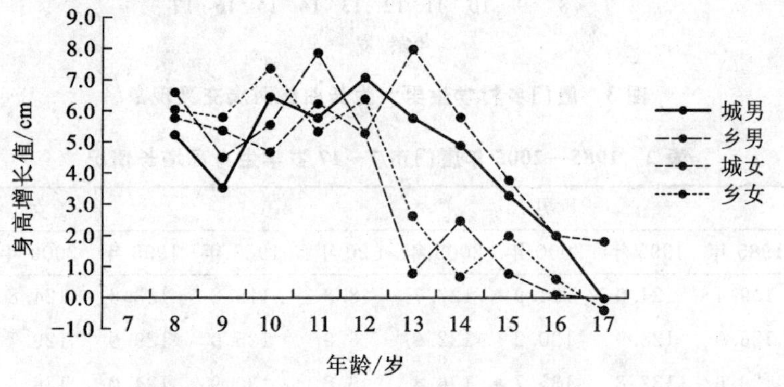


**图 1 厦门市 7～17 岁学生身高增长情况比较**

女生 8～11 岁出现生长突增，9 岁城女、10 岁乡女平均身高超过男生(但差异不明显)，出现第一次交叉，到城男 12 岁及乡男 13 岁时，男生平均身高超过女生，生长曲线出现第二次交叉(图 2、图 3)。而体重、胸围则没有明显的两次交叉现象。

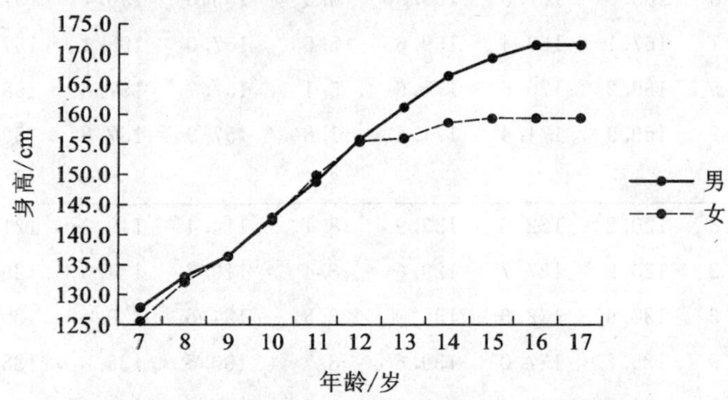


**图 2 厦门城市学生男女生长曲线两次交叉现象**

### 3.1.3 长期变化趋势

1985—2005 年的 20 年间，厦门市城乡中小学生的身高、体重和胸围表现为持续增长。

身高：同年龄组比较，城男、城女、乡男、乡女身高分别平均增长 6.7 厘米、4.1 厘米、9.2 厘米、6.8 厘米，身高平均增长值排序依次为：乡男＞乡女＞城男＞城女。城男 2000 年身高比 1995 年平均增长 2.4 厘米，但近 5 年平均增长为 0.96 厘米，身高增长有所减缓(表 2)。

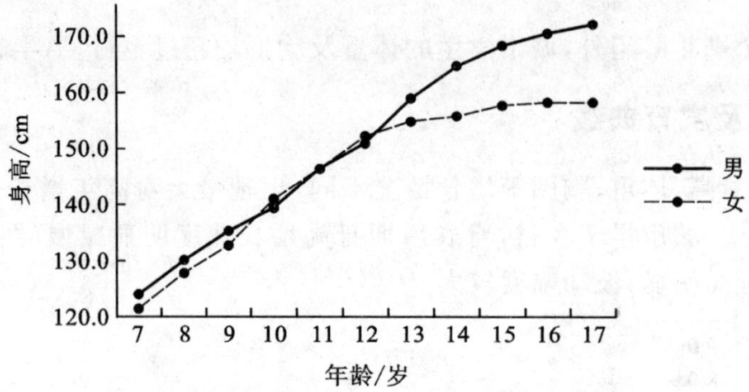


**图 3　厦门乡村学生男女生长曲线两次交叉现象**

**表 2　1985—2005 年厦门市 7～17 岁学生身高增长情况**　　(单位:cm)

| | 年龄/岁 | 男 | | | | | 女 | | | | |
|---|---|---|---|---|---|---|---|---|---|---|---|
| | | 1985 年 | 1995 年 | 2000 年 | 2005 年 | 20 年 | 1985 年 | 1995 年 | 2000 年 | 2005 年 | 20 年 |
| 城 | 7 | 119.4 | 124.0 | 124.9 | 127.7 | 8.3 | 119.8 | 123.6 | 124.8 | 125.5 | 5.7 |
| | 8 | 126.0 | 128.9 | 130.2 | 132.9 | 6.9 | 125.0 | 129.0 | 129.7 | 132.1 | 7.1 |
| | 9 | 129.6 | 132.8 | 135.7 | 136.4 | 6.8 | 130.9 | 134.0 | 136.6 | 136.6 | 5.7 |
| | 10 | 135.8 | 139.5 | 141.6 | 142.8 | 7.0 | 138.3 | 140.5 | 142.5 | 142.1 | 3.8 |
| | 11 | 141.0 | 144.3 | 147.0 | 148.6 | 7.6 | 144.2 | 148.0 | 148.3 | 150.0 | 5.8 |
| | 12 | 146.4 | 150.7 | 152.7 | 155.6 | 9.2 | 150.2 | 151.9 | 153.1 | 155.3 | 5.1 |
| | 13 | 152.5 | 158.3 | 162.5 | 161.4 | 8.9 | 153.3 | 155.0 | 156.9 | 156.2 | 2.9 |
| | 14 | 159.8 | 163.0 | 167.8 | 166.3 | 6.5 | 155.6 | 156.7 | 157.2 | 158.6 | 3.0 |
| | 15 | 164.1 | 167.1 | 169.4 | 169.6 | 5.5 | 157.0 | 158.1 | 157.7 | 159.4 | 2.4 |
| | 16 | 166.5 | 169.2 | 170.6 | 171.6 | 5.1 | 157.7 | 157.8 | 158.1 | 159.5 | 1.8 |
| | 17 | 169.7 | 169.9 | 171.4 | 171.5 | 1.8 | 157.9 | 157.8 | 159.7 | 159.5 | 1.6 |
| | 平均增长 | | | | | 6.7 | | | | | 4.1 |
| 乡 | 7 | 115.8 | 120.2 | 122.6 | 123.9 | 8.1 | 114.4 | 119.7 | 121.8 | 121.7 | 7.3 |
| | 8 | 121.2 | 125.2 | 127.7 | 129.6 | 8.4 | 119.7 | 124.5 | 126.0 | 127.7 | 8.0 |
| | 9 | 126.2 | 130.9 | 132.6 | 135.0 | 8.8 | 124.5 | 130.4 | 130.9 | 133.5 | 9.0 |
| | 10 | 130.9 | 135.7 | 137.0 | 139.6 | 8.7 | 130.5 | 135.8 | 138.2 | 140.8 | 10.3 |
| | 11 | 136.0 | 139.7 | 142.6 | 145.8 | 9.8 | 135.5 | 142.8 | 143.5 | 146.1 | 10.6 |
| | 12 | 139.1 | 147.3 | 150.3 | 151.1 | 12.0 | 141.3 | 148.7 | 150.5 | 152.5 | 11.2 |
| | 13 | 147.1 | 154.0 | 155.7 | 159.0 | 11.9 | 149.7 | 153.2 | 152.8 | 155.1 | 5.4 |
| | 14 | 153.0 | 158.2 | 161.2 | 164.8 | 11.8 | 151.3 | 153.7 | 156.2 | 155.8 | 4.5 |
| | 15 | 160.4 | 164.2 | 166.3 | 168.6 | 8.2 | 153.5 | 155.9 | 157.4 | 157.8 | 4.3 |
| | 16 | 164.6 | 166.7 | 168.8 | 170.6 | 6.0 | 155.5 | 156.4 | 157.7 | 158.4 | 2.9 |
| | 17 | 165.0 | 167.9 | 169.2 | 172.4 | 7.4 | 156.4 | 156.1 | 157.1 | 158.0 | 1.6 |
| | 平均增长 | | | | | 9.2 | | | | | 6.8 |

体重:城男、城女、乡男、乡女体重平均增长 9.8 千克、6.0 千克、8.9 千克、4.3 千克,11～13 岁增幅最大。

胸围:城男胸围平均增长 6.5 厘米,10～13 岁增幅最大;城女平均增长 5.9 厘米,15～17 岁增幅较大;乡男平均增长 4.3 厘米,11～13 岁增幅最大;乡女平均增长 2.3 厘米。城市学生后 10 年平均增长小于前 10 年。

## 3.2 机能发育

肺活量:城市 7～12 岁组学生及乡村学生的肺活量在 1995 年有所增长后,出现持续的负增长,城市 13～16 岁组学生肺活量则在 2000 年有所增长,绝大多数年龄组学生的肺活量在 2005 年达最低点,除城男 12、13 岁年龄组外,厦门学生 20 年来肺活量出现明显负增长,其中乡女＞乡男＞城女＞城男(表 3)。

**表 3　1985—2005 年厦门市 7～17 岁学生肺活量变化情况**　(单位:ml)

| | 年龄/岁 | 男 | | | | | 女 | | | | |
|---|---|---|---|---|---|---|---|---|---|---|---|
| | | 1985 年 | 1995 年 | 2000 年 | 2005 年 | 20 年增减值 | 1985 年 | 1995 年 | 2000 年 | 2005 年 | 20 年增减值 |
| 城 | 7 | 1 189 | 1 456 | 1 322.2 | 1 126.0 | －63.0 | 1 038 | 1 328 | 1 211.4 | 1 068.3 | 30.3 |
| | 8 | 1 372 | 1 771 | 1 599.0 | 1 263.0 | －109.0 | 1 203 | 1 614 | 1 460.7 | 1 141.5 | －61.5 |
| | 9 | 1 512 | 1 891 | 1 721.4 | 1 453.0 | －59.0 | 1 395 | 1 801 | 1 595.3 | 1 351.9 | －43.1 |
| | 10 | 1 741 | 2 189 | 1 962.9 | 1 701.7 | －39.3 | 1 626 | 2 041 | 1 832.9 | 1 505.2 | －120.8 |
| | 11 | 1 935 | 2 371 | 2 174.6 | 1 665.1 | －269.9 | 1 840 | 2 327 | 1 983.6 | 1 470.6 | －369.4 |
| | 12 | 2 100 | 2 642 | 2 535.5 | 2 276.2 | 176.2 | 2 067 | 2 414 | 2 089.2 | 1 824.1 | －242.9 |
| | 13 | 2 363 | 2 436 | 2 971.2 | 2 583.1 | 220.1 | 2 124 | 1 974 | 2 232.3 | 1 997.2 | －126.8 |
| | 14 | 2 861 | 3 109 | 3 420.9 | 2 793.5 | －67.5 | 2 264 | 2 370 | 2 395.7 | 2 046.4 | －217.6 |
| | 15 | 3 201 | 2 895 | 3 620.9 | 3 027.1 | －173.9 | 2 335 | 2 129 | 2 492.8 | 2 075.9 | －259.1 |
| | 16 | 3 524 | 3 244 | 3 718.6 | 3 228.1 | －295.9 | 2 430 | 2 499 | 2 513.3 | 2 201.8 | －228.2 |
| | 17 | 3 706 | 3 424 | 3 610.3 | 3 471.1 | －234.9 | 2 610 | 2 669 | 2 659.8 | 2 199.8 | －410.2 |
| | 平均增长 | | | | | －83.3 | | | | | －186.3 |
| 乡 | 7 | 1 179 | 1 347 | 1 240.9 | 1 054.2 | －124.8 | 1 037 | 1 282 | 1 082.0 | 859.3 | －177.7 |
| | 8 | 1 309 | 1 476 | 1 387.3 | 1 167.4 | －141.6 | 1 164 | 1 338 | 1 219.8 | 985.0 | －179.0 |
| | 9 | 1 478 | 1 778 | 1 496.9 | 1 231.2 | －246.8 | 1 292 | 1 466 | 1 315.5 | 1 106.4 | －185.6 |
| | 10 | 1 612 | 1 894 | 1 709.6 | 1 446.1 | －165.9 | 1 531 | 1 702 | 1 520.4 | 1 183.9 | －347.1 |
| | 11 | 1 802 | 2 077 | 1 894.6 | 1 556.8 | －245.2 | 1 645 | 1 912 | 1 709.5 | 1 263.3 | －381.7 |
| | 12 | 1 873 | 2 320 | 2 197.2 | 1 743.0 | －130.0 | 1 759 | 2 182 | 1 913.6 | 1 532.2 | －226.8 |
| | 13 | 2 258 | 2 669 | 2 429 | 2 015.5 | －242.5 | 2 196 | 2 413 | 2 112.9 | 1 403.3 | －792.7 |
| | 14 | 2 600 | 2 868 | 2709.6 | 2 207.3 | －392.7 | 2 353 | 2 516 | 2 208.2 | 1 552.5 | －800.5 |
| | 15 | 3 103 | 3 310 | 3 023.3 | 2 594.0 | －509.0 | 2 460 | 2 627 | 2 254.6 | 1 769.2 | －690.8 |
| | 16 | 3 490 | 3 553 | 3 467.1 | 2 991.6 | －498.4 | 2 629 | 2 685 | 2 436.4 | 1 981.7 | －647.3 |
| | 17 | 3 621 | 3 730 | 3 437.2 | 3 074.5 | －546.5 | 2 615 | 2 762 | 2 484.0 | 2 057.4 | －557.6 |
| | 平均增长 | | | | | －294.9 | | | | | －453.3 |

## 3.3 性发育状况

### 3.3.1 女生月经初潮半数年龄

2005年厦门女生月经初潮半数年龄为12.3岁，与2000年不存在显著差异，城女11.9岁，乡女12.7岁，城乡相差0.8岁。与1985年(城女12.65岁，乡女13.94岁)比较，城女提早0.75岁，乡女提早1.24岁。

### 3.3.2 男生首次遗精出现半数年龄

2005年厦门男生首次遗精出现半数年龄为13.9岁，其中城男13.7岁，乡男14.4岁。

## 3.4 运动素质

### 3.4.1 速度素质

中小学生50米跑平均成绩随年龄增长而提高，男生快于女生(城市10岁组除外)；城男9岁、12岁快于乡男，乡村10岁男生快于城男，13岁以后两者没有显著差异；城市7～10岁、12岁、14岁组女生快于乡女，而16岁组却慢于乡女。

与1985年比较，1995年多数年龄组学生50米速度有所加快，乡男平均提高0.65秒，乡女0.59秒，城女0.11秒，城男0.08秒；近10年学生速度素质仍出现增长，但增长幅度出现变化，城女提高0.27秒，城男0.26秒，乡男0.13秒，乡女则变化不大；20年来的长期变化缩短了城乡学生速度素质的差异，13岁、14岁后城乡学生大部分无显著差异。

### 3.4.2 力量素质

握力除城市11岁组外，男生好于女生；9岁、11岁城女超过乡女，而10岁、17岁乡女超过城女；男生握力不存在城乡差异；而男生上肢肌肉力量耐力(7～12岁为斜身引体向上，13～17岁为引体向上)7岁、8岁、12岁、13岁和15～17岁组乡村明显好于城市。女生腰腹肌力量耐力(1分钟仰卧起坐)在9～14岁时城市好于乡村，但其他年龄组城乡并无差异。立定跳远总体上是男生好于女生，7～12岁、14岁和15岁组城市好于乡村，男生16岁、女生13岁则出现乡村好于城市的情况。

20年来，7～12岁男生的斜身引体成绩在前10年出现明显下降的基础上，有了较大的回升，除了9岁乡男及7岁、8岁、12岁组城男外，多数年龄组学生均恢复并超过1985年水平。13～17岁组男生的引体向上成绩变化不同，城市男生前10年无明显变化，后10年出现下降趋势，最后出现负增长；乡村男生前10年则有明显的增长，但近10年也出现下降趋势。

20年来女生的仰卧起坐有较明显的增长趋势，但是城乡变化不同，城市学生在前10年平均增加2.3次/分，后10年增加8.4次/分；乡村学生前10年平均增加14.9次/分，后10年变化则不明显。

与1985年相比，虽然城乡男生立定跳远每10年平均增长幅度均为5.7厘米，但是城乡变化趋势不同，乡男前10年出现惊人的增长，平均增长27厘米，但后10年却出现15.5厘米的负增

表 4　1985—2005 年厦门市 7～12 岁学生 50 米×8 往返跑比较

（单位：s）

| | 年龄/岁 | 城市 | | | | | | | 乡村 | | | | | | |
|---|---|---|---|---|---|---|---|---|---|---|---|---|---|---|---|
| | | 2005 年 | 1995 年 | 1985 年 | 2005—1995 | 1995—1985 | # t 值 | P 值 | 2005 年 | 1995 年 | 1985 年 | 2005—1995 | 1995—1985 | t 值 | P 值 |
| 男 | 7 | 129.9 | 136.8 | 131.1 | −6.9 | 5.7 | | | 129.9 | 133.9 | 132.3 | −3.9 | 1.6 | | |
| | 8 | 129.1 | 132.0 | 120.0 | −2.9 | 12.0 | 8.146 | 0.000 | 128.7 | 124.1 | 122.5 | 4.6 | 1.7 | 4.288 | 0.000 |
| | 9 | 121.4 | 128.0 | 115.3 | −6.6 | 12.7 | 4.928 | 0.000 | 126.4 | 116.8 | 113.9 | 9.6 | 2.8 | 8.898 | 0.000 |
| | 10 | 118.1 | 123.3 | 110.7 | −5.2 | 12.6 | 7.023 | 0.000 | 121.7 | 113.9 | 109.9 | 7.8 | 4.0 | 8.868 | 0.000 |
| | 11 | 110.6 | 120.3 | 105.9 | −9.7 | 14.5 | 3.837 | 0.000 | 117.4 | 109.8 | 107.7 | 7.6 | 2.1 | 7.578 | 0.000 |
| | 12 | 104.3 | 111.9 | 101.8 | −7.6 | 10.1 | | | 113.5 | 104.8 | 107.6 | 8.7 | −2.8 | 4.198 | 0.000 |
| | 平均增长 | | | | −6.5 | 11.2 | | | | | | 5.7 | 1.6 | | |
| 女 | 7 | 131.8 | 140.1 | 132.0 | −8.3 | 8.1 | | | 131.8 | 135.4 | 138.1 | −3.6 | −2.7 | | |
| | 8 | 131.8 | 133.7 | 127.2 | −1.9 | 6.5 | 4.083 | 0.000 | 130.0 | 126.6 | 127.8 | 3.4 | −1.2 | 2.201 | 0.030 |
| | 9 | 124.6 | 129.9 | 121.7 | −5.3 | 8.2 | 2.539 | 0.012 | 130.2 | 120.3 | 120.3 | 9.9 | 0.0 | 8.77 | 0.000 |
| | 10 | 117.0 | 125.9 | 117.3 | −8.9 | 8.6 | | | 126.6 | 119.0 | 117.2 | 7.6 | 1.8 | 7.706 | 0.000 |
| | 11 | 114.4 | 121.8 | 112.6 | −7.4 | 9.2 | | | 123.2 | 113.4 | 116.1 | 9.8 | −2.6 | 6.469 | 0.000 |
| | 12 | 111.7 | 115.6 | 110.5 | −3.9 | 5.1 | | | 120.3 | 110.6 | 113.5 | 9.7 | −2.9 | 7.541 | 0.000 |
| | 平均增长 | | | | −5.9 | 7.6 | | | | | | 6.1 | −1.3 | | |

注：# 2005 年与 1985 年长跑速度 $t$ 检验。

长；城男前10年平均增长9.4厘米，后10年增长速度减缓为2.1厘米；女生变化与男生相近，城女前10年平均增长8.2厘米，后10年减缓为2.1厘米；乡女前10年增长17.3厘米，但后10年却下降16.7厘米，2005年14～17岁乡女立定跳远差于1985年($t_{14}=-4.741$，$t_{15}=-10.496$，$t_{16}=-2.848$，$t_{17}=-4.474$，$P<0.005$)。

### 3.4.3 耐力素质

12岁以下学生通过50米×8往返跑测试学生耐力，城市11岁、12岁组，乡村9～12岁组男生快于女生，其他年龄组男女生无显著性差异；9～12岁年龄组城市学生快于乡村。

城市学生的50米×8往返跑成绩在1995年出现明显下降，男生10年平均减慢11.2秒，女生平均减慢7.6秒；近10年城市学生的成绩出现了一定的提高，但2005年男生8～11岁、女生8、9岁组成绩仍差于1985年，差异显著。

乡村学生前10年变化较小，但是近10年耐力素质出现较大滑坡，男生平均减慢5.7秒，女生6.1秒；2005年乡村学生耐力素质显著差于1985年(表4)。

女生800米跑成绩14岁组城市好于乡村，而16岁组乡村女生明显占优势；13岁、14岁城男1 000米跑好于乡村，但是其他年龄组城乡没有差异。

20年来，学生1 000米、800米长跑成绩出现持续下降，但城乡变化幅度不同，城市学生在前10年出现较大幅度下降，其后下降幅度有所减缓；乡村学生则在近10年出现大幅度的下降；2005年13～17岁学生的长跑成绩为20年来最低水平。

## 4 讨论

生长长期变化真实反映了不同人群的生长发育水平伴随社会经济发展所经历的一系列变化，当社会经济发展、人民生活水平和营养状况得到明显改善时，可表现为正向增长。改革开放25年来，厦门特区取得惊人的发展，学生生长发育状况呈现长期加速趋势，从另一个侧面充分反映了厦门经济腾飞、生活水平提高、营养和生活环境条件的改善。

但是儿童生长的长期变化是有一定限度的，近5年来厦门城市学生身高、体重、胸围的增长已趋缓慢，城市女生胸围甚至出现了负增长，这一现象应引起社会的关注。

城乡学生的生长发育差异仍然存在，但差异呈缩小趋势。部分指标乡村学生的增长值已经明显高于城市学生。近年来厦门乡村城市化进程加快，乡村生活水平显著提高，营养改善，致使乡村学生生长发育潜力得到较好的发挥。

生长发育水平的提高不但包括身体形态，更应当关注机能水平，运动素质作为人体机能水平的一种表现形式，其水平与身体形态是否相协调，是综合评价人体体质优劣的重要方面。20年来厦门学生除了速度素质有所增长外，肺活量、耐力等指标出现下降趋势，提示厦门学生体质从本质上并未全面协调地得到发展。

耐力跑既可以反映肌肉耐力，又可反映呼吸系统和心血管系统的机能水平，是国内外评价心血管系统机能水平最简单的方法之一。有专家指出：要想阻止住学生的运动素质下降的趋势，首先要阻止住耐力素质的进一步下降。而在身高与体重增加的同时，厦门学生肺活量与运动素质(尤其是耐力)下降，这会增加心血管系统、呼吸系统与运动系统的负担，不利于身体健康。

与学生体质调研同期进行的一项对初一、初二、高一学生(1 115 人)及体育教师问卷调查表明,66.28%的学生平均每天用于体锻的时间少于 1 小时;72.47%的学生认为造成身体不好的原因是体育锻炼不够,不积极参加体育锻炼的原因 60.18%是怕累,60.00%是没有养成锻炼的习惯;喜欢参加的体育活动是球类、游泳;仅 19.19%喜欢长跑,不喜欢长跑是因为怕累及认为长跑单调及枯燥;62.96%的体育教师认为学生课业学习负担很重。传统耐力项目体育教学方法陈旧,训练单一,学生因为怕累,对相对枯燥的耐力项目存在排斥心理,平时没有养成锻炼的习惯,加上课业负担、家长不支持,体育锻炼远远不足,造成学生耐力素质严重滑坡。随着学生进入毕业班级,该情况将更严重。

经常参加体育活动,不仅可以给紧张的学习生活增添乐趣,安全的提高身体健康素质,还能培养学生良好的个性和性格。随着厦门经济发展,教育、体育卫生的投入也逐年增加,多数学校都改建、扩建、新建体育场馆,添置塑胶跑道及运动器械,体育教育改革也在逐步推进,但是学生素质却出现明显的反差,这一反常现象应引起全社会的重视。建议家长、学校、社会携手,确保每日 1 小时锻炼时间,多组织学生喜欢、多样的球类及游泳运动,让学生在快乐体育中全面、科学的锻炼,培养吃苦耐劳、勇敢刚毅的意志品质,养成终身体育观念,促进身心健康发展。

厦门小学生体质近 10 年来有所进步,可能与小学素质教育进程的推进,"减负"的落实,环境的改善及营养水平提高有关;乡村学生的立定跳远、50 米往返跑成绩下降可能与近年学校的改、扩建占用了学生的运动场所有关,加上大部分乡村城市化,学生体力劳动明显减少,影响了身体素质。中学生、乡村学生,尤其是乡村女中学生是另一个让人担忧的人群,他们的耐力、下肢力量近 10 年下降明显,有些指标甚至差于 1985 年。13～17 岁的学生正是体质发育的关键时期,但是升学压力、学业负担让学生忽视了锻炼,影响了健康。另外,随着学校的发展,学校规模越来越大,将有越来越多的中学生离开家庭照顾,独立生活,让学生了解掌握合理膳食、均衡营养的科学知识,科学安排生活,坚持锻炼等至关重要。

调查发现学生发育明显提前,女生生长发育突增时间提前到 8、9 岁,男生也在 11～13 岁出现大幅度的增长。过早过快的增长将给学生带来一系列的生理和心理方面的疑虑和困惑,而当前学校的相关教育相对滞后,针对这一情况,厦门已逐步从中小学开始开展心理教育,每个学校增设心理教师编制,但学校的青春期教育及健康教育的开展却不全面。学校健康教育影响人的整个生命周期,建议教育部门在素质教育课程改革的过程中加快学校健康教育的整合、渗透,改变学生行为,以促进身心健康,提高终身生活质量。

(福建省学生体质与健康调研组选送)

**参考文献:**

[1] 中国学生体质与健康研究组.改革开放 20 年中国汉族学生体质状况的动态分析.2000 年中国学生体质与健康调研报告[M].北京:高等教育出版社,2002.

[2] 陈美娟,吴卡玲.厦门市女生月经初潮年龄动态分析[J].中国学校卫生,2002,23(1):50.

[3] 季成叶.儿童少年卫生学[M].北京:人民卫生出版社,2003.

[4] 陈智寿.学生体质健康状态与体育课程改革成果的反差[J].体育学刊,2002,9(4):8-10.

# 江西省学生体质发展规律及对策研究

刘建平　邱月婷　范志红　执笔

## 1　前言

当今世界是科学技术竞争的世界，这种竞争归根到底是人才的竞争。人才素质是由综合素质构成的，综合素质决定人类社会的发展。而人的体质又是综合素质中的重要组成部分。毛泽东同志早在1917年总结古今中外的发展史时说到“无体则无德智”也就是这个道理。社会要发展必须以人为本，国家要发展必须增强国民体质。

新中国成立后，党和国家政府十分关心青少年学生的体质和健康状况，下发了一系列法规性文件，采取了许多有效的方法，使我国青少年体质和健康水平有了一个质的飞跃。这在历次全国学生体质与健康调查研究中得到了证实。我国自改革开放以后，发生了巨大的变化，综合国力大大增强。世界公认，改革开放以来中国是经济发展最快的国家。江西省在改革开放的浪潮中，也不断崛起，特别是最近几年，江西省已成为全国发展速度最快的省份之一。为此，了解改革开放以来江西省学生体质的现状和变化规律，能够为新世纪更加全面贯彻和落实《中共中央国务院关于深化教育改革全面推进素质教育的决定》，推行《面向21世纪教育振兴行动计划》，以及贯彻2006年12月23日在全国学校体育工作会议中提出的“全国亿万学生阳光体育运动”的精神而不断总结经验，为教育、体育、卫生等部门提供干预性建议和科学依据。

## 2　研究对象、方法和内容

### 2.1　研究对象

调查对象基本情况见表1。

**表1　1985年与2005年调查对象基本情况**

| 基本情况 | 1985年 | 2005年 |
|---|---|---|
| 样本来源 | 10个市县64所中小学和3所大学 | 9个市县43所中小学和3所大学 |
| 年龄范围 | 7～22岁 | 6～22岁 |
| 分组 | 每岁1组，共16个年龄组 | 每岁1组，共17个年龄组 |
| 类别 | 城男、城女、乡男、乡女 | 城男、城女、乡男、乡女 |
| 样本总量 | 28 119人 | 13 600人 |

## 2.2 研究方法和内容

为研究江西省学生体质的动态变化和发展规律，将江西省1985年和2005年调查资料作一比较。为了保证两次学生体质调研内容的连续性和样本的代表性，在2005年的体质调研中，严格按照《2005年全国学生体质与健康调查工作手册》中的要求执行，对检测人员进行上岗培训，样本构成采取分层随机整群抽样，实测的指标尽管存在一定的个体差异，但总体能反映学生体质的基本特征。测试指标分为身体形态、身体机能和身体素质指标3类，见表2。

**表2　1985年与2005年可比指标**

| 测试内容 | 身高 | 体重 | 胸围 | 脉搏 | 肺活量 | 50m跑 | 立定跳远 | 斜伸引体 | 引体向上 | 仰卧起坐 | 50 m×8往返跑 | 800 m跑 | 1 000 m跑 |
|---|---|---|---|---|---|---|---|---|---|---|---|---|---|
| 7～12岁 | 0 | 0 | 0 | 0 | 0 | 0 | 0 | 0 | | 0 | 0 | | |
| 13～22岁 | 0 | 0 | 0 | 0 | 0 | 0 | 0 | | 0 | 0 | | 0 | 0 |

注：1. 填“0 ”的表示有此检测项目。

2. 每个检测对象形态指标3项，机能指标2项，素质指标4项。

# 3　研究结果和分析

## 3.1 身体形态有所增长，但发展缓慢

身高、体重、胸围是衡量学生生长发育的3大重要指标，从检测指标的统计结果来看，3项指标的均值都是随着年龄的增长而增长。2005年男女学生的身高、体重、胸围与1985年比较，城男的身高平均增长了4.05厘米，城女增长了2.92厘米，乡男增长了5.76厘米，乡女增长了4.46厘米；城男的体重平均增长了6.33千克，城女增长了3.72千克，乡男增长了4.85千克，乡女增长了2.84千克；城男的胸围平均增长了1.78厘米，城女增长了2.70厘米，乡男增长了0.30厘米，乡女增长了0.90厘米，见表3～表5。

## 3.2 身体机能出现明显负增长

### 3.2.1　学生的脉搏频率状况

基本上随着年龄的增长而逐渐减低，到18岁时趋于基本稳定阶段。2005年男女学生的脉搏与1985年比较，城男的平均增长了1.00次/分，城女增长了0.60次/分，乡男下降了0.48次/分，乡女下降了1.90次/分，见表6。

### 3.2.2　学生肺活量状况

检查结果表明肺活量随着年龄的增长而升高，男女生在12岁以前差异不大，男生稍高于女

表 3　江西省 1985 年与 2005 年男女学生身高均值比较

（单位:cm）

| 年龄/岁 | 城男 | | | 乡男 | | | 城女 | | | 乡女 | | |
|---|---|---|---|---|---|---|---|---|---|---|---|---|
| | 1985 年 | 2005 年 | 2005—1985 年 | 1985 年 | 2005 年 | 2005—1985 年 | 1985 年 | 2005 年 | 2005—1985 年 | 1985 年 | 2005 年 | 2005—1985 年 |
| 7 | 120.29 | 125.00 | 4.71 | 115.14 | 121.28 | 6.14 | 118.93 | 122.95 | 4.02 | 114.57 | 118.75 | 4.18 |
| 8 | 124.54 | 130.46 | 5.92 | 119.27 | 126.24 | 6.97 | 123.80 | 128.73 | 4.93 | 118.13 | 125.22 | 7.09 |
| 9 | 130.07 | 134.47 | 4.40 | 124.62 | 130.60 | 5.98 | 129.01 | 134.53 | 5.52 | 123.13 | 130.31 | 7.18 |
| 10 | 134.67 | 139.46 | 4.79 | 128.39 | 136.00 | 7.61 | 135.24 | 140.95 | 5.71 | 128.34 | 135.44 | 7.10 |
| 11 | 139.44 | 143.68 | 4.24 | 132.70 | 140.45 | 7.75 | 141.36 | 144.64 | 3.28 | 133.23 | 141.38 | 8.15 |
| 12 | 143.19 | 150.86 | 7.67 | 137.26 | 146.72 | 9.46 | 145.98 | 150.74 | 4.76 | 138.61 | 146.77 | 8.16 |
| 13 | 151.82 | 158.82 | 7.00 | 145.04 | 155.01 | 9.97 | 151.30 | 155.65 | 4.35 | 146.36 | 152.52 | 6.16 |
| 14 | 158.17 | 163.37 | 5.20 | 151.43 | 161.94 | 10.51 | 154.41 | 155.84 | 1.43 | 150.30 | 154.74 | 4.44 |
| 15 | 163.46 | 168.20 | 4.74 | 158.02 | 163.66 | 5.64 | 155.06 | 157.67 | 2.61 | 152.78 | 156.38 | 3.60 |
| 16 | 166.11 | 169.26 | 3.15 | 161.40 | 165.83 | 4.43 | 156.23 | 158.58 | 2.35 | 153.35 | 155.97 | 2.62 |
| 17 | 167.68 | 169.95 | 2.27 | 163.35 | 167.61 | 4.26 | 156.66 | 157.48 | 0.82 | 153.71 | 156.31 | 2.60 |
| 18 | 168.20 | 170.45 | 2.25 | 165.07 | 167.90 | 2.83 | 156.87 | 159.92 | 3.05 | 154.37 | 155.75 | 1.38 |
| 19 | 168.02 | 171.17 | 3.15 | 163.75 | 167.60 | 3.85 | 157.67 | 159.53 | 1.86 | 154.15 | 156.50 | 2.35 |
| 20 | 168.16 | 169.96 | 1.80 | 165.67 | 168.29 | 2.62 | 158.59 | 159.19 | 0.60 | 154.63 | 157.48 | 2.85 |
| 21 | 168.59 | 170.67 | 2.08 | 165.76 | 167.42 | 1.66 | 157.96 | 158.87 | 0.91 | 155.38 | 156.53 | 1.15 |
| 22 | 169.50 | 170.95 | 1.45 | 166.52 | 169.03 | 2.51 | 158.28 | 158.89 | 0.61 | 155.66 | 158.06 | 2.40 |
| 7～22 岁平均增长值 | | | 4.05 | | | 5.76 | | | 2.92 | | | 4.46 |

表 4 江西省 1985 年与 2005 年男女学生体重均值比较

（单位：kg）

| 年龄/岁 | 城男 | | | 乡男 | | | 城女 | | | 乡女 | | |
|---|---|---|---|---|---|---|---|---|---|---|---|---|
| | 1985 年 | 2005 年 | 2005—1985 年 | 1985 年 | 2005 年 | 2005—1985 年 | 1985 年 | 2005 年 | 2005—1985 年 | 1985 年 | 2005 年 | 2005—1985 年 |
| 7 | 20.97 | 25.10 | 4.13 | 19.39 | 22.91 | 3.52 | 20.27 | 23.78 | 3.51 | 19.10 | 21.81 | 2.71 |
| 8 | 22.55 | 28.32 | 5.77 | 20.96 | 25.24 | 4.28 | 22.14 | 26.50 | 4.36 | 20.53 | 24.61 | 4.08 |
| 9 | 25.08 | 30.68 | 5.60 | 23.38 | 27.57 | 4.19 | 24.30 | 29.37 | 5.07 | 22.84 | 26.64 | 3.80 |
| 10 | 27.61 | 33.88 | 6.27 | 25.25 | 30.84 | 5.59 | 27.45 | 33.76 | 6.31 | 25.34 | 30.57 | 5.23 |
| 11 | 30.00 | 36.04 | 6.04 | 27.35 | 32.96 | 5.61 | 30.83 | 35.79 | 4.96 | 28.05 | 33.61 | 5.56 |
| 12 | 32.47 | 42.40 | 9.93 | 30.12 | 37.07 | 6.95 | 34.38 | 40.89 | 6.51 | 31.33 | 37.96 | 6.63 |
| 13 | 39.06 | 47.73 | 8.67 | 35.42 | 43.29 | 7.87 | 39.64 | 45.94 | 6.30 | 37.39 | 43.26 | 5.87 |
| 14 | 43.95 | 51.40 | 7.45 | 40.18 | 49.60 | 9.42 | 43.41 | 46.98 | 3.57 | 42.09 | 45.87 | 3.78 |
| 15 | 48.92 | 56.34 | 7.42 | 45.83 | 49.93 | 4.10 | 45.72 | 48.92 | 3.20 | 45.25 | 48.25 | 3.00 |
| 16 | 52.15 | 58.07 | 5.92 | 49.50 | 54.37 | 4.87 | 47.05 | 51.43 | 4.38 | 47.14 | 48.47 | 1.33 |
| 17 | 54.05 | 59.49 | 5.44 | 52.12 | 56.52 | 4.40 | 48.23 | 50.95 | 2.72 | 48.30 | 49.91 | 1.61 |
| 18 | 55.23 | 61.22 | 5.99 | 54.86 | 56.82 | 1.96 | 48.46 | 51.40 | 2.94 | 49.71 | 49.01 | −0.70 |
| 19 | 55.43 | 63.08 | 7.65 | 53.03 | 57.64 | 4.61 | 48.81 | 51.54 | 2.73 | 48.82 | 50.19 | 1.37 |
| 20 | 55.82 | 59.58 | 3.76 | 54.25 | 57.36 | 3.11 | 50.23 | 50.35 | 0.12 | 48.97 | 50.65 | 1.68 |
| 21 | 56.21 | 62.00 | 5.79 | 54.41 | 58.40 | 3.99 | 48.62 | 50.87 | 2.25 | 49.56 | 48.90 | −0.66 |
| 22 | 56.40 | 61.79 | 5.39 | 55.91 | 58.96 | 3.05 | 48.45 | 48.97 | 0.52 | 49.87 | 50.07 | 0.20 |
| 7～22 岁平均增长值 | | | 6.33 | | | 4.85 | | | 3.72 | | | 2.84 |

表 5　江西省 1985 年与 2005 年男女学生胸围均值比较

（单位：cm）

| 年龄/岁 | 城男 | | | 乡男 | | | 城女 | | | 乡女 | | |
|---|---|---|---|---|---|---|---|---|---|---|---|---|
| | 1985 年 | 2005 年 | 2005—1985 年 | 1985 年 | 2005 年 | 2005—1985 年 | 1985 年 | 2005 年 | 2005—1985 年 | 1985 年 | 2005 年 | 2005—1985 年 |
| 7 | 56.32 | 58.36 | 2.04 | 56.00 | 56.52 | 0.52 | 55.27 | 56.20 | 0.93 | 55.24 | 53.40 | −1.84 |
| 8 | 57.62 | 60.83 | 3.21 | 57.51 | 58.22 | 0.71 | 56.78 | 58.42 | 1.64 | 56.49 | 55.32 | −1.17 |
| 9 | 59.54 | 62.27 | 2.73 | 59.48 | 60.00 | 0.52 | 58.44 | 60.51 | 2.07 | 58.35 | 57.21 | −1.14 |
| 10 | 61.80 | 64.55 | 2.75 | 60.97 | 62.54 | 1.57 | 60.95 | 63.66 | 2.71 | 60.68 | 59.69 | −0.99 |
| 11 | 63.61 | 66.12 | 2.51 | 62.64 | 63.51 | 0.87 | 63.62 | 65.99 | 2.37 | 62.92 | 62.54 | −0.38 |
| 12 | 65.53 | 70.34 | 4.81 | 64.77 | 66.90 | 2.13 | 66.83 | 70.36 | 3.53 | 65.51 | 66.80 | 1.29 |
| 13 | 70.84 | 73.37 | 2.53 | 68.28 | 70.01 | 1.73 | 71.75 | 74.76 | 3.01 | 70.23 | 71.52 | 1.29 |
| 14 | 74.65 | 75.95 | 1.30 | 71.89 | 73.87 | 1.98 | 74.52 | 75.48 | 0.96 | 73.72 | 74.36 | 0.64 |
| 15 | 78.33 | 79.32 | 0.99 | 75.81 | 74.98 | −0.83 | 76.36 | 77.03 | 0.67 | 75.79 | 76.81 | 1.02 |
| 16 | 81.16 | 80.52 | −0.64 | 78.45 | 77.38 | −1.07 | 76.96 | 79.22 | 2.26 | 77.23 | 78.61 | 1.38 |
| 17 | 82.69 | 81.84 | −0.85 | 80.47 | 79.24 | −1.23 | 77.84 | 79.33 | 1.49 | 77.95 | 78.58 | 0.63 |
| 18 | 83.73 | 84.40 | 0.67 | 82.70 | 80.26 | −2.44 | 77.74 | 80.91 | 3.17 | 78.53 | 77.38 | −1.15 |
| 19 | 82.27 | 85.11 | 2.84 | 81.75 | 83.07 | 1.32 | 74.29 | 80.17 | 5.88 | 75.36 | 80.17 | 4.81 |
| 20 | 82.81 | 83.76 | 0.95 | 82.83 | 82.58 | −0.25 | 74.76 | 78.25 | 3.49 | 75.68 | 79.40 | 3.72 |
| 21 | 83.25 | 85.52 | 2.27 | 82.81 | 83.33 | 0.52 | 73.80 | 79.61 | 5.81 | 74.89 | 78.92 | 4.03 |
| 22 | 83.73 | 84.07 | 0.34 | 84.14 | 82.84 | −1.30 | 73.34 | 76.64 | 3.30 | 75.78 | 77.97 | 2.19 |
| 7～22 岁平均增长值 | | | 1.78 | | | 0.30 | | | 2.70 | | | 0.90 |

表 6　江西省 1985 年与 2005 年男女学生脉搏均值比较

（单位:次/min）

| 年龄/岁 | 城男 | | | 乡男 | | | 城女 | | | 乡女 | | |
|---|---|---|---|---|---|---|---|---|---|---|---|---|
| | 1985 年 | 2005 年 | 2005—1985 年 | 1985 年 | 2005 年 | 2005—1985 年 | 1985 年 | 2005 年 | 2005—1985 年 | 1985 年 | 2005 年 | 2005—1985 年 |
| 7 | 87.70 | 85.30 | −2.40 | 90.50 | 88.09 | −2.41 | 87.60 | 84.40 | −3.20 | 91.90 | 85.27 | −6.63 |
| 8 | 85.80 | 84.08 | −1.72 | 89.50 | 85.46 | −4.04 | 86.90 | 85.14 | −1.76 | 90.40 | 83.39 | −7.01 |
| 9 | 84.30 | 85.39 | 1.09 | 88.30 | 88.35 | 0.05 | 85.30 | 84.49 | −0.81 | 89.50 | 85.44 | −4.06 |
| 10 | 83.80 | 85.53 | 1.73 | 87.20 | 83.89 | −3.31 | 84.60 | 84.71 | 0.11 | 88.40 | 83.55 | −4.85 |
| 11 | 82.60 | 84.70 | 2.10 | 86.10 | 85.88 | −0.22 | 84.80 | 81.42 | −3.38 | 87.80 | 84.51 | −3.29 |
| 12 | 82.30 | 82.36 | 0.06 | 84.00 | 84.87 | 0.87 | 83.30 | 82.30 | −1.00 | 86.60 | 84.05 | −2.55 |
| 13 | 80.90 | 81.69 | 0.79 | 83.20 | 80.49 | −2.71 | 83.10 | 82.75 | −0.35 | 85.50 | 82.84 | −2.66 |
| 14 | 80.50 | 81.81 | 1.31 | 82.00 | 80.84 | −1.16 | 81.50 | 82.15 | 0.65 | 83.80 | 80.53 | −3.27 |
| 15 | 79.90 | 80.93 | 1.03 | 81.50 | 79.61 | −1.89 | 81.20 | 80.94 | −0.26 | 83.90 | 80.84 | −3.06 |
| 16 | 78.80 | 81.34 | 2.54 | 82.10 | 79.54 | −2.56 | 81.20 | 82.46 | 1.26 | 83.40 | 78.92 | −4.48 |
| 17 | 79.80 | 79.57 | −0.23 | 80.40 | 77.42 | −2.98 | 80.90 | 82.42 | 1.52 | 82.50 | 76.57 | −5.93 |
| 18 | 78.90 | 79.13 | 0.23 | 80.30 | 76.63 | −3.67 | 79.80 | 82.76 | 2.96 | 82.90 | 80.69 | −2.21 |
| 19 | 77.30 | 79.79 | 2.49 | 75.10 | 80.74 | 5.64 | 77.80 | 81.79 | 3.99 | 77.00 | 79.23 | 2.23 |
| 20 | 77.30 | 79.16 | 1.86 | 76.50 | 80.31 | 3.81 | 78.70 | 81.40 | 2.70 | 76.60 | 82.57 | 5.97 |
| 21 | 75.80 | 80.92 | 5.12 | 75.30 | 80.58 | 5.28 | 77.00 | 80.97 | 3.97 | 76.80 | 82.03 | 5.23 |
| 22 | 77.50 | 77.54 | 0.04 | 75.10 | 76.75 | 1.65 | 78.00 | 81.27 | 3.27 | 72.40 | 78.65 | 6.25 |
| 7～22 岁平均增长值 | | | 1.00 | | | −0.48 | | | 0.60 | | | −1.90 |

生，12 岁以后差异逐渐增大，18 岁以后男女肺活量基本趋于稳定，这时女生的肺活量只有男生的 70%左右。从肺活量/体重指数 20 年间的变化趋势来看，城乡男女各年龄段均有不同程度的降低，见图 1、图 2。其中，城市男女和乡村女生下降的趋势明显。19～22 岁农村男生高于城市男生，城市女生又高于乡村女生。

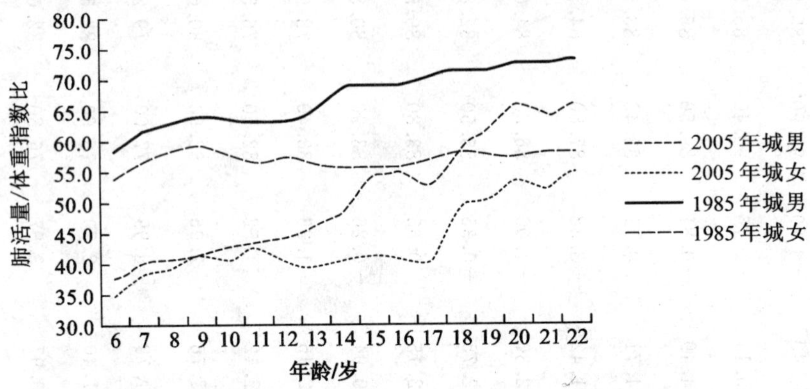


**图 1　江西省 1985 年和 2005 年城市学生肺活量/体重指数比较图(6～22 岁)**

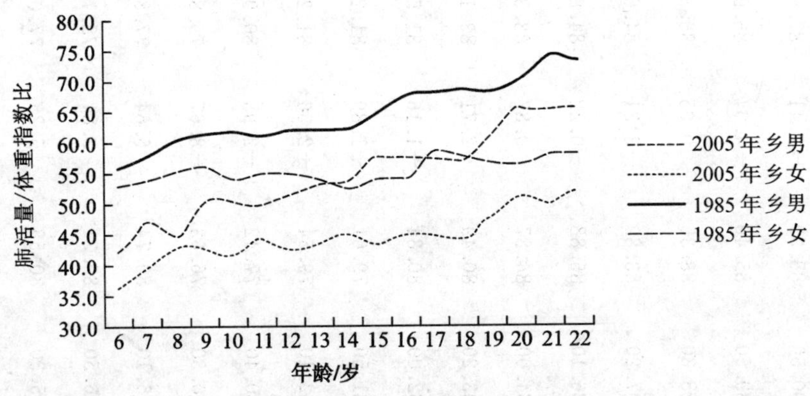


**图 2　江西省 1985 年和 2005 年乡村学生肺活量/体重指数比较图(6～22 岁)**

## 3.3　身体素质和运动能力提高不明显，速度和耐力素质下降

### 3.3.1　50 米跑

男女生在 10 岁前的差异较小，随后男生成绩提高明显，女生较缓慢，男生最好的均值出现在 17 岁左右，女生最好的均值出现在 14 岁左右。与 1985 年比较，男女生在 13 岁以前均低于 1985 年，13 岁以后又超过 1985 年，到 17 岁左右又低于 1985 年，见图 3、图 4。

### 3.3.2　立定跳远

随着年龄的增长，城男生立定跳远成绩呈增长趋势，与 1985 年比较，城男提高了 3.75 厘米，

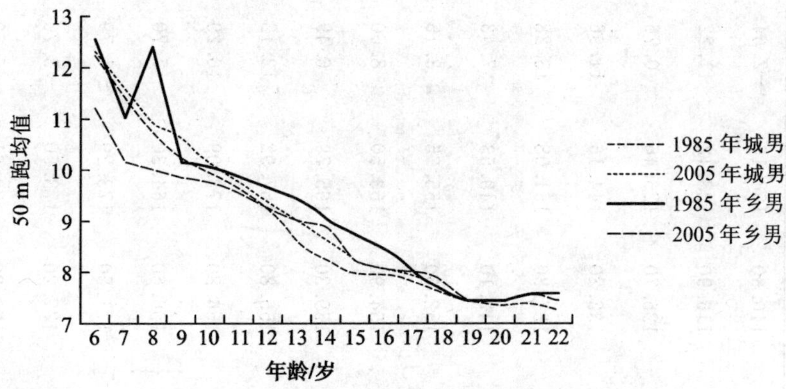


**图 3　1985 年和 2005 年江西省男生 50 米跑成绩均值比较图(6～22 岁)**

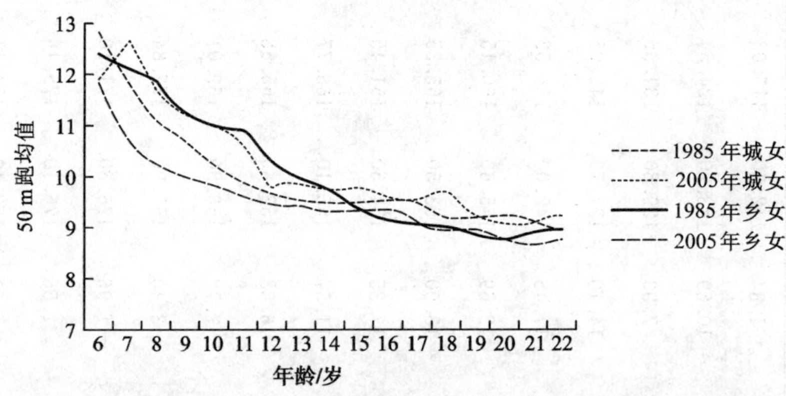


**图 4　1985 年和 2005 年江西省女生 50 米跑成绩均值比较图(6～22 岁)**

城女提高了 7.00 厘米，乡男提高了 8.83 厘米，乡女提高了 5.73 厘米，见表 7。

### 3.3.3　耐力跑

7～12 岁男女生 50 米×8 往返跑，13～22 岁男生 1 000 米跑，女生 800 米跑成绩与 1985 年比较呈下降趋势，7～12 岁 50 米×8 往返跑城男下降幅度为 7.68 ～12.63 秒，城女下降幅度为 0.07～6.74 秒，乡男下降幅度为 2.38～11.37 秒，乡女下降幅度为 3.07～15.23 秒。13～18 岁城男 1 000 米跑下降幅度为 1.30～25.87 秒，乡男下降幅度为 13.77～32.11 秒，城女 800 米跑下降幅度为 7.83～21.92 秒，乡女下降幅度为 8.87～35.62 秒，见表 8。

### 3.3.4　力量素质

7～12 岁男生斜身引体，13～22 岁男生引体向上，7～22 岁女生仰卧起坐成绩与 1985 年比较，除城男引体向上成绩下降 0.87 次以及乡男引体向上下降了 0.78 次外，其他项目都呈现出增长趋势，7～12 岁的斜身引体城男提高了 16.14 次/分，乡男增长了 15.29 次/分，女生仰卧起坐城女增长了 8.44 次/分，乡女增长了 10.38 次/分，见表 9。

表 7　江西省 1985 年与 2005 年男女学生立定跳远均值比较

（单位：cm）

| 年龄/岁 | 城男 | | | 乡男 | | | 城女 | | | 乡女 | | |
|---|---|---|---|---|---|---|---|---|---|---|---|---|
| | 1985 年 | 2005 年 | 2005—1985 年 | 1985 年 | 2005 年 | 2005—1985 年 | 1985 年 | 2005 年 | 2005—1985 年 | 1985 年 | 2005 年 | 2005—1985 年 |
| 7 | 122.80 | 122.62 | −0.18 | 116.60 | 117.94 | 1.34 | 112.80 | 115.03 | 2.23 | 110.80 | 108.16 | −2.64 |
| 8 | 133.10 | 132.82 | −0.28 | 122.40 | 133.09 | 10.69 | 123.90 | 124.54 | 0.64 | 116.90 | 128.12 | 11.22 |
| 9 | 139.10 | 146.21 | 7.11 | 133.00 | 140.93 | 7.93 | 129.80 | 134.95 | 5.15 | 125.70 | 126.46 | 0.76 |
| 10 | 148.30 | 152.23 | 3.93 | 141.80 | 155.90 | 14.10 | 137.70 | 142.05 | 4.35 | 132.20 | 144.16 | 11.96 |
| 11 | 157.30 | 160.06 | 2.76 | 147.70 | 165.15 | 17.45 | 142.00 | 156.52 | 14.52 | 137.80 | 151.08 | 13.28 |
| 12 | 163.80 | 173.62 | 9.82 | 154.50 | 167.19 | 12.69 | 145.60 | 160.15 | 14.55 | 142.10 | 149.53 | 7.43 |
| 13 | 178.10 | 193.14 | 15.04 | 169.20 | 187.20 | 18.00 | 153.50 | 165.35 | 11.85 | 152.60 | 155.75 | 3.15 |
| 14 | 191.30 | 204.89 | 13.59 | 180.60 | 197.95 | 17.35 | 154.50 | 161.45 | 6.95 | 154.90 | 163.50 | 8.60 |
| 15 | 204.20 | 215.12 | 10.92 | 194.40 | 205.97 | 11.57 | 155.10 | 166.77 | 11.67 | 159.30 | 165.79 | 6.49 |
| 16 | 212.90 | 220.17 | 7.27 | 201.50 | 218.18 | 16.68 | 153.80 | 165.68 | 11.88 | 155.80 | 167.92 | 12.12 |
| 17 | 219.20 | 226.29 | 7.09 | 211.50 | 219.22 | 7.72 | 156.80 | 169.01 | 12.21 | 156.80 | 173.09 | 16.29 |
| 18 | 225.90 | 235.35 | 9.45 | 217.20 | 220.60 | 3.40 | 157.90 | 177.84 | 19.94 | 156.60 | 164.30 | 7.70 |
| 19 | 239.50 | 232.20 | −7.30 | 231.10 | 229.14 | −1.96 | 176.80 | 171.10 | −5.70 | 171.50 | 173.29 | 1.79 |
| 20 | 236.70 | 231.26 | −5.44 | 232.30 | 233.86 | 1.56 | 176.10 | 175.16 | −0.94 | 177.20 | 173.50 | −3.70 |
| 21 | 239.00 | 231.54 | −7.46 | 233.70 | 232.19 | −1.51 | 173.10 | 174.11 | 1.01 | 180.20 | 173.61 | −6.59 |
| 22 | 241.10 | 234.79 | −6.31 | 233.10 | 237.44 | 4.34 | 172.40 | 174.00 | 1.60 | 172.20 | 176.09 | 3.89 |
| 7～22 岁平均增长值 | | | 3.75 | | | 8.83 | | | 7.00 | | | 5.73 |

表 8　江西省 1985 年与 2005 年男女学生耐力均值比较(7～12 岁,50m×8 往返跑;13～22 岁,男生 1 000m 跑,女生 800m 跑)　(单位:s)

| 年龄/岁 | 城男 | | | 乡男 | | | 城女 | | | 乡女 | | |
|---|---|---|---|---|---|---|---|---|---|---|---|---|
| | 1985 年 | 2005 年 | 2005—1985 年 | 1985 年 | 2005 年 | 2005—1985 年 | 1985 年 | 2005 年 | 2005—1985 年 | 1985 年 | 2005 年 | 2005—1985 年 |
| 7 | 126.62 | 139.25 | 12.63 | 126.45 | 137.82 | 11.37 | 132.70 | 137.99 | 5.29 | 132.19 | 138.68 | 6.49 |
| 8 | 119.61 | 130.13 | 10.52 | 121.54 | 131.06 | 9.52 | 125.99 | 131.51 | 5.52 | 127.10 | 130.17 | 3.07 |
| 9 | 115.24 | 125.21 | 9.97 | 115.60 | 126.28 | 10.68 | 121.36 | 128.10 | 6.74 | 121.97 | 127.55 | 5.58 |
| 10 | 111.95 | 120.13 | 8.18 | 111.60 | 113.98 | 2.38 | 117.91 | 122.98 | 5.07 | 117.26 | 123.44 | 6.18 |
| 11 | 107.99 | 116.62 | 8.63 | 107.97 | 113.26 | 5.29 | 115.27 | 117.19 | 1.92 | 114.60 | 125.27 | 10.67 |
| 12 | 105.49 | 113.17 | 7.68 | 106.22 | 113.02 | 6.80 | 114.71 | 114.78 | 0.07 | 113.09 | 128.32 | 15.23 |
| 7～12 岁平均增长值 | | | 9.60 | | | 7.67 | | | 4.10 | | | 7.87 |
| 13 | 269.95 | 295.82 | 25.87 | 265.00 | 294.66 | 29.66 | 238.69 | 256.63 | 17.94 | 229.43 | 265.05 | 35.62 |
| 14 | 258.90 | 273.13 | 14.23 | 256.30 | 288.41 | 32.11 | 240.63 | 257.17 | 16.54 | 229.81 | 261.92 | 32.11 |
| 15 | 249.33 | 264.88 | 15.55 | 249.60 | 276.97 | 27.37 | 244.63 | 258.35 | 13.72 | 230.65 | 261.10 | 30.45 |
| 16 | 247.21 | 259.36 | 12.15 | 240.65 | 264.91 | 24.26 | 243.91 | 253.85 | 9.94 | 230.90 | 259.74 | 28.84 |
| 17 | 244.44 | 254.39 | 9.95 | 233.93 | 263.93 | 30.00 | 247.67 | 255.50 | 7.83 | 229.26 | 261.60 | 32.34 |
| 18 | 238.83 | 240.13 | 1.30 | 231.42 | 249.14 | 17.72 | 248.08 | 244.00 | −4.08 | 232.69 | 256.97 | 24.28 |
| 19 | 221.20 | 242.33 | 21.13 | 217.47 | 236.71 | 19.24 | 221.64 | 235.35 | 13.71 | 214.90 | 233.38 | 18.48 |
| 20 | 222.55 | 235.90 | 13.35 | 218.56 | 232.33 | 13.77 | 224.54 | 241.50 | 16.96 | 215.05 | 235.82 | 20.77 |
| 21 | 226.54 | 244.22 | 17.68 | 216.83 | 237.02 | 20.19 | 230.77 | 240.86 | 10.09 | 216.83 | 238.06 | 21.23 |
| 22 | 230.21 | 242.03 | 11.82 | 221.68 | 238.06 | 16.38 | 236.19 | 258.11 | 21.92 | 230.33 | 239.20 | 8.87 |
| 13～22 岁平均增长值 | | | 14.30 | | | 23.07 | | | 12.46 | | | 25.30 |

表 9　江西省 1985 年与 2005 年男女学生肌肉力量均值比较(男生 7～12 岁,斜身引体向上,13～22 岁,引体向上;女生 1min 仰卧起坐)

(单位:次/min)

| 年龄/岁 | 城男 | | | 乡男 | | | 城女 | | | 乡女 | | |
|---|---|---|---|---|---|---|---|---|---|---|---|---|
| | 1985 年 | 2005 年 | 2005—1985 年 | 1985 年 | 2005 年 | 2005—1985 年 | 1985 年 | 2005 年 | 2005—1985 年 | 1985 年 | 2005 年 | 2005—1985 年 |
| 7 | 12.30 | 24.95 | 12.65 | 10.60 | 18.60 | 8.00 | 14.20 | 17.49 | 3.29 | 6.20 | 13.41 | 7.21 |
| 8 | 12.80 | 29.60 | 16.80 | 11.30 | 25.50 | 14.20 | 17.40 | 19.66 | 2.26 | 7.40 | 16.42 | 9.02 |
| 9 | 13.90 | 30.09 | 16.19 | 11.50 | 22.81 | 11.31 | 21.70 | 25.03 | 3.33 | 9.90 | 16.66 | 6.76 |
| 10 | 16.60 | 34.32 | 17.72 | 11.80 | 24.33 | 12.53 | 23.40 | 25.78 | 2.38 | 10.70 | 17.53 | 6.83 |
| 11 | 17.50 | 37.36 | 19.86 | 12.20 | 30.42 | 18.22 | 25.70 | 27.56 | 1.86 | 10.40 | 18.69 | 8.29 |
| 12 | 18.00 | 31.60 | 13.60 | 13.70 | 41.18 | 27.48 | 25.50 | 28.31 | 2.81 | 11.50 | 19.91 | 8.41 |
| 7～12 岁平均增长值 | | | 16.14 | | | 15.29 | | | — | | | — |
| 13 | 1.40 | 1.11 | −0.29 | 4.10 | 2.09 | −2.01 | 21.90 | 31.44 | 9.54 | 12.60 | 22.76 | 10.16 |
| 14 | 2.60 | 3.61 | 1.01 | 5.40 | 3.89 | −1.51 | 20.60 | 31.29 | 10.69 | 13.60 | 24.30 | 10.70 |
| 15 | 4.30 | 3.12 | −1.18 | 3.30 | 3.25 | −0.05 | 19.90 | 31.85 | 11.95 | 14.40 | 24.40 | 10.00 |
| 16 | 5.60 | 4.31 | −1.29 | 4.20 | 5.16 | 0.96 | 20.60 | 35.25 | 14.65 | 14.70 | 26.23 | 11.53 |
| 17 | 6.80 | 4.01 | −2.79 | 5.60 | 4.92 | −0.68 | 20.30 | 34.77 | 14.47 | 15.50 | 29.24 | 13.74 |
| 18 | 7.80 | 6.80 | −1.00 | 6.20 | 5.77 | −0.43 | 20.10 | 33.19 | 13.09 | 14.40 | 30.40 | 16.00 |
| 19 | 10.40 | 6.84 | −3.56 | 11.70 | 7.42 | −4.28 | 30.60 | 38.50 | 7.90 | 27.30 | 37.43 | 10.13 |
| 20 | 10.80 | 9.81 | −0.99 | 11.00 | 9.96 | −1.04 | 29.80 | 40.64 | 10.84 | 26.80 | 38.87 | 12.07 |
| 21 | 10.20 | 9.89 | −0.31 | 11.20 | 10.86 | −0.34 | 26.60 | 38.98 | 12.38 | 27.90 | 39.42 | 11.52 |
| 22 | 9.90 | 11.55 | 1.65 | 10.80 | 12.40 | 1.60 | 26.00 | 39.66 | 13.66 | 26.40 | 40.16 | 13.76 |
| 13～22 岁平均增长值(女生为 7～22 岁平均增长值) | | | −0.87 | | | −0.78 | | | 8.44 | | | 10.38 |

## 4 分析和讨论

1985—2005 年 20 年间，江西省城乡学生的体质处于一种喜忧参半的状况，从指标统计结果和比较来看，一些指标显示有所改善，但又有些指标显示有下降趋势，具体表现在以下几个方面：

(1) 身体形态指标能反映学生的生长发育情况，同时也是学生营养状况的评价指标，江西省学生的身体形态有所改善，但发展缓慢。这与江西省的经济基础较差，经济发展缓慢，人民的生活水平有较大的关系，近几年江西省经济开始复苏，我们相信随着江西省经济的发展，学生生长发育水平将同时提高。

(2) 身体机能和身体素质之间有着密切的联系。心肺机能与人体所能承受的负荷以及寿命都有着直接的关系，而身体素质是指人在运动中表现出来的一种工作能力。15 年间，学生机能的改善不明显，出现负增长。肺活量和肺活量/体重指数在城乡男女各年龄段均出现不同程度的降低，这在学生耐力跑指标结果中进一步证明了学生的肺功能下降，这点应引起各级主管部门、学校、教师，特别是体育教师的足够重视，提高学生的身体机能是当务之急。

(3) 从速度、力量、耐力素质的发展来看，初中阶段，学生的身体素质一般呈现出上升趋势，除自然增长外，与初中毕业要加试体育有较大的关系。与 1985 年比较，学生进入大学学习，由于近些年来高校忙于扩招，在扩建校宿、教室的同时，忽视了运动场地和器材的建设，加上体育师资的数量和质量等问题，学生进入高校后身体素质呈现下降趋势。

(4) 省、市、县等各级领导，以及各级行政教育部门和各类学校的领导要提高认识，转变观念，认识到现在对学生的体质投资就是对未来科学技术生产力的投资，学校教育要树立“健康第一”的指导思想，要不断改善学校体育课教学条件。体育教师的工作性质与其他教师有不同之处，他们既是体力劳动者，又是脑力劳动者。因此学校领导要关心爱护他们，激发他们的工作积极性。

(5) 体育教师要认真上好体育课，开展好学校的各项体育活动。需要不断地加强学习，提高自身的素质，开展教学研究，提倡奉献精神，并要认真贯彻教育部、国家体育总局颁布的《学生体质健康标准》准则，努力把学生的体质和健康水平推上一个新台阶。

(江西省学生体质与健康调研组选送)

# 山东省学生近视检出率的现状、发展趋势及对策研究

张迎修　执笔

## 1　前言

近视是当今学生中检出率最高的常见病，近视使青少年的注意力深度和广度受到限制，使辨认远处和精细目标的能力下降，从而对学习产生不良影响。近视的学生在紧张的脑力劳动后，比其他人更易发生疲劳、头痛、眼花和神经官能症。近视所带来的诸多不便，使青少年无法正常发挥自己的体能和运动潜力，是高考填报志愿受限的主要因素。本文分析了山东省大中小学生近视检出率的现状及 1985—2005 年的动态变化，为制定和采取综合的防控措施提供依据，并由此对学生常见病的防治对策乃至整个学校卫生工作的发展思路进行了探讨。

## 2　研究对象与方法

### 2.1　研究对象

资料来自 1985 年、1995 年、2000 年和 2005 年山东省 4 次学生体质与健康调查研究，城乡男女 7～18 岁各年龄组 1985 年 297～306 人，1995 年 148～150 人，2000 年 165～202 人，2005 年 156～200 人，19～22 岁大学生分城乡男女 4 次调查每年龄组均 100 人左右。样本均来自济南、烟台、济宁、大学（山东大学、山东师范大学）4 个全国观测点。

### 2.2　方法

#### 2.2.1　视力检查

按照中国学生体质与健康调查研究测试细则要求由专人完成，凡裸眼视力低于 5.0，经串镜校正，正片视力下降，负片视力提高者为近视，两眼视力均在 5.0 以上为视力正常。近视分度：＞4.8 为轻度，4.6～4.8 为中度，≤4.5 为重度。

#### 2.2.2　近视眼与体质指标的相关分析

从 2000 年体质调研的体测样本中筛查出近视和视力正常学生分别作为近视组和视力正常组。先将个体的身高、体重、胸围、肺活量、BMI（Body mass index，体重 kg/身高 $m^2$）、肺活量/体

重指数、50米跑、立定跳远、肌力(男生6～12岁斜身引体,13～22岁引体向上,女生1分钟仰卧起坐)、耐力(6～12岁50米×8往返跑,13～22岁男生1 000米跑,女生800米跑)和立位体前屈分别对照同性别、年龄组群体的均值、标准差$\overline{X}$,转化为无单位、不受年龄影响的标化计量值$Z$,再按学段(小学1～3年级、小学4～6年级、初中、高中、大学)分析近视组和视力正常组学生的生长发育和体质状况。参照中国学生体质综合评价方法及标准,对个体学生进行体质综合评价,比较不同学段近视组和视力正常组的综合体质。

全部资料采用SPSS11.0软件包进行统计分析。

## 3 结果

### 3.1 近视眼的现状及流行趋势

2005年山东省城乡男女各年龄段近视检出率及城乡和性别比较见表1、表2。近视检出率的年龄特征总体上表现为随年龄(学段)的上升而升高,但也出现了一个例外,就是大学阶段城市女生的近视率低于高中阶段($\chi^2=34.49, P<0.01$)。在小学(7～12岁)、初中(13～15岁)和高中阶段(16～18岁)女生近视检出率显著高于男生($P<0.01$),大学阶段(19～22岁)女生又显著低于男生($P<0.01$);小学低年级(7～9岁)和初中阶段城市显著高于乡村($P<0.01$),高中和大学阶段城市显著低于乡村($P<0.05$)。以往近视眼检出率的年龄、性别和城乡特征一般都是随年龄(学段)的上升而升高,女生高于男生,城市高于乡村,本次调查结果发生了一些变化,主要体现在大学阶段城市女生身上。

**表1 不同年龄段城乡男女近视率**

| 年龄/岁 | 城男 | | | 城女 | | | 乡男 | | | 乡女 | | |
|---|---|---|---|---|---|---|---|---|---|---|---|---|
| | 样本 | 近视 | 检出率/% | 样本 | 近视 | 检出率/% | 样本 | 近视 | 检出率/% | 样本 | 近视 | 检出率/% |
| 7～9 | 530 | 131 | 24.72 | 525 | 183 | 34.86 | 541 | 102 | 18.85 | 538 | 154 | 28.62 |
| 10～12 | 555 | 281 | 50.63 | 553 | 321 | 58.05 | 539 | 250 | 46.38 | 544 | 315 | 57.90 |
| 13～15 | 531 | 419 | 78.91 | 498 | 425 | 85.34 | 541 | 391 | 72.27 | 530 | 416 | 78.49 |
| 16～18 | 551 | 478 | 86.75 | 517 | 471 | 91.10 | 550 | 497 | 90.36 | 527 | 492 | 93.36 |
| 19～22 | 407 | 364 | 89.43 | 408 | 315 | 77.21 | 407 | 383 | 94.10 | 361 | 346 | 95.84 |

近视程度的构成随年龄段的变化而变化,随着年龄的增长,轻度和中度近视所占的比例逐步减少,重度近视所占的比例逐渐上升(图1)。

与1985年、1995年和2000年相比,不论是小学、中学还是大学,近视检出率都表现出不断上升的趋势,小学、中学和大学分别由1985年的15.59%、53.61%和72.83%上升到2005年的40.16%、84.55%和88.95%(图2)。

**表 2　不同年龄段近视率性别和城乡比较**

| 年龄/岁 | 男生 | | | 女生 | | | $\chi^2$ | $P$ | 城市 | | | 乡村 | | | $\chi^2$ | $P$ |
|---|---|---|---|---|---|---|---|---|---|---|---|---|---|---|---|---|
| | 样本 | 近视 | 检出率/% | 样本 | 近视 | 检出率/% | | | 样本 | 近视 | 检出率/% | 样本 | 近视 | 检出率/% | | |
| 7～9 | 1 071 | 233 | 21.76 | 1 063 | 337 | 31.70 | 26.97 | <0.01 | 1 055 | 314 | 29.76 | 1 079 | 256 | 23.73 | 9.93 | <0.01 |
| 10～12 | 1 094 | 531 | 48.54 | 1 097 | 636 | 57.98 | 19.60 | <0.01 | 1 108 | 602 | 54.33 | 1 083 | 565 | 52.17 | 1.03 | >0.05 |
| 13～15 | 1 072 | 810 | 75.56 | 1 028 | 841 | 81.81 | 12.19 | <0.01 | 1 029 | 844 | 82.02 | 1 071 | 807 | 75.35 | 13.89 | <0.01 |
| 16～18 | 1 101 | 975 | 88.56 | 1 044 | 963 | 92.24 | 8.35 | <0.01 | 1 068 | 949 | 88.86 | 1 077 | 989 | 91.83 | 5.43 | <0.05 |
| 19～22 | 814 | 747 | 91.77 | 769 | 661 | 85.96 | 13.59 | <0.01 | 815 | 679 | 83.31 | 768 | 729 | 94.92 | 54.19 | <0.01 |

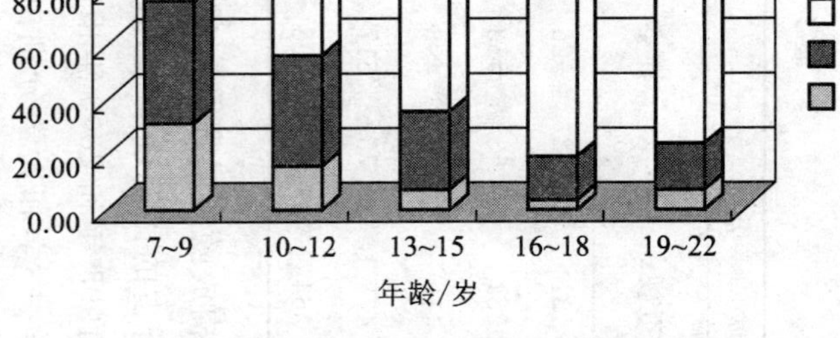


**图 1　不同年龄段近视程度构成比**

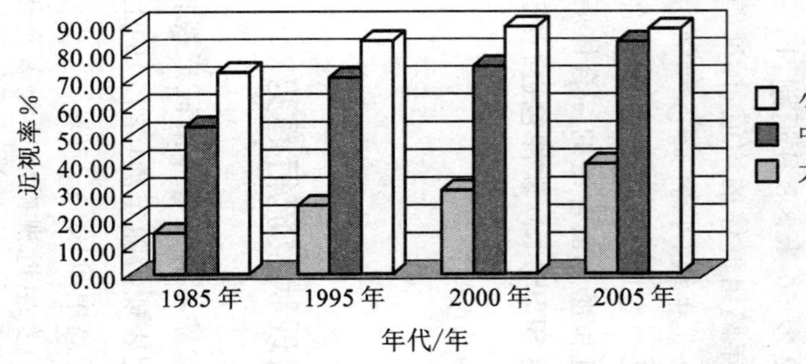


**图 2　不同年代近视率变化**

表 3　不同学段近视组与视力正常组男生生长发育及体质比较($Z \pm S_Z$)

| 组别 | 指标 | 小学① | | 小学② | | 初中 | | 高中 | | 大学 | |
|---|---|---|---|---|---|---|---|---|---|---|---|
| | | $N$ | $Z \pm S_Z$ | $N$ | $Z \pm S_Z$ | $N$ | $Z \pm S_Z$ | $N$ | $Z \pm S_Z$ | $N$ | $Z \pm S_Z$ |
| 近视组 | 身高 | 321 | 0.116 8±0.994 2* | 542 | 0.124 0±1.002 0** | 920 | 0.147 9±0.911 3** | 1 250 | 0.010 7±0.991 3 | 727 | −0.004 6±1.000 8 |
| | 体重 | 321 | 0.076 6±0.831 5 | 542 | 0.119 5±1.043 6** | 920 | 0.103 3±0.985 6** | 1 250 | 0.010 9±0.992 0 | 727 | 0.010 5±1.010 9 |
| | 胸围 | 321 | 0.115 7±0.997 9* | 542 | 0.071 6±1.050 8* | 920 | 0.065 4±1.001 3** | 1 250 | 0.003 8±1.006 7 | 727 | 0.006 8±1.006 4 |
| | 肺活量 | 321 | 0.297 8±1.039 8** | 542 | 0.167 0±1.019 9** | 920 | 0.108 9±0.931 6** | 1 250 | −0.001 9±1.007 9 | 727 | −0.006 6±1.004 7 |
| | BMI | 321 | 0.059 1±0.832 4 | 542 | 0.088 6±1.040 2* | 920 | 0.054 3±1.020 4* | 1 250 | 0.010 7±1.010 0 | 727 | 0.013 4±0.999 8 |
| | 肺活量/体重 | 321 | 0.130 5±0.985 9** | 542 | 0.014 5±0.995 8 | 920 | −0.007 7±0.985 4 | 1 250 | −0.020 4±0.988 9 | 727 | −0.016 5±0.997 4 |
| | 速度 | 321 | −0.053 7±0.988 4 | 542 | 0.004 0±0.993 4 | 920 | −0.030 4±0.949 2 | 1 250 | 0.005 7±0.972 8 | 727 | 0.028 6±1.015 1* |
| | 立定跳远 | 321 | 0.016 0±1.071 9 | 542 | −0.003 6±0.999 8 | 920 | 0.032 8±0.996 0 | 1 250 | 0.014 3±1.004 4 | 727 | −0.023 7±1.008 3* |
| | 肌力③ | 321 | −0.100 4±0.977 1* | 542 | −0.035 2±0.901 4 | 920 | −0.018 1±1.043 9 | 1 250 | −0.015 9±1.004 9 | 727 | −0.039 1±1.007 3* |
| | 耐力④ | 321 | 0.080 0±1.022 0 | 542 | −0.046 5±1.057 7 | 920 | 0.010 9±0.970 8 | 1 250 | 0.015 0±1.006 1 | 727 | 0.023 8±1.005 0* |
| | 柔韧性 | 321 | −0.102 5±0.950 3* | 542 | 0.031 4±0.989 9 | 920 | 0.016 1±1.008 2 | 1 250 | 0.006 8±0.984 0 | 727 | −0.006 8±1.007 9 |
| 视力正常组 | 身高 | 1 174 | −0.031 9±0.998 4 | 1 010 | −0.066 5±0.992 0 | 595 | −0.228 8±1.083 7 | 254 | −0.052 9±1.038 2 | 73 | 0.046 7±0.997 7 |
| | 体重 | 1 174 | −0.020 9±1.039 4 | 1 010 | −0.064 1±0.969 3 | 595 | −0.159 7±1.000 2 | 254 | −0.053 8±1.035 2 | 73 | −0.105 0±0.883 8 |
| | 胸围 | 1 174 | −0.031 6±0.997 4 | 1 010 | −0.038 4±0.969 0 | 595 | −0.101 1±0.988 7 | 254 | −0.018 5±0.963 8 | 73 | −0.067 6±0.938 1 |
| | 肺活量 | 1 174 | −0.081 4±0.972 2 | 1 010 | −0.089 6±0.977 0 | 595 | −0.168 4±1.075 2 | 254 | 0.009 5±0.958 0 | 73 | 0.065 8±0.956 1 |
| | BMI | 1 174 | −0.016 2±1.039 7 | 1 010 | −0.047 6±0.973 9 | 595 | −0.083 9±0.960 8 | 254 | −0.052 9±0.945 1 | 73 | −0.133 3±0.998 7 |
| | 肺活量/体重 | 1 174 | −0.035 7±1.000 1 | 1 010 | −0.007 8±1.001 7 | 595 | 0.012 0±1.021 3 | 254 | 0.100 3±1.045 4 | 73 | 0.164 3±1.017 6 |
| | 速度 | 1 174 | 0.014 7±1.001 8 | 1 010 | −0.002 1±1.003 0 | 595 | 0.047 0±1.071 4 | 254 | −0.028 0±1.122 3 | 73 | −0.284 3±0.785 6 |
| | 立定跳远 | 1 174 | −0.004 4±0.978 6 | 1 010 | 0.001 9±0.999 6 | 595 | −0.050 7±1.003 3 | 254 | −0.070 3±0.972 8 | 73 | 0.235 7±0.885 2 |
| | 肌力③ | 1 174 | 0.027 4±1.003 6 | 1 010 | 0.018 9±1.048 1 | 595 | 0.028 0±0.926 5 | 254 | 0.078 3±0.969 6 | 73 | 0.190 6±0.908 2 |
| | 耐力④ | 1 174 | −0.021 9±0.991 9 | 1 010 | 0.025 0±0.966 2 | 595 | −0.016 9±1.042 5 | 254 | −0.074 0±0.963 9 | 73 | −0.237 3±0.922 4 |
| | 柔韧性 | 1 174 | 0.028 0±1.010 5 | 1 010 | −0.016 8±1.004 5 | 595 | −0.024 9±0.985 9 | 254 | −0.033 5±1.073 2 | 73 | 0.068 1±0.922 5 |

注:①指小学 1～3 年级,②指小学 4～6 年级;③肌力指男生 6～12 岁斜身引体,13～22 岁引体向上,女生 1 分钟仰卧起坐;

④耐力指 6～12 岁 50 米×8 往返跑,13～22 岁男生 1 000 米跑,女生 800 米跑。近视组与视力正常组比较,* $P<0.05$,** $P<0.01$。

表 4　不同学段近视组与视力正常组女生生长发育及体质比较($Z \pm S_Z$)

| 组别 | 指标 | 小学① |  | 小学② |  | 初中 |  | 高中 |  | 大学 |  |
|---|---|---|---|---|---|---|---|---|---|---|---|
|  |  | $N$ | $Z \pm S_Z$ | $N$ | $Z \pm S_Z$ | $N$ | $Z \pm S_Z$ | $N$ | $Z \pm S_Z$ | $N$ | $Z \pm S_Z$ |
| 近视组 | 身高 | 348 | 0.063 6±1.017 0 | 692 | 0.128 4±0.952 1** | 1 106 | 0.071 8±0.944 3** | 1 245 | 0.012 8±1.004 2 | 710 | −0.009 7±1.005 5 |
|  | 体重 | 348 | 0.039 4±1.023 0 | 692 | 0.084 2±1.008 7** | 1 106 | 0.047 0±0.975 8** | 1 245 | 0.015 9±1.014 9 | 710 | −0.009 8±1.015 1 |
|  | 胸围 | 348 | −0.035 2±0.975 4 | 692 | 0.074 1±1.050 5** | 1 106 | 0.026 4±1.010 6 | 1 245 | 0.014 1±1.014 2 | 710 | −0.003 1±1.005 7 |
|  | 肺活量 | 348 | 0.280 1±0.981 0** | 692 | 0.206 1±0.957 3** | 1 106 | 0.055 2±0.958 7** | 1 245 | 0.014 3±0.995 6 | 710 | −0.001 4±0.994 5 |
|  | BMI | 348 | 0.010 2±0.994 2 | 692 | 0.038 8±1.032 0 | 1 106 | 0.024 9±1.004 8 | 1 245 | 0.010 6±1.0099 | 710 | −0.007 0±1.001 2 |
|  | 肺活量/体重 | 348 | 0.259 4±0.978 1** | 692 | 0.128 2±1.019 1** | 1 106 | 0.006 9±1.005 8 | 1 245 | 0.001 2±0.993 1 | 710 | 0.006 9±0.994 5 |
|  | 速度 | 348 | −0.058 9±0.952 6 | 692 | −0.069 1±0.940 4* | 1 106 | −0.013 2±0.998 8 | 1 245 | −0.008 7±1.004 3 | 710 | 0.034 9±0.988 7* |
|  | 立定跳远 | 348 | 0.027 3±0.997 3 | 692 | 0.007 3±1.011 3 | 1 106 | −0.021 7±0.998 1 | 1 245 | 0.004 5±0.998 6 | 710 | 0.001 2±0.998 7 |
|  | 肌力③ | 348 | 0.083 9±0.989 5 | 692 | 0.034 6±0.984 4 | 1 106 | 0.002 4±1.014 1 | 1 245 | 0.004 8±1.003 5 | 710 | 0.005 7±0.980 4 |
|  | 耐力④ | 348 | −0.082 8±0.923 1 | 692 | −0.027 3±1.034 9 | 1 106 | −0.010 6±1.006 1 | 1 245 | −0.005 3±1.007 2 | 710 | 0.021 4±1.010 7* |
|  | 柔韧性 | 348 | −0.110 2±1.041 4* | 692 | 0.014 6±0.969 7 | 1 106 | −0.027 7±1.016 9 | 1 245 | 0.002 0±1.000 1 | 710 | 0.003 1±1.007 9 |
| 视力正常组 | 身高 | 1 168 | −0.018 9±0.993 3 | 869 | −0.102 2±1.024 5 | 426 | −0.186 5±1.109 4 | 155 | −0.102 5±0.955 6 | 90 | 0.076 6±0.957 6 |
|  | 体重 | 1 168 | −0.011 7±0.991 9 | 869 | −0.067 0±0.987 3 | 426 | −0.122 1±1.049 5 | 155 | −0.127 8±0.856 3 | 90 | 0.077 4±0.873 3 |
|  | 胸围 | 1 168 | 0.010 5±1.006 1 | 869 | −0.059 0±0.953 2 | 426 | −0.068 5±0.967 4 | 155 | −0.113 0±0.864 9 | 90 | 0.024 6±0.959 2 |
|  | 肺活量 | 1 168 | −0.083 5±0.989 5 | 869 | −0.164 1±1.002 3 | 426 | −0.143 4±1.086 1 | 155 | −0.114 9±1.024 2 | 90 | 0.010 8±1.048 0 |
|  | BMI | 1 168 | −0.003 0±1.000 8 | 869 | −0.030 9±0.972 1 | 426 | −0.064 7±0.983 4 | 155 | −0.085 0±0.908 2 | 90 | 0.054 9±0.994 2 |
|  | 肺活量/体重 | 1 168 | −0.077 3±0.992 5 | 869 | −0.102 1±0.971 9 | 426 | −0.018 0±0.983 3 | 155 | −0.009 4±1.051 1 | 90 | −0.055 1±1.046 9 |
|  | 速度 | 1 168 | 0.017 5±1.012 2 | 869 | 0.055 1±1.041 2 | 426 | 0.034 3±1.001 0 | 155 | 0.070 1±0.958 1 | 90 | −0.217 9±1.083 7 |
|  | 立定跳远 | 1 168 | −0.008 1±0.999 8 | 869 | −0.005 9±0.990 3 | 426 | 0.056 4±1.001 6 | 155 | −0.036 0±1.007 6 | 90 | −0.009 7±1.016 0 |
|  | 肌力③ | 1 168 | −0.025 2±1.000 9 | 869 | −0.027 6±1.010 8 | 426 | −0.006 2±0.961 2 | 155 | −0.038 8±0.967 5 | 90 | −0.044 6±1.148 0 |
|  | 耐力④ | 1 168 | 0.024 7±1.019 6 | 869 | 0.021 7±0.970 2 | 426 | 0.027 4±0.982 3 | 155 | 0.042 8±0.935 2 | 90 | −0.208 8±0.898 3 |
|  | 柔韧性 | 1 168 | 0.032 8±0.984 1 | 869 | −0.011 6±1.022 8 | 426 | 0.071 9±0.949 7 | 155 | −0.016 2±0.996 1 | 90 | −0.024 1±0.940 5 |

注:①指小学 1～3 年级,②指小学 4～6 年级;③肌力指男生 6～12 岁斜身引体,13～22 岁引体向上,女生 1 分钟仰卧起坐;

④耐力指 6～12 岁 50 米×8 往返跑,13～22 岁男生 1 000 米跑,女生 800 米跑。近视组与视力正常组比较,* $P<0.05$,** $P<0.01$。

**表 5　不同学段近视组和视力正常组学生体质标准分比较**

| 学段 | 男 | | | | 女 | | | |
|---|---|---|---|---|---|---|---|---|
| | 近视组 $\overline{X}$ | | 视力正常组 $\overline{X}$ | | 近视组 $\overline{X}$ | | 视力正常组 $\overline{X}$ | |
| | $N$ | $Z \pm S_Z$ | $N$ | $Z \pm S_Z$ | $N$ | $Z \pm S_Z$ | $N$ | $Z \pm S_Z$ |
| 小学① | 321 | 70.25±4.85 | 1 174 | 69.93±4.76 | 343 | 70.98±5.00 | 1 142 | 69.74±5.05** |
| 小学② | 542 | 70.26±4.37 | 1 010 | 69.86±4.55 | 692 | 70.62±4.65 | 869 | 69.51±4.84** |
| 初中 | 920 | 69.67±5.33 | 595 | 70.21±4.88* | 1 106 | 70.11±4.72 | 426 | 69.73±4.62 |
| 高中 | 1 250 | 69.95±4.66 | 254 | 70.24±4.43 | 1 245 | 70.07±4.80 | 155 | 69.46±4.85 |
| 大学 | 727 | 69.85±4.62 | 73 | 71.47±3.81** | 710 | 69.95±4.89 | 90 | 71.22±5.068 |

注：* $P<0.05$，** $P<0.01$；小学①指小学 1～3 年级，小学②指小学 4～6 年级。

### 3.2 不同学段近视组和视力正常组学生的体质状况

不同学段近视组和视力正常组学生的生长发育和体质状况(表3、表4),小学低年级近视组肺活量、肺活量/体重指数及男生身高、胸围显著高于视力正常组,身体柔韧性素质及男生肌力显著低于视力正常组;小学高年级和初中阶段近视组身高、体重、胸围、肺活量均显著高于视力正常组;高中和大学阶段近视组与视力正常组学生的形态和肺功能发育水平均无显著差异,但大学阶段近视组学生的运动素质处于明显劣势,男生的速度、爆发力、肌力、耐力素质及女生的速度和耐力素质均显著低于视力正常组。综上所述,近视学生的生长发育和体质水平在不同学段表现出不同的特征,小学低年级阶段近视学生的形态和肺功能发育水平较高,但运动素质处于一定的劣势;小学高年级和初中阶段近视学生形态发育水平较高;高中阶段近视学生的形态、机能和素质指标与视力正常组均无显著差异;大学阶段近视学生的运动素质处于明显劣势。

### 3.3 近视学生的体质综合评价

不同学段近视组和视力正常组学生的体质标准分见表5。小学阶段近视组学生的体质标准分高于视力正常组,其中女生差异显著($P<0.01$),男生从初中阶段开始,近视组体质标准分低于视力正常组,其中初中和大学阶段差异显著($P<0.05$),女生大学阶段近视组显著低于视力正常组($P<0.05$)。近视组学生的体质标准分随学段的升高而下降,视力正常组则随学段的升高而上升,说明随着学习负担的加重,要保持良好的视力需要身体素质的支撑。

## 4 讨论

### 4.1 关于学生近视的问题

近视不完全是一种孤立的屈光异常,它与个体的生长发育和体质与健康状况有关,儿童青少年近视是在生长发育过程中产生的,因此,生长发育和健康状况也会影响近视的发生和发展,或成为近视的诱因。体质不良的青少年眼球组织发育较差,各种眼内支持性纤维组织(主要是巩膜)比较薄弱,睫状肌组织弹性较差,所以在持续紧张的屈光调节压力下,更容易发生近视。本文分析表明,不同学段的近视学生表现出不同的生长发育和体质特征,小学高年级和初中阶段近视学生的发育水平较高,与此阶段年龄在10~15岁,正值青春发育期,近视少年青春期发育较早,眼轴长增加较多有关,这一点与近视儿童生长发育快、成熟早,特别是初潮早的女孩易发生近视的观点一致。青少年近视与膳食营养也有一定的关系,蛋白质和钙是眼球组织最需要的营养素,蛋白质负责更新和修复眼组织,钙与眼球肌肉及其支持性结缔组织的功能有关。某些微量元素不足或比例失调也与近视的发生有一定关联。青春期发育较早的少年,机体对各种营养素的需求增加,容易导致蛋白质、钙及各种微量元素摄入相对不足,使眼内外肌发育迟滞,巩膜等结缔组织变性,睫状肌弹性不足,导致晶状体过凸,眼球内压力上升和眼轴过渡延长,发生近视。

本文分析表明，不论是单项运动素质还是综合体质，近视学生都处于一定的劣势，尤其在大学阶段表现得更加突出。经过十多年寒窗苦读和高考的洗礼，仍保持视力良好的大学生实在不多，视力良好的大学生大都有较好的身体素质做支撑，这与他们平时经常参加户外活动和体育锻炼，视疲劳能够及时得到恢复有关。

2005 年近视流行的年龄和性别、城乡特征发生了一些变化，这是本次调查的一个新的发现，主要表现在城市大学阶段的女生近视率明显下降，并由此导致总体上大学生近视率由以往的女生高于男生，城市高于乡村，变为女生低于男生，城市低于乡村。

近视是我国和世界许多国家、地区儿童青少年的常见病和多发病，其患病率呈居高不下或逐渐上升态势，降低和控制青少年近视率就成为我国和许多国家的重要课题。在我国目前的教育体制下，除了全面贯彻素质教育，切实减轻学生的学习负担，注意用眼卫生外，还应该将改善营养、增加户外活动和体育锻炼，增强学生体质作为重要的辅助措施。中共中央、国务院《关于加强青少年体育增强青少年体质的意见》指出：通过 5 年左右的时间，使我国青少年普遍达到国家体质健康的基本要求，耐力、力量、速度等体能素质明显提高，营养不良、肥胖和近视的发生率明显下降。体现了党中央和国务院对青少年健康成长的高度重视和改变目前不良状况的决心。我们也期待以此为契机，形成全社会都来关心青少年健康成长的良好氛围，建立健全各项工作机制，彻底改变目前学生体质与健康水平下降的被动局面。

## 4.2 关于学生常见病防治及整个学校卫生工作

学生常见病防治是整个学校卫生的一项基础工作，应该说 1992 年国家卫生、教育部门联合制定下发的《全国学生常见病综合防治方案》对学生常见病防治乃至整个学校卫生工作促动很大，该方案制定了两步走的战略目标，从组织领导、防治措施、防治技术到目标考核等方面都有具体明确的要求，可操作性较强。我省和全国一样正是在方案提供的政策和技术条件下，开展了全面的常见病防治工作，多种常见病明显下降，服务了学生，造福了社会。但令人遗憾和痛心的是目前的学校卫生工作整体上和学生的体质一样出现了严重的滑坡，原因有以下几个方面：①政策缺乏连续性。《全国学生常见病综合防治方案》于 2000 年中期考评结束后，迄今已 6 年，再没有新的工作方案或规划出台，基层工作在一定程度上失去了工作目标和强有力的政策支持。②学校卫生机构和人员极不稳定。专业机构和人员稳定是学校卫生工作的物质基础，没有稳定的机构和队伍，要干好学校卫生工作就变成一句空话。由于学校卫生工作涉及社会的方方面面，工作量大，没有专项的业务经费，而且以社会效益为主，现实经济效益不明显，有些单位甚至将学校卫生看作是一个累赘，撤销了原本独立的学校卫生部门设置，学校卫生工作处于停滞状态，在有些地方甚至到了崩溃的边缘。

要从根本上改变当前学校卫生工作的不良局面，要以政策为后盾，规划为指导，营造和谐的社会大环境。

## 4.3 树立健康第一的指导思想，全面推进素质教育

我国提出学校教育要树立健康第一的指导思想，全面推进素质教育已经多年，但学生的体质

与健康状况却每况愈下，这不能不引起我们的深刻反思。健康第一和素质教育需要扎扎实实、不折不扣地贯彻实施，而不是做些表面文章。2005 年全国学生体质与健康调查研究结果表明，青少年的体质与健康状况出现明显下降，并引起了党中央和国务院的高度重视。然而，有一个问题我们不能不进行反思：我国从 1985 年就建立了全国学生体质与健康调研制度，分别于 1985 年、1991 年、1995 年、2000 年和 2005 年开展了 4 次大规模的学生体质与健康调查研究，早在 1995 年就发现青少年体质开始出现下降，却一直没有引起政府和社会的重视，尽管原因是多方面的，但有一点是非常肯定的，那就是我们在宣传和信息发布方面尚有不足之处，没有为政府和决策部门当好参谋和助手。我们必须牢记，体质调研的目的是全面掌握学生的体质与健康状况，发现问题及时采取干预措施，仅发表几篇论文是远远不够的，要在当好参谋、提供决策依据方面做好做透。

（山东省学生体质与健康调研组选送）

**参考文献：**


[1] Mavracanas TA, Mandalos A, Peios D, et al. Prevalence of myopia in a sample of Greek students[J]. Acta Ophthalmol Scand, 2000.

[2] Parssinen O, Hemminki E, Klemetti A. Effect of spectacle use and accommodation on myopic progression: final results of a three-year randomized clinical trial among school children[J]. Br J Ophthalmol, 1989.

[3] 中国学生体质综合评价研究协作组. 中国学生体质综合评价方法及标准. 北京：人民体育出版社，1989.

[4] 季成叶. 中国学生视力不良、近视检出率动态变化及近视和生长发育相互关系分析. 中国学生体质与健康研究组. 2000 年中国学生体质与健康调研报告. 北京：高等教育出版社，2002.

[5] 赵瑾，谢毅杰，赵章仁. 微量元素对青少年近视的影响. 中国学校卫生，1992，13(2)：87-89.

[6] 刘忠华，全跃龙，许平芳，等. 青少年近视患者发样 15 种元素分析. 中国学校卫生，1994，15(6)：453-454.

# 2005年河南省学生常见病患病现状及变化趋势研究

杨汴生　执笔

## 1　前言

为掌握河南省学生体质健康状况和发展趋势，为制定我省学校体育卫生工作发展规划、科学开展学校体育卫生工作提供科学依据，根据教育部、国家体育总局、卫生部、国家民委和科学技术部联合下发的《2005年全国学生体质健康状况调查研究实施方案》的要求，于2005年9—11月对河南省6～22岁学生的体质健康状况进行了检测，现将学生常见病患病状况及发展变化趋势报告如下。

## 2　研究对象与方法

### 2.1　研究对象

为河南省郑州等15个省辖市154所城乡中小学校和4所大学的6～22岁学生，共获得有效统计卡片46 801人，其中城市学生23 392人，农村学生23 409人；男生23 405人，女生23 396人。调研过程中，同时对12 527名受检学生和861体育教师进行了问卷调查。

### 2.2　研究方法

调研点校的确定、样本的抽取、各项指标的检测及检测过程的质量控制均严格按照《2005年全国学生体质健康调研工作手册》的有关要求进行。检测数据的录入及统计处理采用全国调研组下发的“2005年全国学生体质健康调研数据录入统计系统”完成。现实营养状况的评价采用1985年的标准。

## 3　结果与分析

### 3.1　视力低下

#### 3.1.1　视力低下现状

2005年，河南省城乡7～22岁学生视力低下率为50.52%，其中城市学生为58.08%，农村学生为 42.97%；分学段统计，小学生为 26.77%，中学生为 67.64%，大学生视力低下率为 87.67%；从构成比来看，在视力低下患者中，重度视力低下所占比例为 36.47%，中度视力低下为 29.05%，轻度视力低下为 34.48%。在视力低下患者中，屈光近视者占 91.45%。

### 3.1.2 不同时期学生视力不良增长速度

1985 年，河南省学生视力低下率为 32.09%，1991 年为 34.85%，1995 年为 39.58%；2000 年为 40.73%。1985—2005 年，河南省学生视力低下率在 20 年间共增长 18.35 个百分点，增长幅度为 57.43%，年平均增长 2.29%。其中城市学生视力低下率在 20 年间增长幅度为 55.09%，年平均增长 2.22%；农村学生视力低下率在 20 年间增长幅度为 57.28%，年平均增长 2.29%。1985—1991 年，河南省学生视力低下率增长幅度为 8.60%，年平均增长 1.38%；1991—1995 年，河南省学生视力低下率增长幅度为 7.37%，年平均增长 3.23%；1995—2000 年，河南省学生视力低下率增长幅度为 2.91%，年平均增长 0.57%。2000—2005 年，河南省学生视力低下率增长幅度为 24.04%；年平均增长 4.40%。其中小学生视力低下率较 2000 年上升幅度为 51.16%；中学生视力低下率较 2000 年上升幅度为 9.87%；大学生视力低下率较 2000 年上升幅度为 9.30%（表 1）。

**表 1　1985—2005 年河南省城乡学生视力低下率**

| 年代/年 | 类别 | 合计 | | | 小学 | | | 中学 | | | 大学 | | |
|---|---|---|---|---|---|---|---|---|---|---|---|---|---|
| | | 调查人数 | 视力低下 | 低下率/% | 调查人数 | 视力低下 | 低下率/% | 调查人数 | 视力低下 | 低下率/% | 调查人数 | 视力低下 | 低下率/% |
| 1985 | 城市 | 14 806 | 5 545 | 37.45 | 6 237 | 1 030 | 16.51 | 6 940 | 3 429 | 49.41 | 1 629 | 1 086 | 66.67 |
| | 农村 | 14 604 | 3 991 | 27.32 | 5 035 | 296 | 5.88 | 7 330 | 2 460 | 33.56 | 2 239 | 1 240 | 55.38 |
| | 合计 | 29 410 | 9 436 | 32.09 | 11 272 | 1 326 | 11.76 | 14 270 | 5 889 | 41.27 | 3 868 | 2 326 | 60.13 |
| 1991 | 城市 | 21 744 | 9 483 | 43.61 | 10 284 | 2 378 | 23.12 | 10 078 | 6 049 | 60.02 | 1 382 | 1 056 | 76.41 |
| | 农村 | 32 940 | 9 572 | 29.06 | 15 885 | 2 021 | 12.72 | 15 508 | 6 468 | 41.71 | 1 547 | 1 083 | 70.00 |
| | 合计 | 54 684 | 19 055 | 34.85 | 26 169 | 4 399 | 16.81 | 25 586 | 12 517 | 48.92 | 2 929 | 2 139 | 73.02 |
| 1995 | 城市 | 24 449 | 11 634 | 47.58 | 12 115 | 3 290 | 27.16 | 11 932 | 8 054 | 67.50 | 402 | 290 | 72.14 |
| | 农村 | 26 880 | 8 683 | 32.30 | 13 262 | 1 772 | 13.36 | 13 215 | 6 633 | 50.19 | 403 | 278 | 68.98 |
| | 合计 | 51 329 | 20 317 | 39.58 | 25 377 | 5 062 | 19.95 | 25 147 | 14 687 | 58.40 | 805 | 568 | 70.56 |
| 2000 | 城市 | 27 459 | 13 249 | 48.25 | 13 619 | 3 326 | 24.42 | 12 815 | 9 118 | 71.15 | 1 025 | 805 | 78.54 |
| | 农村 | 27 258 | 9 037 | 33.15 | 11 817 | 1 432 | 12.12 | 12 977 | 6 760 | 52.09 | 1 032 | 845 | 81.88 |
| | 合计 | 54 717 | 22 286 | 40.73 | 25 436 | 4 758 | 18.71 | 25 792 | 15 878 | 61.56 | 2 057 | 1 650 | 80.21 |
| 2005 | 城市 | 23 392 | 13 586 | 58.08 | 10 743 | 3 801 | 35.38 | 10 751 | 8 108 | 75.42 | 1 913 | 1 687 | 88.19 |
| | 农村 | 23 409 | 10 059 | 42.97 | 10 759 | 1 956 | 18.18 | 10 763 | 6 445 | 59.88 | 1 916 | 1 670 | 87.16 |
| | 合计 | 46 801 | 23 645 | 50.52 | 21 502 | 5 757 | 26.77 | 21 514 | 14 553 | 67.64 | 3 829 | 3 357 | 87.67 |

## 3.2 营养不良和肥胖

### 营养状况现状

2005年,河南省城乡学生低体重的检出率为18.96%,不同程度营养不良的检出率为2.47%;超重检出率为11.07%,肥胖的检出率为7.32%。

1991—2005年,河南省学生超重检出率由4.47%上升到11.07%,14年间共增长6.6个百分点,增长幅度为147.65%,平均每年增长6.69%;肥胖检出率由1.72%上升到7.32%,增长幅度为325.58%,平均每年增长10.90%;低体重检出率由24.45%下降为18.96%,下降幅度为22.45%,平均每年下降1.80%;营养不良检出率由3.16%下降为2.47%,下降幅度为21.83%,平均每年下降1.74%。其中城市学生超重检出率由5.44%上升到13.57%,14年间共增长8.13个百分点,增长幅度为149.45%,平均每年增长6.74%;城市学生肥胖检出率由2.93%上升到10.79%,增长幅度为268.26%,平均每年增长9.76%;城市学生低体重检出率由28.04%下降为17.67%,下降幅度为36.98%,平均每年下降3.24%;城市学生营养不良检出率由4.28%下降为2.38%,下降幅度为44.39%,平均每年下降4.11%。农村学生超重检出率由3.84%上升到8.56%,增长幅度为122.92%,平均每年增长5.89%;农村学生肥胖检出率由0.92%上升到3.85%,增长幅度为318.48%,平均每年增长10.77%;农村学生低体重检出率由22.09%下降为20.25%,下降幅度为8.33%,平均每年下降0.62%;农村学生营养不良检出率无明显变化。

1995—2000年,河南省学生肥胖的增长幅度最大,达到189.62%,年平均增长速度达到23.69%;这一时期超重的增幅也达到63.69%,年平均增长速度达到10.36%(表2)。

**表2 1991—2005年河南省城乡学生现实营养状况**

| 年代/年 | 类别 | 调查人数 | 营养不良 | 检出率% | 低体重 | 检出率% | 超重 | 检出率% | 肥胖 | 检出率% |
|---|---|---|---|---|---|---|---|---|---|---|
| 1991 | 城市 | 21 744 | 931 | 4.28 | 6 096 | 28.04 | 1 182 | 5.44 | 637 | 2.93 |
| | 农村 | 32 940 | 799 | 2.43 | 7 276 | 22.09 | 1 265 | 3.84 | 303 | 0.92 |
| | 合计 | 54 684 | 1 730 | 3.16 | 13 372 | 24.45 | 2 447 | 4.47 | 940 | 1.72 |
| 1995 | 城市 | 24 449 | 1 039 | 4.25 | 6 427 | 26.29 | 1 679 | 6.87 | 815 | 3.33 |
| | 农村 | 26 880 | 880 | 3.27 | 6 912 | 25.71 | 963 | 3.58 | 272 | 1.01 |
| | 合计 | 51 329 | 1 919 | 3.74 | 13 339 | 25.99 | 2 642 | 5.15 | 1 087 | 2.12 |
| 2000 | 城市 | 27 459 | 753 | 2.74 | 5 164 | 18.80 | 2 861 | 10.42 | 2 519 | 9.17 |
| | 农村 | 27 258 | 628 | 2.30 | 5 501 | 20.18 | 1 751 | 6.42 | 841 | 3.09 |
| | 合计 | 54 717 | 1 381 | 2.52 | 10 665 | 19.49 | 4 612 | 8.43 | 3 360 | 6.14 |
| 2005 | 城市 | 23 392 | 557 | 2.38 | 4 134 | 17.67 | 3 175 | 13.57 | 2 523 | 10.79 |
| | 农村 | 23 409 | 599 | 2.56 | 4 741 | 20.25 | 2 004 | 8.56 | 902 | 3.85 |
| | 合计 | 46 801 | 1 156 | 2.47 | 8 875 | 18.96 | 5 179 | 11.07 | 3 425 | 7.32 |

## 3.3 贫血

### 3.3.1 贫血现状

2005 年，河南省 7、9、12、14 和 17 岁 5 个年龄组学生贫血检出率为 10.66%，其中城市学生为 7.89%，农村学生为 13.46%；男生为 10.39%，女生为 10.93%。

### 3.3.2 发展变化趋势

1991—2005 年，河南省学生贫血检出率由 22.52%下降为 10.66%，14 年间共下降 11.86 个百分点，下降幅度为 52.66%，平均每年下降 4.48%。其中城市学生贫血检出率由 14.05%下降为 7.89%，下降幅度为 43.84%，平均每年下降 4.04%；农村学生贫血检出率由 28.01%下降为 13.46%，下降幅度为 51.95%，平均每年下降 5.10%。

2000—2005 年，贫血的下降幅度最大，达到 39.60%，年平均下降幅度达到 9.59%(表 3)。

**表 3　1991—2005 年河南省学生贫血患病率**

| 年代/年 | 类别 | 合计 | | | 男生 | | | 女生 | | |
|---|---|---|---|---|---|---|---|---|---|---|
| | | 调查人数 | 低 Hb | 检出率/% | 调查人数 | 低 Hb | 检出率/% | 调查人数 | 低 Hb | 检出率/% |
| 1991 | 城市 | 8 494 | 1 193 | 14.05 | 4 249 | 543 | 12.78 | 4 245 | 650 | 15.31 |
| | 农村 | 13 109 | 3 672 | 28.01 | 6 575 | 1 710 | 26.01 | 6 534 | 1 962 | 30.03 |
| | 合计 | 21 603 | 4 865 | 22.52 | 10 824 | 2 253 | 20.81 | 10 779 | 2 612 | 24.23 |
| 1995 | 城市 | 10 087 | 1 581 | 15.67 | 5 050 | 788 | 15.60 | 5 037 | 793 | 15.74 |
| | 农村 | 11 025 | 2 090 | 18.96 | 5 548 | 1 121 | 20.20 | 5 477 | 969 | 17.69 |
| | 合计 | 21 112 | 3 671 | 17.39 | 10 598 | 1 909 | 18.01 | 10 514 | 1 762 | 16.76 |
| 2000 | 城市 | 10 989 | 1 671 | 15.21 | 5 528 | 853 | 15.43 | 5 461 | 818 | 14.98 |
| | 农村 | 10 805 | 2 176 | 20.14 | 5 452 | 1 168 | 21.42 | 5 353 | 1 008 | 18.83 |
| | 合计 | 21 794 | 3 847 | 17.65 | 10 980 | 2 021 | 18.41 | 10 814 | 1 826 | 16.89 |
| 2005 | 城市 | 8 910 | 703 | 7.89 | 4 453 | 334 | 7.50 | 4 457 | 369 | 8.28 |
| | 农村 | 8 806 | 1 185 | 13.46 | 4 405 | 586 | 13.30 | 4 401 | 599 | 13.61 |
| | 合计 | 17 716 | 1 888 | 10.66 | 8 858 | 920 | 10.39 | 8 858 | 968 | 10.93 |

## 3.4 龋齿

2005 年，河南省 12 岁年龄组的恒牙龋患率和龋均分别为 13.07%和 0.22，其中城市 12 岁年龄组的恒牙龋患率和龋均分别为 14.36%和 0.24，农村分别为 11.76%和 0.19。1991—2005

年，河南省12岁年龄组的恒牙龋患率由10.87%上升为13.07%，14年间共上升2.2个百分点，上升幅度为20.24%，平均每年上升1.33%；其中2000—2005年增长幅度最大，达到48.52%，年平均增长速度达到8.23%(表4)。

**表4 1991—2005年河南省12岁学生恒牙龋齿患病情况**

| 年代/年 | 类别 | 调查人数 | DMF人数 | 检出率% | DMF牙数 | 恒牙龋均 |
|---|---|---|---|---|---|---|
| 1991 | 城市 | 1 709 | 265 | 15.51 | 449 | 0.26 |
| | 农村 | 2 589 | 202 | 7.80 | 304 | 0.12 |
| | 合计 | 4 298 | 467 | 10.87 | 753 | 0.18 |
| 1995 | 城市 | 2 017 | 183 | 9.07 | 274 | 0.14 |
| | 农村 | 2 207 | 139 | 6.30 | 197 | 0.09 |
| | 合计 | 4 224 | 322 | 7.62 | 471 | 0.11 |
| 2000 | 城市 | 2 219 | 214 | 9.64 | 341 | 0.15 |
| | 农村 | 2 203 | 175 | 7.94 | 264 | 0.12 |
| | 合计 | 4 422 | 389 | 8.80 | 605 | 0.14 |
| 2005 | 城市 | 1 699 | 244 | 14.36 | 415 | 0.24 |
| | 农村 | 1 675 | 197 | 11.76 | 318 | 0.19 |
| | 合计 | 3 374 | 441 | 13.07 | 733 | 0.22 |

### 3.5 肠道寄生虫

2005年，对农村7、9岁两个年龄组学生的肠道蛔虫感染情况进行了调查，粪便蛔虫卵阳性率为2.71%。与1991年相比，河南省农村学生蛔虫感染率由27.98%下降至2.71%。下降幅度达到90.31%。

## 4 讨论

### 4.1 学生体质健康状况总体向好，但问题依然突出

儿童少年的健康状况是评价社会文明程度的重要标志，也是衡量国家综合国力的重要指标之一。调查结果显示，我省学生肠道寄生虫、贫血、营养不良的患病率呈不断下降趋势，龋齿控制在较低水平。反映了20年来，在党的改革开放的基本路线指引下，随着国民经济的持续稳定发展，城乡人民物质、文化生活和卫生服务水平的不断提高，学校体育卫生工作的逐步加强，河南省学生健康总体水平在不断提高。

在学生健康得到继续改善的同时，也应该看到，我省学生的体质、健康状况还存在着一些不容忽视的问题。在龋齿、肠道寄生虫、贫血等学生常见病得到有效控制的同时，学生视力低下、肥胖的患病率仍呈不断增长的势头。尤其是“十五”期间我省学生视力低下的平均年增长速度又明

显加快，其中小学生视力低下患病率的增长幅度远大于中学生和大学生，农村学生视力低下的患病率的增长幅度大于城市学生。在城市学生中，超重检出率达到 13.57%，肥胖的检出率达到 10.79%，二者约占学生总数的 1/4。

## 4.2 龋患率流行程度较低，但治疗率亦偏低

12 岁年龄组被世界卫生组织（WHO）作为全球监控龋病的指标年龄。世界卫生组织（WHO）根据 12 岁年龄组的龋均将龋齿患病情况分为 5 个等级以评价龋病的流行程度，龋均为 0.0～1.1 时属很低水平。据此判断，我省学生龋患率仍处很低水平，长期增长趋势较为缓慢，但龋患率近期上升速度较快。值得注意的是，河南省学生龋齿的患病率虽然较低，但大部分学生的龋齿得不到及时治疗，城市学生龋齿充填率仅为 18%，农村学生仅为 5%，约相当于 2000 年全国平均水平。

## 4.3 学业负担过重，体育锻炼时间少是影响学生健康的主要原因

问卷调查结果显示，约 2/3 的学生每天参加体育锻炼的时间不到 1 小时，有近 70%的学生每天做家庭作业的时间在 1 个小时以上，近 75%的学生把周末的休息时间用于学习、看电视和玩电脑。在接受问卷调查的 861 名体育教师中，对于学生目前身体不好的原因，认为“体育锻炼不够”的占 90.94%，居第一位；其次为“作业太多”，占 48.78%；居第三、第四位的为“睡眠不足”和“玩的时间太少”，分别占 45.53%和 43.90%。

## 4.4 改善学生体质健康状况的对策与措施

健康的体魄是青少年为祖国和人民服务的基本前提。各级政府及教育行政部门应继续全面贯彻落实《中共中央国务院关于深化教育体制改革全面推进素质教育的决定》。引导各级学校牢固树立健康第一的指导思想，把学校体育卫生工作作为社会发展的重要内容纳入政府工作计划和发展规划，在制定各项政策时予以充分考虑，并加大投入，在人、财、物等方面予以必要的支持，促进学校体育卫生工作的发展。

教育行政部门及各级各类学校要把学校体育卫生工作作为学校教育工作不可缺少的重要组成部分，克服重智轻体的错误倾向，在改善办学条件的同时，注意改善学校的体育卫生环境、条件和设施，改革和加强体育课教学和课外体育锻炼的形式、内容和方法。各级各类学校要认真落实《学校卫生工作条例》，坚决贯彻落实各项“减负”措施，如取消早自习、周六不上课等，努力减少学生作业量，开好健康教育课。家长要配合学校合理安排学生的作息时间，确保学生充足的睡眠。

各级卫生部门要加强对学校卫生工作的指导，和教育部门密切配合，针对目前学生常见病疾病谱变化的特点，大力开展学校健康教育，增强学生的卫生意识，培养学生良好的卫生习惯及自我保健能力。儿童肥胖可造成机体一些器官、系统功能性损伤，活动能力和体质水平下降，同时，还是心、脑血管疾病和糖尿病等成年期疾病发生的危险因素，因此，应大力开展营养、食品卫生知识的宣传教育，普及营养知识，指导城乡居民调整膳食结构，做到合理营养，平衡膳食，尽快改善

学生的现实营养状况，降低营养不良患病率、控制肥胖的发生。

（河南省学生体质与健康调研组选送）

**参考文献：**

[1] 中国学生体质与健康研究组. 中国学生体质与健康研究. 北京：人民教育出版社，1987.
[2] 陈西乾，李岚，杨汴生. 河南省学生体质健康研究. 郑州：河南科学技术出版社，1990.
[3] 河南省学生体质健康调研组. 河南省学生体质健康监测报告. 郑州：河南科学技术出版社，1997.
[4] 杨汴生，何健，钟娅，等. 1980—2000 年河南省中小学生视力变化规律. 中国学校卫生 2002. 23(3)：254-255.

# 2005年湖北省学生龋齿患病情况调查分析

杨　宁　余毅震　执笔

## 1　前言

龋病是当前几种主要的慢性非传染性疾病之一，是影响儿童青少年身体健康的常见病。为了解我省学生龋病患病情况，根据教育部、国家体育总局、卫生部、国家民委、科技部5部委《关于印发〈2005年全国学生体质与健康状况调查研究实施方案〉的通知》文件精神，湖北省于2005年组织开展了学生体质与健康状况调查工作，现将我省学生龋病患病情况调查结果报告如下。

## 2　研究对象与方法

按照《2000年全国学生体质健康状况调查研究实施方案》的要求，在武汉、黄石、仙桃、郧阳、孝感5个调研点进行调查，龋齿患病调查对象为城市和农村7、9、12、14和17岁5个年龄组男女学生，调查内容为：乳牙、恒牙的活动龋、因龋失牙、已补龋牙，以“龋患率”和“龋均”作为评价指标。

数据采用教育部体育卫生与艺术教育司统一下发的学生体质调研录入系统进行录入和初步统计，后续工作采用SPSS 13.0软件进行$t$检验和$\chi^2$检验。

## 3　结果与分析

### 3.1　湖北省学生龋病患病情况

世界卫生组织根据12岁年龄组恒龋均将龋病患病情况分为很低、低、中、高、很高5个等级，以0.0～0.1为患病很低等级、6.6以上为患病很高等级。本次调查我省学生12岁恒龋均为0.17，处于低等级（城乡男女学生龋均分别在0.1～0.2）。

由表1可知，我省学生龋齿患病率为18.87%、龋均为0.56。其中城市学生龋齿患病率为16.08%、龋均为0.50；乡村学生龋齿患病率为21.79%、龋均为0.61。男生龋患率为16.77%，龋均为0.54；女生龋患率为21.14%，龋均为0.57。乡村学生龋患率（$\chi^2=14.72, P<0.01$）和龋均（$t=3.40, P<0.001$）两项指标均高于城市；女生的龋患率（$\chi^2=8.62, P<0.01$）和龋均（$t=3.88, P<0.001$）也分别高于男生。

各年龄组学生龋患率也有明显差别，7 岁和 9 岁年龄组学生龋患率高于 12、14 和 17 岁年龄组(各组比较均有显著差异，$P<0.001$)。农村学生 7 岁和 9 岁组龋均高于相应年龄组的城市学生($P<0.05$，$P<0.01$)；女学生 9 岁和 14 岁组龋均普遍高于相应年龄组的男学生($P<0.01$，$P<0.01$)。

**表 1　2005 年湖北省学生龋病统计**

| | | 7 岁 | | 9 岁 | | 12 岁 | | 14 岁 | | 17 岁 | |
|---|---|---|---|---|---|---|---|---|---|---|---|
| | | 男生 | 女生 | 男生 | 女生 | 男生 | 女生 | 男生 | 女生 | 男生 | 女生 |
| 城市 | 调查人数 | 150 | 150 | 148 | 148 | 134 | 144 | 139 | 119 | 149 | 131 |
| | 患乳龋齿人数 | 46 | 56 | 40 | 46 | 3 | 3 | 0 | 0 | 0 | 0 |
| | 乳龋患病率 | 30.67 | 37.33 | 27.03 | 31.08 | 2.23 | 2.08 | 0 | 0 | 0 | 0 |
| | 乳龋均 | 1.30 | 1.00 | 0.70 | 0.80 | 0.10 | 0.10 | 0 | 0 | 0 | 0 |
| | 患恒龋人数 | 1 | 0 | 1 | 6 | 3 | 9 | 1 | 5 | 3 | 7 |
| | 恒龋患病率 | 0.67 | 0 | 0.68 | 4.05 | 2.23 | 6.25 | 0.72 | 4.20 | 2.01 | 5.34 |
| | 恒龋均 | 0 | 0 | 0 | 0.10 | 0.10 | 0.10 | 0 | 0.10 | 0.10 | 0.20 |
| | 患龋人数 | 47 | 56 | 40 | 50 | 6 | 12 | 1 | 5 | 3 | 7 |
| | 龋齿患病率 | 31.33 | 37.33 | 27.03 | 33.78 | 4.46 | 8.33 | 0.72 | 4.20 | 2.01 | 5.34 |
| | 龋均 | 1.30 | 1.00 | 0.70 | 0.90 | 0.20 | 0.20 | 0 | 0.10 | 0.20 | 0.20 |
| 乡村 | 调查人数 | 142 | 150 | 150 | 129 | 136 | 120 | 138 | 120 | 151 | 118 |
| | 患乳龋齿人数 | 60 | 65 | 65 | 54 | 4 | 0 | 0 | 0 | 0 | 0 |
| | 乳龋患病率 | 42.25 | 43.33 | 43.33 | 41.86 | 2.94 | 0 | 0 | 0 | 0 | 0 |
| | 乳龋均 | 1.70 | 1.40 | 1.00 | 1.10 | 0.10 | 0 | 0 | 0 | 0 | 0 |
| | 患恒龋人数 | 2 | 0 | 0 | 6 | 9 | 13 | 2 | 9 | 4 | 7 |
| | 恒龋患病率 | 1.41 | 0 | 0 | 4.65 | 6.62 | 10.83 | 1.45 | 7.50 | 2.64 | 5.94 |
| | 恒龋均 | 0 | 0 | 0 | 0.10 | 0.10 | 0.20 | 0 | 0.10 | 0 | 0.10 |
| | 患龋人数 | 62 | 65 | 65 | 57 | 11 | 13 | 2 | 9 | 4 | 7 |
| | 龋齿患病率 | 43.66 | 43.33 | 43.33 | 44.19 | 8.09 | 10.83 | 1.45 | 7.50 | 2.64 | 5.94 |
| | 龋均 | 1.70 | 1.40 | 1.00 | 1.20 | 0.20 | 0.20 | 0 | 0.10 | 0 | 0.10 |

## 3.2　湖北省学生龋齿类型分布和充填情况

由表 2 可以看出学生乳牙和恒牙龋齿的检出分布情况，龋齿充填率为 8.76%，其中城市学生的充填率为 15.17%，农村学生的充填率为 3.79%。在龋齿的充填比例上乡村男生最低，且在城乡学生间有较大差异，城市学生明显高于乡村学生($\chi^2=54.17$，$P<0.001$)。

**表 2　2005 年湖北省学生各类龋齿检出及充填情况**

| 城乡 | 年龄/岁 | 性别 | 乳龋牙数/个 | | | | 恒龋牙数/个 | | | |
|---|---|---|---|---|---|---|---|---|---|---|
| | | | 活动龋/d | 龋失/m | 已补龋/f | 充填率/% | 活动龋/D | 龋失/M | 已补龋/F | 充填率/% |
| 城市 | 7 | 男 | 169 | 6 | 25 | 14.29 | 1 | 0 | 0 | 0 |
| | | 女 | 127 | 12 | 17 | 12.23 | 0 | 0 | 0 | 0 |
| | 9 | 男 | 91 | 0 | 11 | 12.09 | 1 | 0 | 0 | 0 |
| | | 女 | 95 | 6 | 8 | 0 | 10 | 2 | 2 | 16.67 |
| | 12 | 男 | 7 | 0 | 1 | 0 | 4 | 0 | 3 | 75.00 |
| | | 女 | 6 | 3 | 0 | 0 | 13 | 4 | 1 | 5.88 |
| | 14 | 男 | 0 | 0 | 0 | 0 | 2 | 2 | 2 | 50.00 |
| | | 女 | 0 | 0 | 0 | 0 | 7 | 0 | 4 | 57.14 |
| | 17 | 男 | 0 | 0 | 0 | 0 | 6 | 5 | 5 | 45.45 |
| | | 女 | 0 | 0 | 0 | 0 | 8 | 6 | 10 | 71.43 |
| 乡村 | 7 | 男 | 191 | 21 | 6 | 2.83 | 2 | 0 | 0 | 0 |
| | | 女 | 148 | 31 | 6 | 3.35 | 0 | 0 | 0 | 0 |
| | 9 | 男 | 143 | 12 | 0 | 0 | 0 | 0 | 0 | 0 |
| | | 女 | 129 | 7 | 3 | 2.21 | 9 | 0 | 1 | 11.11 |
| | 12 | 男 | 7 | 0 | 1 | 14.28 | 13 | 0 | 1 | 7.69 |
| | | 女 | 0 | 0 | 0 | 0 | 19 | 4 | 0 | 0 |
| | 14 | 男 | 0 | 0 | 0 | 0 | 2 | 2 | 1 | 25.00 |
| | | 女 | 0 | 0 | 0 | 0 | 12 | 0 | 0 | 0 |
| | 17 | 男 | 0 | 0 | 0 | 0 | 5 | 0 | 2 | 40.00 |
| | | 女 | 0 | 0 | 0 | 0 | 7 | 1 | 8 | 100.00 |

## 3.3　湖北省学生龋患率与 2000 年全国学生龋患率的比较

选取代表青春期前阶段的 7 岁组和代表青春期发育高峰的 12 岁年龄组龋患率进行比较。由表 3 与全国学生龋患率的比较可以看出，无论城乡男女，我省学生乳龋、恒龋患病率明显低于全国水平。经卡方检验，除 12 岁乡男、乡女组外，其他组差异均有显著性（$P<0.001$）。

**表 3　2005 年湖北省与 2000 年全国学生龋患率比较**

| 年代/年 | 类别 | 7 岁乳龋患率/% | | | | 12 岁恒龋患率/% | | | |
|---|---|---|---|---|---|---|---|---|---|
| | | 城男 | 城女 | 乡男 | 乡女 | 城男 | 城女 | 乡男 | 乡女 |
| 2000 | 全国 | 59.3 | 62.3 | 59.2 | 57.7 | 16.2 | 19.3 | 11.5 | 15.7 |
| 2005 | 湖北 | 30.67 | 37.33 | 42.25 | 43.33 | 2.23 | 6.25 | 6.62 | 10.83 |

## 4 讨论

我省学生龋患率、龋均在全国乃至世界处于较低水平，且存在城乡差异和性别差异。乡村高于城市；女生高于男生。乡村学生 7 岁和 9 岁组龋均高于相应年龄组的城市学生；女学生 9 岁和 14 岁组龋均普遍高于相应年龄组的男学生。在龋齿的充填比例上乡村男生最低，且在城乡学生间有较大差异，城市学生明显高于乡村学生，可能是由于城市对于学生龋齿充填较为重视，牙防工作好于乡村。今后应进一步建立健全牙防网络，强化综合防治，在降低龋患率的同时，提高充填率。

龋病和其他疾病一样，其发生、发展受许多因素影响。龋病病因的现代概念认为：致病细菌、食物、宿主和时间是影响龋病的重要因素。口腔的主要致病菌为变形链球菌，其次是乳酸杆菌和放射线菌。在多数情况下，细菌只有在形成牙菌斑之后才能致龋，如果不注意口腔卫生，口腔中牙菌斑增多，龋患率就会增高。这是乡镇学生龋患率明显高于城市的主要原因。

食物与龋齿的关系密切，随着生活水平的提高食物日趋精细，食物中的糖类尤其是蔗糖，是牙菌斑形成的物质基础，它为细菌在牙面上定居、生长、繁殖提供营养和能量。女生偏爱甜食，所以龋患率高于同种生存条件下的男生。另外儿童对糖的摄入量也较大，所以乳龋患病率较高。

当宿主抗龋能力降低时，容易患龋。任何影响抗龋能力的因素都可导致龋患率的增加。乳牙釉质的钙化程度较低，再结合以上两个因素，因此，乳龋患率病较高。新萌出的恒牙，釉质较薄，再加上窝沟较深，也是造成 9、12 岁年龄组龋患率较高的重要因素。因此，儿童要经常进行口腔检查，尤其是六龋齿萌出后，要注意保护，如果窝沟太深，应及时做窝沟封闭，一旦发现龋坏，应尽治疗，以保护其功能。

知识和行为不是直接的因果关系，知识要转化为行为，还需要其他因素的参与。这就需要学校卫生工作人员、学校、家长共同努力，通过对小学生口腔卫生知识的教育和卫生行为的干预，使学生掌握预防龋齿的知识，养成早晚刷牙等良好的卫生习惯。

（湖北省学生体质与健康调研组选送）

**参考文献：**

[1] China National Committee for Oral Health. Report on the Second National Oral Health Survey [In Chinese]. Beijing: Renminweisheng Publishing Co. Ltd, 1998.

[2] 中国学生体质与健康. 2000 年中国学生体质与健康调研报告.（第 1 版）. 北京：高等教育出版社，2002.

[3] 尚大光. 1991—1995 年学生龋病患病情况动态分析. 教育部，中国学生体质健康状况调研数据资料库.

[4] 续美如. 龋病. 中国学校卫生，2001，22(2)：190-192.

[5] 于厚贤，张朋才. 山东省中小学生龋齿患病情况分析. 中国校医，2002，8(4)：(353).

[6] 周丽君，李光春. 湖南省 1992—1999 年学生龋齿监测结果分析. 实用预防医学，2000，7(3)：211-212.

[7] 张燕. 北京西城区 1992—2001 年监测点校学生龋齿患病状况. 中国学校卫生，2003，24(4)：407-408.

# 湖北省学生身体质量指数(BMI)的变化趋势研究

谢 彬 执笔

## 1 前言

1985年以来，由教育部、国家体育总局、卫生部、国家民族事务委员会、科学技术部等5部委(局)共同组织了5次全国学生体质与健康调研，湖北省也在这5次调研中，获取了大量的数据，通过对这些数据的分析和研究，提出的建议和对策，对指导湖北省学校体育卫生工作也起了极大的作用。

身体质量指数(Body Mass Index)简称BMI，又称“体质指数”、“体重指数”，它是由体重(千克)除以身高(米)的平方而成的，体重指数是反映人体胖瘦程度的重要指标之一，主要用于评价人体的身体成分和肥胖度，一般也用来衡量人体的体型状况，该指标过高或过低，都会引发程度不同的各种心血管疾病。所以通过对身体质量指数的研究，可以更简便、客观地反映学生的体型状况。

1999年10月在我国召开的国际会议预测肥胖将成为21世纪的流行病和人类健康的第一杀手。

根据国际生命科学学会中国肥胖工作组目前的报告，在过去十几年间，我国儿童青少年总体体重状况呈现3个阶段大变化。

——1985年前后，我国儿童青少年不存在肥胖问题。7～22岁城市男女、农村男女4个群体的超重率一般仅有1%～2%，肥胖率不足1%，许多乡村肥胖率接近零，因而各地青少儿营养改善重点为营养不良和低体重。

——1995年前后，我国儿童青少年超重率大幅度增长，肥胖率开始成倍增加。城市男女、农村男女4个群体的超重率分别为6.79%、5.12%、2.50%和3.56%，肥胖率分别为2.65%、1.59%、0.69%和0.48%。青少儿整体营养问题突出表现的营养不良和低体重依然普遍存在，部分沿海发达城市超重与肥胖儿迅猛增加。

——2000年前后，我国儿童青少年进入肥胖流行的全面增长期。一方面，超重的检出率继续大幅度增长，另一方面，肥胖率在城乡男女群体中均成倍上升。若将超重与肥胖合并计算，城市男女、农村男女4个群体分别为16.79%、10.3%、6.75%和5.86%。在2005年全国体质测试中，学生超体重检出率为4.11%，肥胖检出率为7.33%。

在改革开放将近30年来，湖北省学生身体质量指数有什么变化，其发展趋势如何，怎么进行评价。所以本文拟就国际流行的身体质量指数(BMI)来进行探讨研究，以期有所发现，能为加强湖北省学校体育卫生工作贡献力量。

## 2 研究对象与方法

### 2.1 研究对象

本文的研究资料系采用1985年以来由国家有关部委领导和组织的4次(1985年、1995年、2000年和2005年)全国性的大型学生体质与健康调查研究中有关湖北省青少年学生身体形态(身高、体重)的所有数据。

### 2.2 研究方法

本文汇集了《1985年中国学生体质与健康研究》、《1995年中国学生体质与健康调研报告》、《2000年中国学生体质与健康调研报告》中公布的湖北省有关数据,以及2005年湖北省学生体质与健康调研组所公布的统计数据,运用文献资料法、数理统计法、逻辑分析法和图表法进行综合、分析和研究。

有关身体质量指数(BMI)的运算公式,采用BMI=体重(kg)/身高($m^2$),文中所有的数学运算和图表的绘制都在Microsoft Excel中完成。

进行评价所用的标准,沿用正常范围BMI为18.5～22.6,最佳值为20～22。

## 3 结果与分析

### 3.1 城市男生

从表1和图1中可以看出,湖北省城市男生几条BMI曲线的变化呈比较平稳的状态,虽然在图1中各测试年份的曲线有所交叉,但其变化区间基本上是小学阶段(7～12岁年龄组)处于14.34～18.66;初中阶段(13～15岁年龄组)处于17.10～19.68;高中阶段(16～18岁年龄组)处于19.12～20.80;大学阶段(19～22岁年龄组)处于19.49～21.39。

从图1中可以看到,在18岁以前,身体质量指数是随着年龄的增长而提高。其中小学阶段各年龄组的BMI随测试年份逐步有所增长(2000年除个别年龄组低于1995年外)。中学阶段同样也有所增长,但增幅不大,大学阶段各年龄组虽有增有减,但基本趋于稳定。图1中看出自高中以后(除1985年之外),BMI基本上就趋于比较平稳了(除1991年、2005年以外)。如果用世界卫生组织(WHO)标准BMI在18.5～24.9,或是中国专家提出的BMI在18.5～22.6时属正常范围来衡量,湖北省城市男生在15岁时(1979年16岁)已经达到了正常范围的下限。说明自从改革开放以来湖北省城市男学生的体型有了一定的改善,基本上达到中国人身体质量指数的最佳值的下限(20～22)。

**表 1　1985—2005 年湖北省城市男生 BMI 均值比较表**

| 年龄/岁 | 1985 年 | 1995 年 | 2000 年 | 2005 年 |
|---|---|---|---|---|
| 7 | 14.34 | 15.37 | 15.56 | 16.21 |
| 8 | 14.65 | 15.58 | 15.51 | 16.10 |
| 9 | 14.87 | 16.38 | 16.01 | 16.78 |
| 10 | 15.32 | 16.31 | 16.37 | 17.01 |
| 11 | 15.68 | 16.93 | 16.88 | 17.91 |
| 12 | 16.16 | 17.39 | 16.91 | 18.66 |
| 13 | 17.16 | 18.16 | 17.55 | 18.53 |
| 14 | 17.95 | 18.91 | 17.90 | 18.99 |
| 15 | 18.49 | 19.25 | 19.65 | 19.68 |
| 16 | 19.12 | 19.57 | 19.91 | 19.71 |
| 17 | 19.45 | 20.03 | 19.95 | 20.08 |
| 18 | 19.40 | 20.16 | 20.29 | 20.80 |
| 19 | 19.66 | 20.61 | 20.42 | 20.80 |
| 20 | 19.75 | 20.32 | 20.64 | 20.15 |
| 21 | 19.76 | 20.90 | 21.00 | 20.84 |
| 22 | 19.49 | 20.82 | 20.63 | 20.46 |
| 19～22 | 19.71 | 20.67 | 20.67 | 20.58 |

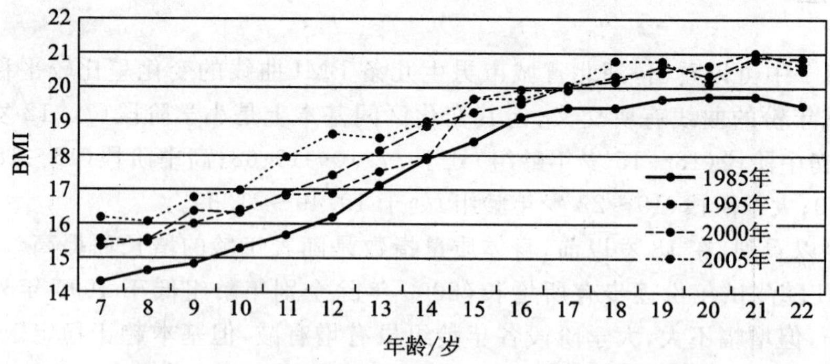

**图 1　1985—2005 年湖北省城市男生 BMI 均值比较图**

进一步研究各学段的变化情况(图 1A)可以发现：各学段 BMI 的年均增长速度是有一定规律的，即初中-小学-高中-大学，唯独 2005 年例外是小学-初中-高中-大学，而且小学一开始就增长到比较高的位置上，是否可以这样说，到了 2005 年湖北省城市小学男生的体型已经开始变得比较粗壮了呢？还是由于生活条件好了，小学生开始有了“小胖墩”的现象呢？

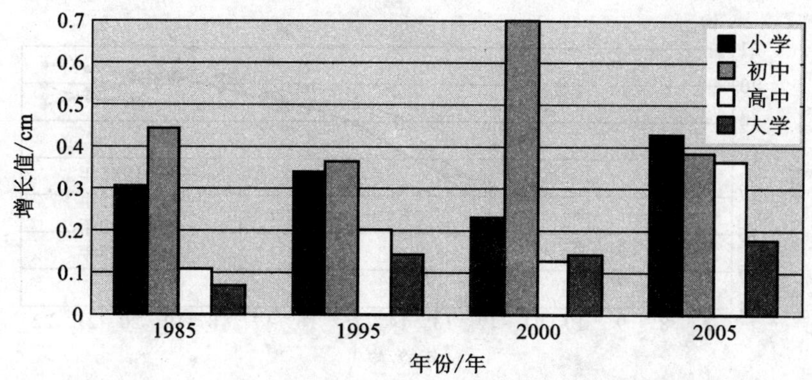


**图 1A　1985—2005 年湖北省城市男生各学段 BMI 年均增长值比较图**

## 3.2　城市女生

从表 2 和图 2 中可以看出，湖北省城市女生 BMI 的变化也呈平稳的状态，虽然在图 2 中各测试年份的曲线也有所交叉，但基本上是小学阶段(7～12 岁年龄组)处于 14.36～17.32；初中阶段(13～15 岁年龄组)处于 17.54～19.68；高中阶段(16～18 岁年龄组)处于 19.37～20.19；大学阶段(19～22 岁年龄组)处于 19.41～20.63。

**表 2　1985—2005 年湖北省城市女生 BMI 均值比较表**

| 年龄/岁 | 1985 年 | 1995 年 | 2000 年 | 2005 年 |
|---|---|---|---|---|
| 7 | 14.36 | 14.87 | 14.65 | 15.55 |
| 8 | 14.49 | 14.98 | 14.97 | 15.47 |
| 9 | 14.72 | 15.45 | 15.59 | 15.78 |
| 10 | 14.96 | 15.67 | 15.71 | 16.46 |
| 11 | 15.68 | 16.30 | 16.11 | 17.24 |
| 12 | 16.52 | 17.32 | 17.15 | 17.31 |
| 13 | 17.54 | 17.69 | 17.87 | 17.92 |
| 14 | 18.18 | 18.83 | 19.04 | 18.97 |
| 15 | 18.92 | 19.40 | 19.49 | 19.68 |
| 16 | 19.37 | 19.51 | 19.80 | 19.88 |
| 17 | 19.61 | 20.00 | 19.61 | 19.75 |
| 18 | 19.84 | 20.19 | 19.94 | 20.17 |
| 19 | 20.13 | 20.17 | 20.23 | 20.63 |
| 20 | 20.09 | 19.49 | 20.22 | 20.23 |
| 21 | 19.67 | 19.53 | 20.36 | 19.76 |
| 22 | 19.41 | 19.91 | 20.51 | 19.64 |
| 19～22 | 19.94 | 19.77 | 20.33 | 20.07 |

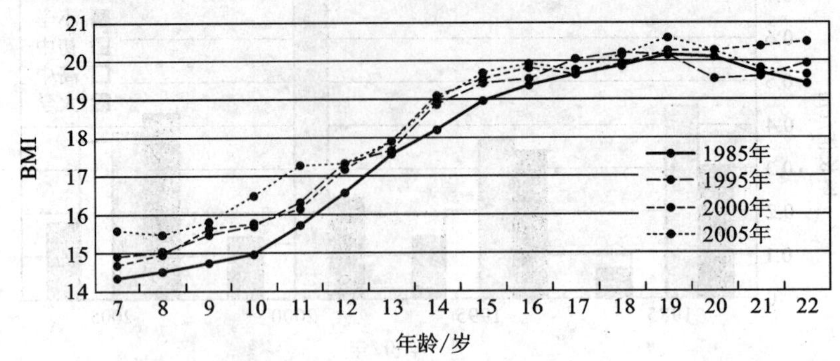


**图 2　1985—2005 年湖北省城市女生 BMI 均值比较图**

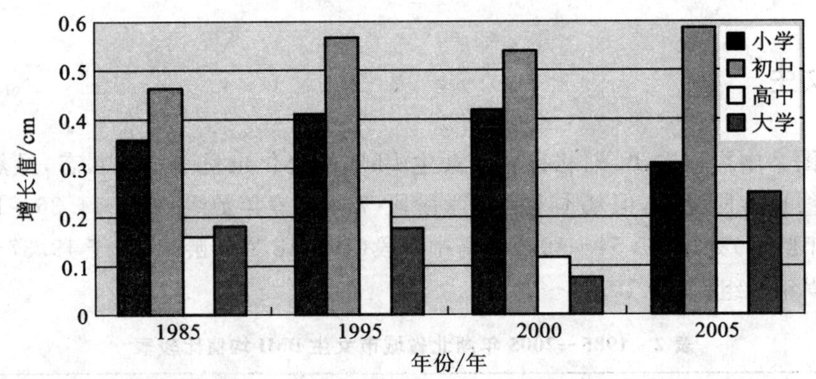


**图 2A　1985—2005 年湖北省城市女生各学段 BMI 年均增长值比较图**

其中小学阶段除了 1991 年 8 岁年龄组明显下降之外，其他各年龄组都是随着测试年份而逐渐增长，特别是 2005 年各年龄组有较大幅度的提高，说明湖北省小学城市女生将近 30 年来身体体型在总体上有所改善。但从图 2 中又可以看到，1985 年和 1991 年的曲线比其他几次都低，说明这一段时间学生的身体质量略有下降。中学阶段基本上也是这样，而 2000 年和 2005 年的高一女生(16～17 岁)有突然下降的现象。在大学阶段除了 1979 年、2000 年各年龄组的 BMI 还保持在 20(通常认为最佳 BMI 的下限)之外，其他各年份的女大学生随着年龄的增长 BMI 还会减少(1995 年最小值出现在 20 岁为 19.49，2005 年出现在 21 岁为 19.64)，也就是说城市女大学生(甚至高中女生)越来越“苗条”了，个中虽然原因很多，但与近期流行的不正确的“减肥”观念不无关系，必须引起足够的重视。如果用 WHO 标准(BMI 18.5～24.9)来衡量，湖北省城市女生在 15 岁时(1995—2005 年为 14 岁)就已经达到正常范围的下限了，但是离理想范围的最下限 20，还差一点。

如果将各学段的年均增长值相比较的话(见图 2A)，其增长速度的顺序为初中-小学-高中-大学，1985 年和 2005 年为大学—高中。

## 3.3　乡村男生

从表 3 和图 3 中可以看出，湖北省乡村男生 BMI 的曲线变化比城市男生呈更稳定的状态，小学阶段(7～12 岁年龄组)BMI 在 14.29～17.63,初中阶段(13～15 岁年龄组)BMI 在 16.45～18.88,高中阶段(16～18 岁年龄组)BMI 在 18.85～20.13,大学阶段(19～22 岁年龄组)BMI 在 19.72～21.11。

**表 3 1985—2005 年湖北省乡村男生 BMI 均值比较表**

| 年龄/岁 | 1985 年 | 1995 年 | 2000 年 | 2005 年 |
|---|---|---|---|---|
| 7 | 14.82 | 14.66 | 14.29 | 15.94 |
| 8 | 15.09 | 14.70 | 14.53 | 15.64 |
| 9 | 15.19 | 15.04 | 14.79 | 16.20 |
| 10 | 15.50 | 15.34 | 14.99 | 16.85 |
| 11 | 15.59 | 15.77 | 15.44 | 17.63 |
| 12 | 16.05 | 16.47 | 15.74 | 17.63 |
| 13 | 17.33 | 17.01 | 16.45 | 17.50 |
| 14 | 17.93 | 17.81 | 17.67 | 18.36 |
| 15 | 18.60 | 18.57 | 18.12 | 18.88 |
| 16 | 19.51 | 19.15 | 18.85 | 19.25 |
| 17 | 20.02 | 19.51 | 19.18 | 20.05 |
| 18 | 20.13 | 19.96 | 19.66 | 19.93 |
| 19 | 19.72 | 20.59 | 20.17 | 20.09 |
| 20 | 19.82 | 20.64 | 19.93 | 19.79 |
| 21 | 19.91 | 20.61 | 20.39 | 19.90 |
| 22 | 20.11 | 21.11 | 20.33 | 20.30 |
| 19～22 | 19.89 | 20.74 | 20.20 | 20.06 |

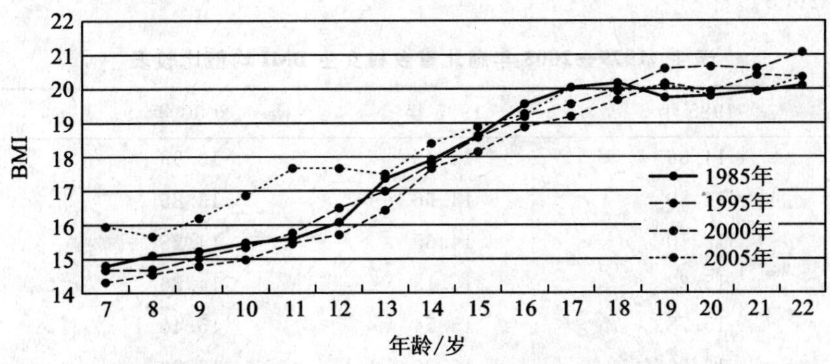


**图 3 1985—2005 年湖北省乡村男生 BMI 均值比较图**

在 4 次测试中,18 岁以前以 2005 年的 BMI 数值为最高(除 16 岁、18 岁外),其中小学阶段基本是随着年龄的增长 BMI 的值也增加,2005 年增加的幅度最大。中学阶段也是随着年龄的增长 BMI 的值增加,除 2005 年 18 岁比 17 岁少 0.12 外,其他各年龄组都保持增加的势头。大学阶段 BMI 虽也随着测试年份逐年有所波动,但大部分都接近或超过了 20,说明改革开放以

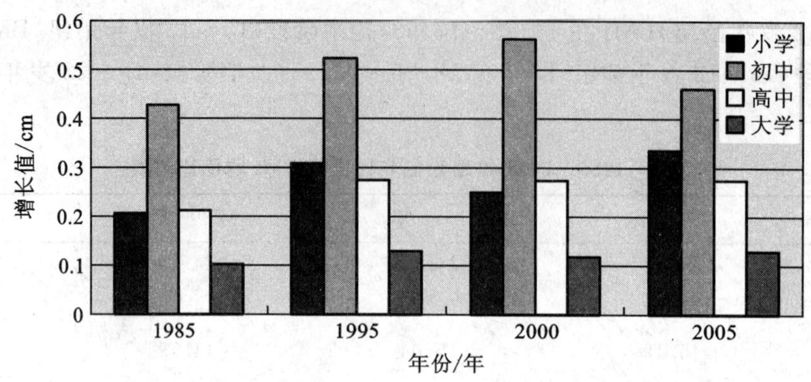


**图 3A　1985—2005 年湖北省乡村男生 BMI 年均增长值比较图**

后，环境、生活等条件发生变化，湖北省乡村男大学生的体型有了改善。用 WHO 标准（BMI 18.5～24.9）来衡量，湖北省乡村男生在 16 岁时（1985 年、1995 年和 2005 年为 15 岁）就已经达到正常范围的下限了。

进一步研究图 3A，发现湖北省乡村男生在历次学生体质调研中，BMI 指标在各个学段中的年均增长值的增长速度随着初中-小学-高中-大学规律而变化（2000 年为初中-高中-小学-大学），以初中阶段（13～15 岁）为最快，而 2005 年的小学阶段为历次中增长得最快的一次，1995 年以后，高中和大学的年均增长速度基本相同。

## 3.4　乡村女生

从表 4 和图 4 中可以看出，湖北省乡村女生的 BMI 曲线也呈比较稳定的状态（1991 年除外），小学阶段（7～12 岁年龄组）BMI 在 13.86～16.64，初中阶段（13～15 岁年龄组）BMI 在 16.58～19.75，高中阶段（16～18 岁年龄组）BMI 在 19.38～21.09，大学阶段（19～22 岁年龄组）BMI 在 19.10～20.84。

**表 4　1979—2005 年湖北省乡村女生 BMI 均值比较表**

| 年龄/岁 | 1985 年 | 1995 年 | 2000 年 | 2005 年 |
|---|---|---|---|---|
| 7 | 14.66 | 14.43 | 13.99 | 14.95 |
| 8 | 14.89 | 14.66 | 13.86 | 15.11 |
| 9 | 15.10 | 14.65 | 14.25 | 15.47 |
| 10 | 15.32 | 15.13 | 14.56 | 16.09 |
| 11 | 15.78 | 15.54 | 15.40 | 16.64 |
| 12 | 16.50 | 16.26 | 15.86 | 16.58 |
| 13 | 18.12 | 18.07 | 16.58 | 17.85 |
| 14 | 18.76 | 18.56 | 17.96 | 18.57 |
| 15 | 19.75 | 19.45 | 18.66 | 19.34 |
| 16 | 20.31 | 20.14 | 19.47 | 20.12 |
| 17 | 20.83 | 20.51 | 20.29 | 19.99 |

续表

| 年龄/岁 | 1985 年 | 1995 年 | 2000 年 | 2005 年 |
|---|---|---|---|---|
| 18 | 21.09 | 20.65 | 20.34 | 20.13 |
| 19 | 20.84 | 20.20 | 20.47 | 20.67 |
| 20 | 20.40 | 20.39 | 20.35 | 20.54 |
| 21 | 20.50 | 19.87 | 20.36 | 19.90 |
| 22 | 20.35 | 19.90 | 20.48 | 19.68 |
| 19～22 | 20.58 | 20.11 | 20.41 | 20.17 |

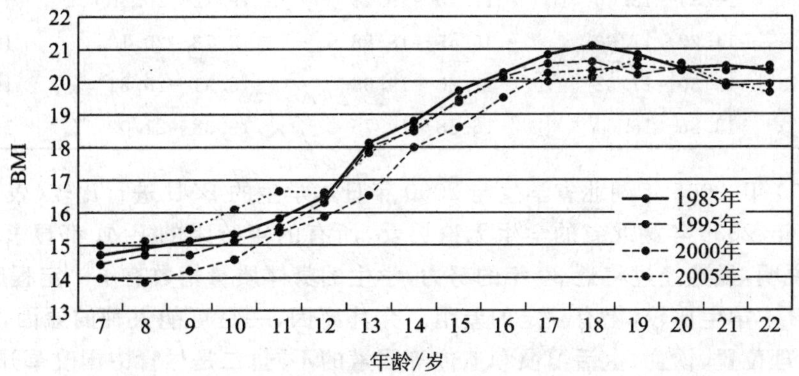


**图 4　1985—2005 年湖北省乡村女生 BMI 均值比较图**

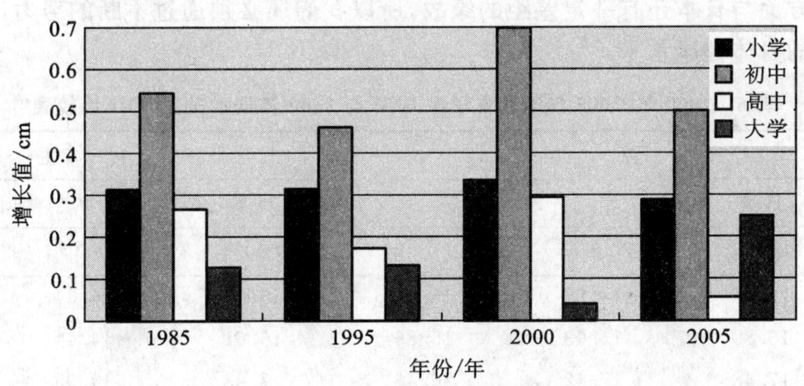


**图 4A　1985—2005 年湖北省乡村女生各学段 BMI 年均增长值比较图**

在 4 次测试中，12 岁以前（小学）2005 年的 BMI 值最高，13～18 岁（中学）以 1985 年的 BMI 值为最高（图 4A）。18 岁以前 BMI 基本上是随着年龄的增长而增加（1991 年和 2005 年 17 岁除外），19 岁以后有下降的趋势，有些年份还下降得较多（如 1991 年、1995 年和 2005 年）。乡村女生 BMI 达到 20（最理想指数的下限）的年龄组也随着测试年份的不同而有所不同，1985 年、1995 年和 2005 年都在 16 岁就开始，2000 年是 17 岁才开始，而 1991 年除了 20 岁之外，其他年龄组都在 20 之内，由此说明湖北省乡村女生的体型正从“不匀称”逐步向“匀称”型发展。如果用 WHO 标准（BMI 18.5～24.9）来衡量，湖北省乡村女生在 15 岁时（1985 年、1995 年和 2005 年为 14 岁）就已经达到正常范围的下限了。

## 3.5 BMI区间

综上所述，将湖北省4次学生体质健康调研的数据所反映出来的各学段(各年龄段)相对应的BMI所组成的区间(表5)，由于包含的信息量大，适应的范围广，应该具有一定的科学性、实用性和有效性，作者认为可以作为在实践中评价学生体型的参考标准。

**表5 湖北省各学段学生BMI区间**

| | 小学 | 初中 | 高中 | 大学 |
|---|---|---|---|---|
| 城市男生 | 14.34～18.66 | 17.10～19.68 | 19.12～20.80 | 19.49～21.39 |
| 乡村男生 | 14.27～17.63 | 16.45～18.88 | 18.73～20.13 | 19.72～21.11 |
| 城市女生 | 13.30～17.32 | 17.20～19.68 | 18.91～20.54 | 19.07～20.92 |
| 乡村女生 | 13.86～16.64 | 16.58～19.75 | 19.38～21.09 | 19.10～20.84 |

如果将2000年、2005年湖北省学生与2000年日本学生的BMI进行比较(表6、图5、图6)，可以发现2000年、2005年湖北省的学生无论男女，所有的年龄组的BMI都显著低于日本青少年。这一情况说明，虽然经过将近30年的努力，学生的身体质量指数有了一定程度的改善，但与同为亚洲人的日本学生比较，仍有一定的差距。究其原因，一是可能人种的原因，虽然同为亚洲人，但所处的地理位置、饮食、生活习惯和遗传等因素的不同；二是尽管中国改革开放30年来，综合国力大幅度提升，但是在经济发展的整体水平、社会卫生保健、营养、社会生活环境和学校体育工作的开展等方面与日本还有一定差距的缘故，所以我们还必须通过不断的努力，才能更有效的提高我国学生的身体健康水平。

**表6 2000年、2005年湖北省学生BMI与2000年日本学生BMI比较表**

| 年龄/岁 | 男生 | | | 女生 | | |
|---|---|---|---|---|---|---|
| | 日本 | 湖北省 | | 日本 | 湖北省 | |
| | 2000年 | 2000年 | 2005年 | 2000年 | 2000年 | 2005年 |
| 7 | 16.26 | 14.95 | 16.04 | 16.07 | 14.34 | 15.25 |
| 8 | 16.88 | 15.03 | 15.86 | 16.61 | 14.44 | 15.25 |
| 9 | 17.48 | 15.42 | 16.46 | 17.23 | 14.95 | 15.65 |
| 10 | 18.14 | 15.69 | 16.92 | 17.73 | 15.16 | 16.28 |
| 11 | 18.66 | 16.18 | 17.72 | 18.53 | 15.76 | 16.91 |
| 12 | 19.42 | 16.35 | 18.17 | 19.45 | 16.53 | 16.98 |
| 13 | 19.69 | 17.03 | 18.00 | 20.08 | 17.25 | 17.86 |
| 14 | 20.23 | 17.79 | 18.66 | 20.62 | 18.51 | 18.76 |
| 15 | 21.00 | 18.90 | 19.27 | 21.06 | 19.08 | 19.51 |
| 16 | 21.15 | 19.39 | 19.47 | 21.31 | 19.63 | 19.98 |
| 17 | 21.46 | 19.57 | 20.05 | 21.24 | 19.94 | 19.85 |

说明：2000年日本学生BMI资料来源于《2000年中国学生体质与健康调研报告》。

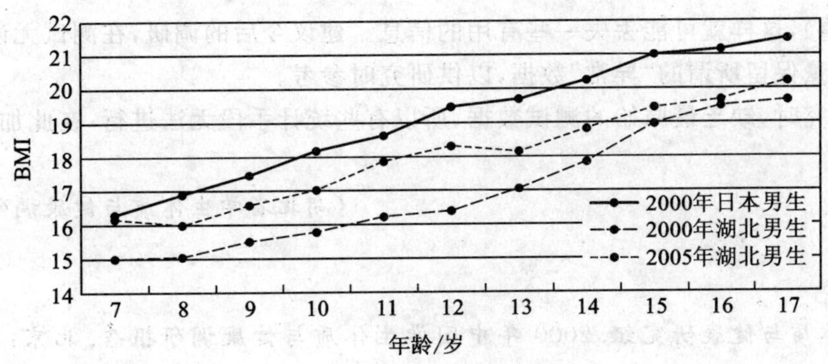


**图 5　湖北省与日本男学生 BMI 比较图**

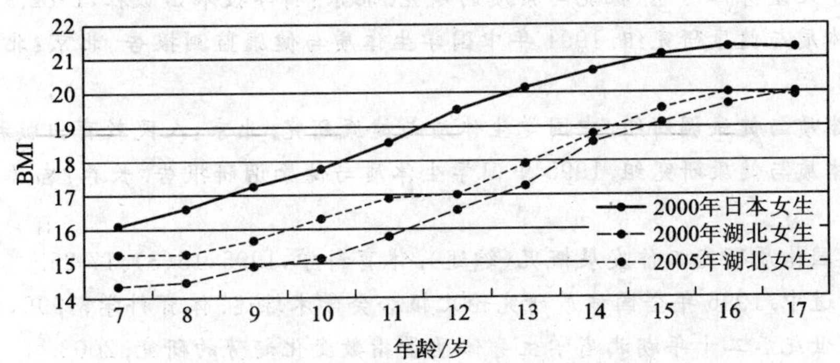


**图 6　湖北省与日本女学生 BMI 比较图**

## 4　讨论

从 1978 年改革开放以来，我国经济形势蒸蒸日上，综合国力大大提高，人民生活水平日益改善，党和国家对青少年的身体健康非常关心，不断加强学校的体育卫生工作，湖北省学生的身体质量指数 BMI 总体上有了一定程度的提高。如果用 BMI 在 18.5～22.6 时属正常范围来衡量，湖北省城乡男生在 15 岁时(1979 年 16 岁，1991 年和 2000 年乡男为 16 岁)已经达到了正常范围的下限。湖北省城乡女生在 15 岁时(1995—2005 年城女为 14 岁，1985 年、1995 年、2005 年乡女为 14 岁)也已经达到正常范围的下限了。正在逐步达到中国人体重指数的最佳值下限(20～22)，学生的体型由“豆芽型”正逐渐向“匀称型”发展。

在全国进行了 4 次大规模的学生体质与健康调查研究的基础上，整理出来的湖北省学生 BMI 的区间，包含的信息量大，适应的范围广，具有一定的科学性、实用性和有效性，可以作为在实践中评价学生体型的参考标准。

虽然经过将近 30 年的努力，湖北省学生的身体质量指数有了一定程度的提高，但与同为亚洲人的日本学生比较，仍有一定的差距，所以还必须通过不断的努力，才能更有效地提高我国学生的身体健康水平。

尽管学生的身体质量指数 30 年来有了一定程度的改善，但通常所谓“豆芽型”、“粗壮型”、“匀称型”应该如何来界定。在历次的体质与健康调研中，通常都是剔除不合理的数据(例如，特殊的身高或体重)，这样就可能丢失一些有用的信息。建议今后的调研，在测试无误，不影响全局的前提下，应尽量保留所谓的“异常”数据，以供研究时参考。

(本文在研究时，缺乏最原始的测试数据，所以有些统计手段无法进行，在此加以说明。)

(湖北省学生体质与健康调研组选送)

**参考文献:**


[1] 中国学生体质与健康研究组.2000 年中国学生体质与健康调研报告.北京:高等教育出版社,2002.

[2] 中国青少年儿童身体形态、机能与素质的研究.北京:科学技术出版社,1982.

[3] 中国学生体质与健康研究组.1991 年中国学生体质与健康监测报告.北京:北京科学技术出版社,1993.

[4] 中国学生体质与健康调研组.中国学生体质与健康研究.北京:人民教育出版社,1987.

[5] 中国学生体质与健康研究组.1995 中国学生体质与健康调研报告.长春:吉林科学技术出版社,1996.

[6] 于道中.中国体质研究工作发展概况(综述).体育科学,1995,15(3):17-25.

[7] 季成叶,于道中.1996 年全国体质研究论文报告会学术综述.体育科学,1996,10(1):53-55.

[8] 谢彬.二十世纪后二十年湖北省学生身体质量指数变化趋势的研究.2003.

# 湖南省青少年学生体能下降因素及干预对策研究

蒋先龙　何竟成　周　军　许东华　何　轶　执笔

## 1　前言

2000年、2005年湖南省学生体质健康调研数据分析统计显示，反映学生体能的肺活量、速度、耐力、柔韧、力量等素质水平继1995年诸项指标下降后又连续5年呈继续下降趋势，而超重与肥胖比例速度上升，这一严酷现实问题已经直接影响青少年一代的健康成长，影响到我国人才培养的质量。为了从根本上扭转这一现状，全社会和每一位教育工作者必须站在中华民族繁荣昌盛和社会和谐发展进步的战略高度，严肃认真审视目前我国长期以来教育战略、教育观念、教育过程的缺失。

本文参考2000—2005年全国学生体质健康调研的相关统计数据，结合本省学生体质健康调研的相关统计数据进行比较分析，从中掌握我省学生体质状况的动态变化，揭示目前我国学生在身体素质和运动体能方面存在的普遍问题，从学校教育中全面分析造成这一现状的主客观因素，提出切合实际的干预措施，切实为青少年学生的健康成长提供保护与帮助。

2005年我省学生体质健康调研工作按照国家统一部署，在相同的季节、相同的地区，按相同的要求，对相同的项目指标进行了大规模的调查和现场检测，约3万余名大、中小学生参加了身体素质、形态机能、健康水平项目共40多项指标的现场检测，入机统计有效卡片17 000多张，并对6～22岁城乡男女学生共320个年龄组分别进行了各项指标原始数据和派生指标的常规统计，将各年龄组每项指标的数据与2000年学生体质健康调研对应年龄组数据进行了比较分析和显著性检验，从中显示出我省近5年来学生体质健康状况的变化状况和发展趋势。

## 2　研究对象与方法

### 2.1　调研对象(表1)

表1　调研对象的基本情况

| 类别 | 地区 | 民族 | 年龄 | 性别 | 样本总量/份 | 其中 | |
|---|---|---|---|---|---|---|---|
| | | | | | | 城市 | 乡村 |
| 好 | 长沙市 | 汉族 | 6～22岁 | 男女 | 4 500 | 2 250 | 2 250 |
| 中 | 常德市 | 汉族 | 6～22岁 | 男女 | 4 500 | 2 250 | 2 250 |

续表

| 类别 | 地区 | 民族 | 年龄 | 性别 | 样本总量/份 | 其中 | |
|---|---|---|---|---|---|---|---|
| | | | | | | 城市 | 乡村 |
| 差 | 衡阳市 | 汉族 | 6～22 岁 | 男女 | 4 500 | 2 250 | 2 250 |
| 少数民族 | 湘西自治州 | 土家族 | 6～18 岁 | 男女 | 3 000 | 不分城乡 | |

## 2.2 调研内容

从调研测试内容中摘录主要反映学生运动体能的项目。

调研测试内容及指标：肺活量、50 米跑、50 米×8 往返跑、800 米跑(女)和 1 000 米跑(男)

## 2.3 调研测试方法

为了保证历次调研测试样本的代表性与可比性，确保测试指标数据的准确性，2005 年调研测试片和调研点校以及样本量与 2000 年基本上保持不变，以教学班为单位随机整群抽取身体正常学生进行现场测量，每天并对样本量抽取一定比例进行复测复查，对超逻辑值数据进行可信度论证和复测。

## 2.4 数据处理

各原始数据的录入和统计工作均按教育部的统一要求，运用统一的统计软件进行。

# 3 结果与分析

2005 年与 2000 年对比分析，5 年间，我省学生运动体能变化情况报告如下(表 2～表 13)：

**表 2 湖南省城市汉族男生肺活量对比分析** (单位：ml)

| 年龄/岁 | 2005 年 | | | 2000 年 | | | 均差 | *P* 值 |
|---|---|---|---|---|---|---|---|---|
| | 平均值 | 标准差 | 样本数 | 平均值 | 标准差 | 样本数 | | |
| 6 | 931.9 | 203.0 | 155 | 1 088.7 | 266 | 150 | −156.8 | <0.01 |
| 7 | 1 087.9 | 206.0 | 154 | 1 304.4 | 275 | 150 | −216.5 | <0.01 |
| 8 | 1 287.3 | 277.2 | 158 | 1 513.9 | 308 | 150 | −226.6 | <0.01 |
| 9 | 1 565.9 | 339.5 | 155 | 1 709.3 | 330 | 150 | −143.4 | <0.01 |
| 10 | 1 662.3 | 367.6 | 156 | 1 893.7 | 355 | 150 | −231.4 | <0.01 |
| 11 | 1 890.7 | 413.0 | 154 | 2 009.5 | 339 | 150 | −118.8 | <0.01 |
| 12 | 2 085.6 | 510.2 | 154 | 2 125.5 | 451 | 150 | −39.9 | >0.05 |

续表

| 年龄/岁 | 2005 年 | | | 2000 年 | | | 均差 | *P* 值 |
|---|---|---|---|---|---|---|---|---|
| | 平均值 | 标准差 | 样本数 | 平均值 | 标准差 | 样本数 | | |
| 13 | 2 417.3 | 549.2 | 154 | 2 583.1 | 468 | 150 | −165.8 | <0.01 |
| 14 | 3 007.2 | 689.7 | 154 | 3 139.5 | 567 | 150 | −132.3 | >0.05 |
| 15 | 3 481.3 | 714.0 | 154 | 3 414.1 | 534 | 150 | 67.3 | >0.05 |
| 16 | 3 607.1 | 628.0 | 154 | 3 516.0 | 572 | 150 | 91.1 | >0.05 |
| 17 | 3 609.9 | 665.1 | 154 | 3 828.7 | 606 | 150 | −218.8 | <0.01 |
| 18 | 3 560.7 | 613.2 | 154 | 3 828.9 | 578 | 150 | −268.2 | <0.01 |
| 19 | 3 961.1 | 729.3 | 105 | 3 961.1 | 529 | 119 | 0 | >0.05 |
| 20 | 3 907.3 | 772.6 | 103 | 3 982.0 | 593 | 128 | −74.7 | >0.05 |
| 21 | 4 116.7 | 704.8 | 101 | 3 860.4 | 531 | 125 | 256.3 | <0.05 |
| 22 | 3 956.0 | 713.4 | 102 | 4 087.7 | 603 | 104 | −131.7 | >0.05 |

**表 3　湖南省城市汉族女生肺活量对比分析**　(单位:ml)

| 年龄/岁 | 2005 年 | | | 2000 年 | | | 均差 | *P* 值 |
|---|---|---|---|---|---|---|---|---|
| | 平均值 | 标准差 | 样本数 | 平均值 | 标准差 | 样本数 | | |
| 6 | 848.1 | 217.2 | 154 | 956.8 | 236 | 150 | −108.7 | <0.01 |
| 7 | 1 035.9 | 193.9 | 154 | 1 147.5 | 253 | 150 | −111.6 | <0.01 |
| 8 | 1 162.6 | 248.1 | 154 | 1 277.4 | 247 | 150 | −114.8 | <0.01 |
| 9 | 1 355.7 | 250.9 | 154 | 1 490.5 | 292 | 150 | −134.8 | <0.01 |
| 10 | 1 519.4 | 302.8 | 154 | 1 670.4 | 302 | 150 | −151.0 | <0.01 |
| 11 | 1 755.3 | 368.9 | 154 | 1 856.3 | 370 | 150 | −101.0 | <0.05 |
| 12 | 1 909.4 | 403.7 | 154 | 1 968.9 | 342 | 150 | −59.5 | >0.05 |
| 13 | 1 965.8 | 458.4 | 154 | 2 152.0 | 352 | 150 | −186.2 | <0.01 |
| 14 | 2 142.9 | 464.6 | 154 | 2 338.9 | 455 | 150 | −196.0 | <0.01 |
| 15 | 2 451.8 | 523.3 | 154 | 2 392.3 | 368 | 150 | 59.5 | >0.05 |
| 16 | 2 500.6 | 461.2 | 154 | 2 460.8 | 416 | 150 | 39.8 | >0.05 |
| 17 | 2 355.0 | 477.2 | 154 | 2 514.5 | 459 | 150 | −159.5 | <0.01 |
| 18 | 2 335.7 | 430.6 | 154 | 2 655.6 | 419 | 150 | −319.9 | <0.01 |
| 19 | 2 569.8 | 545.7 | 100 | 2 684.8 | 445 | 119 | −115.0 | >0.05 |
| 20 | 2 737.3 | 532.8 | 107 | 2 731.6 | 379 | 138 | 5.7 | >0.05 |
| 21 | 2 532.2 | 523.8 | 101 | 2 707.1 | 357 | 120 | −174.9 | <0.01 |
| 22 | 2 583.7 | 657.7 | 100 | 2 740.5 | 376 | 104 | −156.8 | <0.05 |

**表 4　湖南省农村汉族男生肺活量对比分析**　　(单位:ml)

| 年龄/岁 | 2005 年 | | | 2000 年 | | | 均差 | P 值 |
|---|---|---|---|---|---|---|---|---|
| | 平均值 | 标准差 | 样本数 | 平均值 | 标准差 | 样本数 | | |
| 6 | 889.1 | 254.4 | 138 | 902.5 | 230 | 150 | −13.4 | >0.05 |
| 7 | 1 078.2 | 246.5 | 152 | 1 144.5 | 257 | 150 | −66.3 | <0.05 |
| 8 | 1 297.3 | 311.4 | 154 | 1 271.1 | 276 | 150 | 26.2 | >0.05 |
| 9 | 1 373.5 | 345.9 | 154 | 1 468.5 | 269 | 150 | −95.0 | <0.01 |
| 10 | 1 500.8 | 370.2 | 154 | 1 650.4 | 310 | 150 | −149.6 | <0.01 |
| 11 | 1 609.8 | 372.3 | 154 | 1 756.5 | 315 | 150 | −146.7 | <0.01 |
| 12 | 1 730.8 | 430.0 | 154 | 1 952.5 | 375 | 150 | −221.7 | <0.01 |
| 13 | 2 127.8 | 507.8 | 154 | 2 265.0 | 547 | 150 | −137.2 | <0.01 |
| 14 | 2 419.2 | 648.4 | 154 | 2 714.1 | 557 | 150 | −294.9 | <0.01 |
| 15 | 2 760.8 | 816.7 | 154 | 2 947.7 | 601 | 150 | −186.9 | <0.01 |
| 16 | 3 525.6 | 645.4 | 154 | 3 395.2 | 546 | 150 | 130.4 | <0.05 |
| 17 | 3 570.6 | 559.4 | 154 | 3 540.1 | 523 | 150 | 30.5 | >0.05 |
| 18 | 3 506.6 | 645.6 | 155 | 3 657.2 | 577 | 150 | −150.6 | <0.05 |
| 19 | 3 875.3 | 655.8 | 107 | 3 890.2 | 570 | 123 | −14.9 | >0.05 |
| 20 | 3 928.4 | 806.6 | 107 | 3 875.9 | 475 | 137 | 52.5 | >0.05 |
| 21 | 3 787.2 | 677.7 | 101 | 3 833.2 | 524 | 128 | −46.0 | >0.05 |
| 22 | 3 818.1 | 665.0 | 101 | 3 848.3 | 531 | 127 | −30.2 | >0.05 |

**表 5　湖南省农村汉族女生肺活量对比分析**　　(单位:ml)

| 年龄/岁 | 2005 年 | | | 2000 年 | | | 均差 | P 值 |
|---|---|---|---|---|---|---|---|---|
| | 平均值 | 标准差 | 样本数 | 平均值 | 标准差 | 样本数 | | |
| 6 | 805.8 | 253.8 | 144 | 810.0 | 234 | 150 | −5.0 | >0.05 |
| 7 | 972.1 | 282.6 | 155 | 985.0 | 297 | 150 | −12.9 | >0.05 |
| 8 | 1 082.6 | 308.7 | 155 | 1 130.9 | 256 | 150 | −48.3 | >0.05 |
| 9 | 1 215.9 | 308.0 | 155 | 1 319.6 | 268 | 150 | −103.7 | <0.01 |
| 10 | 1 396.7 | 378 | 155 | 1 474.8 | 323 | 150 | −78.1 | <0.05 |
| 11 | 1 496.3 | 415.5 | 155 | 1 582.0 | 307 | 150 | −85.7 | <0.05 |
| 12 | 1 608.5 | 397.3 | 155 | 1 816.0 | 367 | 150 | −207.5 | <0.01 |
| 13 | 1 758.3 | 440.2 | 155 | 1 992.9 | 418 | 150 | −234.6 | <0.01 |
| 14 | 1 801.5 | 441.2 | 155 | 2 135.5 | 397 | 150 | −334.0 | <0.01 |

续表

| 年龄/岁 | 2005年 | | | 2000年 | | | 均差 | P值 |
|---|---|---|---|---|---|---|---|---|
| | 平均值 | 标准差 | 样本数 | 平均值 | 标准差 | 样本数 | | |
| 15 | 1 954.2 | 594.3 | 155 | 2 226.0 | 380 | 150 | −271.8 | <0.01 |
| 16 | 2 414.2 | 463.9 | 155 | 2 362.1 | 381 | 150 | 52.1 | >0.05 |
| 17 | 2 371.3 | 417.9 | 155 | 2 399.3 | 373 | 150 | −28.0 | >0.05 |
| 18 | 2 348.7 | 587.1 | 155 | 2 504.3 | 367 | 150 | −155.6 | <0.01 |
| 19 | 2 545.7 | 623.1 | 100 | 2 671.3 | 443 | 121 | −125.6 | >0.05 |
| 20 | 2 532.8 | 548.4 | 106 | 2 651.7 | 367 | 126 | −118.9 | >0.05 |
| 21 | 2 646.8 | 584.1 | 101 | 2 611.1 | 360 | 124 | 35.7 | >0.05 |
| 22 | 2 403.1 | 563.0 | 100 | 2 644.2 | 423 | 106 | −241.1 | <0.01 |

**表6 湖南省城市汉族男生50米跑对比分析** (单位:s)

| 年龄/岁 | 2005年 | | | 2000年 | | | 均差 | P值 |
|---|---|---|---|---|---|---|---|---|
| | 平均值 | 标准差 | 样本数 | 平均值 | 标准差 | 样本数 | | |
| 6 | 12.3 | 1.2 | 155 | 12.40 | 1.18 | .150 | −0.10 | >0.05 |
| 7 | 11.3 | 1.2 | 155 | 11.70 | 1.54 | 150 | −0.40 | <0.05 |
| 8 | 10.5 | 1.0 | 155 | 10.74 | 0.88 | 150 | −0.24 | <0.05 |
| 9 | 10.0 | 0.9 | 155 | 10.19 | 0.82 | 150 | −0.19 | >0.05 |
| 10 | 9.8 | 1.0 | 155 | 10.08 | 0.88 | 150 | −0.28 | <0.01 |
| 11 | 9.3 | 0.8 | 155 | 9.71 | 0.88 | 150 | −0.41 | <0.01 |
| 12 | 9.2 | 0.9 | 155 | 9.23 | 0.77 | 150 | −0.03 | >0.05 |
| 13 | 8.7 | 0.9 | 155 | 8.65 | 0.74 | 150 | −0.05 | >0.05 |
| 14 | 8.2 | 0.8 | 155 | 8.02 | 0.60 | 150 | 0.18 | <0.05 |
| 15 | 7.8 | 0.7 | 155 | 7.98 | 0.86 | 150 | −0.18 | <0.05 |
| 16 | 7.8 | 1.1 | 155 | 7.70 | 0.62 | 150 | 0.10 | >0.05 |
| 17 | 7.6 | 1.2 | 155 | 7.63 | 0.59 | 150 | −0.03 | <0.05 |
| 18 | 7.7 | 1.1 | 155 | 7.53 | 0.52 | 150 | 0.17 | >0.05 |
| 19 | 7.5 | 0.6 | 104 | 7.35 | 0.38 | 119 | 0.15 | >0.05 |
| 20 | 7.9 | 3.3 | 100 | 7.21 | 0.43 | 128 | 0.69 | <0.01 |
| 21 | 7.7 | 1.4 | 101 | 7.24 | 0.46 | 125 | 0.46 | <0.01 |
| 22 | 7.7 | 0.8 | 100 | 7.26 | 0.49 | 104 | 0.44 | <0.01 |

表 7　湖南省城市汉族女生 50 米跑对比分析　（单位：s）

| 年龄/岁 | 2005 年 | | | 2000 年 | | | 均差 | P 值 |
|---|---|---|---|---|---|---|---|---|
| | 平均值 | 标准差 | 样本数 | 平均值 | 标准差 | 样本数 | | |
| 6 | 12.7 | 1.2 | 154 | 13.01 | 1.06 | 150 | −0.31 | <0.05 |
| 7 | 11.8 | 1.1 | 154 | 11.92 | 1.04 | 150 | −0.12 | >0.05 |
| 8 | 10.9 | 1.0 | 154 | 11.28 | 0.78 | 150 | −0.38 | <0.01 |
| 9 | 10.4 | 0.9 | 154 | 10.51 | 0.83 | 150 | −0.11 | >0.05 |
| 10 | 10.1 | 0.7 | 154 | 11.04 | 0.86 | 150 | −0.94 | <0.01 |
| 11 | 9.8 | 0.8 | 154 | 10.02 | 0.65 | 150 | −0.22 | <0.01 |
| 12 | 9.7 | 0.8 | 154 | 9.64 | 0.77 | 150 | 0.06 | >0.05 |
| 13 | 9.6 | 0.9 | 154 | 9.54 | 0.75 | 150 | 0.06 | >0.05 |
| 14 | 9.6 | 0.8 | 154 | 9.80 | 0.62 | 150 | −0.20 | <0.05 |
| 15 | 9.6 | 0.9 | 154 | 9.40 | 0.91 | 150 | 0.20 | >0.05 |
| 16 | 9.8 | 1.0 | 154 | 9.40 | 0.73 | 150 | 0.40 | <0.01 |
| 17 | 9.7 | 1.6 | 154 | 9.39 | 0.96 | 150 | 0.31 | <0.05 |
| 18 | 10.0 | 6.7 | 154 | 9.10 | 0.60 | 150 | 0.9 | <0.01 |
| 19 | 9.5 | 0.7 | 100 | 8.83 | 0.54 | 119 | 0.67 | <0.01 |
| 20 | 9.3 | 0.7 | 107 | 9.04 | 0.54 | 138 | 0.26 | <0.01 |
| 21 | 9.2 | 0.7 | 101 | 9.05 | 0.66 | 120 | 0.15 | >0.05 |
| 22 | 9.5 | 0.7 | 94 | 8.95 | 0.75 | 104 | 0.55 | <0.01 |

表 8　湖南省农村汉族男生 50 米跑对比分析　（单位：s）

| 年龄/岁 | 2005 年 | | | 2000 年 | | | 均差 | P 值 |
|---|---|---|---|---|---|---|---|---|
| | 平均值 | 标准差 | 样本数 | 平均值 | 标准差 | 样本数 | | |
| 6 | 12.1 | 1.1 | 138 | 12.53 | 1.26 | 150 | −0.43 | <0.01 |
| 7 | 11.1 | 1.0 | 138 | 11.24 | 1.20 | 150 | −0.14 | >0.05 |
| 8 | 10.4 | 1.9 | 138 | 10.69 | 0.84 | 150 | −0.29 | <0.01 |
| 9 | 10.0 | 0.8 | 138 | 10.05 | 0.97 | 150 | −0.05 | >0.05 |
| 10 | 9.8 | 0.9 | 138 | 9.70 | 1.53 | 150 | 0.10 | >0.05 |
| 11 | 9.5 | 0.8 | 138 | 9.59 | 0.77 | 150 | 0.09 | >0.05 |
| 12 | 9.4 | 0.9 | 138 | 9.52 | 1.43 | 150 | −0.12 | >0.05 |
| 13 | 8.9 | 0.8 | 138 | 9.31 | 0.84 | 150 | −0.18 | <0.05 |
| 14 | 8.6 | 0.7 | 138 | 8.51 | 0.77 | 150 | 0.09 | >0.05 |

续表

| 年龄/岁 | 2005年 | | | 2000年 | | | 均差 | P值 |
|---|---|---|---|---|---|---|---|---|
| | 平均值 | 标准差 | 样本数 | 平均值 | 标准差 | 样本数 | | |
| 15 | 8.4 | 0.7 | 138 | 8.25 | 0.87 | 150 | 0.15 | >0.05 |
| 16 | 7.6 | 0.6 | 138 | 7.72 | 0.68 | 150 | −0.12 | >0.05 |
| 17 | 7.4 | 0.6 | 138 | 7.62 | 0.68 | 150 | −0.22 | <0.01 |
| 18 | 7.3 | 0.5 | 138 | 8.67 | 0.71 | 150 | −1.37 | <0.01 |
| 19 | 7.5 | 0.5 | 107 | 7.24 | 0.72 | 123 | 0.26 | <0.01 |
| 20 | 7.6 | 0.6 | 107 | 7.27 | 0.42 | 137 | 0.33 | <0.01 |
| 21 | 7.6 | 0.6 | 101 | 7.34 | 0.41 | 128 | 0.26 | <0.01 |
| 22 | 7.6 | 0.7 | 101 | 7.27 | 0.47 | 127 | 0.33 | <0.01 |

**表9　湖南省农村汉族女生50米跑对比分析**　　(单位:s)

| 年龄/岁 | 2005年 | | | 2000年 | | | 均差 | P值 |
|---|---|---|---|---|---|---|---|---|
| | 平均值 | 标准差 | 样本数 | 平均值 | 标准差 | 样本数 | | |
| 6 | 12.7 | 1.3 | 144 | 13.22 | 1.33 | 150 | −0.52 | <0.01 |
| 7 | 11.8 | 1.2 | 155 | 12.14 | 1.14 | 150 | −0.34 | <0.01 |
| 8 | 11.2 | 0.9 | 155 | 11.26 | 1.08 | 150 | −0.06 | >0.05 |
| 9 | 10.7 | 0.8 | 155 | 10.77 | 1.24 | 150 | −0.07 | >0.05 |
| 10 | 10.3 | 0.7 | 155 | 10.53 | 1.24 | 150 | −0.23 | <0.05 |
| 11 | 10.2 | 1.3 | 155 | 10.03 | 0.82 | 150 | 0.17 | >0.05 |
| 12 | 10.0 | 0.9 | 155 | 9.84 | 1.02 | 150 | 0.16 | >0.05 |
| 13 | 9.8 | 0.7 | 155 | 9.96 | 1.07 | 150 | −0.16 | >0.05 |
| 14 | 9.9 | 0.8 | 155 | 9.72 | 0.86 | 150 | 0.18 | <0.05 |
| 15 | 10.2 | 1.1 | 155 | 9.69 | 0.96 | 150 | 0.51 | <0.01 |
| 16 | 9.7 | 0.9 | 155 | 9.48 | 1.18 | 150 | 0.22 | <0.05 |
| 17 | 9.3 | 0.8 | 155 | 9.38 | 0.82 | 150 | −0.08 | >0.05 |
| 18 | 9.2 | 0.7 | 155 | 9.40 | 0.84 | 150 | −0.20 | <0.01 |
| 19 | 9.6 | 0.7 | 100 | 9.03 | 0.46 | 121 | 0.57 | <0.01 |
| 20 | 9.3 | 0.7 | 106 | 9.06 | 0.87 | 126 | 0.24 | <0.05 |
| 21 | 9.2 | 0.8 | 100 | 9.30 | 0.59 | 124 | −0.1 | >0.05 |
| 22 | 9.5 | 0.7 | 103 | 9.07 | 0.56 | 106 | 0.43 | <0.01 |

**表 10　湖南省城市汉族男生耐力跑对比分析**

(50 m×8 往返跑、1 000 m 跑)(单位:s)

| 年龄/岁 | 2005 年 | | | 2000 年 | | | 均差 | P 值 |
|---|---|---|---|---|---|---|---|---|
| | 平均值 | 标准差 | 样本数 | 平均值 | 标准差 | 样本数 | | |
| 6 | 146.2 | 15.3 | 155 | 150.85 | 15.2 | 150 | −4.65 | <0.01 |
| 7 | 140.7 | 14.2 | 155 | 135.29 | 16.5 | 150 | 5.41 | <0.01 |
| 8 | 136.5 | 15.1 | 155 | 133.59 | 16.5 | 150 | 2.91 | >0.01 |
| 9 | 132.3 | 16.5 | 155 | 126.53 | 15.2 | 150 | 5.77 | <0.01 |
| 10 | 125.3 | 15.6 | 155 | 125.12 | 13.1 | 150 | 0.18 | >0.05 |
| 11 | 119.6 | 12.8 | 155 | 120.64 | 14.0 | 150 | −1.04 | >0.05 |
| 12 | 118.1 | 16.6 | 155 | 118.82 | 12.8 | 150 | −0.72 | >0.05 |
| 13 | 288.4 | 41.1 | 154 | 296.89 | 45.4 | 150 | −8.49 | >0.05 |
| 14 | 293.5 | 48.4 | 154 | 282.23 | 37.2 | 150 | 11.27 | <0.05 |
| 15 | 274.0 | 34.4 | 154 | 277.04 | 37.1 | 150 | −3.04 | >0.05 |
| 16 | 270.5 | 33.8 | 154 | 277.59 | 37.0 | 150 | −7.09 | >0.05 |
| 17 | 278.1 | 40.9 | 154 | 268.26 | 31.2 | 150 | 9.84 | <0.05 |
| 18 | 267.0 | 31.0 | 158 | 249.31 | 26.3 | 150 | 17.69 | <0.01 |
| 19 | 254.8 | 31.8 | 105 | 242.03 | 20.8 | 119 | 12.77 | <0.01 |
| 20 | 257.1 | 30.3 | 103 | 237.96 | 22.9 | 128 | 19.14 | <0.01 |
| 21 | 245.3 | 28.1 | 101 | 237.66 | 18.5 | 125 | 7.64 | <0.05 |
| 22 | 249.3 | 33.3 | 102 | 243.36 | 21.7 | 104 | 5.94 | >0.05 |

**表 11　湖南省城市汉族女生耐力跑对比分析**

(50 m×8 往返跑、800 m 跑)(单位:s)

| 年龄/岁 | 2005 年 | | | 2000 年 | | | 均差 | P 值 |
|---|---|---|---|---|---|---|---|---|
| | 平均值 | 标准差 | 样本数 | 平均值 | 标准差 | 样本数 | | |
| 6 | 149.3 | 13.2 | 154 | 151.21 | 18.4 | 150 | −1.91 | >0.05 |
| 7 | 144.4 | 13.9 | 154 | 139.29 | 15.2 | 150 | 5.11 | <0.01 |
| 8 | 137.2 | 13.8 | 154 | 136.06 | 14.8 | 150 | 1.14 | >0.05 |
| 9 | 132.4 | 13.4 | 154 | 130.36 | 13.9 | 150 | 2.04 | >0.05 |
| 10 | 129.8 | 13.2 | 154 | 128.92 | 11.9 | 150 | 0.88 | >0.05 |
| 11 | 126.3 | 14.8 | 154 | 125.27 | 10.7 | 150 | 1.03 | >0.05 |
| 12 | 125.2 | 13.9 | 154 | 123.57 | 10.2 | 150 | 1.63 | >0.05 |
| 13 | 275.8 | 31.0 | 154 | 274.03 | 33.3 | 150 | 1.77 | >0.05 |

续表

| 年龄/岁 | 2005年 | | | 2000年 | | | 均差 | P值 |
|---|---|---|---|---|---|---|---|---|
| | 平均值 | 标准差 | 样本数 | 平均值 | 标准差 | 样本数 | | |
| 14 | 273.0 | 33.7 | 154 | 269.73 | 34.2 | 150 | 3.27 | <0.05 |
| 15 | 269.1 | 28.3 | 154 | 280.61 | 39.31 | 150 | −11.51 | <0.01 |
| 16 | 269.6 | 27.7 | 154 | 275.70 | 30.2 | 150 | −6.10 | >0.05 |
| 17 | 263.3 | 33.2 | 154 | 275.31 | 29.7 | 150 | −12.01 | <0.01 |
| 18 | 258.6 | 32.7 | 154 | 247.32 | 29.3 | 150 | 11.28 | <0.01 |
| 19 | 255.2 | 24.5 | 99 | 236.48 | 23.3 | 119 | 18.72 | <0.01 |
| 20 | 247.5 | 24.9 | 107 | 245.64 | 22.8 | 138 | 1.86 | >0.05 |
| 21 | 247.5 | 28.0 | 101 | 246.38 | 23.5 | 120 | 1.12 | >0.05 |
| 22 | 253.1 | 26.9 | 100 | 243.18 | 20.5 | 104 | 9.92 | <0.01 |

**表12　湖南省农村汉族男生耐力跑对比分析**

(50 m×8往返跑、1 000 m跑)(单位:s)

| 年龄/岁 | 2005年 | | | 2000年 | | | 均差 | P值 |
|---|---|---|---|---|---|---|---|---|
| | 平均值 | 标准差 | 样本数 | 平均值 | 标准差 | 样本数 | | |
| 6 | 139.6 | 16.5 | 138 | 147.55 | 15.3 | 150 | −7.95 | <0.01 |
| 7 | 134.1 | 12.9 | 152 | 135.29 | 13.6 | 150 | −1.19 | >0.05 |
| 8 | 127.2 | 13.7 | 152 | 130.65 | 20.7 | 150 | −3.45 | <0.05 |
| 9 | 123.9 | 12.4 | 152 | 121.60 | 11.0 | 150 | 2.30 | >0.05 |
| 10 | 121.8 | 11.6 | 152 | 120.53 | 12.6 | 150 | 1.27 | >0.05 |
| 11 | 117.7 | 12.2 | 152 | 114.47 | 11.2 | 150 | 3.23 | <0.01 |
| 12 | 115.3 | 10.7 | 152 | 111.71 | 12.2 | 150 | 3.59 | <0.01 |
| 13 | 305.2 | 31.7 | 153 | 287.56 | 35.4 | 150 | 17.34 | <0.01 |
| 14 | 297.1 | 33.0 | 153 | 285.95 | 37.7 | 150 | 11.15 | <0.01 |
| 15 | 276.5 | 29.1 | 153 | 271.68 | 35.3 | 150 | 4.82 | >0.05 |
| 16 | 267.8 | 28.1 | 153 | 252.44 | 22.3 | 150 | 15.36 | <0.01 |
| 17 | 248.4 | 23.3 | 153 | 252.61 | 21.0 | 150 | −4.21 | >0.05 |
| 18 | 243.5 | 22.7 | 153 | 246.36 | 25.9 | 150 | −2.86 | >0.05 |
| 19 | 243.2 | 20.7 | 107 | 233.09 | 18.6 | 123 | 10.11 | <0.01 |
| 20 | 246.5 | 28.5 | 107 | 234.91 | 21.6 | 137 | 11.59 | <0.01 |
| 21 | 252.0 | 23.9 | 101 | 237.52 | 24.4 | 128 | 14.48 | <0.01 |
| 22 | 247.3 | 22.3 | 101 | 242.17 | 24.6 | 127 | 5.13 | >0.05 |

**表 13　湖南省农村汉族女生耐力跑对比分析**

（50 m×8 往返跑、800 m 跑）（单位：s）

| 年龄/岁 | 2005 年 | | | 2000 年 | | | 均差 | P 值 |
|---|---|---|---|---|---|---|---|---|
| | 平均值 | 标准差 | 样本数 | 平均值 | 标准差 | 样本数 | | |
| 6 | 148.0 | 17.6 | 144 | 150.36 | 12.8 | 150 | －2.36 | >0.05 |
| 7 | 140.6 | 14.2 | 155 | 142.73 | 13.2 | 150 | －2.13 | >0.05 |
| 8 | 132.4 | 10.5 | 155 | 134.14 | 19.0 | 150 | －1.74 | >0.05 |
| 9 | 127.0 | 11.3 | 155 | 128.18 | 10.4 | 150 | －1.18 | >0.05 |
| 10 | 128.6 | 12.3 | 155 | 126.60 | 10.9 | 150 | 2.00 | >0.05 |
| 11 | 124.7 | 12.1 | 155 | 121.49 | 10.9 | 150 | 3.21 | <0.01 |
| 12 | 123.9 | 20.6 | 155 | 118.34 | 14.4 | 150 | 5.56 | <0.01 |
| 13 | 267.5 | 36.4 | 155 | 261.08 | 28.5 | 150 | 6.42 | >0.05 |
| 14 | 262.2 | 24.6 | 155 | 254.43 | 28.1 | 150 | 7.77 | <0.01 |
| 15 | 259.9 | 26.3 | 155 | 258.15 | 30.0 | 150 | 1.75 | >0.05 |
| 16 | 249.5 | 28.3 | 155 | 249.98 | 23.7 | 150 | －0.48 | >0.05 |
| 17 | 251.1 | 24.9 | 155 | 251.90 | 24.0 | 150 | －0.80 | >0.05 |
| 18 | 250.1 | 26.6 | 155 | 251.80 | 32.5 | 150 | －1.70 | >0.05 |
| 19 | 241.1 | 23.2 | 100 | 230.68 | 21.9 | 121 | 10.42 | <0.01 |
| 20 | 241.7 | 27.0 | 106 | 231.27 | 25.7 | 126 | 10.43 | <0.01 |
| 21 | 245.8 | 24.1 | 100 | 236.76 | 26.9 | 124 | 9.04 | <0.01 |
| 22 | 250.3 | 25.8 | 104 | 232.38 | 26.7 | 106 | 17.92 | <0.01 |

## 3.1　生理机能水平：肺活量以明显下降为突出特点

### 肺活量

城市男生 6～11 岁、13、17、18 岁组均有所下降，下降幅度为 118.8～268.2 毫升，平均下降 194 毫升，只有 21 岁组增长 256.3 毫升。城市女生 6～11 岁、13、14、17、18、21、22 岁均有下降，下降幅度在 101～319.9 毫升，平均下降 159.6 毫升；其他年龄组无变化。乡村男生 7、9～15 岁和 18 岁组下降 66.3～294.9 毫升，平均下降 161 毫升；只有 16 岁组增长 130.4 毫升。乡村女生下降的有 9～15 岁和 18、22 岁组，下降幅度在 78.1～334.0 毫升，平均下降 190.2 毫升；其余年龄组无变化。说明肺活量 2005 年对比 2000 年多数年龄组大幅下降。

## 3.2　运动素质水平整体上仍呈下降趋势

### 速度素质小学生表现为上升，而中学生、大学生表现为下降。

50 米跑：城乡男女学生 11 岁以下部分年龄组有所上升，而 12 岁以上年龄组多数表现为下降。城市男生14、20～22岁下降0.18～0.69秒,而7～8、10～11、15岁组有所提升。城市女生16～20岁、22岁下降0.26～0.67秒,6、8、10～11岁及14岁则有所上升。乡村男生19～22岁组下降0.26～0.33秒,6、8、13、17～18岁组有所上升。乡村女生14～16岁、19、20岁和22岁组下降,下降幅度0.18～0.57秒,6、7、10岁组上升。

### 3.3 耐力素质整体上仍在下降

50米×8往返跑:城市男生只有6岁组提高了4.65秒,而7、9岁组则下降了5.41秒和5.77秒;城市女生7岁组下降5.11秒;乡村男生6、8岁组提高了7.95秒和3.45秒,11～12岁组则下降了3.23秒和3.59秒;乡村女生11、12岁组下降了3.21秒和5.56秒,6～10岁组与2000年相当,差异无显著性。

800米跑:城市女生15、17岁组提高了11.51秒和12.01秒,18、19和22岁组则下降了11.28秒、18.72秒和9.92秒;乡村女生14、19～22岁组表现为下降,下降幅度在7.77～17.92秒。

1 000米跑:城市男生14、17～21岁组有所下降,下降幅度为7.64～19.14秒;乡村男生13、14、16、19～21岁组表现为下降,下降幅度在10.11～17.34秒。

以上说明城乡学生耐力素质整体上仍在继续下降。

## 4 讨论

### 4.1 学生体能状况影响因素分析

生理机能水平中的肺活量呈现大幅度下降趋势,无论城乡男女学生肺活量平均下降幅度都在100毫升以上,肺活量/体重指数平均下降5.69毫升/千克。肺活量的下降,运动速度素质、耐力素质、力量素质等身体素质的下降都与学生体育锻炼不够密切相关。

#### 4.1.1 学校体育教育教学未引起足够的重视

我们对2 000多名体育教师和5 000多名学生作了相关问卷调查,学生认为造成身体不好的原因中,认为体育锻炼不够的占绝大多数,为95.12%;学生不积极参加体育锻炼的原因中,认为没有养成锻炼习惯的占63.92%,认为怕累的占62.85%,认为没有自己喜欢的体育项目的占38.63%,认为没有场地和器材的占21.74%;平均每天能花1小时以上用于体育锻炼(包括课间操、体育课、课外体育活动)的学生只占39.84%;不喜欢参加长跑锻炼的学生占57%;喜欢上体育课的学生占68.38%。教师认为现在的学生不积极参加体育锻炼的原因中,怕累的占78.05%,没有养成锻炼习惯的占72.76%,没有场地和器材的占43.50%,没有时间参加的占33.33%,没有自己喜欢的体育项目的占32.93%,学校基本不组织开展大型体育活动的占30.08%。从调查结果中可以看出部分学校还没有完全将体育教育当成学校整体教育的重要组成部分来抓,在工作中缺少长远的发展策略和规划。学校领导和教师仍然十分重视学生文化课学习而忽视了对学生全面素质的教育和培养，仍以文化考试作为对学生进行终结性评价的基础，学校单纯追求升学率的现象十分普遍，学生按成绩排名，使一部分学生自信心受到压抑，其兴趣和特长得不到发现和培养，由于来自学校、家长的压力，学习上的竞争，迫使学生长期处于思想紧张和书山题海之中，导致学生体育活动和每天1小时的课外体育锻炼时间得不到保障。

#### 4.1.2 学校供学生活动的空间和器材设施不足

近来，城区学校普遍扩招，有许多学校的办学规模已明显超过了自身的承载能力，导致学生数量大，学校能供学生活动的空间和器材设施不足，学生进行体育锻炼的基本条件得不到保障，习惯和兴趣得不到培养和发挥，致使学生体育运动素质和能力下降。

#### 4.1.3 学生目前课业负担过重，对学生的身心健康和成长也造成了一定的负面影响

从问卷调查得知，被调查的5 000多名学生中，认为目前课业学习负担过重的占47.56%，精神紧张的占33.74%，每天睡眠不足的占34.15%，这种过重的精神负担不能从体育活动中得以释放和缓解，久之必然会对学生身心健康造成危害。

#### 4.1.4 师资不足，教学观念陈旧，教学方法和手段单一，致使教学质量和效果得不到提升

学校（尤其是农村学校）师资不足制约了学校体育教育教学的发展。在组织体育教学过程中，教师对学生的体育情感和态度关注较少，过重强调学生的运动成绩，而忽视了学生体育兴趣和特长的培养，影响了学生参加体育锻炼的积极性。

### 4.2 学生体质健康状况干预措施与对策建议

#### 4.2.1 加大“健康第一”的宣传力度

青少年学生的健康成长是一个社会问题，培养青少年学生健康的体魄是关系到培养合格接班人的大事，教育部门要加大宣传力度，让学校树立“健康第一”的思想，让“每天锻炼一小时，健康工作五十年，幸福生活一辈子”的理念深入到社会各个层面，争取全社会共同来关注广大青少年学生的身心健康，为他们的健康成长营造良好的社会氛围。

#### 4.2.2 加强学校健康教育和学生健康监测

要落实好学校健康教育课程，力争做到有教材、有教师、有教案、有课时、有考核，通过健康教育课程的实施，努力培养学生良好的健康行为和习惯。要加强学校常规体检工作，加大对学生健康监测和管理的力度，对检测出来的学生疾病或隐患要及时通知学生和家长，要对学生体检情况认真分析原因并研究对策，对影响学生健康的倾向性问题要给学生和家长提出指导性的意见或建议。

### 4.2.3 加强体育课程建设，确保学生每天锻炼一小时落到实处

两课两操是学校体育工作的基本常规，落实两课两操是贯彻《学校体育工作条例》和确保中小学每天锻炼一小时的具体举措，也是促进学生身心健康的有效手段。各级各类学校务必站在培养合格接班人的政治高度抓好学校体育课程建设，保证课时，保证学生有足够的体育锻炼时间，提高教学质量，培养学生积极参加体育锻炼的兴趣和习惯，使学生掌握科学锻炼方法，不断促进学生健康。

### 4.2.4 大力推进《学生体质健康标准》的实施

《学生体质健康标准》的施行，就是通过对学生身体技能指标的检测，有效监控学生的身体健康状况，并在某一方面或某几个方面指导学生加强体育锻炼，达到学生健康成长的目的。为了更有效地达到这一目的，各级教育行政部门和学校要切实领会《学生体质健康标准》精神，认真贯彻落实《学生体质健康标准》。

### 4.2.5 加强对学生的营养指导，尤其是要加大寄宿制学校营养膳食管理

利用多种形式对学生营养饮食进行科学的指导。随着寄宿制学校建设步伐加快，学生在校寄宿的比例越来越大，学校不仅成为他们学习生活的主要场所，学校的饮食状况也将直接影响他们的身体发育成长。教育行政部门和学校必须加强营养膳食管理，根据不同学生年龄结构特点，科学选择、合理搭配学生膳食，为他们身体正常生长发育提供必要的物质保障。

### 4.2.6 加大投入，积极改善学校体卫基础设施

为了促进学生健康发展，须不断加快学校体育场地、设施建设，使之与学校在校生规模相适应，使学生有充足的场地、安全的器械锻炼，提高学生全面参与的积极性，保证其安全性。学校食堂、饮用水、宿舍、厕所和卫生室（医院）等卫生基础设施与学生健康也密切相关。各级政府要加大经费投入，切实改善学校卫生基础设施和条件，在学校规划、建设和危房改造过程中要统筹考虑食堂、宿舍、厕所等卫生设施和条件的改善，每年必须安排相应的专项经费改善学校食堂、宿舍、厕所等卫生设施条件。教育行政部门和学校也要安排相应的专项经费，改善学校卫生基础设施和条件。

### 4.2.7 改革和完善考试制度

一是要将体育教学纳入考试内容，并进一步完善体育特长生的升学优惠政策。二是积极探索考试评价办法，侧重能力和技能考查，让广大青少年学生从书山题海中解脱出来，切实减轻他们的文化课业负担，让他们有更多的时间锻炼身体，增加体魄，为培养合格的社会主义建设者和接班人奠定基础。

## 4.3 采取有力措施切实加强学校体育的督导检查和评估

全省各级教育行政部门在教育督导工作中要强化对学校体育工作的督导检查，在综合督导

的评估指标体系中，要加大学生体质健康和学校体育工作状况的权重。每年还要对学校进行一次体育工作专项检查。重点检查体育课时、学生每天一小时体育活动时间落实情况和实施《学生体质健康标准》情况，并建立定期回查制度，对存在的问题和隐患责令限期整改，督导检查结论也要作为评价各地区、各学校教育工作的重要依据，把学校体育工作状况作为评价地方和学校教育质量和办学水平的重要指标；要坚持惩戒与奖励相结合的原则，对学校体育工作做得好，学生体质健康水平持续上升的学校和负责人要实行奖励和通报表扬；对不能保证体育课时和学生体育活动时间，学生体质健康水平连续下降而得不到扭转的地区和学校，不能评为示范学校和先进单位，其负责人年终考核不得评为优秀，职务和职称不得提拔和晋升，教育行政部门还要减少该地区和学校的招生指标。实行示范性高中部分招生名额向初中学校分配时，应根据初中学校实施素质教育的状况和《学生体质健康标准》测试的结果调整分配指标。

要积极促进全社会支持学校体育工作，关心青少年学生的健康成长，全社会特别是新闻媒体要广泛宣传“每天锻炼一小时，健康工作五十年，幸福生活一辈子”这一具有时代特征的口号，倡导和普及科学的人才观、健康观，建立健康的生活行为方式，号召全社会和每一个家庭都来关注学校体育工作，关心青少年学生的身心健康，共同为广大青少年学生创造健康成长的生活、学习环境。

（湖南省学生体质健康调研组选送）

**参考文献：**

[1] 中国学生体质与健康研究组. 2000 年中国学生体质与健康调研报告. 北京：高等教育出版社，2002.

[2] 湖南省学生体质与健康调研组. 湖南省学生体质健康调研报告. 2000.

[3] 教育部体育卫生与艺术教育司. 中国学生体质监测网络 2004 年监测报告. 北京：高等教育出版社，2006.

# 2005年广东省儿童青少年营养状况研究

陈兆荣　执笔

## 1　前言

营养是儿童青少年生长发育的物质基础，如果膳食结构不合理，营养素摄入不均衡，可导致儿童青少年营养不良，又可引起肥胖症。其结果会引起儿童青少年脑力和体力活动的能力受到影响，同时会伴随影响心理的发育。学生营养状况评价是评价学生健康状况的重要指标之一，也是反应一个地区社会经济发展，人民生活水平的间接指标；对制定学生营养政策和卫生规划具有其重要意义。广东省在1985—2005年曾5次参加全国学生体质与健康调研，本文重点对2005年参加全国学生体质与健康调研的广东省学生营养状况进行分析研究。

## 2　研究对象与方法

### 2.1　研究对象

本文分析研究了广东省3个学生体质与健康调研点和两所高校的7～22岁城乡男女64个年龄组，15 986名学生。

### 2.2　研究方法

#### 2.2.1　学生的营养状况评价方法

采用1985年“中国学生身高标准体重法”，以标准体重 $P80(1\pm10\%)$ 为正常范围：$<P80(1-10\%)$ 标准体重为营养不良（$<P80(1-10\%)$ 标准体重为低体重，$<P80(1-20\%)$ 标准体重为中度营养不良，$<P80(1-30\%)$ 标准体重为重度营养不良，$<P80(1-40\%)$ 标准体重为极重度营养不良），$>P80(1+10\%)$ 标准体重为超重，$>P80(1+20\%)$ 标准体重为肥胖。

#### 2.2.2　层次分析法应用

层次分析法是多目标分析方法，可分析隶属关系和相互影响因素，先按层次聚集组合，形成有序的递阶结构，然后进行两两比较，按1～9比率标度量化，确定层次中诸因素在决策中的相对重要性排序，从而体现决策思维过程中分解、判断、综合的基本特征。计算过程：确定比率程度，建立判断矩阵，求评价因素权重，进行逻辑判断达一致性，将各指标乘以相应权重求乘积和，并逐项相加，即为综合指数 $V$ 以供比较。在两两比较中，综合指数 $V$ 高优于或状况好于综合指数 $V$ 低。根据层次分析法的计算原理本文设定综合指数 $V$ 高为营养状况好。

## 3 结果与分析

### 3.1 学生营养评价总体现状

2005 年广东省学生营养评价，营养正常为 51.10%；营养不良为 40.22%（其中低体重为 32.84%、中度营养不良为 7.16%、重度营养不良为 0.25%），超重为 5.51%，肥胖为 3.13%（表 5）。

### 3.2 城乡学生营养状况比较

城乡学生之间的营养评价有显著差异性（$P<0.01$），通过层次分析法，乡村学生营养状况比城市学生好（$V$ 城＝38.22、$V$ 乡＝39.41）。主要是城市学生肥胖检出率、超重检出率比乡村高，影响了城市学生的营养状况评价（表 1）。

**表 1 广东省学生营养状况评价城乡比较（2005 年）**

| 地方 | 人数 | 体重正常/人数 | 检出率/% | 营养不良/人数 | 检出率/% | 超重/人数 | 检出率/% | 肥胖/人数 | 检出率/% | V |
|---|---|---|---|---|---|---|---|---|---|---|
| 城市 | 7 999 | 4 100 | 51.26 | 2 890 | 36.13 | 641 | 8.01 | 368 | 4.60 | 38.22 |
| 乡村 | 7 987 | 4 069 | 50.95 | 3 445 | 44.38 | 240 | 3.00 | 133 | 1.67 | 39.41 |

$\chi^2=147.00$ $P<0.01$。

### 3.3 男女学生营养状况比较

男女学生之间营养评价有显著差异性（$P<0.01$），通过层次分析法分析，男生的营养状况比女生好（$V$ 男＝39.21、$V$ 女＝36.49），主要是女生营养正常检出率低于男生，营养不良高于男生，影响着女生的营养状况评价（表 2）。

**表 2 广东省学生营养状况评价男女比较（2005 年）**

| 性别 | 人数 | 体重正常/人数 | 检出率/% | 营养不良/人数 | 检出率/% | 超重/人数 | 检出率/% | 肥胖/人数 | 检出率/% | V |
|---|---|---|---|---|---|---|---|---|---|---|
| 男 | 7 994 | 4 411 | 55.18 | 2 727 | 34.11 | 521 | 6.52 | 335 | 4.19 | 39.52 |
| 女 | 7 992 | 3 758 | 47.02 | 3 703 | 46.33 | 360 | 4.50 | 166 | 2.08 | 38.08 |

$\chi^2=281.77$ $P<0.01$。

## 3.4 各学段的学生营养状况比较

排序顺位为小学、初中、高中、大学营养评价之间有显著差异性($P<0.01$)。小学营养状况比大学好($V$ 小=39.73、$V$ 大=37.41),初中、高中居中间。从结果分析:大学生营养不良检出率(55.38%)高于小学生(31.46%);小学生肥胖检出率(4.66%)、超重检出率(7.22%)比大学生(肥胖为0.69%、超重为2.06%)高。大学生体重正常检出率(41.94%)低于小学生(56.67%)(表3)。出现年龄增大营养不良检出率增高的现象(小学为31.46%、初中为42.14%、高中为49.11%、大学为55.38%)。而肥胖检出率情况:小学生比其他学段都高(小学为4.66%、初中为2.81%、高中为1.50%、大学为0.69%)(表3),出现了随着年龄的增大营养不良增高,体重正常下降,肥胖集中在低年龄段的现象。

**表3 广东省学生营养状况评价各学段比较(2005年)**

| 学段 | 人数 | 体重正常/人数 | 检出率/% | 营养不良/人数 | 检出率/% | 超重/人数 | 检出率/% | 肥胖/人数 | 检出率/% | $V$ | 排序 |
|---|---|---|---|---|---|---|---|---|---|---|---|
| 小学 | 7 193 | 4 076 | 56.67 | 2 263 | 31.46 | 519 | 7.22 | 335 | 4.66 | 39.73 | 1 |
| 初中 | 3 593 | 1 777 | 49.46 | 1 514 | 42.14 | 201 | 5.57 | 101 | 2.81 | 38.44 | 2 |
| 高中 | 3 600 | 1 646 | 45.72 | 1 768 | 49.11 | 138 | 3.83 | 54 | 1.50 | 38.01 | 3 |
| 大学 | 1 600 | 671 | 41.94 | 886 | 55.38 | 33 | 2.06 | 11 | 0.69 | 37.41 | 4 |

$\chi^2=620.31$　$P<0.01$。

## 3.5 同期各体调点学生营养状况比较

2005年广东省3个体调点学生营养状况比较:广州、湛江、韶关,它们之间的营养评价有显著差异性($P<0.01$)。通过层次分析法学生营养状况最佳是韶关,依次排序是韶关、湛江、广州。各地营养状况评价水平比较,韶关学生营养正常检出率最高为58.81%,湛江学生营养不良检出率最高为41.84%,广州超重、肥胖检出率偏高,分别为7.19%、5.29%,影响着各地学生的营养状况评价(表4)。

**表4 广东省学生营养状况评价各地比较(2005年)**

| 地方 | 人数 | 体重正常/人数 | 检出率/% | 营养不良/人数 | 检出率/% | 超重/人数 | 检出率/% | 肥胖/人数 | 检出率/% | $V$ | 排序 |
|---|---|---|---|---|---|---|---|---|---|---|---|
| 广州 | 4 799 | 2 260 | 47.09 | 1 940 | 40.43 | 345 | 7.19 | 254 | 5.29 | 37.11 | 3 |
| 湛江 | 4 795 | 2 420 | 50.47 | 2 006 | 41.84 | 258 | 5.38 | 125 | 2.31 | 38.83 | 2 |
| 韶关 | 4 792 | 2 818 | 58.81 | 1 604 | 33.47 | 245 | 5.11 | 111 | 2.61 | 40.98 | 1 |

$\chi^2=213.31$　$P<0.01$。

## 3.6 1985—2005年广东省学生营养状况比较

20年来,广东省进行的5次学生调研营养评价结果比较有差异显著性($P<0.01$),2005年

学生营养状况水平偏低($V$2000 年=38.80),2000 年与 1995 年、1991 年水平居中($V$2000 年=40.54、$V$1995 年=41.89、$V$1995 年=41.91),1985 年营养状况水平较好($V$1985 年=43.82),主要是 2005 年与 1985 年调研结果比较,营养不良、超重、肥胖检出率均呈上升趋势,而营养正常检出率呈下降现象,影响广东省 2005 年学生的营养评价(表 5)。

**表 5 广东省学生营养状况评价历年比较**

| 时间 | 人数 | 体重正常/人数 | 营养不良/人数 | 检出率/% | 超重/人数 | 检出率/% | 肥胖/人数 | 检出率/% | 检出率/% | $V$ |
|---|---|---|---|---|---|---|---|---|---|---|
| 2005 | 15 986 | 8 169 | 51.10 | 6 340 | 40.22 | 881 | 5.51 | 501 | 3.13 | 38.80 |
| 2000 | 11 741 | 6 661 | 56.73 | 4 245 | 36.16 | 572 | 4.87 | 263 | 2.24 | 40.54 |
| 1995 | 7 200 | 4 359 | 60.54 | 2 482 | 34.47 | 281 | 3.90 | 78 | 1.08 | 41.89 |
| 1991 | 11 515 | 6 958 | 60.43 | 4 014 | 34.86 | 426 | 3.70 | 117 | 1.02 | 41.91 |
| 1985 | 13 680 | 9 248 | 67.60 | 3 786 | 27.68 | 606 | 4.43 | 40 | 0.29 | 43.82 |

$\chi^2=986.39$ $P<0.01$。

# 4 讨论

## 4.1 广东省学生营养现状和特征

### 4.1.1 学生营养不良的特征以低体重为主

本次研究结果表明,广东省 2005 年学生营养状况水平虽然比往年水平有所降低,但学生的营养状况仍然以体重正常为主;营养不良检出率为 40.43%,其中以低体重检出率为主,占 81.65%。说明广东省学生营养不良状况以轻度为主;提示:注意学生均衡饮食,对改善学生营养状况有帮助。

### 4.1.2 学生营养不良检出率与肥胖检出率同时上升

广东省学生营养状况:乡村学生营养状况比城市好;经济欠发达地区韶关市学生营养状况比其他地方好;男性学生营养状况比女生好;小学生的营养状况比大学生好。无论采用哪一种比较方法都发现 2005 年广东省学生营养状况与往年比较,营养不良检出率和超重、肥胖检出率呈上升现象,营养正常检出率下降,出现学生营养不良检出率与肥胖检出率同时上升,提示大家要高度重视;在预防营养不良和肥胖两方面都要抓;因为肥胖症比营养不良的治疗更困难,各地报道,肥胖症都呈上升趋势。易引起成年性疾病向低年龄倾向发展,也易导致儿童少年心理问题,预防肥胖症是今后的重点工作。注意因营养不良影响学生身体发育和智力发育,导致学习能力下降,影响学生一生的学业和将来的就业。

### 4.1.3 青春发育后期的营养不良影响发育的问题

本次调查发现高年龄段的学生营养不良检出率比较高,初中女生为 46.93%、高中女生为

55.11%、大学女生为62.25%，高中男生为43.55%、大学男生为45.50%；提示除注意青春发育前期的学生营养不良问题外，还要注意青春发育中后期的学生营养不良问题。从本次调研中发现，1985—2005年广东省男生18岁身高在168.65～168.90厘米、女生18岁身高157.69～156.70厘米徘徊，青春发育后期的学生身高20年来未见增长，明显低于全国水平。说明，除遗传因素外，与后天因素营养摄入情况有密切关系。因为生长发育水平的提高要有较强大的营养摄入(尤其是优质蛋白质和钙)、体育锻炼和生活环境改善等为支持背景。如果营养不良可能会影响学生生长发育的持续时间。

## 4.2 广东省学生营养干预的对策

### 4.2.1 广泛开展健康教育，应实施平衡膳食

本研究结果表明，学生的营养问题与缺乏营养知识和营养观点上的偏差及不良行为习惯造成有关。针对学生存在的问题进行广泛地对学生进行健康教育，普及营养卫生知识，纠正营养观念的偏差，如女生害怕发胖过度节食，男生的任性过食和缺乏运动，应实施平衡膳食。

### 4.2.2 开展营养配餐和学生饮用奶工程

根据各地的实际情况，开展营养配餐和学生饮用奶行动计划，提供优质蛋白质和丰富钙质，有利于学生青春期生长发育新陈代谢需要，增加生长发育持续时间。

### 4.2.3 坚持开展体育锻炼和保障学生有充足的睡眠

因为运动可以促进机体代谢，使物质转换积累，使各组织系统健全协调。而良好的睡眠保障内分泌激素(尤其生长激素)，正常脉冲分泌等方式，促进生长发育。

(广东省学生体质与健康调研组选送)

**参考文献：**


[1] 陈寿瑜.中国学校卫生保健.北京：科学普及出版社，1997.

[2] 陈明达.实用体质学[M].北京：北京医科大学，中国协和医科大学联合出版社，1993.

[3] 广东省学生体质健康调研组.1985年广东省学生体质健康调查研究成果报告.

[4] 广东省学生体质健康调研组.1991年广东省学生体质健康状况监测成果汇编.新世纪出版社，1993.

[5] 廖章耀.1995年广东省学生体质健康状况调查研究成果汇编.广州：广东高等教育出版社，1996.

[6] 广东省学生体质健康调研组.2000年广东省学生体质健康状况调查研究成果报告.广州：广东高等教育出版社，2005.

[7] 叶广俊.儿童少年卫生学[M](第四版).北京：人民卫生出版社，2000.

# 2005年广东省学生体质健康状况动态分析

沈　彬　麦锦城　执笔

## 1　前言

为掌握广东省学生体质与健康状况和发展趋势，制定学校体育卫生工作发展规划、科学开展学校体育卫生工作提供科学依据，完善我省国民体质监测体系，推动《全民健身计划纲要》的实施，根据《2005 年全国学生体质健康调研实施方案》，于 2005 年 9 月至 11 月开展了广东省学生体质健康监测工作。分析本次调研数据，与 1985 年和 2000 年本省学生体质健康调研结果进行比较，结果报告如下。

## 2　研究对象与方法

### 2.1　调研地区及点校

沿用 2000 年全国学生体质与健康调研地区及点校。参加本次调研工作的地区有广州、湛江、韶关三市，乡村样本分别来自从化市、廉江市、南雄市。大学生样本在华南师范大学采集。本次调研对象为 6～22 岁的汉族城乡大、中、小学的学生共 18 604 人。

### 2.2　研究方法

按照《2005 年中国学生体质与健康调研检测细则》进行抽样、检测；按照《中国学生体质与健康调研检查验收细则》要求进行数据处理，并按《中国学生体质与健康调研数据统计规范》进行统计。

## 3　结果与分析

### 3.1　身体形态发育状况

我省 6～18 岁学生身体发育状况因该年龄阶段正处于生长发育时期，因此在各项形态指标的变化比较活跃，而在 19～22 岁阶段则处于相对稳定的状况。本次体质与健康调研的结果显示，我省学生身体形态发育方面具有下面的一些特点：

### 3.1.1 我省学生身体形态发育增长趋势仍然存在

2005 年我省 7～18 岁的城乡男女学生在身高、体重、胸围这三项主要的形态指标中，除城市女生的胸围之外，其他各组别的各项指标均呈现持续增长的趋势。详细结果见表 1～表 4。

### 3.1.2 身体发育匀称度和充实度有所改善

在反映人体充实度的克托莱指数方面，7～18 岁城乡男生的克托莱指数比 2000 年平均增长了 6.3 和 3.2，城乡女生平均增长了 2.3 和 1.8；城市男生的 BMI 指数比 2000 年平均增长 0.3，城市女生平均增长了 0.1，乡村男女生的 BMI 指数基本没有增长；反映人体匀称度的维尔维克指数方面，7～18 岁城乡男生的维尔维克指数比 2000 年平均增长了 0.5 和 0.7，乡村女生平均增长了 0.3，但城市女生平均下降了 0.4。

### 3.1.3 广东省学生身体形态发育的地区差异

从 6～18 岁的城乡男女生的身高、体重、胸围 3 个指标的平均值来看，3 个监测地区的差异依然存在，由高至低的排列是广州、湛江、韶关。城市男生身高均值最大相差达 2.8 厘米，体重均值相差达 2.8 千克，胸围均值相差达 6.1 厘米；城市女生身高均值相差达 1.8 厘米，体重均值相差达 2.0 千克，胸围均值相差达 3.3 厘米；乡村男生身高均值相差达 5.3 厘米，体重均值相差达 2.9 千克，胸围均值相差达 3.4 厘米；乡村女生身高均值相差达 4.6 厘米，体重均值相差达 2.0 千克，胸围均值相差达 2.4 厘米。

## 3.2 机能发育状况

### 3.2.1 在机能发育指标当中，具有比较重要意义的是肺活量，结果见表 1～表 4

**表 1 2005 广东省 7～18 岁汉族男生 10 项必测指标均值与 1985 年、2000 年的比较**

| 项目 | 城市 | | | | 乡村 | | | |
|---|---|---|---|---|---|---|---|---|
| | 1985—2005 年 | | 2000—2005 年 | | 1985—2005 年 | | 2000—2005 年 | |
| | 增减值 | 每 10 年增减 | 增减值 | 每 10 年增减 | 增减值 | 每 10 年增减 | 增减值 | 每 10 年增减 |
| 身高 | 4.7 | 2.3 | 1.3 | 2.6 | 3.9 | 1.9 | 1.4 | 2.9 |
| 体重 | 5.6 | 2.8 | 1.3 | 2.5 | 2.3 | 1.2 | 0.8 | 1.6 |
| 胸围 | 1.6 | 0.8 | 0.4 | 0.7 | 0.6 | 0.3 | 1.3 | 2.6 |
| 肺活量 | −39.6 | −19.8 | −135.9 | −271.9 | −80.9 | −40.5 | 51.6 | 103.2 |
| 50 m 跑 | 0.1 | 0.0 | −0.1 | −0.3 | 0.0 | 0.0 | 0.2 | 0.5 |
| 立定跳远 | −4.2 | −2.1 | −9.4 | −18.8 | 13.1 | 6.5 | 2.4 | 4.8 |

续表

| 项　目 | 城　市 | | | | 乡　村 | | | |
|---|---|---|---|---|---|---|---|---|
| | 1985—2005 年 | | 2000—2005 年 | | 1985—2005 年 | | 2000—2005 年 | |
| | 增减值 | 每 10 年增减 | 增减值 | 每 10 年增减 | 增减值 | 每 10 年增减 | 增减值 | 每 10 年增减 |
| 斜身引体（7～12 岁） | 2.6 | 1.3 | 0.0 | 0.0 | 8.3 | 4.2 | 4.6 | 9.1 |
| 引体向上（13～18 岁） | －3.3 | －1.7 | －0.9 | －1.7 | －1.4 | －0.7 | －1.9 | －3.7 |
| 50 m×8 往返跑（7～12 岁） | 11.7 | 5.9 | 0.9 | 1.8 | 9.0 | 4.5 | 2.1 | 4.2 |
| 1 000 m 跑（13～18 岁） | 32.9 | 16.4 | 12.7 | 25.4 | 32.9 | 16.4 | 15.5 | 30.9 |

**表 2　2005 广东省 7～18 岁汉族女生 9 项必测指标均值与 1985 年、2000 年的比较**

| 项　目 | 城　市 | | | | 乡　村 | | | |
|---|---|---|---|---|---|---|---|---|
| | 1985—2005 年 | | 2000—2005 年 | | 1985—2005 年 | | 2000—2005 年 | |
| | 增减值 | 每 10 年增减 | 增减值 | 每 10 年增减 | 增减值 | 每 10 年增减 | 增减值 | 每 10 年增减 |
| 身高 | 3.4 | 1.7 | 1 | 2 | 3.6 | 1.8 | 1.3 | 2.7 |
| 体重 | 3.3 | 1.7 | 0.5 | 1 | 1.5 | 0.8 | 0.6 | 1.2 |
| 胸围 | －0.3 | －0.1 | －0.4 | －0.8 | －0.3 | －0.1 | 0.7 | 1.5 |
| 肺活量 | －149.8 | －74.9 | －175.5 | －351 | －146.6 | －73.3 | 54.5 | 109 |
| 50 m 跑 | 0.1 | 0.1 | －0.2 | －0.3 | 0.3 | 0.2 | 0.2 | 0.3 |
| 立定跳远 | －5.8 | －2.9 | －7.5 | －15.1 | 8.8 | 4.4 | 4.1 | 8.3 |
| 仰卧起坐 | －0.4 | －0.2 | －6.3 | －12.5 | 1.9 | 1 | －5.5 | －10.9 |
| 50 m×8 往返跑（7～12 岁） | 8.6 | 4.3 | －1.4 | －2.7 | 9.3 | 4.6 | 5.3 | 10.6 |
| 800 m 跑（13～18 岁） | 32.0 | 16.0 | 14.2 | 28.3 | 38.2 | 19.1 | 12.9 | 25.8 |

表 3　1985 年、2000 年和 2005 广东省 19～22 岁汉族男生 10 项必测指标增长情况

| 项　目 | 城市 | | | | 乡村 | | | |
|---|---|---|---|---|---|---|---|---|
| | 1985—2005 年 | | 2000—2005 年 | | 1985—2005 年 | | 2000—2005 年 | |
| | 增减值 | 每 10 年增减 | 增减值 | 每 10 年增减 | 增减值 | 每 10 年增减 | 增减值 | 每 10 年增减 |
| 身高 | 1.3 | 0.7 | 1.3 | 2.7 | 1.7 | 0.9 | 0.9 | 1.9 |
| 体重 | 1.1 | 0.5 | 0.3 | 0.6 | 0.0 | 0.0 | 0.2 | 0.5 |
| 胸围 | 1.4 | 0.7 | 1.5 | 3.1 | −1.5 | −0.7 | 1.5 | 2.9 |
| 肺活量 | 141.8 | 70.9 | 23.0 | 45.9 | −176.5 | −88.3 | 20.3 | 40.7 |
| 50 m 跑 | 0.5 | 0.3 | 0.3 | 0.5 | 0.4 | 0.2 | 0.2 | 0.4 |
| 立定跳远 | −3.5 | −1.8 | −10.2 | −20.4 | 0.3 | 0.1 | −12.0 | −24.1 |
| 引体向上 | −4.0 | −2.0 | −2.2 | −4.4 | −3.7 | −1.9 | −1.8 | −3.6 |
| 1 000 m 跑 | 44.6 | 22.3 | 28.4 | 56.7 | 41.9 | 20.9 | 25.0 | 50.0 |

表 4　1985 年、2000 年和 2005 广东省 19～22 岁汉族女生 10 项必测指标增长情况

| 项　目 | 城市 | | | | 乡村 | | | |
|---|---|---|---|---|---|---|---|---|
| | 1985—2005 年 | | 2000—2005 年 | | 1985—2005 年 | | 2000—2005 年 | |
| | 增减值 | 每 10 年增减 | 增减值 | 每 10 年增减 | 增减值 | 每 10 年增减 | 增减值 | 每 10 年增减 |
| 身高 | −1.1 | −0.5 | 0.0 | 0.0 | 0.8 | 0.4 | 0.3 | 0.6 |
| 体重 | −1.6 | −0.8 | −1.2 | −2.4 | −2.2 | −1.1 | −0.6 | −1.2 |
| 胸围 | −2.6 | −1.3 | 0.2 | 0.5 | −4.0 | −2.0 | 0.2 | 0.5 |
| 肺活量 | −227.5 | −113.8 | −69.4 | −138.7 | −233.5 | −116.8 | −140.6 | −281.2 |
| 50 m 跑 | 0.8 | 0.4 | 0.4 | 0.9 | 0.6 | 0.3 | 0.4 | 0.9 |
| 立定跳远 | −7.5 | −3.7 | −11.9 | −23.8 | −4.2 | −2.1 | −15.4 | −30.8 |
| 仰卧起坐 | 3.2 | 1.6 | 2.2 | 4.5 | 5.5 | 2.8 | 1.1 | 2.1 |
| 800 m 跑 | 39.1 | 19.6 | 30.1 | 60.1 | 33.8 | 16.9 | 20.1 | 40.3 |

### 3.2.2　与 2000 年比较，握力普遍有所增加

7～18 岁城乡男生的握力均值均比 2000 年增加了 4.9 千克，城市女生的均值比 2000 年增加了 4.1 千克，乡村女生增加了 4.7 千克；19～22 岁城市男生的握力比 2000 年增加了 3.3 千克，乡村男生增加了 4.8 千克，城市女生增加了 3.9 千克，乡村女生增加了 3.7 千克。

## 3.3　运动素质指标状况

反映运动素质的指标主要有 50 米跑、立定跳远、男生斜身引体或引体向上、女生仰卧起坐、

耐力跑等项目。详细结果见表1～表4。

## 3.4 学生常见病控制状况

### 3.4.1 学生视力低下率继续增长

本次调研6～22岁城乡学生视力低下率为50.2%，比2000年的45.4%又增加了近5个百分点。其中小学生的视力低下率为30.1%，初中生为53.2%，高中生为68.7%，大学生为92.5%。值得关注的是，近年来学生视力低下出现低龄化、重度化以及向乡村学生发展的趋势。所谓低龄化，是指小学生的视力低下率大幅增加，在城市小学生中特别明显；重度化是指在视力低下的学生中，重度视力低下所占的比例越来越高，在大学生中，重度视力低下的比例高达90%；近年来乡村学生视力低下率上升得很快，城乡差距越来越小。

### 3.4.2 学生营养状况

采用1985年中国学生身高标准体重进行营养评价，城乡男生的营养不良检出率为4.4%和5.1，低体重检出率为25.1%和33.7%，超重检出率为9.9%和3.2%，肥胖检出率为6.4%和2.0%；城乡女生的营养不良检出率均为11.1%，低体重检出率为32.7%和39.9%，超重检出率为6.2%和2.8%，肥胖检出率为2.8%和1.3%。

与2000年的情况比较，学生营养不良和低体重的情况没有太大的改变，但超重和肥胖的比例有较大的增加。其中城市学生肥胖率由2000年的3.6%增至4.2%，乡村学生肥胖率由2000年的0.9%增至2.1%，城市男生的超重率高达9.9%，肥胖率高达6.4%。

### 3.4.3 龋患情况

参加本次调研7、9、12岁组城乡学生的乳牙龋患率为43.1%，龋均1.5，患者龋均3.4，乳龋充填率为8.6%(其中乡村学生充填率为5.2%)；7、9、12、14、17岁组城乡学生的恒牙龋患率为17.8%，龋均0.3，患者龋均1.9，恒龋充填率为30.8%(其中乡村学生充填率为21.6%)。与2000年体调资料比较，乳牙龋患率和恒牙龋患率略有下降，乳龋和恒龋的充填率有所提高。

### 3.4.4 贫血患病情况

7、9、12、14、17岁城乡学生低血红蛋白检出率为15.3%。与2000年比较，城市学生低血红蛋白检出率由6.5%下降至5.0%，但乡村学生则15.6%回升至25.5%。

### 3.4.5 蛔虫卵感染情况

本次调查只对7岁和9岁乡村学生进行蛔虫卵检查，蛔虫卵检出率为10.9%，比2000年同年龄组的9.6%略有增加(表5、表6)。

表 5　1985 年、2000 年、2005 年广东省汉族男生各项健康指标检出率　（单位：百分比/%）

| 项　目 | 城市男生 | | | 乡村男生 | | |
|---|---|---|---|---|---|---|
| | 1985 年 | 2000 年 | 2005 年 | 1985 年 | 2000 年 | 2005 年 |
| 视力低下 | 37.5 | 53.1 | 54.6 | 14.6 | 35.1 | 33.5 |
| 营养不良 | 2.0 | 3.3 | 4.4 | 0.6 | 3.4 | 5.1 |
| 低体重 | 28.5 | 24.1 | 25.1 | 18.4 | 28.9 | 33.7 |
| 超重 | 2.7 | 8.8 | 9.9 | 3.0 | 3.1 | 3.2 |
| 肥胖 | 0.4 | 4.9 | 6.4 | 0.2 | 1.2 | 2.0 |
| 低血红蛋白 | 27.3 | 6.8 | 3.6 | 23.6 | 16.3 | 24.4 |
| 龋齿 | — | 22.0 | 17.9 | — | 15.1 | 13.9 |
| 肠道蛔虫卵 | — | 2.5 | — | — | 9.3 | 5.6 |

表 6　1985 年、2000 年、2005 年广东省汉族女生各项健康指标检出率　（单位：百分比/%）

| 项　目 | 城市女生 | | | 乡村女生 | | |
|---|---|---|---|---|---|---|
| | 1985 年 | 2000 年 | 2005 年 | 1985 年 | 2000 年 | 2005 年 |
| 视力低下 | 42.2 | 60.7 | 64.3 | 14.5 | 40.1 | 42.0 |
| 营养不良 | 7.6 | 7.7 | 10.4 | 2.1 | 7.0 | 10.1 |
| 低体重 | 32.0 | 31.8 | 32.7 | 20.4 | 35.6 | 39.9 |
| 超重 | 3.6 | 6.4 | 6.2 | 5.6 | 2.6 | 2.8 |
| 肥胖 | 0.6 | 2.9 | 2.8 | 0.7 | 0.7 | 1.3 |
| 低血红蛋白 | 32.8 | 7.8 | 6.5 | 30.0 | 17.1 | 26.7 |
| 龋齿 | — | 24.5 | 22.1 | — | 16.7 | 17.3 |
| 肠道蛔虫卵 | — | 0.8 | — | — | 10.0 | 5.3 |

## 4　讨论

分析本次体质健康调研的结果，可见广东省学生体质健康状况存在如下的特点：

### 4.1　广东省学生身体形态发育趋势总体上向好的方向发展，但还存在着若干的问题

在身高、体重、胸围这三项主要的形态指标中，除城市女生的胸围之外，其他各组别的各项指标均呈现持续增长的趋势，说明我省学生身体形态发育仍存在一定的增长潜力。特别是乡村学生的身高增长幅度大于城市学生，如采取有效措施推动这种发展趋势，有望缩小城乡学生在身体形态发育上的差别，提高我省学生身体素质的整体水平。此外，学生身体发育的匀称度和充实度有所改善。存在问题主要有城市女生的胸围没有随着身高体重的增长而增加，反而略下降，反映人体匀称度的维尔维克指数也有所下降，说明城市女生身体生长发育的匀称度欠佳。关于女生

胸围发育问题在以往的体调和监测工作中也有所发现，其意义及影响如何，有待今后继续观测研究。此外，地区差异和城乡差异依然存在，而且身高和体重的城乡差异仍比较大。

## 4.2 学生健康状况有喜有忧

在学生常见病防治方面，自 1992 年实施学生常见病综合防治方案以来，有些疾病得到了较好的控制，如沙眼、龋齿、贫血、营养不良以及肠道蛔虫。本次调查发现，我省学生的龋齿、营养不良、肠道蛔虫等疾病得到了有效的控制，但有些疾病不仅没有得到有效控制，而且又有新的发展。比较严重问题有三个：一是学生近视眼患病率高居不下，近年又出现了以下的特点，即低龄化、重度化和向乡村学生中发展；二是肥胖和超重的学生比例增加的势头明显，肥胖与超重的情况在城市男生中比较严重，而乡村学生的肥胖检出率也成倍增加；三是乡村学生贫血检出率出现反弹，龋齿和肠道蛔虫距离防治要求仍有相当大的差距。从上述分析情况来看，学生常见病防治工作的形势仍然比较严峻。建议有关部门尽快制订出新的学生常见病防治工作规划和实施方案，继续抓好学生常见病防治工作。

## 4.3 学生体质呈现下降趋势

本次调研结果与往年比较，反映出学生体质状况逐年下降。尽管有些指标比往年有所进步，但总的趋势是向下走的。最突出的是 19～22 岁组学生几乎所有指标均比 2000 年有所下降；13 岁以上男生和 7～18 岁女生的力量项目、城市学生的下肢爆发力项目、城乡男女生的耐力跑项目等均出现大幅度下滑；反映学生呼吸机能的项目肺活量比往年也有明显的下降。

## 4.4 影响学生体质健康的因素

影响学生体质健康的因素除了应试教育模式及其对体育教学的影响、学生学业负担过重、学生睡眠不足、学校体育场地不足等问题之外，还存在一个观念问题，这就是如何在学校教育工作中贯彻“健康第一”的思想，让学生懂得“每天锻炼一小时，健康工作五十年，幸福生活一辈子”的哲理。本来喜爱体育活动是中小学生的特点，但由于各种原因，导致中小学生出现上述“既爱又怕”的矛盾心态。因此，在今后的体育教学工作中，如何培养学生对体育的情感与兴趣，树立和培养自觉锻炼身体的良好行为习惯，比教会学生掌握若干体育技能更重要得多。

（广东省学生体质与健康调研组选送）

**参考文献：**

[1] 广东省学生体质健康调研办公室. 广东省学生体质健康调研成果报告. 1985.

[2] 广东省学生体质健康状况调研组. 广东省学生体质健康状况调查研究成果报告(1985—2000年广东省学生体质健康状况动态研究). 广州：广东高等教育出版社，2003.

[3] 叶广俊. 现代儿童少年卫生学. 北京：人民卫生出版社，1999.

# 广东省中小学生低血红蛋白与蛔虫感染研究

徐浩锋　沈　彬　执笔

## 1　前言

近15年来，我国低血红蛋白呈现大幅度改善，城市高于农村，低年龄组高于青春期高峰阶段，低血红蛋白程度也有非常明显改善，与学生的动物性食品增加摄入有密切关系。广东省的低血红蛋白从1985年的28.44％显著下降到2000年的11.05％，与全国的规律一致；蛔虫感染率下降幅度更大，从1987年的25.22％下降到2000年4.58％，下降的主要是农村学生感染率，城市基数比较低，在1.19％～6.88％波动。低血红蛋白和蛔虫感染是学生常见病，是反映学生卫生习惯、营养状况和生活质量的重要指标。为了解我省目前中小学生低血红蛋白和蛔虫感染现状，给有关部门提供学生常见病防治的科学依据。根据教育部等五部门《关于印发〈2005年全国学生体质健康调研实施方案〉的通知》(教体艺[2004]8号)的精神，在我省选取3个城市和3个乡村中小学生进行检测，现将结果报告如下：

## 2　研究对象与方法

### 2.1　研究对象

按照《2005年全国学生体质健康调研实施方案》要求，选取广州、湛江、韶关、从化、廉江、南雄不同性别7、9、12、14、17岁每个年龄组各50人检测血红蛋白，共取得有效人数5 999人；从化、廉江、南雄不同性别7、9岁每个年龄组各50人检测粪蛔虫卵检查，共取得有效人数1 199人。

### 2.2　研究方法

#### 2.2.1　血红蛋白检测

采用WHO推荐的氰化高铁血红蛋白测定法。

#### 2.2.2　粪蛔虫卵检查

采用加藤厚涂片法。

## 2.3 诊断标准

### 2.3.1 低血红蛋白的诊断标准

WHO推荐标准：7～13岁血红蛋白低于120克/升；14岁及以上男性低于130克/升；14岁以上女性低于120克/升。

### 2.3.2 蛔虫感染的诊断标准

检查粪便发现蛔虫卵诊断为蛔虫感染。

# 3 结果与分析

## 3.1 广东省贫血状况

广东省学生低血红蛋白率为15.3%（表1），其中男生为14.0%，女生为16.6%，女生高于男生（$\chi^2=7.601$ $P=0.006$）；城市为5.0%，乡村为25.5%，乡村高于城市（$\chi^2=486.56$ $P=0.000$）。

表1 2005年广东省7、9、12、14、17岁学生低血红蛋白检出率比较

| | 年龄/岁 | 城市 | | 乡村 | | 合计 | |
|---|---|---|---|---|---|---|---|
| | | 检查人数 | 检出率/% | 检查人数 | 检出率/% | 检查人数 | 检出率/% |
| 男生 | 7 | 300 | 6.3 | 300 | 28.3 | 600 | 17.3 |
| | 9 | 299 | 5.4 | 300 | 18.3 | 599 | 11.9 |
| | 12 | 300 | 2.0 | 300 | 15.3 | 600 | 8.7 |
| | 14 | 300 | 2.7 | 300 | 48.0 | 600 | 25.3 |
| | 17 | 300 | 1.7 | 300 | 12.0 | 600 | 6.8 |
| 合计 | | 1 499 | 3.6 | 1 500 | 24.4 | 2 999 | 14.0 |
| 女生 | 7 | 300 | 6.7 | 300 | 33.7 | 600 | 20.2 |
| | 9 | 300 | 8.0 | 300 | 24.7 | 600 | 16.3 |
| | 12 | 300 | 5.3 | 300 | 13.3 | 600 | 9.3 |
| | 14 | 300 | 3.3 | 300 | 36.0 | 600 | 19.7 |
| | 17 | 300 | 9.0 | 300 | 25.7 | 600 | 17.3 |
| 合计 | | 1 500 | 6.5 | 1 500 | 26.7 | 3 000 | 16.6 |
| 合计 | 7 | 600 | 6.5 | 600 | 31.0 | 1 200 | 18.8 |
| | 9 | 599 | 6.7 | 600 | 21.5 | 1 199 | 14.1 |
| | 12 | 600 | 3.7 | 600 | 14.3 | 1 200 | 9.0 |
| | 14 | 600 | 3.0 | 600 | 42.0 | 1 200 | 22.5 |
| | 17 | 600 | 5.3 | 600 | 18.8 | 1 200 | 12.1 |
| 总计 | | 2 999 | 5.0 | 3 000 | 25.5 | 5 999 | 15.3 |

## 3.2 不同年龄低血红蛋白率

从表1可见，各年龄差异具有非常显著性($\chi^2=106.782$　$P=0.000$)，7、9、12岁低血红蛋白率呈明显的下降趋势。其中男生从7岁的17.3%下降到17岁的6.8%，比女生从7岁20.2%下降到17岁17.3%的幅度要大。到14岁低血红蛋白率有一个明显跳跃升高，尤其是乡村男生，升高超过2倍。随后在17岁又急速下降，并且低于12岁的比例，男生降幅较大，达73.1%，女生降幅仅12.2%。

## 3.3 低血红蛋白率城乡差异

城市学生低血红蛋白率显著低于乡村学生25.5%(表1)，各年龄组均为城市明显低于乡村；城市学生各年龄段近乎随年龄的升高而下降的趋势，但到17岁有一个小升幅，而乡村学生的升幅则在14岁。

## 3.4 广东省学生不同年代间低血红蛋白的差异

从表2可见，城市男、女生的低血红蛋白2005年均比2000年比例要低，而乡村男、女生则比2000年要高，而且升幅较大，导致2005年学生低血红蛋白为15.3%，显著高于2000年的11.1%($\chi^2=36.665$　$P=0.000$)。

**表2　近5年间学生低血红蛋白发展趋势**　　(单位:百分比/%)

| 年份/年 | 城男 | 城女 | 乡男 | 乡女 | 合计 |
|---|---|---|---|---|---|
| 2000 | 5.1 | 7.8 | 14.2 | 17.1 | 11.1 |
| 2005 | 3.6 | 6.5 | 24.4 | 26.7 | 15.3 |

## 3.5 低血红蛋白的程度

把低血红蛋白的程度分为4种:边缘性、轻度、中度、重度。通过调查可见绝大部分低血红蛋白是在边缘性和轻度(表3)，低血红蛋白边缘性比较城市显著低于农村($\chi^2=362.475$　$P=0.000$)，轻度同样城市低于农村($\chi^2=93.928$　$P=0.000$)；其中低血红蛋白边缘性比较男生显著低于女生($\chi^2=6.766$　$P=0.009$)，轻度没有差异($\chi^2=0.706$　$P=0.401$)。边缘性低血红蛋白是轻度的2～3倍。中度低血红蛋白在乡村只有男女生各1例，没有重度低血红蛋白。

表 3　广东省学生低血红蛋白程度比较　　(单位:百分比/%)

| | 男生 | | | | 女生 | | | |
|---|---|---|---|---|---|---|---|---|
| | 边缘性 | 轻度 | 中度 | 重度 | 边缘性 | 轻度 | 中度 | 重度 |
| 城市 | 2.8 | 0.8 | 0.0 | 0.0 | 4.9 | 1.6 | 0.0 | 0.0 |
| 乡村 | 18.5 | 5.8 | 0.1 | 0.0 | 20.8 | 5.8 | 0.1 | 0.0 |
| 合计 | 10.7 | 3.3 | 0.0 | 0.0 | 12.8 | 3.7 | 0.0 | 0.0 |

## 3.6　广东省乡村学生蛔虫感染率

本次调查只检测乡村学生 7、9 岁两个年龄组。总的感染率为 10.9%(表 4),其中男生为 11.2%,女生为 10.7%,性别间没有显著性差异($\chi^2=0.077$　$P=0.781$)。与 2000 年乡村学生感染率 7.25%比较,有显著增高($\chi^2=10.716$　$P=0.001$)。

表 4　广东省乡村学生蛔虫感染率检出率比较

| 年龄/岁 | 总人数 | 男生 | | 女生 | | 合计 | |
|---|---|---|---|---|---|---|---|
| | | 人数 | 检出率/% | 人数 | 检出率/% | 人数 | 检出率/% |
| 7 | 599 | 33 | 11.0 | 35 | 11.7 | 68 | 11.4 |
| 9 | 600 | 34 | 11.3 | 29 | 9.7 | 63 | 10.5 |
| 合计 | 1 199 | 67 | 11.2 | 64 | 10.7 | 131 | 10.9 |

# 4　讨论

低血红蛋白是学生常见健康问题之一。通过本次调查,低血红蛋白发生率女生显著高于男生。学生在 14 岁时出现低血红蛋白率急剧上升,到 17 岁又急速下降,由于学生的青春发育期在 11～14 岁启动,男生比女生迟 1～2 年,青春期是一个特殊生长发育期,比平时需要更多的营养物质和微量元素,而且运动明显增大,消耗也大,所以在 14 岁时出现低血红蛋白急剧上升,从 14 岁到 17 岁男生下降幅度远超过女生,这与女生 14 岁以后出现生理性月经有关系。说明在学生青春期开始阶段要有注重防治低血红蛋白的发生,注意营养饮卫生,有重点地给予含铁较高的食物,如鸡肝、猪肝、牛羊肾、瘦肉、蛋黄、海带、黑芝麻、芝麻酱、黑木耳、黄豆、蘑菇、红糖、油菜、芹菜等。而且单靠平时的食物中不能满足身体生长发育的需要而显示出相对缺乏,但过了身体突增期对营养需求的相对缺乏就会得到改善。提示,在青春期阶段需要添加营养物质和微量元素,保证机体的需要,使学生能够健康成长。

学生中低血红蛋白在边缘性和轻度比例较高,因此在防治中也有较好的效果,只要注重营养卫生,做好饮食搭配,有条件添加治疗药物,学生的低血红蛋白会得到改善。

1992 年卫生部、国家教委、全国爱卫会联合下发的《全国学生常见病综合防治方案》,1992—2001 年按照方案要求有目标有措施,对中小学生常见病开展防治工作,学生贫血和蛔虫感染率呈逐步下降趋势，取得明显效果。但近年来方案执行期已过，部分地区对学生常见病防治工作力度减弱，甚至停止。本次调查乡村学生蛔虫感染率比 2000 年显著上升，虽然仍达到《全国学生常见肠道蠕虫感染综合防治方案（试行）》2000 年第二阶段要求（15%以下），但回升的现象提示学生蛔虫防治不能放松。

（广东省学生体质与健康调研组选送）

**参考文献：**

[1] 季成叶. 1991—2000 年中国学生缺铁性贫血患病率和贫血程度变化. 2000 年中国学生体质与健康调研报告. 北京：高等教育出版社，2002.

[2] 徐浩锋. 广东省中小学生蛔虫感染与贫血现状分析. 广东省学生体质健康状况调查研究成果报告. 广州：广东高等教育出版社，2003.

[3] 李海康等. 广东省 1992—2000 年中小学生常见病发病情况. 中国学校卫生，2003，24(6)：652-653.

# 20年来广西壮族学生身体形态、机能和素质的动态分析

付克翠　谢　东　执笔

## 1　前言

儿童青少年是国家的未来和希望，他们的健康状况是提高人口素质的基础。对中小学生体质进行动态研究，分析其体质变化的长期趋势，是了解自然环境、社会环境，尤其是营养、体育锻炼等因素对体质影响作用的重要途径。本文根据广西1985年和2005年两次学生体质调研资料，对广西壮族中小学生体质进行动态分析，旨在揭示学生体质变化的规律，为深化广西的体育教育改革提供科学依据，并促进全民健身纲要和学生体质健康标准的实施，全面提高中小学生的体质健康水平。

## 2　研究对象与方法

### 2.1　研究对象

根据教育部、国家体育总局、卫生部、国家民委、科技部共同组织的《2005年全国学生体质与健康状况调查研究实施方案》要求和规定，本课题的研究对象选取广西1985年和2005年两次学生体质与健康调研对象中9 586名7～18岁的壮族学生（其中男生4 805人，女生4 781人）（表1）。

**表1　研究对象样本含量**

| 年龄/岁 | 男生/人 | | 女生/人 | | 合计 |
|---|---|---|---|---|---|
| | 2005年 | 1985年 | 2005年 | 1985年 | |
| 7 | 201 | 200 | 198 | 200 | 799 |
| 8 | 203 | 200 | 204 | 200 | 807 |
| 9 | 201 | 200 | 197 | 200 | 798 |
| 10 | 199 | 200 | 200 | 200 | 799 |
| 11 | 200 | 200 | 200 | 200 | 800 |
| 12 | 208 | 200 | 198 | 200 | 806 |
| 13 | 197 | 200 | 199 | 200 | 796 |

续表

| 年龄/岁 | 男生/人 | | 女生/人 | | 合计 |
| --- | --- | --- | --- | --- | --- |
| | 2005 年 | 1985 年 | 2005 年 | 1985 年 | |
| 14 | 197 | 200 | 202 | 200 | 799 |
| 15 | 199 | 200 | 203 | 200 | 802 |
| 16 | 202 | 200 | 199 | 200 | 801 |
| 17 | 202 | 200 | 201 | 200 | 803 |
| 18 | 196 | 200 | 200 | 180 | 776 |
| 合计 | 2 405 | 2 400 | 2 401 | 2 380 | 9 586 |

## 2.2 研究方法

按《全国学生体质与健康状况调查研究检测细则》的规定。其中,样本构成方法、年龄分组、统计指标均统一按全国数据的统计计算要求进行操作。调查所获全部检测数据经多层验收和审核后,由广西医科大学组织输入电子计算机统计系统进行处理。经查阅 1985 年中国学生体质与健康监测报告,从中摘录广西 7～18 岁壮族中小学生的 13 项测试指标和 3 项派生指标(表 2),作为反映身体形态、机能、速度、力量、灵敏、柔韧和耐力的指标与本次相关测试数据,进行常规数理统计分析。其中增减值和增减率都是指 2005 年在以 1985 年的各项指标为基数的计算值。以此应用 $t$ 检验比较分析上述指标在同年龄组不同时期的差异和同一时期里不同年龄阶段的动态变化情况,并对产生差异的原因和事态今后的走向作了简要的分析和预测。以上所有数理统计由 SPSS12.0 完成。

**表 2 检 测 指 标**

| 测试内容 | 测 试 指 标 | 派 生 指 标 |
| --- | --- | --- |
| 身体形态 | 身高、体重、胸围 | 身高体重指数、维尔维克指数 |
| 生理机能 | 肺活量 | 肺活量/体重指数 |
| 身体素质 | 立定跳远、斜身引体(男 7～12 岁)、引体向上(男 13～18 岁)、立位体前屈、仰卧起坐(女 7～18 岁)、50 m 跑、50 m×8 往返跑(7～12 岁)、1 000 m 跑(男 13～18 岁)、800 m(女 13～18 岁) | |

# 3 结果与分析

## 3.1 身体形态指标的变化情况

身高、体重、胸围、身高体重指数和维尔维克指数是反映身体形态生长水平的主要指标。身高、体重、胸围、身高体重指数和维尔维克指数的增长情况见表3～表7。下面将一一进行阐述。

表3 1985—2005年各年龄组学生的身高增长情况(均值)

| 年龄/岁 | 男生 | | | | 女生 | | | |
|---|---|---|---|---|---|---|---|---|
| | 平均值/cm | | 增减值/cm | 增长率/% | 平均值/cm | | 增减值/cm | 增长率/% |
| | 2005年 | 1985年 | 1985—2005年 | 1985—2005年 | 2005年 | 1985年 | 1985—2005年 | 1985—2005年 |
| 7 | 121.46 | 116.98 | 4.48** | 3.83 | 120.4 | 116.35 | 4.05** | 3.48 |
| 8 | 125.88 | 120.37 | 5.51** | 4.58 | 125.87 | 120.03 | 5.84** | 4.87 |
| 9 | 130.59 | 125.09 | 5.50** | 4.4 | 132.22 | 125.68 | 6.54** | 5.2 |
| 10 | 136.17 | 129.96 | 6.21** | 4.78 | 137.78 | 131.13 | 6.65** | 5.07 |
| 11 | 139.93 | 134.46 | 5.47** | 4.07 | 144 | 138.44 | 5.56** | 4.02 |
| 12 | 146.02 | 140.89 | 5.13** | 3.64 | 148.07 | 143.08 | 4.99** | 3.49 |
| 13 | 152.29 | 147.55 | 4.74** | 3.21 | 150.61 | 148.11 | 2.50** | 1.69 |
| 14 | 159.49 | 156.01 | 3.48** | 2.23 | 152.64 | 150.72 | 1.92** | 1.27 |
| 15 | 162.93 | 159.87 | 3.06** | 1.91 | 153.41 | 151.95 | 1.46** | 0.96 |
| 16 | 164.94 | 162.04 | 2.90** | 1.79 | 155.51 | 153.11 | 2.40** | 1.57 |
| 17 | 165.58 | 163.53 | 2.05** | 1.25 | 154.45 | 153.14 | 1.31* | 0.86 |
| 18 | 166.05 | 164.13 | 1.92** | 1.17 | 155.12 | 153.18 | 1.94** | 1.27 |
| 7～18岁平均增长值/率 | | | 4.20 | 2.81 | — | — | 3.76 | 3.07 |

注：2005年与1985年比较*$P<0.05$，**$P<0.01$。(以下各表与此相同)。

表4 1985—2005年各年龄组学生的体重增长情况(均值)

| 年龄/岁 | 男生 | | | | 女生 | | | |
|---|---|---|---|---|---|---|---|---|
| | 平均值/kg | | 增减值/kg | 增长率/% | 平均值/kg | | 增减值/kg | 增长率/% |
| | 2005年 | 1985年 | 1985—2005年 | 1985—2005年 | 2005年 | 1985年 | 1985—2005年 | 1985—2005年 |
| 7 | 21.97 | 19.39 | 2.58 | 13.31** | 20.57 | 18.56 | 2.01** | 10.83 |
| 8 | 24.51 | 20.85 | 3.66 | 17.55** | 23.24 | 20.26 | 2.98** | 14.71 |
| 9 | 26.24 | 22.9 | 3.34 | 14.59** | 26.03 | 22.59 | 3.44** | 15.23 |
| 10 | 30.22 | 25.07 | 5.15 | 20.54** | 29.38 | 25.14 | 4.24** | 16.87 |
| 11 | 31.58 | 27.41 | 4.17 | 15.21** | 34.27 | 29.19 | 5.08** | 17.40 |
| 12 | 35.35 | 31.3 | 4.05 | 12.94** | 37.46 | 33.23 | 4.23** | 12.73 |
| 13 | 40.37 | 36.28 | 4.09 | 11.27** | 39.80 | 38.24 | 1.56** | 4.08 |
| 14 | 45.55 | 42.88 | 2.67 | 6.23** | 42.69 | 41.82 | 0.87 | 2.08 |
| 15 | 49.16 | 46.39 | 2.77 | 5.97** | 45.70 | 44.35 | 1.35** | 3.04 |
| 16 | 52.20 | 48.94 | 3.26 | 6.66** | 46.88 | 45.91 | 0.97* | 2.11 |
| 17 | 53.48 | 50.83 | 2.65 | 5.21** | 46.68 | 46.46 | 0.22 | 0.47 |
| 18 | 53.88 | 51.91 | 1.97 | 3.80** | 47.60 | 46.89 | 0.71 | 1.51 |
| 7～18岁平均增长值/率 | | | 3.36 | 11.11 | — | — | 2.30 | 8.22 |

表 5　1985—2005 年各年龄组学生的身高体重指数增长情况(均值)

| 年龄/岁 | 男生 | | | | 女生 | | | |
|---|---|---|---|---|---|---|---|---|
| | 平均值/kg・cm$^{-1}$ | | 增减值/kg・cm$^{-1}$ | 增长率/% | 平均值/kg・cm$^{-1}$ | | 增减值/kg・cm$^{-1}$ | 增长率/% |
| | 2005 年 | 1985 年 | 1985—2005 年 | 1985—2005 年 | 2005 年 | 1985 年 | 1985—2005 年 | 1985—2005 年 |
| 7 | 18.37 | 16.68 | 1.69** | 10.13 | 17.04 | 15.88 | 1.16** | 7.30 |
| 8 | 19.94 | 17.55 | 2.39** | 13.62 | 18.4 | 16.85 | 1.55** | 9.20 |
| 9 | 21.08 | 18.49 | 2.59** | 14.01 | 19.63 | 17.93 | 1.70** | 9.48 |
| 10 | 23.26 | 19.59 | 3.67** | 18.73 | 21.24 | 19.11 | 2.13** | 11.15 |
| 11 | 24.56 | 20.69 | 3.87** | 18.70 | 23.66 | 21.01 | 2.65** | 12.61 |
| 12 | 25.36 | 21.75 | 3.61** | 16.60 | 25.22 | 23.14 | 2.08** | 8.99 |
| 13 | 28.19 | 24.36 | 3.83** | 15.72 | 26.37 | 25.77 | 0.60 | 2.33 |
| 14 | 30.37 | 26.78 | 3.59** | 13.41 | 27.94 | 27.71 | 0.23 | 0.83 |
| 15 | 32.08 | 28.59 | 3.49** | 12.21 | 29.76 | 29.16 | 0.60 | 2.06 |
| 16 | 32.6 | 30.63 | 1.97** | 6.43 | 30.14 | 29.97 | 0.17 | 0.57 |
| 17 | 33.66 | 31.52 | 2.14** | 6.79 | 30.22 | 30.32 | −0.10 | −0.33 |
| 18 | 33.57 | 32.18 | 1.39** | 4.32 | 30.67 | 30.6 | 0.07 | 0.23 |
| 7~18 岁平均增长值/率 | | | 2.85 | 12.56 | — | — | 1.07 | 5.36 |

表 6　1985—2005 年各年龄组学生的胸围增长情况(均值)

| 年龄/岁 | 男生 | | | | 女生 | | | |
|---|---|---|---|---|---|---|---|---|
| | 平均值/cm | | 增减值/cm | 增长率/% | 平均值/cm | | 增减值/cm | 增长率/% |
| | 2005 年 | 1985 年 | 1985—2005 年 | 1985—2005 年 | 2005 年 | 1985 年 | 1985—2005 年 | 1985—2005 年 |
| 7 | 56.02 | 54.7 | 1.32** | 2.41 | 55.32 | 52.79 | 2.53** | 4.79 |
| 8 | 58.43 | 56.19 | 2.24** | 3.99 | 57.59 | 54.28 | 3.31** | 6.10 |
| 9 | 59.84 | 57.94 | 1.90** | 3.28 | 60.08 | 56.72 | 3.36** | 5.92 |
| 10 | 62.70 | 59.53 | 3.17** | 5.33 | 63.01 | 58.60 | 4.41** | 7.53 |
| 11 | 63.58 | 61.53 | 2.05** | 3.33 | 67.38 | 61.81 | 5.57** | 9.01 |
| 12 | 65.23 | 64.37 | 0.86 | 1.34 | 69.29 | 64.99 | 4.30** | 6.62 |
| 13 | 68.49 | 68.46 | 0.03 | 0.04 | 71.07 | 69.18 | 1.89** | 2.73 |
| 14 | 71.48 | 73.04 | −1.56** | −2.14 | 73.24 | 71.93 | 1.31** | 1.82 |
| 15 | 74.60 | 75.98 | −1.38** | −1.82 | 76.18 | 73.86 | 2.32** | 3.14 |
| 16 | 77.23 | 78.00 | −0.77* | −0.99 | 74.10 | 75.11 | −1.01* | −1.34 |
| 17 | 77.23 | 79.50 | −2.27** | −2.86 | 74.38 | 75.12 | −0.74 | −0.99 |
| 18 | 77.26 | 81.02 | −3.76** | −4.64 | 75.65 | 76.06 | −0.41 | −0.54 |
| 7~18 岁平均增长值/率 | | | 0.15 | 0.60 | — | — | 2.24 | 3.73 |

表 7 1985—2005 年各年龄组学生的维尔维克指数增长情况

| 年龄/岁 | 男生 | | | | 女生 | | | |
|---|---|---|---|---|---|---|---|---|
| | 平均值 | | 增减值 | 增长率/% | 平均值 | | 增减值 | 增长率/% |
| | 2005 年 | 1985 年 | 1985—2005 年 | 1985—2005 年 | 2005 年 | 1985 年 | 1985—2005 年 | 1985—2005 年 |
| 7 | 64.15 | 63.35 | 0.80* | 1.26 | 63.01 | 61.33 | 1.68** | 2.74 |
| 8 | 65.85 | 63.99 | 1.86** | 2.91 | 64.16 | 62.1 | 2.06** | 3.32 |
| 9 | 65.86 | 64.59 | 1.27** | 1.97 | 65.08 | 63.08 | 2.00** | 3.17 |
| 10 | 68.16 | 65.07 | 3.09** | 4.75 | 66.95 | 63.81 | 3.14** | 4.92 |
| 11 | 67.90 | 66.11 | 1.79** | 2.71 | 70.41 | 65.66 | 4.75** | 7.23 |
| 12 | 68.78 | 67.81 | 0.97* | 1.43 | 72.02 | 68.56 | 3.46** | 5.05 |
| 13 | 71.28 | 70.86 | 0.42 | 0.59 | 73.55 | 72.48 | 1.07* | 1.48 |
| 14 | 73.27 | 74.19 | −0.92 | −1.24 | 75.94 | 75.45 | 0.49 | 0.65 |
| 15 | 75.92 | 76.52 | −0.60 | −0.78 | 79.44 | 77.8 | 1.64** | 2.11 |
| 16 | 78.46 | 78.32 | 0.14 | 0.18 | 77.82 | 79.06 | −1.24* | −1.57 |
| 17 | 78.92 | 79.70 | −0.78 | −0.98 | 78.42 | 79.41 | −0.99 | −1.25 |
| 18 | 79.02 | 80.99 | −1.97** | −2.43 | 79.5 | 80.28 | −0.78 | −0.97 |
| 7～18 岁平均增长值/率 | | | 0.51 | 0.86 | — | — | 1.44 | 2.23 |

### 3.1.1 身高指标增长明显

从表 3 可以看出身高指标的增长情况，从 1985—2005 年 20 年间，7～18 岁同年龄组男生平均增长了 4.20 厘米，平均每 10 年增长了 2.1 厘米，7～18 岁平均增长率（以下简称增长率）为 2.81%；7～18 岁女生平均增长了 3.76 厘米，平均每 10 年增长了 1.88 厘米，增长率为 3.07%；与 1985 年相比，男生和女生在各个年龄阶段 2005 年都有显著的增加（$P<0.01$）。

### 3.1.2 体重指标增长明显，总体增长呈现“男女有别”

从表 4 可以看出体重指标的增长情况，从 1985—2005 年 20 年间，7～18 岁同年龄组男生平均增长了 3.36 千克，平均每 10 年增长了 1.68 千克，增长率为 11.11%；7～18 岁女生平均增长了 2.30 千克，平均每 10 年增长了 1.15 千克，增长率为 8.22%；与 1985 年相比，2005 年，男生在各个年龄阶段都有显著的变化（$P<0.01$），女生随着年龄的增加，增长值呈现下降的趋势；男生的增长稳步提高，而女生的增长呈现下降的趋势，形成了“男女有别”的增长状况。这提示在对待体重问题上，学生的看法也可能是“男女有别”。但是，男生的稳步增长可能导致“肥胖”的产生，应该引起有关方面的重视。

### 3.1.3 身高体重指数都有增长

身高体重指数[体重(kg)/身高($m^2$)]，是常用的反映人体形态发育水平和匀称度的有效指标。从表5可以看出身高体重指数的增长情况，1985—2005年20年间，7～18岁同年龄组男生平均增长了2.85，平均每10年增长了1.425，增长率为12.56%；7～18岁女生平均增长了1.07，平均每10年增长了0.535，增长率为5.36%；与1985年相比，同年龄组男生在各个年龄阶段2005年都有显著的变化，而女生在前一阶段(7～12岁)有显著变化，但后一阶段(13～18岁)，没有明显变化。这暗示男生的发育水平发展可能优于女生。

#### 3.1.4 胸围指标男女变化复杂

从表6可以看出胸围指标的增长情况，从1985—2005年20年间，7～18岁同年龄组男生平均增长了0.15厘米，平均每10年增长了0.075厘米，增长率为0.6%；7～18岁女生平均增长了2.24厘米，平均每10年增长了0.3厘米，增长率为3.73%；与1985年相比，2005年男生和女生在不同年龄阶段表现为不同的增长情况。

#### 3.1.5 维尔维克指数＝[(体重＋胸围)/身高]×100

维尔维克指数是将反映身体形态基本特征的身高、体重和胸围结合在一起，综合反映人体充实度和身体发育发达程度的指标。由于该指标反映了人体长度、围度、体积以及机体组织的密度等，所以还可以间接反映人的营养状况。从表7可以看出胸围指标的增长情况，1985—2005年20年间，7～18岁男生同年龄组平均增长了0.51，平均每10年增长了0.255，增长率为0.86%；7～18岁女生平均增长了1.44，平均每10年增长了0.72，增长率为2.23%；与1985年相比，2005年男生和女生在不同年龄阶段表现为不同的结果。

综上所述，1985—2005年，同年龄组学生的身高、体重和胸围均有不同程度的增长。提示中小学生的身体形态水平在不断提高，但是表3和表4显示：身高、胸围的增长率随年龄的增大逐渐下降，胸围甚至已经呈现为下降态势。体重的增长一直存在，虽然女生的增长率随年龄的增大呈现逐渐下降态势，但是男生在各个年龄阶段的增长显著($P<0.01$)，这种态势是否会直接导致肥胖和青春期高血压的增多是值得我们关注的问题。

### 3.2 身体机能指标的变化情况

心肺功能是反映人体机能水平的指标。而肺活量和肺活量/体重指数是反映肺功能的重要指标。肺活量和肺活量/体重指数的增长情况见表8和表9。

#### 3.2.1 肺活量指标全方面明显下降

从表8可以看出肺活量指标的变化情况，1985—2005年20年间，7～18岁同年龄组男生平均下降了333.23毫升，平均每10年下降了约166毫升，7～18岁平均下降率为14.64%；7～18岁女生平均下降了282.11毫升，平均每10年下降了约141毫升，下降率为14.44%；与1985年相比，2005年男生和女生在不同年龄阶段都表现为相同的结果：肺活量指标显著下降($P<0.01$)。

表 8　1985—2005 年各年龄组学生的肺活量增长情况(均值)

| 年龄/岁 | 男生 | | | | 女生 | | | |
|---|---|---|---|---|---|---|---|---|
| | 平均值/ml | | 增减值/ml | 增长率/% | 平均值/ml | | 增减值/ml | 增长率/% |
| | 2005 年 | 1985 年 | 1985—2005 年 | 1985—2005 年 | 2005 年 | 1985 年 | 1985—2005 年 | 1985—2005 年 |
| 7 | 893.78 | 1 176.5 | −282.72** | −24.03 | 895.81 | 1 043.0 | −147.19** | −14.11 |
| 8 | 1 063.45 | 1 255.5 | −192.05** | −15.3 | 1 066.79 | 1 150.5 | −83.71** | −7.28 |
| 9 | 1 376.82 | 1 438.0 | −61.18* | −4.25 | 1 135.66 | 1 326.0 | −190.34** | −14.35 |
| 10 | 1 483.52 | 1 634.0 | −150.48** | −9.21 | 1 389.09 | 1 459.5 | −70.41** | −4.82 |
| 11 | 1 541.66 | 1 807.5 | −265.84** | −14.71 | 1 486.25 | 1 692.0 | −205.75* | −12.16 |
| 12 | 1 737.48 | 1 985.5 | −248.02** | −12.49 | 1 526.46 | 1 882.5 | −356.04** | −18.91 |
| 13 | 1 864.05 | 2 334.0 | −469.95** | −20.13 | 1 694.93 | 2 079.0 | −384.07** | −18.47 |
| 14 | 2 128.88 | 2 723.5 | −594.62** | −21.83 | 1 738.64 | 2 217.0 | −478.36** | −21.58 |
| 15 | 2 333.97 | 3 046.5 | −712.53** | −23.39 | 1 765.53 | 2 319.0 | −553.47** | −23.87 |
| 16 | 2 935.15 | 3 197.5 | −262.35** | −8.20 | 2 033.13 | 2 408.5 | −375.37** | −15.59 |
| 17 | 2 982.52 | 3 361.0 | −378.48** | −11.26 | 2 008.21 | 2 435.0 | −426.79** | −17.53 |
| 18 | 3 099.43 | 3 480.0 | −380.57** | −10.94 | 2 348.26 | 2 462.11 | −113.85** | −4.62 |
| 7～18 岁平均增长值/率 | | | −333.23 | −14.64 | — | — | −282.11 | −14.44 |

表 9　1985—2005 年各年龄组学生的肺活量/体重指数增长情况

| 年龄/岁 | 男生 | | | | 女生 | | | |
|---|---|---|---|---|---|---|---|---|
| | 平均值 | | 增减值 | 增长率/% | 平均值 | | 增减值 | 增长率/% |
| | 2005 年 | 1985 年 | 1985—2005 年 | 1985—2005 年 | 2005 年 | 1985 年 | 1985—2005 年 | 1985—2005 年 |
| 7 | 41.30 | 60.75 | −19.45** | −32.02 | 44.05 | 56.26 | −12.21** | −21.70 |
| 8 | 44.17 | 60.40 | −16.23** | −26.87 | 46.80 | 56.93 | −10.13** | −17.79 |
| 9 | 53.23 | 62.92 | −9.69** | −15.40 | 44.30 | 58.89 | −14.59** | −24.78 |
| 10 | 50.48 | 65.36 | −14.88** | −22.77 | 48.28 | 58.32 | −10.04** | −17.22 |
| 11 | 49.80 | 66.09 | −16.29** | −24.65 | 44.48 | 58.55 | −14.07** | −24.03 |
| 12 | 49.91 | 63.72 | −13.81** | −21.67 | 41.62 | 57.21 | −15.59** | −27.25 |
| 13 | 46.86 | 64.53 | −17.67** | −27.38 | 43.23 | 54.75 | −11.52** | −21.04 |
| 14 | 47.15 | 63.64 | −16.49** | −25.91 | 41.24 | 53.45 | −12.21** | −22.84 |
| 15 | 47.81 | 65.76 | −17.95** | −27.30 | 38.94 | 52.80 | −13.86** | −26.25 |
| 16 | 56.48 | 65.40 | −8.92** | −13.64 | 43.69 | 52.56 | −8.87** | −16.88 |
| 17 | 56.04 | 66.27 | −10.23** | −15.44 | 43.23 | 52.70 | −9.47** | −17.97 |
| 18 | 58.00 | 67.10 | −9.10** | −13.56 | 49.81 | 52.66 | −2.85** | −5.41 |
| 7～18 岁平均增长值/率 | | | −14.23 | −22.22 | — | — | −11.28 | −20.26 |

### 3.2.2 肺活量/体重指数有所下降

从表 9 可以看出肺活量/体重指数情况，1985—2005 年 20 年间，7～18 岁同龄组男生平均下降了 14.23，7～18 平均下降率 22.22%；7～18 岁女生平均下降了 11.28，平均下降率 20.26%。

## 3.3 身体素质指标的变化情况

将身体素质分为速度、力量、灵敏、柔韧和耐力 5 类。他们与测试项目的对应关系为：速度素质——50 米；下肢爆发力——立定跳远；上肢力量——引体向上(13～22 岁男)、斜身引体(7～12 岁男、女)、仰卧起坐(女 13～22 岁)；耐力素质——1 000 米(13～22 岁男)、800 米(13～22 岁女)、50 米×8(7～12 岁男、女)、柔韧素质——立位体前屈(1985 年)；——坐位体前屈(2005 年)，由于测试方法的不同，本文不作比较分析。这 8 项指标的增长情况见表 10～表 16。

**表 10　1985—2005 年各年龄组学生的 50m 跑增长情况(均值)**

| 年龄/岁 | 男生 | | | | 女生 | | | |
|---|---|---|---|---|---|---|---|---|
| | 平均值/s | | 增减值/s | 增长率/% | 平均值/s | | 增减值/s | 增长率/% |
| | 2005 年 | 1985 年 | 1985—2005 年 | 1985—2005 年 | 2005 年 | 1985 年 | 1985—2005 年 | 1985—2005 年 |
| 7 | 10.97 | 10.89 | 0.08 | 0.73 | 11.18 | 11.45 | −0.27** | −2.36 |
| 8 | 10.16 | 10.41 | −0.25** | −2.40 | 10.71 | 10.95 | −0.24** | −2.19 |
| 9 | 10.03 | 9.89 | 0.14 | 1.42 | 10.28 | 10.26 | 0.02 | 0.19 |
| 10 | 9.17 | 9.57 | −0.40** | −4.18 | 9.83 | 9.97 | −0.14 | −1.40 |
| 11 | 9.00 | 9.22 | −0.22** | −2.39 | 9.56 | 9.57 | −0.01 | −0.10 |
| 12 | 8.70 | 8.94 | −0.24** | −2.68 | 9.35 | 9.35 | 0.00 | 0.00 |
| 13 | 8.25 | 8.56 | −0.31** | −3.62 | 9.23 | 9.14 | 0.09 | 0.98 |
| 14 | 7.92 | 8.12 | −0.20** | −2.46 | 9.22 | 9.02 | 0.20** | 2.22 |
| 15 | 7.63 | 7.85 | −0.22** | −2.80 | 9.13 | 9.04 | 0.09 | 1.00 |
| 16 | 7.58 | 7.62 | −0.04 | −0.52 | 9.02 | 8.99 | 0.03 | 0.33 |
| 17 | 7.66 | 7.48 | 0.18** | 2.41 | 9.06 | 9.00 | 0.06 | 0.67 |
| 18 | 7.42 | 7.47 | −0.05 | −0.67 | 9.10 | 8.90 | 0.20** | 2.25 |
| 7～18 岁平均增长值/率 | | | −0.13 | −1.40 | — | — | 0.00 | −0.13 |

表 11　1985—2005 年各年龄组学生的立定跳远增长情况(cm,均值)

| 年龄/岁 | 男生 | | | | 女生 | | | |
|---|---|---|---|---|---|---|---|---|
| | 平均值/cm | | 增减值/cm | 增长率/% | 平均值/cm | | 增减值/cm | 增长率/% |
| | 2005 年 | 1985 年 | 1985—2005 年 | 1985—2005 年 | 2005 年 | 1985 年 | 1985—2005 年 | 1985—2005 年 |
| 7 | 127.88 | 130.2 | −2.32 | −1.78 | 118.76 | 125.49 | −6.73** | −5.36 |
| 8 | 138.61 | 137.56 | 1.05 | 0.76 | 126.03 | 132.48 | −6.45** | −4.87 |
| 9 | 147.09 | 150.64 | −3.55** | −2.36 | 134.56 | 142.73 | −8.17** | −5.72 |
| 10 | 158.63 | 158.25 | 0.38 | 0.24 | 147.38 | 149.36 | −1.98 | −1.33 |
| 11 | 167.54 | 168.18 | −0.64 | −0.38 | 153.36 | 157.93 | −4.57** | −2.89 |
| 12 | 182.6 | 177.31 | 5.29** | 2.98 | 167.18 | 163.3 | 3.88** | 2.38 |
| 13 | 197.78 | 187.93 | 9.85** | 5.24 | 171.44 | 165.99 | 5.45** | 3.28 |
| 14 | 206.59 | 204.36 | 2.23 | 1.09 | 172.16 | 168.98 | 3.18* | 1.88 |
| 15 | 218.5 | 215.97 | 2.53 | 1.17 | 172.06 | 173.3 | −1.24 | −0.72 |
| 16 | 233.89 | 222.81 | 11.08** | 4.97 | 177.64 | 174.74 | 2.90 | 1.66 |
| 17 | 239.81 | 227.88 | 11.93** | 5.24 | 171.64 | 176.06 | −4.42** | −2.51 |
| 18 | 239.24 | 231.91 | 7.33** | 3.16 | 166.37 | 176.76 | −10.39** | −5.88 |
| 7～18 岁平均增长值/率 | | | 3.76 | 1.69 | — | — | −2.37 | −1.67 |

表 12　1985—2005 年 7～12 岁年龄组男生的斜身引体向上增长情况(次,均值)

| 年龄/岁 | 男生 | | | |
|---|---|---|---|---|
| | 平均值/次 | | 增减值/次 | 增长率/% |
| | 2005 年 | 1985 年 | 1985—2005 年 | 1985—2005 年 |
| 7 | 27.06 | 24.14 | 2.92** | 12.1 |
| 8 | 25.08 | 24.35 | 0.73 | 3.0 |
| 9 | 27.60 | 26.42 | 1.18 | 4.47 |
| 10 | 27.68 | 27.08 | 0.60 | 2.22 |
| 11 | 29.67 | 26.13 | 3.54** | 13.55 |
| 12 | 26.15 | 25.8 | 0.35 | 1.36 |
| 7～12 岁平均增长值/率 | | | 1.55 | 6.11 |

表 13 1985—2005 年 13～18 岁年龄组男生的引体向上增长情况(次,均值)

| 年龄/岁 | 男生 | | | |
|---|---|---|---|---|
| | 平均值/次 | | 增减值/次 | 增长率/% |
| | 2005 年 | 1985 年 | 1985—2005 年 | 1985—2005 年 |
| 13 | 3.52 | 4.75 | −1.23** | −25.89 |
| 14 | 4.04 | 6.92 | −2.88** | −41.62 |
| 15 | 5.3 | 8.72 | −3.42** | −39.22 |
| 16 | 8.65 | 9.73 | −1.08** | −11.10 |
| 17 | 8.69 | 10.49 | −1.80** | −17.16 |
| 18 | 9.18 | 11.47 | −2.29** | −19.97 |
| 13～18 岁平均增长值/率 | | | −2.12 | −25.83 |

表 14 1985—2005 年各年龄组女生的仰卧起坐增长情况(次,均值)

| 年龄/岁 | 女生 | | | |
|---|---|---|---|---|
| | 平均值/次 | | 增减值/次 | 增长率/% |
| | 2005 年 | 1985 年 | 1985—2005 年 | 1985—2005 年 |
| 7 | 14.67 | 12.10 | 2.57** | 21.24 |
| 8 | 16.62 | 13.95 | 2.67** | 19.14 |
| 9 | 19.30 | 18.75 | 0.55 | 2.93 |
| 10 | 22.26 | 22.00 | 0.26 | 1.18 |
| 11 | 25.55 | 25.35 | 0.20 | 0.79 |
| 12 | 26.60 | 23.56 | 3.04** | 12.90 |
| 13 | 27.88 | 25.60 | 2.28* | 8.91 |
| 14 | 28.18 | 24.95 | 3.23** | 12.95 |
| 15 | 28.68 | 26.70 | 1.98* | 7.42 |
| 16 | 34.27 | 27.33 | 6.94** | 25.39 |
| 17 | 35.82 | 27.75 | 8.07** | 29.08 |
| 18 | 34.94 | 28.23 | 6.71** | 23.77 |
| 7～18 岁平均增长值/率 | | | 3.21 | 13.81 |

**表 15 1985—2005 年 7～12 岁年龄组学生的 50 米×8 往返跑增长情况(均值)**

| 年龄/岁 | 男生 | | | | 女生 | | | |
|---|---|---|---|---|---|---|---|---|
| | 平均值/s | | 增减值/s | 增长率/% | 平均值/s | | 增减值/s | 增长率/% |
| | 2005 年 | 1985 年 | 1985—2005 年 | 1985—2005 年 | 2005 年 | 1985 年 | 1985—2005 年 | 1985—2005 年 |
| 7 | 138.81 | 118.01 | 20.80** | 17.63 | 141.43 | 122.80 | 18.63** | 15.17 |
| 8 | 125.67 | 114.32 | 11.35** | 9.93 | 132.40 | 119.20 | 13.20** | 11.07 |
| 9 | 120.9 | 109.47 | 11.43** | 10.44 | 125.60 | 114.89 | 10.71** | 9.32 |
| 10 | 115.81 | 107.03 | 8.78** | 8.20 | 122.46 | 111.55 | 10.91** | 9.78 |
| 11 | 112.17 | 103.17 | 9.00** | 8.72 | 118.71 | 109.10 | 9.61** | 8.81 |
| 12 | 108.9 | 100.71 | 8.19** | 8.13 | 115.03 | 106.8 | 8.23** | 7.71 |
| 7～12 岁平均增长值/率 | | | 11.59 | 10.51 | — | — | 11.88 | 10.31 |

**表 16 1985—2005 年 13～18 岁年龄组学生的 1 000 米/800 米增长情况(均值)**

| 年龄/岁 | 男生(1 000m) | | | | 女生(800 m) | | | |
|---|---|---|---|---|---|---|---|---|
| | 平均值/s | | 增减值/s | 增长率/% | 平均值/s | | 增减值/s | 增长率/% |
| | 2005 年 | 1985 年 | 1985—2005 年 | 1985—2005 年 | 2005 年 | 1985 年 | 1985—2005 年 | 1985—2005 年 |
| 13 | 305.64 | 253.13 | 52.51** | 20.74 | 275.22 | 221.49 | 53.73** | 24.26 |
| 14 | 299.77 | 242.45 | 57.32** | 23.64 | 271.13 | 219.17 | 51.96** | 23.71 |
| 15 | 279.26 | 234.72 | 44.54** | 18.98 | 272.29 | 219.39 | 52.90** | 24.11 |
| 16 | 242.32 | 231.43 | 10.89** | 4.71 | 244.27 | 223.46 | 20.81** | 9.31 |
| 17 | 240.32 | 228.19 | 12.13** | 5.32 | 243.13 | 222.35 | 20.78** | 9.35 |
| 18 | 242.56 | 230.1 | 12.46** | 5.42 | 247.81 | 221.27 | 26.54** | 11.99 |
| 13～18 岁平均增长值/率 | | | 31.64 | 13.13 | — | — | 37.79 | 17.12 |

### 3.3.1 速度素质都略有提高,但是女生已经呈现下降趋势

从表 10 可以看出 50 米跑指标的变化情况,1985—2005 年 20 年间,7～18 岁同年龄组男生平均提高了 0.13 秒,平均每 10 年增长了约 0.06 秒,增长率为 1.4%;7～18 岁女生平均提高了不到 0.01 秒,增长率仅为 0.13%;与 1985 年相比,2005 年男生在不同年龄阶段大部分都表现为明显提高;但是女生只有在 7 岁和 8 岁表现为显著提高,而在 9～18 岁中有 8 次表现为下降,而且两次显著下降($P<0.01$)。

### 3.3.2 弹跳能力和力量素质有增有减,还待全面发展

从表 11 可以看出立定跳远指标的变化情况,1985—2005 年 20 年间,7～18 岁同年龄组男生平均提高了 3.76 厘米,平均每 10 年增长了约 1.88 厘米,增长率为 1.69%;7～18 岁女生平均下

降了2.37厘米，下降率为1.67%；与1985年相比，2005年男生在不同年龄阶段大部分都表现为明显提高；但是女生却大部分表现为显著下降。这暗示女生的下肢力量在20年里有所下降，尤其是18岁组，立定跳远比同龄人下降了10.39厘米，应引起注意。

从表12可以看出7～12岁年龄组男生的斜身引体增长情况，1985—2005年20年间，7～12岁同年龄组男生平均提高了1.55次，平均每10年增长了约1次，7～12岁平均增长率为6.11%；与1985年相比，2005年男生在不同年龄阶段都表现为提高，其中7岁和13岁表现为显著提高（$P<0.01$）。

从表13可以看出13～18岁年龄组男生的引体向上增长情况，1985—2005年20年间，13～18岁同年龄组男生平均下降了2.12次，平均每10年下降了约1次，13～18岁平均下降率为25.83%；与1985年相比，2005年13～18岁同年龄组男生在不同年龄阶段都表现为显著下降（$P<0.01$）。这暗示中学生的上肢力量素质在明显下降，而力量素质是与运动联系较为紧密的指标，因此推断，中学生的学习任务、生活方式和习惯可能减少了他们的运动时间，从而阻碍了他们力量素质的发展，值得引起有关方面的注意。

从表14可以看出女生的仰卧起坐指标的变化情况，1985—2005年20年间，7～18岁同年龄组女生平均提高了3.21次，平均每10年增长了约1.6次，增长率为13.81%；与1985年相比，2005年女生在不同年龄阶段大部分表现为明显提高（$P<0.01$），这提示女生的腰腹部肌肉耐力水平在提高。

1985—2005年20年间，同年龄组男生的下肢力量、7～12岁男生的上肢力量和女生的腰腹力量，显著提高。女生的下肢力量和13～18岁男生的上肢力量，显著下降；可见力量素质有增有减，有待全面发展。

### 3.3.3 耐力素质显著下降，值得关注

从表15可以看出7～12岁年龄组学生的50米×8往返跑的变化情况，1985—2005年20年间，7～12岁同年龄组男生平均下降了11.59秒，平均每10年下降了约6秒，7～18岁平均下降率为10.51%；女生平均下降了11.88秒，7～12岁平均下降率为10.31%；与1985年相比，2005年7～12岁同年龄组男生和女生在不同年龄阶段都表现为明显下降；这暗示小学生（7～12岁）的耐力素质在20年里逐渐下降。

从表16可以看出13～18岁年龄组学生的1 000米（男）/800米（女）跑变化情况，1985—2005年20年间，13～18岁同年龄组男生平均下降了31.64秒，平均每10年下降了约16秒，13～18岁平均下降率为13.13%；女生平均下降了37.79秒，13～18岁平均下降率为17.12%；与1985年相比，2005年13～18岁同年龄组男生和女生在不同年龄阶段都表现为明显下降；这暗示中学生（13～18岁）的耐力素质在20年里逐渐下降。

综上所述，1985—2005年，同年龄组学生的身体素质变化参差不齐：速度素质男生提高、女生停滞，力量素质有增有减、有待全面发展，耐力素质显著下降、值得关注。

## 4 讨论

（1）1985—2005年的20年间，壮族中小学生的身体形态发育明显提高，具体表现为同年龄

组学生的身高、体重和胸围均有不同程度的增长。另一方面，身高、胸围的增长率随年龄的增大逐渐下降，胸围甚至已经呈现为下降态势。这种增长率的变化可能与青少年“青春发育期”有关，因此如何把握好“青春发育期”，让学生良好发育是一个重要的课题。20 年来，体重的增长一直存在，女生的增长率随年龄的增大呈现逐渐下降态势，这可以从心理学和美学的角度做出解释：年龄越大的女生会越注重自己的外貌和审美标准，而当今社会上“苗条是主流”，形体美是衡量人体正常发育以及是否漂亮的重要指标之一。所以当她们年龄增长时，就会更加注重“苗条”，这将一定程度限制体重的增加。但是男生的体重在各个年龄阶段的增长显著，这种态势可能直接导致肥胖和青春期高血压的增多，进而引发一系列的体育学、社会学和卫生学等问题，应该引起政府有关部门、社会和学校的进一步关注。

(2) 1985—2005 年，同年龄组男女学生的肺活量和肺活量/体重指数两个指标都出现了明显的下降。肺活量的大小主要取决于后天环境因素的影响，特别是体育锻炼的影响。因此，体育锻炼不足可能是造成肺功能下降的重要原因。肺活量/体重指数较肺活量更能反映肺功能的变化情况，男女学生的肺活量/体重指数在 20 年里平均每年分别下降了 22.22%和 20.26%，这种身体机能水平的下降和前面所述身体形态水平的提高所形成的矛盾应引起有关方面的重视。

(3) 1985—2005 年，同年龄组学生的身体素质变化参差不齐，发展十分不平衡：男生速度素质提高明显，女生随着年龄的增加，增长值呈现下降的趋势；力量素质与男女性别和身体部位的不同增减变化较大，有待全面发展；学生耐力素质显著下降，值得关注，因耐力素质和肺活量存在较大的相关性。因此，如何使身体素质和身体机能两者相互协调发展是一个十分重要的课题。

（广西壮族自治区学生体质与健康调研组选送）

## 5 建议

(1) 建议进一步深化体育与健康教学改革。坚决贯彻执行中共中央、国务院《关于深化教育改革，全面推进素质教育的决定》的精神，坚持树立“健康第一”的指导思想，切实改进教学方法，提高教学质量。

(2) 建议继续加强对广西学生体质与健康状况的调查与研究力度，并将调查与研究的结果通报有关部门，让各级政府、教育部门、学校以及全社会都真正理解全面培养人才的标准，切实做到关心和重视改善与提高学生体质与健康的工作！

**参考文献：**

[1] 中国学生体质与健康研究组. 中国学生体质与健康研究[M]. 北京：人民教育出版社，1987.

[2] 中国学生体质与健康研究组. 2000 年中国学生体质与健康调研报告[M]. 北京：高等教育出版社，2002.

[3] 国家体育总局群体司编. 2000 年中国国民体质监测报告[M]. 北京：北京体育大学出版社，2002.

[4] 谢东，顾大成. 15 年来广西壮族学生体质动态分析与研究. 科学研究成果报告——2000 年广西学生身体形态、机能、素质与健康状况调查研究[M]. 桂林：广西师范大学出版社，2001.

# 广西学生体质状况原因分析及对策研究

孙　健　周美如　执笔

## 1　前言

2005 年 9 月广西学生体质与健康调研组在中国学生体质与健康调研组的统一部署和领导下，在 2000 年调研点校抽取了 6～22 岁城乡在校学生 17 295 名作为检测样本，对包括身体形态、生理机能、身体素质、健康状况等 4 方面的 22 项指标进行了检测调查。本文就此次调研得出的资料，对比 2000 年广西学生体质与健康调研资料，以汉族学生为主体，对广西学生体质状况进行了原因分析和对策的研究。以期能为进一步改善广西学生的体质状况，改进广西乃至全国的学校体育卫生工作，提供一份科学的依据。

## 2　研究对象与方法

### 2.1　调研对象

采用分层整体抽样的方法，在 2000 年调研点校抽取 6～22 岁城乡学生作为体检样本，经体检筛选，健康学生入选构成检测样本。按城乡、男女及年龄分组，9 372 名汉族学生中，城市男生 2 338 人、城市女生 2 343 人、乡村男生 2 356 人、乡村女生 2 335 人。

### 2.2　调研内容与方法

测试指标见表 1。

表 1　广西学生体质与健康调研 2000 年与 2005 年可比指标

| 测试内容 | 测试指标 | 派生指标 |
|---|---|---|
| 身体形态 | 身高、体重、胸围 | 维尔维克指数 |
| 生理机能 | 肺活量 | 肺活量/体重指数 |
| 身体素质 | 50 m 跑、引体向上/斜身引体（男）、仰卧起坐（女）立定跳远、50 m×8 往返跑、1 000 m（男）/800 m（女）跑、立位体前屈（2000 年）/坐位体前屈（2005 年） | |

两次调研均严格按照工作手册中规定的检测项目及检测细则进行检测，本次同时进行了“2005年全国学生体质与健康调研体育教师调查问卷和学生调查问卷”的调查。

### 2.3 数据处理

原始数据的录入由各参测地市完成，样本统计由教育部统一提供的统计软件，由广西壮族自治区学生体质与健康调研组组织专人进行数据的输录和统计。计算方法为常规统计，由SPSS统计软件包完成。

## 3 结果与分析

本文仅就检测获得的“身体形态”“生理机能”“身体素质和运动能力”等3方面的资料对广西学生的体质状况和发展水平进行分析。

### 3.1 身体形态发育总体水平有所改善，但女生存在发展上的隐患

2005年反映广西学生生长水平的身高、体重等主要指标与2000年相比，总体上呈继续增长趋势（表2、表3）。而且乡村学生增长幅度大于城市学生，其显著增长的年龄组多于城市男女。但体重方面城市女生高年龄组出现普遍的负增长现象。

在反映身体充实度和匀称度的维尔维克指数上，2005年与2000年相比，除城市男生以外的各组都出现了负增长（表4），其中城市女生尤为突出，反映出类似瘦弱的“豆芽菜”体型在广西学生尤其是女生中没能得到有效的控制，存在着健康发展上的隐患。

### 3.2 生理机能不仅没能得到应有的改善，反而大幅度下降

反映肺功能的指标——肺活量/体重指数与2000年相比不仅没能得到应有的改善，反而几乎所有的年龄组别都呈显著下降趋势（表5）。城市男生平均下降7.59，乡村男生下降5.91，城市女生下降7.04，乡村女生下降6.64。这说明广西学生尤其是女生的肺功能下降情况严重，城市学生下降速度大于乡村学生。而肺功能的下降，必然引起身体素质特别是耐力素质的降低，进而导致青少年学生长时间工作和学习的能力全面降低。

### 3.3 身体素质改善的方面不多，耐力和速度素质下降情况令人担忧

2005年广西学生身体素质指标检测结果与2000年相比，除立/坐位体前屈指标外，其余各项指标均呈下降趋势，而且下降幅度较大（表6～表9）。

从表6可以看到广西学生在反应速度素质的50米跑指标与2000年比较出现了全面的下降，尤其是低年龄组更显著，而且城市学生下降幅度大于乡村学生。这是广西学生在几次体质与健康调研中首次出现的现象，应该引起在速度竞技项目一直在全国占有一定优势的广西有关部

**表 2　广西汉族学生 2005 年与 2000 年身高均值比较**

（单位:cm）

| 年龄/岁 | 城市男生 | | | 乡村男生 | | | 城市女生 | | | 乡村女生 | | |
|---|---|---|---|---|---|---|---|---|---|---|---|---|
| | 2005 年 | 2000 年 | 差值 | 2005 年 | 2000 年 | 差值 | 2005 年 | 2000 年 | 差值 | 2005 年 | 2000 年 | 差值 |
| 7 | 125.18 | 123.60 | 1.58* | 119.86 | 118.14 | 1.72* | 124.12 | 122.35 | 1.77 | 120.24 | 117.53 | 2.71* |
| 8 | 130.36 | 128.53 | 1.83* | 125.40 | 122.57 | 2.83* | 129.48 | 128.23 | 1.25 | 126.02 | 122.11 | 3.91* |
| 9 | 134.48 | 133.64 | 0.84 | 128.99 | 128.14 | 0.85 | 134.86 | 133.95 | 0.91 | 129.67 | 126.83 | 2.84* |
| 10 | 140.50 | 139.36 | 1.14 | 135.06 | 132.85 | 2.21* | 142.13 | 141.48 | 0.65 | 136.51 | 133.78 | 2.73* |
| 11 | 147.52 | 145.43 | 2.09* | 139.10 | 138.10 | 1.00 | 146.38 | 147.05 | −0.67 | 143.00 | 140.22 | 2.78* |
| 12 | 151.34 | 150.07 | 1.27 | 144.45 | 143.12 | 1.33 | 150.98 | 151.83 | −0.85 | 147.58 | 144.42 | 3.16* |
| 13 | 159.52 | 158.37 | 1.15 | 151.65 | 150.02 | 1.63 | 155.86 | 154.44 | 1.42 | 151.53 | 150.22 | 1.31* |
| 14 | 163.73 | 163.12 | 0.61 | 159.23 | 155.75 | 3.48 | 156.41 | 156.01 | 0.40 | 154.55 | 152.25 | 2.30** |
| 15 | 168.65 | 166.86 | 1.79* | 164.47 | 161.18 | 3.29 | 157.30 | 157.40 | −0.10 | 154.95 | 153.64 | 1.31* |
| 16 | 169.01 | 168.49 | 0.52 | 165.75 | 165.09 | 0.66 | 157.66 | 157.42 | 0.24 | 155.83 | 154.17 | 1.66* |
| 17 | 169.06 | 169.31 | −0.25 | 167.15 | 166.37 | 0.78 | 158.16 | 157.21 | 0.95 | 155.12 | 154.89 | 0.23 |
| 18 | 170.18 | 169.24 | 0.94 | 167.46 | 166.49 | 0.97 | 157.18 | 156.86 | 0.32 | 155.85 | 154.91 | 0.94 |
| 19 | 168.11 | 167.83 | 0.28 | 167.13 | 166.26 | 0.87 | 157.40 | 157.34 | 0.06 | 155.22 | 155.50 | −0.28 |
| 20 | 168.28 | 167.43 | 0.85 | 167.91 | 165.67 | 2.24* | 156.54 | 157.12 | −0.58 | 155.35 | 155.11 | 0.24 |
| 21 | 168.94 | 168.03 | 0.91 | 166.73 | 165.66 | 1.07* | 157.62 | 157.06 | 0.56 | 155.93 | 155.15 | 0.78 |
| 22 | 167.63 | 168.03 | −0.40 | 166.01 | 165.60 | 0.41 | 157.64 | 156.58 | 1.06 | 155.86 | 155.12 | 0.74 |
| 均差 | | | 0.95 | | | 1.59 | | | 0.46 | | | 1.71 |

注:表中**表示 $P<0.01$,*表示 $P<0.05$。下列诸表同。

表 3　广西汉族学生 2005 年与 2000 年体重均值比较

（单位：kg）

| 年龄/岁 | 城市男生 | | | 乡村男生 | | | 城市女生 | | | 乡村女生 | | |
|---|---|---|---|---|---|---|---|---|---|---|---|---|
| | 2005 年 | 2000 年 | 差值 | 2005 年 | 2000 年 | 差值 | 2005 年 | 2000 年 | 差值 | 2005 年 | 2000 年 | 差值 |
| 7 | 24.55 | 24.17 | 0.38 | 20.64 | 20.38 | 0.26 | 23.23 | 22.22 | 1.01** | 20.52 | 19.65 | 0.87** |
| 8 | 27.56 | 26.64 | 0.92 | 23.73 | 22.22 | 1.51** | 25.82 | 25.47 | 0.35 | 23.60 | 21.38 | 2.22** |
| 9 | 30.44 | 29.64 | 0.80 | 25.46 | 24.87 | 0.59 | 28.31 | 28.91 | −0.60 | 25.29 | 23.62 | 1.67** |
| 10 | 35.73 | 33.51 | 2.22** | 28.80 | 27.20 | 1.60** | 34.00 | 33.11 | 0.89 | 28.91 | 27.40 | 1.51** |
| 11 | 40.05 | 38.23 | 1.82 | 30.90 | 29.90 | 1.00 | 37.92 | 37.08 | 0.84 | 32.57 | 31.32 | 1.25** |
| 12 | 41.29 | 41.00 | 0.29 | 34.29 | 33.27 | 1.02 | 40.99 | 41.15 | −0.16 | 36.60 | 33.96 | 2.64** |
| 13 | 48.95 | 45.94 | 3.01** | 39.40 | 37.80 | 1.60 | 46.43 | 44.80 | 1.63* | 40.71 | 39.10 | 1.61* |
| 14 | 52.27 | 49.92 | 2.35* | 46.25 | 42.53 | 3.72** | 47.07 | 45.85 | 1.22 | 43.77 | 41.69 | 2.08** |
| 15 | 56.49 | 53.51 | 2.98** | 50.66 | 47.48 | 3.18** | 49.17 | 48.54 | 0.63 | 45.65 | 44.71 | 0.94 |
| 16 | 55.97 | 54.90 | 1.07 | 53.32 | 51.77 | 1.55* | 48.78 | 48.52 | 0.26 | 46.41 | 46.31 | 0.10 |
| 17 | 58.45 | 57.38 | 1.07 | 54.90 | 54.67 | 0.23 | 49.14 | 49.51 | −0.37 | 47.05 | 47.63 | −0.58 |
| 18 | 58.49 | 58.21 | 0.28 | 55.01 | 55.16 | −0.15 | 49.16 | 49.45 | −0.29 | 47.94 | 47.93 | 0.01 |
| 19 | 57.30 | 57.09 | 0.21 | 55.65 | 54.77 | 0.88 | 47.94 | 48.46 | −0.52 | 47.50 | 47.17 | 0.33 |
| 20 | 58.27 | 57.29 | 0.98 | 55.60 | 54.49 | 1.11 | 47.05 | 48.24 | −1.19* | 47.03 | 47.11 | −0.08 |
| 21 | 58.56 | 57.96 | 0.60 | 55.33 | 54.88 | 0.45 | 46.91 | 48.02 | −1.11* | 46.62 | 46.60 | 0.02 |
| 22 | 58.84 | 57.63 | 1.21 | 55.93 | 55.59 | 0.34 | 47.65 | 47.79 | −0.14 | 46.50 | 46.79 | −0.29 |
| 均差 | | | 1.26 | | | 1.18 | | | 0.15 | | | 0.89 |

表 4　广西各年龄组汉族学生 2005 年与 2000 年维尔维克指数均值比较

| 年龄/岁 | 城市男生 | | | 乡村男生 | | | 城市女生 | | | 乡村女生 | | |
|---|---|---|---|---|---|---|---|---|---|---|---|---|
| | 2005 年 | 2000 年 | 差值 | 2005 年 | 2000 年 | 差值 | 2005 年 | 2000 年 | 差值 | 2005 年 | 2000 年 | 差值 |
| 7 | 67.18 | 67.79 | −0.61 | 64.22 | 64.90 | −0.68 | 65.08 | 64.92 | 0.16 | 62.71 | 63.21 | −0.50 |
| 8 | 68.31 | 68.58 | −0.27 | 65.56 | 65.37 | 0.19 | 65.76 | 66.45 | −0.69 | 64.51 | 63.38 | 1.13** |
| 9 | 70.09 | 70.13 | −0.04 | 66.19 | 66.16 | 0.03 | 66.49 | 68.62 | −2.13* | 64.99 | 64.54 | 0.45 |
| 10 | 73.64 | 72.03 | 1.61 | 67.47 | 67.16 | 0.31 | 69.89 | 70.19 | −0.30 | 66.42 | 66.19 | 0.23 |
| 11 | 74.57 | 74.52 | 0.05 | 68.32 | 67.67 | 0.65 | 72.50 | 72.20 | 0.30 | 68.15 | 67.77 | 0.38 |
| 12 | 73.85 | 75.07 | −1.22 | 69.60 | 69.00 | 0.60 | 73.68 | 74.49 | −0.81 | 70.90 | 69.34 | 1.56** |
| 13 | 77.79 | 75.96 | 1.83 | 71.79 | 71.29 | 0.50 | 77.41 | 77.53 | −0.12 | 73.64 | 73.28 | 0.36 |
| 14 | 79.48 | 77.93 | 1.55 | 74.86 | 73.70 | 1.16* | 78.26 | 77.95 | 0.31 | 74.95 | 75.29 | −0.34 |
| 15 | 81.48 | 80.03 | 1.45 | 77.23 | 76.52 | 0.71 | 80.27 | 80.21 | 0.06 | 77.15 | 77.94 | −0.79 |
| 16 | 81.39 | 80.76 | 0.63 | 79.81 | 79.09 | 0.72 | 79.94 | 80.28 | −0.34 | 77.53 | 79.51 | −1.98* |
| 17 | 83.59 | 82.75 | 0.84 | 80.94 | 81.47 | −0.53 | 80.49 | 81.32 | −0.83 | 79.13 | 80.64 | −1.51* |
| 18 | 83.32 | 83.81 | −0.49 | 81.08 | 82.23 | −1.15* | 81.39 | 81.39 | 0.00 | 79.80 | 80.78 | −0.98 |
| 19 | 84.32 | 84.77 | −0.45 | 83.36 | 83.66 | −0.30 | 79.76 | 81.23 | −1.47* | 80.91 | 81.10 | −0.19 |
| 20 | 84.82 | 85.43 | −0.61 | 82.79 | 83.99 | −1.20* | 79.80 | 81.12 | −1.32* | 80.55 | 81.24 | −0.69 |
| 21 | 84.92 | 85.98 | −1.06 | 83.16 | 84.42 | −1.26* | 78.77 | 80.99 | −2.22** | 79.82 | 80.82 | −1.0* |
| 22 | 86.11 | 85.67 | 0.44 | 84.42 | 85.22 | −0.80 | 80.19 | 80.99 | −0.80 | 79.52 | 80.99 | −1.47** |
| 均差 | | | 0.23 | | | −0.07 | | | −0.64 | | | −0.33 |

**表 5　广西汉族学生 2005 年与 2000 年肺活量/体重指数均值比较**

（单位：ml/kg）

| 年龄/岁 | 城市男生 | | | 乡村男生 | | | 城市女生 | | | 乡村女生 | | |
|---|---|---|---|---|---|---|---|---|---|---|---|---|
| | 2005 年 | 2000 年 | 差值 | 2005 年 | 2000 年 | 差值 | 2005 年 | 2000 年 | 差值 | 2005 年 | 2000 年 | 差值 |
| 7 | 40.82 | 51.61 | −10.79* | 47.73 | 53.30 | −5.57* | 38.60 | 47.90 | −9.30** | 44.04 | 50.82 | −6.78* |
| 8 | 43.01 | 52.53 | −9.52* | 47.47 | 57.17 | −9.70** | 39.95 | 50.22 | −10.27* | 44.13 | 52.36 | −8.23* |
| 9 | 46.40 | 56.97 | −10.57* | 49.23 | 56.88 | −7.65* | 43.75 | 50.98 | −7.23* | 45.27 | 53.00 | −7.73* |
| 10 | 45.50 | 56.51 | −11.01* | 52.79 | 58.05 | −5.26* | 44.18 | 51.60 | −7.42* | 44.88 | 52.43 | −7.55* |
| 11 | 46.05 | 56.55 | −10.50* | 52.56 | 57.86 | −5.30** | 43.43 | 51.95 | −8.52* | 45.11 | 51.00 | −5.89* |
| 12 | 49.38 | 56.41 | −7.03* | 54.61 | 57.57 | −2.96* | 43.68 | 51.64 | −7.96* | 44.39 | 50.34 | −5.95* |
| 13 | 51.48 | 59.00 | −7.52* | 52.38 | 58.39 | −6.01* | 42.62 | 51.05 | −8.43* | 42.41 | 50.52 | −8.11* |
| 14 | 53.23 | 59.23 | −6.00** | 54.27 | 59.02 | −4.75* | 44.14 | 49.92 | −5.78* | 41.72 | 49.74 | −8.02* |
| 15 | 53.52 | 62.01 | −8.49* | 55.42 | 59.15 | −3.73* | 44.03 | 50.91 | −6.88* | 44.47 | 49.44 | −4.97* |
| 16 | 57.53 | 62.88 | −5.35** | 57.29 | 61.62 | −4.33** | 44.51 | 51.88 | −7.37** | 43.63 | 49.03 | −5.40** |
| 17 | 58.85 | 63.41 | −4.56* | 59.52 | 62.48 | −2.96* | 45.90 | 52.65 | −6.75* | 45.68 | 49.62 | −3.94* |
| 18 | 60.82 | 62.70 | −1.88* | 59.08 | 61.83 | −2.75* | 47.48 | 51.16 | −3.68* | 46.43 | 49.67 | −3.24* |
| 19 | 59.27 | 66.31 | −7.04* | 58.75 | 67.43 | −8.68* | 50.80 | 55.68 | −4.88* | 46.43 | 54.77 | −8.34* |
| 20 | 58.93 | 66.41 | −7.48* | 60.35 | 67.39 | −7.04* | 48.57 | 55.44 | −6.87* | 46.42 | 54.05 | −7.63* |
| 21 | 57.99 | 64.56 | −6.57* | 58.08 | 67.19 | −9.11* | 50.58 | 56.01 | −5.43* | 47.33 | 55.23 | −7.90** |
| 22 | 58.59 | 65.66 | −7.07* | 57.64 | 66.44 | −8.80** | 47.98 | 53.85 | −5.87* | 47.51 | 54.08 | −6.57* |
| 均差 | | | −7.59 | | | −5.91 | | | −7.04 | | | −6.64 |

**表 6　广西汉族学生 2005 年与 2000 年 50 米跑成绩均值比较**

（单位:s）

| 年龄/岁 | 城市男生 | | | 乡村男生 | | | 城市女生 | | | 乡村女生 | | |
|---|---|---|---|---|---|---|---|---|---|---|---|---|
| | 2005 年 | 2000 年 | 差值 | 2005 年 | 2000 年 | 差值 | 2005 年 | 2000 年 | 差值 | 2005 年 | 2000 年 | 差值 |
| 7 | 11.42 | 10.83 | 0.59** | 10.77 | 10.77 | 0.00 | 11.78 | 11.23 | 0.55** | 11.22 | 11.61 | −0.39** |
| 8 | 10.74 | 10.20 | 0.54** | 10.15 | 10.27 | −0.12 | 10.89 | 10.65 | 0.24* | 10.63 | 10.81 | −0.18 |
| 9 | 10.13 | 9.71 | 0.42** | 9.70 | 9.83 | −0.13 | 10.15 | 10.14 | 0.01 | 10.29 | 10.41 | −0.12 |
| 10 | 9.59 | 9.35 | 0.24** | 9.53 | 9.41 | 0.12 | 9.45 | 9.73 | −0.28** | 9.73 | 9.97 | −0.24** |
| 11 | 9.24 | 9.13 | 0.11 | 9.16 | 9.06 | 0.10 | 9.45 | 9.47 | −0.02 | 9.63 | 9.61 | 0.02 |
| 12 | 8.88 | 8.72 | 0.16 | 8.99 | 8.89 | 0.10 | 9.31 | 9.41 | −0.10 | 9.52 | 9.52 | 0.00 |
| 13 | 8.41 | 8.27 | 0.14* | 8.79 | 8.62 | 0.17* | 9.51 | 9.33 | 0.18* | 9.62 | 9.37 | 0.25** |
| 14 | 8.12 | 7.78 | 0.34** | 8.41 | 8.23 | 0.18* | 9.39 | 9.24 | 0.15* | 9.48 | 9.27 | 0.21** |
| 15 | 7.83 | 7.53 | 0.30** | 7.80 | 7.94 | −0.14* | 9.39 | 9.20 | 0.19** | 9.28 | 9.27 | 0.01 |
| 16 | 7.69 | 7.42 | 0.27** | 7.59 | 7.42 | 0.17** | 9.23 | 9.03 | 0.20** | 9.24 | 9.01 | 0.23** |
| 17 | 7.76 | 7.28 | 0.48** | 7.53 | 7.26 | 0.27** | 9.66 | 8.98 | 0.68** | 9.38 | 8.90 | 0.48** |
| 18 | 7.60 | 7.29 | 0.31** | 7.46 | 7.18 | 0.28 | 9.34 | 9.02 | 0.32** | 9.28 | 8.90 | 0.38** |
| 19 | 7.40 | 7.37 | 0.03 | 7.32 | 7.44 | −0.12** | 9.07 | 9.11 | −0.04 | 9.02 | 9.21 | −0.19** |
| 20 | 7.25 | 7.32 | −0.07 | 7.30 | 7.41 | −0.11* | 9.07 | 9.06 | 0.01 | 9.14 | 9.08 | 0.06 |
| 21 | 7.28 | 7.27 | 0.01 | 7.35 | 7.31 | 0.04 | 9.08 | 9.01 | 0.07 | 9.07 | 9.05 | 0.02 |
| 22 | 7.26 | 7.25 | 0.01 | 7.27 | 7.32 | −0.05 | 9.07 | 8.98 | 0.09 | 9.11 | 9.03 | 0.08 |
| 均差 | | | 0.24 | | | 0.05 | | | 0.14 | | | 0.04 |

表 7 广西汉族学生 2005 年与 2000 年立定跳远成绩均值比较

（单位：cm）

| 年龄/岁 | 城市男生 | | | 乡村男生 | | | 城市女生 | | | 乡村女生 | | |
|---|---|---|---|---|---|---|---|---|---|---|---|---|
| | 2005 年 | 2000 年 | 差值 | 2005 年 | 2000 年 | 差值 | 2005 年 | 2000 年 | 差值 | 2005 年 | 2000 年 | 差值 |
| 7 | 134.01 | 134.49 | −0.48 | 131.04 | 128.87 | 2.17 | 127.69 | 125.00 | 2.69 | 122.45 | 119.49 | 2.96 |
| 8 | 139.02 | 144.21 | −5.19 | 141.81 | 140.01 | 1.80 | 133.67 | 133.88 | −0.21 | 138.16 | 132.07 | 6.09* |
| 9 | 149.47 | 152.45 | −2.98 | 153.19 | 150.96 | 2.23 | 144.95 | 142.82 | 2.13 | 144.17 | 140.19 | 3.98* |
| 10 | 157.89 | 161.98 | −4.09 | 160.57 | 160.96 | −0.39 | 157.02 | 153.81 | 3.21 | 154.98 | 148.30 | 6.68* |
| 11 | 168.43 | 171.89 | −3.46 | 168.69 | 168.23 | 0.46 | 157.55 | 160.76 | −3.21 | 155.81 | 156.97 | −1.16 |
| 12 | 178.56 | 181.32 | −2.76 | 173.54 | 174.44 | −0.90 | 163.59 | 163.83 | −0.24 | 159.79 | 160.61 | −0.82 |
| 13 | 193.25 | 195.57 | −2.32 | 187.66 | 189.13 | −1.47 | 161.38 | 165.79 | −4.41 | 164.11 | 167.86 | 3.75 |
| 14 | 200.79 | 207.76 | −6.97 | 194.65 | 200.00 | −5.35 | 164.29 | 166.56 | −2.27 | 166.71 | 171.71 | −5.00** |
| 15 | 220.09 | 221.35 | −1.26 | 216.66 | 211.75 | 4.91 | 171.37 | 170.59 | 0.78 | 170.23 | 169.43 | 0.80 |
| 16 | 232.15 | 229.03 | 3.12 | 231.01 | 225.96 | 5.05 | 180.25 | 174.51 | 5.74 | 177.23 | 168.95 | 8.28* |
| 17 | 225.44 | 235.17 | −9.73 | 231.80 | 226.63 | 5.17 | 170.36 | 172.24 | −1.88 | 174.29 | 170.45 | 3.84* |
| 18 | 234.22 | 231.70 | 2.52 | 233.43 | 230.74 | 2.69 | 173.15 | 171.69 | 1.46 | 173.37 | 166.88 | 6.49* |
| 19 | 235.05 | 239.85 | −4.80 | 234.46 | 237.01 | −2.55 | 176.12 | 182.42 | −6.30 | 174.10 | 179.65 | −5.55 |
| 20 | 236.80 | 243.01 | −6.21 | 239.15 | 240.16 | −1.01 | 178.05 | 182.61 | −4.56 | 175.81 | 182.52 | −6.71 |
| 21 | 238.77 | 247.95 | −9.18 | 243.27 | 245.71 | −2.44 | 176.29 | 186.07 | −9.78 | 178.14 | 186.04 | −7.90* |
| 22 | 240.48 | 247.34 | −6.86 | 241.86 | 245.30 | −3.44 | 177.27 | 185.66 | −8.39 | 177.23 | 187.49 | −10.26 |
| 均差 | | | −3.79 | | | 0.43 | | | −1.58 | | | −0.13 |

表 8　广西汉族学生 2005 年与 2000 年斜身引体、引体向上及仰卧起坐成绩(次)均值比较

| 年龄/岁 | 城市男生 | | | 乡村男生 | | | 城市女生 | | | 乡村女生 | | |
|---|---|---|---|---|---|---|---|---|---|---|---|---|
| | 2005 年 | 2000 年 | 差值 | 2005 年 | 2000 年 | 差值 | 2005 年 | 2000 年 | 差值 | 2005 年 | 2000 年 | 差值 |
| 7 | 16.72 | 25.99 | −9.27** | 24.47 | 27.96 | −3.49** | 21.17 | 24.95 | −3.78** | 18.63 | 17.65 | 0.98 |
| 8 | 18.99 | 30.69 | −11.70** | 26.15 | 26.77 | −0.62 | 25.93 | 26.40 | −0.47 | 23.63 | 22.26 | 1.37 |
| 9 | 21.82 | 33.20 | −11.38* | 25.44 | 28.10 | −2.66* | 28.39 | 29.39 | −1.00 | 23.18 | 23.69 | −0.51 |
| 10 | 23.93 | 37.08 | −13.15** | 27.81 | 29.29 | −1.48 | 31.37 | 34.26 | −2.89** | 24.40 | 25.51 | −1.11 |
| 11 | 25.81 | 36.82 | −11.01* | 29.45 | 30.76 | −1.31 | 31.77 | 35.97 | −4.20** | 27.69 | 26.85 | 0.84 |
| 12 | 29.61 | 32.06 | −2.45 | 33.81 | 30.82 | 2.99 | 35.30 | 37.80 | −2.50** | 28.99 | 27.57 | 1.42 |
| 均差 | | | −9.83 | | | −1.10 | | | | | | |
| 13 | 2.21 | 2.48 | −0.27 | 3.67 | 3.40 | 0.27 | 31.46 | 34.75 | −3.29* | 23.63 | 28.45 | −4.82 |
| 14 | 2.35 | 3.86 | −1.51** | 3.76 | 4.89 | −1.13* | 31.92 | 33.46 | −1.54 | 26.71 | 29.41 | −2.70 |
| 15 | 2.99 | 5.40 | −2.41** | 5.45 | 6.49 | −1.04* | 35.49 | 34.73 | 0.76 | 29.91 | 30.13 | −0.22 |
| 16 | 4.72 | 5.67 | −0.95* | 6.87 | 7.71 | −0.84* | 34.63 | 37.26 | −2.63* | 29.54 | 31.78 | −2.24 |
| 17 | 5.45 | 6.24 | −0.79 | 7.31 | 9.01 | −1.70** | 34.58 | 38.69 | −4.11* | 31.10 | 33.46 | −2.36 |
| 18 | 5.42 | 7.18 | −1.76** | 7.69 | 10.27 | −2.58* | 35.71 | 38.50 | −2.79* | 32.11 | 34.63 | −2.52 |
| 19 | 8.60 | 9.31 | −0.71 | 9.62 | 10.73 | −1.11** | 33.41 | 34.81 | −1.40 | 32.19 | 31.37 | 0.82 |
| 20 | 8.81 | 9.75 | −0.94* | 9.79 | 11.67 | −1.88** | 33.20 | 35.61 | −2.41** | 29.46 | 31.51 | −2.05 |
| 21 | 8.77 | 10.12 | −1.35** | 10.27 | 12.32 | −2.05** | 33.41 | 35.90 | −2.49** | 33.45 | 32.12 | 1.33 |
| 22 | 8.16 | 10.74 | −2.58** | 10.60 | 11.91 | −1.31** | 34.71 | 35.03 | −0.32 | 33.10 | 33.00 | 0.10 |
| 均差 | | | −1.33 | | | −1.34 | | | −2.19 | | | −0.73 |

表 9　广西汉族学生 2005 年与 2000 年 50 米×8 往返跑、1000 米及 800 米跑成绩均值比较　（单位：s）

| 年龄/岁 | 城市男生 | | | 乡村男生 | | | 城市女生 | | | 乡村女生 | | |
|---|---|---|---|---|---|---|---|---|---|---|---|---|
| | 2005 年 | 2000 年 | 差值 | 2005 年 | 2000 年 | 差值 | 2005 年 | 2000 年 | 差值 | 2005 年 | 2000 年 | 差值 |
| 7 | 141.59 | 133.99 | 7.60** | 128.08 | 130.05 | −1.97 | 144.45 | 139.30 | 5.15 | 159.71 | 134.23 | 25.48 |
| 8 | 133.27 | 130.94 | 2.33 | 124.98 | 123.59 | 1.39 | 134.43 | 135.78 | −1.35 | 147.98 | 127.25 | 20.73 |
| 9 | 126.59 | 128.03 | −1.44 | 121.33 | 118.43 | 2.90* | 129.06 | 134.19 | −5.13 | 143.61 | 122.59 | 21.02 |
| 10 | 117.61 | 118.55 | −0.94 | 126.93 | 116.51 | 10.42 | 121.30 | 128.54 | −7.24 | 136.10 | 120.58 | 15.52 |
| 11 | 115.93 | 116.14 | −0.21 | 127.71 | 111.56 | 16.15 | 119.88 | 123.50 | −3.62 | 131.17 | 117.08 | 14.09 |
| 12 | 110.26 | 111.75 | −1.49 | 107.22 | 106.43 | 0.79 | 121.38 | 122.91 | −1.53 | 129.73 | 114.35 | 15.38 |
| 差均 | | | 0.98 | | | 4.95 | | | −2.29 | | | 18.70 |
| 13 | 304.52 | 283.86 | 20.66 | 306.42 | 279.79 | 26.63 | 282.91 | 260.52 | 22.39 | 276.30 | 243.48 | 32.82 |
| 14 | 291.17 | 273.66 | 17.51 | 291.74 | 261.12 | 30.62 | 273.40 | 261.75 | 11.65 | 262.62 | 238.07 | 24.55 |
| 15 | 269.05 | 261.78 | 7.27* | 267.44 | 253.70 | 13.74 | 265.18 | 257.97 | 7.21 | 257.30 | 238.31 | 18.99 |
| 16 | 259.99 | 254.05 | 5.94* | 261.34 | 243.96 | 17.38 | 258.60 | 249.81 | 8.79 | 256.40 | 236.33 | 20.07 |
| 17 | 258.28 | 254.46 | 3.82 | 296.83 | 237.69 | 59.14 | 261.87 | 255.04 | 6.83 | 255.76 | 236.34 | 19.42 |
| 18 | 251.62 | 257.94 | −6.32 | 245.77 | 235.83 | 9.94 | 252.45 | 257.85 | −5.40 | 248.37 | 235.67 | 12.70 |
| 19 | 241.28 | 241.19 | 0.09 | 234.35 | 232.26 | 2.09 | 244.22 | 242.61 | 1.61 | 230.90 | 235.69 | −4.79 |
| 20 | 237.44 | 242.12 | −4.68 | 232.80 | 230.83 | 1.97 | 243.53 | 241.07 | 2.46 | 237.75 | 233.94 | 3.81 |
| 21 | 245.95 | 239.14 | 6.81* | 237.72 | 231.36 | 6.36 | 248.13 | 247.43 | 0.70 | 235.84 | 234.29 | 1.55 |
| 22 | 246.15 | 242.71 | 3.44 | 238.44 | 237.83 | 0.61 | 245.72 | 246.05 | −0.33 | 238.74 | 237.50 | 1.24 |
| 均差 | | | 5.45 | | | 16.85 | | | 5.59 | | | 13.04 |

表 10　广西汉族学生 2005 年与 2000 年立/坐位体前屈成绩均值比较　　（单位：cm）

| 年龄/岁 | 城市男生 | | | 乡村男生 | | | 城市女生 | | | 乡村女生 | | |
|---|---|---|---|---|---|---|---|---|---|---|---|---|
| | 2005 年 | 2000 年 | 差值 | 2005 年 | 2000 年 | 差值 | 2005 年 | 2000 年 | 差值 | 2005 年 | 2000 年 | 差值 |
| 7 | 4.94 | 3.20 | 1.74** | 6.90 | 3.25 | 3.65** | 10.01 | 6.71 | 3.3** | 9.43 | 4.50 | 4.93** |
| 8 | 3.82 | 3.05 | 0.77 | 6.00 | 3.78 | 2.22** | 9.98 | 6.37 | 3.61** | 8.97 | 4.62 | 4.35** |
| 9 | 3.68 | 2.96 | 0.72 | 5.97 | 3.94 | 2.03** | 9.25 | 5.57 | 3.68** | 7.81 | 4.73 | 3.08** |
| 10 | 1.44 | 1.66 | −0.22 | 5.60 | 3.46 | 2.14** | 8.28 | 5.05 | 3.23** | 7.25 | 5.16 | 2.09** |
| 11 | 2.16 | 1.29 | 0.87 | 5.67 | 4.16 | 1.51** | 8.21 | 6.06 | 2.15** | 9.93 | 5.89 | 4.04** |
| 12 | 3.14 | 2.78 | 0.36 | 6.99 | 4.54 | 2.45** | 8.12 | 6.23 | 1.89** | 11.27 | 6.59 | 4.68** |
| 13 | 5.25 | 3.58 | 1.67* | 7.69 | 4.91 | 2.78** | 9.50 | 8.99 | 0.51 | 11.83 | 7.82 | 4.01** |
| 14 | 5.90 | 4.86 | 1.04 | 10.60 | 6.55 | 4.05** | 10.68 | 8.30 | 2.38** | 11.46 | 9.00 | 2.46** |
| 15 | 6.03 | 6.99 | −0.96 | 8.45 | 8.11 | 0.34 | 9.35 | 9.30 | 0.05 | 12.04 | 9.36 | 2.68** |
| 16 | 8.26 | 7.87 | 0.39 | 11.73 | 10.75 | 0.98 | 10.51 | 10.71 | −0.20 | 13.40 | 11.95 | 1.45* |
| 17 | 7.79 | 8.68 | −0.89 | 12.33 | 11.82 | 0.51 | 11.89 | 10.45 | 1.44* | 14.01 | 12.55 | 1.46* |
| 18 | 10.24 | 8.29 | 1.95** | 12.61 | 11.87 | 0.74 | 14.12 | 10.56 | 3.56** | 14.33 | 12.75 | 1.58* |
| 19 | 13.01 | 9.39 | 3.62** | 14.80 | 11.34 | 3.46** | 15.25 | 11.12 | 4.13** | 17.68 | 11.58 | 6.10** |
| 20 | 13.64 | 8.67 | 4.97** | 15.42 | 11.48 | 3.94** | 15.45 | 11.10 | 4.35** | 18.43 | 12.46 | 5.97** |
| 21 | 12.11 | 8.18 | 3.93** | 14.66 | 11.19 | 3.47** | 15.69 | 11.94 | 3.75** | 16.68 | 12.04 | 4.64** |
| 22 | 13.12 | 8.32 | 4.80** | 14.30 | 10.41 | 3.89** | 14.82 | 10.35 | 4.47** | 16.89 | 12.45 | 4.44** |
| 均差 | | | 1.55 | | | 2.39 | | | 2.64 | | | 3.62 |

门的高度重视。

反映力量素质的各项指标中，立定跳远指标与2000年相比，除乡村男生的成绩有所提高外，其他学生大多数年龄组均呈显著下降，城市学生下降幅度大于乡村学生（表7）。男生的斜身引体/引体向上成绩大多数年龄组也呈现显著下降，其中7～12岁城市男生斜身引体平均下降次数竟然达到9.83（表8）。城乡女生仰卧起坐的成绩也分别下降了2.19和0.73次（表8）。

反映耐力素质的各项指标与2000年比较，除城市7～12岁女生的耐力素质成绩增长了2.29秒外，其余各组成绩均表现为下降，乡村学生下降尤其显著（表9）。其中7～12岁乡女50米×8往返跑平均成绩下降18.7秒，13～22岁乡女800米跑平均下降13.04秒，13～22岁乡男1 000米跑平均下降16.85秒。

反映身体柔韧素质的坐位体前屈与2000年立位体前屈相比，大多数年龄组的成绩都有较显著的提高（表10）。这是否与测试项目由立位体前屈改为坐位体前屈有关，值得有关科研人员认真研究。但不可否认的是，近些年广西一直轰轰烈烈开展的全区学生啦啦操大赛引发的全民啦啦操热对学生柔韧素质的发展起到了一定的推动作用。

# 4 讨论

## 4.1 分析

2005年广西学生体质与健康调研结果表明，广西学生的体质状况总体上是好的，尤其是乡村学生体质状况的改善明显，说明城乡学生在身体形态、身体机能和身体素质等方面的差距在不断缩小。这些成绩的取得是广西“十五”期间经济持续快速增长、人民生活水平不断提高、教育改革不断深化、素质教育全面推进、健康教育越来越受到重视的结果，是广西社会、经济、教育、文化水平全面提高的有力体现，也是广大体育教育工作者献身体育教育事业，努力耕耘的结果。但是，我们还应清醒地看到，在体质方面，广西学生依然存在着一些不容忽视的问题。尤其应该引起我们高度重视的是广西学生耐力素质的连续下降和本次调查中首次出现的速度素质的降低。

存在问题的原因是多方面的，在此我们仅从社会、学校和家庭三方面的因素进行分析。

### 4.1.1 社会因素

#### 4.1.1.1 传统文化思想观念的影响

中华民族的传统文化历来重文轻体，“读书做官”的世俗和“重养轻练”的健身观念几千年来深深植根于广大的民众之中，根深蒂固不易动摇，望子成龙的社会风气给我们素质教育和健康教育的实施带来各种阻力。比如在本次问卷调查中，我们就了解到还有29.80%的学生之所以锻炼身体不积极的原因是家长的不支持。正是这种重文轻体的世俗偏见常常成为培植“应试教育”的土壤，这是造成学生学习负担太重和导致学生体质问题的主要社会原因。

#### 4.1.1.2 经济发展不均衡、卫生保健服务制度不健全

近些年来我国的经济一直高速增长，但对社会公共卫生、医疗、教育等事业的投入并没有成比例的增加，尤其像广西这样经济落后的西部省区，农村的教育、医疗、卫生保健经费更是严重的

投入不足。这导致学生因不能全面地接受体育和卫生的教育而知识匮乏、健康行为缺失，也是导致学生某方面体质下降的原因之一。

#### 4.1.1.3 社会不良风气的影响

处于社会转型期的中国，社会上一些不良风气的滋生蔓延，难免会侵蚀学生的心灵，贪图享受、好逸恶劳的思想替代了艰苦奋斗、吃苦耐劳的作风。本次问卷调查中，分别有55.11%和22.17%的学生不积极参加体育锻炼的原因是“怕累”和“怕受伤”。因为“太累”而不喜欢参加长跑锻炼和力量性练习的学生人数比例高达74.26%和66.01%。

过分追求、推崇苗条身材的社会风气，导致大批女学生采用不科学的节食与减肥方法，由此引起身体成分的营养不足，身体的充实度和发育的匀称度下降，导致身体机能和身体素质水平的降低。

#### 4.1.1.4 高科技产品带来的负面影响

不少学生长时间沉溺于电视、游戏机和网络及网络游戏中不能自拔，忽略了学习与身体锻炼，养成不良的生活习惯，身心严重受损。本次问卷调查了解到，学生平均每天用于看电视、玩电子游戏和电脑的时间超过1小时的学生人数比例达到36.58%，其中超过3小时的有5.66%；周末以安排看电视和玩电脑为主的学生多达38.25%。

### 4.1.2 学校教育因素

#### 4.1.2.1 应试教育严重地影响了学生体质的健康发展

目前我国“素质教育”的推行举步维艰，“一天一小时体育活动”的时间难于得到保障。本次调查问卷调查结果显示：每天锻炼时间在1小时以上的学生比例仅有22.0%，而半小时以内的学生比例却高达34.75%。

因为学习负担太重，造成睡眠普遍不足，影响学生健康。调查问卷结果显示：有30.67%的学生和47.57%的教师认为学生的学习负担“太重”；认为造成学生身体不好的原因：第一，体育锻炼不足（学生卷69.61%，教师卷88.89%）；第二，睡眠不足（学生卷62.80%，教师卷51.04%，）；第三，作业太多（学生卷24.34%，教师卷35.42%）；第四，精神紧张（学生卷36.56%，教师卷33.33%）。学生回家后平均每天用于做作业的时间，在1小时以上的人数比例高达49.72%，在3小时以上的有6.23%。每天睡眠时间不足7小时的学生人数比例高达26.28%。调查结果足以说明“应试教育”是导致学生体质下降的直接原因。

#### 4.1.2.2 学校体育经费短缺、场地器材不足影响了学生参加体育锻炼的积极性

由于广西地处经济欠发达的西部地区，学校体育教育经费严重短缺，体育场地器材难于达到国家规定的配备标准。高校不断扩招而体育场地设施建设滞后。挤占、挪用甚至出租学校体育场地的现象时有发生，使原本就不充足的体育场地更加缺乏。这是导致学生体质下降的另一重要原因。本次问卷调查，有40.28%的教师和26.16%的学生认为导致学生不积极参加体育锻炼的原因是没有场地和器材；有11.30%和22.27%的学生不喜欢参加长跑锻炼和力量性练习的原因也是因为是没有场地。

#### 4.1.2.3 学生体育伤害事故纠纷严重影响学校体育教学和体育活动的开展，导致体育教育质量的下降和学生体质的下降

近些年，频频发生在校园内的学生体育伤害事故所引起的赔偿和责任认定的纠纷，让学校领

导及体育教师谈之色变。为了少担风险或不担风险，有的校领导认为体育课能少开则少开，所谓“危险”的项目能砍则砍，导致一些非常有锻炼价值和练习效果的体育项目在学校几尽消失，教学中该上的运动量不敢上，运动项目技巧的难度和强度也被尽可能地降到最低。其代价却是学生体质和体能的下降。从问卷调查得知有51.04%的教师“基本不组织”学生开展长跑活动。这一结果充分说明了这种负面影响直接导致学生身体素质和身体机能，尤其是耐力素质和肺功能下降。

**4.1.2.4 新课改探索期出现的各种问题，在一定程度上影响了体育教学的质量和效果**

随着我国学校体育新课程改革的深入，理论体系基本形成，改革方案的实施也取得了一定成功的经验。但是，我们应该客观的看到由于对教师培训的不到位等诸多原因，造成了不少教师对改革理论在理解和认识上的偏差，不能正确地评价以往的教学理论、方法和手段，对新课程改革方案缺乏准确理解带来了教学思想上的某些混乱。不少教师困惑的提出“现在的体育课到底该如何上”，不少教师常常把“淡化竞技”的观点简单地理解为就是“取消体育教学中的竞技运动项目、内容和技术技能的教学”，把“尊重学生主体和兴趣”简单理解为“只要学生喜欢什么就上什么”，导致了新式“放羊课”的发生。由于认识上的偏差所导致的教学误区在一定程度上影响了体育课的教学质量和效果，学生该练的身体素质得不到锻炼，缺少运动技术技能含量的体育课导致学生体育锻炼能力的下降，必然影响到学生体质体能的提高与改善。

此外，我们认为现行《学生体质健康标准》过低也是导致学生某些体质下降的一个不可忽视的原因。仅从初中一年级测试项目的比较中就不难发现新的《学生体质健康标准》比原来的《国家体育锻炼标准》的确降低了许多，特别是对低端的要求。初一女生50米跑10.8秒，按原标准只得0分，而新标准居然可以得到60分；50米原标准的60分几乎可以获得新标准的100分（表11）。学生参加健康标准测试及格的百分率大大提高，而在本次体质与健康调研的身体素质的检测中的成绩却下降，这值得我们认真地去反思和思考。

**表11 《学生体质健康标准》与原《国家体育锻炼标准》比较（均折算成百分制）**

| 测试项目 | | 速度素质(50 m) | | 耐力素质 | | 下肢爆发力(立定跳远) | |
|---|---|---|---|---|---|---|---|
| | | 男 | 女 | 男(1 000 m) | 女(800 m) | 男 | 女 |
| 国家体育 | 60分 | 8.2 s | 8.6 s | 265 s | 235 s | 1.92 m | 1.64 m |
| 锻炼标准 | 100分 | 7.4 s | 7.8 s | 225 s | 195 s | 2.24 m | 1.92 m |
| 学生体质 | 60分 | 10.0 s | 10.8 s | 351 s | 325 s | 1.59 m | 1.31 m |
| 健康标准 | 100分 | 7.5 s | 8.3 s | 247 s | 223 s | 2.21 m | 1.91 m |

从客观上讲，我们认为新课程改革探索期所出现的问题也是导致学生某些体质下降不能回避的原因之一。

### 4.1.3 家庭因素

中国独生子女人口的比例越来越高，家长对子女的过分关爱，造成学生缺乏吃苦耐劳的精神，怕苦、怕累，不愿参加或回避艰苦的体育锻炼成为一种普遍的现象。本次问卷调查得知，有55.11%的学生不积极参加体育锻炼的原因是“怕累”。因为“太累”而不喜欢参加长跑锻炼和力量性练习的学生人数比例高达74.26%和66.01%。而且有29.80%的家长不支持我们的学生积极锻炼身体。这些家长们宁肯花钱买来大把的营养品和补品，也不愿意孩子“浪费”时间去锻炼身体，使得处于生长发育时期的孩子的心肺等脏器的功能得不到应有的锻炼，最终导致体质和心肺功能下降。因此，父母过分的关爱和在健康认识上的误区也是造成学生体质下降一个不可忽视的原因。

## 4.2 建议

针对上述存在的问题，建议采取以下改善对策：

(1) 进一步加大贯彻全面发展教育方针的力度，改革各级升学考试制度，把青少年学生从“应试教育”的枷锁中解放出来，大力倡导“每天锻炼一小时，健康工作五十年，幸福生活一辈子”。

(2) 在继续加大国家对西部落后地区学校教育、体育、卫生保健工作投入的同时，积极倡导勤俭办学校体育，发扬勤俭办学、自力更生的精神，克服等、靠、要思想，结合本地区的实际情况和客观条件，最大限度地利用好已有的体育场地器材，创造性地开发各地方民族民间体育资源，大力倡导简易体育场地的建设和土制器材的制作，采取两条腿走路的方针，迅速扭转学校体育教育条件滞后的局面。

(3) 依法加强学校体育教学和体育活动的安全教育与管理，在高度重视学生体育活动中的安全教育，制定必要的安全制度和措施的同时，在严格管理，严格教学的基础上，正确理解和处理意外发生的学生体育伤害事故，处理过程应本着依法处理的原则，做到责任分清、依法调节，防止不问事故发生原由的将一切责任不合理的全部归咎于学校和体育教师事件的发生。

(4) 以辩证主义的科学观和事实求是的学术态度及时总结新课程改革过程中所出现的各种问题，进一步完善新课标和《学生体育健康标准》，防止健康标准过低给学生体质健康的提高带来的不利影响，有效地促进学生体质的改善。

(广西壮族自治区学生体质与健康调研组选送)

### 参考文献


[1] 教育部体育卫生与艺术教育司. 全国学生体质健康调研组. 2005 年全国学生体质健康调研工作手册.

[2] 中国学生体质与健康研究组编. 2000 年中国学生体质与健康调研报告. 北京：高等教育出版社，2002.

[3] 潘晔. 科学成果报告——2000 年广西学生身体形态、机能、素质与健康状况调查研究. 桂林：广西师范大学出版社，2002.

[4] 黄全愈. “高考”在美国. 北京：北京大学出版社，桂林：广西师范大学出版社，2003.

[5] 邱远. 影响我国学生健康的社会环境因素及其体育干预对策研究. 北京体育大学学报. 2004，27(1)：85-87.

[6] 杨放，何江川. 广西地区 7 所大学少数民族学生 5 469 名体格营养状况因子评价法的度量. 中国临床康复. 2005，9(31)：4-6.

# 海南省黎族中小学生营养状况调查

吴 义 张洪斌 朱修锦 陈昌伟 执笔

## 1 前言

随着经济发展,人们膳食结构的改变,青少年营养问题越来越受到重视,尤其是少数民族学生的营养状况不容忽视。为了解海南省黎族中小学生营养状况,并进行有效的干预,作者于2005年3～6月份对海南省黎族中小学生的营养状况进行了抽样调查,结果分析如下。

## 2 研究对象和方法

### 2.1 研究对象

采取分层整群抽样的方法,选择海南省白沙、陵水、昌江、乐东4个黎族自治县共计24所学校的黎族中小学生(各县城、乡中小学各3所)作为样本,共调查2 079人,其中城、乡分别为842和1 237人;男生1 132人中城镇528人、农村604人,女生947人中城镇426人、农村521人;小学生1135人,中学生944人。按照《中国学生体质与健康状况调查研究实施方案》,进行分组调查。

### 2.2 质量控制和评价标准

成立专门调查组,调查人员上岗前按照《中国学生体质与健康状况调查研究检测细则》进行统一培训。以WHO推荐的"身高标准体重法"评价学生现时营养状况。即以同等身高的体重P80作为标准体重,以±10%标准体重范围为正常水平,低于标准体重80%为营养不良,高于标准体重110%为超重,高于标准体重120%为肥胖。

### 2.3 统计学处理

资料采用"全国学生体质与健康调研统计分析软件"进行统计分析,计数资料用$\chi^2$检验。

## 3 结果与分析

### 3.1 黎族中小学生营养状况

在 2 079 名黎族中小学生中，营养正常者 1 446 人，占 69.55%；营养不良者 633 人，占 30.45%；超重 99 人，占 4.76%；肥胖 54 人，占 2.60%。小学生营养不良检出率略低于中学生，但差异无显著性（$\chi^2=1.64, P>0.05$）；小学生肥胖检出率显著高于中学生，差异有显著性（$\chi^2=9.81, P<0.01$）（表 1）。

### 3.2 黎族城乡学生营养状况比较

城镇黎族学生营养不良检出率略低于农村学生，但差异无显著性（$\chi^2=1.52, P>0.05$）；城镇黎族学生肥胖检出率显著高于农村学生，差异有显著性（$\chi^2=30.79, P<0.01$）（表 1）。

### 3.3 黎族男女学生营养状况比较

黎族男生营养不良检出率低于女生，差异有显著性（$\chi^2=5.93, P<0.05$）；黎族男生肥胖检出率高于女生，差异有显著性（$\chi^2=17.14, P<0.01$），黎族城乡男生营养不良检出率分别为：26.52%（140/528）、29.97%（181/604），肥胖检出率分别为：6.63%（35/528）、1.82%（11/604）；黎族城乡女生营养不良检出率分别为：30.75%（131/426）、33.98%（177/521），肥胖检出率分别为：2.74%（12/426），0.42%（22/521）。黎族城市男生营养不良检出率略低于农村，但差异无显著性（$P>0.05$），肥胖检出率明显高于农村（$P<0.01$）；黎族女生城镇营养不良检出率低于农村，肥胖检出率明显高于农村（$P$ 均$<0.05$）（表 1）。

**表 1 海南省黎族中、小学生不同营养状况的检出情况**

| 项目 | 组别 | 总人数 | 营养不良 | | | | 超重 | | | | 肥胖 | | | |
|---|---|---|---|---|---|---|---|---|---|---|---|---|---|---|
| | | | 人数 | 检出率/% | $\chi^2$ 值 | $P$ 值 | 人数 | 检出率/% | $\chi^2$ 值 | $P$ 值 | 人数 | 检出率/% | $\chi^2$ 值 | $P$ 值 |
| 地域 | 城镇 | 842 | 246 | 29.22 | 1.52 | >0.05 | 55 | 6.53 | 13.59 | <0.01 | 39 | 4.63 | 30.79 | <0.01 |
| | 农村 | 1 237 | 387 | 31.29 | | | 44 | 3.57 | | | 15 | 1.21 | | |
| 性别 | 男 | 1 132 | 320 | 28.27 | 5.93 | <0.05 | 58 | 5.12 | 0.06 | >0.05 | 46 | 3.36 | 17.14 | <0.01 |
| | 女 | 947 | 313 | 33.05 | | | 41 | 4.34 | | | 8 | 1.27 | | |
| 年龄 | 小学 | 1 135 | 331 | 29.16 | 1.64 | >0.05 | 78 | 6.87 | 24.31 | <0.01 | 43 | 3.44 | 9.81 | <0.01 |
| | 中学 | 944 | 302 | 31.99 | | | 21 | 2.22 | | | 11 | 1.80 | | |
| 总计 | | 2 079 | 633 | 30.45 | | | 99 | 4.76 | | | 54 | 2.60 | | |

## 4 讨论

### 4.1 海南省黎族中、小学生营养状况与全国的比较

海南省黎族学生营养不良检出率和肥胖检出率与1995年我国学生营养状况比较，营养不良检出率比1995年的32.6%稍有降低，而肥胖检出率比1995年的1.17%明显增加，其中城镇黎族学生肥胖检出率显著高于农村。可能因为近年来城镇黎族学生生活水平相对高，饮食上多挑剔加上室外活动、劳动和体育锻炼偏少，导致肥胖检出率显著高于农村学生。另外，海南省黎族学生营养不良检出率(30.45%)虽略低于1995年全国水平，但检出率仍很高，说明家庭、社会、学校(包括学生本人)等对营养状况的重视程度仍还不够。

### 4.2 黎族女生营养不良检出率高于男生，肥胖检出率低于男生

可能与黎族女学生不健全的膳食行为(盲目减“肥”、偏食、吃零食等)、不良的饮食结构(正餐进食量少、动物性食物摄入不足等)、体育活动少及月经周期有关。另外，很多黎族学生和黎族家长缺乏合理营养知识，黎族学生片面追求摄入高蛋白食物，加上运动量不足，也是造成黎族男生肥胖检出率高于女生的原因之一。

### 4.3 营养失调的城乡分布特点

黎族城乡男生营养不良检出率差别不大，黎族农村女生明显高于城镇，肥胖检出率城镇黎族男女生均明显高于农村。可能因为黎族城镇生活水平相对高于农村，消耗体能的户外活动又少，而黎族农村家长的文化程度低、营养知识相对不如城镇，家庭经济状况不良等均影响了黎族农村女生的营养状况。

### 4.4 黎族中学生营养不良检出率高于小学生，肥胖检出率明显低于小学生

可能由于：①中学阶段学习负担的加重，部分黎族学生不吃早餐或中餐吃得简单，导致营养素摄入不足；②黎族中学生的体育活动较多，热能消耗过多；③中学阶段的学生进入青春发育期新陈代谢旺盛，机体所需营养素增加，若补充不及时，就会导致营养不良。

### 4.5 营养干预措施

海南省黎族中小学生营养不良与营养过剩两类问题同时存在，且有地域、性别、年龄差别，应针对不同人群的不同营养问题采取不同的针对性干预策略和措施。建议：①少数民族地区学校卫生工作应树立“健康第一”的观念，大力普及黎族学生营养知识，加强营养知识的宣传教育，尤

其是要保证少数民族地区健康教育课的质量，使黎族学生自己能够正确认识到平衡膳食、合理营养的重要性和营养不良的危害性；②加强对少数民族学生的生理卫生知识的宣传教育，尤其是青春期生理卫生及营养知识的宣传，引导黎族学生积极参加有益的社会活动和体育锻炼；③在少数民族地区每所学校要配备合格的营养师，推广营养午餐与课间加餐，根据不同年龄段学生的营养标准，不同食物所含的营养素，合理调配膳食热能和各种营养素，做到荤素、粗细搭配，提高蛋白质消化率进而增强体质，为黎族学生提供合理的饮食结构；④全面落实“学生奶行动计划”。奶是营养全面的理想食品。海南省黎族学生营养工作的首要问题是普及学生饮用奶，保证每人每天400～500毫升，可选择牛奶、羊奶、豆奶等；⑤做好对黎族家长的宣传发动，利用家长会、致家长信、家访等形式向黎族学生家长讲解营养科学知识、讲解实施营养餐的重要意义，使其懂得不合理的营养过剩仍然会影响学生健康，并消除营养方面的性别歧视，取得黎族家长对实施营养餐的理解和支持。

（海南省学生体质与健康调研组选送）

**参考文献：**

[1] 全国学生体质健康调研组. 1995中国学生体制与健康状况调研报告[M]. 长春：吉林科学技术出版社，1996.

[2] 杜琳，方少瑛，任亚琦，等. 广州城区中小学生营养不良影响因素Logistic分析[J]. 中国学校卫生，2001，22(2)：135-136.

# 四川藏族聚居区藏族女生体质现状的调查研究

沈时明　王永安　执笔

## 1　前言

四川省地处我国的西南地区，地域辽阔、人口众多，是一个多民族聚居的省份。四川西部紧邻西藏自治区，由于地域的特点，部分藏民族也在该地区繁衍生息。四川甘孜藏族自治州就是藏民族在四川境内主要聚居生活的地区，该州位于四川省西部、青藏高原东南缘，总人口 87.6 万，是一个以藏民族为主的多民族杂居地，其中藏族占当地人口总数的 78.5%。笔者查阅了近十几年来相关的文献资料发现，由于该地区地处相对偏僻的特殊地理位置，针对该地区人群的体质情况进行研究的文献资料非常少，特别是针对该地区藏族女生体质状况进行研究的文献资料更是少见。基于此，我们选择了四川省藏民族聚居的甘孜藏族自治州康定县的藏族在校女生作为研究对象，将这次调研所取得的数据，与 2000 年我国进行的中国学生体质与健康调研报告中有关四川省汉族乡村地区及我国藏族（指西藏地区藏族，下同）同龄女生有关数据进行对比，通过对比分析她们体质的特点、规律、变化趋势及存在差异的原因等，为更加全面了解全国学生体质健康及其发展趋势、为我国政府部门制定学校体育卫生工作发展规划和干预措施提供参考依据。

## 2　研究对象与方法

### 2.1　研究对象

本文先按分层方法抽取研究对象所在地区，然后按随机原则抽取研究对象，研究对象为甘孜藏族自治州康定县 5 所中、小学在校藏族女生共 525 人，选取标准为常年生活在该地区、父母均为藏族、年龄在 13～17 岁的在校女生。完成全部测试项目的有效样本数为 315 人，其中 13 岁女生 57 人，14 岁女生 62 人，15 岁女生 69 人，16 岁女生 67 人，17 岁女生 60 人。通过文献资料法选取了由我国权威部门公布的在 2000 年我国进行的中国学生体质与健康调研报告中有关四川汉族乡村女生和藏族女生各项数据作为比较对象。

## 2.2 研究方法

### 2.2.1 文献资料法

查阅了十几年来国内及部分国外有关对国民体质研究和学生体质研究方面的文献资料，从不同的角度对其中的相关信息进行整理，综合运用体育相关学科和体质人类学的基本知识和方法，对研究的问题进行了分析。

### 2.2.2 测量法

采用标准化测量仪器对研究对象进行了相关体质指标的测试。其中，身体形态指标 3 项（身高、体重、胸围）；身体机能指标 1 项（肺活量）；身体素质指标 5 项（50 米、800 米、立定跳远、1 分钟仰卧起坐、立位体前屈）。测试仪器的选用及整个测试过程的实施均符合《中国学生体质与健康状况调研实施方案和检测细则》、《中国学生体质与健康状况调研检查验收细则》中的要求，所测数据真实可靠。随机抽样复测按 3%比例进行，所得有误指标数据发生率小于 5%。

### 2.2.3 数理处理

将所测数据按 2000 年全国学生体质健康调研工作手册少数民族学生数据处理规范要求，用 SPSS 统计软件进行统计处理，根据研究问题的需要，从统计学上找到数据间的量化关系，以便对问题进行深入研究。

# 3 结果与分析

## 3.1 身体形态发育水平

身高是反映人体骨骼生长发育和人体纵向生长的主要形态指标。从表 1 中的数据可知，甘孜州藏族女生 13～17 岁年龄段的身高分别为 154.5±6.0 厘米（13 岁）、158.6±5.3 厘米（14 岁）、160.2±5.1 厘米（15 岁）、162.6±5.1 厘米（16 岁）、162.7±5.1 厘米（17 岁）。可以看出，在此年龄段内她们的身高随着年龄增大而逐渐增高，13 岁到 14 岁增长最快，平均增长了 4.1 厘米，此后身高增长逐年放缓，14 岁到 15 岁平均增长 1.8 厘米，15 岁到 16 岁平均增长 2.4 厘米，而 16 到 17 岁时身高没有明显增长。同年龄段的四川汉族乡村女生和藏族女生的身高增长情况与甘孜州藏族女生相似，也表现为 13 岁到 14 岁时身高增长迅速，14 岁到 16 岁增长平缓，而 16 岁到 17 岁时身高没有明显增长，这也体现了我国 13～17 岁年龄段在校女生身高增长情况的基本特征。通过表 1 的数据还可以看出，甘孜藏族女生与四川汉族乡村女生相比，13 岁组平均高出 5.7 厘米，14 岁组平均高出 5.0 厘米，15 岁组平均高出 6.8 厘米，16 岁组平均高出 8.2 厘米，17 岁组平均高出 7.3 厘米，经 $t$ 检验二者各个年龄组的身高差异非常显著（$P<0.01$）。甘孜藏族女生与我国藏族同龄段女生的身高相比，13 岁组平均高出 5.3 厘米，14 岁组平均高出 5.5 厘

米，15 岁组平均高出 4.4 厘米，16 岁组平均高出 6.0 厘米，17 岁组平均高出 5.1 厘米，经 $t$ 检验二者各个年龄组的身高差异显著($P<0.05$)。这表明此年龄段甘孜州藏族女生的身高要明显高于四川汉族乡村女生和藏族女生，说明甘孜州藏族女生身高增长方面处于相对较好的水平。

**表 1　四川甘孜州藏族女生与我国部分同龄女生身体形态发育水平比较**

| 年龄/岁 | 甘孜州藏族 | | | 四川汉族乡村 | | | 藏　族 | | |
|---|---|---|---|---|---|---|---|---|---|
| | 身高/cm | 体重/kg | 胸围/cm | 身高/cm | 体重/kg | 胸围/cm | 身高/cm | 体重/kg | 胸围/cm |
| 13 | 154.5±6.0 | 48.0±7.0 | 78.3±5.2 | 148.8±5.7 | 38.2±5.9 | 70.8±4.9 | 149.2±6.0 | 38.6±7.0 | 71.1±5.9 |
| 14 | 158.6±5.3 | 50.3±7.2 | 80.4±4.3 | 153.6±6.0 | 42.3±5.6 | 73.8±4.7 | 153.1±5.0 | 42.1±6.6 | 72.8±5.4 |
| 15 | 160.2±5.1 | 50.8±6.7 | 83.7±5.2 | 153.4±5.4 | 44.2±5.3 | 75.5±4.3 | 155.8±5.1 | 45.4±6.0 | 74.8±4.3 |
| 16 | 162.6±5.1 | 52.1±6.5 | 83.1±5.8 | 154.4±5.2 | 47.0±6.1 | 77.7±5.4 | 156.6±4.7 | 48.0±5.7 | 76.7±4.7 |
| 17 | 162.7±5.1 | 52.4±6.9 | 83.7±5.8 | 155.4±4.6 | 47.8±4.8 | 75.9±5.6 | 157.6±5.2 | 50.2±6.8 | 77.9±5.0 |

体重是反映人体横向生长及围、宽、厚及重量的整体指标。由表 1 可见，四川甘孜州藏族女生 13～17 岁年龄段平均体重，13 岁组平均为 48.0±7.0 千克、14 岁组平均为 50.3±7.2 千克、15 岁组平均为 50.8±6.7 千克、16 岁组平均为 52.1±6.5 千克、17 岁组平均为 52.4±6.9 千克。可以看出，随着年龄的增长，该地区女生的体重呈逐渐增加的趋势，13～16 岁体重均匀增长，而 16～17 岁体重增长放缓，这与四川汉族乡村女生和藏族女生的体重增长趋势基本一致。甘孜州藏族女生与同龄组的四川汉族乡村女生的体重相比，13 岁组平均高出 9.8 千克，14 岁组平均高出 8.0 千克，15 组平均高出 6.6 千克，16 岁组平均高出 5.1 千克，17 岁组平均高出 4.6 千克，经 $t$ 检验二者各年龄组的体重差异非常显著($P<0.01$)。甘孜州藏族女生与同龄组的藏族女生相比，13 岁组平均高出 9.8 千克，14 岁组平均高出 8.2 千克，15 组平均高出 5.4 千克，16 岁组平均高出 4.1 千克，17 岁组平均高出 2.2 千克，经 $t$ 检验二者各年龄组的体重差异显著($P<0.05$)。表明四川甘孜州藏族女生与同龄的四川汉族乡村女生和藏族女生相比，体重明显偏重。而由上面的分析可知，四川甘孜州藏族女生的身高要比同龄段的四川汉族乡村女生和藏族女生的身高发育情况好，因此，尽管四川甘孜州藏族女生的体重分别高于四川汉族乡村女生和藏族女生的体重，但从身高和体重的协调发展情况来看，四川甘孜州藏族女生的体重与她们的身高增长情况基本协调。

胸围是反映人体胸腔发育程度的重要指标之一，胸围的大小直接反映测试对象的发育度。表 1 的数据显示，四川甘孜州藏族女生胸围，13 岁年龄组胸围最低，平均为 78.3±5.2 厘米，最高为 17 岁年龄组，平均为 83.7±5.8 厘米，可以看出，随着年龄的增长，女生的胸围逐年增大，女性的第二性征逐渐体现出来。四川甘孜州藏族女生的平均胸围比四川汉族乡村汉族女生和藏族女生均大，经 $F$ 检验，差异非常显著($P<0.01$)，进一步作两两间均值的差异检验($Q$ 检验)，同样四川甘孜州藏族女生的平均胸围比四川汉族乡村汉族女生和藏族女生都存在显著差异($P<0.05$)。可见，四川甘孜州藏族女生的胸围发育程度良好，这与她们的身高、体重发育情况相吻合，表现出了身高、体重和胸围的协调发展。

从上面四川甘孜州藏族女生的身体形态发育情况来看，四川甘孜州藏族 13～17 岁年龄段内各年龄组女生的身体形态发育水平，明显超过四川汉族乡村女生和藏族女生 13～17 岁年龄段内各年龄组的发育水平，表明在我国学生形态发育指标继续提高，身高、体重等形态指标水平继续呈增长的趋势。同时,四川甘孜州藏族女生身体形态发育情况也体现出继续增长的趋势。这与我国当前社会经济的发展和当地生活条件的逐步改善有密切的关系,此外,还可能与她们所处的特殊地理环境、遗传及生活方式有关,应引起相关部门的重视,同时也有待于进一步研究和探讨。

## 3.2 身体机能水平

肺活量测试的是人体呼吸时的最大通气能力,它的大小反映了肺的容积和肺的扩张能力,是人体生长发育和体质状况的一项常用机能指标。从表2中各年龄组的肺活量情况看,四川甘孜州藏族女生各年龄组的肺活量与四川汉族乡村女生和藏族女生的肺活量差别不大,经$F$检验,甘孜州藏族女生的平均肺活量与四川汉族乡村女生和已公布的藏族女生平均肺活量相比,差异不显著($P>0.05$)。但从年龄组的情况来看,13～15岁各年龄组的甘孜州藏族女生的平均肺活量要高于同年龄组的四川汉族乡村女生和藏族女生的平均水平,但是16～17岁年龄组的差别不明显。可以看出,生活在青藏高原边缘地带的四川甘孜州藏族女生的肺活量情况与四川汉族乡村女生和藏族女生的肺活量没有明显的差别,肺活量受高原气候特征的影响不明显,说明该地区女生的肺功能情况与对比组相比没有明显的变化。

**表2 四川甘孜州藏族女生与我国部分同龄女生肺活量水平比较** (单位:ml)

| 年龄/岁 | 甘孜州藏族 | 四川汉族乡村 | 藏　族 |
|---|---|---|---|
| 13 | 2 339.1±422.4 | 2 110±381 | 2 201±414 |
| 14 | 2 480.0±327.5 | 2 305±330 | 2 349±402 |
| 15 | 2 580.9±317.7 | 2 311±352 | 2 498±367 |
| 16 | 2 421.4±383.4 | 2 446±440 | 2 690±414 |
| 17 | 2 357.9±345.3 | 2 429±413 | 2 385±365 |

## 3.3 身体素质水平

### 3.3.1 速度和耐力素质

根据研究的需要,本研究用50米跑来反映研究对象的速度素质,用800米跑来反映研究对象的耐力素质。从表3的数据中可知,四川甘孜州藏族女生各年龄组50米跑的成绩分别低于四川汉族乡村女生各年龄组的成绩,经$t$检验二者差异高度显著($P<0.001$),表明甘孜州藏族13～17岁年龄段的女生速度素质与同年龄段的四川汉族乡村女生差异较大。从表3的数据中可以看出,甘孜州藏族女生各年龄组50米跑的成绩与藏族女生各年龄组50米跑成绩差别不大,经$t$检验二者差异不显著($P>0.05$)。13～17岁四川甘孜州藏族女生800米跑成绩,与四川汉族乡村女生和藏族女生800米跑的成绩差异,经$t$检验甘孜州藏族女生与四川汉族乡村女生相比差异不显著($P>0.05$),而甘孜州藏族女生与藏族女生相比,差异高度显著($P<0.001$)。表明四川甘孜州藏族女生的耐力素质与四川汉族乡村女生差别不大,而明显高于藏族女生的平均水平,这与四川甘孜州藏族女生生活区域的气候特征有直接关系。

**表 3　四川甘孜州藏族女生与我国部分同龄女生 50 米、800 米跑成绩比较**　（单位：s）

| 年龄/岁 | 甘孜州藏族 | | 四川汉族乡村 | | 藏　族 | |
|---|---|---|---|---|---|---|
| | 50 米 | 800 米 | 50 米 | 800 米 | 50 米 | 800 米 |
| 13 | 10.1±1.0 | 231.5±20.5 | 9.7±0.8 | 219.8±70.1 | 10.2±0.9 | 302.1±28.3 |
| 14 | 10.1±0.8 | 228.1±21.3 | 9.7±0.9 | 241.6±35.9 | 10.0±1.0 | 271.6±28.3 |
| 15 | 9.8±0.9 | 231.6±25.4 | 9.5±1.0 | 246.3±25.7 | 9.9±0.7 | 279.4±34.6 |
| 16 | 10.3±0.9 | 233.8±27.3 | 9.3±0.8 | 248.9±27.9 | 9.9±0.7 | 281.6±32.7 |
| 17 | 10.2±0.9 | 237.6±29.5 | 8.7±1.1 | 244.9±18.3 | 10.1±0.9 | 299.8±29.2 |

一分钟仰卧起坐常用来反映腰腹肌的力量情况。由表 4 可以看出，13～17 岁四川甘孜州藏族女生平均一分钟仰卧起坐的数量，与四川汉族乡村女生、藏族女生仰卧起坐比较，经 $t$ 检验，四川甘孜州藏族女生与四川汉族乡村女生的腰腹肌力量差异非常显著（$P<0.01$）；而四川甘孜州藏族女生的腰腹肌力量与藏族女生差异不显著（$P>0.05$）。表明四川甘孜州藏族女生的腰腹肌力量素质相对较差，究其原因，一方面是缺乏相应的体育锻炼，另一方面，也可能是在日常生活劳动中针对腰腹肌力量方面的活动较少。

**表 4　四川甘孜州藏族女生与我国部分同龄女生身体素质水平比较**

| 年龄/岁 | 甘孜州藏族 | | | 四川汉族乡村 | | | 藏　族 | | |
|---|---|---|---|---|---|---|---|---|---|
| | A | B | C | A | B | C | A | B | C |
| 13 | 19.5±12.3 | 5.8±5.2 | 153.1±18.8 | 22.8±8.7 | 6.8±7.2 | 160.8±17.5 | 17.7±11.2 | 8.3±4.5 | 142.2±16.1 |
| 14 | 15.3±13.2 | 5.6±3.6 | 151.3±19.0 | 20.6±10.3 | 7.1±5.2 | 158.6±17.6 | 17.1±10.7 | 7.2±4.5 | 136.6±16.8 |
| 15 | 18.7±11.6 | 6.2±4.6 | 152.1±19.3 | 26.1±9.0 | 7.0±5.0 | 164.3±18.9 | 22.4±10.8 | 9.4±4.3 | 147.5±16.9 |
| 16 | 18.2±10.2 | 7.0±4.6 | 163.9±21.0 | 27.7±7.7 | 8.7±4.9 | 168.5±19.2 | 18.6±11.9 | 10.8±5.2 | 143.0±17.4 |
| 17 | 20.1±10.3 | 7.4±5.4 | 162.8±18.3 | 31.0±7.1 | 12.2±4.5 | 167.6±16.1 | 25.7±10.5 | 9.9±4.5 | 147.9±14.0 |

注：A 为仰卧起坐，单位：个；B 为立位体前屈，单位：厘米；C 为立定跳远，单位：厘米。

### 3.3.2　柔韧素质和下肢爆发力的分析

立位体前屈是衡量一个人躯干和下肢关节、韧带柔韧性的指标之一。从表 4 的数据中我们看到，无论哪个年龄组，四川甘孜州藏族女生的立位体前屈比四川汉族乡村女生和藏族女生低，四川甘孜州藏族女生立位体前屈与四川汉族乡村女生相比，经 $t$ 检验差异不显著（$P>0.05$）；而与藏族女生相比差异非常显著（$P<0.01$）。表明四川甘孜州藏族女生的柔韧素质与四川汉族乡村女生相比，差异不大，而与藏族女生柔韧性相比，差异较大。

立定跳远是反映下肢爆发力（速度力量）的最敏感的指标之一，因此本研究选用立定跳远这一测试指标来反映研究对象的下肢爆发力。由表 4 可见，四川甘孜州藏族女生各年龄组的立定跳远成绩均低于四川汉族乡村女生各年龄组的成绩，经 $t$ 检验二者差异显著（$P<0.05$）；但要高于藏族女生各年龄组的成绩，经 $t$ 检验二者差异非常显著（$P<0.01$）。表明 13～17 岁四川甘孜州藏族女生的下肢爆发力虽不及四川汉族乡村女生的下肢爆发力，但明显高于同龄段藏族女生下肢爆发力的平均水平。

通过以上的分析发现，除耐力素质外，所测试的其他身体素质比四川汉族乡村女生要差，但与藏族女生身体素质指标相当。可以看出，四川甘孜州藏族女生的身体素质受生活环境所限，又缺少必要的体育锻炼，应该说还处在一种自然发展状态。因此，对于四川甘孜州藏族女生较差的腰腹肌力量和速度素质要引起重视。在学校体育教学中，要有计划、有组织地开展各项体育活动，通过体育锻炼来促进女生身体形态和各项身体素质的正常发展，提高她们对自然环境的适应能力和抗病能力，并培养她们良好的体育卫生习惯，在此基础上全面提高当地女生各项身体素质。

## 4 讨论

(1) 与同龄段的四川汉族乡村女生和藏族女生相比，四川甘孜州藏族女生的身体形态发育水平相对较好，身高、体重和胸围等身体形态指标的发育水平明显高于四川汉族乡村女生和藏族女生，说明在身体形态的发育方面，该地区女生处于相对较高的水平。但反应身体机能发育的肺活量这一指标三者之间没有明显的差异。

(2) 与同年龄段的四川汉族乡村女生相比，四川甘孜州藏族女生的身体素质总体上水平较低，速度素质、腰腹肌耐力、下肢爆发力明显低于四川汉族女生，耐力素质、柔韧素质二者差异不显著。与同年龄段的藏族女生相比，其耐力素质、柔韧素质和下肢爆发力明显高于藏族女生，而速度素质和腰腹肌耐力与藏族女生差异不明显。表明生活在不同地理环境中的在校女生身体素质表现出了较大的差异，缺乏体育锻炼是其中重要原因之一。因此，重视该地区在校女生身体素质的发展不容懈怠。

(3) 该年龄段四川甘孜州藏族女生的体质综合发展情况存在不平衡现象，一方面四川甘孜州藏族女生的身体形态发育水平高于四川汉族乡村女生和藏族女生，而另一方面又表现出其身体素质水平低于四川汉族乡村女生。其体质发展表现为身体形态发育良好而身体机能和身体素质发展相对滞后的特征，应引起当地教育部门的重视。

## 5 建议

依上述讨论，建议如下：

(1) 今天的女童，就是明天的母亲。提高女童的体质与健康水平，是为了提高未来母亲的素质，是振兴中华民族的根本。四川省各级职能部门要充分重视四川藏族聚居区藏族女孩的体质的发展情况，加强对少数民族地区的文化教育投入。今后，应重视发展该地区在校女生的身体素质，提高她们的身体机能水平，使身体素质和身体机能的发展水平与身体形态的发育水平相适应，促使其协调发展，全面提高该地区女生的体质与健康发展。

(2) 各级教育行政部门应加强对体育工作的重视程度，增加学校体育卫生经费，改善学校体育教育教学现状及学生体育锻炼的条件，科学指导学生体育锻炼，同时重视正处在青春发育时期女生的体质情况，并定期对学生体质进行科学监测，掌握其发展规律，为实施干预政策提供条件。

(3) 应因地制宜、扬长避短，通过开展民间体育活动这种在当地具有广泛群众基础的重要体育活动方式，以及通过组织不同形式的学校体育活动来促进该地区学龄女生的体质发展。我们相信只要社会有关方面给予重视和支持，随着当地学校体育卫生工作的加强，四川藏族聚居区藏族女生体质状况会得到根本的改变。

（四川省学生体质与健康调研组选送）

**参考文献：**

[1] 中国学生体质与健康研究组. 2000年中国学生体质与健康调研报告[M]. 北京：高等教育出版社，2002.

[2] 张天成. 青藏高原地区学生健康状况分析[J]. 体育学刊，2002，9(2)：92-94.

[3] 邹国建，马敏跃. 藏汉学生体质状况的调查研究[J]. 体育科学，2004，24(7)：59-61.

[4] 张春梅，杨俊敏. 新疆锡伯族城乡成年男、女身体素质与全国同类指标比较[J]. 体育科学，2004，24(5)：62-66.

[5] 何江川，杨放. 西南地区少数民族大学生体质形态调查分析[J]. 体育学刊，2004，11(5)：58-60.

[6] 张忠伟. 体育运动与健康促进[M]. 北京：高等教育出版社，2004.

# 贵州省不同民族中小学生现时营养状况分析

陈 钰 执笔

## 1 前言

儿童青少年正处于生长发育的重要阶段，合理营养与适当锻炼能促进其生长发育、预防疾病和提高学习效率，而营养不良和营养过剩则是威胁学生健康常见的营养问题。随着社会经济水平的提高，我国学生营养不良发生率正逐渐降低，但尚未完全消除，一些贫困地区学生营养不良的患病率仍然很高。为了解贵州省不同民族中小学生现时营养状况，为今后实施营养干预提供依据，现将贵州省 2005 年学生体质与健康调研资料进行统计分析，结果报道如下。

## 2 研究对象与方法

### 2.1 研究对象

采用整群抽样方法于 2005 年 9 月～11 月对贵州省贵阳、毕节、铜仁、黔东南、黔西南、黔南 6 个地区共 16 760 名 7～18 岁中小学生进行体质调研。其中汉族城市男女学生 3 600 人，汉族乡村男女学生 3 600 人，水族男女学生 2 382 人，侗族男女学生 2 400 人，布依族男女学生 2 378 人，苗族男女学生 2 400 人。

### 2.2 研究方法

按 1985 年制定的《中国 7～22 岁学生身高标准体重值》，以 2000 年中国学生体质健康研究组对学生营养状况评价标准的修改意见为依据，将学生营养状况分为 7 类：①重度营养不良；②中度营养不良；③轻度营养不良；④较低体重；⑤正常体重；⑥超重；⑦肥胖。其中体重超过标准体重的 10%以上为营养过剩（即指超重和肥胖情况）。

## 3　结果与分析

### 3.1　总体营养状况

在本次调查的16 760名学生中，营养正常者10 687人，占63.76%；营养不良者649人，占3.87%；较低体重者4 193人，占25.02%；超重和肥胖者1 231人，占7.34%。

### 3.2　5个民族学生营养状况比较

5个民族学生营养不良率有极显著性差异（$\chi^2$ 值为50.28，$P<0.01$），其中水族、苗族学生营养不良率无明显差异（$\chi^2$ 值为0.53，$P>0.05$），侗族、汉族、布依族学生营养不良率显著高于水族和苗族（$\chi^2$ 值分别为15.62，28.07，62.33，$P$ 均$<0.01$），汉族与侗族学生营养不良率无明显差异（$\chi^2$ 值为0.088，$P>0.05$），侗族学生营养不良率显著高于布依族（$\chi^2$ 值为10.19，$P<0.01$），汉族学生营养不良率显著高于布依族学生（$\chi^2$ 值为14.30，$P<0.01$）。5个民族学生营养过剩率有极显著性差异（$\chi^2$ 值为99.95，$P<0.01$），其中水族、布依族学生营养过剩率无明显差异（$\chi^2$ 值为1.66，$P>0.05$），侗族、苗族、汉族学生营养过剩率显著高于水族和布依族（$\chi^2$ 值分别为20.28，52.91，93.82，$P$ 均$<0.01$），汉族学生营养过剩率显著高于侗族学生（$\chi^2$ 值为10.86，$P<0.01$），侗族学生营养过剩率高于苗族（$\chi^2$ 值为5.14，$P<0.05$），汉族与苗族学生营养过剩率无明显差异（$\chi^2$ 值为0.38，$P>0.05$）（表1）。

**表1　5个民族学生营养状况比较**

| 民族 | 人数 | 营养不良/人(%) | | | | 较低体重/人(%) | 营养过剩/人(%) | | |
|---|---|---|---|---|---|---|---|---|---|
| | | 轻度 | 中度 | 重度 | 合计 | | 超重 | 肥胖 | 合计 |
| 汉族 | 7 200 | 289(96.98) | 8(2.68) | 1(0.34) | 298(4.14) | 1 838(25.53) | 384(5.33) | 267(3.71) | 651(9.04) |
| 水族 | 2 382 | 49(94.23) | 2(3.85) | 1(1.92) | 52(2.18) | 469(19.69) | 89(3.74) | 6(0.25) | 95(3.99) |
| 侗族 | 2 400 | 91(94.79) | 5(5.21) | 0(0.00) | 96(4.00) | 668(27.83) | 119(4.96) | 46(1.92) | 165(6.88) |
| 布依族 | 2 378 | 135(94.41) | 6(4.20) | 2(1.40) | 143(6.01) | 724(30.45) | 81(3.41) | 32(1.35) | 113(4.75) |
| 苗族 | 2 400 | 51(85.00) | 7(11.67) | 2(3.33) | 60(2.50) | 494(20.58) | 153(6.38) | 54(2.25) | 207(8.63) |

### 3.3　男女学生营养状况比较

男生营养不良率及较低体重率显著低于女生（$\chi^2$ 值分别为38.31，41.91，$P$ 均$<0.01$）；男女营养过剩率无明显差异。其中汉族男女学生营养不良率分别为3.44%，4.83%，男生营养不良率显著低于女生（$\chi^2$ 值为8.75，$P<0.01$）；水族男女学生营养不良率分别为1.25%，3.13%，男生营养不良率显著低于女生（$\chi^2$ 值为9.86，$P<0.01$）；苗族男女学生营养不良率分别为1.42%，

3.58%，男生营养不良率显著低于女生（$\chi^2$ 值为 11.56，$P<0.01$）；侗族男女学生营养不良率分别为 2.17%，5.83%，男生营养不良率显著低于女生（$\chi^2$ 值为 21.01，$P<0.01$）；布依族男女学生营养不良率分别为 5.50%，6.54%，营养不良率无明显差异（$\chi^2$ 值为 1.13，$P>0.05$）；汉族男女营养过剩率分别为 10.00%，8.08%，男生营养过剩率显著高于女生（$\chi^2$ 值为 8.04，$P<0.01$）；水族男女营养过剩率分别为 2.92%，5.08%，男生营养过剩率显著高于女生（$\chi^2$ 值为 7.25，$P<0.01$）；苗族男女营养过剩率分别为 8.16%，9.08%，营养过剩率无明显差异（$\chi^2$ 值为 0.64，$P>0.05$）；侗族男女营养过剩率分别为 7.42%，6.33%，营养过剩率无明显差异（$\chi^2$ 值为 1.10，$P>0.05$）；布依族男女营养过剩率分别为 4.50%，5.01%，营养过剩率无明显差异（$\chi^2$ 值为 0.34，$P>0.05$）。汉族学生与少数民族学生营养不良率及较低体重率无明显差异（$\chi^2$ 值分别为 2.41，1.75，$P$ 均>0.05），汉族学生营养过剩率显著高于少数民族学生（$\chi^2$ 值为 53.40，$P<0.01$）（表 2）。

**表 2　男女学生营养状况比较**

| 性别 | 人数 | 营养不良/人(%) | | | | 较低体重/人(%) | 营养过剩/人(%) | | |
|---|---|---|---|---|---|---|---|---|---|
| | | 轻度 | 中度 | 重度 | 合计 | | 超重 | 肥胖 | 合计 |
| 男 | 8 400 | 229(92.71) | 16(6.48) | 3(1.21) | 247(2.94) | 1 920(22.86) | 387(4.61) | 249(2.96) | 636(7.57) |
| 女 | 8 360 | 386(96.26) | 12(2.99) | 3(0.75) | 401(4.80) | 2 273(27.19) | 439(5.25) | 156(1.87) | 595(7.12) |

## 3.4　汉族城乡学生营养状况比较

城乡学生营养不良率无明显差异（$\chi^2$ 值为 2.37，$P>0.05$），城市学生较低体重率低于农村学生（$\chi^2$ 值为 5.77，$P<0.05$），城市学生营养过剩率显著高于农村学生（$\chi^2$ 值为 157.10，$P<0.01$）（表 3）。

**表 3　汉族城乡学生营养状况比较**

| 地域 | 人数 | 营养不良/人(%) | | | | 较低体重/人(%) | 营养过剩/人(%) | | |
|---|---|---|---|---|---|---|---|---|---|
| | | 轻度 | 中度 | 重度 | 合计 | | 超重 | 肥胖 | 合计 |
| 城市 | 3 600 | 161(99.38) | 0(0.00) | 1(0.62) | 162(4.50) | 889(24.69) | 261(7.25) | 217(6.03) | 478(13.28) |
| 农村 | 3 600 | 129(94.85) | 7(5.15) | 0(0.00) | 136(3.78) | 949(26.36) | 123(3.42) | 50(1.39) | 173(4.81) |

## 3.5　3个年龄段学生营养状况比较

3 个年龄段学生的营养不良率、较低体重率和营养过剩率均有极显著性差异（$\chi^2$ 值分别为 218.89，306.69，108.54，$P$ 均<0.01），7～12 岁学生营养不良率及较低体重率显著低于 13～15 岁、16～18 岁学生（$\chi^2$ 值分别为 123.13，210.16，61.12，306.27，$P$ 均<0.01），13～15 岁学生营养不良率及较低体重率显著低于 16～18 岁学生（$\chi^2$ 值分别为 7.73，66.09，$P$ 均<0.01）；7～12 岁学生营养过剩率显著高于 13～15 岁、16～18 岁学生（$\chi^2$ 值分别为 15.00，

106.91，$P$ 均<0.01)，13～15 岁学生营养过剩率显著高于 16～18 岁学生($\chi^2$ 值为 38.43，$P<0.01$)(表 4)。

**表 4　3 个年龄段学生营养状况比较**

| 年龄段/岁 | 人数 | 营养不良/人(%) | | | | 较低体重/人(%) | 营养过剩/人(%) | | |
|---|---|---|---|---|---|---|---|---|---|
| | | 轻度 | 中度 | 重度 | 合计 | | 超重 | 肥胖 | 合计 |
| 7～12 | 8 400 | 134(91.16) | 9(6.12) | 4(2.72) | 147(1.75) | 1 674(19.93) | 488(5.81) | 279(3.32) | 767(9.13) |
| 13～15 | 4 200 | 212(95.50) | 8(3.60) | 2(0.90) | 222(5.29) | 1 095(26.07) | 218(5.19) | 80(1.90) | 298(7.10) |
| 16～18 | 4 160 | 269(96.07) | 11(3.93) | 0(0.00) | 280(6.73) | 1 424(34.23) | 120(2.88) | 46(1.11) | 166(3.99) |

## 3.6　与全国中小学生营养状况平均水平比较

与 2000 年全国平均水平相比贵州省中小学生营养不良率(28.89%)远高于全国中小学生平均值(19.50%)，较低体重率(25.02%)高于全国学生体质调研结果(20.70%)，肥胖率(2.42%)远低于 2000 年全国平均水平(6.00%～8.00%)。

# 4　讨论

本次调查采用中国学生体质调研组营养状况评价的修改意见进行统计分析，这更加符合我国国情及青少年生长发育的实际情况，避免了以往因青春期突增及遗传等因素使身高发育较快的学生被误判为“营养不良”的问题，同时也使营养不良的学生及较低体重学生引起重视，注意平衡膳食，合理营养，尽快改善营养状况。

从调查结果看，5 个民族之间营养不良率与营养过剩率均存在明显差异。汉族学生营养不良率和较低体重率除侗族外均明显低于水族、布依族和苗族，而营养过剩率除苗族外又明显高于水族、侗族和布依族。其他各少数民族之间也存在着地区差异。究其原因，不同的少数民族由于受社会、经济、政治、历史等原因的影响，大都生活在偏远山区，自然条件恶劣、经济落后、民族教育总体水平不高，民族教育发展极不平衡，与全省教育和经济社会发展相比，还存在较大差距。应从根本上解决少数民族地区经济落后的面貌，提高生活水平，加强少数民族地区的开发建设，改变闭塞的情况，为少数民族学生的营养健康提供有力的保障。此外还应制定民族教育投入的保障政策，加强少数民族学生心理和生理素质的培养，尤其是要普及营养知识，加大对合理营养、平衡膳食的宣传。

调查发现汉族学生的营养不良率及较低体重率与少数民族学生无明显差异，而营养过剩率明显高于少数民族学生；汉族城市学生的营养不良率与汉族乡村学生无明显差异，较低体重率高于汉族乡村学生，而营养过剩率明显高于汉族乡村学生。这又与农村及少数民族地区经济的发展，生活水平的提高，饮食结构趋于多样化，饮食粗细搭配均匀，农村及少数民族学生不偏食、挑食以及参加劳动锻炼和户外活动多有关。城市学生多为独生子女，存在较多的不良饮食习惯，主副食品搭配不合理，加上经常看电视、玩电脑，体育、劳动、锻炼时间偏少等因素致使超重及肥胖学生增多。

贵州省学生总体来说男生营养不良率及较低体重率明显低于女生，而营养过剩率无明显差异；各民族学生除布依族外男生营养不良率均明显低于女生，与有关报道一致。其原因可能是部分女生为追求苗条身材，节食减肥引起营养素摄入不平衡，也与营养、膳食结构搭配不合理，饮食习惯不当，女生挑食、偏食、嗜零食等现象以及体育锻炼少有关；另一方面，女生较男生早进入青春期，由于月经引起生理性失血，对营养素的需要量大，若补充不足则引起营养不良；另外，少数民族女生营养不良率高还与她们在家庭中的地位低和某些陈规陋习有关。

贵州省学生营养不良率及较低体重率有随年龄增长而呈明显增高的趋势，而营养过剩率则有随年龄增长而呈明显降低的趋势，原因可能是随着青春期的到来，机体对各种营养素的需求增加，加之中学生学习负担加重，体育活动减少，若不注意平衡膳食，各种营养素供给不足，则易导致营养不良。

综上所述，目前贵州省中小学生的营养问题仍有待解决，应制定合理的营养干预措施，继续以消除较低体重和营养不良为重点，进一步推广学生饮用奶计划，提高学生的早餐质量，让学生和家长了解有关的营养知识，树立正确的营养观念，科学搭配和加工食物，改善膳食结构。此外应当加强健康监测，及时发现和治疗营养不良、超重和肥胖的学生，可通过发放健康处方，提供营养全面的学校午餐等方式来改善学生的营养状况。

（贵州省学生体质与健康调研组选送）

**参考文献：**

[1] 中国学生体质与健康研究组.2000年中国学生体质与健康调研报告[M].北京：高等教育出版社，2002.

[2] 中国学生体质与健康研究组.中国学生体质与健康研究[M].北京：人民教育出版社，1987.

[3] 曹玉洁，姬红蓉，杨岩松.青海省不同民族中小学生营养状况分析[J].中国学校卫生，2004，8(4)：430.

# 2005年云南省学生体质与健康调查研究报告

吕 慧 李 姣 张旭辉 黄达峰 李玉洁 执笔

## 1 前言

为掌握云南省学生体质健康的现状和发展趋势，为科学开展学校体育卫生工作提供科学依据，并进一步完善国民体质监测体系。根据教育部等五部门下发的《2005年全国学生体质健康调研方案》及《云南省2005年国民体质监测及学生体质健康调研实施方案》的各项要求，顺利完成了技术力量培训，调研器械的统一配备，规范现场检测，调研数据录入、数据分析等各阶段工作。在整个体质调研过程中，每阶段的工作都按"方案"质控要求进行质量控制。

## 2 研究对象与方法

### 2.1 样本构成

云南省地处祖国西南边疆，全省39万平方千米，有16个州市，129个县，其中属国家级贫困县73个，省级贫困县7个，总人口数4 415.2万，汉族占总人口的66.50%，有25种少数民族，人口数占33.50%，本次调查7个民族在校学生。

汉族：分昆明市、大理市、红河州分别代表好、中、差3片；样本分城、乡、男、女4类，每类样本以年龄分组。

昆明市汉族学生6～18岁，每组样本数55例学生；19～22岁，每组样本数110例学生。

大理州、红河州汉族学生6～18岁，每组样本数55例。

汉族学生调查样本总数为10 042例大中小学生。

白族、哈尼族、傣族、佤族、纳西族、傈僳族学生分男、女两类，每类样本以年龄分组，6～18岁每组样本数55例学生。

少数民族学生样本总数为16 727例中小学生。

全省学生体质调研的样本数26 769例，其中男生13 341例，女生13 428例。

### 2.2 监测点分布

从监测点的布局来看(图1)，监测点已涵盖云南省立体气候、降水量不均、光照条件好和年温差小等自然条件。

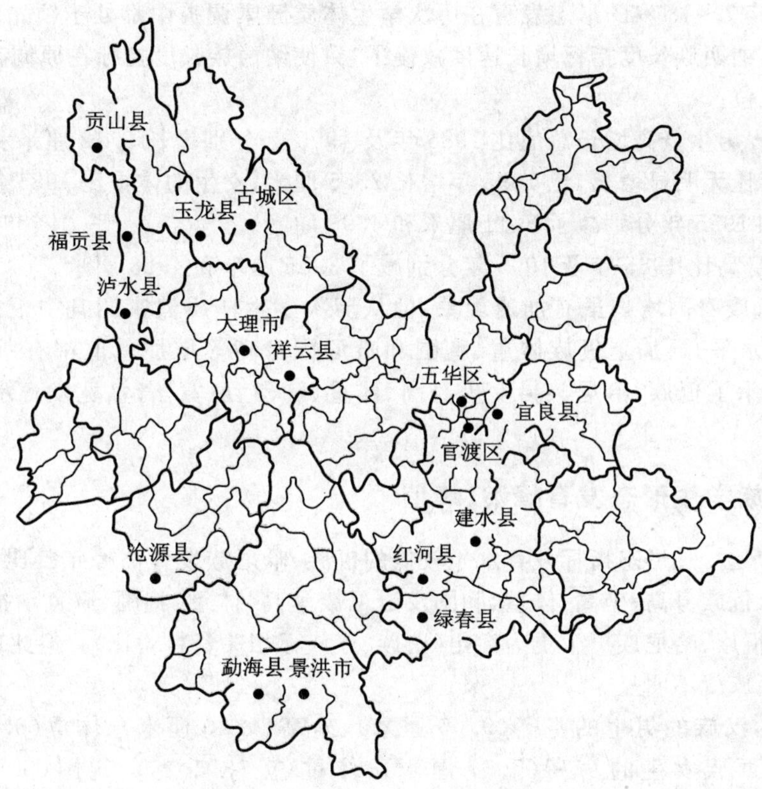


图 1　2005 年学生体调监测点分布图

## 2.3　检测方法

学生体质健康调研的检测项目及检测方法按《2005 年全国学生体质健康调研工作手册》中的各项规定和要求进行。

# 3　结果与分析

## 3.1　形态

### 3.1.1　7 个民族学生 7～18 岁形态发育增长总值

汉族男生除坐高 2005 年比 1985 年及 1995 年分别增长 2.26 厘米和 2.83 厘米，汉族男、女生的其他几项形态指标的增长总值的增减波动不大。

纳西族男生的身高增长总值比 1985 年及 1995 年减 4.14 厘米和 4.13 厘米，纳西族女生胸围比 1985 年增加 3.41 厘米，其他几项指标的增长总值的增减波动不大。

汉族和纳西族7～18岁的形态发育在历次学生体质健康调查中都处于领先水平，但从2005年体调资料来看，纳西族长度指标增长速度减慢了，致使纳西族长度指标在原调查民族学生中的第一位，退居第三位。

佤族7～18岁男生身高增长总值比1985年及1995年分别增长2.12厘米和3.66厘米，女生身高与1985年比无明显增长，比1995年增长2.55厘米；女生的体重比1985年减3.85千克，胸围比1985年和1995年分别减了3.11厘米和4.93厘米。

哈尼族女生身高比1985年及1995年分别减了3.55厘米和4.28厘米。

由此可见，佤族身高增长虽有加速现象，但从历次学生体质健康调查中佤族、哈尼族各项指标都处于较低水平，再加上佤族体重、胸围和哈尼族身高等增加总值都有所下降，因此，在本次调查中也显示了佤族、哈尼族男女生身高、体重、胸围、肩宽、骨盆宽发育水平仍处于低下状态。

### 3.1.2　7个民族学生形态发育峰龄、峰值

从峰龄变化来看，凡形态指标发育水平较低的佤族、哈尼族发育高峰年龄比1985年和1995年均有明显推迟，佤族身高、坐高、体重、胸围及哈尼族坐高、体重、胸围、肩宽均推迟1～3年，峰龄推迟此现象在佤族、哈尼族男生更为突出（白族、傣族无相关资料对比）。但此现象在发育水平较高的汉族、纳西族就不明显。

从峰值来看，汉族的男生的身高（9.05厘米）、坐高（5.20厘米）、体重（6.82千克）、胸围（4.42厘米）；纳西族女生的身高（7.57厘米）、体重（5.78千克）、胸围（5.56厘米）、肩宽（1.77厘米）、骨盆宽（1.71厘米）。在7个民族中的发育峰值，汉族男生、纳西族女生是最高或较高的，由于青春期发育的突增质量高，在18岁的体型比较中汉族男生，纳西族女生是占有优势的。

从哈尼族、佤族的男、女生在形态发育的峰值来看，都属低下水平。

男生：哈尼族身高（7.01厘米）、体重（5.40千克）、胸围（3.34厘米）；佤族肩宽（1.63厘米）、骨盆宽（1.21厘米）。

女生：佤族身高（6.45厘米）、坐高（3.30厘米）、肩宽（1.46厘米）、骨盆宽（1.20厘米）；傣族体重（4.13千克）、胸围（3.36厘米）、肩宽（1.54厘米）。

哈尼族、佤族男、女生青春期发育的突增质量在7个民族比较是属低下水平，致使18岁时体型发育比较中呈弱势。

### 3.1.3　7个民族学生7～18岁形态指标最高均值的80%、90%值的首入年龄

从7个民族民学生形态指标最高均值80%值和90%值首入年龄来看，首入年龄的顺序是先长度指标（身高、坐高），其次是宽度指标（肩宽、骨盆宽），再次是围度指标（胸围），最后是重度指标（体重）。

长、宽、围、重6项形态指标首入最高均值80%值、90%值女生比男生早2年左右，这符合生长发育的规律。但白族坐高，傣族的体重，肩宽，骨盆宽最高均值80%值和90%值首入年龄比其他5个民族晚1～2年，此现象在男生更为突出。

### 3.1.4 18 岁体型比较

#### 3.1.4.1 7 个民族学生形态指标 7 岁及 18 岁均值位次表

从形态长、宽、围、重指标 18 岁均值位次和来看，在 7 个民族中男生体型发育较好的是汉族、白族，体型发育较差的是傈僳族、哈尼族及佤族；女生体型发育最好的是纳西族、汉族、白族，体型发育最差的是佤族、傣族。造成 18 岁形态指标发育水平较差的原因之一是 7 岁时各形态指标发育水平低下，加之青春期突增质量不高，18 岁时也随之形态发育水平低下，此现象在佤族男女生和傣族女生尤为突出（表 1，图 2、图 3）。

#### 3.1.4.2 体型比较

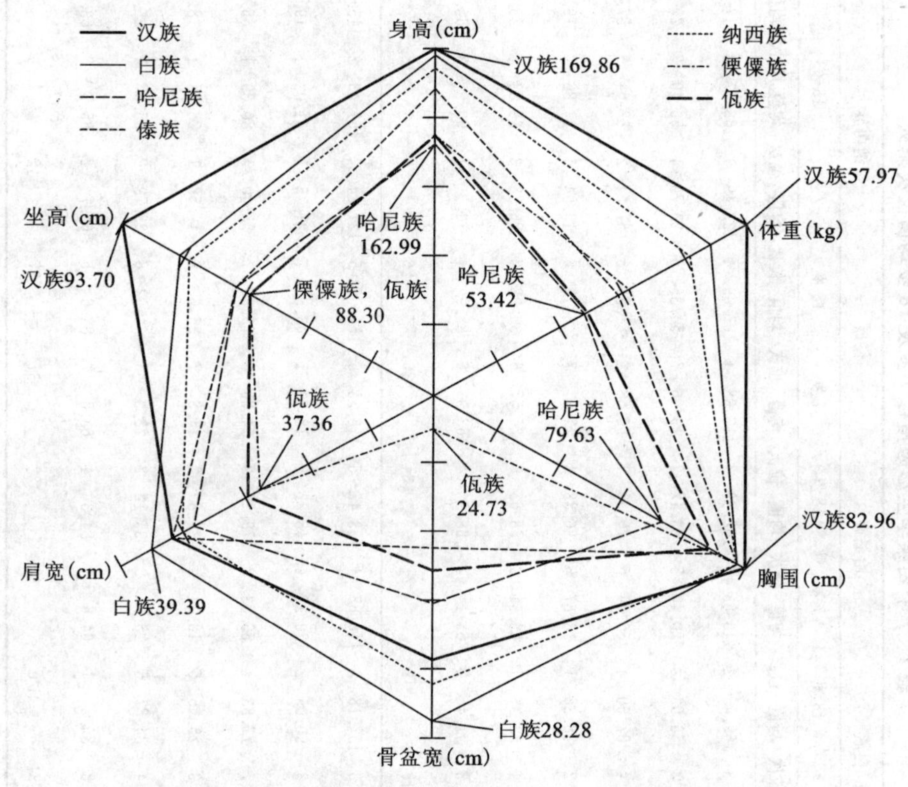


**图 2 云南省 7 个民族学生形态指标 18 岁均值蜘蛛网图(男生)**

7 个民族学生体型特征是：

汉族：男生属高、重、宽、围度大；女生属长度高，重、围宽匀称。

白族：男生属长度高，围度匀称，上下体最宽；女生体型属秀长、匀称。

哈尼族：男生属矮、轻、小；女生属矮、轻、上下体偏宽。

傣族：男生属长度不高的倒三角体型；女生属矮、轻、小、窄。

纳西族：男生属长、重、围匀称，下体偏宽；女生属高、重、围度大、上下体宽。

傈僳族：男生属长、宽、重偏小型；女生属长度偏矮，胸围小，上下体宽适中。

佤族：男生属长度不高、胸围偏大、上下体最窄；女生属矮、轻、小、窄型。

表1 7个民族学生形态指标7岁及18岁均值位次排列

| 指标 | 性别 | 汉族 | | | | 白族 | | | | 哈尼族 | | | | 傣族 | | | | 纳西族 | | | | 傈僳族 | | | | 佤族 | | | |
|---|---|---|---|---|---|---|---|---|---|---|---|---|---|---|---|---|---|---|---|---|---|---|---|---|---|---|---|---|---|
| | | 7岁 | | 18岁 | | 7岁 | | 18岁 | | 7岁 | | 18岁 | | 7岁 | | 18岁 | | 7岁 | | 18岁 | | 7岁 | | 18岁 | | 7岁 | | 18岁 | |
| | | 均值 | 位次 | 均值 | 位次 | 均值 | 位次 | 均值 | 位次 | 均值 | 位次 | 均值 | 位次 | 均值 | 位次 | 均值 | 位次 | 均值 | 位次 | 均值 | 位次 | 均值 | 位次 | 均值 | 位次 | 均值 | 位次 | 均值 | 位次 |
| 身高/cm | | 122.50 | 2 | 169.86 | 1 | 121.19 | 3 | 169.45 | 2 | 116.63 | 6 | 162.99 | 7 | 117.38 | 4 | 167.09 | 4 | 123.49 | 1 | 168.57 | 3 | 117.04 | 5 | 163.71 | 6 | 115.29 | 7 | 163.76 | 5 |
| 体重/kg | | 22.56 | 2 | 57.97 | 1 | 21.58 | 3 | 56.93 | 2 | 20.40 | 5 | 53.42 | 7 | 19.56 | 7 | 54.36 | 5 | 23.76 | 1 | 56.40 | 3 | 20.51 | 4 | 53.52 | 6 | 20.09 | 6 | 54.67 | 4 |
| 胸围/cm | | 57.61 | 1 | 82.96 | 1 | 56.77 | 4 | 82.60 | 4 | 56.64 | 5 | 79.63 | 7 | 56.58 | 6 | 81.95 | 5 | 57.54 | 2 | 82.64 | 3 | 57.00 | 3 | 81.38 | 6 | 56.05 | 7 | 82.72 | 2 |
| 骨盆宽/cm | 男 | 19.75 | 3 | 27.54 | 3 | 19.81 | 2 | 28.28 | 1 | 18.87 | 5 | 26.88 | 4 | 17.51 | 7 | 26.19 | 6 | 19.94 | 1 | 27.86 | 2 | 19.03 | 4 | 26.48 | 5 | 17.84 | 6 | 24.73 | 7 |
| 肩宽/cm | | 26.81 | 1 | 39.02 | 2 | 26.17 | 4 | 39.39 | 1 | 26.51 | 2 | 38.63 | 5 | 25.57 | 6 | 39.02 | 2 | 26.38 | 3 | 38.83 | 4 | 25.7 | 5 | 37.64 | 6 | 25.13 | 7 | 37.36 | 7 |
| 坐高/cm | | 67.2 | 2 | 93.7 | 1 | 66.7 | 3 | 91.4 | 2 | 65.1 | 4 | 88.9 | 4 | 63.9 | 6 | 88.9 | 4 | 73.1 | 1 | 90.9 | 3 | 64.8 | 5 | 88.3 | 6 | 63.9 | 6 | 88.3 | 6 |
| 位次合计 | | | 11 | | 9 | | 19 | | 12 | | 27 | | 34 | | 36 | | 26 | | 9 | | 18 | | 26 | | 35 | | 39 | | 31 |
| 身高/cm | | 121.57 | 2 | 157.95 | 1 | 120.25 | 3 | 157.18 | 3 | 116.68 | 4 | 153.47 | 6 | 116.35 | 5 | 154.36 | 5 | 121.34 | 2 | 157.43 | 2 | 115.54 | 6 | 154.77 | 4 | 114.67 | 7 | 151.77 | 7 |
| 体重/kg | | 21.71 | 2 | 49.64 | 4 | 20.93 | 3 | 50.05 | 2 | 20.22 | 4 | 48.32 | 6 | 18.79 | 7 | 45.58 | 7 | 21.75 | 1 | 51.02 | 1 | 19.86 | 5 | 49.65 | 3 | 19.60 | 6 | 49.39 | 5 |
| 胸围/cm | | 56.14 | 1 | 78.44 | 3 | 54.00 | 7 | 77.83 | 4 | 55.83 | 2 | 79.26 | 2 | 54.26 | 6 | 75.96 | 7 | 55.40 | 4 | 80.39 | 1 | 55.43 | 3 | 77.78 | 5 | 54.78 | 5 | 76.71 | 6 |
| 骨盆宽/cm | 女 | 19.04 | 2 | 26.34 | 4 | 18.84 | 3 | 25.65 | 5 | 18.34 | 5 | 26.89 | 2 | 17.5 | 7 | 25.6 | 6 | 19.58 | 1 | 28.18 | 1 | 18.74 | 4 | 26.63 | 3 | 17.57 | 6 | 24.04 | 7 |
| 肩宽/cm | | 26.24 | 1 | 34.99 | 3 | 25.51 | 4 | 34.87 | 5 | 25.75 | 3 | 35.12 | 2 | 25.3 | 5 | 34.52 | 6 | 25.79 | 2 | 35.37 | 1 | 25.27 | 6 | 34.93 | 4 | 25.08 | 7 | 34.52 | 6 |
| 坐高/cm | | 66.8 | 1 | 85.8 | 2 | 65.9 | 3 | 86.2 | 1 | 64.6 | 4 | 84.3 | 4 | 63.3 | 7 | 82.6 | 6 | 66.7 | 2 | 85.7 | 3 | 63.6 | 5 | 83.8 | 5 | 63.5 | 6 | 82.5 | 7 |
| 位次合计 | | | 9 | | 17 | | 23 | | 20 | | 22 | | 22 | | 37 | | 37 | | 12 | | 9 | | 29 | | 24 | | 37 | | 38 |

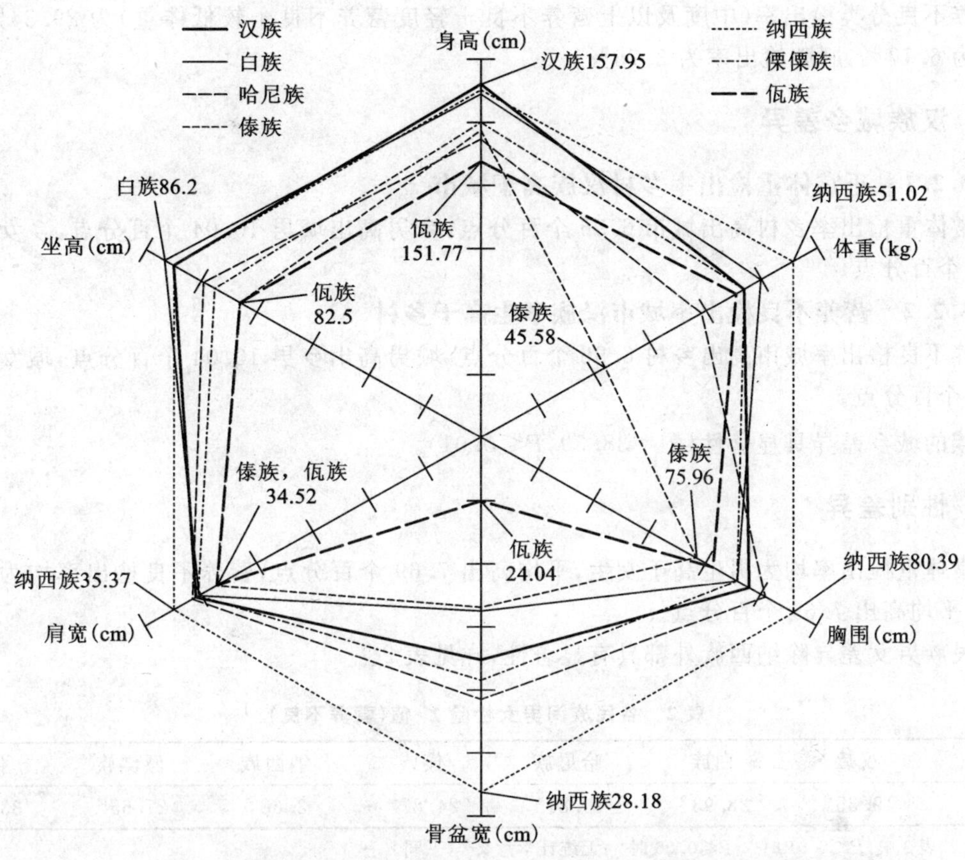


**图3　云南省7个民族学生形态指标18岁均值蜘蛛网图(女生)**

## 3.2　机能——肺活量

2005—1995年的10年间5种民族和2005—1985年20年间7个民族，7～18岁各年组的肺活量均有不同程度的下降。10年间5种民族学生下降范围是148.67～623.41毫升；20年间7个民族学生下降范围为198.67～796.18毫升。下降的趋势是随年龄增长肺活量下降数加大，男生从11～13岁起，女生从9～10岁起，肺活量下降数加大明显。下降最少的是佤族10年和20年间分别下降148.67毫升和198.67毫升外，纳西族和哈尼族下降最为明显，10年间分别下降623.41毫升及489.34毫升；20年间分别下降675.24毫升和796.18毫升。特别是哈尼族女生从14岁起，同性别同年龄组比1985年肺活量下降数在1 000毫升以上。

## 3.3　7个民族学生营养状况

### 3.3.1　营养现状

正常体重检出率为61.73%，营养不良检出率38.27%。

营养不良分类检出率(中度及以上营养不良＋轻度营养不良＋较低体重)为29.34％，超重检出率为6.17％，肥胖检出率为2.76％。

### 3.3.2 汉族城乡差异

#### 3.3.2.1 正常体重检出率乡村汉族高于城市

正常体重检出率乡村高出城市6.96个百分点，乡男高出城男10.04个百分点，乡女高出城女3.88个百分点。

#### 3.3.2.2 营养不良检出率城市汉族学生高于乡村

营养不良检出率城市高出乡村6.96个百分点，城男高出乡男10.04个百分点，城女高出乡女3.88个百分点。

汉族的城乡差异具显著性($\chi^2=38.39$，$P\leqslant0.01$)。

### 3.3.3 性别差异

正常体重检出率均为男生高于女生，平均高出7.69个百分点；营养不良检出率均为女生高出男生，平均高出7.69个百分点。

各民族男女差异除纳西族外都具有显著性，详见表2。

**表2 各民族间男女检验 $\chi^2$ 值(营养不良)**

| 民族 | 汉族 | 白族 | 哈尼族 | 傣族 | 纳西族 | 傈僳族 | 佤族 |
|---|---|---|---|---|---|---|---|
| $\chi^2$ 值 | 19.35※ | 28.93※ | 40.81※ | 24.87※ | 3.68▽ | 27.65※ | 33.84※ |

注：表2、表3中，$P\leqslant0.01$ 时※；$P\leqslant0.05$ 时*；无统计学意义▽，下同。

### 3.3.4 民族差异

**3.3.4.1** 正常体重检出率以佤族最高(75.58％)，其次是傈僳族、哈尼族(73.50％、72.52％)、傣族最低(53.66％)。

**3.3.4.2** 营养不良检出率是傣族最高(46.34％)、其次是白族、汉族(44.87％、44.48％)，最低是佤族(24.42％)。

民族间的差异除汉族与白族、汉族与傣族、白族与傣族、哈尼族与傈僳族、佤族与傈僳族差异无显著性以外，其他各民族间营养不良检出率差异都具有统计学意义(表3)。

**表3 7个民族间检验 $\chi^2$ 值(营养不良)**

| 民族 | 汉族 | 白族 | 哈尼族 | 傣族 | 纳西族 | 傈僳族 | 佤族 |
|---|---|---|---|---|---|---|---|
| 汉　族 | — | 0.13▽ | 233.19※ | 2.73▽ | 9.60※ | 260.66※ | 329.83※ |
| 白　族 | 0.13▽ | — | 170.60※ | 1.13▽ | 7.99※ | 191.13※ | 242.15※ |
| 哈尼族 | 233.19※ | 176.60※ | — | 197.16※ | 105.94※ | 0.63▽ | 6.34* |
| 傣　族 | 2.73▽ | 1.13▽ | 197.16※ | — | 15.02※ | 219.00※ | 273.13※ |
| 纳西族 | 9.60※ | 7.99※ | 105.94※ | 15.02※ | — | 122.46※ | 164.00※ |
| 傈僳族 | 260.66※ | 191.13※ | 0.63▽ | 219.00※ | 122.46※ | — | 2.96▽ |
| 佤　族 | 329.83※ | 242.15※ | 6.34* | 273.13※ | 164.00※ | 2.96▽ | — |

### 3.3.5 营养不良分类(标化构成比)

表 4 标化后营养不良分类构成排序(检出率由高到低排序)

| 民族 | 中度及以上营养不良 | 轻度营养不良 | 较低体重 | 超重 | 肥胖 |
|---|---|---|---|---|---|
| 汉 族 | 2 | 3 | 3 | 2 | 1 |
| 白 族 | 4 | 1 | 2 | 6 | 3 |
| 哈尼族 | 6 | 7 | 5 | 5 | 4 |
| 傣 族 | 1 | 2 | 1 | 7 | 7 |
| 纳西族 | 3 | 4 | 4 | 3 | 2 |
| 傈僳族 | 5 | 5 | 6 | 4 | 6 |
| 佤 族 | 7 | 6 | 7 | 1 | 5 |

营养不良构成(中度及以上营养不良、轻度营养不良、较低体重)所占比重依次为傣族、白族、汉族、纳西族、傈僳族、哈尼族,佤族所占比重最小(表 4)。

营养过剩(超重、肥胖)构成所占比重是汉族、纳西族、佤族为最大,其次白族和哈尼族,所占比重最小是傈僳族和傣族。

## 3.4 7个民族学生疾病检出情况

本次检测了 7 个民族的学生,视力检测全部年龄组 26 742 名学生;龋齿、血红蛋白仅检测 7、9、12、14、17 岁 5 个年龄组共 9 793 名学生;蛔虫类检检测了 7、9 岁两个年龄组汉族农村及少数民族学生共 3 268 名。

### 3.4.1 视力不良和近视

裸眼视力低于标准对数视力表 5.0 者即为视力不良,对视力不良者使用检眼排镜初筛近视、远视和其他。

**3.4.1.1** 在云南省全省 7 个民族中,汉族学生的视力不良率和近视率最高,分别是 55.34%和 55.0%,其次是白族,视力不良率和近视率分别是 35.45%和 35.45%,而最低是佤族,分别为 7.70%和 7.63%,经卡方检验,民族间存在显著性差异($\chi^2=4\ 586.97, P<0.01$),性别间也存在显著性差异,女生高于男生($\chi^2=66.16, P<0.01$)。

**3.4.1.2 资料显示 7 个民族中、小学生视力不良及近视呈现以下特点**

(1) 汉族城市高于农村。视力不良率城市为 59.78%,农村为 50.92%,高出 8.86 个百分点;近视率城市为 59.42%,农村为 50.58%,高出 8.84 个百分点。

(2) 女生高于男生;视力不良率女生为 35.82%,男生为 29.24%,高出 6.58 个百分点;近视率女生为 35.47%,男生为 28.97%,高出 6.50 个百分点。

(3) 视力不良率及近视率随着年龄增长而上升(图 4、图 5)。

(4) 近视率已接近视力不良率。汉族近视率占视力不良率的 99.37%;白族占 100.00%;哈

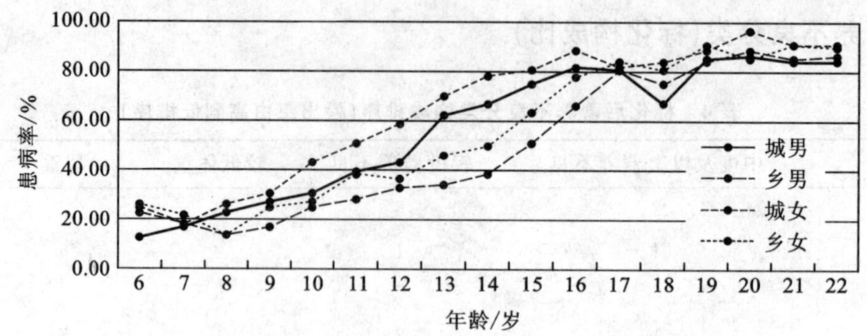


**图 4　汉族学生视力不良率随年龄变化趋势**

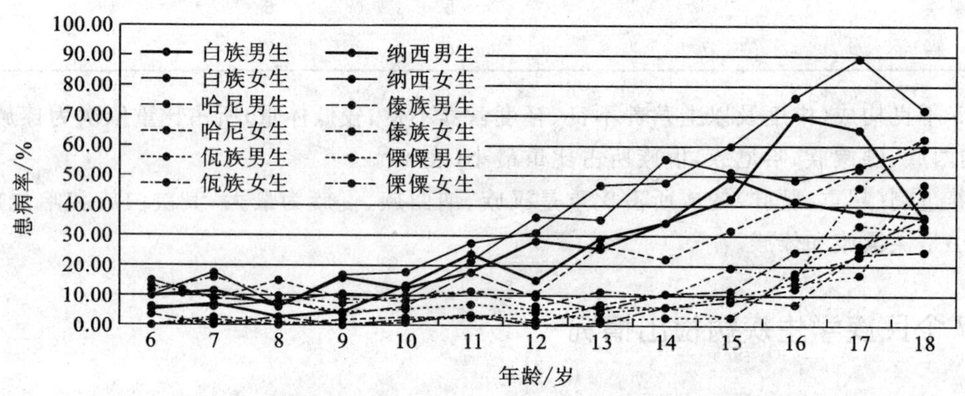


**图 5　少数民族学生视力不良随年龄变化趋势**

尼族占 96.86%；傣族占 95.37%；纳西族占 99.35%；傈僳族占 96.47%；佤族占 99.09%。

(5) 从视力不良的程度分布来看，重度视力不良已占视力不良人数的一半以上或接近一半，视力不良率较高的汉族、白族学生重度视力不良已占视力不良率的 64.00%和 51.28%；视力不良率较低的佤族、傣族学生、重度视力不良也占视力不良率的 45.45%和 45.83%。

(6) 视力不良率上升幅度惊人，尤以少数民族学生更为突出

汉　族：2005 年视力不良是 1985 年的 1.87 倍，20 年间视力不良上升 87.22%。

2005 年视力不良是 1995 年的 1.14 倍，10 年间视力不良上升 13.88%。

哈尼族：2005 年视力不良是 1985 年的 4.70 倍，20 年间视力不良上升 369.56%。

2005 年视力不良是 1995 年的 1.15 倍，10 年间视力不良上升 14.73%。

纳西族：2005 年视力不良是 1985 年的 2.58 倍，20 年间视力不良上升 157.64%。

2005 年视力不良比 1995 年降低了 7.74 个百分点，10 年间视力不良下降幅度为 21.98%。

傈僳族：2005 年视力不良是 1985 年的 6.14 倍，20 年间视力不良上升 514.32%。

2005 年视力不良是 1995 年的 1.34 倍，10 年间视力不良上升 34.08%。

佤　族：2005 年视力不良是 1985 年的 2.53 倍，20 年间视力不良上升 153.19%。

2005 年视力不良比 1995 年下降 0.57 个百分点，10 年间视力不良下降幅度为 6.97%。

5 个民族 2005 年视力不良率与 1985 年比都有不同程度上升，上升的幅度为 87.22%（汉族）～514.32（傈僳族）；

5 个民族 2005 年视力不良与 1995 年相比，唯有纳西族、佤族略有下降；汉族、傈僳族、哈尼族均有不同程度上升。2005 年学生视力不良是 1985 年的 2～6 倍，2005 年学生视力不良是 1995 年的 1～1.5 倍。

### 3.4.2 龋齿

#### 3.4.2.1 乳牙龋

云南省 7 个民族 7、9、12 岁 3 个年龄组乳牙龋患率为 53.91%（3 093/5 737），而龋补率仅为 6.05%（187/3 093）。以佤族、哈尼族、傣族学生乳牙龋齿患病率最高，分别为 60.76%（401/660）、60.53%（391/646）、60.31%（392/650）；傈僳族学生乳牙龋齿患病率最低 37.63%（245/651）。乳牙龋补率最高的汉族学生为 15.96%（158/990）；最低为傣族、纳西族、傈僳族学生，分别为 0.51%（2/392）、0.28%（1/362）和 0（0/245），可见乳牙龋补率极低。乳牙受者龋均 1.94 颗牙，其中最高为哈尼族和纳西族，分别为 2.80 和 2.54 颗牙。

#### 3.4.2.2 恒牙龋

云南省 7 个民族 7、9、12、14、17 岁 5 个年龄组恒牙龋患率为 19.23%（1 887/9 812），而龋补率仅为 10.81%（204/1 887）。恒牙龋齿患病率以佤族学生最高 33.82%（372/1 100）、其次是哈尼族和纳西族，分别为 28.39%（306/1 078）和 22.15%（243/1 097）；白族学生最低 11.73%（129/1 100）。恒牙龋补率最高的汉族学生为 24.52%（102/416），最低为哈尼族、纳西族和傈僳族学生，分别为 3.27%（10/306）、2.06%（5/243）及 1.94%（4/206）。恒牙受者龋均明显低于乳牙，为 0.37 颗牙，其中最高为佤族、哈尼族和纳西族，分别为 0.64、0.57 及 0.51。

#### 3.4.2.3 混合龋

云南省 7 个民族 7、9、12、14、17 岁 5 个年龄组混合龋齿患龋率为 52.30%（4 774/9 128），而龋补率仅为 8.06%（385/4 774）。以佤族学生龋齿患病率最高达 66.36%（730/1 100），其次是哈尼族 60.76%（655/1 078）、纳西族 54.79%（601/1 097）、傣族 53.69%（582/1 084）、汉族 41.41%（1 353/3 267）、傈僳族 39.41%（428/1 086）、白族学生最低 38.64%（425/1 100）。龋补率以汉族学生最高 18.99%（257/1 353）、其次为佤族 7.12%（52/730）、白族 5.18%（22/425）、傣族 4.81%（28/582）、哈尼族 2.44%（16/655）、纳西族 1.00%（6/601）、最低为傈僳族 0.93%（4/428）。混合牙受者龋均为 1.50 颗牙齿，最高为哈尼族和纳西族，分别为 2.24 和 2.04 颗牙。

### 3.4.3 蛔虫感染

7 个民族 7、9 岁两个年龄组粪检蛔虫卵检出率为 25.21%（824/3 268），男、女生蛔虫检出感染率分别为 25.43%（415/1 632）和 25.00%（409/1 636），经卡方检验，男女学生间蛔虫感染率差异不存在显著性（$\chi^2=0.08, P>0.05$）。7 个民族中以佤族学生蛔虫感染率最高达 64.90%（281/433）、其次是哈尼族 54.38%（236/434）、傈僳族 26.04%（113/434）、白族 14.32%（63/440）、傣族 12.50%（54/432）、汉族乡村 9.12%（60/658）、纳西族学生检出率最低为 3.89%（17/437），经卡方检验，民族间差异存在显著性（$\chi^2=818.01, P<0.01$）。

与 1995 年云南省全省学生体调资料相比，各民族学生蛔虫感染率均有下降。感染率最高的佤族学生已由1995年的92.29%下降到2005年的64.90%，下降幅度为29.68%，其次是哈尼族从77.78%下降到54.38%，下降幅度为30.08%，傈僳族从49.75%下降到26.04%，下降幅度为47.66%，汉族由21.35%下降到9.12%，下降幅度为57.28%，白族、傣族未参加1995年学生体调(图6)。

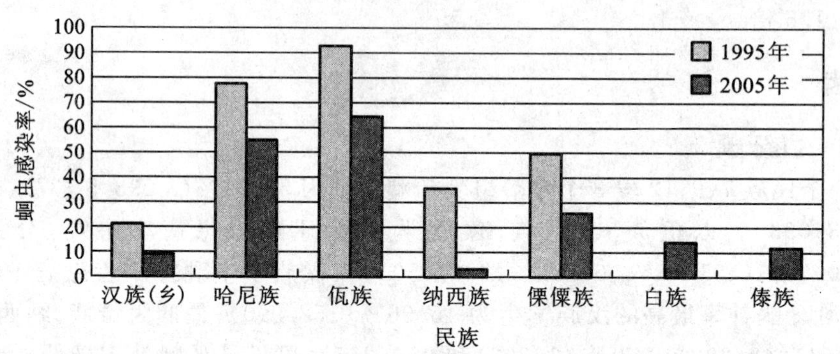


**图6　7个民族学生10年间蛔虫感染率比较情况**

### 3.4.4　低血红蛋白检出情况

低血红蛋白检出率6.99%(685/9 793)，较1995年(低血红蛋白检出率为28.86%(2 058/7 131))下降了21.87个百分点，下降幅度为75.78%。男生低血红蛋白检出率为8.29%(405/4 886)，女生低血红蛋白检出率为5.71%(280/4 907)，男生明显高于女生($\chi^2=22.96$，$P<0.01$)，在7个民族中;傈僳族学生低血红蛋白检出率最高为15.73%(170/1 081)、其次为佤族15.29%(168/1 099)、傣族8.12%(88/1 084)、白族7.28%(80/1 099)、哈尼族4.93%(53/1 075)、汉族3.22%(105/3 258)、纳西族最低为1.91%(21/1 097)。各年龄之间存在显著性差异($\chi^2=377.02$，$P<0.01$)。

乡村汉族学生的低血红蛋白检出率3.90%(64/1 639)高于城市汉族学生2.53%(41/1 619)，经卡方检验，城乡间差异存在显著性($\chi^2=4.92$，$P<0.05$)。

## 4　结论

### 4.1　形态特征

纳西族男、女生长度增长速度减慢了，但女生胸围略有增长。从发育峰值来看，汉族男生、纳西族女生身高是最高或较高，由于青春发育突增质量高，在18岁体型评价中，汉族男生、纳西族女生呈优势。佤族身高虽有加速现象，由于历次学生体质调研中，佤族、哈尼族各项指标都处于较低水平，故在2005年调研中，峰值在青春发育期突增质量属低下水平，造成佤族、哈尼族赶上生长速度仍不高，致使18岁时体型发育呈弱势。

体型评价：

汉族、白族、纳西族男女生均属匀称型体型，白族男生和纳西族女生上下体宽、纳西族男生下体宽、白族女生秀长匀称。

哈尼族、傈僳族男女生长、宽、围、重均属偏小型体型。

傣族、佤族男女生、矮、轻、小、窄型体型。

## 4.2 肺活量

7个民族7～18岁各年龄组比1985年及1995年均有明显下降，肺活量下降趋势是随年龄增长，肺活量下降幅度加大，男生从11～13岁起，女生从9～10岁起，肺活量下降幅度明显，特别是哈尼族女生从14岁起，每个年龄组在20年间肺活量下降幅度均在1 000毫升以上。显示在男女生步入青春期后，肺活量下降幅度增大，此现象应引起高度重视，肺活量下降有碍运动素质的提高，其原因是否与进入中学时代后，升学压力大，体育锻炼相对不足有关，还有待进一步探讨。

## 4.3 7个民族学生营养状况

在云南省7个民族中，存在营养不足及营养过剩的双重现象，加强营养知识普及，加强师生合理营养认知，加强食堂营养、卫生的指导，改变营养与价格成正比的观念，有条件的州市县区建立营养午餐制度。

## 4.4 疾病检出情况

### 4.4.1 视力不良

(1) 城市高于农村。

(2) 女生高于男生。

(3) 视力不良率及近视率随年龄增长而上升。

(4) 近视率已接近视力不良率。

(5) 重度视力不良已占视力不良人数的一半以上。

(6) 视力不良率上升幅度惊人，尤以少数民族学生更为突出。

近视眼防治一定要抓早抓小，加强健康用眼知识的宣教，认真做好眼保健操，加强学生配镜卫生质量检测，使真性近视学生能戴上卫生质量合格的框架眼镜。

### 4.4.2 龋齿

乳牙龋患率53.91%，龋补率6.05%，受者龋均1.94颗牙。

恒牙龋患率19.23%，龋补率10.81%，受者龋均0.37颗牙。

混合牙龋患率48.65%，龋补率8.06%，受者龋均1.50颗牙。

汉族补牙率15.96%，恒牙24.52%，少数民族更低，甚至补牙率为0。

我省学生龋患率高、龋补率低的现象较为突出。加强学校健康教育工作，增强师生护牙及口腔卫生意识。卫生部门要因地制宜地增设口腔医疗网点，提供学生治牙、护牙必备条件，从而提高学生补牙率及降低龋齿的患病率。

### 4.4.3 蛔虫感染率

蛔虫感染率是佤族学生最高达 64.90%，纳西族学生最低为 3.89%。与 1995 年相比佤族蛔虫感染率下降幅度为 29.68%，哈尼族蛔虫感染率下降幅度为 30.08%，傈僳族蛔虫感染率下降幅度为 47.66%，汉族蛔虫感染率下降幅度为 57.28%。自学生常见病防治工作开展以来，蛔虫感染率明显下降。

今后，继续贯彻《学生常见病防治方案》，培养学生良好的饮食卫生习惯，加强蛔虫卵检测工作，做好环境综合治理工作，更大范围做好粪便无害化处理，使肠道寄生虫病防治成效得到进一步的巩固。

### 4.4.4 低血红蛋白

低血红蛋白检出率为 6.99%，与 1995 年相比，下降幅度为 75.78%，男生血红蛋白检出率明显高于女生，乡村高于城市，在 7 个民族中，傈僳族低血红蛋白检出率最高，纳西族最低。低血红蛋白多为营养不良性贫血，因此减少营养不良的发生率和蛔虫感染率，均对控制低血红蛋白检出率极为有利的。

（云南省学生体质与健康调研组选送）

**参考资料：**

[1] 云南省统计局编. 云南省统计年鉴[M]. 北京：中国统计出版社，2005.
[2] 红旗杂志社经济编辑室《中国省情》编辑组. 中国省情[M]. 北京：中国工商出版社，1986.

# 红河州2005年学生体质与健康调研报告

谭惠平　执笔

## 1　研究对象与方法

### 1.1　研究对象

按教育部等国家五部委《2005年全国学生体质健康调研方案》统一部署，随机分层整群抽取，居住在红河州内哈尼族集居的红河县、绿春县监测点校6～18岁在校哈尼族（父母双方均为哈尼族）学生，分男、女两个类别，每一性别年龄组100～110人，共2 804人（男1 403人、女1 401人）及汉族集居的建水县6～18岁在校汉族学生（父母双方均为汉族），分城男、城女、乡男、乡女4个类别，每一性别年龄组45～55人，共2 765人（城男687人、城女676人、乡男694人、乡女708人）。

### 1.2　分析指标

分析指标共23项。生长发育7项：身高（厘米）、体重（千克）、胸围（厘米）、脉搏（次/分）、血压（毫米汞柱）、肺活量（毫升）、握力（千克）；运动素质9项：50米跑（秒）、立定跳远（米）、坐位体前屈（厘米）、6～12岁50米×8往返跑（秒）、男6～12岁斜身引体向上（次）、男13～18岁引体向上（次）、女仰卧起坐（次/分）、女13～18岁800米跑（秒）、男13～18岁1 000米跑；疾病分析4项：视力低下患病率、恒牙龋齿患病率、低血红蛋白检出率、蛔虫感染率；性发育指标2项：女生月经初潮平均年龄（岁）、男生首次遗精平均年龄（岁）；体育锻炼指标1项：1～2小时/天体育锻炼人数百分比。每项指标均由专人负责检测，场地、器材和测试要求严格按《检测细则》执行。现场质量控制专人负责并符合要求。

### 1.3　统计分析

不同民族、性别及城乡学生间的$\chi$差异比较采用$\tau$检验，$P$值的判定依标准正态$\tau$分布进行（即$\tau 0.05\infty = 1.96$　$\tau 0.01\infty = 2.58$　$\tau 0.001\infty = 3.29$），疾病检出率间的差异比较采用$\chi^2$检验，所有统计在CASIO fx－4500PA计算器上完成。

## 2 结果与分析

### 2.1 生长发育状况

#### 2.1.1 2005年我州中小学生形态发育状况

本次调查结果显示我州哈尼族、汉族男女身高、体重、胸围发育均值曲线均出现了两次交叉，符合生长发育一般规律。

第一次交叉汉族11岁、哈尼族9岁(表1)，交叉后汉族或哈尼族女生身高、体重、胸围发育水平都超过了同年龄、同民族男生，即汉族女生11岁、哈尼族女生9岁跨入青春发育突增期；第二次交叉汉族13～15岁，哈尼族13～16岁，交叉后汉族或哈尼族男生身高、体重、胸围发育水平又超过了同年龄、同民族的女生，表现出了男生比女生晚2～3岁进入青春发育突增，符合生长发育规律。

表1 红河州2005年中小学生形态发育状况($\bar{X}$±$S$)

| 类别 | 年龄/岁 | n 男 | n 女 | 身高/cm 男 | 身高/cm 女 | 体重/kg 男 | 体重/kg 女 | 胸围/cm 男 | 胸围/cm 女 |
|---|---|---|---|---|---|---|---|---|---|
| 汉族 | 6 | 92 | 99 | 115.4±5.1 | 114.6±5.2 | 19.7±3.9 | 19.3±3.8 | 55.1±4.0 | 55.1±4.0 |
| | 7 | 109 | 107 | 120.6±5.7 | 120.1±5.7 | 21.4±3.7 | 21.3±4.0 | 56.8±3.6 | 56.9±4.2 |
| | 8 | 111 | 105 | 126.2±5.4 | 125.2±5.5 | 25.4±5.6 | 23.6±4.3 | 60.1±5.9 | 58.9±4.5 |
| | 9 | 110 | 107 | 131.7±5.9 | 131.5±7.5 | 27.9±6.2 | 26.5±5.3 | 61.9±6.0 | 61.4±5.3 |
| | 10 | 105 | 109 | 136.2±6.5 | 135.1±7.0 | 30.3±7.0 | 28.7±5.7 | 63.3±6.4 | 62.9±5.3 |
| | 11 | 109 | 106 | 139.7±6.6 | 141.0±7.4 | 32.6±7.6 | 32.9±7.9 | 64.7±6.9 | 66.0±6.8 |
| | 12 | 105 | 105 | 144.7±6.7 | 145.9±6.3 | 37.5±9.8 | 38.3±13.5 | 68.4±8.2 | 70.4±7.7 |
| | 13 | 107 | 105 | 152.4±6.5 | 151.9±5.5 | 41.7±7.5 | 41.4±5.8 | 70.8±5.8 | 73.8±5.1 |
| | 14 | 107 | 110 | 160.8±8.4 | 154.7±6.0 | 47.4±8.6 | 44.5±6.3 | 74.4±5.5 | 75.4±4.7 |
| | 15 | 110 | 108 | 165.3±6.4 | 155.1±5.7 | 51.3±8.1 | 45.7±4.6 | 77±5.6 | 76.5±3.4 |
| | 16 | 104 | 109 | 167.4±5.3 | 155.0±5.0 | 54.5±7.7 | 47.6±5.6 | 79.1±4.7 | 78.6±4.7 |
| | 17 | 104 | 105 | 167.4±5.9 | 156.8±4.8 | 55.9±7.3 | 49.0±6.1 | 80.7±5.4 | 79.4±4.8 |
| | 18 | 108 | 109 | 168.1±5.4 | 157.0±5.5 | 61.6±5.2 | 48.2±6.1 | 81.6±4.8 | 79.0±4.8 |
| 哈尼族 | 6 | 103 | 109 | 112.5±5.1 | 112.2±4.3 | 18.9±2.3 | 18.0±2.0 | 54.7±2.4 | 53.9±2.2 |
| | 7 | 110 | 109 | 116.6±4.6 | 116.5±5.7 | 20.4±2.0 | 20.1±3.4 | 56.6±2.5 | 55.8±3.5 |
| | 8 | 108 | 109 | 122.2±5.4 | 121.8±5.4 | 22.8±3.2 | 22.3±3.2 | 58.1±2.8 | 57.8±3.1 |
| | 9 | 110 | 109 | 126.4±5.4 | 127.1±6.3 | 25.6±4.6 | 25.2±4.8 | 60.9±4.8 | 60.0±4.5 |
| | 10 | 108 | 108 | 131.2±6.1 | 132.7±6.6 | 27.6±4.3 | 27.9±5.0 | 62.1±4.0 | 62.1±4.4 |
| | 11 | 108 | 109 | 138.2±7.6 | 139.6±7.4 | 32.0±6.8 | 32.0±5.4 | 64.9±5.2 | 65.6±5.0 |

续表

| 类别 | 年龄/岁 | n 男 | n 女 | 身高/cm 男 | 身高/cm 女 | 体重/kg 男 | 体重/kg 女 | 胸围/cm 男 | 胸围/cm 女 |
|---|---|---|---|---|---|---|---|---|---|
| 哈尼族 | 12 | 105 | 104 | 141.8±7.0 | 143.3±6.6 | 33.2±5.2 | 34.8±6.2 | 66.4±3.9 | 67.9±5.2 |
| | 13 | 108 | 103 | 148.3±7.9 | 148.0±6.0 | 37.9±7.1 | 41.1±7.5 | 69.5±5.0 | 72.7±5.6 |
| | 14 | 105 | 108 | 154.5±7.9 | 151.0±5.2 | 42.6±7.0 | 43.6±5.4 | 72.4±4.8 | 74.9±4.2 |
| | 15 | 110 | 109 | 158.0±7.5 | 153.1±4.5 | 46.9±6.9 | 47.0±5.7 | 75.7±4.4 | 77.2±4.5 |
| | 16 | 110 | 106 | 162.4±4.7 | 153.7±5.5 | 52.3±4.8 | 48.2±5.2 | 78.9±3.5 | 79.0±4.3 |
| | 17 | 110 | 109 | 163.9±5.1 | 153.8±4.7 | 53.2±4.8 | 48.4±4.8 | 80.0±3.3 | 79.6±3.9 |
| | 18 | 108 | 109 | 162.0±5.6 | 153.5±4.9 | 53.4±7.4 | 48.3±5.5 | 79.6±4.4 | 79.4±4.6 |

注：n 为样本数(汉族为城乡合并样本)以下同。

### 2.1.2 汉族学生生长水平城、乡差异

2005 年调查结果显示，我州汉族中小学生身高、体重存在城、乡差异，主要在 6～12 岁低年龄阶段。表现为城区＞乡村($P<0.01$)，13 岁后随着年龄增长差异减小，15 岁后消失($P>0.05$，表 2)。

**表 2 红河州 2005 年汉族中、小学生生长水平城、乡差异($\bar{X}\pm S$)**

| 性别 | 年龄/岁 | n 城 | n 乡 | 身高/cm 城 | 身高/cm 乡 | 身高/cm d | 体重/kg 城 | 体重/kg 乡 | 体重/kg d |
|---|---|---|---|---|---|---|---|---|---|
| 男生 | 6 | 45 | 47 | 116.8±4.3 | 114.0±5.4 | 2.8** | 20.6±2.9 | 18.9±4.6 | 1.7* |
| | 7 | 54 | 55 | 122.8±5.1 | 118.4±5.4 | 4.4# | 22.4±3.5 | 20.4±3.6 | 2.0** |
| | 8 | 55 | 56 | 127.7±4.3 | 124.7±6.0 | 3** | 26.2±4.9 | 24.6±6.3 | 1.6 |
| | 9 | 55 | 55 | 134.0±4.7 | 129.5±6.2 | 4.5# | 28.5±4.5 | 27.2±7.6 | 1.3 |
| | 10 | 55 | 50 | 138.2±7.0 | 134.1±5.2 | 4.1# | 32.0±7.9 | 28.4±5.3 | 3.6** |
| | 11 | 55 | 54 | 142.2±6.3 | 137.1±5.9 | 5.1# | 33.9±8.6 | 31.3±6.1 | 2.6 |
| | 12 | 51 | 54 | 147.3±6.8 | 142.1±5.7 | 5.2# | 42.0±11.3 | 33.2±5.5 | 8.8# |
| | 13 | 55 | 52 | 151.4±6.6 | 153.5±6.4 | −2.1 | 41.0±8.3 | 42.4±6.5 | −1.4 |
| | 14 | 52 | 55 | 165.8±5.3 | 156.1±8.2 | 9.7# | 52.2±7.2 | 42.9±7.2 | 9.3# |
| | 15 | 55 | 55 | 165.6±6.3 | 164.9±6.5 | 0.7 | 50.9±8.9 | 51.8±7.4 | −0.9 |
| | 16 | 52 | 52 | 168.3±5.2 | 166.4±5.3 | 1.9 | 56.0±9.2 | 53.0±5.7 | 3.0* |
| | 17 | 50 | 54 | 167.5±6.4 | 167.4±5.5 | 0.1 | 56.7±8.8 | 55.3±5.6 | 1.4 |
| | 18 | 53 | 55 | 168.8±5.7 | 167.4±5.1 | 1.4 | 57.1±8.2 | 65.9±7.7 | −8.8 |
| 女生 | 6 | 45 | 54 | 116.8±5.0 | 112.8±4.7 | 4# | 20.3±4.3 | 18.5±3.1 | 1.8* |
| | 7 | 52 | 55 | 122.4±5.3 | 117.8±5.0 | 4.6# | 22.5±4.2 | 20.2±3.5 | 2.3** |
| | 8 | 52 | 53 | 126.8±5.8 | 123.6±4.8 | 3.2** | 24.4±4.6 | 22.7±3.8 | 1.7* |
| | 9 | 53 | 54 | 133.5±7.4 | 129.5±7.2 | 4.1** | 27.4±5.3 | 25.6±5.3 | 1.8 |
| | 10 | 54 | 55 | 137.5±7.1 | 132.8±6.2 | 4.7** | 30.0±5.9 | 27.5±5.3 | 2.5* |
| | 11 | 52 | 54 | 144.7±6.5 | 137.4±6.5 | 7.3# | 36.1±8.8 | 29.8±5.3 | 6.3# |

续表

| 性别 | 年龄/岁 | n 城 | n 乡 | 身高/cm 城 | 身高/cm 乡 | 身高/cm d | 体重/kg 城 | 体重/kg 乡 | 体重/kg d |
|---|---|---|---|---|---|---|---|---|---|
| 女生 | 12 | 50 | 55 | 147.7±6.4 | 144.3±5.8 | 3.4** | 39.6±16.6 | 37.1±9.9 | 2.5 |
| | 13 | 50 | 55 | 151.6±6.2 | 152.1±4.9 | −0.5 | 40.8±6.0 | 41.8±5.7 | −1.0 |
| | 14 | 55 | 55 | 157.0±5.6 | 152.5±5.7 | 4.4# | 45.4±5.9 | 43.6±6.7 | 1.7 |
| | 15 | 55 | 53 | 155.7±5.8 | 154.5±5.7 | 1.2 | 46.0±4.0 | 45.3±5.1 | 0.7 |
| | 16 | 54 | 55 | 155.9±4.3 | 154.1±5.5 | 1.8 | 48.4±6.0 | 46.8±5.2 | 1.6 |
| | 17 | 50 | 55 | 156.9±4.7 | 156.8±5.0 | 0.1 | 48.9±6.2 | 49.0±6.1 | −0.1 |
| | 18 | 54 | 55 | 158.1±5.7 | 155.8±5.0 | 2.3* | 48.9±6.9 | 47.5±5.2 | 1.4 |

注：# $P<0.001$，** $P<0.01$，* $P<0.05$。以下表同。

### 2.1.3 汉族与哈尼族学生生长发育水平动态分析

#### 2.1.3.1 形态发育横向比较生长水平民族差异

2005 年体调资料显示我州汉族与哈尼族中小学生生长水平存在民族差异（$P<0.01$）。

身高：2005 年我州汉族男、女身高发育均值曲线一直超过同性别、年龄哈尼族学生（$P<0.01$，表 3），说明汉族无论男生或女生其身高均高于同年龄、性别的哈尼族学生。

体重：2005 年我州汉族男生体重发育均值曲线一直超过同年龄的哈尼族男生（$P<0.01$），而汉族女生体重与哈尼族女生无明显差异（$P>0.05$，表 3）。

表 3 红河州 2005 年哈尼族、汉族学生生长水平差异

| 性别 | 年龄/岁 | 身高/cm 汉 | 身高/cm 哈 | 身高/cm d | 身高/cm t | 体重/kg 汉 | 体重/kg 哈 | 体重/kg d | 体重/kg t |
|---|---|---|---|---|---|---|---|---|---|
| 男生 | 6 | 115.4 | 112.5 | 2.9# | 3.9 | 19.7 | 18.9 | 0.8 | 1.8 |
| | 7 | 120.6 | 116.6 | 4# | 5.7 | 21.4 | 20.4 | 1.0* | 2.5 |
| | 8 | 126.2 | 122.2 | 4# | 5.5 | 25.4 | 22.8 | 2.6# | 4.2 |
| | 9 | 131.7 | 126.4 | 5.3# | 7 | 27.9 | 25.6 | 2.3** | 3.1 |
| | 10 | 136.2 | 131.2 | 5# | 5.8 | 30.3 | 27.6 | 2.7# | 3.4 |
| | 11 | 139.7 | 138.2 | 1.5 | 1.6 | 32.6 | 32 | 0.6 | 0.6 |
| | 12 | 144.7 | 141.8 | 2.9** | 3.1 | 37.5 | 33.2 | 4.3# | 4.0 |
| | 13 | 152.4 | 148.3 | 4.1# | 4.2 | 41.7 | 37.9 | 3.8# | 3.8 |
| | 14 | 160.8 | 154.5 | 6.3# | 6.7 | 47.4 | 42.6 | 4.8# | 4.5 |
| | 15 | 165.3 | 158.0 | 7.3# | 7.8 | 51.3 | 46.9 | 4.4# | 4.3 |
| | 16 | 167.4 | 162.4 | 5# | 7.3 | 54.5 | 52.3 | 2.2* | 2.5 |
| | 17 | 167.4 | 163.9 | 3.5# | 4.6 | 55.9 | 53.2 | 2.7** | 3.2 |
| | 18 | 168.1 | 162.0 | 5.1# | 8.2 | 61.6 | 53.4 | 8.2# | 9.5 |
| | 平均 | | | 4.3 | | | | 3.1 | |

续表

| 性别 | 年龄/岁 | 身高/cm 汉 | 哈 | d | t | 体重/kg 汉 | 哈 | d | t |
|---|---|---|---|---|---|---|---|---|---|
| 女生 | 6 | 114.6 | 112.2 | 2.4# | 3.6 | 19.3 | 18 | 1.3 | 3.0 |
| | 7 | 120.1 | 116.5 | 3.6# | 4.6 | 21.3 | 20.1 | 1.2* | 2.4 |
| | 8 | 125.2 | 121.8 | 3.4# | 4.6 | 23.6 | 22.3 | 1.3* | 2.5 |
| | 9 | 131.5 | 127.1 | 4.4# | 4.7 | 26.5 | 25.2 | 1.3 | 1.9 |
| | 10 | 135.1 | 132.7 | 2.4* | 2.6 | 28.7 | 27.9 | 0.8 | 1.1 |
| | 11 | 141.0 | 139.6 | 1.4 | 1.4 | 32.9 | 32 | 0.9 | 1.0 |
| | 12 | 145.9 | 143.3 | 2.6** | 2.9 | 38.3 | 34.8 | 3.5* | 2.4 |
| | 13 | 151.9 | 148.0 | 3.9# | 4.9 | 41.4 | 41.1 | 0.3 | 0.3 |
| | 14 | 154.7 | 151.0 | 3.7# | 5.1 | 44.5 | 43.6 | 0.9 | 1.1 |
| | 15 | 155.1 | 153.1 | 2** | 2.9 | 45.7 | 47.0 | −1.3 | −1.9 |
| | 16 | 155.0 | 153.7 | 1.3 | 1.8 | 47.6 | 48.2 | −0.6 | −0.8 |
| | 17 | 156.8 | 153.8 | 3# | 4.6 | 49.0 | 48.4 | 0.6 | 0.8 |
| | 18 | 157.0 | 153.5 | 3.5# | 5.0 | 48.2 | 48.3 | −0.1 | −0.1 |
| | 平均 | | | 2.9 | | | | 0.8 | |

### 2.1.3.2 形态发育纵向比较

2.1.3.2.1 哈尼族身高均值与1985、1991、1995年同质比较

2005年哈尼族与1985年同质资料比，身高均值男女各年龄段在20年内均有较大幅度的增长（$P<0.001$ 表4）。

2005年哈尼族身高均值分别与1991、1995年同质资料比，男、女生在15年或10年间增长幅度不大，近一半年龄段还出现了下降趋势（表4）。

**表4 2005年哈尼族学生身高均值与1985、1991、1995年动态比较**

| 年龄/岁 | 男生 $d_1$ | $t_1$ | $d_2$ | $t_2$ | $d_3$ | $t_3$ | 女生 $d_1$ | $t_1$ | $d_2$ | $t_2$ | $d_3$ | $t_3$ |
|---|---|---|---|---|---|---|---|---|---|---|---|---|
| 7 | 2.4# | 6.7 | (−)0.6* | 2.1 | 0.6* | 2.2 | 2.8# | 8.7 | (−)0.9* | 2.4 | 2.3# | 7.3 |
| 8 | 5.1# | 12.7 | 1.9# | 5.9 | 0.2 | 0.9 | 4# | 9.1 | 1.5# | 4.5 | 0.8** | 2.5 |
| 9 | 4.6# | 12.9 | 0.7 | 1.7 | 0.5 | 1.6 | 4.8# | 14.3 | 1.5# | 4.2 | 0.3 | 0.9 |
| 10 | 4.3# | 13.2 | 1.1** | 2.5 | 2.5# | 7.8 | 6.2# | 13.7 | 1.7# | 3.2 | 3.5# | 8.2 |
| 11 | 6.3# | 10.1 | 2.1# | 5.2 | 3.3# | 10.2 | 6.8# | 14.1 | 2# | 3.9 | 3.4# | 5.8 |
| 12 | 5.3# | 8.7 | −0.9 | 1.4 | 0.1 | 0.2 | 4.9# | 7.3 | 1.5** | 3.0 | −0.9 | 2.1 |
| 13 | 4.1# | 5.5 | −1.1 | 1.5 | (−)3.2# | 3.9 | 3.1# | 5.1 | (−)1.2# | 3.3 | (−)1.2** | 3.2 |
| 14 | 3.3# | 5.3 | (−)1.1* | 2.1 | (−)3.6# | 9.7 | 4.3# | 8.9 | −0.2 | 0.8 | −0.1 | 0.3 |
| 15 | 3.5# | 6.8 | (−)2.1# | 5.7 | (−)3.7# | 11.5 | 3.5# | 12.4 | 0.63** | 2.7 | (−)1.4# | 5.2 |
| 16 | 3.4# | 8.1 | 0.5 | 1.8 | −0.5 | 1.6 | 0.9# | 4 | 1.2# | 4.3 | 0.5** | 2.6 |
| 17 | 3.7# | 10.6 | 1.2# | 4.1 | 0.3 | 1.1 | 1.5# | 4.7 | 0.5** | 2.8 | 0.4 | 1.8 |
| 18 | 1.5# | 4.5 | −0.4 | 0.8 | 0.9# | 3.5 | −0.5 | 1.6 | 0.4 | 1.5 | (−)1.8# | 4.6 |

注：$d$ 为身高均值差（$d_1$=2005−1985年　$d_2$=2005−1991年　$d_3$=2005−1995年）。

2.1.3.2.2　2005年汉族身高均值与1995年同质比较

10年里汉族男、女身高均值增长曲线呈波浪式起伏不定(表5),发育速度不均衡。

**表5　2005年汉族学生身高均值与1995年比较($\bar{X}\pm S$)**

| 年龄/岁 | 男生 | | | | 女生 | | | |
|---|---|---|---|---|---|---|---|---|
| | 城市 | | 乡村 | | 城市 | | 乡村 | |
| | *d* | *t* | *d* | *t* | *d* | *t* | *d* | *t* |
| 7 | 2.3* | 8.5 | −1.0 | −3.6 | 3.7# | 13.1 | −1.3 | −4.6 |
| 8 | 4.7# | 20.3 | 2.6** | 7.8 | 1.2 | 3.6 | 0.7 | 2.4 |
| 9 | 2.4* | 8.7 | 1.8 | 5.8 | 2.8** | 7.7 | 2.3 | 6.7 |
| 10 | 3.2** | 8.5 | 3.4** | 11.0 | 0.7 | 1.9 | 0 | 0 |
| 11 | 2.4* | 7.3 | 0.2 | 0.6 | 2.3* | 6.6 | (−)2.7** | −7.3 |
| 12 | −0.4 | −1.1 | −1.5 | −4.3 | (−)3.4# | −9.2 | −1.4 | −4.1 |
| 13 | (−)3.6# | −7.9 | 3.0** | 7.8 | −0.7 | −2.3 | 1.7 | 6.3 |
| 14 | 6.3# | 16.7 | −1.3 | −3.0 | 1.4 | 4.8 | −0.6 | −2.2 |
| 15 | 1.7 | 4.7 | 2.5* | 7.1 | 0.3 | 1.1 | 0.2 | 0.7 |
| 16 | 1.3 | 4.4 | 1.4 | 5.1 | −0.8 | −2.9 | 1.0 | 3.5 |
| 17 | 0.1 | 0.3 | 0.3 | 1.1 | 0.3 | 1.2 | 1.4 | 5.3 |
| 18 | 1.2 | 4.0 | 1.8 | 6.1 | 1.4 | 4.7 | 1.0 | 5.3 |

## 2.2　机能发育状况

### 2.2.1　发育总趋势

本次调查的脉搏均值无论哈尼族、汉族均呈随着年龄的增长而逐渐减慢;血压、肺活量、握力则呈随年龄的增长而逐渐增高或加大,符合生长发育规律(表6)。

**表6　红河州2005年中、小学生机能发育状况($\bar{X}\pm S$)**

| 类别 | 年龄/岁 | 握力/kg | | 脉搏/次·min$^{-1}$ | | 肺活量/ml | |
|---|---|---|---|---|---|---|---|
| | | 男 | 女 | 男 | 女 | 男 | 女 |
| 汉族 | 6 | 8.3±2.0 | 6.8±2.1 | 96.2±7.7 | 98.5±8.8 | 778.1±238.8 | 705.8±195.9 |
| | 7 | 10.0±7.1 | 8.0±2.4 | 97.4±8.5 | 98.5±8.9 | 902.9±213.1 | 848.5±258.5 |
| | 8 | 11.1±2.6 | 9.9±2.4 | 95.8±7.9 | 97.5±7.5 | 1 123.4±295.9 | 977.0±258.1 |
| | 9 | 13.3±3.0 | 11.6±3.1 | 95.6±9.9 | 98.5±8.8 | 1 275.9±304.7 | 1 179.6±303.1 |
| | 10 | 14.7±3.5 | 12.7±3.3 | 94.4±8.3 | 97.0±8.9 | 1 453.1±380.3 | 1 243.9±373.3 |
| | 11 | 16.6±3.5 | 15.5±3.6 | 93.7±10.6 | 97.2±7.9 | 1 612.7±403.2 | 1 371.1±380.1 |
| | 12 | 19.4±3.9 | 17.9±3.8 | 94.9±7.2 | 94.8±8.2 | 1 843.0±472.9 | 1 521.0±403.6 |
| | 13 | 26.4±5.9 | 21.7±4.8 | 91.7±7.7 | 94.0±7.8 | 2 038.5±519.6 | 1 584.8±380.8 |

续表

| 类别 | 年龄/岁 | 握力/kg 男 | 握力/kg 女 | 脉搏/次·$min^{-1}$ 男 | 脉搏/次·$min^{-1}$ 女 | 肺活量/ml 男 | 肺活量/ml 女 |
|---|---|---|---|---|---|---|---|
| 汉族 | 14 | 32.3±6.6 | 23.6±4.7 | 92.2±6.6 | 91.5±7.6 | 2 387.1±660.6 | 1 670.2±417.0 |
| | 15 | 36.6±7.3 | 24.6±4.1 | 88.3±7.7 | 90.7±8.7 | 2 640.1±637.6 | 1 738.8±397.2 |
| | 16 | 40.9±7.3 | 23.5±5.6 | 85.9±7.3 | 89.2±5.4 | 3 078.8±584.4 | 1 933.3±407.9 |
| | 17 | 40.6±7.4 | 26.0±5.0 | 85.8±7.5 | 87.1±6.1 | 3 150.2±547.1 | 2 033.0±453.7 |
| | 18 | 41.3±67 | 25.7±5.2 | 85.2±6.2 | 87.2±7.3 | 3 173.6±510.6 | 2 034.9±407.9 |
| 哈尼族 | 6 | 8.3±2.5 | 7.2±2.0 | 94.8±9.4 | 98.1±7.5 | 800.9±240.7 | 677.7±179.6 |
| | 7 | 9.8±2.2 | 8.6±2.2 | 94.1±8.1 | 95.7±8.8 | 935.8±215.3 | 813.6±189.7 |
| | 8 | 12.0±2.3 | 10.3±2.8 | 92.3±7.6 | 94.2±9.1 | 1 052.2±233.1 | 879.4±243.3 |
| | 9 | 13.3±2.7 | 12.5±2.8 | 93.0±7.3 | 95.2±7.0 | 1 198.1±272.1 | 1 099.6±281.6 |
| | 10 | 15.6±3.1 | 13.9±3.3 | 90.4±7.7 | 92.2±8.7 | 1 329.2±268.6 | 1 190.1±264.0 |
| | 11 | 18.4±3.7 | 16.7±4.2 | 88.7±6.9 | 91.6±10.9 | 1 536.3±370.0 | 1 308.5±296.8 |
| | 12 | 20.0±4.4 | 19.4±4.3 | 85.1±7.4 | 88.7±6.3 | 1 624.7±387.1 | 1 351.3±347.0 |
| | 13 | 24.4±6.5 | 22.3±4.4 | 83.5±7.0 | 85.8±7.6 | 1 863.2±402.7 | 1 622.1±337.5 |
| | 14 | 28.3±7.1 | 24.6±4.2 | 81.0±9.8 | 86.9±13.0 | 2 029.5±514.1 | 1 596.9±301.3 |
| | 15 | 33.2±7.4 | 25.8±4.4 | 80.5±8.2 | 85.7±7.4 | 2 333.7±428.4 | 1 718.0±327.0 |
| | 16 | 39.6±6.3 | 27.5±4.8 | 79.6±9.3 | 82.4±8.5 | 2 883.2±448.1 | 1 870.7±339.6 |
| | 17 | 41.1±6.2 | 26.8±5.1 | 78.79±9.0 | 82.8±8.3 | 2 945.5±483.3 | 1 922.1±360.0 |
| | 18 | 40.3±6.2 | 27.1±4.3 | 80.1±7.2 | 82.8±7.2 | 2 865.2±559.1 | 1 919.8±310.1 |

### 2.2.2 发育特点

脉搏最快的是汉族(男生平均92.1次/分、女生平均94.0次/分);血压:汉族男生＞哈尼族男生($P$＜0.001);肺活量:汉族女生＞哈尼族女生($P$＜0.001),握力无民族差别($P$＞0.05,表7)。

**表7 2005年哈尼族与汉族机能发育比较($\bar{X}±S$)**

| 性别 | 民族 | 脉搏/次·$min^{-1}$ | 收缩压/mmHg | 舒张压/mmHg | 肺活量/ml | 握力/kg |
|---|---|---|---|---|---|---|
| 男生 | 汉族 | 92.1±4.2 | 101.1±6.5 | 64.5±3.5 | 1 958.3±825.8 | 24.0±12.3 |
| | 哈尼族 | 86.3±5.9 | 99.2±5.2 | 60.9±3.9 | 1 799.8±731.2 | 23.5±11.5 |
| | $d$ | 5.8±1.7 | 1.9±1.3 | 3.6±0.4 | 158.5±94.6 | 0.5±0.8 |
| | $t$ | 14.8# | 5.7# | 19.2# | 0.03 | 0.3 |
| 女生 | 汉族 | 94.0±4.2 | 98.4±5.4 | 63.3±3.6 | 1 449.4±423.5 | 17.5±6.8 |
| | 哈尼族 | 89.4±5.2 | 99.1±4.3 | 61.2±3.6 | 1 306.1±533.2 | 18.7±13.0 |
| | $d$ | 4.6±1.0 | 0.7±1.1 | 2.1±0.0 | 143.3±109.7 | 1.2±6.2 |
| | $t$ | 14.7# | 2.9** | 12.7# | 14.9# | 0.7 |

## 2.3 运动素质

汉族与哈尼族学生除下肢爆发力无差异外($P>0.05$),其余运动素质指标均存在明显差异,表现为速度、腰腹肌力量(女生):汉族>哈尼族;而耐力、肩背肌肉力量(男生)、柔韧性:哈尼族>汉族($P<0.001$,表8)。

表8 红河州2005年中小学生运动素质平均成绩差异($\bar{X}\pm S$)

| 检测项目 | 男生 | | | | 女生 | | | |
|---|---|---|---|---|---|---|---|---|
| | 汉族 | 哈尼族 | $t$ | $P$ | 汉族 | 哈尼族 | $t$ | $P$ |
| 50m跑/s | 9.2±0.8 | 9.3±0.7 | −3.5 | <0.001 | 10.1±0.9 | 10.2±0.8 | −3.1 | <0.01 |
| 50m×8跑/s | 129.2±12.8 | 124.0±10.8 | 11.5 | <0.001 | 134.0±16.4 | 131.4±14.4 | 4.4 | <0.001 |
| 800m跑/s | — | — | — | — | 242.2±24.8 | 232.7±17.5 | 11.6 | <0.001 |
| 1 000m跑/s | 266.7±29.2 | 250.7±24.8 | 15.5 | <0.001 | — | — | — | — |
| 斜身引体/次 | 19.4±12.1 | 32.2±8.7 | −31.9 | <0.001 | — | — | — | — |
| 引体向上/次 | 3.9±2.8 | 4.8±2.3 | −9.2 | <0.001 | — | — | — | — |
| 仰卧起坐/次·$s^{-1}$ | — | — | — | — | 34.0±7.3 | 30.6±7.7 | 11.9 | <0.001 |
| 坐位体前屈/cm | 7.6±4.9 | 9.1±4.5 | −8.4 | <0.001 | 9.4±4.7 | 10.5±4.2 | −6.5 | <0.001 |
| 立定跳远/m | 1.76±16.6 | 1.75±15.9 | 0.02 | >0.05 | 1.46±15.8 | 1.50±13.7 | −0.1 | >0.05 |

注:—表示该项目不参加测试。

## 2.4 常见病检出情况

2005年我州汉族、哈尼族中小学生四病检出情况见(图1)。

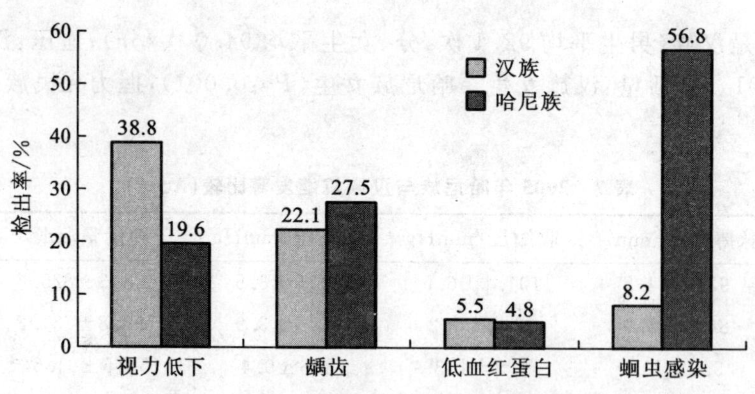


图1 红河州2005年学生常见病检出情况

### 2.4.1 视力低下

2005年调研结果显示学生视力低下患病率汉族学生最高,与1995年体调同质资料比10年上升6.7%,但差异不显著($P>0.05$,见表9);哈尼族学生的视力低下检出率比1995年上升

14.3%($P<0.05$,见表9)。揭示我州中小学生的视力低下率(尤其哈尼族)没有得到有效控制,且有继续上升的趋势。

表9 红河州中小学生常见病检出率/%

| 疾病 | 汉族 | | | | | 哈尼族 | | | | |
|---|---|---|---|---|---|---|---|---|---|---|
| | 2005年 | 1995年 | 升降幅度 | $\chi^2$ | $P$ | 2005年 | 1995年 | 升降幅度 | $\chi^2$ | $P$ |
| 视力低下 | 38.8% | 36.2% | 6.70% | 3.49 | >0.05 | 19.6% | 16.8% | 14.30% | 6.54 | <0.05 |
| 恒牙龋齿 | 22.1% | 15.9% | 28.10% | 12.76 | <0.01 | 27.5% | 7.1% | 74.20% | 148.9 | <0.005 |
| 低血红蛋白 | 5.5% | 36.1% | −84.80% | 296.85 | <0.005 | 4.8% | 39.8% | −87.90% | 353.6 | <0.005 |
| 蛔虫感染 | 8.2% | 17.8% | −53.90% | 76.8 | <0.005 | 56.8% | 77.8% | −27.00% | 10.9 | <0.01 |

### 2.4.2 恒牙龋齿

与1995年同质资料比恒牙龋齿患病率哈尼族、汉族均有所上升(表9),揭示我州中小学生龋齿患病率未得到有效控制,并呈继续上升趋势。

### 2.4.3 贫血与蛔虫感染

低血红蛋白及蛔虫感染检出率无论汉族或哈尼族均比1995年明显下降,($P<0.005$,见表9)。

## 2.5 性发育状况

### 2.5.1 女生

月经初潮平均年龄汉族乡村学生早于哈尼族学生,分别为12.8岁(最早10岁、最晚14岁)和13.3岁(最早11岁、最晚18岁),哈尼族比汉族约晚1岁,月经初潮的早晚和经济水平、营养状况有关。

### 2.5.2 男生

首次遗精哈尼族发生于11~18岁,平均14.3岁;汉族发生于13~18岁,平均14.4岁。

## 2.6 体育锻炼

问卷2调查结果显示有60.2%的中小学生喜欢上体育课,但能保持每天用1~2小时参加体育锻炼的学生仅占24.2%。说明学生体育锻炼的时间和强度均不够。

本次调查贫困山区体育器材和专业体育教师严重缺乏,远远满足不了学生的需要。

# 3 讨论

本次体调结果表明,我州哈尼族和汉族中小学生的生长发育水平状况良好,男女学生的身高、体重、胸围均值发育曲线均出现了两次交叉，符合儿童少年生长发育的一般规律。

2005 年体调结果显示汉族学生的生长发育水平存在城、乡差异，城区＞乡村($P<0.01$)，但这一差异主要在 6～12 岁低年龄段，15 岁后消失($P>0.05$)。这一现象说明，我州汉族学生的生长发育早于乡村学生；随着年龄增长差距逐渐缩小，以后赶上，并不需要过早干预，因为受营养、锻炼、家庭生活质量等环境不良因素的影响，低年龄段的汉族乡村学生出现了生长发育迟滞现象，这种迟滞在青春发育期(13 岁后)随着营养、锻炼、家庭生活质量的改善，其生长发育立即出现向原有生长轨道靠近，所以 15 岁后这种差异消失。可在青春发育早期、骨细胞生长关键期给学生增加优质蛋白质，加强体育锻炼、促进其生长发育进入或恢复到原有的生长轨迹。

2005 年体调资料显示我州汉族与哈尼族中小学生生长水平存在民族差异($P<0.01$)，表现为汉族优越哈尼族，其体格发育汉族男生比哈尼族男生高大、粗壮；而汉族女生比哈尼族女生瘦、高。

哈尼族身高均值与 1985 年体调同质资料比，男女各年龄段 20 年后均有大幅度增长，男生平均增长了 4.0 厘米(1.5～6.3 厘米)，女生平均增长了 3.48 厘米(0.9～6.8 厘米)$P<0.001$。表现出了生长的长期加速增长变化趋势，这与国家经济发展迅速，社会稳定，生活水平提高及营养有密切关系。汉族学生是否出现这种长期加速增长变化趋势，由于缺乏 1985 年、1991 年同质资料无法进行比较。

哈尼族学生在耐力、柔韧性、男生肩背肌肉力量上优越汉族学生，而在速度、女生腰腹肌力量上不如汉族学生。应针对不足及薄弱环节进行专业指导。

本次调研结果显示，入学初始的哈尼族儿童龋患率达 84.4%，汉族儿童达 71.8%，揭示预防龋齿应从幼儿开始。龋齿填补率极低：汉族 0.03%(29/1 069)，哈尼族 0.02%(17/1 079)，说明我州中小学生的口腔疾病防治工作未引起重视，落后于发达地区。

恒牙龋齿患病率，视力低下患病率比 1995 年体调时均有上升，汉族分别上升了 28.1%($P<0.01$)、6.7%($P>0.05$)；哈尼族分别上升了 14.3%($P<0.05$)、74.2%($P<0.005$)，有资料研究表明在视力低下患病率中有 80%以上属于近视，视力低下与教育程度的提高呈正相关，高糖饮食也是形成视力低下的一个影响因素。我州汉族、哈尼族学生视力低下患病率如果再不采取措施加以控制，预计到 2010 年中小学生视力低下率或近视率还要继续上升。

低血红蛋白检出率、蛔虫感染率则比 1995 年体调时有所下降，汉族分别下降了 84.8%($P<0.005$)、53.9%($P<0.005$)；哈尼族分别下降了 87.9%($P<0.005$)、27.0%($P<0.01$)揭示我州学校常见病的预防工作重点应放在视力低下与龋齿的预防上。

综上所述：我州汉族哈尼族中小学生的生长发育状况良好，形态发育水平有所提高，身高、体重呈增长趋势；贫血、蛔虫感染率常见疾病在下降；哈尼族青少年学生的生长发育出现了长期加速的变化趋势，这些成绩都与国民经济长期持续增长，边远贫困地区人民生活水平提高，教育改革不断深化，素质教育全面推进，学校卫生工作越来越受到重视等方面有密切的关系。但也应看到我州中小学生运动素质的民族差异及不平衡发展，体育锻炼时间不足，民族地区学校普遍缺乏运动场地及器材设施，学生视力低下率、龋齿患病率居高不下并逐年上升等问题的存在。

各级教育、卫生行政部门和学校领导应从实践“三个代表”重要思想的高度，从提高中华民族素质的高度，充分认识提高青少年学生体质健康水平的重要意义，认真贯彻落实《学校体育工作条例》《学校卫生工作条例》，切实加强学校健康教育，保证健康教育的开课率，增加体育资金的投入;结合当代学生具体的思维模式,设计和策划一些体育活动,贯彻落实"每天一小时"方针,从而达到让学生自觉进行体育锻炼的目的。充分利用多种形式对学生预防常见病知识的宣传教育,从小培养学生良好的读、写习惯,坚持督促学生做好眼保健操。根据学生身高为学生配备标准的课桌椅;强化学校对新建、改建、扩建工程的预防性卫生监督和教室环境卫生监测工作,保证教室的采光、照明、墙壁、黑板、课桌椅等符合卫生标准的要求,改善学习环境,从而达到保护学生视力的目的。

总之,提高学生的体质健康水平,关系到民族的兴旺和祖国的未来,我们应充分利用每5年进行一次全国学生体质健康调研结果,积极开展全方位的研究,提出问题、探索原因,针对性地干预并指导、改进学校体育卫生工作,从而有效地提高学生体质与健康水平。

(云南省学生体质与健康调研组选送)

**参考文献:**


[1] 2005年中国学生体质健康调研手册.中国学生体质健康调研检查验收细则.北京.72-83.

[2] 杨树勤.卫生统计学.(第3版)北京:人民卫生出版社,1999.

[3] 叶广俊.儿童少年卫生学.(第3版)北京:人民卫生出版社,1998.

[4] 云南省学生体质健康调研组.云南省学生体质健康调查研究基础统计数据汇编.1988,上册:165-172.

[5] 云南省学生体质健康调研领导小组办公室.1991年云南省学生体质健康调查论文数据汇编.1992.280-289.

[6] 云南省学生体质健康调查领导小组办公室.1995年云南省学生体质健康调查论文数据汇编.1997.85-130.

[7] 林琬生.中国少数民族大学生的机能发育状况.中国学校卫生,1991,12(1):8-11.

[8] 季成叶.儿童少年卫生学.第5版.北京:人民卫生出版社,2003.

[9] 张丽华.儿童青少年视力低下的流行现状及其成因的研究进展.中国学校卫小失大生,2005,26(5):410-411.

# 西双版纳州傣族学生1985—2005年身体素质动态分析

李　英　执笔

## 1　前言

儿童青少年的身体素质发展是反映不同人群生活条件和健康水平最重要的标志，近年来，我国中小学生的形态发育水平不断提高而体能素质却明显下降。为掌握西双版纳州傣族学生身体形态和运动素质变化特点，现将1985年、1991年、2000年和2005年4次全国学生体质与健康调研得到的西双版纳州傣族资料整理分析如下。

## 2　研究对象与方法

### 2.1　资料来源

所有资料均来自1985年、1991年、2000年和2005年的全国学生体质与健康调研，父母均为傣族的7～18岁傣族学生，按年龄、性别分为12个年龄组，共9 462人，其中1985年2 054人，男1 037人、女1 017人；1991年2 381人，男1 183人、女1 198人；2000年2 362人，男1 175人、女1 187人；2005年2 665人，男1 321人、女1 344人。

### 2.2　研究方法

动态分析傣族学生身体形态和运动素质两方面的变化，形态包括身高（厘米）、体重（千克）、胸围（厘米）、肩宽和骨盆宽（厘米），运动素质包括速度、力量、耐力和柔韧性，分别用50米跑、立定跳远（厘米）、斜身引体/引体向上/一分钟仰卧起坐（次），50米×8往返/800米/1 000米跑（秒）和立（坐）位体前屈（厘米）表示。所有指标的现场检测均按历年《中国学生体质与健康调研工作手册》规定完成，并经云南省学生体质与健康调研组现场检查和统一验收、录入，质量控制符合调研要求，用SPSS V10.0进行统计。

## 3 结果

### 3.1 身体形态均值增长及发育速度

1985年、1991年、2000年和2005年4次检测结果7～18岁傣族学生随着年龄的增大，身高、体重、胸围、肩宽和骨盆宽的发育也有不同程度的增长，男生的年平均增长量大于女生，1991年以来呈逐步上升的趋势。2005年与1985年的均值相比，在不同的年龄、性别和指标之间为波浪式快慢交替，男生在9岁以后、女生8岁以后比较明显，体重和胸围的增长明显落后于身高，呈现出阶段性和有一定程序性的连续过程。傣族学生的身高、体重和胸围平均增幅分别为男生2.7厘米、1.4千克、0.6厘米，女生1.6厘米、1.1千克、1.3厘米，其中身高、体重增长幅度男生较大，胸围增长幅度女生10～16岁较大，最大增幅年龄男生比女生推迟1～2年。以每10年增幅衡量，身高增长1.35厘米、体重增长0.8千克，低于季成叶等报道的1985—2000年全国青少年的平均水平。

### 3.2 形态发育交叉年龄的变化

1985—2005年，身高、体重、肩宽的发育每次调研均存在二次交叉，其中身高和体重第一次交叉呈现出提前，第二次交叉有推后的趋势；肩宽第一次有推后、第二次提前的趋势。胸围从1991年以来也出现二次交叉，均有推后趋势；2000年盆宽首次出现交叉，并在5年间提前了1年。说明傣族学生身体形态发育交叉年龄基本符合我国儿童青少年生长发育的基本规律（表1）。其中第一次交叉年龄与云南省同期的佤族、哈尼族一致，比汉族、纳西族和傈僳族提前1～2年，第二次交叉年龄与上述民族基本一致。

**表1 西双版纳州7～18岁傣族学生形态发育交叉年龄/岁**

| 指标名称 | 第一次 | | | | 第二次 | | | |
|---|---|---|---|---|---|---|---|---|
| | 2005年 | 2000年 | 1991年 | 1985年 | 2005年 | 2000年 | 1991年 | 1985年 |
| 身高 | 8 | 8 | 9 | 9 | 14 | 13 | 14 | 14 |
| 体重 | 10 | 10 | 11 | 11 | 16 | 14 | 14 | 15 |
| 胸围 | 11 | 10 | 12 | – | 16 | 16 | 14 | – |
| 肩宽 | 10 | 8 | 11 | 9 | 13 | 13 | 14 | 14 |
| 盆宽 | 8 | 9 | * | * | 16 | 17 | * | * |

注："–"和"*"均为男女无交叉，"–"男＞女；"*"女＞男。

### 3.3 发育高峰年龄的变化

根据《儿童少年卫生学》发育高峰年龄的二项二次平均法的计算公式，分别对1985—2005年西双版纳州傣族的4次主要发育指标进行计算，身高、胸围和肩宽的发育高峰年龄逐渐向前推移，体重、盆宽发育在2000年前表现为前移，以后有推迟的表现（表2）。比同期云南省的汉族、纳西族、傈僳族、哈尼族和佤族的高峰年提前。

表2　西双版纳州7～18岁傣族学生形态发育高峰年龄的变化/岁

| 指标名称 | 男 | | | | 女 | | | |
|---|---|---|---|---|---|---|---|---|
| | 2005年 | 2000年 | 1991年 | 1985年 | 2005年 | 2000年 | 1991年 | 1985年 |
| 身高 | 11.92 | 12.00 | 13.35 | 12.4 | 9.36 | 11.79 | 10.24 | 10.25 |
| 体重 | 12.64 | 12.05 | 12.91 | 12.92 | 12.97 | 11.88 | 11.97 | 12.51 |
| 胸围 | 11.82 | 12.12 | 13.00 | 13.08 | 10.95 | 11.81 | 11.88 | 12.47 |
| 肩宽 | 12.26 | 12.02 | 12.92 | 12.92 | 9.04 | 11.77 | 12.99 | 12.84 |
| 盆宽 | 14.72 | 11.94 | 12.31 | 12.42 | 12.79 | 11.87 | 11.96 | 12.48 |

## 3.4　运动素质及其变化

傣族学生运动素质随年龄增长，1985—2005年西双版纳州7～18岁傣族学生在运动中表现出来的速度、力量、耐力和柔韧性等运动素质都有不同程度的提高，经两两 $t$ 检验（$t>1.96, P<0.05$），50米跑、立定跳远、柔韧性和50米×8往返跑男女差异有显著性，除柔韧性女生优于男生外，其余项目都是男生优于女生。

1985—2005年4次检测，结果显示，男女生50米跑成绩，1991年比1985年略有提高，此后15年几乎处在停滞下降状况，总体成绩仍然比1995年我省的汉族、纳西族、傈僳族、哈尼族和佤族学生高；7～12岁男女生立位体前屈平均值逐步提高、呈现增长趋势，13～18岁女生在小范围内波动的基础上略有提高，但差异无显著性（$P>0.05$），13～18岁男生1991年以后呈停滞和下降，2005年比1991年明显下降。7～12岁男生斜身引体成绩总体呈现出提高，13～18岁引体向上成绩呈现下滑趋势，7～9岁和17岁、18岁年龄女生一分钟仰卧起坐成绩总体呈现出提高，其余年龄组20年间波动较大，自1991年以来处于停滞或下滑状态；17岁、18岁男女生立定跳远呈现出提高趋势，其余年龄组1985—1991年和2000—2005年之间有不同程度的提高，1991年以后男生呈现明显下降趋势，女生呈现停滞和下滑趋势。除8、9岁傣族男生耐力素质呈现明显提高外，其他年龄组均表现为下降趋势，7～12岁女生整体表现略有提高，差异无显著性（$P>0.05$）；13～18岁呈现出显著下降趋势；7～12岁男、女生耐力仍然比我省的汉族、纳西族、哈尼族和白族学生高。

运动素质出现上述表现的一个主要原因是7～12岁以小学生为主，75%左右是走读生，学生每天从家中往返于学校需要1个小时（平均1.5千米）；13～18岁以中学生（职中）为主，只有5%是走读生，学生每天从宿舍到食堂到教室的三点一线，户外动时间明显减少。

# 4　讨论

西双版纳州7～18岁傣族学生1985—2005年4次调研结果显示，傣族学生形态发育符合青少年的生长发育规律，20年间持续增长，处在长期增长的阶段。其增长速度和总量与云南省1985、1995年的汉族、纳西族、哈尼族、佤族基本一致；7～12岁傣族学生运动素质有一定提高，主要是力量、柔韧性和女生耐力跑，其余素质总体呈现停滞和下降趋势，与季成叶等1985—2000年全国青少年体格发育水平的报道一致。根据2005年身高、体重，与2000年国家身高标准体重比较，男生营养不良和较低体重分别占18.72%(242/1 293)、64.97%(840/1 293)，女生分别占12.23%(159/1 300)、59.62%(775/1 300)，速度、力量等运动素质虽然低于全国同期平均水平，但在云南省的少数民族中仍然具有一定的优势。

西双版纳是我国唯一的傣族自治州，位于北回归线以南的云南省西南部，属亚热带雨林气候，西北相邻普洱市，与缅甸和老挝接壤，全州人口104万，傣族人口约占34%，有各类在校学生169 620人，教职员工11 265人。1985—2005年全州经济社会和教育与全国同步得到迅速发展，人均GDP由579元增长到8 873元，农民人均纯收入由465元增长到2 172元，教育投入达到37 114万元，严重威胁当地居民健康的各种传染病、地方病得到较好的控制，人民群众的生活水平和自我保健意识不断提高；同时学校保健水平提高，对生长造成阻碍的慢性消耗性疾病减少；使傣族学生的形态发育水平呈逐年上升趋势、身高、胸围和肩宽的发育高峰年龄逐渐向前推移。

形态发育和运动素质的发育发生背离，即形态发育水平不断提高而运动素质却总体呈现停滞和下降趋势。除受遗传因素、自然环境、西双版纳州的社会经济发展和傣族饮食习俗影响外，学生缺少足够的体育锻炼是一个重要的因素。主要与学校对运动场地、锻炼器材的投入严重不足，体育师资和器械配备不够，不少学校过分注重学生安全而制约了学生的运动项目和范围，造成了学生体育教学效果不理想；傣族学生中独生子女逐年增多，怕苦、怕累的思想较为普遍，社会对教育的偏见、教学质量片面追求升学率，学校卫生经费严重不足、设备短缺、专业人员和校医紧缺有关。

学校卫生工作应向边疆和少数民族地区倾斜，进一步加大学校卫生基础建设和经费投入的力度，巩固和提高学生常见病综合防治，加强健康教育和学生体育锻炼，培养良好的卫生习惯，做好学生的健康服务工作。

（云南省西双版纳州学生体质与健康调研组选送）

**参考文献：**

[1] 季成叶.中国7～18岁汉族学生形态发育的横断面调查，中华预防医学杂志，2006，40，(2)：501.

[2] 季成叶.1985—2000年中国青少年青春期生长长期变化趋势.中国生育健康杂志，2003，14(5)：172.

[3] 赵淑清.一九九五年云南省学生体质健康调查论文数据汇编.云南省学生发育水平及体质动态变化趋势.云南省学生体质健康调查领导小组，1997，108-116.

[4] 朗佳麒.一九九五年云南省学生体质健康调查论文数据汇编.云南省中小学生身体素质十年动态分析.云南省学生体质健康调查领导小组，1997，207-216.

[5] 吕慧.一九九五年云南省学生体质健康调查论文数据汇编.云南省学生体质与健康状况的研究.云南省学生体质健康调查领导小组，1997，83-84.

[6] 中国学生体质健康调研组.中国学生体格发育状况动态分析.中华预防医学杂志，2002，36，(2)：77-79.

[7] 郑志华.云南省学生常见病防治终期考评结果分析.中国校医，2004，18(1)：39.

# 1985—2005年藏族学生体质健康状况动态分析

周学雷　杨生源　次仁多吉　何　军　叶腾春　马　军　执笔

## 1　前言

在我国多民族的大家庭中，藏族是长期居住在高海拔地区的民族之一，藏族学生生长发育及其体质健康状况必然受到高原这一特定环境的影响。2005 年中国学生体质与健康调研是自 1985 年以来，由教育部、国家体育总局、卫生部、国家民委、科技部共同组织实施的第 5 次全国大样本学生体质与健康调研。通过本次调研，也获得了 2005 年藏族学生体质与健康状况的大量基础数据，并由此和 1985、1995、2000 年资料进行比较，了解藏族学生体质、健康状况及其变化趋势。

## 2　研究对象与方法

本次调研 7～18 藏族中、小学生共计 2 397 人，其中男生 1 198 人、女生 1 199 人；每性别、年龄组约 100 人。

调研内容涵盖形态、机能、素质、健康状况等 4 个方面，共有指标 24 项，包括身高、体重、胸围、上臂部皮褶厚度、肩胛部皮褶厚度、脉搏、血压、肺活量、50 米跑、立定跳远、引体向上、斜身引体、仰卧起坐、握力、50 米×8 往返跑、800 米跑、1 000 米跑、坐位体前屈、视力、龋齿、血红蛋白、粪蛔虫卵、月经初潮、首次遗精等。

## 3　结果

### 3.1　形态发育水平继续提高

2005 年调研结果显示，藏族学生身高、体重的生长水平继续呈现增长趋势，1985—2005 年的 20 年间，7～18 岁男女学生身高、体重分别增长了 3.94 厘米、5.08 千克，2.25 厘米、4.24 千克；其中 1985—1995 年分别增长了 3.25 厘米、1.30 千克，1.85 厘米、0.63 千克；1995—2005 年分别增长了 0.69 厘米、3.78 千克，0.40 厘米、3.61 千克。胸围有所下降，但变化不明显（表 1、表 2、表 3）。

表 1　1985 年、1995 年、2000 年及 2005 年藏族学生身高平均值比较　（单位：cm）

| 年龄/岁 | 男生 | | | | 女生 | | | |
|---|---|---|---|---|---|---|---|---|
| | 1985 年 | 1995 年 | 2000 年 | 2005 年 | 1985 年 | 1995 年 | 2000 年 | 2005 年 |
| 7 | 116.2 | 118.6 | 119.1 | 118.3 | 116.6 | 117.6 | 117.8 | 116.7 |
| 8 | 120.1 | 123.5 | 122.6 | 126.2 | 119.6 | 122.4 | 121.5 | 125.7 |
| 9 | 124.9 | 127.4 | 127.0 | 132.3 | 125.3 | 128.4 | 125.3 | 131.4 |
| 10 | 129.4 | 132.0 | 130.5 | 133.6 | 130.6 | 133.9 | 130.5 | 134.3 |
| 11 | 134.0 | 135.8 | 134.9 | 139.2 | 135.1 | 138.4 | 136.4 | 141.7 |
| 12 | 138.4 | 142.4 | 143.6 | 143.3 | 142.2 | 144.9 | 144.8 | 145.1 |
| 13 | 146.1 | 151.1 | 147.7 | 146.0 | 148.6 | 150.4 | 149.2 | 147.0 |
| 14 | 152.6 | 157.5 | 155.3 | 158.2 | 153.7 | 155.4 | 153.1 | 152.7 |
| 15 | 160.5 | 164.6 | 161.7 | 161.5 | 155.3 | 156.2 | 155.8 | 155.7 |
| 16 | 162.4 | 165.9 | 164.9 | 167.0 | 155.6 | 156.5 | 156.6 | 157.8 |
| 17 | 164.6 | 168.0 | 167.6 | 168.7 | 156.9 | 156.9 | 157.6 | 157.5 |
| 18 | 166.7 | 168.1 | 168.6 | 168.8 | 156.6 | 157.3 | 156.8 | 157.5 |

表 2　1985 年、1995 年、2000 年及 2005 年藏族学生体重平均值比较　（单位：kg）

| 年龄/岁 | 男生 | | | | 女生 | | | |
|---|---|---|---|---|---|---|---|---|
| | 1985 年 | 1995 年 | 2000 年 | 2005 年 | 1985 年 | 1995 年 | 2000 年 | 2005 年 |
| 7 | 19.3 | 20.1 | 20.9 | 21.9 | 19.1 | 19.5 | 19.9 | 21.0 |
| 8 | 20.6 | 22.1 | 22.5 | 25.8 | 20.3 | 21.5 | 21.9 | 24.4 |
| 9 | 22.7 | 23.6 | 24.4 | 28.9 | 22.5 | 23.3 | 23.4 | 28.2 |
| 10 | 24.6 | 25.7 | 25.8 | 29.7 | 24.6 | 25.9 | 25.9 | 29.2 |
| 11 | 27.0 | 28.2 | 28.2 | 32.3 | 27.0 | 28.7 | 28.3 | 33.8 |
| 12 | 29.0 | 31.2 | 34.5 | 35.4 | 31.1 | 32.9 | 33.8 | 36.2 |
| 13 | 34.1 | 37.1 | 36.0 | 39.3 | 36.1 | 37.5 | 38.6 | 41.0 |
| 14 | 39.0 | 41.1 | 40.8 | 45.3 | 41.9 | 44.0 | 42.1 | 45.6 |
| 15 | 45.2 | 47.2 | 44.9 | 48.4 | 45.2 | 44.8 | 45.4 | 49.1 |
| 16 | 47.5 | 48.3 | 50.6 | 54.0 | 46.5 | 45.7 | 48.0 | 51.3 |
| 17 | 50.4 | 51.3 | 51.2 | 55.7 | 48.4 | 47.4 | 50.2 | 51.7 |
| 18 | 53.1 | 52.2 | 54.2 | 56.7 | 49.2 | 48.2 | 49.9 | 51.3 |

表 3　1985 年、1995 年、2000 年及 2005 年藏族学生胸围平均值比较　（单位：cm）

| 年龄/岁 | 男生 | | | | 女生 | | | |
|---|---|---|---|---|---|---|---|---|
| | 1985 年 | 1995 年 | 2000 年 | 2005 年 | 1985 年 | 1995 年 | 2000 年 | 2005 年 |
| 7 | 57.5 | 57.3 | 58.5 | 56.9 | 56.3 | 56.1 | 56.7 | 55.0 |
| 8 | 58.8 | 58.8 | 60.2 | 58.6 | 57.6 | 57.7 | 58.4 | 56.9 |
| 9 | 61.0 | 60.3 | 61.6 | 61.3 | 59.3 | 58.6 | 59.5 | 59.7 |
| 10 | 62.1 | 61.7 | 62.7 | 62.2 | 61.1 | 61.2 | 62.0 | 60.8 |
| 11 | 64.4 | 63.9 | 64.5 | 63.9 | 63.4 | 63.3 | 63.4 | 64.5 |

续表

| 年龄/岁 | 男生 | | | | 女生 | | | |
|---|---|---|---|---|---|---|---|---|
| | 1985 年 | 1995 年 | 2000 年 | 2005 年 | 1985 年 | 1995 年 | 2000 年 | 2005 年 |
| 12 | 65.4 | 65.9 | 69.3 | 66.4 | 66.2 | 66.6 | 68.0 | 66.4 |
| 13 | 68.5 | 70.0 | 70.2 | 68.8 | 69.3 | 70.1 | 71.1 | 71.0 |
| 14 | 72.6 | 72.5 | 72.7 | 72.3 | 73.5 | 74.9 | 72.8 | 74.5 |
| 15 | 76.7 | 77.0 | 75.9 | 73.9 | 76.1 | 75.3 | 74.8 | 77.8 |
| 16 | 79.4 | 79.0 | 80.7 | 77.9 | 77.9 | 76.6 | 76.7 | 79.7 |
| 17 | 82.6 | 81.2 | 80.6 | 78.9 | 79.4 | 77.8 | 77.9 | 78.9 |
| 18 | 84.7 | 82.3 | 83.2 | 80.3 | 79.9 | 78.6 | 78.3 | 78.6 |

## 3.2 肺活量水平继续呈下降趋势

1985—2005 年的 20 年间,7～18 岁藏族男女学生肺活量分别下降了 667 毫升、617 毫升,其中 1985—1995 年分别下降 352 毫升、261 毫升;1995—2005 年分别下降 315 毫升、356 毫升(表 4)。

**表 4 1985 年、1995 年、2000 年及 2005 年藏族学生肺活量平均值比较** (单位:ml)

| 年龄/岁 | 男生 | | | | 女生 | | | |
|---|---|---|---|---|---|---|---|---|
| | 1985 年 | 1995 年 | 2000 年 | 2005 年 | 1985 年 | 1995 年 | 2000 年 | 2005 年 |
| 7 | 1 127.0 | 1 005.6 | 1 223.0 | 942.4 | 1 006.0 | 943.4 | 1 130.0 | 850.8 |
| 8 | 1 222.0 | 1 113.5 | 1 332.0 | 1 037.3 | 1 087.0 | 1 043.5 | 1 240.0 | 932.2 |
| 9 | 1 465.0 | 1 202.0 | 1 449.0 | 1 059.2 | 1 274.0 | 1 114.5 | 1 305.0 | 915.2 |
| 10 | 1 563.0 | 1 280.8 | 1 607.0 | 1 145.6 | 1 419.0 | 1 213.5 | 1 480.0 | 1 053.9 |
| 11 | 1 729.0 | 1 368.5 | 1 766.0 | 1 257.7 | 1 597.0 | 1 314.0 | 1 669.0 | 1 177.1 |
| 12 | 1 912.0 | 1 618.0 | 2 089.0 | 1 346.5 | 1 820.0 | 1 551.0 | 1 956.0 | 1 156.6 |
| 13 | 2 229.0 | 2 027.0 | 2 280.0 | 1 466.0 | 2 149.0 | 1 876.0 | 2 201.0 | 1 422.0 |
| 14 | 2 657.0 | 2 334.0 | 2 657.0 | 1 709.4 | 2 327.0 | 2 092.9 | 2 349.0 | 1 442.6 |
| 15 | 3 085.0 | 2 666.5 | 3 054.0 | 1 909.6 | 2 462.0 | 2 128.5 | 2 498.0 | 1 562.4 |
| 16 | 3 302.0 | 2 790.0 | 3 503.0 | 2 306.4 | 2 496.0 | 2 149.5 | 2 690.0 | 1 632.8 |
| 17 | 3 483.0 | 3 009.2 | 3 598.0 | 2 629.5 | 2 560.0 | 2 233.8 | 2 785.0 | 1 724.9 |
| 18 | 3 713.0 | 2 850.0 | 3 740.0 | 2 670.5 | 2 715.0 | 2 114.0 | 2 766.0 | 1 630.6 |

## 3.3 身体素质总体水平向好,但出现下降或增速减慢的迹象

### 3.3.1 速度(50 米跑)

7～18 岁藏族男女学生在 1985—2005 年的 20 年间,50 米跑成绩分别平均提高 0.66 秒和 0.88 秒,其中 1985—1995 年分别提高 0.74 秒和 0.92 秒,但 1995—2005 年分别下降 0.08 秒和

0.04秒。

### 3.3.2 爆发力(立定跳远)

1985—2005年的20年间,7～18岁藏族男女学生立定跳远成绩分别平均增长了14.35厘米和4.67厘米,其中1985—1995年分别增长11.93厘米和5.96厘米,1995—2005年男生增长2.42厘米、女生下降1.29厘米。从1995年开始立定跳远成绩下降幅度相对较大。

### 3.3.3 柔韧性(坐位体前屈)

1985—2005年的20年间,7～18岁藏族男女学生坐位体前屈成绩分别平均增长了1.10厘米和0.66厘米,其中1985—1995年分别增长1.81厘米和1.77厘米,但1995—2005年分别下降0.71厘米和1.11厘米。

### 3.3.4 力量(斜身引体、引体向上、一分钟仰卧起坐、握力)

力量素质的测试指标视不同年龄-性别组而定,7～12岁小学男生测试斜身引体,13～18岁中学男生测试引体向上,7～18岁女生测试一分钟仰卧起坐。

1985—2005年的20年间,7～12岁小学男生斜身引体和13～18岁中学男生引体向上成绩分别增加了32.34次和2.53次,其中1985—1995年分别增加5.47次和1.18次,1995—2005年分别增加26.87次和1.35次。7～18岁女生一分钟仰卧起坐成绩增加了3.49次,其中1985—1995年增加13.33次,但1995—2005年下降9.84次。

2005年与2000年相比,7～18岁藏族男女学生握力有所提高,分别提高2.3千克和1.4千克(表5)。

**表5 2000年及2005年藏族学生握力平均值比较** (单位:kg)

| 年龄/岁 | 男生均值 | | 男生增长值 | 女生均值 | | 女生增长值 |
|---|---|---|---|---|---|---|
| | 2000年 | 2005年 | 2000—2005年 | 2000年 | 2005年 | 2000—2005年 |
| 7 | 8.0 | 8.7 | 0.7 | 6.7 | 7.0 | 0.3 |
| 8 | 11.0 | 11.6 | 0.6 | 9.8 | 9.4 | −0.4 |
| 9 | 9.9 | 13.9 | 4.0 | 8.1 | 12.4 | 4.3 |
| 10 | 12.1 | 14.4 | 2.3 | 10.8 | 13.2 | 2.4 |
| 11 | 16.9 | 16.2 | −0.7 | 15.7 | 15.8 | 0.1 |
| 12 | 17.3 | 19.0 | 1.7 | 15.5 | 17.6 | 2.1 |
| 13 | 22.8 | 22.8 | 0.0 | 21.9 | 20.7 | −1.2 |
| 14 | 25.7 | 28.7 | 3.0 | 22.9 | 21.9 | −1.0 |
| 15 | 30.0 | 31.1 | 1.1 | 22.9 | 24.9 | 2.0 |
| 16 | 34.9 | 37.6 | 2.7 | 24.4 | 25.5 | 1.1 |
| 17 | 36.8 | 42.4 | 5.6 | 24.1 | 27.9 | 3.8 |
| 18 | 37.0 | 43.0 | 6.0 | 24.5 | 27.7 | 3.2 |
| 7～18岁平均增长 | | | 2.3 | | | 1.4 |

#### 3.3.5 耐力(50米×8往返跑、1 000米跑或800米跑)

耐力素质的测试指标视不同年龄-性别组而定,7～12岁男女生为50米×8往返跑,13～18岁中学男生为1 000米跑、女生为800米跑。

1985—2005年的20年间,7～12岁藏族男女学生50米×8往返跑成绩分别平均提高了3.87秒和2.51秒,其中1985—1995年分别提高10.44秒和11.75秒,但1995—2005年分别下降了6.57秒和9.24秒。13～18岁藏族男生1 000米跑和女生800米跑成绩分别平均提高了2.84秒和10.25秒,其中1985—1995年分别提高15.50秒和22.00秒,但1995—2005年分别下降了12.66秒和11.75秒。

### 3.4 营养状况继续改善,但超重、肥胖检出率持续上升

本次调研结果显示,藏族学生中较低体重及营养不良检出率进一步下降,营养状况继续得到改善。其中7～18岁藏族男生营养不良平均检出率由1995年的12.04%下降到2000年的4.70%,2005年进一步下降到2.00%;较低体重平均检出率由1995年的41.64%下降到2000年的33.91%,2005年进一步下降到15.36%;体重正常平均检出率由1995年的44.98%上升到2000年的57.56%,2005年进一步上升到70.28%(表6)。

7～18岁藏族女生营养不良平均检出率由1995年的14.45%下降到2000年的7.51%,2005年进一步下降到3.66%;较低体重平均检出率由1995年的41.85%下降到2000年的33.41%,2005年进一步下降到19.83%;体重正常平均检出率由1995年的41.52%上升到2000年的53.61%,2005年进一步上升到62.30%(表7)。

但7～18岁藏族学生中超重与肥胖检出率持续增加,成为影响藏族学生营养健康状况的另一大因素。其中7～18岁藏族男生超重平均检出率由1995年的0.59%上升到2000年的2.96%,2005年进一步上升到7.60%,肥胖平均检出率由1995年的0.75%上升到2000年的0.87%,2005年进一步上升到4.76%(表6)。

7～18岁藏族女生超重平均检出率由1995年的1.59%上升到2000年的3.65%,2005年进一步上升到9.62%,肥胖平均检出率由1995年的0.58%上升到2000年的1.82%,2005年进一步上升到4.60%(表7)。

### 3.5 视力不良检出率明显增加

2005年调研结果显示,藏族学生视力不良检出率继续增加。与1995年和2000年相比,各年龄组的视力不良检出率均有所上升,且有随年龄增加视力不良检出率明显升高,女生高于男生(表8)。

### 3.6 龋齿患病率呈下降趋势

本次调研结果显示,2005年与1995年、2000年相比,7岁、9岁和12岁年龄组藏族男女学生

表 6　1995 年、2000 年及 2005 年藏族男生不同营养状况检出率(%)比较

| 年龄/岁 | 营养不良 <P80(1－20%) | | | 较低体重 <P80(1－10%) | | | 正常体重 P80(1±10%) | | | 超重 >P80(1＋10%) | | | 肥胖 >P80(1＋20%) | | |
|---|---|---|---|---|---|---|---|---|---|---|---|---|---|---|---|
| | 1995 年 | 2000 年 | 2005 年 | 1995 年 | 2000 年 | 2005 年 | 1995 年 | 2000 年 | 2005 年 | 1995 年 | 2000 年 | 2005 年 | 1995 年 | 2000 年 | 2005 年 |
| 7 | 0.00 | 0.00 | 0.00 | 37.40 | 23.28 | 3.03 | 61.60 | 73.28 | 90.91 | 0.00 | 2.59 | 4.04 | 1.00 | 0.86 | 2.02 |
| 8 | 1.00 | 0.00 | 0.00 | 38.00 | 18.26 | 7.00 | 60.00 | 78.26 | 78.00 | 0.00 | 1.74 | 8.00 | 1.00 | 1.74 | 7.00 |
| 9 | 6.00 | 1.68 | 0.00 | 30.00 | 20.17 | 6.00 | 63.00 | 73.95 | 79.00 | 0.00 | 3.36 | 9.00 | 1.00 | 0.84 | 6.00 |
| 10 | 6.06 | 1.77 | 0.00 | 38.40 | 24.78 | 9.00 | 52.50 | 68.14 | 71.00 | 2.00 | 5.31 | 16.00 | 1.00 | 0.00 | 4.00 |
| 11 | 2.00 | 0.91 | 1.00 | 42.00 | 32.73 | 10.00 | 54.00 | 61.82 | 78.00 | 0.00 | 3.64 | 6.00 | 2.00 | 0.91 | 5.00 |
| 12 | 9.00 | 4.55 | 0.00 | 48.00 | 25.00 | 11.00 | 41.00 | 59.09 | 73.00 | 1.00 | 7.58 | 13.00 | 1.00 | 3.79 | 3.00 |
| 13 | 8.00 | 4.85 | 6.00 | 46.00 | 33.01 | 9.00 | 44.00 | 60.19 | 52.00 | 1.00 | 1.94 | 13.00 | 1.00 | 0.00 | 20.00 |
| 14 | 16.00 | 7.96 | 3.00 | 37.00 | 34.51 | 17.00 | 47.00 | 55.75 | 73.00 | 0.00 | 1.77 | 6.00 | 0.00 | 0.00 | 1.00 |
| 15 | 17.00 | 15.89 | 3.00 | 44.00 | 47.66 | 28.00 | 38.00 | 35.51 | 65.00 | 1.00 | 0.93 | 2.00 | 0.00 | 0.00 | 2.00 |
| 16 | 22.00 | 3.48 | 5.00 | 46.00 | 41.74 | 26.00 | 29.00 | 52.17 | 60.00 | 2.00 | 2.61 | 6.00 | 1.00 | 0.00 | 3.00 |
| 17 | 35.71 | 8.47 | 3.00 | 28.60 | 54.24 | 27.00 | 35.70 | 35.59 | 64.00 | 0.00 | 1.69 | 4.00 | 0.00 | 0.00 | 2.00 |
| 18 | 22.00 | 7.38 | 3.03 | 64.00 | 52.46 | 31.31 | 14.00 | 36.89 | 59.60 | 0.00 | 1.64 | 4.04 | 0.00 | 1.64 | 2.02 |
| 合计 | 12.04 | 4.70 | 2.00 | 41.64 | 33.91 | 15.36 | 44.98 | 57.56 | 70.28 | 0.59 | 2.96 | 7.60 | 0.75 | 0.87 | 4.76 |

注:按“1985 年身高标准体重”标准判定。

表 7　1995 年、2000 年及 2005 年藏族女生不同营养状况检出率(%)比较

| 年龄/岁 | 营养不良<br><P80(1－20%) | | | 较低体重<br><P80(1－10%) | | | 正常体重<br>P80(1±10%) | | | 超重<br>>P80(1＋10%) | | | 肥胖<br>>P80(1＋20%) | | |
|---|---|---|---|---|---|---|---|---|---|---|---|---|---|---|---|
| | 1995 年 | 2000 年 | 2005 年 | 1995 年 | 2000 年 | 2005 年 | 1995 年 | 2000 年 | 2005 年 | 1995 年 | 2000 年 | 2005 年 | 1995 年 | 2000 年 | 2005 年 |
| 7 | 0.00 | 3.42 | 1.09 | 44.40 | 32.48 | 6.52 | 54.50 | 59.83 | 84.78 | 1.00 | 2.56 | 5.43 | 0.00 | 1.71 | 2.17 |
| 8 | 7.00 | 0.91 | 1.00 | 25.00 | 20.00 | 19.00 | 65.00 | 74.55 | 71.00 | 2.00 | 2.73 | 6.00 | 1.00 | 1.82 | 3.00 |
| 9 | 9.00 | 0.84 | 1.00 | 49.00 | 35.29 | 6.00 | 41.00 | 57.98 | 76.00 | 1.00 | 3.36 | 9.00 | 0.00 | 2.52 | 8.00 |
| 10 | 13.00 | 2.75 | 1.00 | 46.00 | 27.52 | 21.00 | 39.00 | 66.97 | 66.00 | 2.00 | 1.83 | 9.00 | 0.00 | 0.92 | 3.00 |
| 11 | 12.00 | 3.31 | 2.00 | 39.00 | 45.45 | 17.00 | 48.00 | 47.11 | 66.00 | 1.00 | 2.48 | 10.00 | 0.00 | 1.65 | 5.00 |
| 12 | 10.00 | 7.50 | 2.00 | 40.00 | 31.67 | 21.00 | 48.00 | 53.33 | 58.00 | 2.00 | 5.83 | 15.00 | 0.00 | 1.67 | 4.00 |
| 13 | 19.00 | 8.20 | 6.67 | 42.00 | 39.34 | 21.11 | 37.00 | 42.62 | 45.56 | 1.00 | 6.56 | 13.33 | 1.00 | 3.28 | 13.33 |
| 14 | 16.16 | 20.00 | 13.83 | 34.30 | 39.09 | 20.21 | 44.40 | 35.45 | 41.49 | 3.00 | 4.55 | 18.09 | 2.00 | 0.91 | 6.38 |
| 15 | 34.00 | 14.68 | 6.00 | 25.00 | 38.53 | 28.00 | 39.00 | 41.28 | 53.00 | 1.00 | 3.67 | 8.00 | 1.00 | 1.83 | 5.00 |
| 16 | 23.00 | 13.91 | 6.00 | 57.00 | 37.39 | 24.00 | 19.00 | 46.09 | 63.00 | 0.00 | 1.74 | 5.00 | 1.00 | 0.87 | 2.00 |
| 17 | 22.22 | 10.53 | 3.00 | 42.40 | 24.56 | 24.00 | 33.30 | 57.02 | 60.00 | 2.00 | 3.51 | 11.00 | 0.00 | 4.39 | 2.00 |
| 18 | 8.00 | 4.76 | 1.01 | 58.00 | 27.62 | 29.29 | 30.00 | 62.86 | 61.62 | 3.00 | 4.76 | 6.06 | 1.00 | 0.00 | 2.02 |
| 合计 | 14.45 | 7.51 | 3.66 | 41.85 | 33.41 | 19.83 | 41.52 | 53.61 | 62.30 | 1.59 | 3.65 | 9.62 | 0.58 | 1.82 | 4.60 |

注:按“1985 年身高标准体重”标准判定。

表 8 1995 年、2000 年及 2005 年藏族学生视力不良检出率(%)比较

| 年龄/岁 | 男生 | | | 女生 | | |
|---|---|---|---|---|---|---|
| | 1995 年 | 2000 年 | 2005 年 | 1995 年 | 2000 年 | 2005 年 |
| 7 | 3.03 | 0.86 | 11.11 | 6.06 | 5.13 | 4.00 |
| 8 | 7.00 | 7.83 | 32.00 | 11.00 | 7.27 | 16.00 |
| 9 | 7.00 | 13.56 | 19.00 | 10.00 | 10.26 | 26.00 |
| 10 | 8.08 | 10.81 | 29.00 | 16.00 | 13.89 | 37.00 |
| 11 | 9.00 | 12.73 | 38.00 | 10.00 | 19.83 | 53.00 |
| 12 | 13.00 | 31.06 | 50.00 | 16.00 | 38.66 | 68.00 |
| 13 | 16.00 | 27.18 | 35.00 | 26.00 | 37.70 | 46.00 |
| 14 | 14.00 | 29.20 | 30.00 | 35.35 | 32.11 | 44.00 |
| 15 | 21.00 | 46.23 | 44.00 | 30.00 | 41.28 | 64.00 |
| 16 | 23.00 | 15.79 | 54.00 | 26.00 | 31.30 | 60.00 |
| 17 | 24.49 | 50.00 | 55.00 | 34.34 | 54.39 | 65.00 |
| 18 | 11.00 | 39.34 | 35.35 | 25.00 | 53.85 | 80.81 |

中乳牙龋齿患病率及乳牙龋均均呈现下降趋势，如 7 岁男生乳牙龋齿患病率及乳牙龋均分别由 1995 年的 93.90%、5.22 下降到 2000 年的 89.66%、4.83，2005 年进一步下降到 71.72%、3.01；7 岁女生乳牙龋齿患病率及乳牙龋均分别由 1995 年的 93.90%、5.14 下降到 2000 年的 88.89%、4.26，2005 年进一步下降到 71.00%、2.57(表 9、表 10)。

2005 年与 2000 年相比，藏族学生恒牙龋齿患病率及恒牙龋均也有明显下降(表 11、表 12)。

表 9 1995 年、2000 年及 2005 年藏族学生乳牙龋患病率(%)情况比较

| 年龄/岁 | 男生 | | | 女生 | | |
|---|---|---|---|---|---|---|
| | 1995 年 | 2000 年 | 2005 年 | 1995 年 | 2000 年 | 2005 年 |
| 7 | 93.90 | 89.66 | 71.72 | 93.90 | 88.89 | 71.00 |
| 9 | 95.00 | 88.24 | 78.79 | 93.00 | 90.76 | 68.00 |
| 12 | 77.00 | 47.73 | 37.00 | 78.00 | 29.17 | 21.00 |

表 10 1995 年、2000 年及 2005 年藏族学生乳牙龋均情况比较

| 年龄/岁 | 男生 | | | 女生 | | |
|---|---|---|---|---|---|---|
| | 1995 年 | 2000 年 | 2005 年 | 1995 年 | 2000 年 | 2005 年 |
| 7 | 5.22 | 4.83 | 3.01 | 5.14 | 4.26 | 2.57 |
| 9 | 4.78 | 3.24 | 2.49 | 4.31 | 3.83 | 2.20 |
| 12 | 2.21 | 1.02 | 0.74 | 1.77 | 0.58 | 0.34 |

**表 11　1995 年、2000 年及 2005 年藏族学生恒牙龋患病率(%)情况比较**

| 年龄/岁 | 男生 | | | 女生 | | |
|---|---|---|---|---|---|---|
| | 1995 年 | 2000 年 | 2005 年 | 1995 年 | 2000 年 | 2005 年 |
| 7 | 7.10 | 0.00 | 4.04 | 1.00 | 2.56 | 3.00 |
| 9 | 5.00 | 7.56 | 1.01 | 3.00 | 17.65 | 6.00 |
| 12 | 5.00 | 35.61 | 22.00 | 8.00 | 45.00 | 28.00 |
| 14 | 13.00 | 42.48 | 33.00 | 6.00 | 51.82 | 32.00 |
| 17 | 19.30 | 55.93 | 36.00 | 20.20 | 54.39 | 48.00 |

**表 12　1995 年、2000 年及 2005 年藏族学生恒牙龋均情况比较**

| 年龄/岁 | 男生 | | | 女生 | | |
|---|---|---|---|---|---|---|
| | 1995 年 | 2000 年 | 2005 年 | 1995 年 | 2000 年 | 2005 年 |
| 7 | 0.08 | 0.00 | 0.05 | 0.01 | 0.03 | 0.03 |
| 9 | 0.05 | 0.15 | 0.01 | 0.06 | 0.24 | 0.06 |
| 12 | 0.18 | 0.50 | 0.28 | 0.16 | 0.87 | 0.36 |
| 14 | 0.15 | 0.71 | 0.50 | 0.09 | 1.17 | 0.58 |
| 17 | 0.23 | 1.10 | 0.65 | 0.29 | 1.19 | 1.05 |

## 4　讨论

藏族学生主要居住在高原环境，由于高原低气压减少了人体吸入空气中的氧分，使得血红蛋白减少了氧的携带量，组织内氧压降低，造成缺氧；以及高山寒冷、空气湿度降低和强的紫外线等均影响藏族学生生长发育。另外，居住在高原的人基础氧耗量和基础代谢率高于居住在平原的人。因此，在高原地区营养作为儿童青少年正常生长发育的物质基础和必要保证显得更为重要，必须有更充足的营养方能保证生长发育的需要。而西藏由于条件的限制和生活习惯的差异，居民一般饮食较单调，牧民几乎不吃蔬菜。营养素特别是优质的蛋白质、维生素、矿物质、微量元素等不足，影响了儿童青少年的生长发育。

近些年来，由于西藏生产和经济的发展，藏族人民生活水平有了明显改善，藏族学生营养得到改善，膳食结构趋于多样化，促进了生长发育水平大幅度提高。2005 年调研结果显示，藏族学生身高、体重的生长水平继续呈现增长趋势。但由于藏族学生身高、体重生长呈明显增长趋势，而胸围发育滞后或有所下降原因，是否与生活方式变化有关，有待进一步观察。

由于经济和文化教育事业的发展，藏族学生居住环境和学习条件更加优越，体育锻炼日益广泛的开展。1985—2005 年的 20 年间，藏族学生速度素质(50 米跑)、爆发力素质(立定跳远)、柔韧性素质(坐位体前屈)、力量素质(斜身引体、引体向上、一分钟仰卧起坐)、耐力素质(50 米×8 往返跑、1 000 米跑或 800 米跑)成绩总体向好；但 1995 年以后出现下降或增速减慢的迹象，是否与藏族学生课业负担增加、学习时间加长，体育课和课外体育锻炼得不到保障有关？另外，2005 年调研结果显示，藏族学生视力不良检出率继续增加。与 1995 年和 2000 年相比，各年龄组的视力不良检出率均有所上升，且有随年龄增加视力不良检出率明显升高，女生高于男生。

伴随生活水平的提高和膳食营养改善，藏族学生中长期存在的营养不良问题获得显著改善，但膳食热能过剩，以膳食制度不合理、体力活动不足、“以静代动”的生活现代化而产生的“肥胖易感环境”，使得藏族学生中超重与肥胖检出率持续增加。2005 年调研结果显示，藏族学生中较低体重及营养不良检出率进一步下降，营养状况继续得到改善；但超重与肥胖检出率持续增加，成为影响藏族学生营养健康状况的另一大因素。

本次调研结果显示，2005 年与 1995 年、2000 年相比，7 岁、9 岁和 12 岁年龄组藏族男女学生中乳牙龋齿患病率及乳牙龋均均呈现下降趋势；2005 年与 2000 年相比，藏族学生恒牙龋齿患病率及恒牙龋均也有明显下降。龋齿患病率的下降，反映了学生口腔保健水平的提高，也是近年来学校口腔保健教育的重要成果。

本次调研资料可作为今后对西藏高原藏族学生追踪观察分析和制定学生保健措施的参考依据。

（西藏自治区学生体质与健康调研组选送）

**参考文献：**

[1] 中国学生体质与健康研究组. 2005 年中国学生体质与健康调研报告. 北京：高等教育出版社，2007.

[2] 教育部体育卫生与艺术教育司. 中国学生体质健康监测网络 2004 年监测报告. 北京：高等教育出版社，2006.

[3] 中国学生体质与健康研究组. 2000 年中国学生体质与健康调研报告. 北京：高等教育出版社，2002.

[4] 中国学生体质与健康研究组. 1995 年中国学生体质与健康调研报告. 长春：吉林科学技术出版社，1996.

[5] 中国学生体质与健康研究组. 1991 年中国学生体质与健康监测报告. 北京：北京科学技术出版社，1993.

[6] 中国学生体质与健康研究组. 中国学生体质与健康研究. 北京：人民教育出版社，1987.

# 重庆市大足县7～18岁学生机能素质状况分析

华隆超 执笔

## 1 前言

为了解重庆市大足县中小学生的机能、素质的发育水平并探讨其变化规律和趋势，为学校教育和体育卫生工作提供科学依据。本文根据重庆市大足县2005年和2000年参加全国学生体质健康监测的检测数据为基础，采用对比分析法，对7～18岁城乡男女生的身体机能素质状况进行分析。

## 2 研究对象和方法

### 2.1 调查对象

样本来源于我县确定的4所全国学生体质与健康监测点校，采取按年级分层，以班为单位随机整群抽样原则，以学生户口所在地区分城乡，调查对象年龄的确定以公历年为准，按照测试日当天计算实足年龄，确定7～18岁城乡中小学生每个年龄组不少于50人。

### 2.2 调查内容

测试指标包括机能(肺活量)和运动素质(握力、50米跑、立定跳远、50米×8往返跑、1 000米跑、800米跑)等。

### 2.3 研究方法

使用SPSS统计软件包进行统计计算，采用$t$检验进行连续变量均值的比较。

## 3　结果

### 3.1　2005年与2000年7~18岁城乡男女学生机能、素质状况　见表1~表4。

#### 3.1.1　机能状况

2005年与2000年相比较，7～18岁城乡男女生的肺功能呈下降趋势，城男、城女、乡男、乡女的肺活量平均下降幅度分别为137.8毫升、196.8毫升、208.6毫升和248.9毫升，以城男17、18岁，城女16、17、18岁，乡男13、16、17、18岁，乡女14、15、16、17、18岁年龄组下降幅度最大，最大差值达675.5毫升($P<0.01$，差异有显著性)(表1～表4)。

#### 3.1.2　素质状况

2005年与2000年相比较，握力除乡村男生组略有提高外，其他各组的大多数年龄组呈现下降趋势，以城市女生下降较明显，7～18岁平均下降2.3千克，尤其是11～18岁，出现较大幅度的下降，最大值为4.7千克($P<0.01$，差异有显著性)(表1～表4)。

2005年城乡男生和乡村女生的速度素质(50米跑)与2000年相比呈现下降趋势。下肢爆发力(立定跳远)表现出，城乡男生和乡村女生的大多数年龄组有所提高，以城男12～18岁、乡男14～17岁增长较明显，2005年与2000年比较，立定跳远成绩为：7～18岁城男平均增加6.5厘米，乡男平均增加2.6厘米，尤以城男16岁增长幅度最大，为22.3厘米，($P<0.01$，差异有显著性)；乡村女生在7～15岁均呈现增长趋势，但在16～18岁出现幅度较大的下降，下降分别为27.6厘米、41.2厘米和57.8厘米($P<0.01$，差异有显著性)；城市女生的大多数年龄组呈现出下降趋势(表1～表4)。

7～18岁城乡男女学生的耐力素质呈现出全面下降趋势，以13～18岁各组下降最明显。2005年与2000年比较，城乡男女生7～12岁50米×8往返跑成绩有所下降；城乡男生13～18岁1 000米跑成绩平均下降37.8秒和26.1秒；城乡女生800米跑成绩平均下降44.4秒和36.8秒；以城市男女和乡村男女14岁组下降幅度最大，分别为48.0秒、62.5秒、49.1秒和54.9秒($P<0.01$，差异有显著性)。

## 4　讨论

2005年与2000年相比，我县城乡男女7～18岁中小学生的机能(特别是肺功能)水平有所下降，与2005年全国学生体质与健康调查结果一致，且个别年龄组呈现较大幅度的下降，其差值大于全国学生2005年的下降水平；力量素质除乡村男生组略有提高外，其余各组的大多数年龄组呈现下降趋势；速度素质大多年龄组呈下降趋势；耐力素质呈全面下降趋势，13～18岁城乡男女的平均下降幅度均大于全国学生2005年的相应年龄组的下降水平。主要原因是，一方面由于学校升学、安全、经费、师资等因素，忽视了体育教育；另一方面由于学生课业负担过重，参加体

表 1　2005 与 2000 年城市男生机能和素质指标均值比较

| 年龄/岁 | 肺活量/ml | | | 握力/kg | | | 50m 跑/s | | | 立定跳远/cm | | | 50m×8 往返跑/s(7～12 岁) 1 000m 跑/s(13～18 岁) | | |
|---|---|---|---|---|---|---|---|---|---|---|---|---|---|---|---|
| | 2005 年 | 2000 年 | 均差 | 2005 年 | 2000 年 | 均差 | 2005 年 | 2000 年 | 均差 | 2005 年 | 2000 年 | 均差 | 2005 年 | 2000 年 | 均差 |
| 7 | 1 119.8 | 1 253.8 | −134.0 | 8.5 | 9.2 | −0.7 | 11.8 | 11.5 | 0.3 | 123.9 | 132.1 | −8.2$^{**}$ | 135.0 | 131.0 | 4.0 |
| 8 | 1 319.7 | 1 445.4 | −125.7 | 10.9 | 11.5 | −0.6 | 10.8 | 11.1 | −0.3 | 137.5 | 141.8 | −4.3 | 128.1 | 126.8 | 1.3 |
| 9 | 1 467.9 | 1 541.4 | −73.5 | 14.5 | 13.1 | 1.4 | 10.6 | 10.6 | 0.0 | 153.1 | 148.5 | 4.6 | 124.1 | 121.5 | 2.6 |
| 10 | 1 514.6 | 1 706.5 | −191.9 | 15.1 | 14.9 | 0.2 | 10.3 | 10.0 | 0.3 | 154.2 | 159.8 | −5.6 | 127.5 | 119.1 | 8.4 |
| 11 | 1 786.9 | 1 951.0 | −164.1 | 15.2 | 18.0 | −2.8$^{**}$ | 10.1 | 9.8 | 0.3 | 155.1 | 164.6 | −9.5$^{**}$ | 126.4 | 117.2 | 9.2 |
| 12 | 2 025.6 | 2 185.9 | −160.3 | 18.4 | 20.7 | −2.3$^{**}$ | 9.5 | 9.5 | 0.0 | 182.7 | 172.2 | 10.5$^{**}$ | 113.6 | 110.6 | 3.0 |
| 13 | 2 543.7 | 2 533.3 | 10.4 | 24.6 | 24.1 | 0.5 | 8.6 | 8.9 | −0.3 | 191.7 | 185.2 | 6.5 | 293.8 | 266.1 | 27.7$^{**}$ |
| 14 | 2 858.5 | 2 967.1 | −108.6 | 29.5 | 29.7 | −0.2 | 8.0 | 8.5 | 0.5 | 207.5 | 190.6 | 16.9$^{**}$ | 298.0 | 250.0 | 48.0$^{**}$ |
| 15 | 3 162.2 | 3 134.1 | 28.1 | 33.7 | 32.7 | 1.0 | 7.8 | 8.2 | −0.4 | 210.5 | 197.9 | 12.6$^{**}$ | 282.2 | 245.2 | 37.0$^{**}$ |
| 16 | 3 226.1 | 3 423.0 | −196.9 | 35.1 | 35.6 | −0.5 | 7.3 | 8.1 | −0.8 | 226.7 | 204.4 | 22.3$^{**}$ | 263.5 | 222.1 | 41.4$^{**}$ |
| 17 | 3 362.9 | 3 654.2 | −291.3$^{*}$ | 37.0 | 38.5 | −1.5$^{*}$ | 7.1 | 7.8 | −0.7 | 230.1 | 210.6 | 19.5$^{**}$ | 259.9 | 221.3 | 38.6$^{**}$ |
| 18 | 3 539.7 | 3 784.9 | −245.2$^{*}$ | 40.2 | 39.4 | 0.8 | 7.2 | 7.7 | −0.5 | 229.7 | 217.2 | 12.5$^{**}$ | 252.3 | 218.2 | 34.1$^{**}$ |

注："$^{*}$"代表差异性检验，"$^{*}$"：$P<0.05$　"$^{**}$"：$P<0.01$。

表 2　2005 与 2000 年城镇女生机能和素质指标均值比较

| 年龄/岁 | 肺活量/ml | | | 握力/kg | | | 50 m 跑/s | | | 立定跳远/cm | | | 50m×8 往返跑/s(7～12 岁)<br>800 m 跑/s(13～18 岁) | | |
|---|---|---|---|---|---|---|---|---|---|---|---|---|---|---|---|
| | 2005 年 | 2000 年 | 均差 | 2005 年 | 2000 年 | 均差 | 2005 年 | 2000 年 | 均差 | 2005 年 | 2000 年 | 均差 | 2005 年 | 2000 年 | 均差 |
| 7 | 1 056.1 | 1 164.8 | −108.7 | 8.5 | 8.3 | 0.2 | 12.2 | 12.0 | 0.2 | 114.7 | 122.3 | −7.6** | 140.5 | 138.0 | 2.5 |
| 8 | 1 162.3 | 1 287.0 | −124.7 | 10.0 | 11.1 | −1.1 | 11.2 | 11.2 | 0.0 | 127.6 | 132.2 | −4.6 | 134.6 | 134.4 | 0.2 |
| 9 | 1 485.7 | 1 402.4 | 83.3 | 12.4 | 12.1 | 0.3 | 11.0 | 10.8 | 0.2 | 139.8 | 141.5 | −1.7 | 133.9 | 126.2 | 7.7 |
| 10 | 1 464.7 | 1 538.3 | −73.6 | 13.7 | 13.5 | 0.2 | 11.0 | 10.2 | 0.8 | 140.5 | 151.7 | −11.2** | 130.3 | 125.3 | 5.0 |
| 11 | 1 625.3 | 1 844.4 | −219.1 | 14.8 | 16.9 | −2.1** | 10.4 | 9.9 | 0.5 | 150.0 | 157.0 | −7.0* | 129.0 | 122.2 | 6.8 |
| 12 | 1 751.5 | 1 942.8 | −191.3 | 16.3 | 19.1 | −2.8** | 9.9 | 9.6 | 0.3 | 162.9 | 158.5 | 4.4 | 118.8 | 118.1 | 0.7 |
| 13 | 2 042.9 | 2 272.5 | −229.6 | 18.3 | 20.5 | −2.2** | 9.3 | 9.7 | −0.4 | 166.0 | 153.7 | 12.3** | 267.0 | 231.3 | 35.7** |
| 14 | 2 276.7 | 2 359.8 | −83.1 | 18.4 | 21.3 | −2.9** | 9.6 | 9.6 | 0.0 | 164.1 | 157.4 | 6.7* | 287.7 | 225.2 | 62.5** |
| 15 | 2 235.7 | 2 400.3 | −164.6 | 19.2 | 23.0 | −3.8** | 9.7 | 9.4 | 0.3 | 166.3 | 159.4 | 6.9* | 275.5 | 219.3 | 56.2** |
| 16 | 2 202.8 | 2 775.0 | −572.2* | 21.6 | 25.8 | −4.2** | 9.6 | 9.2 | 0.4 | 164.1 | 168.9 | −4.8 | 266.2 | 229.2 | 37.0** |
| 17 | 2 378.3 | 2 720.3 | −342.0* | 22.2 | 26.9 | −4.7** | 9.0 | 9.2 | −0.2 | 172.2 | 169.8 | 2.4 | 266.5 | 219.5 | 37.3** |
| 18 | 2 332.6 | 2 809.8 | −477.2* | 23.3 | 27.4 | −4.1** | 9.3 | 9.1 | −0.2 | 168.9 | 171.9 | −3.0 | 255.9 | 218.3 | 37.6** |

表 3　2005 与 2000 年乡村男生机能和素质指标均值比较

| 年龄/岁 | 肺活量/ml | | | 握力/kg | | | 50 m 跑/s | | | 立定跳远/cm | | | 50 m×8 往返跑/s(7～12 岁) 1 000 m 跑/s(13～18 岁) | | |
|---|---|---|---|---|---|---|---|---|---|---|---|---|---|---|---|
| | 2005 年 | 2000 年 | 均差 | 2005 年 | 2000 年 | 均差 | 2005 年 | 2000 年 | 均差 | 2005 年 | 2000 年 | 均差 | 2005 年 | 2000 年 | 均差 |
| 7 | 992.1 | 1 212.6 | −220.5 | 8.8 | 8.0 | 0.8 | 11.6 | 11.5 | 0.1 | 122.6 | 132.1 | −9.5* | 132.0 | 130.0 | 2.0 |
| 8 | 1 326.5 | 1 414.9 | −88.4 | 11.7 | 9.3 | 2.4** | 10.4 | 10.8 | −0.4 | 136.3 | 141.8 | −5.5 | 124.3 | 126.0 | −1.7 |
| 9 | 1 392.8 | 1 568.3 | −175.5 | 12.5 | 10.5 | 2.0** | 10.0 | 10.3 | −0.3 | 151.1 | 148.5 | 2.6 | 124.2 | 122.2 | 2.0 |
| 10 | 1 529.3 | 1 694.8 | −165.5 | 13.2 | 13.3 | −0.1 | 9.6 | 9.9 | −0.3 | 158.3 | 159.8 | −1.5 | 119.4 | 117.1 | 2.3 |
| 11 | 1 757.0 | 1 844.6 | −87.6 | 16.2 | 15.7 | 0.5 | 9.4 | 9.7 | −0.3 | 164.3 | 164.6 | −0.3 | 118.4 | 116.5 | 1.9 |
| 12 | 2 022.7 | 1 939.7 | 83.0 | 19.4 | 17.5 | 1.9** | 9.4 | 9.7 | −0.3 | 168.2 | 172.2 | −4.0 | 121.8 | 115.9 | 5.9 |
| 13 | 2 165.5 | 2 596.7 | −431.2* | 21.6 | 22.8 | −1.2* | 9.1 | 9.4 | −0.3 | 185.6 | 185.2 | 0.4 | 296.5 | 296.3 | 0.2 |
| 14 | 2 837.7 | 2 862.7 | −25.0 | 28.8 | 28.2 | 0.6 | 8.2 | 8.9 | −0.7 | 208.9 | 190.6 | 18.3** | 303.5 | 254.1 | 49.1** |
| 15 | 3 063.5 | 3 216.6 | −153.1 | 33.8 | 32.5 | 1.3* | 7.7 | 8.4 | −0.7 | 210.6 | 197.9 | 12.7** | 268.1 | 248.0 | 20.1** |
| 16 | 3 069.8 | 3 494.2 | −424.4* | 38.5 | 38.0 | 0.5 | 7.7 | 7.9 | −0.2 | 212.1 | 204.4 | 7.7* | 244.7 | 222.1 | 22.6** |
| 17 | 3 243.2 | 3 639.7 | −396.5* | 39.6 | 39.0 | 0.6 | 7.6 | 8.9 | 1.3 | 216.8 | 210.6 | 6.2* | 253.4 | 217.2 | 36.2** |
| 18 | 3 466.7 | 3 743.6 | −276.9* | 41.7 | 40.9 | 0.8 | 7.4 | 8.3 | −1.9 | 221.1 | 217.2 | 3.9 | 241.7 | 213.1 | 28.6** |

**表 4　2005 与 2000 年度乡村女生机能素质各项指标均值均差比较**

| 年龄/岁 | 肺活量/ml | | | 握力/kg | | | 50 m 跑/s | | | 立定跳远/cm | | | 50 m×8 往返跑/s(7～12 岁) 800 m 跑/s(13～18 岁) | | |
|---|---|---|---|---|---|---|---|---|---|---|---|---|---|---|---|
| | 2005 年 | 2000 年 | 均差 | 2005 年 | 2000 年 | 均差 | 2005 年 | 2000 年 | 均差 | 2005 年 | 2000 年 | 均差 | 2005 年 | 2000 年 | 均差 |
| 7 | 923.7 | 1 122.6 | −198.9 | 8.7 | 7.5 | 1.2 | 11.8 | 11.9 | −0.1 | 116.0 | 108.6 | 7.4* | 135.9 | 132.3 | 3.6 |
| 8 | 1 264.7 | 1 274.0 | −9.3 | 10.1 | 9.1 | 1.0 | 11.0 | 11.4 | −0.4 | 124.6 | 119.0 | 5.6 | 130.2 | 128.2 | 2.0 |
| 9 | 1 298.2 | 1 441.1 | −142.9 | 11.7 | 10.7 | 1.0 | 10.2 | 10.7 | −0.5 | 142.6 | 128.8 | 13.8** | 126.1 | 126.5 | −0.4 |
| 10 | 1 318.6 | 1 470.3 | −151.7 | 12.0 | 11.9 | 0.1 | 10.7 | 10.6 | 0.1 | 142.1 | 137.8 | 4.3 | 126.6 | 125.3 | 1.4 |
| 11 | 1 551.6 | 1 603.8 | −52.2 | 16.3 | 14.6 | 1.7** | 10.0 | 10.2 | −0.2 | 151.4 | 147.7 | 3.7 | 123.5 | 121.4 | 2.1 |
| 12 | 1 680.2 | 1 730.9 | −50.7 | 16.5 | 16.0 | 0.5 | 10.0 | 10.0 | 0.0 | 152.0 | 150.6 | 1.4 | 122.6 | 120.7 | 1.9 |
| 13 | 2 021.0 | 2 219.1 | −198.1 | 18.4 | 19.8 | −1.4* | 9.5 | 10.2 | −0.7 | 171.4 | 160.1 | 11.3** | 276.4 | 249.4 | 27.0** |
| 14 | 2 040.9 | 2 307.9 | −267.0* | 19.7 | 22.4 | −2.7** | 9.8 | 10.0 | −0.2 | 162.3 | 161.2 | 1.1 | 286.0 | 231.1 | 54.9** |
| 15 | 2 055.6 | 2 482.1 | −426.5* | 21.5 | 24.1 | −2.6** | 9.2 | 10.1 | −0.9 | 165.3 | 161.0 | 4.3 | 261.2 | 225.4 | 35.8** |
| 16 | 2 125.3 | 2 528.0 | −402.7* | 23.6 | 26.0 | −2.4** | 9.6 | 9.4 | 0.2 | 160.3 | 188.1 | −27.8** | 251.1 | 218.4 | 32.7** |
| 17 | 2 012.2 | 2 687.7 | −675.5** | 26.0 | 28.8 | −2.8** | 9.7 | 9.4 | −0.3 | 156.9 | 198.1 | −41.2** | 254.3 | 219.2 | 35.1** |
| 18 | 2 256.3 | 2 667.1 | −410.8* | 26.1 | 29.2 | −3.1** | 9.5 | 8.9 | 0.6 | 158.6 | 216.4 | −57.8** | 248.8 | 213.4 | 35.4** |

注:表中 * $P<0.05$,** $P<0.01$。

育锻炼和课外活动的时间少;再者是学生有怕苦怕累的思想,缺乏吃苦耐劳、坚忍不拔的意志和决心,课余时间喜欢上网而不愿参加课外体育活动和体育锻炼,从而造成了学生机能素质的下降。针对我县中小学生的机能、素质不良的状况,建议教育行政部门和学校要贯彻落实国家的教育方针,全面实施素质教育,减轻学生课业负担;进一步加强学校体育卫生工作,增加必须的经费投入,保证体育基础设施和条件的改善,确保学生开展体育活动所必需的场所和设施,改革学校体育教学内容、方法和手段,调动教师工作积极性和学生主动锻炼身体的积极性,进而提高学生的机能、素质。

(重庆市学生体质与健康调研组选送)

# 1985—2005年陕西学生营养状况分析及干预对策探讨

**梁明哲　执笔**

## 1　前言

营养状况直接影响学生的体质健康、生长发育和学业。研究学生营养状况及其存在的问题，提出干预对策和解决方法，对提高学生体质及健康水平有重要意义。

## 2　研究对象与方法

本研究资料来源于1985年、1995年、2005年陕西学生体质与健康调研检测数据。对象是陕西籍7～22岁城乡大中小学生。检测所用的抽样办法、样本量、年龄分组，学生身高、体重的测量方法及质量控制，均按1985年、1995年、2005年全国学生体质与健康调研实施方案执行。采用2000年中国学生体质研究组制定的"中国学生身高标准体重"值分别评价1985年、1995年、2005年学生的营养状况，对统计出城乡男女4类7～9岁组(小学低年级组)、10～12岁组(小学高年级组)、13～15岁组(初中)、16～18岁组(高中)及19～22岁组(大学)的营养不良、较低体重、正常体重、超重、肥胖的检出人数及检出率进行分析。相关比较采用U检验。

## 3　结果

### 3.1　2005年陕西学生营养不良及肥胖现状(表1～表5)

表1　1985—2005年陕西学生营养状况(城乡男女合并)

| 年代/年 | 样本数/人数 | 营养不良 | | 较低体重 | | 正常 | | 超重 | | 肥胖 | |
|---|---|---|---|---|---|---|---|---|---|---|---|
| | | 人数 | 检出率/% | 人数 | 检出率/% | 人数 | 检出率/% | 人数 | 检出率/% | 人数 | 检出率/% |
| 1985 | 16 973 | 1 561 | 9.20 | 10 310 | 60.74 | 4 863 | 28.65 | 159 | 0.94 | 80 | 0.47 |
| 1995 | 9 273 | 864 | 9.32 | 5 199 | 56.07 | 2 800 | 30.20 | 203 | 2.19 | 207 | 2.23 |
| 2005 | 8 793 | 865 | 9.84 | 4 267 | 48.53 | 2 894 | 32.91 | 289 | 3.29 | 478 | 5.44 |

表 2　1985—2005 年陕西城市男生营养状况检出率/%

| 年龄组/岁 | 营养不良 | | | 较低体重 | | | 正　常 | | | 超　重 | | | 肥　胖 | | |
|---|---|---|---|---|---|---|---|---|---|---|---|---|---|---|---|
| | 1985 年 | 1995 年 | 2005 年 | 1985 年 | 1995 年 | 2005 年 | 1985 年 | 1995 年 | 2005 年 | 1985 年 | 1995 年 | 2005 年 | 1985 年 | 1995 年 | 2005 年 |
| 7～9 | 9.37 | 6.88 | 4.44 | 63.73 | 56.46 | 37.33 | 25.93 | 30.63 | 38.67 | 0.33 | 3.13 | 5.33 | 0.65 | 2.92 | 14.22 |
| 10～12 | 12.31 | 11.92 | 7.14 | 68.30 | 54.18 | 44.64 | 18.85 | 25.10 | 32.59 | 0.22 | 3.97 | 5.80 | 0.33 | 4.81 | 9.82 |
| 13～15 | 28.32 | 24.17 | 21.16 | 67.86 | 62.40 | 55.01 | 3.70 | 10.33 | 14.92 | 0.11 | 0.41 | 0.89 | 0.00 | 2.69 | 8.02 |
| 16～18 | 11.98 | 16.18 | 14.89 | 69.83 | 59.45 | 49.33 | 17.43 | 16.60 | 21.33 | 0.65 | 1.47 | 3.78 | 0.11 | 6.30 | 10.67 |
| 19～22 | 6.60 | 9.80 | 13.78 | 52.11 | 44.50 | 30.33 | 37.07 | 37.00 | 38.10 | 2.37 | 4.00 | 5.26 | 1.85 | 4.80 | 12.53 |
| 合计 | 14.00 | 13.90 | 12.25 | 64.80 | 55.80 | 43.62 | 20.00 | 23.50 | 28.92 | 0.70 | 2.50 | 4.19 | 0.50 | 4.30 | 11.02 |

表 3　1985—2005 年陕西乡村男生营养状况检出率/%

| 年龄组/岁 | 营养不良 | | | 较低体重 | | | 正　常 | | | 超　重 | | | 肥　胖 | | |
|---|---|---|---|---|---|---|---|---|---|---|---|---|---|---|---|
| | 1985 年 | 1995 年 | 2005 年 | 1985 年 | 1995 年 | 2005 年 | 1985 年 | 1995 年 | 2005 年 | 1985 年 | 1995 年 | 2005 年 | 1985 年 | 1995 年 | 2005 年 |
| 7～9 | 4.81 | 6.50 | 5.11 | 56.39 | 59.96 | 50.67 | 38.03 | 32.29 | 36.67 | 0.22 | 0.63 | 3.78 | 0.55 | 0.63 | 3.78 |
| 10～12 | 3.92 | 6.44 | 6.44 | 73.75 | 69.02 | 57.11 | 21.90 | 22.66 | 30.22 | 0.33 | 1.04 | 2.89 | 0.11 | 0.83 | 3.33 |
| 13～15 | 16.56 | 18.13 | 27.11 | 79.19 | 75.00 | 62.67 | 4.14 | 5.83 | 8.00 | 0.00 | 0.00 | 0.67 | 0.11 | 0.42 | 1.56 |
| 16～18 | 7.09 | 6.47 | 16.67 | 66.63 | 69.31 | 60.44 | 25.52 | 22.96 | 18.22 | 0.65 | 0.21 | 2.00 | 0.11 | 1.04 | 2.67 |
| 19～22 | 5.50 | 6.30 | 10.28 | 49.50 | 52.80 | 45.61 | 43.50 | 37.50 | 32.83 | 1.25 | 2.30 | 5.76 | 0.25 | 1.30 | 5.51 |
| 合计 | 7.80 | 8.80 | 13.19 | 67.10 | 65.80 | 55.53 | 24.50 | 23.80 | 25.01 | 0.40 | 0.80 | 2.93 | 0.20 | 0.80 | 3.32 |

表 4　1985—2005 年陕西城市女生营养状况检出率/%

| 年龄组/岁 | 营养不良 | | | 较低体重 | | | 正　常 | | | 超　重 | | | 肥　胖 | | |
|---|---|---|---|---|---|---|---|---|---|---|---|---|---|---|---|
| | 1985 年 | 1995 年 | 2005 年 | 1985 年 | 1995 年 | 2005 年 | 1985 年 | 1995 年 | 2005 年 | 1985 年 | 1995 年 | 2005 年 | 1985 年 | 1995 年 | 2005 年 |
| 7～9 | 10.13 | 8.14 | 5.78 | 66.56 | 55.74 | 52.67 | 22.00 | 32.57 | 32.00 | 0.87 | 1.46 | 3.78 | 0.44 | 2.09 | 5.78 |
| 10～12 | 14.29 | 13.93 | 8.00 | 60.96 | 44.91 | 37.33 | 24.10 | 35.55 | 43.56 | 0.22 | 2.70 | 4.00 | 0.44 | 2.91 | 7.11 |
| 13～15 | 9.37 | 7.71 | 6.00 | 57.52 | 53.33 | 41.78 | 31.05 | 30.83 | 40.44 | 1.42 | 3.54 | 4.44 | 0.65 | 4.58 | 7.33 |
| 16～18 | 9.59 | 7.71 | 7.56 | 52.29 | 50.42 | 40.67 | 36.60 | 36.46 | 45.56 | 1.31 | 3.96 | 2.89 | 0.22 | 1.46 | 3.33 |
| 19～22 | 5.87 | 5.00 | 7.00 | 52.47 | 47.80 | 49.75 | 32.03 | 41.00 | 38.75 | 1.60 | 5.00 | 2.75 | 0.80 | 1.30 | 1.75 |
| 合计 | 10.00 | 8.60 | 6.86 | 58.20 | 50.50 | 44.32 | 30.30 | 35.10 | 40.09 | 1.10 | 3.30 | 3.59 | 0.50 | 2.50 | 5.14 |

表 5　1985—2005 年陕西乡村女生营养状况检出率/%

| 年龄组/岁 | 营养不良 | | | 较低体重 | | | 正　常 | | | 超　重 | | | 肥　胖 | | |
|---|---|---|---|---|---|---|---|---|---|---|---|---|---|---|---|
| | 1985 年 | 1995 年 | 2005 年 | 1985 年 | 1995 年 | 2005 年 | 1985 年 | 1995 年 | 2005 年 | 1985 年 | 1995 年 | 2005 年 | 1985 年 | 1995 年 | 2005 年 |
| 7～9 | 4.04 | 7.10 | 5.35 | 62.77 | 63.67 | 50.50 | 31.44 | 28.39 | 30.46 | 0.87 | 0.84 | 1.80 | 0.87 | 0.00 | 2.40 |
| 10～12 | 7.52 | 9.60 | 10.22 | 57.41 | 60.75 | 46.89 | 34.64 | 28.18 | 38.89 | 0.22 | 1.04 | 1.33 | 0.22 | 0.42 | 2.67 |
| 13～15 | 4.26 | 5.21 | 6.67 | 51.86 | 52.71 | 51.78 | 40.61 | 36.67 | 35.78 | 2.84 | 2.71 | 3.11 | 0.44 | 2.71 | 2.67 |
| 16～18 | 3.38 | 4.17 | 5.56 | 42.09 | 40.21 | 48.89 | 51.58 | 50.21 | 41.33 | 2.40 | 3.33 | 2.67 | 0.55 | 2.08 | 1.56 |
| 19～22 | 1.29 | 2.80 | 7.52 | 45.36 | 42.00 | 49.37 | 49.74 | 50.80 | 38.35 | 2.06 | 3.00 | 3.01 | 1.55 | 1.50 | 1.75 |
| 合计 | 4.50 | 5.90 | 7.05 | 52.70 | 52.20 | 50.64 | 40.50 | 38.40 | 37.63 | 1.60 | 2.20 | 2.41 | 0.60 | 1.30 | 2.27 |

#### 3.1.1 营养不良

2005年陕西学生总体营养不良检出率9.84%。其中重度营养不良基本消失。城男、城女、乡男、乡女4大群体中营养不良检出率分别为12.25%、6.86%、13.19%及7.05%。营养不良检出率男生高于女生($u=9.66$，$P<0.01$)。学生营养不良高发年龄男生在13～15岁的初中段，初中城男、乡男营养不良检出率分别为21.16%和27.11%($u=2.10$，$P<0.05$)；学生营养不良高发年龄女生在10～12岁的小学高年级段，该年龄段城女及乡女的营养不良检出率分别为8.00%和10.22%。

#### 3.1.2 肥胖

2005年肥胖学生总体检出率5.44%。城男、城女、乡男、乡女的肥胖检出率分别为11.02%、5.14%、3.32%、2.27%。肥胖学生检出率城市高于乡村($u=11.61$，$P<0.01$)，男生高于女生($u=7.63$，$P<0.01$)。肥胖的高发群体在城市男生，城男7～9岁组肥胖检出率最高，达到14.22%，城男肥胖最低检出率年龄组在13～15岁，肥胖率也达8.02%。

### 3.2 2005年与1985年、1995年营养状况比较

从表1可以看出，20年来，学生总体营养状况在向好的方向发展，具体表现为较低体重学生检出率明显减少，正常体重学生检出率逐渐增加。超重、特别是肥胖学生比例由于基数较低，增幅惊人。营养不良学生总体检出率没有下降。

#### 3.2.1 营养不良

2005年学生总体营养不良检出率是20年以来最高。尤其是乡村学生营养不良检出率明显增加。20年间乡男增加了5.39个百分比点($u=6.82$，$P<0.01$)，乡女增加了2.55个百分比点($u=4.25$，$P<0.01$)。但是从1985年到2005年城市学生营养不良检出率呈下降趋势，特别是城女20年下降了3.14个百分比点($u=4.19$，$P<0.01$)。

#### 3.2.2 肥胖

20年间肥胖学生检出率持续攀升。城男、城女、乡男、乡女4大群体肥胖检出率都快速增加，后10年比前10年增幅更大。如城市男生20年间增加了10.52个百分比点，前10年增加了3.8%($u=11.18$，$P<0.01$)，后10年增加了6.72%($u=8.55$，$P<0.01$)。城市男生7～9岁组20年间增加了13.57个百分比点，前10年增加了2.27个百分比点($u=3.39$，$P<0.01$)，后10年增加了11.30个百分比点($u=6.21$，$P<0.01$)。城市女生、乡村男生及乡村女生中肥胖检出率的增速及增幅特点与城市男生基本相同，说明学生群体中肥胖的发生越来越严重。

#### 3.2.3 超重

2005年超重学生的检出率与肥胖检出率相似，具有城市高于乡村，男生高于女生的特点。与1985年、1995年相比，超重学生检出率在各群体中也呈快速增加趋势，但增幅远不如肥胖检

出率那么大。如在1985年,各群体中超重检出率高于肥胖检出率,而在2005年除乡女之外,各群体中超重检出率显著低于肥胖检出率。

### 3.2.4 较低体重

1985—2005年,城男、城女、乡男中较低体重检出率明显下降,其中以城市男生下降幅度最大,共下降了21.18个百分比点($u=32.58$,$P<0.01$)。而乡村女生则仅下降了2.06个百分比点,在统计学上差异无显著性。

### 3.2.5 正常体重

20年来,城市学生正常体重的检出率逐渐上升,乡村男生正常体重的检出率有所增加,而乡村女生正常体重的检出率则呈缓慢下降态势。

## 4 讨论

较低体重学生检出率的大幅减少,正常体重学生检出率的逐渐增多,城市学生营养不良率的下降,都说明了20年来学生营养状况越来越好。这是社会经济发展,人们生活水平提高,学生营养摄入充分的必然结果。乡村学生营养不良率的增加以及较低体重检出率乡村高于城市($u=8.51$,$P<0.01$),说明学生营养状况依然存在着城乡差异。在超重,特别是肥胖检出率大幅增加的同时,营养不良依然存在,并在乡村学生中明显升高,形成营养不良及肥胖检出率的同时升高,即所谓营养问题的"双峰现象"(two peaks phenomenon)。

2005年检出的营养不良学生,其"营养不良"的概念已经和解决"温饱"问题之前因饥饿造成者有本质不同。被检出营养不良者身高并不矮于同龄(包括正常体重、超重及肥胖)的青少年。营养不良检出率和上升率最高的乡村男生13~15岁组,本次体质调研资料反映出他们的身高20年来平均值增长了5.00厘米,是平均身高增长最大的年龄组段,说明他们主要存在的问题是营养(尤其是优质蛋白质)摄入不能满足旺盛生长发育需要,在程度上比大多数较低体重者更严重。这种现象在正处于青春期生长突增高峰阶段的青少年更是普遍。虽然该现象可能是暂时的,但是对学生体质的影响是现实和客观的。为快速纠正和改善其对学生体力及脑力劳动能力的不良影响,在干预对策上应以增加优质蛋白质摄入量为主。

肥胖学生的检出率在2005年虽然不如营养不良检出率那么高,但是20年间增长速度很快。特别是在城市学生中,不但检出率高,而且"低龄化",对学生体能、心理及身体发育都产生不良影响。到成年仍肥胖者更易患糖尿病、高血脂、高血压、冠心病、脑卒中等心脑血管严重器质性疾病。所以肥胖的防控任务更是迫切,是青少年日益突出的营养问题。今后预防学生肥胖的重点是城市人群。其干预对策应该是合理膳食,加强锻炼,营养健康教育和科学生活制度的安排。

针对学生营养状况存在的问题,具体的改善方法应该从以下3个方面入手:

(1) 重新开设《健康教育》课。20世纪90年代,陕西省大中小学校基本都开设了《健康教育》课。合理膳食,加强锻炼,营养健康教育和科学生活制度安排是其重要内容,对引导学生合理饮食结构,改正挑食、偏食、零食习惯,预防营养过度和盲目节食减肥,培养正确的健康意识,其效果是肯定的。进入21世纪后,中小学和部分高校的《健康教育》课因故停开,或被《心理健康教育》所替代,实为不妥。

(2) 加强学校体育教学管理,确保学生每天1小时体育活动时间,坚定不移地抓素质教育。2005年学生问卷调查71%学生每天体育锻炼不足1小时。适度的体育活动能改善学生食欲,促进营养代谢。足够强度的体育活动(如长跑、游泳及力量训练)对减肥及体能的提高更是可取,是遏制学生群体中肥胖人群增长的有效措施。不仅如此,耐力及力量训练在增强学生心肺功能、提高学生体能素质的同时也培养了学生吃苦耐劳、坚忍不拔的意志品质和人格。近些年来,学校体育中注重学生爱好兴趣的"快乐体育"有其积极的意义。但是学生的运动量和运动时间严重不足,很大程度上淡化或忽视了耐力及力量等"艰苦"项目的训练。面对多年以来一直存在的学生肺活量及各种运动素质下降的现象和日益突出的营养问题(如超重和肥胖问题),我们应该明确地认识到,学校体育应该从"快乐体育"迅速转移到抓提高学生体质为根本的"素质教育"。

(3) 结合"学生体质健康标准"的实施,针对个体进行营养改善指导。在实施"学生体质健康标准"的同时,对学生群体及个体的营养状况要进行定期评价。将评价筛检出的营养不良及肥胖个体再与临床结合,根据不同地区的条件和个体的具体状况,营养不良者增加豆、奶、肉类的摄入量。肥胖者指导其合理饮食结构和总量,体育锻炼要有一定强度并长期坚持。校医和体育教师针对每个个体的具体情况及营养发展趋向,开出饮食及体育锻炼"处方",指导学生的饮食营养和运动锻炼,鼓励长期坚持并定期评价。

(陕西省学生体质与健康调研组选送)

**参考文献:**

[1] Fentiman A Hall A, Bundy D. Health and cultural factors associated with enrolment In basic education: a study in rural Ghana. Soc Sci Med, 2001.

[2] 季成叶. 1991—2000年期间中国汉族学生营养问题变化趋势和干预建议. 中国学生体质与健康研究组. 2000年中国学生体质与健康调研报告. 北京:高等教育出版社,2002,142-159.

[3] CrockerLC, Developmental-BehavioralPediatrics. 3rd edition. Philadelphia: W. B. Saunders Company, 1999.

# 甘肃省汉族学生身体机能发育特点

王陶书　执笔

## 1　前言

血压、脉搏、肺活量是反映儿童青少年身体机能发育的重要指标。本文以甘肃省 2005 年学生体质与健康调研获取的数据资料为基础，对甘肃省城、乡汉族学生的机能发育指标进行分析，了解甘肃省城、乡汉族学生机能发育的特征和规律。

## 2　研究对象与方法

研究对象为甘肃省 6～22 岁汉族学生，调查方法采用全国学生体质与健康调研方案统一方法进行，结果采用对比分析法。

## 3　结果

### 3.1　血压的变化规律及特征

甘肃省 6～22 岁汉族学生安静时的血压（收缩压与舒张压）两项指标的均值，随年龄的增长而表现出明显的阶段性特点、且存在性别及城乡差异的特征。

#### 3.1.1　阶段性特点

调查结果显示，收缩压随年龄的增长逐渐增高，除 12～13 岁有一小交叉外，男生均高于女生，12 岁前男女差异不明显，14 岁以后差异显著（$P<0.01$），男女生在 18 岁时收缩压达峰值，此后出现下降，至 22 岁趋于稳定。

调查结果显示，收缩压在随年龄的增长过程中表现出阶段性发育特征，6～12 岁男生平均增长 0.23 千帕，女生平均增长 0.26 千帕；13～18 岁男生平均增长 0.25 千帕，女生平均增长 0.13 千帕；18～22 岁男生平均下降 0.10 千帕，女生平均下降 0.06 千帕。

舒张压随年龄的增长而增长，主要表现为阶段性增长特征，城乡男生 6～10 岁为舒张压的快速增长期，11～22 岁一直呈现缓慢增长的一种趋势；城市女生在 6～8 岁、乡女在 6～11 岁期间呈现快速增长趋势，城市女生在 9～22 岁、乡女在 12～22 岁期间处于缓慢增长期。

### 3.1.2　性别特征

调查结果显示,6～22 岁,男生收缩压总增长 5.27 千帕,女生总增长 3.92 千帕,男女相差 1.34 千帕,差异显著($P<0.01$),但又表现为阶段性差异,12 岁前男女差异不明显,14 岁以后差异显著($P<0.01$)。

6～22 岁,男生舒张压总增长 2.57 千帕,女生总增长 2.01 千帕,男女相差 0.57 千帕,有明显差异($P<0.05$)。城市男生在 6～10 岁、城市女生在 6～8 岁为快速增长期,城市男生比城市女生快速增长期延长两年,乡村男女无明显差异。

### 3.1.3　城乡差异

调查结果显示,6～22 岁,城市男生收缩压平均为 14.13 千帕,乡村男生平均为 13.94 千帕,相差 0.19 千帕;城市女生平均为 13.41 千帕,乡村女生平均为 13.27 千帕,相差 0.14 千帕($P<0.05$)。

6～22 岁,城市男生舒张压平均为 8.92 千帕,乡村男生平均为 8.94 千帕,相差 0.02 千帕;城市女生平均为 8.59 千帕,乡村女生平均为 8.60 千帕,相差 0.01 千帕;舒张压城乡学生间无明显差别。

## 3.2　肺活量的变化规律及其特征

甘肃省 6～22 岁汉族学生安静时的肺活量均值,随年龄的增长而增长,表现出明显的阶段性特点、性别特征和城乡差异。

### 3.2.1　阶段性特点

调查结果显示,肺活量随年龄的增长逐渐增长,男生从 6 岁的 918.9 毫升增长到 22 岁 3 909.2 毫升,平均每年增长 175.9 毫升;女生从 6 岁的 811.3 毫升增长到 22 岁的 2 600.1 毫升,平均每年增长 105.2 毫升。

调查结果显示,肺活量的增长表现为明显的阶段性发育特征,男生在 12 岁前增长幅度较大,平均每年增长 166.75 毫升,13～15 岁增长幅度最大,进入快速增长期,平均每年增长 305.15 毫升;女生 6～11 岁增长速度较快,平均每年增长 139.27 毫升,在 11～13 岁之间进入快速增长期,平均每年增长 190.38 毫升。

### 3.2.2　性别特征

调查结果显示,6～22 岁,男生肺活量总增长 3 021.15 毫升,女生肺活量总增长 1 691.45 毫升,男女相差 1 329.7 毫升($P<0.01$);肺活量快速增长期出现的年龄女生比男生早 1 年,快速增长的年龄段男生比女生延长 2 年。

### 3.2.3　城乡差异

调查结果显示,6～22 岁,城市男生肺活量平均为 2 645.86 毫升,乡村男生肺活量平均为

2 405.41 毫升，相差 240.45 毫升；城市女生肺活量平均为 1 927.76 毫升，乡村女生平均为 1 717.59 毫升，相差 210.17 毫升。城乡学生之间差异显著（$P<0.01$）。

## 3.3 脉搏的变化规律及特征

甘肃省 6～22 岁汉族学生安静时的脉搏均值表现为随年龄的增长呈下降的下降的趋势，且有明显的性别和城乡差异特点。

### 3.3.1 阶段性特点

调查结果显示，脉搏随年龄的增长逐渐下降，男生从 6 岁的 85.5 次/分下降到 22 岁的 79.7 次/分，其间共下降 5.8 次/分；女生从 6 岁的 85.5 次/分下降到 22 岁的 79.4 次/分，其间共下降 0.39 次/分。

脉搏下降的阶段性特征不十分明显，城市男女生在 19～22 岁期间、乡村男女生在 14～22 岁期间基本进入稳定阶段。

### 3.3.2 性别特征

调查结果显示，6～22 岁，男生脉搏共下降了 5.75 次/分，女生下降了 0.38 次/分，男女相差 5.37 次/分，差异显著（$P<0.01$）。

### 3.3.3 城乡差异

调查结果显示，6～22 岁，城市男生脉搏平均为 81.82 次/分，乡村男生平均为 80.32 次/分，相差 1.50 次/分；城市女生平均为 82.65 次/分，乡村女生平均为 80.66 次/分，相差 1.99 次/分；差异不显著（$P>0.05$）。

## 3.4 握力的变化规律及其特征

甘肃省 6～22 岁的汉族学生握力的均值，随年龄的增长而表现出明显的阶段性特点、性别特征和城乡差异。

### 3.4.1 阶段性特点

调查结果显示，握力随年龄增长而增长，男生从 6 岁的 9.25 千克增长到 22 岁的 43.8 千克，平均每年增长 2.17 千克；女生从 6 岁的 7.85 千克增长到 22 岁的 26.85 千克，平均每年增长 1.19 千克。

调查结果显示，握力的增长表现为明显的阶段性特点，男生在 12 岁前增长幅度较大，平均每年增长 2.08 千克，12～15 岁增长幅度最大，进入快速增长期，平均每年增长 4.95 千克，18 岁以后有所下降；女生 6～9 岁处于缓慢增长期，平均每年增长 1.5 千克，9～14 岁进入快速增长期，平均每年增长 2.26 千克，14 岁又进入缓慢增长期，平均每年增长 0.63 千克，19 岁以后呈下降趋势。

#### 3.4.2 性别特征

调查结果显示，6～11 岁男生握力的增长幅度尽管超过女生，平均每年相差 1.88 千克，但无显著性差异($P>0.05$)；从 12～22 岁随年龄增长这种差距逐渐加大，平均每年相差 12.70 千克($P<0.01$)。

#### 3.4.3 城乡差异

调查结果显示，6～22 岁城市男生的握力平均为 29.05 千克，乡村男生的平均握力为 29.35 千克，相差 0.3 千克，无显著性差异($P>0.05$)；6～22 岁城市女生的平均握力为 19.92 千克，乡村女生的平均握力为 20.8 千克，相差 0.88 千克($P>0.05$)。

### 3.5 派生指标的发育特征

肺活量/体重指数(城乡合并值)男生随年龄增长而增长，平均每年增长 1.3，呈波浪式增长特征。快速增长期表现为不连续的以年龄点的增长为特征，连续几年增长的现象比较少见。城市男生 6～22 岁总增值为 16.0，平均每年增长 1.0；乡村男生总增值为 27.3，平均每年增长 1.9，差异显著。城乡女生 6～22 岁平均每年增长 0.6，阶段性增长特征比较明显，6～9 岁呈增长趋势，9～18 岁呈下降趋势，19～22 岁增长较快。城乡差异不显著。

肺活量/胸围指数(城乡合并值)男生随年龄增长而增长，平均每年增长 1.8，大体可分为两个阶段，19 岁以前增长速度较快，19 岁以后进入缓慢增长期。城市男生 6～22 岁总增值为 16.0，平均每年增长 1.0；乡男总增值为 27.3，平均每年增长 1.9，差异显著。城乡女生 13 岁以前随年龄增长而增长，平均每年增长 1.6，13～18 岁胸围增长速度较快，肺活量/胸围指数呈现为缓慢增长趋势，平均每年增长 0.3，18 岁以后肺活量/胸围指数处于相对稳定状态。城乡差异不明显。

肺活量/身高指数城乡男女学生随年龄增长而增长，但男女生之间、城乡之间差异不明显。

握力/身高指数、握力/体重指数表现为握力与身高呈同步增长的趋势，但城乡之间、男女生之间无明显差异。

脉压差随年龄增长呈负增长，平均每年下降 0.1 千帕，也表现为阶段性特征，6～16 岁呈正增长，城乡男生、城乡女生分别每年增长 0.5 千帕和 0.4 千帕；17～22 岁呈负增长，城乡男生、女生分别下降 0.9、0.5 千帕。

## 4 讨论

甘肃省学生的机能发育随年龄的增长而增长，并表现为明显的阶段性发育特征，具体表现为稳定增长期、快速增长期、缓慢增长期和停滞下降期。

男女学生在机能发育过程中，男生增长的速度超过女生，大部分身体机能指标快速增长期出现的年龄女生比男生早 1～2 年，快速增长阶段持续的时间，女生比男生少 1～2 年，平均增长值男生超过女生。

城市男女学生各项机能指标均明显超过乡村学生，且差异具有显著性。

机能派生指标变化呈波浪式增长和阶段性特征。

（甘肃省学生体质与健康调研组选送）

**参考文献：**

[1] 姚鸿恩.体育保健学(第三版)，北京：高等教育出版社，2003.

[2] 甘肃省学生体质状况监测资料汇编.甘肃省学生体质状况监测资料编写组，1992(10).

[3] 甘肃省学生体质状况监测资料汇编.甘肃省学生体质状况监测资料编写组，2000(8).

[4] 中日合作青少年体质研究联合报告.中华全国体育总会科教部，1987.

# 甘肃省汉族学生形态发育
# 20年动态分析

杲 强 执笔

## 1 前言

身高、体重、胸围是反映儿童青少年形态发育的重要指标。它能从一个侧面反映所在地区经济、社会所发生的巨大变化。掌握学生形态发育指标的动态变化特征和规律，不仅能为相关部门制定政策提供科学依据，还能有针对性地提出改进儿童青少年健康状况的对策和措施。为此，本文以甘肃省1985年和2005年两次学生体质与健康调研获取的数据资料为基础，对近20年来甘肃省城、乡汉族学生的形态发育指标进行动态分析，借以掌握甘肃省城、乡汉族学生形态发育指标的动态变化特征和规律，为制定甘肃省“十一五”规划中学校体育卫生工作发展规划提供科学依据。

## 2 研究对象和方法

### 2.1 研究对象

选择甘肃省的兰州市和天水市，按照分层整群抽样的原则，抽取6～22岁的甘肃籍城、乡汉族男女学生10 912人进行调查。其中城市学生5 249人，乡村学生5 663人；男生5 547人，女生5 365人。

### 2.2 方法

按照《中国学生体质与健康调研检测细则》规定的方法、仪器和要求，测量学生的身高、体重和胸围3项形态发育指标，检测数据汇总后使用SPSS 10.0 for Windows统计软件包进行统计分析。将2005年的各项形态发育指标与1985年的各项形态发育指标进行纵向对比和分析。

## 3 结果

### 3.1 形态发育的总体情况

从表 1 可见，20 年间，甘肃省 7～22 岁（因 1985 年的体质调研未设 6 岁年龄组，故在进行形态发育指标的比较时，剔除了 6 岁年龄组的检测数据）城、乡汉族男女学生身高、体重、胸围 3 项形态发育指标均有明显的增长。具体表现为，2005 年的大多数形态发育指标的均值都高于 1985 年。其中城市学生的增长幅度明显高于乡村学生。各项形态发育指标中每 10 年的增长值都超过了文献报道，表明甘肃省城、乡汉族男女学生的形态发育水平处于青少年生长长期趋势中的快速增长阶段。

### 3.2 身高

从表 2 可见，7～17 岁城市男生与同年龄组的比较结果提示：身高平均增长了 5.26 厘米，按每 10 年计算，平均增长了 2.63 厘米。其中 12～14 岁增幅最大，分别增长了 6.57 厘米、7.35 厘米和 6.53 厘米，按每 10 年计算，分别增长了 3.29 厘米、3.68 厘米和 3.27 厘米。18～22 岁城市男生与同年龄组的比较结果提示：身高平均增长了 2.42 厘米，按每 10 年计算，平均增长了 1.21 厘米。7～17 岁乡村男生与同年龄组的比较结果提示：身高平均增长了 4.60 厘米，按每 10 年计算，平均增长了 2.30 厘米。其中 9～12 岁之间增幅最大，分别增长了 5.85 厘米、4.98 厘米、5.00 厘米和 7.07 厘米，按每 10 年计算，分别增长了 2.93 厘米、2.49 厘米、2.50 厘米和 3.54 厘米。18～22 岁乡村男生与同年龄组的比较结果提示：身高平均增长了 1.31 厘米，按每 10 年计算，平均增长了 0.66 厘米。

7～17 岁城市女生与同年龄组的比较结果提示：身高平均增长了 3.64 厘米，按每 10 年计算，平均增长了 1.82 厘米。其中 10～12 岁之间增幅最大，分别增长了 6.98 厘米、5.56 厘米和 5.31 厘米，按每 10 年计算，分别增长了 3.49 厘米、2.78 厘米和 2.66 厘米。18～22 岁城市女生与同年龄组的比较结果提示：身高平均增长了 1.11 厘米，按每 10 年计算，平均增长了 0.56 厘米。7～17 岁乡村女生与同年龄组的比较结果提示：身高平均增长了 3.32 厘米，按每 10 年计算，平均增长了 1.66 厘米。其中 9～12 岁之间增幅最大，分别增长了 4.93 厘米、4.39 厘米、5.41 厘米和 6.02 厘米，按每 10 年计算，分别增长了 2.47 厘米、2.19 厘米、2.71 厘米和 3.01 厘米。18～22 岁乡村女生与同年龄组的比较结果提示：身高平均增长了 0.90 厘米，按每 10 年计算，平均增长了 0.45 厘米。

经 $t$ 检验，除 21～22 岁年龄组的乡村男生、21～22 岁年龄组的城市女生、15～16 岁和 20～21 岁年龄组的乡村女生外，其余各年龄组的差异均有统计学意义。

表 1　1985 年与 2005 年甘肃省城、乡汉族男女学生形态发育原始指标(均值)比较

| 性别 | 年龄/岁 | 城市 | | | | | | 乡村 | | | | | |
|---|---|---|---|---|---|---|---|---|---|---|---|---|---|
| | | 身高/cm | | 体重/kg | | 胸围/cm | | 身高/cm | | 体重/kg | | 胸围/cm | |
| | | 1985 年 | 2005 年 | 1985 年 | 2005 年 | 1985 年 | 2005 年 | 1985 年 | 2005 年 | 1985 年 | 2005 年 | 1985 年 | 2005 年 |
| 男 | 7 | 121.1 | 125.0$^{***}$ | 21.2 | 24.5$^{***}$ | 57.2 | 60.6$^{***}$ | 118.0 | 123.2$^{***}$ | 20.4 | 22.9$^{***}$ | 57.5 | 59.2$^{***}$ |
| | 8 | 125.8 | 130.8$^{***}$ | 23.2 | 26.8$^{***}$ | 59.0 | 62.0$^{***}$ | 122.2 | 127.6$^{***}$ | 22.0 | 24.6$^{***}$ | 59.2 | 60.3$^{***}$ |
| | 9 | 130.3 | 136.0$^{***}$ | 25.4 | 31.5$^{***}$ | 61.2 | 66.3$^{***}$ | 127.2 | 133.0$^{***}$ | 24.2 | 27.8$^{***}$ | 60.9 | 62.3$^{***}$ |
| | 10 | 135.7 | 140.1$^{***}$ | 27.9 | 34.7$^{***}$ | 63.2 | 69.1$^{***}$ | 132.4 | 137.4$^{***}$ | 26.7 | 30.9$^{***}$ | 63.0 | 64.9$^{***}$ |
| | 11 | 140.5 | 145.8$^{***}$ | 30.9 | 38.5$^{***}$ | 65.5 | 71.7$^{***}$ | 136.3 | 141.3$^{***}$ | 29.0 | 33.0$^{***}$ | 64.6 | 66.9$^{***}$ |
| | 12 | 144.9 | 151.5$^{***}$ | 33.4 | 41.5$^{***}$ | 67.1 | 72.7$^{***}$ | 141.5 | 148.5$^{***}$ | 32.4 | 37.8$^{***}$ | 67.1 | 69.9$^{***}$ |
| | 13 | 153.2 | 160.5$^{***}$ | 39.3 | 48.5$^{***}$ | 71.4 | 77.1$^{***}$ | 149.0 | 153.5$^{***}$ | 37.3 | 41.0$^{***}$ | 70.8 | 72.1$^{**}$ |
| | 14 | 159.6 | 166.1$^{***}$ | 44.4 | 52.7$^{***}$ | 75.3 | 79.8$^{***}$ | 154.8 | 159.1$^{***}$ | 41.8 | 45.0$^{***}$ | 74.1 | 74.9$^{*}$ |
| | 15 | 164.3 | 169.7$^{***}$ | 48.8 | 57.9$^{***}$ | 78.5 | 84.1$^{***}$ | 160.9 | 164.2$^{***}$ | 47.5 | 48.7$^{*}$ | 78.0 | 77.7$^{*}$ |
| | 16 | 167.7 | 171.2$^{***}$ | 52.5 | 60.0$^{***}$ | 81.7 | 84.2$^{***}$ | 164.3 | 166.8$^{***}$ | 51.7 | 51.8$^{*}$ | 81.5 | 79.8$^{*}$ |
| | 17 | 169.0 | 173.3$^{***}$ | 54.6 | 64.5$^{***}$ | 83.7 | 87.0$^{***}$ | 166.6 | 169.2$^{***}$ | 55.0 | 55.2$^{*}$ | 83.8 | 82.4$^{*}$ |
| | 18 | 170.2 | 172.6$^{***}$ | 56.8 | 61.9$^{***}$ | 85.4 | 85.8$^{*}$ | 167.7 | 169.9$^{***}$ | 56.8 | 56.2$^{*}$ | 85.3 | 83.1$^{*}$ |
| | 19 | 169.7 | 173.2$^{***}$ | 56.3 | 60.1$^{***}$ | 87.3 | 84.1$^{*}$ | 168.8 | 171.3$^{***}$ | 56.9 | 58.5$^{**}$ | 87.3 | 81.8$^{*}$ |
| | 20 | 170.0 | 172.4$^{***}$ | 56.9 | 60.3$^{***}$ | 88.1 | 83.9$^{*}$ | 168.7 | 171.4$^{***}$ | 57.3 | 59.3$^{**}$ | 88.6 | 82.4$^{*}$ |
| | 21 | 170.2 | 172.5$^{***}$ | 57.2 | 62.1$^{***}$ | 88.5 | 86.0$^{*}$ | 169.9 | 169.6$^{*}$ | 57.6 | 58.8$^{*}$ | 88.7 | 83.2$^{*}$ |
| | 22 | 170.3 | 171.8$^{**}$ | 57.3 | 62.1$^{***}$ | 86.3 | 85.4$^{*}$ | 170.8 | 170.3$^{*}$ | 59.1 | 60.8$^{*}$ | 89.5 | 86.3$^{*}$ |

续表

| 性别 | 年龄/岁 | 城市 | | | | | | 乡村 | | | | | |
|---|---|---|---|---|---|---|---|---|---|---|---|---|---|
| | | 身高/cm | | 体重/kg | | 胸围/cm | | 身高/cm | | 体重/kg | | 胸围/cm | |
| | | 1985 年 | 2005 年 | 1985 年 | 2005 年 | 1985 年 | 2005 年 | 1985 年 | 2005 年 | 1985 年 | 2005 年 | 1985 年 | 2005 年 |
| 女 | 7 | 120.0 | 123.7*** | 20.5 | 22.5*** | 55.5 | 57.4*** | 117.1 | 119.9*** | 19.6 | 20.9*** | 55.9 | 56.5* |
| | 8 | 124.6 | 129.1*** | 22.4 | 25.7*** | 57.3 | 60.5*** | 121.4 | 125.6*** | 21.4 | 23.1*** | 57.6 | 58.3*** |
| | 9 | 130.2 | 134.3*** | 24.8 | 28.1*** | 59.3 | 62.5*** | 126.2 | 131.3*** | 20.9 | 25.9** | 57.0 | 60.3*** |
| | 10 | 135.3 | 142.2*** | 27.2 | 33.9*** | 61.6 | 67.2*** | 132.3 | 136.7*** | 26.4 | 29.4*** | 61.7 | 63.5*** |
| | 11 | 141.7 | 147.4*** | 31.3 | 37.8*** | 64.4 | 70.6*** | 137.2 | 142.6*** | 29.4 | 32.6*** | 64.2 | 65.9*** |
| | 12 | 146.9 | 152.3*** | 35.2 | 41.2*** | 67.7 | 72.8*** | 142.4 | 148.4*** | 33.0 | 37.0*** | 66.9 | 69.5*** |
| | 13 | 152.9 | 154.9*** | 40.5 | 43.9*** | 71.9 | 74.3*** | 149.6 | 152.4*** | 39.2 | 41.5*** | 71.8 | 73.6*** |
| | 14 | 155.5 | 158.3*** | 44.2 | 47.6*** | 74.5 | 77.3*** | 152.2 | 154.9*** | 43.0 | 47.5*** | 74.2 | 76.9*** |
| | 15 | 156.3 | 158.8*** | 46.2 | 51.4*** | 76.0 | 79.8*** | 155.3 | 155.6* | 46.7 | 46.8* | 76.9 | 78.5*** |
| | 16 | 158.0 | 159.8*** | 48.8 | 51.4*** | 77.6 | 79.9*** | 156.0 | 156.5* | 49.3 | 48.7* | 78.5 | 78.8* |
| | 17 | 158.3 | 159.7*** | 49.4 | 51.4*** | 77.7 | 79.7*** | 156.5 | 158.2*** | 50.8 | 50.1* | 79.5 | 79.9* |
| | 18 | 158.6 | 159.6** | 50.4 | 53.0*** | 78.6 | 81.5*** | 156.7 | 157.9** | 51.0 | 50.7* | 79.3 | 80.8* |
| | 19 | 157.9 | 160.9*** | 50.1 | 51.8*** | 80.8 | 80.3* | 156.6 | 158.7*** | 52.0 | 51.9* | 82.8 | 80.5* |
| | 20 | 159.3 | 160.2* | 50.5 | 52.2** | 81.0 | 80.7* | 158.8 | 159.1* | 52.8 | 51.6* | 82.9 | 80.9* |
| | 21 | 159.6 | 159.4* | 50.7 | 50.7* | 80.9 | 79.5* | 158.2 | 159.4* | 51.9 | 52.0* | 82.8 | 80.7* |
| | 22 | 159.0 | 159.9* | 49.4 | 50.7* | 80.3 | 79.9* | 158.3 | 158.1* | 52.6 | 50.4* | 82.7 | 80.5* |

注：$t$ 检验，2005 年与 1985 年比较，* $P>0.05$，** $P<0.05$，*** $P<0.01$。

表 2 1985 年与 2005 年甘肃省城乡汉族男、女学生形态发育指标(增减值)比较

| 年龄/岁 | 身高增减值/cm | | | | 体重增减值/kg | | | | 胸围增减值/cm | | | |
|---|---|---|---|---|---|---|---|---|---|---|---|---|
| | 城男 | 乡男 | 城女 | 乡女 | 城男 | 乡男 | 城女 | 乡女 | 城男 | 乡男 | 城女 | 乡女 |
| 7 | 3.94 | 5.18 | 3.61 | 3.53 | 3.34 | 2.56 | 2.05 | 1.38 | 3.38 | 1.69 | 1.91 | 0.65 |
| 8 | 4.72 | 5.42 | 4.43 | 4.18 | 3.60 | 2.60 | 3.25 | 1.70 | 3.01 | 1.10 | 3.20 | 0.84 |
| 9 | 5.73 | 5.85 | 3.81 | 4.93 | 6.09 | 3.59 | 3.31 | 2.31 | 5.10 | 1.40 | 3.17 | 0.93 |
| 10 | 4.47 | 4.98 | 6.98 | 4.39 | 6.85 | 4.14 | 6.67 | 2.96 | 5.87 | 1.94 | 6.13 | 1.78 |
| 11 | 5.29 | 5.00 | 5.56 | 5.41 | 7.56 | 3.99 | 6.61 | 5.44 | 6.27 | 2.32 | 6.28 | 1.67 |
| 12 | 6.57 | 7.07 | 5.31 | 6.02 | 8.06 | 5.47 | 5.97 | 4.03 | 5.65 | 3.03 | 5.04 | 2.62 |
| 13 | 7.35 | 4.49 | 1.98 | 2.81 | 9.21 | 3.73 | 3.36 | 2.28 | 5.76 | 1.32 | 2.62 | 1.83 |
| 14 | 6.53 | 4.37 | 2.79 | 2.76 | 8.29 | 3.17 | 3.34 | 2.16 | 4.15 | 0.81 | 2.86 | 2.66 |
| 15 | 5.43 | 3.21 | 2.46 | 0.31 | 9.14 | 1.14 | 5.27 | 0.05 | 5.06 | −0.27 | 3.96 | 1.57 |
| 16 | 3.57 | 2.41 | 1.78 | 0.47 | 7.56 | 0.04 | 2.67 | −0.58 | 2.14 | −1.68 | 2.00 | 0.31 |
| 17 | 4.27 | 2.62 | 1.37 | 1.67 | 9.90 | 0.14 | 1.99 | −0.70 | 3.32 | −1.37 | 1.94 | 0.35 |
| 18 | 2.38 | 2.21 | 1.02 | 1.24 | 5.05 | −0.58 | 2.59 | −0.32 | 0.40 | −2.21 | 2.89 | 1.23 |
| 19 | 3.49 | 2.55 | 2.97 | 2.09 | 3.68 | 1.64 | 1.72 | −0.12 | −3.96 | −5.56 | −0.58 | −2.28 |
| 20 | 2.40 | 2.67 | 0.87 | 0.24 | 3.38 | 1.93 | 1.71 | −1.13 | −4.24 | −6.16 | −0.27 | −2.48 |
| 21 | 2.27 | −0.27 | −0.18 | 1.18 | 4.87 | 1.14 | 0.00 | 0.12 | −2.68 | −5.50 | −1.40 | −2.07 |
| 22 | 1.53 | −0.57 | 0.89 | −0.24 | 4.81 | 1.69 | 1.21 | −2.16 | −2.92 | −4.29 | −0.03 | −2.27 |

## 3.3 体重

从表 2 可见，7～17 岁城市男生与同年龄组的比较结果提示：体重平均增长了 7.24 千克，按每 10 年计算，平均增长了 3.62 千克。其中 13～15 岁之间增幅最大，分别增长了 9.21 千克、8.29 千克、9.14 千克，按每 10 年计算，分别增长了 4.61 千克、4.15 千克、4.57 千克。18～22 岁城市男生与同年龄组比较结果提示：体重平均增长了 4.36 千克，按每 10 年计算，平均增长了 2.18 千克。7～17 岁乡村男生与同年龄组的比较结果提示：体重平均增长了 2.78 千克，按每 10 年计算，平均增长了 1.39 千克。其中 10～12 岁增幅最大，分别增长了 4.14 千克、3.99 千克和 5.47 千克，按每 10 年计算，分别增长了 2.07 千克、2.00 千克和 2.74 千克。18～22 岁乡村男生与同年龄组的比较结果提示：体重平均增长了 1.16 千克，按每 10 年计算，平均增长了 0.58 千克。

7～17 岁城市女生与同年龄组的比较结果提示：体重平均增长了 4.05 千克，按每 10 年计算，平均增长了 2.03 千克。其中 10～12 岁增幅最大，分别增长了 6.67 千克、6.61 千克和 5.97 千克，按每 10 年计算，分别增长了 3.34 千克、3.31 千克和 2.99 千克。18～22 岁城市女生与同年龄组的比较结果显示：体重平均增长了 1.45 千克，按每 10 年计算，平均增长了 0.73 千克。7～17 岁乡村女生与同年龄组的比较结果提示：体重平均增长了 1.91 千克，按每 10 年计算，平均增长了 0.96 千克。其中 10～12 岁增幅最大，分别增长了 2.96 千克、5.44 千克和 4.03 千克，

按每 10 年计算，分别增长了 1.48 千克、2.72 千克和 2.02 千克。18～22 岁乡村女生与同年龄组的比较结果提示：体重平均下降了 0.72 千克，按每 10 年计算，平均下降了 0.36 千克。

经 $t$ 检验，除 15～18 岁和 21～22 岁年龄组的乡村男生、21～22 岁年龄组的城市女生和15～22 岁年龄组的乡村女生外，其余各年龄组的差异均有统计学意义。

### 3.4 胸围

从表 2 可见，7～17 岁城市男生与同年龄组的比较结果提示：胸围平均增长了 4.62 厘米，按每 10 年计算，平均增长了 2.31 厘米。其中 11～14 岁增长幅度最大，分别增长了 5.90 厘米、6.20 厘米、5.60 厘米和 5.70 厘米，按每 10 年计算，分别增长了 2.95 厘米、3.10 厘米、2.80 厘米和 2.85 厘米。18～22 岁城市男生与同年龄组的比较结果提示：胸围平均下降了 2.08 厘米，按每 10 年计算，平均下降了 1.04 厘米。7～17 岁乡村男生与同年龄组的比较结果提示：胸围平均增长了 0.90 厘米，按每 10 年计算，平均增长了 0.45 厘米。其中 10～12 岁增长幅度最大，分别增长了 1.90 厘米、2.30 厘米和 2.80 厘米，按每 10 年计算，分别增长了 0.95 厘米、1.15 厘米和 1.40 厘米。18～22 岁乡村男生与同年龄组的比较结果提示：胸围平均下降了 4.52 厘米，按每 10 年计算，平均下降了 2.26 厘米。

7～17 岁城市女生与同年龄组的比较结果提示：胸围平均增长了 3.50 厘米，按每 10 年计算，平均增长了 1.75 厘米。其中 10～12 岁增长幅度最大，分别增长了 5.60 厘米、6.20 厘米和 5.10 厘米，按每 10 年计算，分别增长了 2.80 厘米、3.10 厘米和 2.55 厘米。18～22 岁城市女生与同年龄组比较结果提示：胸围平均增长了 0.06 厘米，按每 10 年计算，平均增长了 0.03 厘米。7～17 岁乡村女生与同年龄组的比较结果提示：胸围平均增长了 1.59 厘米，按每 10 年计算，平均增长了 0.80 厘米。其中 9～12 岁增长幅度最大，分别增长了 3.30 厘米、1.80 厘米、1.7 厘米和 2.60 厘米，按每 10 年计算，分别增长了 1.65 厘米、0.90 厘米、0.85 厘米和 1.30 厘米。18～22 岁乡村女生与同年龄组的比较结果提示：胸围平均增长了 1.42 厘米，按每 10 年计算，平均增长了 0.71 厘米。

经 $t$ 检验，除 18～22 岁年龄组的城市男生、14～22 岁年龄组的乡村男生、19～22 岁年龄组的城市女生、7 岁、16～22 岁年龄组的乡村女生外，其余各年龄组的差异均有统计学意义。

## 4 讨论

从表 3 可见，2005 年 17 岁年龄组城市男生的身高、体重、胸围均值明显高于乡村男生，表明到青春后期城、乡男生之间在最终身高、体重、胸围等形态发育水平方面仍存在相当的差距，特别是学生体重的城乡差距依然较大，即乡村学生体重的增长相对落后于身高。与男生相比，17 岁年龄组成、乡女生之间在胸围均值上的差别已不明显。但 17 岁年龄组成、乡女生之间在最终身高、体重方面仍存在一定的差距，城市女生的身高、体重均值仍高于乡村女生。上述结果表明城市学生的形态发育水平总体上仍优于乡村学生。而 7～17 岁城、乡女生之间身高增幅和增长率的差距明显缩小，表明随着乡村生活水平的逐步提高，乡村女生生长发育的潜力开始得到较好的发挥。

**表3　甘肃省城乡男女学生20年间形态发育指标差异和变化趋势**

| 性别 | 项目 | 类别 | 17岁 | | | | 7～17岁平均 | |
|---|---|---|---|---|---|---|---|---|
| | | | 1985年 | 2005年 | 增减值 | 增长率/% | 增减值 | 增长率/% |
| 男 | 身高/cm | 城市 | 169.04 | 173.31 | 4.27 | 2.54 | 5.26 | 3.59 |
| | | 乡村 | 166.60 | 169.22 | 2.62 | 1.57 | 4.60 | 3.22 |
| | | 差值 | 2.44 | 4.09 | 1.65 | 0.97 | 0.66 | 0.37 |
| | 体重/kg | 城市 | 54.64 | 64.54 | 9.90 | 18.12 | 7.24 | 19.83 |
| | | 乡村 | 55.03 | 55.17 | 0.14 | 0.25 | 2.78 | 7.88 |
| | | 差值 | －0.39 | 9.37 | 9.76 | 17.87 | 4.46 | 11.95 |
| | 胸围/cm | 城市 | 83.65 | 86.97 | 3.32 | 3.97 | 4.52 | 6.51 |
| | | 乡村 | 83.77 | 82.40 | －1.37 | －1.64 | 0.94 | 1.36 |
| | | 差值 | －0.12 | 4.57 | 4.69 | 5.61 | 3.58 | 5.15 |
| 女 | 身高/cm | 城市 | 158.31 | 159.68 | 1.37 | 0.87 | 3.64 | 2.53 |
| | | 乡村 | 156.52 | 158.19 | 1.67 | 1.07 | 3.32 | 2.36 |
| | | 差值 | 1.79 | 1.49 | －0.30 | －0.20 | 0.32 | 0.17 |
| | 体重/kg | 城市 | 49.36 | 51.38 | 2.02 | 4.09 | 4.05 | 11.41 |
| | | 乡村 | 50.82 | 50.12 | －0.70 | －1.38 | 1.91 | 5.53 |
| | | 差值 | －1.46 | 1.26 | 2.72 | 5.47 | 2.14 | 5.88 |
| | 胸围/cm | 城市 | 77.73 | 79.67 | 1.94 | 2.50 | 3.56 | 5.27 |
| | | 乡村 | 79.52 | 79.87 | 0.35 | 0.44 | 1.38 | 2.03 |
| | | 差值 | －1.79 | －0.20 | 1.59 | 2.06 | 2.18 | 3.24 |

17岁年龄组乡村男生的胸围均值和增长率明显低于城市男生，呈明显的负增长，7～17岁乡村男女学生胸围的增幅和增长率明显低于城市学生，表明乡村学生的身体充实度还比较低，许多乡村学生都呈"豆芽菜"体型。因为，胸围的发育一方面与生活水平有关，另一方面还与体育锻炼有关。乡村学生胸围发育的相对滞后，除了城乡生活水平的差异，还与乡村中小学体育师资严重不足，体育设施严重不足、体育课开课率较低，致使乡村中小学生缺乏体育锻炼有关。

本次调查结果表明，在过去的20年间，甘肃省城、乡汉族男女学生身高、体重和胸围3项形态发育指标虽有明显的增长，2005年大多数形态发育指标均值都高于1985年。但20年间，城、乡男女学生身高、体重、胸围的平均增长值、每10年的平均增长值仍低于2000年全国16省市的平均水平，尤其是乡村学生的形态发育水平仍然较低。对此，应引起有关方面的重视。要切实做好乡村学校卫生工作，做好在中小学生中推广学生饮用奶和学校营养午餐的工作，改善学生营养。要切实转变教育观念，减轻学生课业负担，保证学生的睡眠时间，保证学生参加体育锻炼的时间。要加大投入，改善乡村中小学校的体育教学条件；要建立激励学生参加体育锻炼的机制，调动学生参加体育锻炼的积极性，进而达到提高我省城、乡中小学生形态发育水平的目的。

（甘肃省学生体质与健康调研组选送）

**参考文献：**

[1] 中国学生体质与健康研究组.2000 年中国学生体质与健康调研报告.北京：高等教育出版社,2002.

[2] 季成叶,胡佩谨,何忠虎,等.中国儿童青少年生长长期趋势及其公共卫生意义.北京大学学报(医学版),2007,39(2):126-131.

[3] 宋逸,季成叶,马军,等.中国 7～18 岁汉族学生形态发育的横断面调查.中华预防医学杂志,2006,40(2):105-108.

[4] 徐叶彤,张巧兰,等.2002 年甘肃省 7～18 岁城乡学生身体形态、机能和素质的比较分析.北京体育大学学报,2004,27(6):785-787.

[5] 颜兴伟,王国平,杨玉金,等.南昌地区中小学生生长发育现状.中国学校卫生,2006,27(1):12-13.

[6] 宋剑英.黑龙江省中小学生身体形态发育状况分析.中国学校卫生,2005,26(7):587-588.

[7] 徐叶彤,张巧兰,朱杰,等.甘肃省农村学生 2000 年与 2002 年体质健康状况比较研究.体育科学,2004,24(7):62-64.

[8] 王冠梅,王晓丽,胡淑琴.宁夏回族学生身体形态发育指标长期变化趋势分析.中国学校卫生.2005,26(12):1049-1050.

[9] 中华人民共和国教育部.2005 年全国学生体质与健康调研结果公告.保健医学研究与实践.2007,4(1):5-7.

# 青海省土族中小学生体质状况的分析研究

宋绮凡　李　强　执笔

## 1　前言

本文以青海省互助县、民和县和大通县 7～18 岁的土族中小学生作为研究对象，根据青海省教育厅 2006 年 8 月发布的“青海省学生体质与健康调研资料汇编”的相关数据，对土族中小学生的身体形态、身体机能和身体素质状况进行分析和研究，旨在探讨其体质发育的规律和特点，为改善土族中小学生的体质发育水平提供可靠的参考依据。

## 2　研究对象与方法

### 2.1　研究对象

采用分层整群抽样的方法选取身体健康，年龄在 7～18 岁的土族在校学生 2 574 名，将其分为男女两组。其中，男生 1 258 名，女生 1 316 名。以每岁为 1 个年龄组。

### 2.2　体质状况的测试指标

2005 年 8 月，青海省教育厅组织专人对随机选取的各年龄段土族学生进行了体质状况的统一测试。测试指标包括：身体形态指标 3 项(身高、体重、胸围)；身体机能指标 4 项(安静脉搏、收缩压、舒张压、肺活量)；身体素质指标 6 项[握力、立位体前屈、引体向上(女仰卧起坐)、立定跳远、50 米跑、50 米×8 往返跑(7～12 岁)或 1 000 米跑(女 800 米)(13～18 岁)]。

### 2.3　研究方法

#### 2.3.1　文献资料查阅

查阅相关的文献资料，了解国内有关学生体质健康状况的研究数据、资料和方法。

#### 2.3.2　体质测试

土族学生体质状况的测试方法与手段均根据中国学生体质与健康调研工作《实施方案》进行。数据的检测是根据国家颁布的《全国学生体质与健康状况调查检测细则》进行。

### 2.3.3 数理统计

采用 SPSS 统计软件将土族男女学生各年龄段体质状况的测试指标均值与 2000 年全国同龄学生体质检测指标的均值进行比较。

## 3 结果

### 3.1 身体形态状况

表1 土族中小学生身体形态指标与全国同龄学生均值比较/$X±S$

| 性别 | 年龄/岁 | 身高/cm | | 体重/kg | | 胸围/cm | |
|---|---|---|---|---|---|---|---|
| | | 全国 | 土族 | 全国 | 土族 | 全国 | 土族 |
| 男 | 7 | 122.6±6.14 | 120.7±5.77* | 23.4±5.07 | 21.0±2.65* | 58.6±4.42 | 55.9±2.85* |
| | 8 | 128.1±6.22 | 126.1±5.25* | 26.0±5.30 | 23.7±2.54* | 60.7±4.99 | 58.5±2.60* |
| | 9 | 132.9±6.59 | 129.0±5.23* | 28.7±6.15 | 25.1±2.85* | 62.8±5.49 | 60.2±3.02* |
| | 10 | 137.9±6.85 | 134.8±6.77* | 32.1±7.48 | 28.2±4.97* | 65.4±6.37 | 62.4±3.46* |
| | 11 | 143.1±7.48 | 138.9±5.96* | 35.4±8.47 | 30.4±4.98* | 67.5±6.79 | 64.5±3.87* |
| | 12 | 149.1±8.77 | 143.0±7.52* | 39.5±9.83 | 32.6±5.46* | 70.1±7.25 | 65.7±4.04* |
| | 13 | 157.1±9.25 | 150.1±8.38* | 45.1±10.6 | 37.7±6.18* | 73.8±7.32 | 68.6±4.10* |
| | 14 | 162.7±8.41 | 155.9±8.89* | 49.8±10.7 | 42.6±7.94* | 76.8±7.04 | 72.1±5.20* |
| | 15 | 166.8±7.08 | 157.9±9.47* | 54.1±10.3 | 45.9±8.65* | 79.7±6.65 | 73.8±5.96* |
| | 16 | 169.2±6.41 | 164.5±6.07* | 57.0±9.60 | 50.3±6.61* | 81.9±6.21 | 77.4±4.68* |
| | 17 | 170.2±6.24 | 168.3±6.28* | 58.9±9.73 | 54.2±7.12* | 83.3±6.11 | 77.8±5.37* |
| | 18 | 170.3±6.34 | 169.1±7.38△ | 59.8±9.29 | 54.4±5.72* | 84.3±6.02 | 78.9±4.28* |
| 女 | 7 | 121.6±6.07 | 117.7±7.19* | 22.2±3.98 | 20.9±3.22* | 57.6±3.99 | 55.0±2.48* |
| | 8 | 126.9±6.42 | 121.8±6.43* | 24.6±4.74 | 22.5±3.92* | 58.5±4.38 | 56.3±4.08* |
| | 9 | 132.5±6.90 | 128.8±7.36* | 27.6±5.92 | 24.7±4.27* | 60.9±5.19 | 58.8±3.97* |
| | 10 | 138.6±7.48 | 134.5±8.68* | 31.2±6.90 | 27.7±5.11* | 63.8±5.88 | 61.1±4.88* |
| | 11 | 144.9±7.78 | 138.5±8.44* | 35.3±7.92 | 30.5±6.44* | 67.1±6.57 | 63.7±6.06* |
| | 12 | 150.2±7.36 | 144.1±6.77* | 39.5±8.35 | 34.0±5.31* | 70.5±6.67 | 66.8±4.81* |
| | 13 | 154.3±6.38 | 149.9±5.80* | 43.5±7.86 | 39.8±6.83* | 73.6±6.25 | 71.0±5.77* |
| | 14 | 156.6±5.88 | 154.1±5.59* | 46.5±7.80 | 44.3±5.63* | 75.9±5.98 | 75.4±4.67 |
| | 15 | 157.6±5.64 | 154.6±6.51* | 48.7±7.47 | 46.2±7.01* | 77.5±5.80 | 78.0±5.93△ |
| | 16 | 158.3±5.68 | 155.5±5.01* | 50.3±6.98 | 48.7±6.43* | 78.7±5.45 | 79.1±5.10△ |
| | 17 | 158.5±5.69 | 156.5±5.88* | 50.9±7.04 | 50.4±4.87* | 79.2±5.53 | 80.0±4.78△ |
| | 18 | 158.4±5.59 | 157.5±4.68△ | 51.4±7.13 | 51.9±5.57△ | 79.7±5.49 | 77.4±5.44* |

注：与全国比较，"*"表示 $P<0.01$，"△"表示 $P<0.05$。表 3、4、5、6 同。

(1) 土族男女学生的身高均值变化范围分别是120.7～169.1厘米和117.7～157.5厘米，表现出随年龄的增长而增高的趋势，15岁后增长变缓。与全国同龄相比，男生除18岁年龄段的平均身高接近全国平均水平外，其他各年龄段的平均身高低于全国平均水平($P<0.01$)；女生除18岁年龄段接近全国平均水平外，其余各年龄段平均身高低于全国平均水平($P<0.01$)(表1)。

(2) 土族男女学生的体重均值变化范围分别是21.0～54.4千克和20.9～50.3千克，表现出随年龄的增长而增加的趋势，男生17岁、女生16岁后增加变缓。与全国同龄相比，男生所有年龄段的平均体重低于全国平均水平($P<0.01$)；女生除18岁年龄段比全国平均水平略高外，其余各年龄段的平均体重低于全国平均水平($P<0.01$)(表1)。

(3) 土族男女学生的胸围均值变化范围分别是55.9～78.9厘米和55.9～77.4厘米，表现出随年龄的增长而增加的趋势，16岁后增长速度变缓；与全国同龄相比，男生所有年龄段的平均胸围低于全国平均水平($P<0.01$)；女生14岁年龄段的胸围与全国平均水平持平($P>0.05$)，15、17岁年龄段的胸围比全国平均水平略高($P<0.05$)，其余各年龄段的平均胸围低于全国平均水平($P<0.01$)(表1)。

## 3.2 身体机能状况

(1) 土族男女学生安静脉搏的均值变化范围分别是95.9～76.8/次·分$^{-1}$和99.7～82.5/次·分$^{-1}$，呈现出随年龄的增长而逐渐降低的趋势。与全国同龄相比，男女学生各年龄段的安静脉搏明显低于全国平均水平($P<0.01$)(表2、表3)。

(2) 土族男女学生的收缩压随年龄的增长呈现出“波浪形”上升的趋势，尤其在11～14岁出现了非常明显的回落。与全国同龄相比，土族男生各年龄段的平均收缩压低于全国平均水平($P<0.01$)；土族女生在9岁、10岁和18岁年龄段的收缩压略高于全国平均水平($P<0.05$)，其余各年龄段的收缩压明显低于全国平均水平($P<0.01$)。土族男女学生的舒张压随年龄的增长而呈现出“波浪形”上升的趋势，与全国同龄相比，男女生各年龄段的平均舒张压高于全国平均水平($P<0.05$)(表2、表3)。

(3) 土族男生的肺活量随年龄的增长逐渐增加，其均值变化范围是811.9～2 933毫升，在14～16岁年龄段的增长幅度较大。土族女生的肺活量在7～16岁期间呈现出随年龄的增长而逐渐增加的趋势，16～17岁年龄段出现了明显的下降趋势，其均值变化范围是665.1～2 041毫升，在13～16岁年龄段的增长幅度较大。与全国同龄相比，土族男女学生各年龄段的平均肺活量明显低于全国平均水平($P<0.01$)(表2、表3)。

## 3.3 身体素质状况

(1) 土族男女学生的握力随年龄的增长而增加，11～15岁年龄段增加迅速，其后增长速度变缓；土族男生各年龄段的握力与全国平均水平基本相同，土族女生各年龄段的握力高于全国平均水平($P<0.01$)；土族男生各年龄段的斜身引体向上均保持在50次左右，明显高于全国平均水平($P<0.01$)；引体向上在各年龄段的增长呈现出“波浪型”上升的特点且明显低于全国平均水平($P<0.01$)；土族女生的仰卧起坐在各年龄段的增长也呈现出“波浪型”上升的特点且明显

**表 2　土族男生身体机能指标与全国同龄学生均值比较/X±S**

| 年龄/岁 | 脉搏/次·分⁻¹ | | 收缩压/mmHg | | 舒张压/mmHg | | 肺活量/mL | |
|---|---|---|---|---|---|---|---|---|
| | 全国 | 土男 | 全国 | 土男 | 全国 | 土男 | 全国 | 土男 |
| 7 | 98.9±10.4 | 95.9±14.27* | 96.4±9.58 | 95.9±11.31△ | 59.4±9.16 | 65.4±9.13* | 1 223±313 | 811.9±231* |
| 8 | 92.7±9.78 | 89.9±12.55* | 97.2±9.76 | 96.4±11.08△ | 60.9±9.03 | 64.6±9.23* | 1 416±346 | 1 026±685* |
| 9 | 86.9±9.70 | 83.0±13.51* | 98.9±9.88 | 97.9±11.10△ | 62.1±9.20 | 68.2±10.56* | 1 594±371 | 1 176.5±304* |
| 10 | 86.7±9.62 | 82.3±14.72* | 100.6±10.3 | 99.9±11.62* | 63.3±9.40 | 69.3±9.92* | 1 781±392 | 1 199±335* |
| 11 | 85.7±9.86 | 83.1±14.75* | 102.2±10.6 | 100.8±13.87* | 64.4±9.22 | 67.8±11.87* | 1 977±434 | 1 233±318* |
| 12 | 84.7±9.81 | 84.8±13.66* | 103.2±10.6 | 95.0±12.35* | 64.6±8.95 | 65.3±10.48△ | 2 212±518 | 1 474±412* |
| 13 | 83.8±9.15 | 82.3±14.37* | 105.4±11.2 | 103.7±10.18* | 65.0±9.14 | 67.1±8.61* | 2 610±615 | 1 742±438* |
| 14 | 83.1±9.23 | 81.8±13.15* | 107.9±11.3 | 105.4±9.96* | 66.7±8.87 | 69.1±9.78* | 2 955±669 | 1 918±549* |
| 15 | 82.9±9.08 | 80.7±12.89* | 111.0±11.3 | 107.3±11.62* | 68.4±8.68 | 70.0±9.12* | 3 315±670 | 2 165±543* |
| 16 | 82.5±8.61 | 79.2±14.95* | 112.6±11.1 | 111.1±10.98△ | 69.7±8.67 | 71.2±8.14* | 3 565±670 | 2 776±550* |
| 17 | 82.0±8.62 | 78.1±10.39* | 114.2±11.1 | 107.8±10.39* | 70.8±8.51 | 70.3±7.46△ | 3 722±667 | 2 888±833* |
| 18 | 81.5±9.10 | 76.8±12.85* | 114.6±11.5 | 111.2±11.44* | 71.0±8.78 | 74.1±9.73* | 3 829±678 | 2 933±590* |

**表 3　土族女生身体机能指标与全国同龄学生均值比较/X±S**

| 年龄/岁 | 脉搏/次·分⁻¹ | | 收缩压/mmHg | | 舒张压/mmHg | | 肺活量/mL | |
|---|---|---|---|---|---|---|---|---|
| | 全国 | 土女 | 全国 | 土女 | 全国 | 土女 | 全国 | 土女 |
| 7 | 89.1±10.3 | 99.7±9.49* | 94.4±9.42 | 90.3±9.38* | 59.1±9.14 | 58.0±7.15△ | 1 102±295 | 665.1±156* |
| 8 | 88.0±9.80 | 98.7±9.45* | 96.2±9.45 | 90.3±6.96* | 60.5±9.09 | 57.9±6.35* | 1 268±315 | 705.9±204* |
| 9 | 87.4±9.71 | 92.2±13.42* | 98.0±9.78 | 99.9±12.44△ | 61.7±9.21 | 68.5±10.45* | 1 430±356 | 831±251* |
| 10 | 86.8±9.70 | 92.4±13.72* | 100.3±10.3 | 104.5±14.60* | 63.4±9.23 | 72.8±12.60* | 1 618±379 | 1 028±390* |
| 11 | 86.1±9.80 | 91.5±14.15* | 102.5±10.6 | 102.4±13.60 | 64.9±9.16 | 69.7±13.32* | 1 812±436 | 1 142±413* |
| 12 | 85.1±9.56 | 89.4±12.58* | 103.7±10.7 | 97.8±13.56* | 65.5±9.14 | 65.2±13.42* | 2 001±474 | 1 269±340* |
| 13 | 84.0±9.24 | 88.8±13.24* | 103.7±10.2 | 98.3±11.1* | 65.5±8.38 | 66.0±10.86△ | 2 199±478 | 1 483±372* |
| 14 | 83.4±9.16 | 86.3±13.16* | 104.6±10.3 | 101.4±10.3* | 66.4±8.31 | 68.6±13.46* | 2 335±487 | 1 662±523* |
| 15 | 82.9±9.04 | 85.1±12.67* | 105.5±10.4 | 104.9±12.75△ | 66.9±8.28 | 70.6±9.90* | 2 424±486 | 1 876±435* |
| 16 | 82.2±8.84 | 82.5±11.78 | 106.0±9.97 | 105.2±12.46△ | 67.4±7.95 | 69.9±9.81* | 2 526±501 | 2 042±424* |
| 17 | 81.8±8.74 | 83.8±13.49* | 106.7±10.0 | 105.5±11.89△ | 67.8±8.00 | 71.3±8.92* | 2 560±487 | 1 995±427* |
| 18 | 81.3±9.12 | 82.8±11.10* | 106.2±10.5 | 107.7±10.28* | 67.6±8.35 | 71.2±8.50* | 2 606±477 | 1 744±609* |

表 4　土族男生身体素质指标与全国同龄学生均值比较/$X \pm S$

| 年龄/岁 | 肌肉力量/次 | | 50 m 跑/s | | 立定跳远/cm | | 立位体前屈/cm | |
|---|---|---|---|---|---|---|---|---|
| | 全国 | 土男 | 全国 | 土男 | 全国 | 土男 | 全国 | 土男 |
| 7 | 25.4±13.9 | 52.0±0.40* | 11.1±1.11 | 10.83±0.83 | 125.9±17.7 | 121.68±15.58* | 4.2±4.80 | 0.1±4.13* |
| 8 | 27.4±14.4 | 51.9±1.08* | 10.5±1.00 | 10.25±0.83 | 138.5±17.3 | 133.08±15.66* | 4.4±4.92 | 0.3±3.91* |
| 9 | 29.1±14.3 | 52.0±0.00* | 10.0±0.90 | 9.89±0.76 | 148.6±17.2 | 137.77±14.62* | 4.3±5.04 | 1.1±3.52* |
| 10 | 30.4±14.9 | 51.8±2.10* | 9.7±0.86 | 9.69±0.61 | 157.8±17.7 | 147.05±14.84* | 4.1±5.19 | 0.3±4.72* |
| 11 | 31.0±15.0 | 52.1±0.85* | 9.4±0.85 | 9.54±0.87 | 165.7±18.7 | 148.27±17.73* | 4.1±5.37 | 0.2±4.83* |
| 12 | 29.3±16.5 | 47.1±9.53* | 9.1±0.88 | 9.45±0.97 | 175.5±21.1 | 157.69±19.61* | 4.4±5.63 | 4.2±4.53* |
| 13 | 2.9±4.48 | 2.3±2.85* | 8.6±0.79 | 9.07±1.21* | 190.3±22.3 | 168.56±19.52* | 5.2±5.85 | 3.7±4.58* |
| 14 | 3.8±4.30 | 2.5±4.77* | 8.2±0.77 | 8.50±0.67* | 202.8±23.1 | 173.54±23.36* | 6.5±6.37 | 5.6±5.48* |
| 15 | 4.9±4.28 | 3.9±2.57* | 7.9±0.69 | 8.45±0.72* | 215.4±21.9 | 176.73±24.94* | 8.2±6.46 | 7.2±4.25* |
| 16 | 5.8±4.33 | 3.8±2.14* | 7.6±0.59 | 8.17±0.64* | 225.1±20.0 | 189.72±21.20* | 9.3±6.94 | 7.3±4.68* |
| 17 | 6.8±4.61 | 5.1±3.17* | 7.5±0.58 | 7.87±0.61* | 228.9±19.9 | 204.01±25.23* | 10.1±7.05 | 9.4±4.46* |
| 18 | 7.2±4.65 | 6.0±3.06* | 7.5±0.60 | 7.84±0.51* | 231.2±19.5 | 210.99±26.28* | 10.6±7.21 | 10.1±4.50* |

注:肌肉力量测试中,7～12 岁男生为斜身引体向上,13～18 岁男生为引体向上。

表 5　土族女生身体素质指标与全国同龄学生均值比较/$X \pm S$

| 年龄/岁 | 1 min 仰卧起坐/次 | | 50 m 跑/s | | 立定跳远/cm | | 立位体前屈/cm | |
|---|---|---|---|---|---|---|---|---|
| | 全国 | 土女 | 全国 | 土女 | 全国 | 土女 | 全国 | 土女 |
| 7 | 19.2±11.0 | 4.59±3.96* | 11.7±1.17 | 12.50±0.92△ | 116.2±17.2 | 97.40±14.17* | 6.4±5.02 | 1.5±4.77* |
| 8 | 22.3±11.2 | 7.01±4.46* | 11.1±1.06 | 11.16±1.34△ | 127.7±16.8 | 107.17±15.77* | 6.5±5.06 | 2.0±3.70* |
| 9 | 25.0±10.9 | 11.55±8.14* | 10.6±0.97 | 10.76±0.84△ | 137.4±17.0 | 129.06±14.31* | 6.4±5.11 | 1.8±3.38* |
| 10 | 28.1±10.8 | 12.43±7.70* | 10.2±0.93 | 10.43±0.69△ | 146.1±17.7 | 134.85±16.07* | 6.1±5.17 | 0.8±4.05* |
| 11 | 29.6±10.4 | 15.51±8.10* | 9.8±0.90 | 10.14±0.86△ | 153.5±18.3 | 140.64±14.92* | 6.4±5.41 | 0.2±4.51* |
| 12 | 30.1±10.4 | 15.60±8.16* | 9.7±0.90 | 10.08±0.90△ | 159.0±18.1 | 142.53±18.41* | 6.7±5.69 | 3.7±5.27* |
| 13 | 31.0±10.4 | 16.63±7.99* | 9.5±0.83 | 9.70±0.87△ | 163.3±18.5 | 148.01±19.98* | 7.5±5.87 | 4.9±4.16* |
| 14 | 31.8±10.2 | 17.39±7.99* | 9.5±0.85 | 9.77±1.05△ | 165.6±18.4 | 148.74±15.81* | 8.1±6.16 | 5.8±4.71* |
| 15 | 32.6±9.82 | 18.06±7.74* | 9.4±0.84 | 9.71±0.86△ | 168.5±19.1 | 146.35±19.37* | 8.9±6.21 | 6.0±4.44* |
| 16 | 33.8±9.51 | 18.66±8.53* | 9.4±0.84 | 9.71±1.48△ | 170.9±17.8 | 152.02±17.31* | 9.7±6.40 | 5.9±4.79* |
| 17 | 34.7±9.27 | 19.63±10.22* | 9.3±0.83 | 9.35±0.56△ | 172.1±18.3 | 159.26±16.93* | 10.1±6.55 | 5.9±5.22* |
| 18 | 34.2±9.45 | 15.84±8.69* | 9.3±0.89 | 9.79±1.00△ | 172.1±18.3 | 159.02±19.77* | 10.1±6.55 | 9.0±4.83* |

低于全国平均水平($P<0.01$)(表 4、表 5)。

(2) 土族男女学生的 50 米跑成绩均随年龄的增长而逐渐提高。与全国同龄相比,男生 7～12 岁年龄段与全国平均水平基本相同,其余各年龄段低于全国平均水平($P<0.01$);土族女生所有年龄段的平均成绩均低于全国平均水平($P<0.05$)(表 4、表 5)。

(3) 土族男女学生的立定跳远成绩均随年龄的增长而提高,土族男生在 7～16 岁、土族女生在 7～14 岁期间增长较快。与全国同龄相比,土族男女生所有年龄段的平均成绩均低于全国平均水平($P<0.01$)(表 4、表 5)。

(4) 土族男女学生的 50 米×8 往返跑成绩随年龄的增长而呈提高趋势。与全国同龄相比,土族男女生各年龄段的平均成绩均好于全国平均水平($P<0.01$);男生的 1 000 米跑成绩随年龄的增长而呈提高趋势,各年龄段的平均成绩均好于全国平均水平($P<0.01$);女生的 800 米跑成绩变化不稳定,尤其是在 15～17 岁年龄段成绩略有下降,但各年龄段的平均成绩仍好于全国平均水平($P<0.01$)(表 4、表 5)。

(5) 土族男女学生的立位体前屈在 7～11 岁年龄段平均成绩较低,其后随年龄的增长有所提高。与全国同龄相比,土族男女学生所有年龄段的平均成绩均明显低于全国平均水平($P<0.01$)(表 4、表 5)。

## 4 讨论

从身体形态看,土族中小学生各年龄段身高、体重、胸围的发育水平低于全国同龄学生平均水平。除遗传因素之外,这可能与膳食营养状况有关系。2002 年,有人采用记账法和食谱调查法对青海省互助、民和地区部分中小学校土族学生的营养状况进行了抽样调查,结果表明,土族学生的食物结构单一,肉类、蛋类、奶制品、豆制品食物缺乏,营养素中不饱和脂肪酸、优质蛋白、钙、铁、胡萝卜素等摄入量明显不足,这些营养素的不足直接影响了土族中小学生身体形态的正常发育。

从身体机能看,土族中小学生的安静脉搏、收缩压低于全国平均水平,肺活量明显低于全国水平,而舒张压高于全国平均水平。其成因与土族学生所处的高原环境有密切关系。研究表明,长期生活在低氧环境中,心脏对慢性缺氧将产生适应性变化,并出现机能储备增强的现象,从而导致心率的缓慢;长期低氧还容易引起血管扩张和动脉平滑肌松弛,致使周围血管阻力下降从而导致收缩压下降;而低氧引起的红细胞增多和血黏度上升又可导致舒张压的上升。另外,长期生活在高原低氧环境下,机体还会出现肺通气功能增强,肺活量增大的现象。本次测试结果表明,土族学生的肺活量总体水平明显低于全国水平,可能与其体育锻炼的不足有关系。

从身体素质看,土族中小学生的肌肉力量、速度及柔韧素质水平明显低于全国平均水平,可能与其体育锻炼不足有关。有人对青海省互助、民和地区部分中小学校的体育现状进行了调查,结果表明,由于受体育经费和体育师资等因素的制约,很多学校的体育教学不能正常开展,各学校随意挤占体育课的现象非常严重,致使土族学生的体育锻炼无法得到保证。

整体来看,土族中小学生的体质发育水平明显低于全国平均水平。为此,建议有关职能部门尽快采取有效措施,努力提高土族中小学生的体质发育水平。

(1) 高度重视土族中小学生的体质发育状况,定期对土族学生的体质状况进行检测,及时掌握和了解他们的体质变化规律和特点。

(2) 加强营养学教育，指导学生及家长科学安排膳食，合理摄入各种营养素。膳食中，应保证足量的肉类、奶类、蛋类及豆类食品，以促进土族中小学生身体形态的正常发育。

(3) 各学校应高度重视体育教学工作，建立健全学校体育工作制度，加大体育经费的投入，保证土族学生必要的体育锻炼条件和体育锻炼时间。此外，各学校在开展体育教学时，应针对土族学生目前的体质发育规律和特点，采取灵活多样的锻炼方式和手段，有针对性地进行锻炼，尽快提高土族中小学生的身体素质水平。

(青海省学生体质与健康调研组选送)

**参考文献：**

[1] 谢光. 中华民族体育. 大连：大连出版社，2001.

[2] 中国学生体质与健康研究组. 2000 年学生体质与健康调研报告. 北京：高等教育出版社，2002.

[3] 李涛. 青海省海东地区土族男性少年儿童体质分析. 体育科学，2004，24(3)：45-46.

[4] 曲绵域. 实用运动医学. 北京：北京科学技术出版社，1996. 43-53.

[5] 张彦博. 高原疾病. 西宁：青海人民出版社，1984.

[6] 马建州. 青海省中小学体育现状与发展对策研究. 北京体育大学学报，2005，28(2)：238-240.

# 宁夏地区学生营养状况调查分析

许红霞　张毓洪　执笔

## 1　前言

随着社会经济水平的提高以及医药卫生状况的不断改善,传染病和严重营养不良性疾病已被基本控制,但随之出现的由于营养过剩所致的肥胖迅速蔓延流行,逐渐成为影响儿童青少年发展的一个重要健康问题。学龄儿童青少年的肥胖问题已成为全球性的重要公共卫生问题。大量调查研究表明我国自20世纪80年代以来,学生肥胖比例逐年上升。为了解宁夏地区学生营养状况及超重、肥胖的流行趋势,我们对2005年学生体质与健康调研的数据资料进行整理分析,并与以往结果进行比较,以便为制定学生肥胖防治策略措施提供科学依据。

## 2　研究对象与方法

### 2.1　研究对象

资料来自宁夏回族自治区2005年学生体质与健康调研数据。调查了13 977名7～22岁学生,包括汉族学生9 017人(男生4 529人,女生4 488人),回族学生4 960人(男生2 499人,女生2 461人)。其中城市5 975人(男生3 003人,女生2 972人),乡村8 002人(男生4 025人,女生3 977人)。

### 2.2　调查指标

各项指标的检测严格按照《2005年全国学生体质与健康调研工作手册》要求进行。

### 2.3　评价标准和方法

采用1985年"中国学生身高标准体重值"作为营养状况评价标准。体重在标准体重的90%以下为营养不良(<90%为轻度不良,<80%为中度不良,<70%为重度不良),体重在标准体重90%～110%为正常,体重超过标准体重110%者为超重,超过120%者为肥胖。统计学处理:用SPSS11.5进行各组数据的 $x^2$ 检验。

## 3 结果

### 3.1 学生总体营养状况

统计结果显示学生总体营养不良率为3.28%(轻度不良2.81%、中度不良0.29%、重度不良0.18%),男、女生分别为2.29%和4.29%。超重率为8.86%(男生为9.90%,女生为7.81%)。肥胖率为3.91%(男生为5.02%,女生为2.79%)。回族学生营养不良、超重、肥胖率分别为2.72%、7.92%和2.96%,汉族学生营养不良、超重、肥胖率分别为3.59%、9.38%和4.44%。城市学生营养不良、超重、肥胖率分别为3.78%、10.34%和5.99%,乡村学生营养不良、超重、肥胖率分别为2.91%、7.76%和2.36%。统计分析显示超重、肥胖率男生高于女生、汉族高于回族、城市高于乡村,差异具有显著性($P<0.01$)。营养不良比例女生大于男生、城市大于乡村、汉族大于回族,差异具有显著性($P<0.01$)(表1)。

表1 2005年宁夏地区学生营养状况

| 民族 | 城乡 | 男生 调查人数 | 男生 营养不良 | 男生 正常体重 | 男生 超重 | 男生 肥胖 | 女生 调查人数 | 女生 营养不良 | 女生 正常体重 | 女生 超重 | 女生 肥胖 |
|---|---|---|---|---|---|---|---|---|---|---|---|
| 汉族 | 城市 | 2 272 | 60 (2.64) | 1 733 (76.28) | 289 (12.72) | 190 (8.36) | 2 265 | 122 (5.39) | 1 871 (82.60) | 188 (8.30) | 84 (3.71) |
| | 乡村 | 2 257 | 47 (2.08) | 1 930 (85.51) | 201 (8.91) | 79 (3.50) | 2 223 | 95 (4.27) | 1 913 (86.05) | 168 (7.56) | 47 (2.11) |
| | 合计 | 4 529 | 107 (2.36) | 3 663 (80.88) | 490 (10.82) | 269 (5.94) | 4 488 | 217 (4.84) | 3 784 (84.32) | 356 (7.93) | 131 (2.92) |
| 回族 | 城市 | 731 | 19 (2.60) | 565 (77.29) | 88 (12.04) | 59 (8.07) | 707 | 25 (3.54) | 604 (85.43) | 53 (7.50) | 25 (3.54) |
| | 乡村 | 1 768 | 35 (1.98) | 1 590 (89.93) | 118 (6.67) | 25 (1.41) | 1 754 | 56 (3.19) | 1 526 (87.00) | 134 (7.64) | 38 (2.17) |
| | 合计 | 2 499 | 54 (2.16) | 2 155 (86.24) | 206 (8.24) | 84 (3.36) | 2 461 | 81 (3.29) | 2 130 (86.55) | 187 (7.60) | 63 (2.56) |

注:( )内数字为百分率。

### 3.2 各学段学生的营养状况

统计结果显示小学生(7～12岁组)营养不良、超重、肥胖率分别为2.52%、9.61%和4.40%,中学生(13～18)为3.63%、8.08%和3.93%,大学生(19～22)为4.84%、9.16%和1.93%。统计分析显示中学生、大学生营养不良比例高于小学生,差异有显著性($P<0.01$);中

学生超重、肥胖比例低于小学生，差异有显著性($P<0.05$)；大学生肥胖比例低于小学生和中学生，差异具有显著性($P<0.01$)。小学生中10～12岁组营养不良、超重、肥胖比例均高于7～9岁组，差异具有显著性($P<0.05$)(表2～表3)。

**表2 各学段学生营养状况分析**

| 学龄组 | 总人数/人 | 营养不良 | 超重 | 肥胖 |
|---|---|---|---|---|
| 小学生 | 6 068 | 153(2.52) | 583(9.61) | 267(4.40) |
| 中学生 | 6 358 | 231(3.63) | 514(8.08) | 250(3.93) |
| 大学生 | 1 551 | 75(4.84) | 142(9.16) | 30(1.93) |
| 合计 | 13 977 | 459(3.28) | 1 239(8.86) | 547(3.91) |

注:( )内数字为百分率。

**表3 各年龄组学生营养状况分析**

| 年龄组/岁 | 城乡 | 男生 | | | | 女生 | | | |
|---|---|---|---|---|---|---|---|---|---|
| | | 调查人数 | 营养不良 | 超重 | 肥胖 | 调查人数 | 营养不良 | 超重 | 肥胖 |
| 7～9 | 城市 | 632 | 9(1.42) | 84(13.29) | 56(8.86) | 628 | 15(2.39) | 63(10.03) | 21(3.34) |
| | 乡村 | 879 | 10(1.14) | 69(7.85) | 25(2.84) | 890 | 28(3.15) | 51(5.73) | 10(1.12) |
| 10～12 | 城市 | 642 | 16(2.49) | 98(15.26) | 68(10.59) | 616 | 26(4.22) | 62(10.06) | 35(5.68) |
| | 乡村 | 888 | 14(1.58) | 78(8.78) | 25(2.82) | 893 | 35(3.92) | 78(8.73) | 27(3.02) |
| 13～15 | 城市 | 603 | 19(3.15) | 73(12.11) | 59(9.78) | 623 | 25(4.01) | 51(8.19) | 28(4.49) |
| | 乡村 | 928 | 22(2.37) | 71(7.65) | 25(2.69) | 858 | 30(3.50) | 79(9.21) | 21(2.45) |
| 16～18 | 城市 | 728 | 22(3.02) | 69(9.48) | 56(7.69) | 715 | 46(6.43) | 42(5.87) | 19(2.66) |
| | 乡村 | 949 | 25(2.63) | 59(6.22) | 21(2.21) | 955 | 42(4.40) | 70(7.33) | 21(2.20) |
| 19～22 | 城市 | 398 | 13(3.27) | 53(13.32) | 10(2.51) | 390 | 35(8.97) | 23(5.90) | 6(1.54) |
| | 乡村 | 381 | 11(2.89) | 42(11.02) | 8(2.10) | 382 | 16(4.19) | 24(6.28) | 6(1.57) |
| 合计 | 城市 | 3 003 | 79(2.63) | 377(12.55) | 249(8.29) | 2 972 | 147(4.95) | 241(8.11) | 109(3.67) |
| | 乡村 | 4 025 | 82(2.04) | 319(7.93) | 104(2.58) | 3 977 | 151(3.80) | 302(7.59) | 85(2.14) |

注:( )内数字为百分率。

### 3.3 2005年学生体质与健康调研资料与1995年、1991年相应资料比较

宁夏地区7～22岁学生超重、肥胖总检出率2005年、1995年、1991年分别为12.78%、7.17%和2.71%，且呈逐年升高趋势，其差异具有显著性($P<0.01$)(表4)。

## 4 讨论

调查结果分析：随着我区经济的发展和人民生活水平的提高，学生营养不良的比例已大大减少。本次调查营养不良的检出率为3.28%，其中轻度营养不良占85.7%，重度营养不良仅占

**表 4 1991—2005 年宁夏学生营养状况动态变化/%**

| 民族 | 城乡 | 年份/年 | 男生 | | | 女生 | | |
|---|---|---|---|---|---|---|---|---|
| | | | 正常体重及以下 | 超重 | 肥胖 | 正常体重及以下 | 超重 | 肥胖 |
| 汉族 | 城市 | 1991 | 95.50 | 3.19 | 1.31 | 97.69 | 1.75 | 0.56 |
| | | 1995 | 88.32 | 4.98 | 6.70 | 93.32 | 4.64 | 2.14 |
| | | 2005 | 78.92 | 12.72 | 8.36 | 87.99 | 8.30 | 3.71 |
| | 乡村 | 1991 | 98.49 | 1.13 | 0.38 | 98.06 | 1.75 | 0.19 |
| | | 1995 | 95.48 | 2.56 | 1.96 | 93.56 | 4.98 | 1.46 |
| | | 2005 | 87.59 | 8.91 | 3.50 | 90.33 | 7.56 | 2.11 |
| 回族 | 城市 | 1991 | 95.99 | 3.51 | 0.50 | 97.50 | 1.75 | 0.75 |
| | | 1995 | 89.94 | 4.07 | 5.99 | 92.50 | 5.59 | 1.91 |
| | | 2005 | 78.89 | 12.04 | 8.07 | 88.96 | 7.50 | 3.54 |
| | 乡村 | 1991 | 97.82 | 1.34 | 0.84 | 97.09 | 2.16 | 0.75 |
| | | 1995 | 95.52 | 2.47 | 2.01 | 94.74 | 3.79 | 1.47 |
| | | 2005 | 91.92 | 6.67 | 1.41 | 90.09 | 7.64 | 2.17 |

5.5%。进一步分析发现宁夏地区大学生组、中学生组营养不良检出率高于小学生组。分析原因有三:①受现代“以瘦为美”思潮的影响,许多大学生甚至中学生刻意节食以减轻体重,这也是女生营养不良比例高于男生的原因;②小学生尤其城市学生中多为独生子女,家庭生活条件好加之父母的过分关爱,易产生孩子不愿进食而家长强迫进食,故营养不良比例较低,反而由于营养过剩所致的超重、肥胖率上升;③“身高标准体重法”衡量学生营养状况,可能使一部分体重正常或较低体重者划为营养不良。

此次调查学生超重、肥胖检出率分别为 8.86%、3.91%,低于应用相同标准对北京、上海、河南等发达大城市学生的统计结果。北京东城区中小学生 2002 年超重、肥胖率为 11.92%和 20.04%,上海 1999 年统计的小学生的肥胖率为 14.05%,河南郑州 2001 年统计的中小学生超重、肥胖率为 16.35%、28.97%。同时调查分析显示学生超重、肥胖率男生高于女生、城市高于乡村,肥胖检出率大学生低于中学生低于小学生,也与国内文献报道一致。肥胖的出现和广泛流行是伴随着经济的发展而产生的,同时肥胖又是一种与生活方式、遗传因素密切相关的慢性疾病。城市学生多摄入精米精面、高脂高能食物,偏食、挑食习惯普遍,易造成营养素摄入不平衡,且体育锻炼较少。而农村学生膳食品种多粗细粮搭配,利用了营养素的互补作用,且体力劳动户外活动较多。因此城市学生超重、肥胖普遍多于乡村,同时营养不良检出率又高于乡村。男女生因受家庭、社会、个人对外表美的认识不同,男生多崇尚体格健壮、肌肉发达,女生尤其青春期及青春期后的女生则希望苗条纤细、体态轻盈,加之女生户外活动、体育锻炼少,故男生超重、肥胖高于女生。此外将宁夏地区 20 世纪 90 年代以来的资料比较发现,学生超重、肥胖比例呈逐年增高趋势,且增势迅猛。

调查显示宁夏地区汉族学生营养不良、超重及肥胖检出率均高于回族,而汉族城市学生、汉族乡村学生营养状况与回族城市学生、回族乡村学生又几无显著差别。考虑到宁夏地区回族饮食以牛羊肉为主要肉食,其他营养素的摄取与汉族差别不大,而本次调查的回族学生中乡村学生所占比重较大(占回族学生的 71%),故回汉族学生的营养状况差异可能与抽样有关。

肥胖的危害:单纯性肥胖症可造成某些器官和系统的功能性损伤,出现一系列的临床病变和症状，如脉搏加快、血压增高、血脂、血糖异常等，并使体质水平和活动能力下降。同时儿童期肥胖容易发展为成年人肥胖症，其肥胖程度越严重，成年时肥胖的危险性越大，并且还将成为成年后出现高血压、糖尿病、冠心病、肾疾病、脂肪肝、乳腺癌、子宫内膜癌、月经不调、痛风等疾病的诱因。肥胖症越严重，死于心血管疾病的危险越高，是正常人的5～20倍。此外有研究表明，肥胖儿童较对照儿童其情绪稳定性差，社交能力低，心理、行为、情感方面存在一定的偏差。

总之，营养不良、超重、肥胖严重影响着儿童青少年身心的健康发展，在提高人民生活水平降低营养不良发生的同时，一定要将肥胖问题作为学校常见病防治的工作内容，采取营养教育、科学膳食、加强锻炼，健康生活方式与科学减肥相结合的综合防治措施。宁夏地区地处西部落后地区，其学生肥胖比例相对较低但增势迅猛，应同时抓好肥胖和营养不良的防治。学生营养不良和肥胖的原因是多方面的，控制学生营养不良和肥胖的发生是一项系统工程，学校、家长和社会各方面应对学生的营养状况予以高度重视。针对中小学生目前营养状况，我们认为应提醒有关部门加强重视，必须在全社会普及营养知识，加大宣传合理营养、平衡膳食的知识的力度，培养学生良好的饮食习惯，降低和控制中小学生营养不良、超重、肥胖的发生。要采用多种形式对家长进行营养与平衡膳食科学知识的指导，纠正学生偏食、挑食的不良习惯，积极开展以营养知识宣教和生活技能培训相结合的学校健康教育。

（宁夏回族自治区学生体质与健康调研组选送）

**参考文献：**

[1] 季成叶，孙军玲，陈天娇. 中国学龄儿童青少年1985—2000年超重、肥胖流行趋势动态分析. 中华流行病学杂志，2004，25(2)：103-108.

[2] 中国肥胖问题工作组. 中国学龄儿童青少年超重、肥胖筛查体重指数值分类标准. 中华流行病学杂志，2004，25(2)：97-102.

[3] 高爱钰，潘勇平. 北京东城区学生1997—2002年肥胖状况. 中国学校卫生，2005，26(2)：121-122.

[4] 刘艺敏，叶军. 上海市儿童单纯性肥胖的调查. 上海预防医学杂志，1999，11(4)：153-155.

[5] 李洪玲，吴金良，赵悦淑，等. 郑州地区儿童单纯性肥胖症流行病学调查. 中国临床康复，2003，21(7)：2 958-2 959.

[6] 季成叶，孙军玲. 中国学生超重、肥胖流行现状与15年流行趋势. 北京大学学报(医学版)，2004，36(2)：194-197.

[7] 李红，张永平，徐锦华. 宁夏回汉学生的肥胖情况调查分析. 宁夏医学院学报，1999，21(2)：99-101.

[8] Robert C Whitaker, Jeffrey A Wright, Margaret S Pepe, et al. Predicting obesity in young adulthood from childhood and parental obesity. The England Journal of Medicine, 1997, 337(13): 869-873.

[9] Reilly JJ, Methven E, McDowell C, et al. Health consequences of obesity. Archives of disease in childhood, 2003, 88: 748-752.

[10] Linda Jonides, BS, RN, Virginia Buschbacher, et al. Management of child and Adolescent obesity: Psychological, Emotional and Behavioral assessment. Pediatrics, 2002, 110(1): 215-221.

# 新疆4民族学生1985—2005年体质下降指标分析

武 杰 毛文新 臧留鸿 黄春梅 执笔

## 1 前言

最近20年，新疆青少年的体质在持续下降，主要表现在学生肺活量、速度、耐力等身体素质持续下降，面对西部大开发，加强对新疆民族学生体质状况的研究具有深远意义。本文依据新疆1985—2005年学生体质调研所获得的数据，对汉族、维吾尔族、哈萨克族、柯尔克孜族学生的体质下降指标进行研究，从不同角度、不同层面上分析原因，进行深入思考并探讨解决对策，提出了一些切合实际的、有价值的建议，旨在为新疆维吾尔自治区实行民族优生、优育、优教政策，为学校体育、卫生工作的决策和发展战略研究，提供一定的参考依据。

## 2 研究对象与方法

### 2.1 研究对象

2005年按照"全国学生体质与健康状况实施方案和检测细则"的规定，在1985年调研抽样点的基础上，抽取7～18岁新疆维吾尔自治区学校学生为研究对象，包括维吾尔族、哈萨克族、柯尔克孜族、汉族。调研工作历时一年，检测了3万余名学生，完成了对新疆不同民族城、乡、男、女4个组别共计30 653个统计样本的数据采集任务，进行了数据统计分析。检测项目包括身体形态、生理机能、身体素质、健康状况4个方面的24项指标，获得了60余万个测试数据。整理分析20年间体质变化的成因。

### 2.2 研究方法

采用文献研究法、体质测试法、数理统计法和逻辑推理法。所选择的测试数据统一在计算机上处理完成。根据本研究需要，选择了维吾尔族、哈萨克族、柯尔克孜族、汉族4个民族7～18岁的11个年龄组的3项体质下降指标为研究内容。

## 3 结果

表1 新疆4民族学生1985—2005年肺活量水平的变化

| | 男 | | | | 女 | | | |
|---|---|---|---|---|---|---|---|---|
| | 汉族 | 维吾尔族 | 哈萨克族 | 柯尔克孜族 | 汉族 | 维吾尔族 | 哈萨克族 | 柯尔克孜族 |
| 7 | −357.42 | −603.00 | −599.88 | −501.66 | −359.03 | −525.31 | −524.16 | −413.84 |
| 8 | −404.01 | −599.64 | −634.03 | −521.56 | −359.10 | −535.12 | −619.43 | −485.00 |
| 9 | −382.08 | −542.32 | −658.03 | −665.03 | −440.90 | −452.58 | −617.14 | −523.01 |
| 10 | −390.42 | −596.42 | −631.64 | −633.50 | −441.80 | −568.14 | −661.71 | −483.24 |
| 11 | −358.68 | −664.90 | −658.68 | −621.13 | −416.16 | −762.47 | −837.61 | −483.08 |
| 12 | −348.12 | −755.98 | −563.17 | −638.10 | −556.92 | −792.42 | −773.03 | −651.34 |
| 13 | −351.37 | −723.68 | −535.16 | −538.17 | −700.27 | −1 000.31 | −849.48 | −618.13 |
| 14 | −389.85 | −758.60 | −285.59 | −513.73 | −819.21 | −1 105.70 | −895.69 | −576.92 |
| 15 | −639.71 | −1 143.81 | −417.33 | −796.71 | −814.28 | −1 064.39 | −623.70 | −638.25 |
| 16 | −806.01 | −1 236.01 | −260.37 | −667.47 | −842.74 | −1 005.90 | −565.36 | −515.25 |
| 17 | −944.50 | −1 274.14 | −521.50 | −802.29 | −831.91 | −1 035.70 | −853.60 | −504.63 |
| 18 | −942.56 | −1 342.03 | −598.86 | −1 048.38 | −799.22 | −958.93 | −750.60 | −440.34 |
| 均值 | −526.23 | −853.38 | −530.35 | −662.31 | −615.13 | −817.25 | −714.29 | −527.75 |

注:表中的数据为2005年平均值−1985年平均值。

表1统计结果显示:7～18岁,新疆4民族学生肺活量水平在20年间均出现较大幅度的下降,并且有随着年龄增长下降幅度增大的趋势。男生中维吾尔族下降幅度最大,其次是柯尔克孜族、哈萨克族和汉族;女生中也是维吾尔族学生下降幅度最大,其次是哈萨克族、汉族和柯尔克孜族。

表2 新疆4民族学生1985—2005年50米跑水平的变化

| | 男 | | | | 女 | | | |
|---|---|---|---|---|---|---|---|---|
| | 汉族 | 维吾尔族 | 哈萨克族 | 柯尔克孜族 | 汉族 | 维吾尔族 | 哈萨克族 | 柯尔克孜族 |
| 7 | 0.22 | −0.15 | 0.98 | −0.35 | 0.09 | −0.33 | 0.75 | 0.42 |
| 8 | 0.16 | −0.18 | 0.39 | −0.15 | 0.11 | −0.54 | −0.16 | 0.76 |
| 9 | 0.21 | −0.79 | 0.30 | −0.13 | 0.20 | −0.83 | 0.29 | 0.63 |
| 10 | 0.27 | −0.72 | 0.37 | 0.38 | 0.23 | −0.92 | 0.03 | 0.29 |
| 11 | 0.13 | −0.58 | 0.17 | 0.07 | 0.07 | −0.57 | −0.03 | 0.78 |
| 12 | 0.04 | −0.52 | 0.17 | −0.02 | 0.15 | −0.57 | 0.12 | 0.28 |
| 13 | −0.21 | −0.58 | −0.13 | −0.04 | 0.08 | −0.46 | 0.36 | 0.27 |
| 14 | −0.33 | −0.68 | −0.30 | 0.36 | 0.05 | −0.34 | 0.53 | 0.68 |
| 15 | −0.22 | −0.58 | −0.29 | 0.40 | 0.03 | −0.35 | 0.10 | 0.09 |
| 16 | −0.20 | −0.48 | −0.20 | 0.76 | 0.07 | −0.26 | 0.54 | 1.37 |
| 17 | −0.06 | −0.29 | −0.14 | 0.58 | 0.13 | 0.03 | 0.14 | 0.95 |
| 18 | −0.14 | −0.35 | −0.43 | 0.30 | −0.05 | −0.06 | 0.13 | 1.12 |
| 均值 | −0.01 | −0.49 | 0.07 | 0.18 | 0.10 | −0.43 | 0.23 | 0.64 |

注:同表1。

表 2 统计结果显示:20 年间,维吾尔族学生速度素质在逐步提高,不同年龄组的汉族男女生、哈萨克族男女生、柯尔克孜族男生 50 米跑速度有增有减,柯尔克孜族女生速度素质在逐步下降。7～12 岁男女生速度素质下降幅度低于 13～18 岁男女生。从增减值的平均值来看,维吾尔族男生、汉族男生速度在逐步提高,柯尔克孜族男生、哈萨克族速度在逐步下降,维吾尔族女生速度在逐步提高,另 3 个民族女生速度在逐步下降。

**表 3　新疆 4 民族学生 1985—2005 年耐力水平的变化**

| | 男 | | | | 女 | | | |
|---|---|---|---|---|---|---|---|---|
| | 汉族 | 维吾尔族 | 哈萨克族 | 柯尔克孜族 | 汉族 | 维吾尔族 | 哈萨克族 | 柯尔克孜族 |
| 7 | 10.41 | 5.91 | 8.45 | 23.30 | 8.42 | 4.19 | 2.49 | 23.25 |
| 8 | 11.61 | 2.11 | 4.69 | 13.94 | 11.18 | −0.30 | −0.35 | 19.14 |
| 9 | 15.00 | 1.20 | 5.16 | 22.92 | 12.64 | −0.30 | 7.60 | 10.57 |
| 10 | 15.83 | 2.72 | 6.73 | 11.56 | 11.93 | 2.65 | 4.82 | 8.34 |
| 11 | 13.62 | 4.60 | 6.03 | 6.09 | 10.59 | 6.95 | 4.34 | 1.62 |
| 12 | 11.65 | 5.83 | 10.35 | 12.92 | 9.05 | 8.47 | 11.22 | 13.75 |
| 13 | 37.18 | 24.86 | 7.07 | −22.31 | 33.31 | 17.77 | 23.50 | 15.26 |
| 14 | 24.53 | 12.17 | −1.43 | −11.11 | 29.07 | 19.76 | 12.66 | −8.48 |
| 15 | 25.30 | 8.86 | −3.49 | −18.04 | 22.79 | 3.79 | 8.56 | 0.49 |
| 16 | 32.34 | 4.13 | −2.19 | −32.13 | 19.76 | 0.66 | 18.51 | −17.96 |
| 17 | 25.94 | 15.91 | −2.61 | −34.11 | 20.97 | 8.71 | 10.42 | 0.78 |
| 18 | 19.10 | 13.53 | −11.76 | −0.53 | 16.40 | −0.30 | 8.36 | −21.97 |
| 均值 | 20.21 | 8.49 | 2.25 | −2.29 | 17.18 | 6.00 | 9.35 | 3.73 |

注:7～12 岁,50 m×8 往返跑;13～18 岁,男 1 000 m 跑,女 800 m 跑。

表 3 统计结果显示:20 年间,新疆 4 民族耐力素质整体在逐步下降,汉族男女生、维吾尔族男生在各个年龄组耐力素质均有下降;哈萨克族男女生、柯尔克孜族男女生、维吾尔族女生耐力素质有增有减。从增减值的平均值来看,男生中汉族男生下降幅度最大,其次是维吾尔族男生、哈萨克族男生,柯尔克孜族男生 7～12 岁耐力下降,8～13 岁则在提高;女生中汉族女生下降幅度最大,其次是哈萨克族女生、维吾尔族女生和柯尔克孜族女生。

# 4　讨论

## 4.1　原因分析

综合分析上述指标在 20 年间呈明显下降,主要与现在学生体力劳动时间减少、体育活动时间和强度不够有关,尤其是学生在学校长距离耐力跑活动减少是一个重要原因。

目前“千军万马过独木桥”的升学体制给家长、学生以及学校带来压力,限制了孩子的校内外活动时间,过分关注文化课学习。此外,学校运动场地和体育安排较少也是原因之一。值得注意的是,在当前教育改革的大背景下,一些中小学校仍存在片面追求升学率的倾向,导致学生学习时间过长,体育锻炼不足,有约 2/3 的学生每天参加体育锻炼的时间不到 1 小时。

当今生活方式的转变也是重要的因素，随着科学技术的飞速发展，计算机成为学习娱乐必不可少的工具，学生使用电脑学习、网络游戏的时间不断延长，长期伏案学习和娱乐，造成运动明显不足。营养过剩的膳食、过多地玩电脑游戏和看电视、体育锻炼不够等因素是造成学生肥胖、近视、身体素质普遍下降的主要原因。

从对存在问题的原因分析中可以看出，影响青少年体质水平的因素是多方面的，既有社会的因素，也有学校和学生自身的因素，因此，促进学生体质与健康水平的提高，需要全社会共同参与。各级教育行政部门和学校要在建立激励学生积极参加体育锻炼的科学评价体系，加大学校体育经费投入力度、减轻学生过重的课业负担等方面下工夫。同时，还应呼吁，体育场馆、文化馆、博物馆、青少年活动中心、科技馆等都应对学生开放，尤其是在双休日要免费或以优惠价格向学生开放。这样不仅可以使学生学到知识，而且对他们开展户外活动、增强体质都会有好处，以形成一个全社会都来关心学生体质与健康的良好氛围。

## 4.2 结论

1985—2005 年 20 年间，新疆的经济状况、社会环境、人民生活水平得到了明显改善，但学生肺活量、速度素质和耐力素质却表现出下降趋势。具体体现在以下几个方面：

从反映生理机能发育水平的肺活量看，新疆 4 民族的学生身体机能水平明显下降，明显落后于身体形态发育水平的增长，部分民族还表现出停滞和下降趋势。

新疆 4 个民族的学生速度、耐力素质呈明显下降趋势。

## 4.3 建议

2005 年学生体质与健康调研结果表明，肺活量和部分身体素质呈现进一步下降趋势，超重和肥胖检出率不断上升。这些问题必须引起我们的高度重视，采取有效措施改善学生的体质与健康状况。

各级教育行政部门和学校要牢固树立“健康第一”的指导思想，全面推进素质教育，贯彻《学校体育工作条例》和《学校卫生工作条例》，加强督促检查的力度，促使两个《条例》在学校得到贯彻落实。

逐步改善少数民族地区学校体育、卫生工作的条件，关心少数民族学生健康成长，努力提高他们的体质与健康水平，为西部开发和新疆经济持续快速发展提供合格的人才储备和人力资源保证，切实把学校体育、卫生工作作为学校教育的重要组成部分。

要进一步探索实现体育教学目标的科学方法和多种途径，针对学生体质与健康存在的问题改革学校体育的教学内容、手段、方法，建立激励学生积极参加体育锻炼的科学评价体系，调动学生主动进行体育锻炼的积极性，养成终身参加体育锻炼的意识和习惯。学校要进一步完善体育基础设施，积极开展多种形式的群体性体育活动。

加大对体育事业尤其是中小学体育设施的投入，正确评价学校的教育质量，为学校实施素质教育、促进学生全面发展创造良好条件。

（新疆维吾尔自治区学生体质与健康调研组选送）

**参考文献：**


[1] 中国学生体质与健康调研组. 2002 年中国学生体质与健康调研报告[M]. 第一版. 北京：高等教育出版社. 2002.

[2] 国家体育总局群体司编[M]. 2005 年国民体质监测工作手册. 2004.

[3] 中国学生体质与健康研究组. 中国学生体质与健康研究[M].（第一版）. 北京：人民教育出版社. 1987.

[4] 邢文华. 体育测量与评价[M]. 北京：北京体育学院出版社，1985.

[5] 国家体育总局群体司. 2000 年国民体质监测报告[M]. 北京：北京体育大学出版社，2002.

[6] 中国国民体质监测系统课题组，国家体育总局科教司. 中国国民体质监测系统的研究[M]. 北京：北京体育大学出版社，2000.

[7] 陈明达，于道中，实用体质学[M]. 北京：北京医科大学，中国协和医科大学联合出版社，1993.

[8] 中国科学技术研究组编，科学研究成果报告——中国青少年儿童身体形态、机能、素质的研究[M]. 北京：北京科学文献出版社，1982.

[9] 教育部. 国家体育总局关于进一步加强学校体育工作，切实提高学生健康素质的意见 2007 年 12 月 20 日.

# 三、2005 年学生体质与健康调研其他获奖论文题录名单

| 序号 | 省份 | 论文题目 | 作者 |
|---|---|---|---|
| 1 | 北京 | 北京市海淀区中小学生2005年体质调研分析报告 | 杨忠，邬盛鑫，李琪，杨巧玲 |
| 2 | 北京 | 宣武区2005年学生体质调研数据统计分析报告 | 邓丽媛 |
| 3 | 天津 | 天津市普通大学生身体形态和机能指标发展的特征研究 | 赵亮 |
| 4 | 天津 | 天津市6～22岁汉族学生身高标准体重分布状况分析 | 洪海潇 |
| 5 | 河北 | 石家庄市2005年全国学生体质健康状况调查研究中小学生血红蛋白检测结果及讨论 | 王本华，许丽琴，刘士明，丁月新，陈娟，王巍 |
| 6 | 河北 | 改善青少年身体机能水平的对策意见 | 吴史慧，梁月红，田英之，夏洪涛 |
| 7 | 河北 | 河北省学生体质与健康状况调查研究 | 刘若群，张民 |
| 8 | 山西 | 1985—2005年太原市学生体质的动态分析 | 窦路明，刘华平 |
| 9 | 山西 | 山西省大学生1985—2005年体质状况的动态分析与评价 | 郭兆霞 |
| 10 | 山西 | 1985—2005年山西省汉族大学生身体素质的动态分析 | 刘映海，丹豫晋 |
| 11 | 内蒙古 | 1991—2005年内蒙古自治区学生健康状况动态研究 | 于玲玲，张明科，特木其勒图，张韬 |
| 12 | 内蒙古 | 呼和浩特市中小学生2000年与2005年贫血状况比较 | 庞淑珍 |
| 13 | 内蒙古 | 呼和浩特市汉族中小学生形态、机能、素质状况动态分析 | 赵杰英 |
| 14 | 内蒙古 | 鄂尔多斯市汉族中小学生常见病监测分析 | 赵昱，薛志杰 |
| 15 | 辽宁 | 对阜新市中小学生生长发育的现状及发展规律的分析 | 刘永志，程慧媛 |
| 16 | 辽宁 | 2005年大连市西岗区中小学学生体检结果分析 | 滕照杰，高凯 |
| 17 | 辽宁 | 鞍山市学生体质健康现状分析 | 刘艳秋，李宝刚 |
| 18 | 吉林 | 中国朝鲜族学生体质发展状况的20年比较分析 | 曲跃年，苏晓明，李刚，张凤民 |
| 19 | 吉林 | 2005年吉林省汉族学生视力低下状况调查与分析 | 韩依彤，李刚，郝猛，张志成 |
| 20 | 黑龙江 | 黑龙江省2005年与2000年7～22岁汉族学生体质与健康状况对比分析 | 黑龙江省学生体质与健康调研组 |
| 21 | 黑龙江 | 齐齐哈尔市中小学生1985—2005年生长发育动态分析 | 马娜，王荣利 |
| 22 | 黑龙江 | 绥化市中小学生形态发育调查分析 | 魏贤 |
| 23 | 黑龙江 | 黑龙江省佳木斯市7～18岁农村学生体质与健康状况分析 | 李晓东 |
| 24 | 江苏 | 江苏省中小学生视力低下状况与分析 | 刘兆仁，殷超法，李小明 |
| 25 | 浙江 | 牢固树立健康第一思想，切实提高学生体质健康 | 朱有奶，周俊平 |
| 26 | 浙江 | 浅析大学生体质状况新特点 | 王小英，李英奇，缪锋 |

续表

| 序号 | 省份 | 论文题目 | 作者 |
| --- | --- | --- | --- |
| 27 | 浙江 | 杭州城区中小学生体质现状分析及建议 | 周晓明,陈红宝,张仁豪,张丹 |
| 28 | 安徽 | 安徽省学生 1985—2005 年机能指标的动态分析 | 曹秀菁,陶芳标,张洪波,苏普玉,黄锟 |
| 29 | 安徽 | 安徽省大中小学生身体素质的状态分析 | 陈晓荣,朱保成 |
| 30 | 福建 | 福建省中小学生月经初潮及首次遗精年龄调查的分析 | 苏玲,陈丽萍,江仁虎 |
| 31 | 福建 | 1995—2005 年福建省高校汉族大学生体质状况的动态分析 | 李明峰 |
| 32 | 山东 | 2000—2005 年烟台市学生身体素质的对比分析与对策研究 | 孙立斌,王青辉,朱云鹏,牟峰剑,徐磊 |
| 33 | 山东 | 淄博市中小学生体质健康状况调研报告 | 房崇民,汪春景 |
| 34 | 山东 | 山东省青少年儿童体能素质 20 年纵向动态分析研究 | 王锦山,王铭真,石玉龙 |
| 35 | 河南 | 河南 7～18 岁学生 20 年体格发育趋势分析 | 娄晓民,李岚,郭蔚蔚,崔书玉,杨汴生 |
| 36 | 河南 | 关于改进我国学生体质健康调研工作的思考与建议 | 杨汴生,何健,李岚,郭蔚蔚,崔书玉,翟甫建,娄晓民,张德甫 |
| 37 | 河南 | 学校体育卫生综合管理系统的开发研究 | 王晏,郭蔚蔚[2] |
| 38 | 湖北 | 2005 年武汉市中小学生体质状况调查研究报告 | 丁平,熊光练,万琼,邵义刚 |
| 39 | 湖北 | 2005 年郧县学生体质健康状况调研报告 | 邵志义,陈明亮,赵长华,吴西龙 |
| 40 | 湖南 | 2005 年湖南省 7～22 岁汉族学生营养状况分析 | 何卫军,聂俊雄,谭绍清,毛南方 |
| 41 | 湖南 | 娄底市城区中学体育教学现状调查与分析 | 付爱斌 |
| 42 | 湖南 | 影响农村中小学生体质健康因素的社会学分析 | 罗国军,张卫平 |
| 43 | 广东 | 湛江市中小学生营养状况调查分析 | 陈赵 |
| 44 | 广西 | 1985—2005 年广西瑶族学生体质状况的动态研究 | 陆焯平 |
| 45 | 广西 | 广西壮族学生形态、机能发育现状及 20 年动态研究 | 王家林 |
| 46 | 海南 | 海南省学生生长发育研究报告 | 杨来益 |
| 47 | 海南 | 海南省黎族小学生体格发育现况调查分析 | 张洪斌,邢永壮,袁陵南,曾欣 |
| 48 | 海南 | 海南黎族中学生身体素质现状与特点的研究 | 袁存柱,骆冰,李兴志,黎春生,陈猛醒 |
| 49 | 重庆 | 重庆市沙坪坝区 2005 年城乡中小学生视力状况调查分析 | 刘缤,杨彬 |
| 50 | 重庆 | 重庆市学生贫血患病率现状分析 | 杨煜,曹型厚 |

续表

| 序号 | 省份 | 论文题目 | 作者 |
|---|---|---|---|
| 51 | 重庆 | 重庆市城市与乡村学生体质状况比较 | 曹型厚,杨煜 |
| 52 | 四川 | 四川省 2005 年汉族中小学生血红蛋白监测结果 | 唐明钢,卢旭 |
| 53 | 四川 | 羌族中小学生 20 年间生长发育动态趋势 | 张礼军,付海霞,陈彬,林翼,郭光才 |
| 54 | 贵州 | 贵州省汉族中小学生贫血状况分析 | 胡明丽 |
| 55 | 贵州 | 贵阳市 6～18 岁学生 2005 年与 2000 年体质状况比较 | 宗恒 |
| 56 | 云南 | 昆明市中小学生 10 年生长发育及身体素质的动态分析 | 段希,吴云云,张松 |
| 57 | 云南 | 应用云南省 2005 年七种民族学生 10 年生长发育趋势评价学生常见病控制效果及对策 | 李姣,吕慧,李玉洁,黄达峰,张旭辉,郑志华,欧秋生,代丽梅,蒋立 |
| 58 | 云南 | 云南省傣族 1985—2005 年(6～18 岁学生)身体素质发展变化及趋势研究 | 姜征明,董一凡,常国有,舒巨伟,王航平,王琳 |
| 59 | 云南 | 云南省白族 6～18 岁学生 1985—2005 年身体素质比较研究 | 舒巨伟,赵惠洁,王琳,姜征明,董一凡,常国有 |
| 60 | 陕西 | 出生地域差异对高校大学生体质的影响 | 郑传锋,周勇,雷敏 |
| 61 | 陕西 | 从大学生体质健康角度论高校体育教学改革 | 李恒炜,郑传锋,王飞雄 |
| 62 | 陕西 | 全国学生体质调研测试模式的分析与研究 | 王德炜,杨华薇 |
| 63 | 陕西 | 提高全国学生体质健康调研工作质量的尝试 | 朱雪宇,任文君,张斌南 |
| 64 | 甘肃 | 甘肃省学生身体素质发育特点 | 张德生,王陶书,张国库,刘艳,安玮,李云芳 |
| 65 | 甘肃 | 甘肃省汉族学生身体形态发育的特点与规律 | 王陶书,张国库,刘艳,安玮,李云芳 |
| 66 | 青海 | 青海省大学生 1985—2005 年体质健康状况的发展趋势及对策研究 | 陆斌,冯云,王远 |
| 67 | 青海 | 青海省高校学生体质健康的现状和对策 | 王一凌,卢舜德 |
| 68 | 青海 | 2005 年青海省汉族中小学生生长发育现状分析 | 方永强 |

# 郑 重 声 明